PRACTICE OF UROLOGY

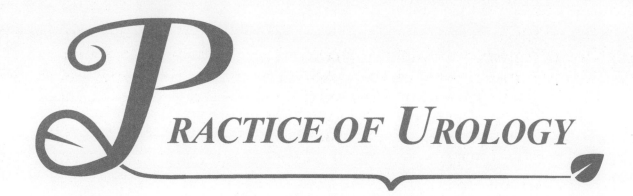

实用泌尿外科学

第 3 版
3rd Edition

■ 名誉主编　那彦群
■ 主　　编　侯建全

人民卫生出版社

实用泌尿外科学

第3版 3rd Edition

- **名誉主编** 那彦群
- **主　　编** 侯建全
- **副 主 编** 叶章群　孙则禹　黄　健　王建业　孔垂泽　谢立平　李　虹
- **编　　委**（以姓氏笔画为序）

　　卫中庆　马建辉　王少刚　王建业　孔垂泽　叶章群　刘继红

　　那彦群　孙　光　孙则禹　李　虹　张　旭　侯建全　浦金贤

　　黄　健　温端改　谢立平　戴玉田

- **主编助理** 陈卫国　黄玉华

人民卫生出版社

图书在版编目（CIP）数据

实用泌尿外科学/侯建全主编. —3 版. —北京：
人民卫生出版社，2019
ISBN 978-7-117-27938-3

Ⅰ.①实… Ⅱ.①侯… Ⅲ.①泌尿外科学 Ⅳ.
①R69

中国版本图书馆 CIP 数据核字（2019）第 152518 号

人卫智网	www.ipmph.com	医学教育、学术、考试、健康，
		购书智慧智能综合服务平台
人卫官网	www.pmph.com	人卫官方资讯发布平台

ISBN 978-7-117-27938-3

实用泌尿外科学
第 3 版

主　　编：侯建全
出版发行：人民卫生出版社（中继线 010-59780011）
地　　址：北京市朝阳区潘家园南里 19 号
邮　　编：100021
E - mail：pmph @ pmph. com
购书热线：010-59787592　010-59787584　010-65264830
印　　刷：三河市宏达印刷有限公司（胜利）
经　　销：新华书店
开　　本：889×1194　1/16　　印张：41
字　　数：1270 千字
版　　次：2009 年 5 月第 1 版　　2019 年 11 月第 3 版
　　　　　2022 年 1 月第 3 版第 2 次印刷（总第 6 次印刷）
标准书号：ISBN 978-7-117-27938-3
定　　价：179.00 元

打击盗版举报电话：010-59787491　E-mail：WQ @ pmph. com
（凡属印装质量问题请与本社市场营销中心联系退换）

编者名单（以姓氏笔画为序）

丁　翔	苏州大学附属第一医院	宋　毅	北京大学第一医院
马　耿	南京医科大学附属儿童医院	宋晓东	华中科技大学同济医学院附属同济医院
马建辉	中国医学科学院肿瘤医院	张　旭	中国人民解放军总医院
卫中庆	南京医科大学第二附属医院	张　争	北京大学第一医院
王　刚	北京大学第一医院	张　凯	北京大学人民医院
王　超	济宁市第一人民医院	张　炜	江苏省人民医院
王少刚	华中科技大学同济医学院附属同济医院	张小东	首都医科大学附属北京朝阳医院
王建业	北京医院	张江磊	苏州大学附属第一医院
孔垂泽	中国医科大学附属第一医院	张祥华	北京明德医院
平季根	苏州大学附属第一医院	陈　忠	华中科技大学同济医学院附属同济医院
叶章群	华中科技大学同济医学院附属同济医院	陈　赟	江苏省中医院
史轶超	苏州市立医院	陈卫国	苏州大学附属第一医院
兰厚金	南京大学医学院附属鼓楼医院	陈志强	华中科技大学同济医学院附属同济医院
毕新刚	中国医学科学院肿瘤医院	欧阳骏	苏州大学附属第一医院
朱伟东	东南大学附属中大医院	周　云	苏州大学附属儿童医院
庄乾元	华中科技大学同济医学院附属同济医院	周　峰	苏州大学附属第一医院
刘　雨	天津医科大学第二医院	周四维	华中科技大学同济医学院附属同济医院
刘冠琳	宁波市第一医院	周惜才	华中科技大学同济医学院附属同济医院
刘晓强	天津医科大学第二医院	胡志全	华中科技大学同济医学院附属同济医院
刘继红	华中科技大学同济医学院附属同济医院	胡林昆	苏州大学附属第一医院
那彦群	北京大学人民医院	钟红兴	暨南大学附属第一医院
孙　光	天津医科大学第二医院	侯健全	苏州大学附属第一医院
孙　磊	南京大学医学院附属鼓楼医院	姚茂银	东南大学附属中大医院
孙则禹	南京大学医学院附属鼓楼医院	秦　超	江苏省人民医院
严春寅	苏州大学附属第一医院	袁和兴	苏州大学附属第一医院
杜广辉	华中科技大学同济医学院附属同济医院	高建平	东部战区总医院
李　纲	苏州大学附属第一医院	郭小林	华中科技大学同济医学院附属同济医院
李　昕	北京大学人民医院	唐秀英	岳阳市一人民医院
李　虹	四川大学华西医院	浦金贤	苏州大学附属第一医院
李家贵	华中科技大学同济医学院附属同济医院	黄　健	中山大学附属第二医院
杨长海	天津医科大学第二医院	黄玉华	苏州大学附属第一医院
杨为民	华中科技大学同济医学院附属同济医院	黄宇烽	东部战区总医院
杨建军	东南大学附属中大医院	龚　侃	北京大学第一医院
吴长利	天津医科大学第二医院	程　跃	宁波市第一医院
余　虓	华中科技大学同济医学院附属同济医院	曾　进	华中科技大学同济医学院附属同济医院

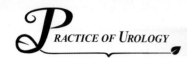

曾令奇　南京大学医学院附属鼓楼医院

温端改　苏州大学附属第一医院

谢立平　浙江大学医学院附属第一医院

裴昌松　苏州大学附属第一医院

蔡宗强　苏州大学附属第一医院

樊彩斌　苏州市立医院

潘柏年　北京大学第一医院

戴玉田　南京大学医学院附属鼓楼医院

魏雪栋　苏州大学附属第一医院

第1版序

我们应当探讨学习的目的是什么，怎样学习，也许有人认为答案很明显，也很简单，要学习知识，要用知识。这当然没有错，但如果停留在这几个字的表面上就很不够了。我认为学习的目的是掌握解决实际问题的能力，而学习方法是努力把实践、思考和学习结合起来，并要做到实践、思考、学习从不自觉的结合提高到自觉的阶段。学习是知识的来源，知识只有经过应用方能成智能，不去应用的知识，不能成为智能，只是忘记。思考就复杂了，头脑中的反映不能称为思考，只能再"去粗取精，去伪存真，由此及彼，由表及里"。努力从感性认识向理性认识的过渡时才可说是思考。思考在中国文化传统占有极为重要的地位，表达思考的词汇也极为丰富。荀子应用了思索这一名词并解释为"思索以通之"。思考的重要性古有明训。孔子说："学而不思则罔，思而不学则殆。"韩愈说："业精于勤，荒于嬉，行成于思，毁于随。"因而临床医生不仅要重视思考，而且要善于思考。

大家都是临床医生，从事专业不同，但都属于临床医学这个总的专业。探讨临床医学的特点，我认为很有必要，因为明确临床医学的特点有利于促使临床各专业工作的提高。但目前尚未见对此有深入的探讨。在此，我把个人的认识提供给大家参考。大家都知道人有生物属性和社会属性。人有很复杂的精神心理状态，有性格，有个性。精神心理活动受多种外来和自身因素的影响，非常复杂，变化很快。正因为这种特点，现代医学已经从生物模式转为生物—心理—社会学模式。人的社会性在实际生活中却是人的最大特点，因为客观上并不存在没有社会性的人，没有单纯的生物学的人。医学总体上来说是为病人服务，但具体服务都要针对不同的人群，不同人的特点进行。医务人员必须努力理解每个服务对象的特点，才能取得好的效果。当前由于对临床医学的特点理解体会不深，对精神心理因素普遍存在注意不足的情况。这是临床医学教育中的一个重要问题。正因为存在这个问题，所以多年来我努力提倡改变这种状态，我认为之所以存在这个问题，是因为在临床医学教育的整个过程中，直到毕业始终把学习内容以生物的人作为依据，在学习的过程中已经在学生的观念上深深印下了一个生物学的人，毕业后，在参与临床实践工作中，虽然体会到精神心理的重要，也能按一般的因人而异的做法完成临床工作，但却不能从临床医学的特点来提高服务水平。在此，希望把我的认识介绍清楚，通过大家的努力，不断完善，或许对下一代两代的青年医生，对于传统的医学教育内容的改进有所帮助。

在我长期临床实践中，和其他同道一样渐渐体会到病人康复与其自己的信心和状态有相当重要的联系。根据病情给予同样的诊治措施，效果并不一定相同，而且也注意到在同一病人身上，相同的诊治，来自病人信任的医生效果就更好些，这很清楚说明了生物属性和社会属性的关系。根据病情决定诊治措施是生物属性的要求，心理因素作用则是社会属性的要求，心理因素作用则是社会属性的影响，社会属性决不能忽视和轻视。医生要努力争取病人对自己的信任。取得病人的信任来自为病人服务的艺术。艺术服务起源于高尚的医德和高度的同情心，要尊重病人，多从病人具体情况考虑，尊重病人的意见，善于体会病人的心情，医生能成为病人的朋友可说是取得信任的一个标志。我认为做一名好医生，除了高尚的医德，精湛的医术两个条件外，还应加上艺术服务。

实用泌尿外科学是中华医学会泌尿外科分会那彦群主任委员与苏州大学附属第一医院郭震华教授为主组织编写的，着重论述泌尿外科疾病的诊断分析和治疗要领这两个临床最重要的问题，帮助临床医生

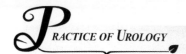

建立科学的临床思维程序和做出正确诊疗决策，使临床医生能正确解决临床实践问题。本书对各种不同条件医院的泌尿外科专科医生均有很好的实用价值，也可作为上级医生带领下级医生教学时的参考书。

吴阶平

第3版前言

  《实用泌尿外科学》（第3版）是在人民卫生出版社的委托和支持下，组织相关专家对第2版进行的再修订。《实用泌尿外科学》（第1版）自2009年出版以来，到目前为止已发行一万余册，受到泌尿外科学界的普遍好评，并被评选为人民卫生出版社重点图书。在此次修订过程中，章节方面仅仅增加了第六章第六节"泌尿外科机器人手术"，而在内容上则更丰富，主要是在传统治疗方法的完善和新技术创新和联合方面。这些方面包括：肾癌保留肾单位观点和术式和肾癌生物靶向治疗具体方案；上尿路结石采用双镜或多镜联合治疗，以及尿脓毒血症的防治策略；前列腺疾病部分，介绍不同类型激光剜除术治疗良性前列腺增生、根治性前列腺切除术尿控方面的进展；增加了腹腔镜下根治性肾切除术、保留肾单位肾部分切除术等手术视频。第十九章"肾功能异常"的标题改为"急性肾损伤"，体现在肾移植方面观点和治疗方法的重大转变。

  本书修订主要参考了最新的泌尿外科诊断治疗指南和各疾病的专家共识、近期循证医学结论等，尽量反映2014年以来泌尿外科学在诊断方法、设备技术和治疗观点上的最新进展。修订过程中，尽力做到实用性与先进性、全面性与针对性相结合，便于临床医生能选择适当的诊断方法，进行合理可行的治疗策略，使患者获得最大收益。

  本书修订过程中，得到国内许多同行专家的支持和帮助，特别感谢叶章群前任主任委员、黄健候任主任委员等拨冗参与审阅；同时，人民卫生出版社相关编辑也为本书修订和编校做出了大量工作，在此一并表示真诚的感谢。

  鉴于编者水平，有疏忽遗漏之处在所难免，敬请诸位同道及广大读者批评指正，对内容提出宝贵意见，以便将来再版时完善。

侯建全

2019年1月21日

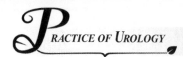

第2版前言

　　《实用泌尿外科学》(第1版)自2009年出版以来,共发行七千余册,受到泌尿外科学界的普遍好评,并被推荐出版社重点图书。全国著名泌尿外科专家、前辈梅骅教授曾特函祝贺。由于该书在第一版出版前编写时间较长,有些观点陈旧,为此,修订该书很有必要。在人民卫生出版社的委托和支持下,对《实用泌尿外科学》进行修订工作。校正了欠妥的内容,例如:肾脏囊性疾病编排在肾脏肿瘤章节中,前列腺增生手术治疗删除了经坐骨直肠窝及经直肠途径,阴茎海绵体硬结症治疗采用体外冲击波治疗,不成熟的治疗方法。第五十二章阴茎炎症的第四节性传播疾病增加了艾滋病。第六十二章男性不育非外科治疗章节中增加了人工辅助生育技术,并参照2012泌尿外科诊断治疗指南,增加了有关疾病的诊断治疗指南。

　　本书收集了国内外近十年相关疾病最新进展,根据国情,介绍了已被临床实践验证,得到广泛认可的最新技术和方法。力求临床医师能正确运用现代医学先进的诊断技术,选择最恰当的诊断方法,选用最合理的治疗技术,使患者能够得到最大限度的康复。

　　值得一提的是,在本书修订过程中得到了很多同行专家的支持和帮助,得到了人民卫生出版社郝巨为编审的热心指导,还得到了苏州大学附属第一医院领导的支持,在此表示衷心地感谢。

　　由于本人精力和体力有限,再有本书大部分编者临床工作繁重,不能投入更多时间和精力,有些修改由本人执笔。因此,不妥和纰漏之处敬请见谅。并希望读者批评指正,对内容提宝贵意见,待下版时完善。

郭震华　那彦群

2013年7月30日

第1版前言

　　《实用泌尿外科学》是吴阶平院士倡导编写的泌尿外科临床专业著作。吴阶平老师曾多次指出，近年来随着泌尿外科新的诊断和治疗技术不断被开发和应用，给广大泌尿外科医师带来更广阔的选择，但随之也带来了困惑和操作技术的不统一、不规范。当前务必要对泌尿外科疾病的临床诊疗行为进行规范。吴老师指出在规范诊疗泌尿外科疾病的原则下，为临床一线工作、不同医院条件下的泌尿外科医师编写一部非常实用的专著，吴老师特别强调临床实用性，便于指导临床医师能真正解决实际问题。遵循吴老师的教诲，本书编写原则以泌尿外科疾病的诊断和治疗为主要内容，并与循证医学为基础的《中国泌尿外科疾病的诊断和治疗指南》相印证。本书收集了国内外近十年相关疾病最新进展，根据国情，介绍了已被临床实践验证，得到广泛认可的最新技术和方法。力求临床医师能正确运用现代医学先进的诊断技术，选择最恰当的诊断方法，选用最合理的治疗技术，使患者能够得到最大限度的康复。

　　本书编写原则是按器官顺序介绍疾病，每一器官疾病为一篇。每个器官篇章中，按概述、畸形、炎症、损伤、肿瘤等疾病顺序进行介绍。每篇第一章概述，简要介绍与该器官疾病临床诊断和治疗密切相关的流行病学、胚胎学、解剖学等内容。涉及多个器官的疾病，如炎症、结石、肿瘤等，在各器官章节中分别描述相应部分。采用按器官顺序介绍疾病，便于临床医师遇到泌尿外科疾病时可快速查阅。临床工作中，当面对病例时翻阅本书即会有一个明确概念，选择恰当的诊断技术，明确先做什么，后做什么，或同时做什么检查，明确哪一治疗方法对患者最为恰当。本书对不同层次的泌尿外科专业医师、外科住院医师、研究生、基层医院的全科医师均有很好实用价值。

　　本书编写过程得到了新中国泌尿外科事业的奠基人、中华医学会泌尿外科分会的创建人、我们尊敬的吴阶平老师的指导，而且吴阶平老师亲自为本书题写书名和作序，使我们受到极大的鼓舞，在此特代表全体参编人员对吴阶平老师致以深深的敬意和感谢。我们真诚地感激人民卫生出版社郝巨为编审和有关编辑为本书所做的出色工作。

　　本书参编人员多数在临床一线工作，在繁忙工作中完成了本书的编写，虽然经反复讨论推敲，仍难免存在一些不足之处，请同道们不吝赐教，提出宝贵意见，以便今后再版修订时改进。

那彦群　郭震华

目　录

第一篇　泌尿外科症状学及诊疗技术

第二篇 肾上腺疾病

第三篇　肾　脏　疾　病

第四篇 输尿管疾病

第五篇　膀　胱　疾　病

第六篇　前列腺精囊疾病

第七篇 尿 道 疾 病

第八篇 阴茎疾病

第九篇　阴囊内容物及输精管疾病

第 一 篇

泌尿外科症状学及诊疗技术

第 一 章

泌尿外科疾病的主要症状

询问病史,形成主诉与现病史,准确记录主要症状的部位、范围、性质、程度和演变过程,并了解各症状间的相互联系和出现顺序,有助于对病变进行初步定性和定位。

第一节 疼 痛

泌尿男生殖器官病变引起的疼痛可呈剧烈绞痛,也可以表现为隐痛或钝痛,呈持续性或间歇性。疼痛与泌尿男性生殖系统实质器官包膜张力增加、空腔脏器内压升高或平滑肌痉挛有关,主要见于炎症及尿路梗阻。由于泌尿男性生殖系统多受自主神经支配,疼痛定位往往不准确,常伴有牵涉痛。

一、肾 区 疼 痛

肾区疼痛一般局限于一侧肋脊角,呈持续性钝痛或阵发性绞痛,运动后疼痛可能加剧。钝痛多见于肾或肾周感染、积水或巨大占位病变等,因肾包膜扩张并受牵引所致。绞痛多见于结石引起上尿路急性梗阻,也见于血块、脱落组织等阻塞肾盂出口处或输尿管,引起输尿管平滑肌痉挛、肾盂内压力升高,表现为腰腹部突发性剧痛,呈阵发性。绞痛常放射至下腹部、脐部、腹股沟处、睾丸或大阴唇及大腿内侧。肾的剧烈胀痛多见于肾脓肿、肾梗死、肾周围炎等急性炎性疾病,常伴有全身症状,如寒战、高热等。肾恶性肿瘤早期不引起疼痛,晚期可因梗阻和侵犯受累脏器周围神经而造成持续性疼痛。

由于腹腔神经节和肾邻近腹腔脏器受刺激,肾区剧痛时可合并消化道症状,如反射性恶心、呕吐、腹胀等。此时,右侧肾绞痛应与急性胆囊炎、胆石症、急性阑尾炎等疾病鉴别。不过,腹腔内脏器疼痛很少呈绞痛样,且多伴有腹肌紧张,并常向肩部放

射,这是由于膈肌和膈神经受刺激的原因。T_{10}-T_{12}肋间神经受刺激时产生的疼痛易与肾区疼痛混淆。这类疼痛表现为肋脊角针刺样疼痛,有时向脐周放射,且可随体位变化而得到改善。

二、输尿管疼痛

输尿管因剧烈蠕动、管腔急性扩张及平滑肌痉挛均会引起疼痛,表现为突发性、多样性,如输尿管走行区的钝痛或绞痛。输尿管绞痛多为结石或血块堵塞输尿管后所致,向患侧腰部、下腹部、股内侧和外生殖器等部位放射。疼痛区域可提示输尿管梗阻的部位:输尿管上段梗阻时,疼痛可向外生殖器放射;输尿管中段梗阻时,伴有患侧下腹部疼痛,右侧应与急性阑尾炎鉴别;输尿管下段梗阻表现为膀胱刺激征和耻骨上不适感,在男性可沿尿道反射至阴茎头部。

输尿管绞痛常伴发血尿,应仔细询问两者出现的时间顺序:绞痛先于血尿者,多见于上尿路结石;当血尿先于绞痛时,则可能由血块阻塞输尿管所致,应排除肾肿瘤等疾病。输尿管慢性、轻度梗阻一般不引起疼痛,有时可表现为钝痛。

三、膀 胱 区 疼 痛

细菌性或间质性膀胱炎患者表现为间歇性耻骨上区疼痛,膀胱充盈时更显著,同时伴有尿频、尿急或排尿困难,排尿后疼痛感可部分或完全缓解。膀胱颈口或后尿道结石引起急性梗阻时可出现耻骨上、阴茎头及会阴部放射性剧烈疼痛。膀胱肿瘤晚期或原位癌患者也可出现膀胱区疼痛,提示肿瘤已侵犯盆腔内组织,多伴有严重的膀胱刺激征。

排尿痛是部分膀胱炎患者典型的症状,呈烧灼样或针刺样,多在排尿初出现,排尿末加重,放射至

尿道远端,常伴有脓尿及膀胱刺激征,甚至出现尿闭感。长期抗感染治疗的膀胱炎患者,如果疼痛不缓解,反而逐渐加重,应考虑膀胱结核。

急性尿潴留引起膀胱过度膨胀时,可导致膀胱区胀痛不适,此时下腹部能扪及包块。慢性尿潴留患者尿潴留和膀胱膨胀呈缓慢进展,即使残余尿超过1000ml,也很少有膀胱疼痛不适。

四、前列腺、精囊疼痛

前列腺、精囊痛多因炎症导致前列腺水肿和包膜扩张所致。疼痛主要集中于会阴部或耻骨上区,向后背部、腹股沟、下腹、阴囊、睾丸及阴茎头等处放射。急性炎症引起的疼痛较重且伴有寒战、发热,同时合并膀胱刺激症状,直肠指诊时前列腺、精囊部位有明显触痛。慢性炎症引起的疼痛程度较轻,部位多变,且病史长,全身症状少见。严重的前列腺肿胀可造成急性尿潴留。

前列腺、精囊肿瘤引起的疼痛因肿瘤部位、大小及浸润情况而异。前列腺癌除了可以侵袭周围组织、骨盆、腰骶部和直肠等部位引起疼痛,还可引起一侧或两侧坐骨神经痛。癌性疼痛多剧烈且伴有消瘦等恶病质表现。

五、阴囊疼痛

阴囊区疼痛多由阴囊及其内容物病变所致。急性且剧烈疼痛多见于睾丸或睾丸附件扭转、急性睾丸附睾炎、创伤等;慢性疼痛多发生于精索静脉曲张、睾丸鞘膜积液、睾丸肿瘤等,呈胀痛及坠痛。精索静脉曲张引起患侧阴囊坠胀不适,久立或劳累后加重,平卧或上托阴囊可以缓解。由于睾丸的胚胎起源紧邻肾脏,阴囊内容物炎症或肿瘤时可引起患侧腰部坠胀感。

阴囊区疼痛可分为原位痛和牵涉痛。前者多见于睾丸附睾炎症、创伤和扭转等,疼痛范围局限,可沿精索向同侧腰部放射;后者可由输尿管、膀胱三角区、膀胱颈及前列腺等部位的疼痛放射而致,但阴囊内容物无触痛。肾、腹膜后或腹股沟的疼痛也可放射至睾丸。此外,对任何阴囊区疼痛患者还应排除嵌顿性或绞窄性腹股沟斜疝。

六、阴茎疼痛

疲软状态下感觉阴茎疼痛多见于尿道、膀胱及前列腺的炎症或结石,表现为排尿或排尿后尿道内刺痛或烧灼感。包皮嵌顿时,静脉回流障碍,阴茎胀痛明显。阴茎勃起时疼痛多见于阴茎海绵体硬结症、尿道下裂和(或)阴茎异常勃起。阴茎头或尿道病变引起的阴茎疼痛,应排除特异性感染,如性传播疾病,应仔细检查阴茎头是否有溃疡、疱疹、糜烂,尿道外口有无脓性分泌物等。

第二节　排尿相关症状

排尿/储尿期症状多见于下尿路(膀胱和尿道)疾病,目前临床上应用下尿路症状(lower urinary tract symptom,LUTS)来概括,并取代以前常用的膀胱梗阻性症状和膀胱刺激症状。LUTS包括储尿期症状(如尿频、夜尿增多、尿急、急迫性尿失禁等)和排尿期症状(如排尿困难、尿不尽感、尿末滴沥等)。

一、尿　痛

尿痛(dysuria)是指排尿时或排尿后耻骨上区或尿道内烧灼样、针刺样痛感,与尿频、尿急合称为膀胱刺激征。病因多见于膀胱、尿道炎症或结石。病变刺激膀胱及尿道黏膜或深层组织,引起膀胱、尿道痉挛及神经性反射。排尿初痛多见于尿道炎,而膀胱炎为排尿中或排尿后痛。

二、尿　频

尿频(frequency)是指排尿次数明显增加。正常成人每日排尿4~6次,夜尿0~1次,每次尿量约300ml。尿频者24小时排尿>8次,夜尿>2次,每次尿量<200ml,伴有排尿不尽感。生理情况下,排尿次数与饮水量、温度高低、出汗多少等有关。病理性尿频特点是排尿次数增加,夜尿增加,而每次尿量少。

尿频患者多因膀胱功能性容量降低所致。膀胱出口梗阻时,膀胱顺应性降低,残余尿增多。结核性膀胱患者,由于膀胱肌层广泛纤维化,发生膀胱挛缩,膀胱容量显著降低,引起严重尿频,有时每次排尿量仅10ml。

膀胱本身病变,如炎症、结石、异物、肿瘤等,或膀胱周围病变,如子宫肌瘤、盆腔脓肿等,都可以导致膀胱容量降低,出现尿频。精神、心理等因素,如焦虑、恐惧等,也可引起尿频,其特点是白天尿频明显,夜间入睡后消失。尿频伴有尿量增加常见于糖尿病、尿崩症及肾浓缩功能障碍等疾病。

三、尿　急

尿急(urgency)是一种突发强烈的排尿欲望,很难被主观抑制而延迟排尿,常伴有急迫性尿失禁。尿急见于下尿路炎症(如急性膀胱炎)、膀胱过度活动症、高敏感低顺应性的神经源性膀胱等病理情况,也可以由焦虑等精神因素引起。

四、排尿困难

排尿困难是指膀胱内尿液排出受阻引起的一系列症状,表现为排尿等待或踌躇、费力、排尿间断或变细、尿线无力、尿线分叉或射程变短、排尿末滴沥状等。尿末滴沥是前列腺增生症的早期症状,排尿困难呈渐进性,可伴发急性尿潴留或肾功能受损。

排尿困难病因分为3类:机械性梗阻见于尿道狭窄、尿道肿瘤、先天性尿道瓣膜等;动力性梗阻见于糖尿病、脑脊髓病变、盆腔手术损伤盆神经或阴部神经等;混合性梗阻多见于前列腺增生症、急性前列腺炎等。排尿困难男性多见于前列腺增生症和尿道狭窄,而女性常由膀胱颈硬化症或心理因素所致;儿童则可能与神经源性膀胱和后尿道瓣膜有关。

五、尿 潴 留

尿潴留表现为尿液滞留于膀胱内,不能排出,可致下腹部膨隆和(或)胀痛,分为急性与慢性两类。急性尿潴留多见于下尿路机械性梗阻,如尿道狭窄和前列腺增生症突然加重,或药物所致一过性尿潴留。慢性尿潴留是指膀胱内尿液长期不能完全排空,有残余尿存留,多见于神经源性膀胱或渐进性的机械性梗阻。慢性尿潴留患者多以充盈性尿失禁就诊。

六、尿 失 禁

尿失禁是指尿液不由自主流出体外。尿失禁分为以下4种类型。

1. 真性尿失禁　也称持续性尿失禁,是指在任何时候和任何体位时均有尿液不受意识控制而自尿道口流出。因尿道外括约肌缺陷、严重损伤或尿道支配神经功能障碍,膀胱括约肌丧失了控制尿液的能力,表现为膀胱空虚、持续流尿且没有正常的排尿,多见于神经源性膀胱、女性尿道产伤及前列腺手术引起的尿道外括约肌损伤等。包括妇科手术或产伤引起的膀胱阴道瘘和输尿管阴道瘘,先天性异位输尿管开口于尿道远端、阴道前庭或阴道,异位开口的输尿管常与发育不良的重复肾相连而有少量持续的漏尿。

2. 压力性尿失禁　是指平时能控制排尿,但在腹腔内压突然升高时,发生尿失禁的现象。多见于经产妇或绝经后妇女,也可见于男性前列腺手术后,表现为咳嗽、喷嚏、大笑或增加腹压的运动时有尿液突然自尿道口流出。病因包括尿道肌肉本身缺陷;阴道前壁的支撑力减弱;肛提肌、尿道外支持组织和盆底肌肉功能障碍;功能性尿道缩短;膀胱尿道后角消失;尿道倾斜角增大等。

3. 充盈性尿失禁　又称假性尿失禁,是由于膀胱内大量残余尿所致。患者不时地滴尿,无成线排尿,多见于慢性下尿路梗阻疾病。

4. 急迫性尿失禁　是指因强烈尿意,出现快速的尿液流出。该尿失禁分为两类:①运动性急迫性尿失禁,系逼尿肌无抑制性收缩,使膀胱内压超过尿道阻力所致,见于膀胱以下尿路梗阻和神经系统疾病;②感觉急迫性尿失禁,是由膀胱炎性刺激引起的一个症状。精神紧张、焦虑也可引起急迫性尿失禁。急迫性尿失禁和压力性尿失禁常混合存在。

七、遗 尿

遗尿是指正常自主排尿外在睡眠时发生的无意识排尿。遗尿在3岁以内儿童中应视为正常现象,大部分可以自愈。6岁以上仍遗尿时应视为异常。女性儿童的遗尿应排除输尿管异位。遗尿原因有大脑皮质发育迟缓、睡眠过深、神经源性膀胱、感染或后尿道瓣膜等病理因素引起。

八、尿 流 中 断

尿流中断是指在排尿过程中出现不自主的尿线中断。膀胱结石患者易出现尿流中断,改变体位时可以继续排尿,常伴有阴茎头放射性剧痛,或尿道滴血。前列腺增生症患者也会发生尿流中断。

第三节　尿液相关症状

一、血 尿

血尿(hematuria)是指尿中含有过多的红细胞。离心尿液每高倍视野(×400)中红细胞计数大于3个时称为镜下血尿;而每1000ml尿中含有1ml以上血液时可呈肉眼血尿。血尿程度与潜在的后果无相关性,但是血尿程度越重时,发现病变的概率就越大。

1. 肉眼血尿和镜下血尿　肉眼血尿几乎都存在泌尿系统病变,其中40%的肉眼血尿来源于膀胱;而镜下血尿依靠目前的检查手段能明确病因的机会并不高。内科血尿一般为肾小球性血尿,由肾前性疾病或肾小球疾病引起,应用相差显微镜可观察尿中有变形红细胞及管型,尿蛋白定性≥(++)。外科血尿为非肾小球性血尿,红细胞形态正常,无管型,尿蛋白定性≤(+)。

服用某些药物或食物时尿液可呈红色,如利福平、氨基比林、卟啉、胡萝卜等,尿液镜检无红细胞可以与血尿区别。血尿还应与血红蛋白尿、肌红蛋白尿相区别,后者常见于溶血反应、大面积烧伤、肢体挤压伤等,尿液镜检无红细胞,但隐血试验阳性。

2. 血尿时段 依据排尿过程中血尿出现的时间可对病变进行初步定位,常采用"三杯试验"来帮助区别。初始血尿提示尿道或膀胱颈出血;终末血尿提示病变位于膀胱三角区、膀胱颈或后尿道;全程血尿提示出血来自膀胱或膀胱以上尿路。尿道损伤引起的尿道流血时,血液鲜红,尿中并不含有血液,不能误认为血尿,血尿发作时,应进行膀胱镜检查,可以区分血尿来自膀胱或上尿路,如果发现输尿管口喷血,则上尿路来源血尿可以基本确定。

3. 血尿伴随症状 血尿伴肾绞痛应考虑上尿路梗阻,如结石或血块;血尿伴有单侧上腹部肿块多为肾肿瘤、肾积水、肾囊肿或肾下垂;血尿伴双侧上腹部肿块常为多囊肾;血尿伴膀胱刺激征多为下尿路炎症引起,其次为肾结核或晚期膀胱肿瘤等;血尿伴有下尿路梗阻症状见于 BPH 和膀胱结石等。无痛性肉眼血尿,呈全程间歇性或持续性,应高度警惕泌尿系恶性肿瘤的可能,最常见的是膀胱肿瘤。

环磷酰胺等抗癌药物全身应用时,可引起化学性出血性膀胱炎。膀胱内灌注抗癌药物,如卡介苗、丝裂霉素等也可导致化学性出血性膀胱炎,有时伴有高热。盆腔肿瘤,如宫颈癌、前列腺癌、膀胱癌等在放疗后,可发生放射性膀胱炎,表现为严重肉眼血尿和下尿路刺激症状。

4. 血块的形状 尿液中含血块说明血尿程度较严重。新鲜血尿伴有大小不等、形态不规则的血块时提示膀胱或前列腺部尿道出血。肾或输尿管出血为暗红色,血块如条状或蚯蚓状,可伴有腰部疼痛不适,无排尿不畅。

5. 血尿鉴别诊断 年龄和性别对分析血尿病因有帮助。年轻血尿患者多因泌尿系结石、感染、畸形或外伤所致;老年患者的血尿则提示膀胱肿瘤或BPH;女性血尿一般与尿路感染、妇科疾病或月经污染有关;男性患者一般较少发生血尿,一旦出现血

尿,往往提示有潜在病变,应详细检查。

肾实质疾病,如各型肾炎、肾病,可以引起血尿,多为镜下血尿,同时伴有高血压、水肿、蛋白尿、管型尿等。肾血管畸形(如动脉瘤、动静脉瘘、血管瘤、肾梗死等)导致的血尿特点为反复发作的镜下或肉眼血尿,多见于青少年患者。如肠系膜上动脉和腹主动脉之间角度过小,压迫左肾静脉,引起肾淤血,可出现血尿,临床称为胡桃夹综合征。运动性血尿一般原因不明确,可能与肾静脉淤血,肾、膀胱黏膜血管损伤出血有关。

全身性疾病,如糖尿病、血友病、白血病等,可以发生血尿,有时为首发症状,应引起重视。后腹腔或盆腔的恶性肿瘤、炎症肿块等压迫、刺激、浸润泌尿系统时也可以出现镜下或肉眼血尿,此时多伴有患侧肾积水。

原因不明的血尿称为特发性血尿,约占血尿患者的20%,可能的原因包括肾血管畸形、微结石或结晶、肾乳头坏死等。

二、脓　　尿

脓尿(pyuria)常为乳白色,浑浊,严重时有脓块,多见于尿路感染。正常人尿液中含有少量白细胞,如果尿沉渣镜检白细胞大于 5 个/高倍视野时,应视为异常。根据排尿过程中脓尿出现的时间及伴发症状可对病变进行初步定位。初始脓尿为尿道炎;脓尿伴膀胱刺激征而无发热多为膀胱炎;全程脓尿伴膀胱刺激征、腰痛和发热提示肾盂肾炎。

引起脓尿的泌尿系感染常分为非特异性感染和特异性感染两大类。非特异性感染的致病微生物以大肠埃希菌最常见,其次为变形杆菌、葡萄球菌、肠球菌、厌氧菌、衣原体、真菌等较少见。特异性感染主要指由结核分枝杆菌和淋病奈瑟菌引起。

三、乳　糜　尿

乳糜尿(chyluria)是指尿液中混有乳糜液而使尿液呈乳白色或米汤样,内含有大量脂肪、蛋白质、红细胞及纤维蛋白原。如其中红细胞较多,可呈红色,称为乳糜血尿。乳糜溶于乙醚,故乙醚可使乳糜尿变清,从而确诊乳糜尿。该试验称为乳糜试验,可鉴别乳糜尿与脓尿、结晶尿。乳糜尿的常见病因是丝虫病,其次为腹膜后肿瘤、结核或外伤等。

四、气　　尿

排尿时尿中出现气体,称为气尿,多见于尿路与

肠道之间有瘘管相通时。这些瘘管除手术、外伤引起外，更多见于结核、炎性肠病、放射性肠炎、乙状结肠癌等。气尿也可见于膀胱、肾盂内产气细菌感染，糖尿病患者的发生率较高。尿中的产气菌分解高浓度的尿糖产生二氧化碳，排尿时便有气体出现。

五、尿量异常

正常成人每日尿量为 1000~2000ml，平均 1500ml，尿比重波动在 1.003~1.030。通常情况下，尿量增加，尿比重则相应下降，以维持体液平衡。

1. 多尿（diuresis）　是指每日尿量>2500ml，典型患者每日尿量>3500ml。泌尿外科疾病中，多尿常见于急性肾后性肾功能不全的多尿期，系肾浓缩功能减退或溶质性利尿所致。

2. 少尿（oliguria）　临床上将每日尿量<400ml 定义为少尿。突发性少尿是急性肾衰竭的重要标志。肾前性、肾性和肾后性因素都可造成少尿，见于休克、脱水、尿路梗阻、尿毒症等。

3. 无尿（anuria）　临床上将每日尿量<100ml 定义为无尿。持续性无尿见于器质性肾衰竭，表现为氮质血症或尿毒症，称为真性无尿症；结石或肿瘤引起输尿管完全性梗阻所致的无尿称为假性无尿症。急性血管内溶血也可以引起无尿。

第四节　尿道分泌物

尿道分泌物是指在无排尿动作时经尿道口自然流出黏液性、血性或脓性分泌物。正常尿道口应无分泌物，只是在性冲动时由尿道口流出白色清亮的黏液。

一、血性尿道分泌物

血性尿道分泌物包括尿道出血和血精。尿道出血多来自尿道外伤或尿道、精阜肿瘤，患者常在无意中发现内裤上有陈旧性血迹。血精是前列腺、精囊疾病的特征性表现，病因以炎症、肿瘤或结核为多见。

二、脓性尿道分泌物

脓性分泌物最多见于淋病奈瑟菌性尿道炎，表现为尿道流脓，并伴有急性尿道炎症状及尿道口红肿，挤压尿道近端后可见淡黄色脓液自尿道外口流出。淋病性尿道炎的诊断，可取少量脓液涂片行革兰染色，常在白细胞内查到革兰阴性双球菌。非特

异性尿道炎的分泌物量较少，呈稀薄状或水样黄色。非特异性尿道炎的常见致病微生物为大肠埃希菌、链球菌、葡萄球菌、沙眼衣原体、解脲支原体等。

三、黏液性分泌物

黏液性尿道分泌物见于性兴奋及慢性前列腺炎。性兴奋时，前列腺充血，腺泡分泌增加及腺管扩张，当腹压增高或会阴部肌肉收缩时，前列腺液便从尿道口流出。慢性前列腺炎患者常在清晨从尿道口流出少量色清的黏液性分泌物，或分泌物将尿道外口黏合。患者如果在大小便后，发现有少量乳白色、黏稠分泌物流出尿道外口时，俗称"滴白"，显微镜下检查可见较多的白细胞和脓球。

第五节　肿　块

由于泌尿系器官解剖位置较隐蔽或不甚注意，当这些器官出现肿块时，往往已存在一定时间。肿块多因肿瘤、畸形、感染、外伤、梗阻性疾病等所致。

一、腹部、腰部肿块

上腹部两侧或腰部发现肿块时，都应与正常肾相鉴别。体形瘦长的人，深呼吸时可触及正常肾下极，故肾下极肿块较上极更易扪及。当肾肿块可以触及时，应仔细触摸肿块的大小、质地、活动度、坚硬度，有无结节等。肾肿瘤多为实性，质地坚硬，表面光滑或呈分叶状。肿瘤早期时，有一定的活动度；晚期时肿瘤浸润周围组织而固定，此时多有局部剧痛的症状。肾中下极巨大肿瘤可越过腹部正中线。脓肾或肾周感染之肿块可有明显的腰痛、叩击痛，患者向患侧弯曲的体位以减轻疼痛。肾囊肿和肾积水形成的肿块表面光滑，多有囊性感。

多囊肾一般是双侧性的，两侧上腹可触及巨大肾，表面呈囊性结节样。小儿腹部肿块常见于肾母细胞瘤和巨大肾积水，质地明显不同。肾损伤引起的肾周围血肿及尿外渗时，在患侧腹部和腰部可触及痛性肿块，如出血未控制，肿块可进行性增大。肾下垂者，肾移动范围明显增大，坐位和侧卧位时均较易触及。

二、下腹部肿块

下腹部触及肿块时，首先应排除尿潴留。最可靠的方法是超声检查，其次是导尿术，如果导尿后肿块消失，并引流出大量尿液，表明肿块是膨胀的

膀胱。

膀胱、盆腔内恶性肿瘤及隐睾恶变等患者都可以在下腹部耻骨上触及肿块。脐部常见肿块为结核性腹膜炎所致的粘连性包块,肠系膜淋巴结结核或肿瘤,横结肠包块及蛔虫团等;左下腹常见肿块为乙状结肠肿瘤、血吸虫病、左侧卵巢或输卵管包块;右下腹常见肿块为盲肠、阑尾的炎性病变、肿瘤及右侧卵巢或输卵管肿块;下腹部常见包块为膨胀的膀胱、膀胱肿瘤、妊娠子宫及子宫肿瘤等。盆腔肿块除腹部检查外,还应经直肠或阴道进行双合诊,确定肿块大小、位置和活动度。

三、腹股沟区肿块

腹股沟触及肿块时,首先应考虑为疝,肿块多可回纳入腹腔,咳嗽时出现。如果疝内容物为大网膜时,触及为实性,应与淋巴结、精索囊肿或隐睾等相鉴别。

腹股沟肿大淋巴结多为炎性或阴茎癌转移。炎性淋巴结表现为压痛明显,活动度大,而癌性淋巴结多相互融合,质坚硬,活动度差,确诊需进行活检。如果阴囊空虚,在腹股沟处触及肿块时,首先应考虑隐睾。

四、阴囊内肿块

阴囊内容物包括睾丸、附睾和精索等。触诊发现阴囊内肿块时,首先应判断肿块所处的解剖位置。阴囊内肿块以斜疝最常见,其特征为无痛性肿块,可以还纳。睾丸鞘膜积液呈囊性,透光试验阳性。痛性肿块多为急性睾丸附睾炎,上托阴囊可使疼痛缓解;其次为睾丸扭转,多见于青少年,急性发病,睾丸上提,托起阴囊疼痛反而加剧,超声检查可明确诊断。

精索静脉曲张患者可在阴囊内、睾丸上极可触及曲张静脉丛形成的软性肿块,站立时明显,平卧时缩小或消失,应与疝或交通性鞘膜积液相区别,超声检查可确诊。睾丸肿瘤质地坚硬,体积增大。附睾、精索肿瘤极为罕见。附睾结核早期与慢性附睾炎难以区别,晚期则表现为特征性的"串珠样"。

五、阴茎肿块

幼儿包茎内包皮垢可形成小肿块,但一般与皮肤不粘连。阴茎头部肿块常见于阴茎癌、乳头状瘤或尖锐湿疣。阴茎背侧或冠状沟处皮下条索状肿块,无压痛,质软如橡皮样,应考虑为阴茎硬化性淋

巴管炎。阴茎海绵体炎时,阴茎红肿,可触及条索状硬结,压痛明显;慢性时,表现为纤维化或硬结。海绵体肿块多见于阴茎硬结症,肿块位于阴茎远端背侧,条索状,勃起后疼痛,严重时阴茎弯曲变形。

六、前列腺肿块

前列腺部触及肿块应注意区别肿瘤还是非特异性炎性结节、结核或结石。早期前列腺癌可以在前列腺表面触及孤立的硬结节;晚期时,癌肿占据整个前列腺,向直肠腔凸出,质地坚硬,表面结节感,不光滑,与周围界限不清。

第六节 男性性功能相关症状

一、阴茎勃起功能障碍

勃起功能障碍(erectile dysfunction,ED)是男性最常见的性功能障碍,指阴茎不能达到和维持足以进行满意性生活的勃起。根据病因,ED 分为心理性、内分泌性、神经性、动脉性、静脉性和医源性 6 大类;临床上则分为器质性 ED(动脉性、静脉性、神经性和内分泌性)、心理性 ED 及混合性 ED。器质性ED 约占 50%,病因主要有糖尿病、心血管疾病、脑脊髓病变、服用药物等。

二、性欲障碍

1. 性欲低下 是指对性交的欲望意念冷淡或根本无要求,或厌恶而拒绝性交等。性欲低下男性患者在外界刺激下仍有阴茎勃起,这不同于 ED。而女性表现为无性高潮。导致性欲低下的病因以精神因素为主,多有与性有关的创伤史,也与器质性疾病有关。女性发病率明显高于男性。

2. 性欲亢进 是指性欲望、性冲动过分强烈和旺盛,造成性兴奋频繁,性行为要求迫切,性交频率增加而自我感觉不满足为临床特点。患者常无自我主诉,多发现于性心理调查或性伴侣所述。

三、射精异常

1. 早泄(premature ejaculation) 是射精障碍中最常见的疾病,发病率占成人男性的 35%~50%。早泄是指阴茎能勃起,性交时当阴茎插入阴道前或接触阴道后,即出现射精,性生活双方都不满意。性交时射精快慢无一定的标准,个体差异很大。因此,有正常性功能的男性在性交时偶尔出现射精过早,

不应视为病态;只有经常射精过早,以致不能完成性交全过程时,才视为早泄。

2. 不射精(anejaculation) 是指性欲正常的男子在性交过程中,勃起的阴茎插入阴道后,始终达不到性高潮且不能产生节律的射精动作,也没有精液射出尿道外口的一种异常现象。射精活动是神经、内分泌、生殖系统共同参与、协调的复杂生理反射结果,以上任何部位的病变均可以引起不射精。

根据病因分类:①功能性不射精。由于射精中枢受到大脑皮质的抑制或者由于脊髓射精中枢反应阈值太高或性刺激程度不足,正常性交动作不能诱发射精,但可以有梦精或手淫射精,主要病因有各种精神心理障碍、长期手淫、阴道松弛等。②器质性不射精。脊神经损伤、医源性射精神经系统受损等可以导致不射精,患者性交中还是睡梦中均无射精现象。③药物性不射精。部分药物可抑制射精,如镇静药、安眠药、抗抑郁药等,影响程度与药物剂量及用药时间有关。④混合性不射精。多由精神心理因素和服用药物造成的。

3. 逆向射精(retrograde ejaculation) 是指患者性生活随着性高潮而射精,但是射精时精液全部自后尿道逆向流入膀胱,不从尿道口流出。正常射精时尿道内口闭锁以防止精液向膀胱逆流,而逆行射精则是由于尿道内口关闭不全,导致精液逆行射入膀胱。原发性逆行射精较为罕见,继发性逆行射精可见于前列腺电切术后、尿道外伤等。逆向射精的诊断依据是射精后尿液中含大量精子。

4. 射精痛 性兴奋或射精时患者感阴茎根部或会阴部疼痛,被迫中止性交,或遗精时痛醒。射精痛的病因有精囊炎、前列腺炎、前列腺结石、附睾炎、尿道狭窄等。由于射精痛,使患者畏惧射精,可能发展成心理性 ED 或功能性不射精。

四、无性高潮

无性高潮是女性常见性功能障碍,是指女性有正常性欲,但在性交中仅有低水平快感,很少出现或从不出现性高潮,从而得不到性满足。

五、血 精

血精(hematospermia)是男科临床最常见的症状之一,是指精液中混有血液。血精可呈鲜红色、咖啡色或暗红色,含血凝块或仅在显微镜下有少量的红细胞。血精的常见病因有:①精囊及前列腺疾病,如精囊炎、前列腺炎、前列腺及精囊的结核、结石、损伤

等;②肿瘤,如精囊及前列腺的癌肿,精阜乳头状瘤;③血液病,如紫癜、白血病等;④其他,如精囊静脉曲张、会阴部长期反复压迫、精阜旁后尿道上皮下静脉扩张破裂等。

第七节 全身症状

发热、寒战是泌尿生殖系感染最常见的全身症状。对体重明显下降的老年人应进行详细检查,排除恶性疾病。

一、发 热

发热是当机体在致热原作用下或各种原因引起体温调节中枢的功能障碍时,体温升高超出正常范围(36.2~37.2℃)。在对发热为主诉的患者进行问诊时,特别要重视发热热型、有无寒战、诊治经过及传染病接触史、手术史、服药史等。

1. 发热分类 常见的热型有稽留热、弛张热、间歇热、不规则热、癌性发热、波状热、消耗热、见于败血症。泌尿外科疾病常见热型为间歇热和不规则热,前者见于慢性泌尿男性生殖系统感染,后者主要见于肾癌。在疾病过程中,两种或两种以上热型交互存在,热型可由典型稽留热变为弛张热。由于抗菌药物的普遍应用,及时控制了感染;或由于解热药与肾上腺皮质激素的应用,也可使发热变为不典型。此外,热型还与个体反应有关,如老年人发热可不高或甚至无发热。

根据体温高低,发热可分为 3 种,即低热(37.3~38℃)、中热(38.1~39℃)、高热(39.1~41℃)。

2. 发热与泌尿外科疾病的关系 发热对泌尿系统有一定的影响。体温上升和高热持续时,体内的水分和钠盐潴留,同时肾小管的再吸收功能增强,导致尿量减少、比重增高,尿中氯化物含量降低。感染性发热时由于高热和病原体毒素的作用,可以使肾实质细胞发生变性,尿中出现蛋白质和管型。

严重泌尿系统感染可引起急性发热,见于急性肾盂肾炎、急性前列腺炎和急性附睾炎等。对于有尿路梗阻,特别是输尿管结石引起的上尿路梗阻的患者,症状的出现提示败血症,必须及时解除梗阻因素,引流尿液。发热伴膀胱刺激征和肾区叩压痛时,应考虑肾盂肾炎、肾周围炎或肾周脓肿等。

慢性尿路感染是女性患者常见的低热病因。部分患者可无明显的尿路刺激症状,甚至尿常规检查也可正常,而仅以低热为唯一临床表现。疑为尿路

感染所致的低热时，应反复多次地进行尿常规检查和培养，中段尿每高倍视野有 5 个以上白细胞，细菌培养阳性，且菌落计数 $> 10^5/\text{ml}$ 时，则诊断可以成立。

恶性肿瘤有时首发症状为低热。肾癌患者发热的发生率为 10%～20%。部分患者发热是其就诊的唯一症状，常为 39℃ 以下的低热，偶为稽留热。发热原因多认为与肿瘤产生的致热原有关。另有研究发现，原发性肿瘤可能分泌白细胞介素-6 从而导致肿瘤性发热。在切除肿瘤后，体温多能恢复正常。

3. 原因不明发热　病因可概括为 4 大类，即感染、肿瘤性疾病、结缔组织-血管性疾病、诊断不明。其中感染、肿瘤性疾病、结缔组织-血管性疾病等 3 大类占约 80% 以上患者的病因。在年龄方面可区分为 3 个不同的组别，6 岁以下的不明原因发热以感染性疾病为多见，特别是原发性上呼吸道、泌尿道感染或全身感染；6～14 岁年龄组则以结缔组织-血管性疾病和小肠炎症性疾病为最常见；14 岁以上的成人组，虽然感染性疾病仍占首位，但肿瘤性疾病的发病率明显地增长。

二、恶　病　质

恶病质也称恶病体质，是晚期恶性肿瘤患者极度消瘦、衰竭的一种表现，严重影响患者的治疗效果和生活质量。具体表现有厌食、贫血、进行性体重下降、极度消瘦、皮肤干燥松弛、肋骨外露、代谢失常等，俗称"皮包骨头"。据统计，约 50% 癌症晚期患者伴有恶病质，其中 10%～25% 的患者死于恶病质。

造成恶病质主要有 3 方面因素：①肿瘤的全身作用。由于肿瘤过度过快生长，尤其是全身多脏器转移后，增加基础代谢率或改变酶的利用，消耗了大量的热量和蛋白质，如果继发出血、发热和继发感染时，这种消耗会成倍增加。②肿瘤的局部作用。如胃肠道的梗阻，造成食欲明显下降，甚至完全不能进食，加重了消耗程度和速度。③治疗对局部和全身的影响。

（侯建全　那彦群　李纲）

参　考　文　献

1. Wein Alan J. Campbell-Walsh Urology. 11th ed. Saunders Elsevier,2016:1369-1388.
2. 吴阶平. 吴阶平泌尿外科学. 济南:山东科学技术出版社,2009:177-187.
3. 张延龄,吴肇汉. 实用外科学. 第 3 版. 北京:人民卫生出版社,2012:2313-2316.
4. 陈孝平,汪建平. 外科学. 第 8 版. 北京:人民卫生出版社,2014:525-528.

第 二 章
体 格 检 查

体格检查是全面、系统了解身体状况的一组最基本的检查方法,与病史采集同等重要。泌尿系统解剖位置较深,检查有一定困难,就更应该认真、有序地进行,以便对泌尿外科疾病进行合理、准确的诊治。

第一节　全身情况检查

体格检查首先必须认识正常体征,才能发现异常体征,同时掌握查体的基本方法。体格检查的基本要求就是有序、全面、认真,避免遗漏临床体征。

营养状态与食物的摄入、消化、吸收和代谢等因素密切相关,最简便的方法是观察皮下脂肪的充实程度,如前臂曲侧或上臂背侧下 1/3。当体重减轻至低于正常的 10% 时称为消瘦,极度消瘦者称为恶病质,常见于肿瘤晚期患者。当体重超过标准体重的 20% 以上者称为肥胖。肾上腺皮质功能亢进(库欣综合征)所致的内源性肥胖,表现为向心性肥胖,满月面容、腹部皮肤紫纹等。相反,皮肤色素沉着伴有消瘦者,应考虑肾上腺皮质功能低下。

凹陷性水肿指局部受压后可出现凹陷;非凹陷性水肿指局部组织虽然有明显肿胀,但受压后并无明显凹陷,如黏液性水肿和象皮肿(丝虫病)。外生殖器和下肢水肿提示心功能不全、肾衰竭、肾病、盆腔或腹膜后淋巴梗阻等。

浅表淋巴结检查时,如果发现淋巴结肿大,应注意其部位、大小、数目、硬度、压痛、移动度,局部皮肤有无红肿、瘢痕及瘘管等。腹股沟淋巴结肿大可继发于阴茎、尿道恶性肿瘤或性传播疾病。全身性淋巴结肿大常见于急、慢性淋巴结炎,淋巴瘤,各型急、慢性白血病等。

内分泌疾病、长期酗酒、肝硬化失代偿期或因前列腺癌接受内分泌治疗后,男性患者会出现乳房发育异常。

腹水一般在 1000ml 以上才能叩出移动性浊音叩诊,可见于伴有肝功能失代偿、门静脉高压、低蛋白血症或泌尿系晚期肿瘤患者。腹膜炎三联症包括压痛、反跳痛和腹肌紧张度增加,在泌尿系统疾病中相对少见。多发性大动脉炎的狭窄病变部位可听到收缩期杂音,肾动脉狭窄时常在上腹部或腰背部闻及收缩期杂音。

浅感觉包括痛觉、触觉及温度觉。深感觉包括运动觉、位置觉及振动觉。复合感觉是指皮肤定位感觉、两点辨别觉和形体觉等,也称皮质感觉。皮肤划痕试验时,如白色划痕持续较久,超过 5 分钟,提示交感神经兴奋性增高。如红色划痕迅速出现且持续时间长,提示副交感神经兴奋性增高或交感神经麻痹。

刺激皮肤或黏膜引起的反应称为浅反射。腹壁反射可以反映胸椎完整情况,如上部腹壁反射消失,提示胸椎第 7~8 节病变,中部腹壁反射消失定位于胸椎第 8~10 节病变,下部腹壁反射消失定位于胸椎第 11~12 节病变,上、中、下腹壁反射消失见于昏迷或急腹症、肥胖、老年人,经产妇。一侧腹壁反射消失见于同侧锥体束病损。双侧提睾反射消失见于腰椎第 1~2 节病变;一侧反射减弱或消失见于锥体束损害多或少,老年人及局部病变(腹股沟疝、阴囊水肿、睾丸炎)。

第二节　泌尿外科体格检查

泌尿生殖器官多具有对称性,体检时应特别注意左右对比,这样可以排除一些假象的干扰并减少主观性。许多男性外生殖系疾病仅靠体检即可做出诊断。

1

一、肾检查

（一）检查方法

1. 视诊　首先应观察两侧肾区及上腹部是否对称，有无局部隆起，有无脊柱侧凸及皮肤异常。新生儿或小儿患者，通过透光试验常可鉴别肾的积液性疾病（如积水或肾积脓）与实质性病变。

2. 触诊　肾双手合诊时，可取仰卧位，屈髋屈膝，置于腰背部的左手向上推挤肾脏，右手触摸（图2-1）。正常情况下，肾常不能触及，偶可触及右肾下极。肾肿大、下垂、异位或肾肿块时，则可被触及，此时应注意大小、质地、活动度及表面情况等。

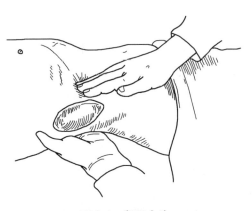

图2-1　肾双合诊

3. 叩诊　左手掌贴于脊肋角区，右拳叩击左手背，如引发疼痛，提示该侧肾或肾周围炎症、肾结石或肾积水。叩诊时避免暴力，尤其是对肾外伤等患者。

4. 听诊　不常用。肾动脉狭窄、肾动静脉瘘或肾动脉瘤患者中，有时可在上腹部肋弓下方与腹直肌外缘交界处的肾动脉投影区听到吹风样血管杂音。

（二）异常发现

较大的肾肿瘤、肾积水、肾囊肿可在患侧上腹部、腰部见到圆形隆起。急性肾周围炎时可见腰部凸向健侧，局部皮肤红肿，并可伴下尿路和全身性炎症症状。输尿管结石引起肾绞痛发作时，该侧肾区可有叩击痛，同侧输尿管径路局部压痛。小儿肾区肿块多为囊性、良性病变，如肾积水、肾多发性囊肿；恶性肿瘤主要有Wilms瘤和成神经细胞瘤。

二、输尿管检查

（一）检查方法

输尿管位于腹膜后脊柱两侧，视诊很少有阳性发现，经前腹壁也无法触及。当输尿管有病变时，腹直肌外缘可有深压痛。着重检查输尿管压痛点：上输尿管压痛点位于腹直肌外缘平脐水平；中输尿管点位于髂前上棘与脐连线中外1/3交界内下1.5cm处，下输尿管点，直肠指诊时位于直肠前壁、前列腺外上方处；女性行阴道双合诊，位于阴道前壁穹窿部侧上方。输尿管点压痛，提示输尿管病变。

（二）异常发现

当有结石或其他炎性病变时，沿输尿管径路可能有深压痛，但无反跳痛。后者应与阑尾炎、子宫附件疾病相鉴别。输尿管下段较大结石可以通过阴道或直肠触及。如果患者消瘦，输尿管有较大结石或肿块时，偶可触及索条状、质硬包块。

三、膀胱检查

（一）检查方法

1. 视诊　患者取仰卧位，充分暴露全腹部。下腹正中看到明显隆起时，膀胱容量通常已超过500ml。

2. 触诊　多采用双合诊，即检查者一手放于膀胱区，另一手示指经直肠或阴道行触诊（图2-2、图2-3）。该方法可以了解膀胱肿瘤或盆腔肿瘤大小，浸润范围，膀胱活动度，以及判断手术切除病灶的可能性。如有压痛，提示膀胱有炎症、结核或结石。当尿液量≥150ml时，膀胱可在耻骨联合水平上被触及；尿液量≥500ml时，耻骨联合上区可触及球状包块，囊性感。

3. 叩诊　膀胱叩诊应从紧邻耻骨联合上缘开始，逐渐向上，直到叩诊音由浊音变为鼓音为止，此时为膀胱的上缘。叩诊是诊断膨胀膀胱的主要

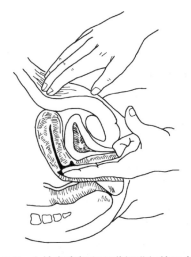

图2-2　女性在腹部和阴道间进行的双合诊

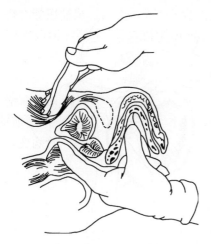

图 2-3 男性经腹部和直肠间进行的双合诊

方法。

（二）异常发现

患者仰卧位时如果触及充盈膀胱，排尿后包块消失为正常，排尿后不消失为慢性尿潴留。此外，还需排除其他可能导致膀胱挤压的盆腔疾病，如肿瘤、炎性包块等。如果患者有开放性脐尿管瘘，经膀胱注入亚甲蓝后可见脐部漏尿。先天性膀胱外翻时，在下腹部正中可见腹前壁及膀胱前壁缺损，并可见双输尿管口间歇性喷尿，尿道上裂及阴茎畸形。腹壁薄软等条件下，双合诊有时能触及膀胱内结石或肿瘤。

四、尿 道 检 查

（一）检查方法

男性尿道位于阴茎腹侧，外口位于阴茎头中央。观察尿道外口的位置与大小。

（二）异常发现

尿道下裂的尿道外口可位于阴茎头下方至会阴正中线上的任何位置，同时伴有阴茎下弯畸形。从阴茎根部开始依次触压阴茎腹侧尿道至尿道外口，如有尿道结石，可触及局部硬物；如有脓性分泌物，应收集送检。

五、阴 茎 检 查

（一）检查方法

观察阴毛分布、阴茎发育和包皮情况。常态下成人阴茎头外露，阴茎长 7.4（4.0～14.5）cm，直径约 2.6cm，勃起时长度可增加 1 倍（14～21cm）。阴茎长度与身高无关。包皮过长者检查完毕应将包皮复位，以免造成包皮水肿或嵌顿。

（二）异常发现

小阴茎表现为阴茎短小但外形正常，常温下短于 3cm，多见于先天性睾丸发育不良等。包皮过长是指阴茎头不能外露，但包皮可以上翻；包茎是指包皮口狭小致使包皮不能上翻，但 4 岁以前小儿的包皮不能退缩至冠状沟属正常。阴茎癌几乎均发生于包皮过长或包茎者，常伴有腹股沟淋巴结肿大。阴茎头部肿块及新生物常为阴茎癌或尖锐湿疣，糜烂或溃疡可能为疱疹或梅毒。阴茎触诊时，可用拇指和示指旋捏阴茎干，如有结节及压痛，提示阴茎海绵体硬结症。

六、阴囊及其内容物检查

（一）检查方法

1. 视诊 观察阴囊的颜色及两侧的对称性，注意有无溃疡、炎症、结节、瘘管及湿疹样病变。阴囊肿块或精索静脉曲张也能在视诊中被发现。

2. 触诊 阴囊内容物触诊时首先检查睾丸，然后是附睾及索状结构，最后是腹股沟外环。检查时应用大拇指、示指和中指来完成。注意睾丸存在与否、体积、形状、硬度及有无结节和压痛等。测量睾丸体积的标准方法是应用睾丸模型进行对照式测量。附睾纵向贴附于睾丸的后外侧。检查时应自上而下依次触诊头、体和尾部，注意有无压痛、肿大和结节。输精管是否存在、有无结节。触诊精索时，受检者应采取直立位，注意有无精索静脉曲张，精索内有无结节，怀疑精索静脉曲张时还应采用 Valsalva 方法检查，即患者站立，深吸气后屏住呼吸增加腹压，可以触摸到曲张的静脉。

（二）异常发现

对于阴囊内肿物，均应例行透光试验。用手电筒紧抵阴囊后侧并向肿块照射，检查者通过纸筒在阴囊前壁观察，如有红色光线透过，表明肿块为鞘膜积液，婴幼儿可为交通性；如不透光则为实质性肿块，可见于睾丸炎症、肿瘤，或附睾炎性肿块。

正常成人睾丸体积为 15～25ml。小而软的睾丸表示其发育功能不良。睾丸肿瘤时，睾丸有沉重感，肿块多呈无痛性、实性、形状不规则。阴囊空虚提示睾丸下降不全或缺如，多数为睾丸下降不全位于腹股沟内环附近，检查时一手示指通过阴囊轻轻伸向腹股沟外环处，另一手置于内环附近，两指轻轻对挤式触摸腹股沟管内睾丸。不宜用单手触诊，这样易将睾丸推回腹腔，导致漏诊，或将腹股沟淋巴结误认为未降睾丸。睾丸附件扭转时，可出现明显肿胀，并

1

提高呈横位,还可透过阴囊皮肤观察到因淤血而呈淡蓝色的睾丸附件,即"蓝斑征"。

附睾肿块绝大多数为良性病变。急件附睾炎所致的附睾肿大多以附睾头部为主,患者常因疼痛而抗拒触诊;附睾结核肿块常位于附睾尾部,质地坚实,结节状,欠光滑,压痛不明显,输精管可呈串珠样改变。精液囊肿位于附睾头部,触之有囊性感,但张力较低。

牵拉睾丸时,如感精索疼痛,即为精索牵拉痛征阳性,提示精索炎。10~20岁的青少年如果突然出现睾丸疼痛,并伴有局部肿胀,疼痛向腹股沟和下腹部放射,则可能发生睾丸扭转。发病早期尚能触到睾丸上提至外环处并呈横位,精索增粗并有肿痛。睾丸托举试验有助于鉴别诊断,方法是检查者用手向上托起患者睾丸时,如果痛感加重(Prehn征阳性),则提示精索扭转,这是由于托举睾丸时,扭转的精索遭受进一步的挤压所致;如果疼痛减轻,则表明睾丸附睾炎可能性大。精索静脉曲张时,阴囊皮下的静脉曲张成团,使阴囊呈"蚯蚓袋"样外观,多见于左侧,Valsalva征阳性,平卧并抬高阴囊后静脉曲张逐渐减轻,但若曲张的静脉仍不消失,说明可能系腹膜后肿瘤压迫引起的高位回流受阻。

七、直 肠 指 诊

(一) 检查方法

检查前患者排空膀胱,取膝胸位、侧卧位和直立弯腰位。检查者戴上橡皮手套,充分润滑后将示指缓缓滑入肛门。首先应感觉肛门括约肌功能,以排除神经源性疾病,而后在示指所及范围内检查有无新生物。在直肠前壁依次触摸前列腺的左侧沟、左侧叶、中央沟、右侧叶和右侧沟及前列腺尖部下方的膜部尿道。检查前列腺大小、形态、质地、表面是否光滑、是否有结节及压痛、中央沟是否存在及变浅。精囊在正常情况下触不到。正常前列腺栗子形大小,表面平滑,质地柔韧似橡皮(图2-4)。

(二) 异常发现

良性前列腺增生时前列腺两侧叶对称或不对称(结节样增生)增大且坚韧,中央沟变浅、消失或隆起;重度增生时手指不能触及其上缘。前列腺癌特征性表现是腺体内有坚硬如石的不光整结节。急性前列腺炎时触诊可诱发严重疼痛,不宜做前列腺按摩和前列腺液提取,避免细菌沿输精管扩散,引起继发性附睾炎,甚至败血症。前列腺如有波动感时,应考虑前列腺脓肿,可以穿刺吸脓或外科引流。慢性

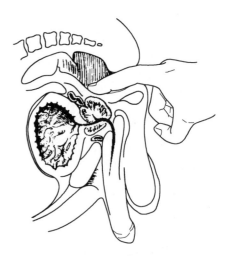

图2-4　经直肠前列腺指诊

前列腺炎则有肿胀感,必要时可按摩前列腺液送检。检查完毕注意有无指套染血。

肛门张力检查是一项很重要的项目。肛门松弛和痉挛程度可以反映尿道括约肌的状态,又因肛门和尿道括约肌受共同神经支配,引发球海绵体反射,对于诊断神经源性膀胱功能障碍有一定意义。

八、女性外生殖器和尿道外口检查

(一) 检查方法

男性泌尿外科医生给女性患者进行盆腔检查时,切记要有女医生或护士陪伴。开始时检查外阴和阴唇,要特别注意外阴的萎缩性变化、分泌物和溃疡等。尿道口检查是否有囊肿、黏膜脱垂、黏膜增生、肿瘤和肉阜等。接着嘱患者腹部加压,观察是否有膀胱或直肠脱垂。双合诊可以用来检查膀胱、子宫和附件。

(二) 异常发现

尿道触诊可检出结节样变化,如炎症和肿瘤。触诊可发现尿道憩室、尿道皮肤瘘,伴有感染时可挤压出脓性分泌物。女性尿道旁腺囊肿表现为尿道口肿物,肿大疼痛,腺管开口红肿,挤压有脓性分泌物。前庭大腺感染为淋病最常见的并发症。子宫全部脱出阴道口以外称为子宫脱垂。

九、神经系统检查

(一) 检查方法

感觉检查要求患者清醒、合作,并力求客观。先让患者闭目,嘱受到感觉刺激后立即回答。可取与神经径路垂直的方向(四肢环行、躯干纵行),自内向外或自上向下依次检查;各关节上下和四肢内外侧面及远近端均要查到,并两侧对比。检查球海绵

1

体肌反射时,检查者一个手指戴上指套伸进患者肛门,另一只手捏患者的阴茎头,或用钝针去刺阴茎头,正常情况下会引起患者肛门括约肌强烈收缩,肛门里的手指会感觉到此种收缩。

（二）异常发现

感觉障碍可有减退、消失和过敏之分。若同一区域内某些感觉减退,而其他感觉保留（如触觉）,称为分离性感觉障碍。感觉障碍的主观症状可有疼痛、发麻、蚁行感、烧灼感等,可为自发性或在激惹后引起,后者如压痛、牵引痛等,系感觉通路的刺激性病变所致。感觉障碍分布形式因病变损害部位可有周围型（神经末梢型）、脊髓节段型（根型）、传导束型和皮质型之分。球海绵体肌反射阴性,提示存在

支配勃起功能的神经障碍。

（侯建全 那彦群 黄玉华）

参 考 文 献

1. 吴阶平. 吴阶平泌尿外科学. 济南:山东科学技术出版社, 2004:187-193.
2. 吴宏飞. 现代泌尿外科诊疗指南. 南京:东南大学出版社, 2005:11-13.
3. 陈文彬,潘祥林. 诊断学. 第7版. 北京:人民卫生出版社, 2008:213-22.
4. 吴在德,吴肇汉. 外科学. 第6版. 北京:人民卫生出版社, 2007:653-654.
5. 郭应禄,胡礼泉. 男科学. 北京:人民卫生出版社,2004: 331-332.

第 三 章

实验室检查

临床检验能为泌尿外科疾病的诊断、治疗、预防等提供有益的、重要的及科学的信息。随着大量先进仪器和技术的采用，临床实验室提供的检验信息占患者全部医疗信息的 60% 以上。临床实验室不仅提供一个定量或定性的检验报告，还应重点体现在对检验项目的选择和检验结果的解释上。

第一节 尿 液 检 查

一、尿液种类和收集

尿液标本种类的选择和收集取决于临床医师的送检目的、患者的状况和检查要求。临床常用尿液标本种类如下。

1. 晨尿　清晨起床后，在未进餐和做其他运动之前排泄的尿液，称为首次晨尿。住院患者最适宜收集此类标本。若采集后 2 小时内不能进行分析的，可采取防腐措施。晨尿常用于筛查、直立性蛋白尿检查和细胞学检查。

2. 随机尿　随时排泄，无须患者做任何准备的尿液，称为随机尿，适用于常规及急诊筛查，但是，如摄入大量液体或剧烈运动后将直接影响尿液成分，从而不能准确反映患者疾病状况。

3. 计时尿　收集一段时间内的尿液标本，如治疗后、进餐后、24 小时内全部尿液等。计时尿常用于定量测定和细胞学研究。

收集尿液时的注意事项：①使用清洁有盖、一次性容器，体积大于 50ml。②容器上应贴上标记，内容包括患者的全名、可识别患者的标本特异性编码和标本采集时间。③婴幼儿尿液标本的收集，可用粘贴剂将收集袋粘贴于婴幼儿的阴部皮肤。④尿液标本应避免经血、白带、精液、粪便等污染，以及烟灰、糖纸等异物混入。⑤标本留取后，应在 2 小时内送检，以免细菌繁殖、细胞溶解等。

二、尿液外观

正常尿液因含有尿色素可呈淡黄色。尿液浓缩时，颜色可呈深黄色，并受某些食物及药物的影响。病理性尿色较复杂，如尿色深红如浓茶样见于胆红素尿；红色见于血尿、血红蛋白尿；紫红色见于卟啉尿；棕黑色见于高铁血红蛋白尿、黑色素尿；绿蓝色见于胆绿素尿和尿蓝母；乳白色可能为乳糜尿、脓尿。

三、尿比重和渗透压

尿少时，尿比重可升高，见于急性肾炎、高热、心功能不全、脱水等；尿量增多时尿比重增加，常见于糖尿病。尿比重降低时，见于慢性肾小球肾炎、肾功能不全、尿崩症等。连续测定尿比重比一次测定更有价值，慢性肾功能不全呈现持续低比重尿。常用的测定方法是试带法和折射计法。

尿渗透压是反映尿中具有渗透活性粒子（分子或离子等）数量的一种指标，是评价肾脏浓缩功能较理想的指标。尿液渗透压一般为 $600 \sim 1000\text{mOsm}/(\text{kg} \cdot \text{H}_2\text{O})$，24 小时内最大范围为 $40 \sim 1400\text{mOsm}/(\text{kg} \cdot \text{H}_2\text{O})$，血浆渗透压为 $275 \sim 305\text{mOsm}/(\text{kg} \cdot \text{H}_2\text{O})$，尿与血浆渗透压比值为 $(3.4 \sim 4.7) : 1.0$。禁水 12 小时，尿渗透压 $>800\text{mOsm}/(\text{kg} \cdot \text{H}_2\text{O})$，若低于此值，表示肾的浓缩功能不全。正常人禁水 12 小时后，尿渗透压与血浆渗透压之比应 >3。急性肾小管功能障碍是尿与血浆渗透压之比 <1.2，且尿 $\text{Na}^+ > 20\text{mmol/L}$。

四、尿 pH 值

正常尿液可呈弱碱性，但因饮食种类不同，pH

值波动范围可为 4.5~8.0。肉食者多为酸性，食用蔬菜水果可致碱性。测定尿液酸碱反应时，标本必须新鲜，久置腐败尿或尿路感染、脓血尿均可呈碱性。磷酸盐、碳酸盐结晶见于碱性尿；尿酸盐、草酸盐、胱氨酸结晶多见于酸性尿。酸中毒及服用氯化铵等酸性药物时尿可呈酸性。尿液 pH 值测定的方法目前有试带法、指示剂法和 pH 计法。

五、血 尿

正常人尿液中红细胞 <3/HP。当发现血尿时，首先要在普通光镜下与血红蛋白尿、肌红蛋白尿相区别。

正常人尿液中血红蛋白阴性。当血型不合输血、急性溶血性疾病等引起体内大量溶血时，血液中游离血红蛋白（Hb）超过 1.00~1.35g/L，即出现血红蛋白尿，为透明鲜红色（含氧血红蛋白）或暗红色（含高铁血红蛋白），严重者呈浓茶色或酱油色。尿沉渣中无红细胞，隐血试验呈阳性，可与血尿区别。肌红蛋白（Mb）和 Hb 一样，分子中含有血红素基团。肌红蛋白能溶于 80% 饱和度的硫酸铵溶液中，而血红蛋白则不能，可以此来进行鉴别。肌红蛋白尿可见于下列疾病：①遗传性肌红蛋白尿。磷酸化酶缺乏、未知的代谢缺陷，可伴有肌营养不良、皮肌炎或多发性肌炎等。②散发性肌红蛋白尿。当发生肌肉组织变性、炎症、广泛性损伤及代谢紊乱时，大量肌红蛋白自受损的肌肉组织中渗出，从肾小球滤出而形成肌红蛋白尿。

血尿确定后，需明确为上尿路来源还是下尿路来源。来源于肾的血尿常伴有管型和明显的蛋白尿，一般为 1.0~3.0g/L（++~+++），反映了肾小球和肾小管间质病变。离心后尿液红细胞形态也有助于鉴别血尿来源。多应用相差显微镜观察，源于肾小球的红细胞变形显著，而源于肾小管或其他部位的血尿红细胞形态基本无变化。

六、尿白细胞及亚硝酸盐

尿白细胞酯酶定性试验阳性提示尿路感染，表明尿液中白细胞数量 >20/μl。试带法原理是利于粒细胞的酯酶能水解吲哚酚酯，生成吲哚酚和有机酸，进一步氧化是呈靛蓝色。正常人阴性。阴道分泌物污染尿液标本时可致假阳性结果。尿蛋白质浓度（>5g/L）增高、葡萄糖浓度（>30g/L）增高或比重降低可致假阴性结果。

正常人尿亚硝酸盐定性试验阴性。当尿路感染，如大肠埃希菌属、克雷伯杆菌属、变形杆菌属和假单胞菌属感染者可呈阳性。亚硝酸盐定性试验时尿液必须新鲜，阳性结果与致病菌数量没有直接关系。试带法灵敏度约为 0.5mg/L，相当于微生物含量 >1×10^5/ml；高浓度维生素 C 可致假阴性结果。

七、尿病原微生物检查

（一）尿液培养标本的留取

正常人尿液是无菌的。为了避免尿道外口周围细菌对培养尿液的污染，应注意标本收集：①女性患者先用肥皂水或 1:1000 高锰酸钾水溶液冲洗外阴部及尿道口；男性患者应翻转包皮冲洗，用 2% 红汞或 1:1000 苯扎溴铵（新洁尔灭）消毒尿道口，再用无菌纱布或干棉球拭干后排尿。②用无菌试管收集排尿过程中间段尿液 10~15ml，立即加塞盖后送检。③做结核分枝杆菌培养的尿液标本，应收集 24 小时全部尿液，并将沉淀部分盛于洁净瓶内送检。

（二）尿液细菌培养

尿液经处理后接种在不同培养基上，3~7 天后观察菌落形成情况。正常情况下，尿液是无细菌生长。如大肠埃希菌菌落数 >100 000/ml 称为真性菌尿，<10 000/ml 为尿标本细菌污染。妇女一次清洁中段尿培养菌数 >100 000/ml 者，对尿路感染诊断的准确性为 80%，两次不同时间的中段尿培养结果，菌数均 >100 000/ml，且为同一菌株，其准确性达 95%。在男性，其菌数 >10 000/ml 也提示尿路感染。若尿培养球菌数 >10 000/ml 也可诊断为真性菌尿。

尿液中培养、鉴定出致病菌后，一定要进行药物敏感试验。由于广泛使用/滥用抗生素，逐渐导致耐药菌株不断出现。细菌抗生素敏感实验的目的是筛选有效的抗生素，提示所需剂量，帮助临床医师选用最佳药物及剂量，治疗感染性疾病，也可以进行流行病学调查，了解耐药菌株的流行情况，为抗菌药物的合理应用提供依据。

（三）尿液真菌检查

泌尿道致病真菌包括新型隐球菌、曲霉菌种、组织胞浆菌、芽生菌等，多与导管置放有关。检查方法包括直接检查（包括不染色直接涂片镜检、负染色法、革兰染色法、荧光染色法）和真菌培养，需要新鲜尿液标本。涂片找到真菌菌丝和孢子时，提示真菌感染。真菌培养可以提高真菌检出率，同时鉴定菌种，便于选择敏感药物。

（四）尿抗酸杆菌检查

尿抗酸杆菌检查的阳性率一般为 70%~75%。

留 24 小时尿或新鲜尿液（最好是晨尿），经沉淀后做涂片抗酸染色检查。前一种方法能收集 1 天内所排出的细菌，缺点是时间较长，特别是强酸性尿对结核分枝杆菌的生存不利；后一种方法能获得新鲜尿，结核分枝杆菌不受破坏。对诊断困难的病例，应重复检查或采用结核分枝杆菌培养或动物接种，后两者的阳性率可达 90%。

尿抗酸杆菌检查呈阳性时，有约 12% 的假阳性，主要由包皮阴垢杆菌、非结核性分枝杆菌等所致。如果培养出结核分枝杆菌或 PCR 技术检测 TB-RNA 阳性即可确诊为结核病。荧光定量 PCR 技术尽管有少数假阴性与假阳性结果，但与常规细菌学方法互补使用可提高阳性检出率。

八、蛋　白　尿

蛋白尿分为功能性、体位性、偶然性和病理性蛋白尿，后者见于肾炎、肾病综合征等。试带法仅适用于正常人及肾病筛查，不适用于肾病患者疗效观察，预后判断及病情轻重的估计。强碱性尿液可致试带法呈假阳性结果。

尿蛋白定量测定值参考区间为 (46.5 ± 18.1) mg/L，方法包括丽春红 S 法和双缩脲法，能准确反映尿中蛋白排泄量。

本-周蛋白又称凝溶蛋白，是一种免疫球蛋白的轻链或其聚合体。肾淀粉样变、慢性肾盂肾炎及恶性淋巴瘤患者等，也可以出现本-周蛋白。检测方法一般采用热沉淀反应法和对甲苯磺酸法的过筛法，确诊试验为电泳免疫分析法。

九、尿糖和尿酮体

尿葡萄糖定性试验有班氏定性法和试带法，目前常用试带法。尿液标本应新鲜，服用大量维生素 C 或汞利尿药后可呈假阴性。强氧化剂或过氧化物污染尿液时可致假阳性结果。当尿中含高浓度酮体时，可降低试带法的灵敏度。

正常尿液中不含酮体。尿液检测必须新鲜。糖尿病酸中毒患者酮体可呈强阳性反应。妊娠剧烈呕吐、长期饥饿、营养不良、剧烈运动后可呈阳性反应。

十、尿胆原和胆红素

尿胆红素定性试验采用 Harrison 法和试带法。水杨酸盐、阿司匹林可引起假阳性反应。在肝实质性及阻塞性黄疸时，尿中均可出现胆红素。在溶血性黄疸患者尿中，一般不见胆红素。

尿胆原定性试验常采用改良 Ehrlich 法和试带法。尿胆原定性试验必须采用新鲜尿液，久置后尿胆原氧化为尿胆素，呈假阴性反应。正常人尿胆原定性试验为阳性反应。尿胆原阴性见于完全阻塞性黄疸。尿胆原增加常见于溶血性疾病及肝实质性病变。

十一、乳　糜　尿

乳糜尿是指乳糜微粒与蛋白质混合，致使尿液呈现乳化状态的浑浊。脂肪尿是指尿液中混有脂肪。尿乳糜定性试验原理就是因为脂肪可以溶解于乙醚中，而脂肪小滴可通过染色识别。正常人乳糜试验为阴性。

乳糜尿来源于胸导管阻塞和腹部淋巴管阻塞，导致乳糜液不能进入乳糜池，使乳糜液进入泌尿系淋巴管中而产生乳糜尿，多见于丝虫病。

十二、尿细胞学检查

尿细胞学检查就是在光镜下观察尿液标本中有无来自泌尿系的恶性肿瘤细胞。正常情况下不能找到肿瘤细胞。细胞学检查适用于普查及初步诊断，但观察不到组织结构。本检查报告为"找到肿瘤细胞"，约 95% 为移行上皮细胞癌。

与尿液相比，膀胱灌洗液可提高细胞学检查的敏感性。尿细胞学检查结果可报告为正常（阴性）、非典型或可疑、恶性（阳性）。当尿细胞学检查证实有癌细胞时，假阳性率较低；当尿细胞学检查结果为阳性，其总的敏感性接近 60%。对分级较低的肿瘤，尿细胞学检查不敏感，而对分级较高的肿瘤，其敏感性却很高（G3 肿瘤和原位癌接近 80%）。

十三、尿肿瘤标志物检测

近几年来，经尿液检测肿瘤标记物诊断膀胱癌的肿瘤标志物包括膀胱肿瘤抗原（BTA）系列、NMP22 和 FDP，正处于评估阶段的肿瘤标志物包括端粒酶、微卫星灶（microsatellite）、细胞分裂周期蛋白-6（CDC-6）等。这些肿瘤标记物有助于检测出临床隐匿性膀胱癌并延长膀胱镜检查的时间。由于没有一种肿瘤标志物同时有着不同的敏感性和特异性，因而在临床应用时应根据不同目的选择不同肿瘤标志物。

（一）膀胱肿瘤抗原检测

膀胱肿瘤抗原（bladder tumor，BTA）是膀胱肿瘤上分离下来的基膜复合物，一种独特的高分子量水解降解复合物,由特定的 16kD 和 165kD 多肽组成,在肿瘤增殖过程中可在尿液里出现。BTA 尿液检测法对膀胱癌复发的诊断比尿液细胞学检查更敏感,且特异性高达 95.7%;对低度膀胱癌的诊断也比尿细胞学敏感。

目前有 3 种不同的 BTA 试验。最初的 BTA 试验检测的是基底膜复合物,随后发现了一种新的检测抗原(人类补体因子 H 家族蛋白中的一员)。这种抗原是新的 BTA stat 试验和 BTA TRAK 试验的基础,与最初的 BTA 试验无关。前者为定性试验,后者则为定量试验。BTA stat 试验明显优于细胞学检查,敏感性分别为 72% 和 28%。而且,BTA TRAK 试验比 BTA 试验更敏感。

(二)有核丝分裂蛋白

有核丝分裂蛋白(nuclear mitotic protein,NMP)是支持细胞核的一种网状结构蛋白,在 DNA 复制、转录及基因表达过程中起重要作用。其中,NMP22 是膀胱癌的诊断、术后复发有效的肿瘤标志物,通过双抗体夹心 ELISA 法检测。NMP22 对膀胱癌复发者有很高的预测性,敏感性为 73%,特异性为 78.2%,准确性为 76.9%,阳性预测率 58.6%,阴性预测率 87.8%。

(三)透明质酸及透明质酸酶

透明质酸是一种葡聚糖,是细胞外间质的一种主要成分,在人类肿瘤细胞中明显升高,参与肿瘤的浸润、转移,还能降解透明质酸,促进血管形成。尿中透明质酸对膀胱癌症的诊断敏感性为 91.9%,特异性 92.8%。

第二节　精液检查

精液是精子和精浆的混合物。精浆中,精囊分泌液所占比例最大,达 60%~70%,前列腺液为 20%~30%。精子悬浮于精浆中,含量仅达精液总量的 5%~10%。

一、精液收集

1. 精液检查前禁欲至少 2 天,但不超过 7 天;两次采样间隔应 >7 天。

2. 采样后 1 小时内送检,保存温度为 20~37℃。

3. 容器必须注明姓名或识别号,标本采集日期和时间。

4. 用清洁干燥广口塑料瓶或玻璃瓶收集精液,不宜采用避孕套内的精液。某些塑料容器具有杀精子作用,应用前必须有所选择。

二、精液分析

(一)一般性状检查

1. 外观　正常精液呈灰白色或乳白色,不透明。长期不排精者,精液可呈淡黄色,棕色或红色提示出血,称为血精,强烈提示前列腺精囊病变。

2. 精液量　正常一次全部精液量为 1.5~5ml,平均 3.5ml。精液量如果大于每次 8ml,称为精液量过多;如果小于每次 1ml,称为精液量过少。精液量过多或过少是不育原因之一。

3. 黏稠度　正常精液呈水样,形成不连续小滴。黏稠度异常时,形成丝状或线状液滴。

4. 酸碱度　正常精液 pH 值为 7.2~8.0。当附属性腺或附睾急性炎性疾病时,精液 pH 值可以大于 8.0;而慢性感染性疾病时,精液 pH 值常低于 7.2。

5. 精液液化　新鲜精液呈稠厚胶冻状,约 5 分钟后精液开始转变成液体状态,需 15~20 分钟,称为精液液化。精液中的"凝固因子"由精囊腺分泌,而"液化因子"则由前列腺分泌。若在室温 25℃下 60 分钟不液化,称为精液不液化症,易导致男性不育。这可能与前列腺分泌的"液化因子"功能低下有关,导致蛋白水解酶缺乏。

(二)精子密度及精子总数

精子密度是指每毫升精液中的精子数目,一般成年男子精子密度应大于 15×10^6/ml。所射精液中没有找到精子者称无精子症,小于 15×10^6/ml 者为少精子症。精子总数则指一次射精后精液中总的精子数目,即精子密度乘以精液量。若精液量过高,精子总数正常,使精子密度降低,生育力随之下降;若精子密度正常而精液量过低也会引起生育力低下。因此,精子密度与精子总数之间存在着一定联系,这取决于精液量。

(三)精子的活力

精子活力包括表示活动精子比率的精子活动率,也包括表示精子活动程度的精子活动力,还包括精子离体一定时间后的精子存活率。

1. 精子活动率　将液化精液涂片后置于显微镜高倍视野下观察,累计数 200 个精子,得出活动与不活动精子的数目,算出活动精子百分率。正常情况下,排精后 30 分钟至 1 小时,精子活动率应大于 40%。

2. 精子活动力　将液化精液置于玻璃片上,加盖玻片,显微镜低倍视野下观察 5~10 个视野或至少数上 200 个精子,观察记录精子活动状态。按

WHO 推荐的方法将精子活力定为以下 4 级。

a 级:精子活动良好,呈快速、活泼的直线前向运动。

b 级:精子能活动,呈迟钝的直线或非直线前向运动。

c 级:精子活动不良,原地打转或旋转移动,非前向运动。

d 级:精子不活动。

正常情况下,在排精后 30 分钟至 1 小时,a+b 级精子应达 32% 以上。

3. 精子存活率　在正常情况下,排精后 30 分钟至 1 小时,精子存活率应在 58% 以上,6 小时后应大于 20%。

(四)　精子形态学检查

精子形态是衡量男子生育力的重要指标。观察精子形态可采用精子涂片染色法,即苏木素-伊红染色,然后在光学显微镜下计算 200 个精子中正常及各类畸形精子所占百分率。

正常精子如蝌蚪状,由头、颈、体、尾 4 部分构成。头部必须是椭圆形,长 4.0 ~ 5.0μm,宽 2.5 ~ 3.5μm,长宽之比应在 1.50 ~ 1.75,顶体的界限清晰,约占头部的 40% ~ 70%。颈部与体部合起来与头部等长,体中段细长,与头纵轴呈一直线。尾部长约 45μm,比中段细,能活动。正常精液中,形态正常的精子比例应超过 60%,而畸形精子的比例应小于 40%。

所有形态学处于临界状态的精子均列为异常。异常精子有:①头部缺陷,如大头、小头、锥形头、梨形头、圆头、无定形头、顶体过小头、双头等;②颈段和中段缺陷,如颈部弯曲、中段非对称地接在头部、粗的或不规则的中段、异常细的中段等;③尾部缺陷,如短尾、多尾、发卡形尾、尾部断裂、尾部弯曲、尾部宽度不规则等。

第三节　前列腺液检查

一、前列腺液常规检查

(一)　标本采集

患者排尿后取胸膝卧位或右侧卧位,检查者右手示指按摩前列腺两侧叶,由外上方朝内下方进行,每侧 3 ~ 5 次,再自上而下挤压中央沟,如此反复,即可见尿道口有白色黏稠液体流出。用小试管或载玻片承接标本,及时送检,微生物培养等需无菌操作。

若无前列腺液排出,可在按摩后排尿,取尿沉渣做镜检。如患者患生殖系统结核,则不适宜前列腺按摩,以免结核扩散。由于前列腺内呈分隔状,按摩时不一定能将炎性液体挤出,故前列腺液检查必须重复进行。

(二)　临床意义

1. 外观　正常前列腺液稀薄呈淡乳白色,量为 0.5 ~ 2.0ml,pH 呈微酸性。炎症严重时分泌物浓厚,色泽变黄或呈淡红色,浑浊或含絮状物。

2. 卵磷脂小体　正常前列腺内卵磷脂小体几乎布满视野,呈圆球状,与脂滴相似,发亮,折光性强,分布均匀。前列腺炎症时,卵磷脂小体减少,且有成堆倾向。这是由于炎症时,巨噬细胞吞噬大量脂类所致。

3. 细胞计数　正常前列腺液内红细胞、白细胞数每个高倍视野一般不超过 5 个。如果超过 10 个以上或成堆的白细胞,提示炎症。

4. 巨噬细胞　巨噬细胞的出现是前列腺炎特有的表现,多见于细菌性前列腺炎或老年人。

5. 淀粉颗粒　为大小不一的分层状构造的嗜酸性小体,圆或卵圆形,微黄或微褐色。中央部分常含小体,系碳酸钙沉淀物质,如与胆固醇结合即形成前列腺结石。

二、前列腺液细菌学检查

(一)　标本采集

嘱患者排尿后,取胸膝卧位或右侧卧位,消毒阴茎头和尿道外口,行前列腺按摩,弃去第一滴前列腺液,将后面的前列腺液收集于无菌容器内,进行细菌培养。如果培养阳性,可进一步做抗生素药物敏感试验。

(二)　临床意义

细菌培养阳性时,以葡萄球菌最为常见,链球菌次之。结核分枝杆菌感染时,培养结果可受抗结核药物影响。由于前列腺液本身的杀菌作用及有的患者因排菌呈间歇性或因感染局限,按摩时未触及病变区域,或因感染隐退等原因而找不到细菌时,应反复检查与培养。

第四节　血生化检查

一、肾　功　能

1. 血清肌酐(Scr)　肌酐是骨骼肌中肌酸的最

终代谢产物,仅由肾排泄。因为个体每天肌酐的生成是恒定的,血肌酐水平直接反映肾功能。在肾功能降至正常的50%之前,血肌酐均可保持在正常范围内(男性44~133μmol/L,女性70~106μmol/L)。血肌酐水平一般不受饮食或水合状态的影响。

2. 血尿素氮(BUN)　尿素氮是蛋白分解的代谢产物,完全由肾排泄,因此,血尿素氮可反映肾小球滤过率。尿素氮水平升高诊断肾功能不全的特异性较血肌酐差。正常人血尿素氮浓度为2.9~8.2mmol/L。

3. 内生肌酐清除率(Ccr)　由于每天肌酐的生成量是恒定的,并通过肾小球滤过,因而肾清除肌酐的速率本质上等同于肾小球滤过率。内生肌酐清除率的测定需收集24小时的尿标本和对应的血标本。正常值男性为(105±20)ml/min,女性为(95±20)ml/min。

二、血电解质检查

1. 血清 Na^+ 　正常血清 Na^+ 的浓度为135~145mmol/L。血清钠增高可见于严重脱水、水摄入不足、肾上腺皮质功能亢进等。血清钠降低可见于肾上腺皮质功能不全等。

2. 血清 K^+ 　正常血清 K^+ 浓度为3.5~5.5mmol/L。血清钾增高可见于肾上腺功能减退症、肾衰竭、休克、组织挤压伤、重度溶血等;血清钾降低可见于应用胰岛素、肾上腺皮质功能亢进、家族性周期性瘫痪等。

3. 血清 Cl^- 　正常血清 Cl^- 浓度为96~108mmol/L。血清氯浓度增高可见于高钠血症、高氯性酸中毒等。血清氯浓度降低可见于胰液或胆汁大量丢失、长期限制氯化物的摄入等。

4. 血清 HCO_3^- 　血清 HCO_3^- 浓度为20~29mmol/L。血清 HCO_3^- 的浓度增高可见于严重呕吐、低钾血症、长期胃肠减压等。血清 HCO_3^- 的浓度降低多见于肾小管功能不全。

第五节　肿瘤标志物的检测

一个理想的肿瘤标志物由肿瘤细胞产生,而在正常人和非肿瘤患者中不能检测到;与肿瘤的进展直接相关,能在无临床表现时被发现;与肿瘤的疗效有关。

一、前列腺特异性抗原

前列腺特异性抗原(prostatic specific antigen,PSA)是由前列腺导管上皮产生的一种丝氨酸蛋白酶,由237个氨基酸组成的多肽结构。正常时,PSA主要分泌到前列腺液和精液中,以具有活性的游离形式(free PSA,fPSA)存在,含量高达 1mg/ml。它能水解精液凝块,诱导阴道、子宫平滑肌收缩,利于精子的活动,与男性生育能力有关。

血清总 PSA(tPSA)是以游离状态(fPSA)与结合状态(cPSA)两种形式存在的,浓度<4.0ng/ml。fPSA 仅占10%~20%,其他与血清中蛋白酶抑制剂,即 $α_1$-抗糜蛋白酶(ACT)、$α_2$-巨球蛋白(AMG)及 $α_1$-抗胰蛋白酶(AAT)等结合形成复合物,其中以PSA-ACT 为主。PSA 具有器官特异性,仅由前列腺上皮细胞合成,并受雄激素调控。tPSA>10ng/ml 时应高度怀疑有前列腺癌,tPSA<4ng/ml 时可以基本排除前列腺癌,4~10mg/ml 为灰区,不排除前列腺癌,需结合其他指标来综合判断。

tPSA 检测方法有酶联免疫吸附分析(ELISA)、化学发光免疫分析(CLIA)、放射免疫分析(RIA)和金标记免疫渗滤法等,其中以 ELISA 法和 CLIA 法最常用。

(一) PSA 影响因素

血清 cPSA 半衰期为2~3天,经肝清除;而 fPSA 完全由肾清除,半衰期仅有2~3小时。tPSA 水平的影响因素如下。

1. 前列腺损伤　直肠指诊及留置导尿管对PSA 影响很小,但经直肠超声检查可使 tPSA 增高1倍,前列腺按摩可使 PSA 增高1.5~2倍,膀胱镜检查可增高4倍,前列腺穿刺活检或 TURP 可增高50倍左右。因此,PSA 检测应在前列腺按摩后1周,直肠指检、膀胱镜检查、导尿等操作48小时后,射精24小时后,前列腺穿刺1个月后进行。

2. 前列腺疾病　急性细菌性前列腺炎可使PSA 显著增高,感染后1周达峰值,抗生素治疗约8周后才降至基础水平。非细菌性前列腺炎不会引起PSA 增高。前列腺增生时,21%~47%的患者 PSA高于正常值。

3. 患者年龄和前列腺体积　tPSA 受年龄和前列腺大小等因素的影响,如40~49岁者 tPSA 值为0~1.5ng/ml,而80岁以上者为0~8.0ng/ml。

4. 性生活　射精后1天 tPSA 值明显降低。

5. 药物　非那雄胺(保列治)是一种 5α-还原酶抑制剂,用来治疗前列腺增生症时,导致约25%的前列腺体积缩小,同时 tPSA 水平下降。因此,在判断 tPSA 值的临床意义时应问清患者的服药情况。

（二）PSA 相关指标

为了提高 tPSA 检测在前列腺癌诊断的特异性，近年来提出了 PSA 密度（PSAD）、PSA 速度（PSAV）和游离 PSA/总 PSA（fPSA/PSA）等新的指标，可以提高 PSA 灰区前列腺癌患者诊断率。

1. 游离 PSA（fPSA）　当血清 tPSA 介于 4~10ng/ml 时，fPSA 水平与前列腺癌的发生率呈负相关。研究表明如患者 tPSA 在上述范围，fPSA/tPSA <0.1，则该患者发生前列腺癌的可能性高达 56%；相反，如 fPSA/tPSA>0.25，发生前列腺癌的可能性只有 8%。国内推荐 fPSA/tPSA>0.16 为正常值。

2. PSA 密度（PSA density, PSAD）　即血清总 PSA 值与前列腺体积的比值。前列腺体积是经直肠超声测定计算得出。PSAD 正常值<0.15，PSAD 可有助于区分良性前列腺增生症（BPH）和前列腺癌。当患者 PSA 在正常值高限或轻度增高时，用 PSAD 可指导医师决定是否进行活检或随访。PSAD 可作为临床参考指标之一。

3. PSA 速率（PSA velocity, PSAV）　即连续观察血清 PSA 水平的变化，前列腺癌的 PSAV 显著高于前列腺增生和正常人。其正常值为小于每年 0.75ng/ml。如果 PSAV 大于每年 0.75ng/ml，应怀疑前列腺癌的可能。PSAV 比较适用于 PSA 值较低的年轻患者。在 2 年内至少检测 3 次 PSA。PSAV 计算公式：[（PSA2-PSA1)+(PSA3-PSA2)]/2。

二、酸性磷酸酶

酸性磷酸酶（ACP）主要来源于前列腺上皮细胞。血清 ACP 水平升高提示前列腺病变，与 PSA 联合检查可提高前列腺癌的检出率。前列腺按摩后血清 ACP 可暂时升高，应避免按摩后立即做检查。前列腺癌伴骨转移患者血清 ACP 水平明显升高。大部分慢性前列腺炎及 20%~30% 的前列腺癌患者血清 ACP 可以正常。

三、碱性磷酸酶

碱性磷酸酶（ALP）主要来源于骨和肝，含数种同工酶。ALP 诊断前列腺癌的特异性不高。内分泌治疗时，血 ACP 下降，但 ALP 呈一过性上升，随后下降，如果这种变化较大，应该认为有治疗效果。前列腺癌发生骨转移时，观察骨型同工酶比观察总 ALP 活性更为准确，91% 发生骨转移者，骨型 ALP 升高。如果血 ALP 显著升高，则治疗效果可能较差。

四、甲 胎 蛋 白

血清甲胎蛋白（AFP）正常值应小于 40ng/ml。成年期时，AFP 主要来源于内胚层的恶性肿瘤，如肝癌及性腺肿瘤等。精原细胞瘤和绒毛膜上皮癌患者血清 AFP 值多正常，而 50%~70% 睾丸胚胎癌和卵黄囊瘤患者 AFP 升高。AFP 值越高提示肿瘤恶性程度越高，且预后不良。

五、绒毛膜促性腺激素

绒毛膜促性腺激素（HCG）由胎盘合体滋养层细胞产生的一种糖蛋白激素，能影响睾丸的精曲小管和生精上皮发育。肿瘤组织主要以产生有缺口的游离 β-HCG。睾丸肿瘤中绒毛膜上皮癌患者血中 HCG 阳性率为 100%。非精原细胞瘤血中 HCG 阳性率为 66.6%~90%；精原细胞瘤 HCG 阳性率为 7.6%~10%。

第六节　尿路结石相关检查

一、血液成分检测

1. 血钙　血清钙测定方法为邻甲酚酞络合酮比色法。参考值：儿童为 2.50~3.00mmol/L，成人为 2.25~2.75mmol/L。血钙浓度增高常见于甲状旁腺功能亢进、恶性肿瘤、代谢性骨病等疾病。血钙增高常伴有尿钙增高，后者是形成含钙尿结石的重要因素。

2. 血磷　血清磷测定方法为硫酸亚铁法。参考值：儿童为 1.45~2.10mmol/L，成人为 0.87~1.45mmol/L。甲状旁腺功能亢进者因肾小管重吸收磷受抑制而减弱，尿磷排泄增多，血磷常见降低。

3. 血镁　血清镁参考值：新生儿为 0.75~1.15mmol/L，儿童为 0.70~0.95mmol/L，成人为 0.65~1.25mmol/L。血清镁降低见于甲状腺功能亢进、晚期肝硬化、严重呕吐等。

4. 血尿酸　血尿酸参考值：儿童为 0.12~0.32mmol/L，成人为 0.21~0.42mmol/L（男）或 0.15~0.35mmol/L（女）。男性>0.42mmol/L、女性>0.35mmol/L 为高尿酸血症。由于高尿酸血症常伴尿中尿酸排出增加，因而可形成尿结石。

二、甲状旁腺激素

甲状旁腺激素（PTH）是由甲状旁腺的主细胞分

泌,主要生理作用是加快肾排除磷酸盐,促进骨的转移,动员骨钙的释放;加快维生素 D 的活化和促进肠道对钙的吸收及减少尿磷的排泄等作用。正常参考值为 1.6~6.9pmol/L。

PTH 升高常见于原发性甲状旁腺功能亢进(腺瘤、增生和腺癌)和继发于慢性肾衰竭、维生素 D 缺乏、长期磷酸盐缺乏和低磷血症等引起的继发性甲状旁腺功能亢进。骨质疏松、糖尿病、单纯性甲状腺肿也可有 PTH 的升高。PTH 的降低见于甲状旁腺功能低下、甲状腺功能低下、暴发性流行性脑炎、高钙血症及类风湿关节炎患者。

三、24 小时尿液检测

1. pH 值　部分结石与尿的 pH 值有关,如感染性结石患者的新鲜尿液 pH 值常可高于 7.0,尿酸结石患者的尿液 pH 值常低于 5.5。

2. 尿钙多采用原子吸收分光光度法。

(1) 参考值:低钙饮食时尿钙<3.75mmol/24h,一般饮食时尿钙<6.26mmol/24h,高钙饮食时尿钙约为 10mmol/24h。

(2) 临床意义:尿钙排泄量超过正常参考值称为高尿钙,是形成尿结石的重要因素。含钙结石占全部结石的 90%。尿钙排泄总量与饮食摄取、肠道吸收、肾功能、甲状旁腺作用和血钙水平有关。引起高尿钙的疾病很多,其中与尿石症关系密切的是伴有高钙血症的原发性甲状旁腺功能亢进和不伴有高钙血症的远端肾小管性酸中毒、糖皮质激素过多和特发性高钙尿等。

3. 尿磷

(1) 参考值:12.9~42.0mmol/24h。

(2) 临床意义:尿中无机磷排出增加,使磷酸盐易在尿中形成结晶,形成微小核心,导致草酸钙结石的形成或成为含钙尿结石的组成成分。

4. 尿镁

(1) 参考值:3.0~5.0mmol/24h。

(2) 临床意义:镁可以预防结石形成,镁缺乏可以促进结石形成。尿镁低于正常者为低镁尿,可能是尿结石形成原因之一。

5. 尿尿酸

(1) 参考值:2.4~4.1mmol/24h。

(2) 临床意义:尿酸为体内嘌呤的代谢产物。24 小时尿尿酸排出量超过正常参考值则为高尿酸尿。最常见原因是摄入过量的高嘌呤食物所致。部分尿酸结石和特发性含钙肾结石患者可出现高尿酸尿。

6. 尿枸橼酸

(1) 尿中枸橼酸>320mg/24h。

(2) 临床意义:枸橼酸可以降低尿钙饱和度,且可直接抑制钙盐结晶。低于正常值为低枸橼酸尿,是肾结石形成的重要致病因素。在肾小管性酸中毒和部分特发性含钙肾结石患者中,可见尿枸橼酸浓度明显降低。

7. 尿草酸

(1) 参考值:91~456μmol/24h。

(2) 临床意义:草酸是形成含钙结石的重要因素。尿中草酸的来源主要是内源性的,占 85%~90%,从食物中直接摄取的只占 10%~15%。尿草酸>500μmol/24h 为高草酸尿。尿草酸盐增加是形成结石最主要的致病因素。原发性高草酸尿是一种罕见的遗传性疾病,患者每 24 小时可排出多于 1000μmol 的草酸。

8. 尿胱氨酸

(1) 参考值:83~830μmol/24h。

(2) 临床意义:尿中胱氨酸排泄量超过正常参考值时称为高胱氨酸尿。胱氨酸尿症是一种先天性遗传性疾病,是由于肾近曲小管和空肠黏膜对胱氨酸吸收不良造成的。患者尿中胱氨酸含量远远高于正常值,尿中可出现胱氨酸结晶,易引起尿路复发性胱氨酸结石。

四、结石成分分析

目前结石分析的方法很多,包括化学分析、原子吸收光谱与发射光谱、X 线衍射与荧光、红外吸收光谱与拉曼光谱、热分析、扫描或透射电镜、偏光显微镜、CT 扫描等技术手段。研究表明,泌尿系结石的成分主要为晶体和基质两部分。其中,晶体成分占绝大部分,主要为草酸盐、磷酸盐、尿酸盐和胱氨酸等;基质主要来源于尿中黏蛋白、氨基葡聚糖等。

化学定性定量分析对于深入探讨泌尿系结石成因、诊治和预防结石复发有着极其重要的临床指导意义,而且化学方法具有快速、简便、费用低廉等优点,基层医院都有条件实施,符合我国国情,容易推广。缺点是只分析结石的化学成分,而不是晶体成分,结果比较粗糙。将结石标本研成粉末,再逐步加入相应检测试剂。根据最常见类型所占比例的大小,只要测定碳酸盐、草酸盐、磷酸盐、钙、镁、铵、尿酸、胱氨酸 8 种成分,已经可检测尿结石的 99%,其中钙盐可占 97%,草酸钙约占 90%。

红外光谱分析又称红外分光光度法,是一种比较理想的结石定性和定量测定方法。优点有检测速度快,结果准确,对有机、无机物都可检测。不足之处是红外光谱的解析比较烦琐,不易掌握,容易偏差,影响结果,而且需要人工操作,可能有外界影响。机器设备昂贵。

第七节　肾上腺功能检查

一、肾上腺皮质激素测定

(一) 皮质醇的测定

1. 血浆皮质醇测定　皮质醇是肾上腺皮质分泌的主要激素之一。皮质醇在外周血中 90% 以上是结合型,其中 80% 和皮质类固醇结合球蛋白(CBG)结合。皮质醇的分泌有明显的昼夜节律变化。一般在上午 8 时左右分泌最多,以后逐渐下降,至午夜 24 时最少。正常参考值如下。

08:00　275~550nmol/L(10~20μg/dl)
16:00　85~275nmol/L(5~10μg/dl)
24:00　<140nmol/L(<5μg/dl)

临床意义:皮质醇增高常见于皮质醇症、休克或严重创伤所致的应激反应等。其他如肥胖、肝硬化、妊娠等也可致血皮质醇水平升高。皮质醇减低常见于肾上腺皮质功能减退症、毒性弥漫性甲状腺肿(Graves 病)、家族性皮质醇结合球蛋白缺陷症等。服用苯妥英钠、水杨酸钠及严重的肝病、肾病和低蛋白血症也可引起血皮质醇水平降低。

2. 24 小时尿游离皮质醇(UFC)　24 小时尿游离皮质醇能比较客观地反映皮质醇的分泌量。正常参考值:成人 55~250nmol/24h 尿(20~90μg/24h 尿)。

(二) 促肾上腺皮质激素(ATCH)测定

ACTH 是一种腺垂体分泌的激素,其分泌本身有昼夜节律,表现为晨 8 时最高,以后逐渐下降,午夜最低。ACTH 水平能反映肾上腺皮质功能。正常参考值如下。

08:00　2.31~18pmol/L(10.5~82pg/ml)
16:00　1.7~16.7pmol/L(7.6~76pg/ml)
24:00　<8.7pmol/L(<39.7pg/ml)

临床意义:ACTH 增高常见于 Cushing 病。ACTH 减低常见于 Addison 病和腺垂体功能低下等。

(三) 肾素、血浆肾素、醛固酮测定

1. 血醛固酮(ALD)测定　醛固酮是体内最主要的盐皮质激素。血醛固酮水平主要受肾素-血管紧张素系统和电解质的影响。

正常值:卧位为 9.4~253pmol/L,立位为 110~923pmol/L。

临床意义:血浆醛固酮增高见于原发性醛固酮增多症、肾性高血压、Bartter 综合征和肾素瘤等引起的继发性醛固酮增多症。血浆醛固酮减低见于肾上腺皮质功能减退症或醛固酮合成酶缺陷症等。

2. 血浆肾素活性(PRA)测定　肾素是肾小球旁器产生的一种酶,可催化血管紧张素原转化为血管紧张素 Ⅰ(Ag Ⅰ)。

正常值:卧位,0.07~1.47nmol/(L·h);立位,1.5~5.0nmol/(L·h)。

临床意义:血浆肾素活性增高提示肾性高血压。血浆肾素活性减低见于 11-β 羟化酶缺乏、17-α 羟化酶缺乏、Liddle 综合征、肾疾病等。

3. 血浆血管紧张素 Ⅱ(Ag Ⅱ)的测定　Ag Ⅱ 是具有强烈的收缩血管作用,可使血压增高,同时兴奋醛固酮的分泌。

正常值:卧位,11.8~95ng/L;立位,92.5~150ng/L。

临床意义同"PRA 测定"。

4. 尿醛固酮测定　血中醛固酮在体内大部分被代谢为四氢醛固酮,从尿中排出。尿醛固酮就是尿中游离醛固酮和葡萄糖醛酸结合醛固酮的总和。

正常值:5.5~33.3nmol/24h(2.0~13.3μg/24h)。

临床意义同"血醛固酮测定"。血醛固酮只反映某一时点的激素水平,尿醛固酮反映 24 小时分泌代谢的综合水平,因而尿醛固酮测定更敏感。

(四) 尿 17-羟、17-酮类固醇测定

1. 尿 17-羟类固醇(17-OH)　为皮质醇和可的松的代谢物,测定 17-OH 可评价皮质醇和皮质素的分泌情况。

正常值:男性 12.9~38.2μmol/24h;女性 12.1~30.8μmol/24h。

临床意义:尿 17-OH 增高见于肾上腺皮质增生、肾上腺皮质肿瘤、Cushing 综合征等,尤以肾上腺皮质肿瘤时最为显著。尿 17-OH 减低见于肾上腺皮质功能不全,如 Addison 病。

2. 尿 17-酮类固醇(17-KS)　在男性 2/3 来自肾上腺,1/3 来自睾丸,女性全部来自肾上腺。测定 17-KS 主要反映肾上腺皮质功能。

正常值:男性 16.3~40.3μmol/24h;女性 14.9~

37.5μmol/24h。

临床意义:尿 17-KS 增高见于肾上腺皮质增生、肾上腺皮质癌、睾丸间质细胞瘤、库欣综合征等。尿 17-KS 减低见于男性原发性性腺功能减退(Klinefelter 综合征)、继发性性腺功能减退(垂体功能减退)及某些慢性病如结核、肝病和糖尿病等。

二、肾上腺髓质激素测定

(一) 血浆肾上腺素和去甲肾上腺素

肾上腺素、去甲肾上腺素及多巴胺统称儿茶酚胺。基础状态下血浆肾上腺素主要来自肾上腺髓质,而去甲肾上腺素主要来自交感神经节后神经元轴突,来自肾上腺者不到 10%。

荧光法:肾上腺素正常值 0~382.2pmol/L(0~70pg/ml),去甲肾上腺素正常值 177.3~1004.7pmol/L(30~170pg/ml)。

高压液相法:肾上腺素正常值 132±61pg/ml,去甲肾上腺素正常值 319±116pg/ml。

临床意义:嗜铬细胞瘤患者血浆肾上腺素和去甲肾上腺素水平比正常人高 5 倍以上,但结果正常或轻度偏高不能排除嗜铬细胞瘤的诊断。腔静脉插管分段取血测肾上腺素和去甲肾上腺素有助于诊断。

(二) 尿香草扁桃酸

香草扁桃酸(VMA)是肾上腺素和去甲肾上腺素的最终代谢产物,测定尿儿茶酚胺和 VMA 可以反映体内儿茶酚胺的代谢水平,对肾上腺髓质功能亢进及伴有儿茶酚胺分泌增多的疾病有辅助诊断价值。

儿茶酚胺正常值:59.1~266nmol/24h(10~40μg/24h);VMA 正常值:8.7~76.3μmol/24h(1.7~15.1mg/24h)。

临床意义:嗜铬细胞瘤患者尿儿茶酚胺和 VMA 水平增高,单项升高的诊断符合率约 70%,两者均升高诊断嗜铬细胞瘤的符合率可达 80%~90%。

第八节 性激素检查

一、睾 酮

男性血中的睾酮睾酮(testosterone,T)主要由睾丸 Leydig 细胞合成,肾上腺少量分泌。血液中,54% 睾酮与血浆白蛋白结合,44% 与性激素结合球蛋白(SHBG)结合,游离睾酮仅占 2%。只有游离睾酮能进入靶细胞,发挥生理效应。16 岁以后睾酮明显升高,40 岁以后逐渐下降。

血清睾酮浓度是临床确定性腺功能和监测睾酮替代治疗的最重要的实验室指标。正常情况下,由于促性腺激素释放激素(GnRH)脉冲式分泌的缘故,早晨血清睾酮浓度比夜间高出 20%~40%。成年男性上午的血清睾酮浓度正常值为 12~40nmol/L;低于 10nmol/L 肯定是病理性的;10~12nmol/L 需要进一步检测。青春期前的男孩和去势者的血清睾酮浓度低于 4nmol/L。

二、雌 二 醇

雌二醇(estradiol-17β,E2)是雌激素中生物活性最强的一种,维持和促进女性特征的形成。男性少量的雌二醇主要有睾丸分泌。血清雌二醇测定是检查下丘脑-垂体-生殖腺轴功能的指标之一,主要用于青春期前内分泌疾病的鉴别诊断和闭经或月经异常时对卵巢功能的评价,也是男性睾丸或肝肿瘤的诊断指标。

三、黄体生成素

黄体生成素(luteinizing hormone,LH)由腺垂体分泌。对于男性,则能促使睾丸间质细胞增殖并合成雄激素,以及促进间质细胞睾酮,协同卵泡刺激素促进精子成熟。正常情况下,下丘脑-垂体-性腺系统通过促性腺激素释放激素(GnRH)刺激黄体生成素与卵泡刺激素脉冲式释放。正常成人男性参考值为 5~20U/L。

四、卵泡刺激素

卵泡刺激素(follicle stimulating hormone,FSH)由腺垂体分泌,是刺激卵泡发育的重要激素。对于男性,FSH 可刺激睾丸支持细胞发育,并促进产生性激素结合球蛋白(SHBG),使发育的生殖细胞获得稳定又高浓度的雄性激素,促进生殖细胞发育、分化为成熟精子。FSH 一般与 LH 联合测定,是判断下丘脑-垂体-性腺系统功能的常规检查方法。正常成人男性参考值为 5~20U/L。

五、泌 乳 素

泌乳素(prolactin,PRL)是由腺垂体分泌的一种蛋白质。对于男性,在睾酮存在的条件下,对男性前列腺及精囊的生长有促进作用,还可增强 LH 对 Leydig 细胞的作用,使睾酮合成增加。PRL 的分泌受下丘脑分泌的泌乳素释放激素和泌乳素释放抑制激素调控,呈脉冲式。PRL 的测定对诊断垂体疾病如垂体瘤和泌乳综合征有特殊重要的价值,并对月经异常、男性性功能异常和不孕的诊断有重要意义。正常情况下,PRL 浓度<400mU/L。

第九节　其他检查

一、流式细胞仪检查

近 10 多年来,随着激光、电子检测、单克隆抗体和电子计算机技术的迅猛发展而创造的流式细胞术是一种快速、有效、定量单细胞分析研究的工具。

流式细胞术所使用的流式细胞仪(FCM)主要由细胞流动室、激光聚焦区、检测系统、数据处理系统 4 部分组成。其工作原理是将待测标本制成单细胞悬液,经染色后进入流动室,通过稳定的液流系统,受检细胞逐一依次接受激光照射而散发出散射光和荧光。检测器接受不同部位的散射光和荧光而产生与光量成比例的不同信号,通过计算机完成信息处理并转换化为代表细胞 DNA 或 RNA 含量的道数。区别细胞群体以及相应的细胞特征。

FCM 在肿瘤方面中的应用主要是利用 DNA 含量测定进行包括癌前病变及早期癌变的检出、化疗指导及预后评估等工作。FCM 可精确定量 DNA 含量,能对癌前病变的性质和发展趋势做出判断,有助于癌变的早期诊断。前列腺癌 DNA 倍体类型可作为判断其预后的指标。如肿瘤 DNA 倍体表现为异倍体类型则提示肿瘤不完全局限于前列腺,很可能有转移灶。

FCM 可用于检测移植后血液或移植内免疫成分的变化,以预防移植后免疫排斥反应,细胞免疫抑制治疗效果和移植存活情况,可敏感地预测排斥反应的发生,为临床治疗提供有效依据。

FCM 在精液检查中通过精子经过光束的时间差异可了解精子形态。从成熟精子与未成熟精子的荧光强度的不同可以区别不同生长时期的精细胞比例。利用红色荧光与总荧光之比,流式细胞仪可反映不稳定染色体链的情况及辨别染色体结构异常的精子。

二、分子生物学检测

分子生物学检测主要有 DNA 和 RNA 检测两大类,DNA 检测技术主要包括聚合酶链式反应(polymerase chain reaction,PCR)和连接酶链反应(link

chain reaction,LCR)。RNA 检测主要包括实时荧光核酸恒温扩增检测技术(simultaneous amplification and testing,SAT)和转录介导扩增技术(transcription-mediated amplification,TMA)。

(一) PCR 技术

PCR 技术是一种在体外进行的由引物介导酶促特异 DNA 序列的扩增技术,为最常用的分子生物学技术之一。由于其极高的检测灵敏度和特异性,大大提高了临床疾病诊断的准确性和快速性。

1. 标本采集　PCR 技术主要用于特殊病原微生物和部分肿瘤基因的检测,尤其在泌尿生殖系特异性感染中得到广泛应用。在采集标本前,需要对标本采集部位进行清洁消毒,以去掉污染的微生物和其他杂物,但应适度,过度清洁消毒有可能会去掉或破坏靶微生物。正确的泌尿生殖道标本采集方法是,应将拭子深入至尿道口 2~3cm 处用力旋转 1~2 圈,采集后立即送检。

2. PCR 应用　一般 PCR 就是用一对引物、Taq 酶及 dNTP 与模板进行扩增,这种 PCR 比较简单,得到的结果表现为有或无,只是定性,结果较稳定。在膀胱癌研究中,Inoue 等采用通过与传统的尿沉渣脱落细胞学检查和 RT-PCR 方法比较发现,实时定量 PCR 技术检测尿中脱落瘤细胞比传统的尿沉渣脱落细胞学检查更敏感,比 RT-PCR 方法更有特异性,而且可以节约时间。LCR 可解决 PCR 中存在的假阳性问题,敏感性也有所提高,同时,标本也可用尿液或拭子。

(二) SAT 技术

SAT 技术是在恒温 42℃ 条件下,以 RNA 为起始模板,通过 M-MLV 反转录酶产生一个双链 DNA 拷贝,利用 T7RNA 多聚酶从 DNA 拷贝上产生多个 RNA 拷贝;每个 RNA 拷贝再从反转录开始进入下一个扩增循环;同时,带有荧光标记的探针和这些 RNA 拷贝特异结合产生荧光,根据实时荧光信号的出现时间和强度,结合阳性对照、阴性对照、内标信号和溶解曲线对检验结果进行判定。优点是灵敏度高,而且 RNA 容易降解,不易造成产物污染,减少检测结果的假阳性。

三、遗传学检查

目前随着分子遗传学和细胞遗传学方法的改进,在多达 10% 的不育症患者中可发现染色体缺陷。用颊黏膜细胞涂片检查 Barr 体(性染色体)是一种简单快速的筛选方法。阴性结果也不能排除其他的染色体异常（如常染色体或 Y 染色体异常）。遗传学实验室中利用外周血淋巴细胞进行染色体分析，可发现染色体数目和结构异常。

常见的染色体异常包括染色体数目异常和结构异常。在 Klinefelter 综合征患者中，约 80% 的患者是因为染色体数目异常，即 47,XXY 所致。20% 为 46,XY/47,XXY 嵌合体、1 个或多个 Y 染色体（如 48,XXYY）、X 染色体高度非整倍体（48,XXXY;49,XXXXY）或 X 染色体结构异常。

除了染色体数目异常之外，染色体结构异常是另一类重要的遗传性疾病。性染色体异常主要是 Y 染色体的异常，从而导致胚胎的性腺分化异常，临床上会出现类 Turner 综合征的表现。

另一种染色体分析技术是荧光原位杂交（fluorescent in situ hybridization,FISH）。这种方法的原理是用荧光染料共价结合的特异性 cDNA 序列去识别单一染色体。DNA 探针和染色体的互补序列结合，经紫外线照射后会出现特征性的散射方式。细胞内的光信号可显示出被检测的染色体的拷贝数。FISH 技术已用于膀胱癌等肿瘤的临床诊断。

（侯建全　袁和兴）

参 考 文 献

1. 中华人民共和国卫生部医政司. 全国临床检验操作规范. 第 3 版. 南京：东南大学出版社,2006:703-705.
2. 张欣宗,姚康寿,熊承良.《WHO 人类精液检查与处理实验室手册》第 5 版与第 4 版精子形态评估标准的比较研究. 中华男科学杂志,2011,17(11):989-992.
3. 张卫兵,刘波,王行环,等. 荧光原位杂交技术在尿路上皮癌诊断中的应用. 中华实验外科杂志,2012,29(6):1028-1030.
4. Tanagho EA,McAninen JW. 史密斯普通泌尿外科学（英文影印版）. 第 15 版. 北京：科学出版社,2001:60-61.
5. 中华医学会男科分会. 非淋菌性尿道炎病原学诊断专家共识. 中国男科学杂志,2016,22(11):1038-1043.

第 四 章
泌尿外科影像学

随着影像学诊断技术的发展和广泛应用,泌尿外科术前确诊率显著提高,几乎没有诊断性探查手术。以数字成像为代表的现代技术在医学诊断学中的应用,对泌尿外科医师的知识结构、影像学诊断能力提出更高的要求,应根据泌尿外科疾病正确、科学地选择影像学检查。

第一节 超 声 检 查

泌尿外科超声检查是采用超声波获取泌尿男性生殖系各脏器及组织结构的声学图像。这种图像与解剖结构及病理改变有密切关系,且呈现一定的规律性。泌尿外科疾病诊断过程中,必须将超声图像与解剖、病理及临床知识相结合,综合分析判断,做出正确结论。

一、超 声 设 备

超过20kHz的声称为超声。超声在弹性介质中以波的形式传播,称为超声波,显示在荧光屏上则为界面反射强弱的回声图像。界面的反射是超声诊断的主要基础。由于人体各种组织的声阻抗各不相同,当组织病变时,可以改变原来的声学特性,呈现异常的超声征象,作为诊断疾病的依据。目前临床最常用的仪器是二维灰阶超声(B超)及彩超。

声像图存在"同图异病""同病异图"的情况,因此临床在采用超声诊断作为确诊依据时,必须结合病史及其他实验室检查。

(一)超声仪器的种类

1. 一维超声(A超) 在仪器的屏幕上,用曲线的高度(振幅)反映反射的强度。目前仅少数二维超声仪保留为附加功能,如眼科专用超声仪。

2. 二维灰阶超声(B超) 俗称黑白超声。二维超声图像最小单位是像素,像素点的辉度代表了回声反射强度。根据图像中不同灰阶强度将回声信号分为高回声、较高回声、中等回声、较低回声、低回声和无回声。

3. 二维彩色超声 将像素点的辉度转换成色度,用不同色阶反映反射的强度。

4. 彩色多普勒血流成像(彩超) 用两种不同的彩色表达多普勒效应产生的正值频移与负值频移。频移值大小由彩色的亮暗度或"红→黄""蓝→绿"色谱表达,并叠加在二维灰阶超声图上,显示血管腔或心腔内血液的流动状态。

5. 三维超声 将连续采集的二维图像和(或)CDFI及CDE,经过计算机重建,在仪器上显示靶器官的立体形态和(或)血管树。

6. 超声造影 将超声造影剂注入血管内,达到器官灰阶信号增强或多普勒信号增强的目的。

(二)超声检查特点

1. B超 能检查脏器的位置、大小、形态、内部结构,对实性脏器疾病能做出明确的物理诊断,已成为临床上的常规检查。优点是价廉、操作方便;不足之处包括分辨率较低,对于小的病变易漏诊,以及无法检测血流动力学改变。

2. 彩超 是鉴别急性睾丸炎和睾丸扭转的"金标准"。移植肾发生早期排斥反应时,彩超能提供比形态学和生化检查更早的信息。

3. 腔内超声 经直肠超声无须膀胱充盈,可以清晰显示前列腺各带区,而且提高了对小病变的检出率,已成为前列腺疾病的首选检查方法。但操作稍复杂,微感不适,患有肛裂、血栓性痔的患者禁忌使用经直肠超声扫查。经尿道超声能清晰显示早期膀胱肿瘤及浸润深度,是早期肿瘤诊断和分期的方法之一。

4. 三维超声 可以提供非常形象直观的三维立体图像,显示感兴趣脏器的立体形态、内部结构、表面特征和空间位置关系等,有助于疾病的定位、定性和定量诊断。三维超声对肾、前列腺、睾丸等肿瘤的定位诊断有一定帮助。

5. 超声造影 在观察实质性脏器的灌注情况及血管血流动力学方面更具有优势。这是因为:①SonoVue 造影剂能够准确地显示微循环毛细血管床血流灌注的信息;②低机械指数超声造影是真正的连续、实时造影增强成像。

实时超声造影能客观反映肿瘤组织的微血管灌注,对肾、前列腺良、恶性肿瘤的鉴别有帮助,尤其是对碘油过敏者。不过,造影剂价格较昂贵,目前国内尚未广泛开展。

二、超声检查在泌尿系统中的应用

(一)肾疾病

1. 扫查方法 肾扫查以凸弧型超声成像为佳。探头频率:成人 3.5MHz,小儿 5MHz。腰部冠状扫查可以全面观察肾内结构和肾上腺区,而且此切面图像便于和肾盂造影进行比较。俯卧位可作为扫查的补充切面。

2. 临床应用

(1)肾积水:超声检查对肾积水的诊断甚为敏感,不需要造影剂,可同时显示肾盂、肾盏、肾实质,同时判断病变肾功能。

(2)肾结石:超声检查能检出直径≥3mm 的尿路结石,敏感性高于 X 线检查,特别是 X 线检查是阴性的结石。

(3)肾囊肿:超声检查对肾囊肿的诊断及与实质性肿瘤的鉴别在各影像学检查方法中最有价值,为首选。

(4)多囊肾:超声检查用于多囊肾的普查和诊断,准确率高,还可以用于手术后患者的随访,了解囊腔的变化情况(图 4-1)。

(5)肾实性占位性病变:超声检查可以早期发现肾肿瘤。肾盂肿瘤体积一般较小,超声检查易漏诊,效果不如肾盂造影。超声检查不仅能检查肾肿瘤,还可对肾静脉、下腔静脉、肾门淋巴结进行扫查。

(6)肾外伤:超声检查为肾外伤最理想诊断方法之一,可以了解肾损伤的部位和程度,同时排除肾以外的破裂和血肿,并且随访观察非手术治疗的疗效。

(7)移植肾:移植肾声像图与正常肾声像图基

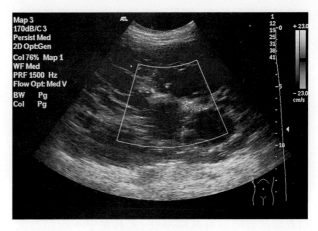

图 4-1 多囊肾

本相似。彩超检查是肾移植后合并急性排斥反应的首选方法。移植肾正常阻力指数(RI)为 0.6~0.7,RI>0.9 时高度怀疑排斥反应。

(二)肾上腺疾病

扫查方法基本同肾脏扫查一致。正常肾上腺超声检查不易显示。当发生病变时,可观察其病变的位置、大小、形态、内部回声及血流信号。

嗜铬细胞瘤具有大小悬殊、内部回声复杂、位置不定三大特性。异位肾上腺嗜铬细胞瘤临床发生率约占 10%。因此,对一个临床高度怀疑嗜铬细胞瘤的患者,如在肾上腺区不能发现异常,还必须检查肾门部,腹主动脉旁和髂动脉周围及膀胱周围,以排除异位嗜铬细胞瘤的可能。对体积较大的嗜铬细胞瘤不要反复加压检查,以免诱发高血压危象。

超声检查比较经济,操作简便、迅速,不失为肾上腺首选的检查方法。然而,超声检查阴性或显示不满意而临床仍然高度怀疑肾上腺疾病者,有必要进一步做 CT 检查。

(三)肾血管

肾动脉和肾静脉一般采用横断扫查,探头置于第 1、2 腰椎水平,以腹主动脉、下腔静脉及肠系膜上动脉为标记,采用彩色多普勒显像及多普勒流速曲线方法检查。亦可以肾门为中心,显示肾血管主干与分支。

彩超检查能显示正常肾主动脉、段动脉、叶间动脉、弓形动脉、小叶间动脉的走行及分布,同时利用脉冲多普勒测量其血流的流速和阻力指数、搏动指数等,从而判断有无动、静脉栓塞、动静脉瘘或动脉狭窄等。

(四)输尿管

1. 扫查方法 输尿管的扫查可采用不同体位

和途径做分段检查,但最主要是 3 点定位腹背结合的方法。3 点定位是将输尿管的 3 个狭窄处分为上、中、下段,依次扫查,仰卧位和俯卧位联合应用。

2. 临床价值 输尿管扩张的声像图为无回声管状结构,重度积水者可呈迂曲的囊状结构。同侧的肾盂扩张并与输尿管相通,沿扩张的输尿管向下追踪,可发现梗阻部位和病因。彩超区别扩张的输尿管和髂血管,既快又准。

(1)输尿管结石:可出现典型声像图,大部分停留在输尿管的狭窄并伴有肾积水(图 4-2)。超声扫查输尿管结石有其局限性,尤其是中下段结石受肠道气体影响不易显示,可与 X 线检查相互补充。

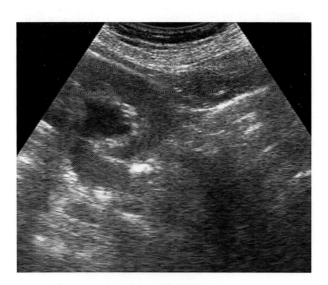

图 4-2 左输尿管结石

(2)输尿管口膨出:在声像图上表现为在膀胱三角区出现圆形无回声,囊壁回声纤细,有膨大缩小节律性动作。超声检查对此类疾病可做出明确诊断。

(3)输尿管肿瘤:超声检查的正确率较低,可作为筛查的首选方法之一。

(五)膀胱

1. 扫查方法 经腹探测法:仰卧位、超声检查前适度充盈膀胱。探头置于耻骨联合上方,做纵向和横向扫查。为临床首选的方法。经尿道及经直肠探测法临床不作为常规检查。

2. 临床价值 超声检查对膀胱疾病的检查准确率最高,如膀胱结石、膀胱内血凝块(图 4-3)、膀胱憩室、膀胱异物等。超声可发现直径大于 0.5cm 的膀胱肿瘤(图 4-4),并且依据浸润程度进行分期,还可发现膀胱壁以外或邻近脏器病变的浸润、淋巴结转移等。

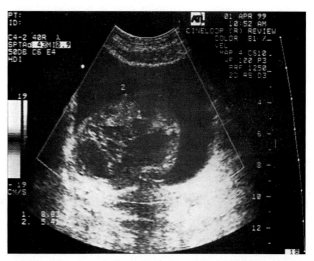

图 4-3 膀胱内血凝块

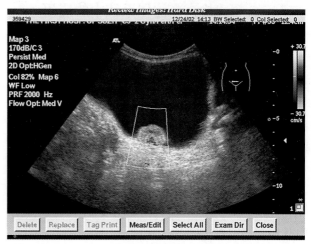

图 4-4 膀胱癌

(六)前列腺及精囊

1. 检查方法

(1)经腹壁扫查:膀胱充盈,在耻骨联合上方做纵、横、斜向扫查。

(2)经直肠扫查:检查前应排大便,必要时可清洁灌肠,无须膀胱充盈。患者采取左侧卧位下肢屈曲位、截石位或坐于特制的检查椅上。将探头徐徐插入肛门内,行前列腺及精囊腺纵、横向扫查。

(3)经会阴及经尿道检查:临床上不常用。

2. 临床价值 经腹壁扫查为前列腺超声检查的常用方法。但对前列腺分区显示不清,并且有前列腺尖部丢失现象,影响测量。经直肠前列腺扫查可提供高清晰度的声像图和高灵敏度多普勒血流信息,提高小病灶的检出率,便于超声引导穿刺活检。

（七）阴囊

1. 扫查方法　高分辨率实时超声仪,线阵探头,频率为 5～12MHz。检查前不需特殊准备。通常取仰卧位,行纵、横双侧对比扫查。

2. 临床价值　超声检查对阴囊肿大原因不明(鞘膜积液,疝等)的鉴别;睾丸和附睾肿物的诊断与鉴别(囊肿、肿瘤、炎症);精索静脉曲张(图 4-5 和图 4-6);阴囊、睾丸外伤(血肿、睾丸破裂)、睾丸扭转及其与急性睾丸炎、附睾炎等鉴别有很高的临床实用价值,是首选方法。

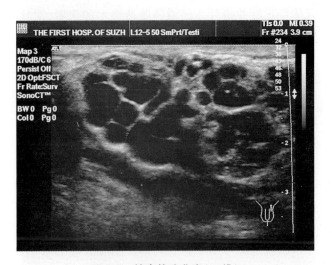

图 4-5　精索静脉曲张(二维)

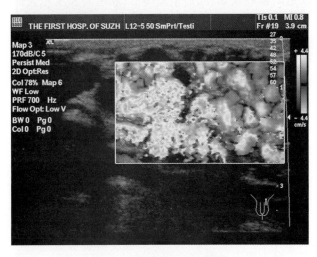

图 4-6　精索静脉曲张(彩超)

（八）隐睾

1. 检查方法　适度充盈膀胱,仰卧位,于两侧腹股沟处、阴茎根部及盆腔行纵横扫查。

2. 临床价值　隐睾在小儿和青少年比较多见。超声检查方法简便、准确,且无放射性损害,故作为首选检查方法,有助于隐睾的诊断和定位。

第二节　X 线检查

一、泌尿系统平片

泌尿系平片(kidneys,ureters and bladder,KUB)适用于绝大多数患者,最常用于泌尿系结石的检查。孕妇忌做 KUB 检查。

（一）检查方法

KUB 常摄取仰卧前后位片,范围包括两侧肾脏、输尿管及膀胱,即从第 11 胸椎开始至耻骨联合或稍低。除急诊外均需行检查前准备,主要包括检查前 1 日少渣饮食,睡前服缓泻药,如酚酞片、液状石蜡或番泻叶汤等。清洁灌肠不作常规应用。

（二）价值和限度

KUB 能显示肾的位置、大小和轮廓的改变,亦可显示泌尿系统的结石和钙化,但是 KUB 不能检出透 X 线的阴性结石,不能观察梗阻引起积水的程度,亦无法评价肾的排泄功能。

二、静脉尿路造影

静脉尿路肾盂造影(intravenous urogram,IVU)适用于多种尿路疾病的检查。碘过敏者、严重肝肾及心血管疾病者禁行该项检查。

（一）检查方法

IVU 检查前应常规肠道准备,以尽可能清除肠道内气体和粪便,并限制饮水。碘过敏试验确认阴性后,静脉注射 76% 醋碘苯酸 20～40ml。在注射后 5～10 分钟及 15～20 分钟在两侧肾区摄片。如两次摄片显影清晰,则可在 30 分钟左右去掉压迫器拍摄包括肾、输尿管和膀胱的全尿路片;如肾显影不满意,则可增加摄片次数、延迟摄片时间或进行大剂量静脉滴注造影。

（二）价值和限度

IVU 可显示整个尿路,主要价值体现在:①既可清晰显示肾盏、肾盂破坏、受压、变形和移位,又可以发现尿路扩张、积水和充盈缺损改变,对病变定位准确,对于鉴别诊断也有较大帮助。②可发现并诊断上尿路畸形,如副肾或双肾双输尿管等。③通过观察肾实质显影情况了解肾排泄功能。

IVU 的不足之处:①图像质量及阳性率受诸多因素影响,如肾功能、静脉石、血管钙化、肠道积气、肥胖等。②重度肾盏、肾盂、输尿管积水患者,尿路不显影。③不能发现膀胱输尿管反流。

三、逆行肾盂造影

不适宜做静脉肾盂造影者、静脉肾盂造影显影不满意或不显影者，均可选择逆行肾盂造影检查（retrograde pyelography，RP）。下尿路感染患者忌做该检查。

（一）检查方法

常规消毒准备后，自尿道插入膀胱镜，经膀胱镜将导管插入输尿管，再经导管注入 10%～15% 的醋碘苯酸 8～10ml，当患者略感腰部有酸胀时就可停止注射并摄片。摄片时间及体位根据病情而定。

（二）价值和限度

该检查不受肾排泄功能的影响，对于重度肾盏、肾盂或输尿管积水的病因学诊断价值较高。此外，膀胱输尿管反流仅能通过逆行性膀胱造影显示。

主要不足有：①检查过程中患者有一定痛苦；②插管易诱发逆行感染；③注射压力过高会造成对比剂肾回流；④不能显示肾实质，不能评价肾的排泄功能。

四、经皮肾盂穿刺顺行尿路造影

本检查法适用于：①静脉尿路造影不显影或显影不良者；②因有禁忌不能行上尿路逆行插管或插管失败者；③梗阻部位不明的巨大肾积水。该检查有一定难度且有创，仅在常规造影无法进行或失败时才采用。

（一）检查方法

患者取俯卧位或侧卧位，穿刺部位常规消毒，局部麻醉后在超声引导下用肾穿刺针刺入肾盂积液区，见针尖回声在积液区位置满意后拔出针芯，留置套管抽吸适量积液送常规、生化和细菌学检验。然后注入 76% 醋碘苯酸 5～20ml 进行顺行性尿路造影，发现病变及时摄片，摄片完成后拔针前将对比剂抽出。

（二）价值和限度

顺行造影使用对比剂剂量小，且直接注入肾盂而不经过肾单位，对肾的毒性小。可清晰观察肾盂、肾盏及输尿管充盈和形态变化，便于准确判断梗阻部位、狭窄范围，并做出病因诊断；穿刺置管后可抽液送检、引流和注入药物进行治疗。引流作用明显，可迅速缓解临床症状。

五、膀胱尿道造影

静脉法膀胱造影适用于尿道狭窄不宜插管注射对比剂者或同时需要检查上泌尿道者；逆行法膀胱造影在单纯检查膀胱时应用；尿道造影适用于除急性尿道炎症外的大部分尿道疾病。

（一）检查方法

静脉法膀胱造影：IVU 中，注射对比剂后 30 分钟，膀胱已充满对比剂，摄取全尿路片后，加摄膀胱正位及两斜位片。

逆行法膀胱造影：造影前清洁肠道，嘱患者排空尿液。尿道口消毒后插入导管，在透视下缓慢注入 100～300ml 对比剂（5%～10% 醋碘苯酸等），转动患者体位观察并摄片。已做膀胱造瘘术的患者，对比剂可直接经造瘘口导管注入。

排尿性尿道造影：在常规消毒后，插入导尿管至膀胱，抽取残余尿液，注入对比剂（10%～20% 醋碘苯酸等）至膀胱充盈，拔除导尿管，嘱患者排尿，同时摄尿道正、侧、斜位片。膀胱造瘘患者，可直接经造瘘口导管注入对比剂。

逆行法尿道造影：消毒尿道口，用导尿管或注射器乳头插入前端尿道，缓慢注入对比剂，同时摄尿道片。

（二）价值和限度

膀胱造影可用于膀胱畸形及膀胱肿瘤的检出；尿道造影可发现和确诊大部分尿道先天性疾病，如尿道闭锁或缺如、尿道重复畸形、尿道瓣膜及先天性尿道直肠瘘等；尿道造影可显示尿道肿瘤的部位及范围，对于鉴别诊断也有一定的帮助；逆行法尿道造影可明确尿道损伤的部位，判断有无断裂及外渗；还可显示尿道狭窄部位和程度。

第三节　血管造影及其他

一、肾上腺动脉造影

（一）造影方法

经股动脉穿刺引入导管，常用眼镜蛇（Cobra）导管。肾上腺上动脉来自膈下动脉或腹腔动脉，可直接在主动脉前壁、T_{12}-L_1 椎体水平寻找；肾上腺中动脉直接来自腹主动脉，由于管径较细，一般生理状况下插管较困难，在病理状况（并发肿瘤）下，常可增粗，可先以猪尾巴导管行腹主动脉造影了解开口位置后再行选择性插管。肾上腺下动脉起源于肾动脉根部附近，向患者头侧发出，可用 Cobra 导管成襻后插管造影。

（二）临床价值

1. 根据造影血供特点来鉴别肿瘤来源于肾或肾上腺。

2. 对于体积较大的肾上腺肿瘤行术前栓塞，缩小肿瘤体积，减少术中出血（图4-7）。

3. 对于不能切除的恶性肿瘤可行姑息性化疗栓塞术，常用化疗药加碘化油或聚乙烯醇颗粒治疗。

4. 消除醛固酮瘤的内分泌功能，直接栓塞肿瘤供血动脉，常用吸收性明胶海绵作为栓塞剂。

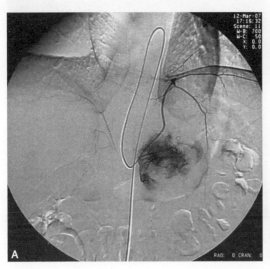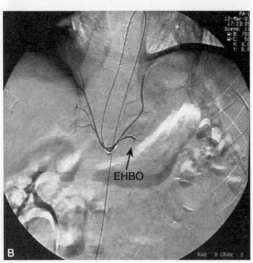

图4-7 左肾上腺恶性肿瘤

A. 左侧膈下动脉造影见多支左肾上腺动脉增粗，供应肿瘤上半部分；B. 左侧膈下动脉栓塞后肿瘤血管消失

二、肾动脉造影

（一）造影方法

经股动脉穿刺引入导管，先以猪尾巴导管行腹主动脉造影了解肾动脉开口位置后，再以 Cobra 导管分别行双侧肾动脉选择性插管。

（二）临床价值

1. 肾动脉狭窄 动脉造影是诊断肾动脉狭窄的"金标准"。通过造影可以了解肾动脉狭窄的部位、程度，并可据此指导介入治疗途径及方法（图4-8）。

2. 肾肿瘤 肾动脉造影可了解肿瘤血供特点，

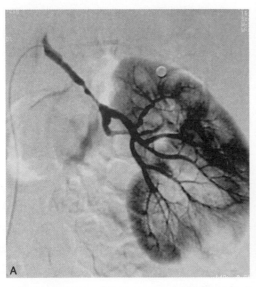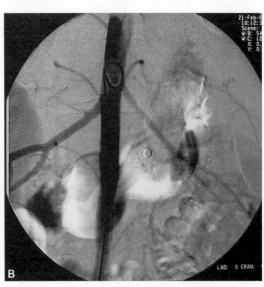

图4-8 肾性高血压患者

A. 左肾动脉造影见左肾动脉主干中远段不规则狭窄；B. 行左肾动脉球囊扩张术后腹主动脉造影示左肾动脉狭窄消失，患者高血压症状明显改善

对鉴别良恶性肿瘤有一定价值。另外,肾动脉造影可直观显示肿瘤的部位、范围及血供等。对于不能切除的恶性肿瘤则可行姑息化疗栓塞术治疗。

3. 肾出血性疾病　肾动脉造影可确定出血的性质、部位及相关血管的情况,明确诊断后可行超选择性肾动脉栓塞(图4-9)。

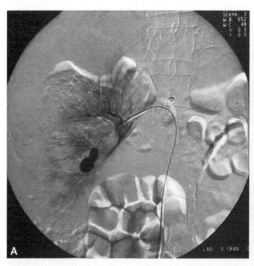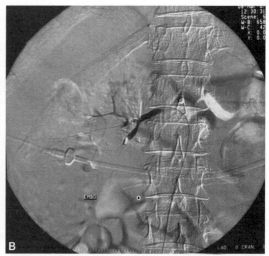

图4-9　右肾感染后合并假性动脉瘤出血患者
A. 右肾动脉造影可见右肾下极动脉供应区一假性动脉瘤;B. 予以弹簧钢圈加吸收性明胶海绵条栓塞右肾下极动脉后,假性动脉瘤消失,出血停止

三、下腔静脉造影

(一) 造影方法

经股静脉穿刺引入导管,以猪尾巴导管行下腔静脉造影,如需了解肾静脉开口则造影时需嘱患者做瓦氏呼吸后造影。一旦发现下腔静脉栓塞,在造影时需要注意导管头端远离栓塞部位,同时注射压力和量减少1/3,以防止栓子的脱落。

(二) 临床价值

下腔静脉造影是诊断下腔静脉狭窄或阻塞的金标准,通过造影可以全面地观察病变的形态,对肾癌引起的下腔静脉癌栓,可了解癌栓的长度,对手术方案选择和患者预后判断有重要意义。对于下肢静脉血栓合并下腔静脉血栓者,下腔静脉造影可以显示肾静脉开口,为防止肺动脉栓塞置入下腔静脉滤器定位做准备。

四、阴茎动脉造影

(一) 造影方法

经股动脉穿刺引入导管,常用眼镜蛇导管(Cobra导管)。先行对侧髂内动脉选择性插管造影,明确阴部内动脉开口解剖后,再进一步以超滑导丝导引行超选择性阴部内动脉造影。对侧造影完毕后,再将 Cobra 导管成襻后行同侧阴部内动脉超选择性插管造影。

(二) 临床价值

1. 阴茎异常勃起　选择性阴部内动脉造影常可见阴茎海绵体动脉增粗、染色明显和动脉海绵体瘘。选择性血管栓塞术是目前治疗阴茎异常勃起最常用的方法,材料主要采用可吸收性明胶海绵条或颗粒,危险性和并发症包括血管迷走神经反射、血管损伤、动脉穿刺处血肿等。

2. 动脉性阳痿　主要由于动脉狭窄或闭塞所致,可发生在从髂内动脉到阴茎动脉末梢分支的任何水平上。确定动脉性阳痿的前提是双侧血供明显闭塞,仅仅单侧病变在血流动力学上往往没有意义。对于发生在髂内动脉及阴部内动脉近段狭窄或阻塞的病变可采用球囊导管扩张成形术的方法治疗。

五、阴茎海绵体造影

(一) 造影方法

正常受检者的海绵体内不注射罂粟碱,以 2ml/s 速度滴注稀释的造影剂(总量 100ml)海绵体压仅升高约 45mmHg。静脉性阳痿者先在受检者阴茎根部扎一橡皮带(注药后 2 分钟除去),然后向海绵体内注入罂粟碱 60mg(以 20ml 生理盐水稀释)并用手挤压使药物分布均匀,诱发勃起后注入稀释 1 倍的造影剂后摄片观察。罂粟碱未能诱发勃起者,则以

80ml/min 灌注率注入生理盐水，直至海绵体内压增高至 80mmHg 以上或灌注率达 100ml，然后注入造影剂摄片。

（二）临床价值

当海绵体内注入罂粟碱后再检查，正常受检者海绵体内压几乎升高约 100mmHg，造影上几乎不显示任何阴茎静脉系统。如海绵体内压不能达到 80mmHg 以上，则认为有较大静脉瘘。静脉性阳痿患者在正常灌注率情况下不出现勃起，海绵体内压力不高，造影可见造影剂迅速排入扩张的阴茎背深静脉或扩大的阴部内或阴部外静脉系统，部分患者可见阴茎体部小静脉直接注入阴茎浅静脉，然后注入阴部外静脉。对静脉性阳痿患者可采用介入插管方法经皮穿刺阴茎背深静脉或经股静脉逆行插入阴部内、外静脉，行静脉造影明确瘘口位置后，以弹簧钢圈加吸收性明胶海绵条进行栓塞，随后再注入硬化剂（95% 乙醇或 3% 十四羟基硫酸钠 1～2ml）治疗。

第四节 计算机体层成像

计算机体层成像（computer tomography，CT）是用 X 线束对人体层面进行扫描，取得信息，经计算机处理而获得的重建图像。其密度分辨力明显优于 X 线图像。

一、CT 检查方法和技术

（一）CT 平扫

CT 平扫能够显示泌尿系统病变的位置、形状、大小和数目，还可以显示病变与邻近结构的关系等。通过测量 CT 值，可以推测病变的组织特征（如囊变、出血、脂肪、钙化等）。

CT 平扫对于 X 线阴性结石不能检出。单纯 CT 平扫不能反映病变的血供情况，对良恶性病变的鉴别价值有限，不易显示微小病变及等密度病变，甚至漏诊。

（二）CT 增强

CT 增强检查指经静脉注入对比剂（多为碘剂）后的扫描，可增加病变组织与正常组织的对比度，使病变边界显示更加清楚，更容易发现小的病变及平扫呈等密度的病变；可反映病变的血供情况，对于病变的鉴别诊断具有重要价值。

增强后可行 CT 血管成像 CT 血管成像（CT angiography，CTA）、CT 尿路成像（CT urography，CTU）及 CT 灌注检查，可为疾病诊断及临床处理提供更多有价值的信息。

对肾功能受损者慎用 CT 增强检查，可以选择磁共振成像（magnetic resonance imaging，MRI）增强。

（三）CT 三维成像

CT 三维重建是螺旋 CT 主要后处理功能之一，能将一系列连续 CT 扫描所获得的容积数据信息经计算机软件程序处理使靶器官重建为直观的立体图像。三维成像方式主要包括最大密度投影（MIP）、多平面重建（MPR）、表面遮盖显示（SSD）及容积成像（VR）。

1. 肾动脉 CTA　肾动脉 CTA 主要用于检查肾血管病变（图 4-10 和图 4-11）。

（1）肾动脉瘤：二维 MIP（2D-MIP）像可测量动

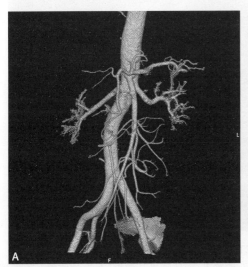
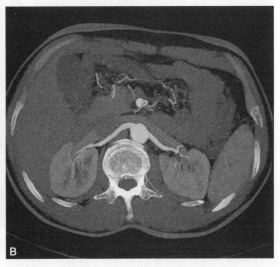

图 4-10　正常肾动脉 CTA
A. VR 像清晰显示左右肾动脉及其分支；B. MIP 像的横轴位图像，见两侧肾动脉从同一水平起自腹主动脉

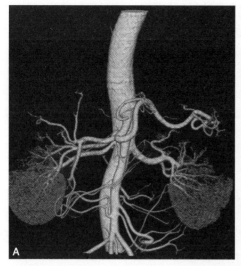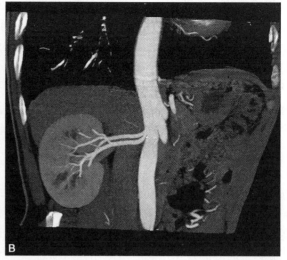

图 4-11 变异肾动脉 CTA

A. VR 像示右侧肾动脉为两支,均起自腹主动脉;B. MIP 像的冠状位图像,可清晰显示右侧双肾动脉变异

脉瘤的大小,瘤颈部长度及宽度,观察有无瘤栓及瘤体距离邻近血管分支的长度等,为介入或手术治疗提供重要证据。

(2) 肾动脉狭窄:VR 和 MIP 技术均能够直观、立体显示肾动脉狭窄的范围及程度。2D-MIP 像可区分腔内对比剂和支架、管壁钙化和软斑块。

(3) 肾动脉的变异、畸形及主动脉夹层累及肾动脉的情况。

(4) 肾肿瘤与肾动脉的关系:VR 像能够立体直观地显示,对于评价手术可行性和判断预后有重要价值。

(5) 肾动脉成形术和肾移植患者术后随访。

2. CTU 螺旋 CT 尿路造影 CT 尿路造影(CTU)是在尿路高密度对比剂充盈高峰期进行兴趣区的连续容积扫描,经计算机图像后处理获得尿路三维图像(图 4-12 和图 4-13)。CTU 一次检查可获得包括肾实质在内的整个尿路三维立体图像,尤其对输尿管的变异、畸形、受压及扩张等改变显示更清晰,且无须肠道准备和腹部加压。

CTU 可以发现所有的泌尿系结石。对结石直径和形态的判定也更加精确,而且根据 CT 值的差异可以初步判断结石成分,区分尿酸结石和含钙

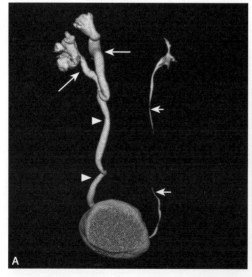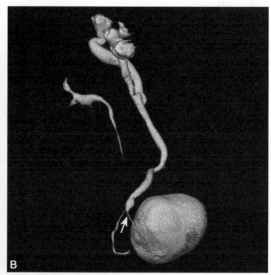

图 4-12 CTU

CTU 正位像,可清楚显示肾盂、输尿管及膀胱的全貌,可见右侧肾盂、输尿管重复畸形(长箭头所示),右侧输尿管(箭头所示)及肾盂、肾盏扩张,左侧输尿管(短箭头所示)显示正常形态(A);CTU 旋转后的斜位像,可见右侧输尿管下段局限性狭窄(箭头所示),为输尿管癌(B)

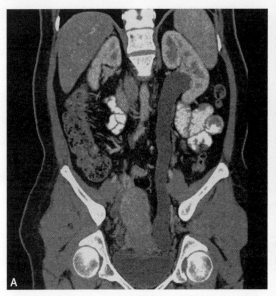
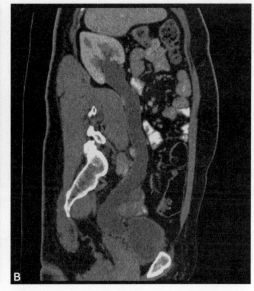

图 4-13　CTU（曲面重建像）
巨输尿管患者,冠状位(A)及矢状位(B)显示左输尿管全程扩张

结石。

CTU 受肾的排泄功能影响,严重尿路梗阻时 CTU 可不显影。由于 CT 设备 Z 轴分辨率的提高,16 层以上多层螺旋 CT 对于重度尿路梗阻的病例,可以不用对比剂直接行 CTU,扩张的输尿管内的尿液与周围组织产生对比而显影。

二、肾上腺 CT

（一）正常肾上腺 CT 表现

CT 平扫时,肾上腺位于肾筋膜囊内,周围为低密度脂肪组织。肾上腺呈不同形态,表现为斜线状、倒 V 形、倒 Y 形或三角形,边缘光滑,无外突结节。通常用侧支厚度和面积表示肾上腺大小。正常侧支厚度<10mm,面积<150mm^2。CT 增强时,正常肾上腺均匀强化,不能分辨皮、髓质。

（二）对肾上腺疾病的诊断价值

CT 薄层平扫即可以清晰显示肾上腺增生及萎缩。前者表现为双侧肾上腺弥漫性增大(径线和面积超过正常值),密度和形态维持正常,后者表现为双侧肾上腺变小。

CT 能显示直径小至数毫米的结节,更易于发现肾上腺肿块。根据肾上腺肿块的密度、大小和形态可初步判定肿块性质。如肾上腺腺瘤细胞内富含脂肪成分,其 CT 值较低,可呈水样密度;肾上腺腺瘤、嗜铬细胞瘤、转移瘤则呈均匀软组织密度并有不同程度强化,转移瘤常为双侧性;肾上腺髓脂瘤为含脂肪的混杂密度肿块;嗜铬细胞瘤或肾上腺皮质癌常

表现为较大软组织密度肿块,内有坏死、囊变时呈低密度灶。

需注意,当临床和化验高度怀疑肾上腺嗜铬细胞瘤,而肾上腺 CT 未发现肿块时,需申请扩大扫描范围,甚至包括盆腔或其他部位,以发现异位嗜铬细胞瘤。

三、肾 CT

（一）正常肾的 CT 表现

CT 平扫时,肾位于脊柱两侧,呈圆形或椭圆形软组织密度影,边缘光滑。肾动脉和静脉呈窄带状软组织影,自肾门向腹主动脉和下腔静脉走行。肾实质密度均匀,肾窦脂肪呈较低密度,肾盂呈水样密度。

CT 增强时,肾血管和肾皮质明显强化,而髓质仍呈较低密度,因而可以分辨。注药后约 2 分钟扫描即肾实质期,此期肾皮、髓质均明显强化。5～10 分钟后检查为肾排泄期,肾实质强化程度减低,肾盏、肾盂明显强化。

（二）对肾疾病的诊断价值

CT 检查可明确肾损伤的程度、范围及分类,了解肾功能情况,同时也可观察腹部其他脏器的改变,及时检查合并伤。当疑有尿外漏时需要做 CT 增强检查。

CT 对于鉴别肾肿瘤良、恶性具有重要价值,肿块与肾实质之间界面不规则、肿块超越肾筋膜及发现淋巴结转移或静脉瘤栓均提示恶性肿瘤,肿块有

1

完整包膜、与正常组织分界清楚、周边弧形钙化、有脂肪密度组织则多提示良性肿瘤。

肾CT增强排泄期可以鉴别重度肾积水和多发肾囊肿,前者可见对比剂排入积水的囊腔内,后者则不能。

四、输尿管CT

(一)正常输尿管CT表现

平扫检查,正常输尿管不易显示。增强检查的延迟期,输尿管腔内充盈对比剂而呈点状致密影。自肾盂向下连续追踪,常能观察输尿管全程。

(二)CT检查对输尿管疾病的诊断价值

CT薄层平扫结合三维重建能清楚显示各种原因导致的梗阻积水。CT平扫可以显示输尿管内高密度结石,根据CT值的差异可以初步判断结石成分。薄层CT与CTU相结合可以发现阴性小结石。

CT轴位图像结合CTU通过显示输尿管狭窄的范围、边缘、管壁厚度来鉴别导致输尿管狭窄的良、恶性病变。

CTU可直观显示输尿管变异或畸形。

五、膀胱CT

(一)正常膀胱CT表现

膀胱的大小、形态因充盈程度而异。CT平扫,膀胱壁呈厚度均匀的较薄软组织密度影,内外壁均光滑。膀胱腔内尿液为均匀水样低密度。CT增强,早期显示膀胱壁强化,30~60分钟延迟扫描见膀胱腔为均匀高密度,若对比剂与尿液混合不均,则出现液-液平面。

(二)CT检查对膀胱疾病的诊断价值

膀胱壁增厚可为弥漫性或局限性,前者多为各种炎症或慢性梗阻所致,后者主要见于膀胱肿瘤,也可为周围炎症或肿瘤累及膀胱;与膀胱壁相连的腔内肿块可为肿瘤、结石或血块,根据病变密度、强化程度及可动性能够做出鉴别。

CT对膀胱癌壁内浸润程度的区分不够满意,即对癌肿早期分期的准确性受到一定的限制,但对壁外浸润和盆腔侧壁蔓延的估计较准确,并可显示盆腔内肿大的淋巴结。

六、前列腺CT

(一)正常前列腺CT表现

CT平扫,前列腺位于耻骨联合后方,呈圆形或卵圆形软组织密度影,密度均匀,边界清楚,但不能分辨前列腺各区带解剖。增强检查,外周带强化程度略高于中央腺体,但不能分辨前列腺各区带。

(二)CT检查对前列腺疾病的诊断价值

CT能清晰显示前列腺形态、大小及毗邻关系并可测量前列腺的体积。以前列腺基底部超过耻骨联合上缘2cm作为诊断前列腺增生的简单标准。CT对增生腺体内的斑点状或沙砾状的钙化影显示清楚。

CT可以显示周围组织侵犯及淋巴结、骨转移情况,对前列腺肿瘤分期有一定诊断价值。

第五节　磁共振成像

MRI是利用原子核在强磁场内发生共振所产生的信号经图像重建而成像的一种影像技术。MRI检查范围覆盖了几乎全身各系统。

以下情况者不能行MRI检查:装有心脏起搏器者,体内有铁磁性材料的植入物者,病情危重并带有生命监护及生命保障系统者,幽闭恐惧症患者及癫痫发作状态患者。

一、基本概念和相关成像技术

(一)T1和T2

人体进入MR机内置的强磁场中后,体内氢质子会发生重排,沿着外磁场纵轴(Z轴)方向并按照特定频率自旋(进动),此时纵向磁化最大,横向磁化为零。发射与氢质子进动频率相同的90°射频脉冲,就能把能量传给质子。质子吸收能量后,由低能级向高能级跃迁,造成纵向磁化减小直至为零。与此同时,射频脉冲使处于原先不同相位进动的质子作同步、同速运动(同相位)。这样质子在同一时间指向同一方向,其磁矢量也在该方向叠加起来,于是出现横向磁化,并达到最大。停止射频脉冲,质子把吸收的能量释放并恢复到低能态,与此同时逐步失去同相位。这样由射频脉冲引起的变化很快回到原来的平衡状态,即纵向磁化恢复至最大,横向磁化消失至零。此过程称为弛豫。

人为规定,把纵向磁化由零恢复到原来数值的63%所需的时间,称为纵向弛豫时间,简称T1。把横向磁化由最大减小到最大值的37%所需的时间,称为横向弛豫时间,简称T2。T1与T2是时间常数,生物组织的弛豫时间,T1为300~2000ms,T2为30~150ms。水的T1、T2都长,而脂肪的T1、T2都较短。病变组织如肿瘤常比其周围组织含水量高,故

T1 与 T2 较长。

（二）T1、T2 加权像

人体不同组织之间的 T1 存在一定的差异,T2 也是如此。这种差异是 MRI 的成像基础。人为选择不同成像参数,比如重复时间(TR)和回波时间(TE),可获得反映组织 T1 或 T2 差别的图像。

在自旋回波序列中,选择短 TR(<500ms)、短 TE(<30ms)得到的图像主要反映组织间 T1 的差别,因而称为 T1 加权像(T1WI)。T1 时间长者(如尿液),在 T1WI 上呈低信号;T1 时间短者(如脂肪),在 T1WI 上呈高信号。选择长 TR(>1000ms)、长 TE(>90ms)得到的图像主要反映组织间 T2 的差别,因而称为 T2 加权像(T2WI)。T2 时间长者(如尿液),在 T2WI 上呈高信号;T2 时间短者(如含铁血黄素),在 T2WI 上呈低信号。

（三）MR 增强

MRI 可利用对比剂行增强检查。对比剂以 Gd-DTPA 最常用,几乎无过敏反应,对于碘对比剂过敏者、肾功能不良患者尤为适宜。增强检查目的主要是利于发现或显示病变、了解病变的血供情况,对病变的鉴别诊断提供帮助等。

（四）MR 血管成像

MR 血管成像(MR angiography,MRA)包括非增强 MRA(不使用对比剂)及三维动态增强磁共振血管成像(3D DCE MRA)。体部血管成像多采用 3D DCE MRA 技术,其原理是通过静脉注射顺磁性对比剂,以缩短血液的 T1 时间,再利用三维梯度回波技术,采集兴趣区血管,所得资料在工作站处理、重建后得到三维血管图像(图 4-14)。

3D DCE MRA 血管图像清晰,诊断肾动脉狭窄的准确性高,可作为筛选肾动脉狭窄的重要方法;3D DCE MRA 能直观显示肾和肾上腺肿瘤及其供应血管的情况以及肿瘤对周围脏器、血管的侵犯情况,有助于腹部肿瘤的定性诊断。

（五）MR 尿路造影

MR 尿路造影 MR 尿路造影(MR urography,MRU)原理是依据尿液长 T2 弛豫时间的特点,采用长重复时间(TR>3000ms)及特长回波时间(TE>150ms)的重度 T2 加权成像,使尿液呈强信号,与背景组织信号形成强烈反差,清晰显示整个尿路。

MRU 系三维成像,图像分析与 IVU 及 CTU 相似(图 4-15)。优点是无辐射、不需要插管和注射对比剂、安全可靠,对肾功能明显减退及碘过敏患者尤其适用。缺点是不能评价肾功能状况。

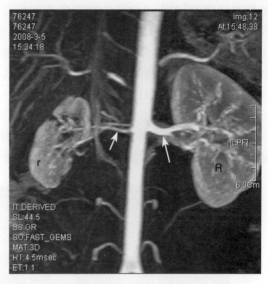

图 4-14 肾动脉 MRA
两侧肾动脉显示清晰,右侧肾动脉为两支(短箭头所示),均起自腹主动脉,其管径明显小于左侧肾动脉(长箭头所示);右肾(R)萎缩,体积小于左肾(L)

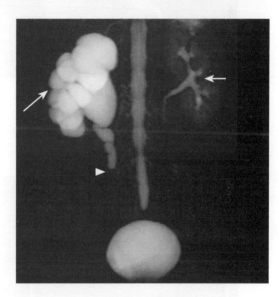

图 4-15 MRU
右侧输尿管中上段及右侧肾盂、肾盏(长箭头所示)明显扩张积水,右侧输尿管中段突然截断(箭头所示),为输尿管结石所致;左侧肾盂、肾盏(短箭头所示)显示正常形态,左侧输尿管显示不清,为正常输尿管含水量少所致

MRU 可以判定输尿管扩张是梗阻性还是非梗阻性,准确发现梗阻部位。MRU 结合轴位 MRI 除对梗阻原因定性、定位准确外,还可以显示病变的直接征象和间接征象,包括肾、腹膜后、盆腔和尿路毗邻关系。

（六）前列腺磁共振波谱分析

磁共振波谱分析(MR spectroscopy,MRS)是一项能够检测活体体内物质代谢及生化物质含量的无创性检查技术,近年来已广泛应用于肿瘤发生及发展等方面的研究。MRS 显示的是复杂的波谱曲线,即不同组织定量的化学信息,有别于 MRI 显示的直观解剖图像。目前常用的原子核有 1H、31P,其中 1H 波谱磁敏感性比 31P 高,具有更高的空间分辨率。

前列腺 1H MRS 获得的代谢信息以存在于胞质和细胞外导管相对集中的化学物质为基础。主要包括枸橼酸盐(Cit)、胆碱(Cho)和肌酸(Cre)等,三者分别位于不同的频率位置,Cho、Cre 的峰值在 1.5T 磁共振仪所获得的 MRS 上有重叠,常共峰显示(图4-16)。这些代谢物共振峰下的面积与各自的浓度有关,依其浓度的改变可用以评估前列腺癌,并且有较高的特异度。波谱可以显示前列腺癌病变区的 Cit 峰明显降低或消失,Cho 峰相对于正常前列腺组织升高,常出现两峰倒置(图4-17)。

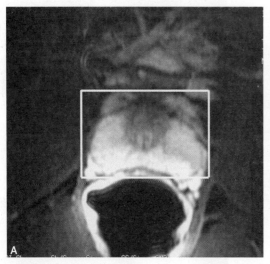 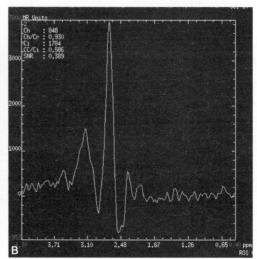

图 4-16　正常前列腺 MRS
前列腺脂肪抑制 T2WI 像,前列腺外周带(P)呈均匀高信号,于左侧外周带取体素 2(A);体素 2 的 MRS,Cit 峰高耸,频率位置为 2.6ppm,Cho 与 Cre 共峰,明显低于 Cit 峰,频率位置为 3.0~3.2ppm(B)

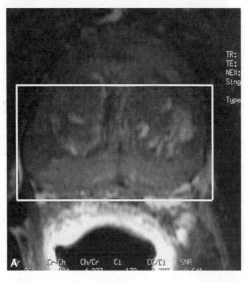 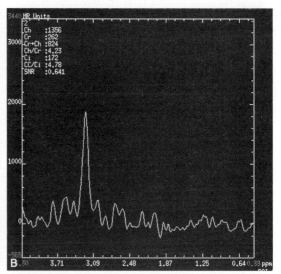

图 4-17　前列腺癌 MRS
前列腺脂肪抑制 T2WI 像,前列腺外周带(P)信号弥漫性减低,于右侧外周带取体素 2(A);体素 2 的 MRS,Cit 峰明显降低,Cho 峰高耸,与正常外周带相比两者波峰倒置,提示前列腺癌(B)

将 1H MRS 的代谢信息叠加于高分辨的 MR 图像上,在显示病变代谢情况的同时显示病变的解剖位置,称为化学位移成像(CSI)。MRSI 将代谢信息与高分辨 MRI 解剖信息相结合,提高了癌的定位、分期及治疗效果的评价。

二、肾上腺 MRI

（一）正常肾上腺 MRI 表现

横断面上平扫，肾上腺的位置、形态、边缘和大小与 CT 表现相同。冠状面上，肾上腺位于肾上极上方，通常呈倒 V 形或倒 Y 形。正常肾上腺的信号强度受到检查序列的影响，于常规 T1WI 和 T2WI，其信号强度类似肝实质，并明显低于周围脂肪组织；在脂肪抑制的 T1WI 和 T2WI 上，肾上腺信号强度明显高于周围被抑制的脂肪组织，呈相对高信号。

Gd-DTPA 增强检查，正常肾上腺发生均匀强化。

（二）MRI 检查对肾上腺疾病的诊断价值

MRI 能多方位、多参数、多序列成像，因此能显示病变的某些组织特征，如梯度回波序列同反相位技术可敏感显示肾上腺腺瘤内的脂质成分，对于腺瘤与非腺瘤的鉴别有重要价值。但 MRI 不易发现肾上腺小于 1cm 的病变，也不能确切地显示肾上腺增生和萎缩。因此，MRI 检查多作为 CT 检查的补充。

三、肾 MRI

（一）正常肾 MRI 表现

肾 MRI 表现在一定程度上受成像序列及 MR 场强的影响。常规 SE 序列平扫检查，肾的轮廓因肾周高信号脂肪囊包绕而显示清楚，而且边缘光整。T1WI 上，肾皮质及肾髓质分界欠清楚，肾皮质呈较高信号，类似于肝实质信号，位于肾周边部并深入肾锥体之间；肾髓质为较低信号，呈多个三角形结构即肾锥体，位于肾中心部位。在 T1WI 脂肪抑制像上，肾皮、髓质信号差异显著，两者分界清楚。T2WI 上，肾皮、髓质难以分辨，均呈较高信号。肾内集合系统正常情况下不能显示。肾窦脂肪组织在 T1WI 和 T2WI 上呈高信号或中等信号。肾动脉和静脉由于流空效应均表现为无信号。Gd-DTPA 增强检查，肾实质强化形式取决于检查时间和成像速度，表现类似 CT 增强检查。

（二）MRI 检查在肾疾病的诊断价值

MRI 平扫检查即可显示肾脏的皮髓质结构，易于发现肾实质内肿瘤造成的皮髓质分界消失等改变；MRI 较 CT 更易于发现肿瘤内的脂肪成分，对血管平滑肌脂肪瘤的诊断有独特的价值。

四、输尿管 MRI

（一）正常输尿管 MRI 表现

横断面检查时，自肾盂向下追踪，可识别出正常腹段输尿管，在周围高信号脂肪组织的衬托下，T1WI 较 T2WI 更易显示，表现为点状低信号影，而盆段输尿管则难以识别。

（二）MRI 检查对输尿管疾病的诊断价值

轴位 MRI 与 MRU 相结合能清楚显示尿路的扩张情况，并能准确显示输尿管梗阻的部位及程度，推断梗阻性质。MRU 与 CTU 一样，均可以直观准确地观察输尿管梗阻部位，但 MRU 不需要使用对比剂，不受肾排泄功能的影响，尤其适宜于积水较重的患者。

五、膀胱 MRI

（一）正常膀胱 MRI 表现

膀胱壁信号强度在 T1WI 及 T2WI 上均与肌肉相似。尿液因富含游离水，T1WI 呈低信号，T2WI 呈高信号；增强 T1WI，尿液含对比剂而呈高信号，然而对比剂达到一定浓度时，可呈低信号表现，这是由于其缩短 T2 值作用超过缩短 T1 值作用所致。

（二）MRI 检查对膀胱疾病的诊断价值

MRI 对于膀胱检查的主要作用在于观察肿瘤的浸润程度及邻近脏器的受累情况，以指导分期；MRI 的多维成像能力易于显示膀胱颈部病灶，对膀胱与前列腺交界处的病灶显示好于 CT；MRI 对膀胱癌术后瘢痕与肿瘤复发的鉴别明显优于 CT。

六、前列腺 MRI

（一）正常前列腺 MRI 表现

前列腺于 MRI 上可分为 4 部分：纤维基质带、外周带、中央带、移行带。T1WI 上整个腺体呈均匀低信号，T2WI 上几部分信号不同。纤维基质带位于腺体前方，T1WI 及 T2WI 上信号均较低，年轻人该部分约占整个前列腺体积的 1/3，老年人则体积逐渐缩小；外周带包被于前列腺的后外侧，尖部较厚，基底部最薄，约占整个腺体的 75%，在轴位 T2WI 上表现为两侧对称的新月形均匀高信号；中央带位于外周带前内侧，约占总体积的 20%，T2WI 呈中等信号；移行带体积较小，常规 MRI 不易显示，前列腺增生发生于该部分。成年人因中央带与移行带无法区分，常将两者统称为中央腺体。

（二）MRI 检查对前列腺疾病的诊断价值

MRI 为前列腺癌最佳的影像诊断手段。T2WI 可清晰分辨前列腺外周带与中央腺体，对于外周带前列腺癌有极高的敏感性及准确率；MRI 可多方位观察病灶，易于显示前列腺包膜及周围结构的侵犯，又能兼顾骨盆骨骼及盆腔淋巴结的改变，对于前列腺癌局部分期具有重要价值。

常规 MRI 很难检出增生中央腺体内并存的前列腺癌，对前列腺癌术后的残存、复发判断也较困难，前列腺 MRS 则可以弥补常规 MRI 的不足。

第六节　放射性核素检查

放射性核素显像是利用放射性核素及其标记化合物对疾病进行诊断和研究的一类显像方法。它不仅能反映脏器解剖形态、结构的变化，而且还反映脏器功能、生理生化的过程，提供脏器或病变分子水平的信息，故称"功能分子显像"。

一、肾上腺显像

（一）肾上腺皮质显像

放射性核素标记的胆固醇注入血液后，主要与肾上腺皮质细胞膜上的低密度脂蛋白受体结合，再进入细胞内。细胞摄取的量和速度与皮质功能密切相关，可以显示肾上腺皮质大小、形态和功能状态。

1. 显像剂　常用显像剂包括^{131}I-19-碘代胆固醇（NM-145）、^{131}I-6-甲基-19-去甲基碘代胆固醇（NP-59）和^{131}I-6-碘代胆固醇。

2. 适应证

（1）异位肾上腺的定位诊断。

（2）皮质醇增多症、原发性醛固酮增多症的诊断。

（3）肾上腺手术后残留腺体的大小与功能的判断。

（4）肾上腺自体组织移植术后，移植腺体功能判断。

3. 正常影像　正常情况下，肾上腺于注射显像剂后第 5～9 天逐渐显影，影像多不清晰，少数人肾上腺始终不显影。右侧肾上腺位置多高于左侧，形态各异，左侧多呈卵圆形或半月形，右侧多为圆形或锥形。胆道是肾上腺皮质显像剂的主要排泄途径，胆汁中含有较多的胆固醇，有时可使胆囊显影，在后位显像时易被误认为右侧肾上腺，应加以鉴别。

（二）肾上腺髓质显像

间位碘代苄胍（MIBG）与肾上腺神经元的亲和力最好。^{131}I 或 ^{123}I 标记 MIBG 可使富含肾上腺素能受体的组织相器官，如肾上腺髓质、心肌、脾和腮腺等。

1. 显像剂

（1）^{131}I-MIBG：国内最常用，注入体内后有可能引起高血压危象，故注射速度宜慢（>20～30 秒），注射过程和注射后应密切观察患者反应，必要时对症处理。

（2）^{123}I-MIBG：显像质量优于^{131}I-MIBG，可使用较大剂量。但^{123}I 为加速器生产，价格较贵，难以推广。

2. 适应证

（1）嗜铬细胞瘤的定位诊断。

（2）探测恶性嗜铬细胞瘤转移灶。

（3）嗜铬细胞瘤治疗后残留病灶或复发的探测。

（4）成神经细胞瘤、副神经节细胞瘤及其转移病灶的辅助诊断。

3. 正常影像　正常肾上腺髓质一般不显影，仅16% 在 48～72 小时显影，影像小而多不清晰，两侧大致对称。在部分正常人，其他富含肾上腺素能受体的组织和器官如腮腺、脾脏和心肌显影。由于显像剂经尿路排泄，而肝是其主要的代谢场所，因此肝和膀胱也可显影。

二、肾 的 显 像

（一）肾的动态显像

肾动态显像目的是评估肾功能，包括有效肾血浆流量（effective renal plasma flow，ERPF）和肾小球滤过率（glomerular filtration rate，GFR）等。

1. 显像剂　检测 GFR 一般选择^{99m}Tc-二乙三胺五醋酸（^{99m}Tc-DTPA），而检测 ERPF 时过去常用^{131}I-邻碘马尿酸（^{131}I-OIH），目前已被^{99m}Tc-巯乙基三甘氨肽（^{99m}Tc-MAG3）或^{99m}Tc-L-L-亚乙基-双半胱氨酸（^{99m}Tc-EC）取代。

2. 适应证

（1）了解肾的形态、功能和尿路通畅情况。

（2）肾功能的测定及疗效判断。

（3）肾血管病变的诊断。

（4）急性肾衰竭的病变部位鉴别。

（5）腹部肿块的鉴别诊断，确定肾内或肾外。

（6）上尿路梗阻的诊断。

（7）观察有无尿漏存在。

（8）移植肾的监护。

3. 正常影像及正常值　静脉注射后，腹主动脉上段显影后 2～4 秒双侧肾影隐约可见，随之出现明显肾影，此为肾内小动脉和毛细血管床的灌注影像。双侧肾影出现的时间差小于 1～2 秒，峰值差小于 25%。2～3 分钟肾影最浓，影像完整，肾内放射性分布均匀，为肾实质影。以后肾影周边的放射性逐渐降低，而肾盂肾盏部位放射性逐渐增高，输尿管隐约可见，膀胱影逐渐明显。在 20～30 分钟肾影基本消退，大部分显像剂集中在膀胱里。

GFR 正常值需用体表面积计算，参考值男性为（125±15）ml/min，女性为（115±15）ml/min。ERPF 正常参考值为 600～750ml/min。

4. 临床意义　GFR 和 ERPF 评价肾功能比生化法更敏感，能早期明确肾小球的损害情况。作为慢性肾盂肾炎急性发作和蛋白尿患者的观察指标，GFR 降低，提示肾功能受损。评价肾的残留功能，可帮助提供透析的适当时间，当 GFR 约为 10ml/min 时，则应该开始透析。GFR 是检测肾移植功能的客观指标，肾移植成活单肾 GFR 在正常范围。当排斥反应时，GFR 有相应下降。

ERPF 反映肾的血流动力学，使用双核素测定肾滤过分数为 GFR/ERPF，如比值升高，表示肾小管功能受损，肾小球功能正常；比值下降，肾小管功能正常，肾小球功能受损；如两者功能同时受损，比值无明显改变。

（二）肾的静态显像

1. 显像剂　理想的肾实质显像剂应能与肾皮质结合，不随尿排泄，且不与其他组织结合。常用肾静态显像剂有 ^{99m}Tc-二巯基丁二酸（^{99m}Tc-DMSA）、^{99m}Tc-葡萄糖酸盐（^{99m}Tc-GH）或 ^{99m}T-葡萄糖酸盐（^{99m}Tc-G），而以 ^{99m}Tc-DMSA 的皮质显像最为清晰。

2. 适应证

（1）了解肾的位置、大小、形态，诊断肾的畸形与肾萎缩。

（2）肾占位性病变的检出。

（3）上腹部肿块与肾的鉴别诊断。

（4）尿毒症时肾显影的观察。

3. 正常影像　双肾呈蚕豆状，中心平第 1、2 腰椎，两肾纵轴呈"8"字形，右肾较左肾低，大小约 11cm×6cm。肾影周边放射性较高，中心和肾门处稍低，两侧基本对称。

4. 临床意义

（1）位置异常：游走肾、肾下垂、双肾同时畸形，双肾重叠畸形。

（2）形态异常：多囊肾时，双侧肾影增大，放射性分布不均，常呈斑片状稀疏或大小不等的圆形缺损。

（3）大小异常：当一侧肾长径较对侧小 1.5cm 以上，而横径较对侧小 1cm 以上，并伴有放射性分布降低者，提示肾萎缩或发育不全。若肾内放射性分布基本正常而外形扩大者为代偿性增生。

（4）放射性分布异常：对于占位性病变，如肿瘤、囊肿、梗死、局部炎症，肾内出现放射性缺损区或异常稀疏。

三、阴囊显像

检查前应口服过氯酸钾 400mg，以封闭甲状腺等部位对 ^{99m}TcO-4 的摄取。"弹丸"式快速静脉注入显像剂（^{99m}TcO-4）后，立即以 2 秒/帧连续采集 1 分钟，然后采集静态血池期 1 帧。

1. 适应证

（1）急性睾丸扭转。

（2）睾丸扭转与睾丸附睾炎的鉴别诊断。

2. 正常影像　由于正常阴部及精索血管细小，灌注相时，髂动脉影清晰，而供应阴囊及睾丸的血管不能清晰地显示。血池相显示阴囊放射性密度与下肢相似，分布较均匀，阴囊内结构不易分辨；阴茎部位放射性增多。

3. 异常影像　放射性缺损区，见于睾丸扭转 24 小时内，边缘放射性增高的放射性缺损，见于晚期睾丸扭转，超过 24 小时。放射性浓聚区，见于睾丸附睾炎。

四、PET-CT 在泌尿外科的应用

正电子发射断层显像（positron emission tomograph，PET）是核医学发展的一个新的里程碑。PET 的原理是由发射正电子的核素如 ^{11}C、^{18}F、^{15}O 等标记的化学物进行显像，常用 ^{18}F-FDG（氟化脱氧葡萄糖）。通过动态与静态 PET 显像，能定量地测量病变组织对 ^{18}F-FDG 的摄取速率和摄取量，准确判断病变的葡萄糖代谢异常程度和变化情况。PET-CT 是将 PET 和 CT 两种设备的同机融合，可以同时反映病灶的病理生理变化及形态结构，明显提高了诊断的准确性。

由于 PET 能反映体内脏器组织或病变的功能代谢变化，而疾病功能代谢变化较形态结构变化提前 3～6 个月，所以 PET-CT 能够用于疾病的早期诊

断和良、恶性的鉴别。

（一）泌尿系异常肿块的良、恶性鉴别

由于恶性肿瘤比良性肿瘤的葡萄糖代谢程度高，^{18}F-FDG 摄取量大，故可用于异常肿块的良恶性鉴别。主要包括癌症患者肾上腺肿块的良恶性鉴别和肾不确定性肿块的良恶性鉴别。

（二）泌尿系肿瘤的分期

传统的影像检查方法，如 B 超、CT 和 MRI 对泌尿系肿瘤的分期具有重要意义。与传统方法相比，PET-CT 可以了解肿瘤的葡萄糖代谢情况，可以全身扫描，分别在横切面、矢状面和冠状面成像，检出远处脏器转移情况。

（三）泌尿系肿瘤非手术治疗疗效的早期评价

部分泌尿系肿瘤的非手术治疗疗效较好，早期评价非手术治疗效果意义重大，有助于正确选择治疗方案，提高疗效，减少不必要的毒副作用。常规影像检查常不能正确评价非手术治疗效果，低估肿瘤对治疗的反应。有学者对肾癌和睾丸肿瘤患者采用非手术治疗后进行疗效评价，证实了 PET-CT 要比传统方法敏感，能更早期反映疗效。

第七节　尿动力学检查

现代尿动力学研究已不仅包含压力、流率、阻力等流体动力学内容，而且纳入了肌电图、电视动态尿路造影、动态超声、动态核素显像等检查。根据解剖部位不同，尿动力学分为上尿路尿动力学和下尿路尿动力学。

一、下尿路尿动力学检查

膀胱及尿道的功能主要是储尿功能、排尿功能、男性生殖功能。

（一）尿流率测定

尿流率是指单位时间内通过尿道排出的尿量，单位为 ml/s。

1. 适应证

（1）下尿路症状患者门诊初诊或筛选的诊断方法。

（2）下尿路梗阻性疾病的初步诊断。

（3）神经源性膀胱尿道功能障碍的初步诊断。

（4）作为下尿路功能障碍疾病的手术疗效评价指标及术后随访指标。

（5）作为下尿路疾患药物疗效的评价指标。

（6）与其他尿动力学检查项目的同步联合测定。

2. 常用参数及其意义

（1）最大尿流率（Q_{max}）：指尿流率的最大测定值。尿量 150～400ml 时，成年男性 $Q_{max} \geq 15ml/s$，成年女性 $\geq 20ml/s$。Q_{max} 是尿流率测定中最有意义的参数，可以初步诊断膀胱出口梗阻（BOO）。

（2）平均尿流率（Q_{ave}）：是指尿量除以尿流时间所得的商，单位为 ml/s。其测定只有在尿流连续、排尿终末无滴沥的状态下才有意义。

（3）达峰时间（T_{max}）：是指尿流出现到尿流达到最大尿流率的时间间隔。正常男性 T_{max} 应低于尿流时间的 1/3。

（4）尿流时间（FT）：是指在尿流率测定过程中可见确切测到尿流的时间段。

（5）尿量（VV）：是指尿流率测定过程中逼尿肌收缩所排出的尿液容量。

（6）残余尿量（RV）：指当排尿结束的瞬间膀胱内残留的尿液容量。正常健康成人残余尿量的均值小于 5ml。通常将残余尿量大于 50～100ml 视为异常。

3. 影响因素

（1）尿量：同一受试者不同的尿量可以产生不同的尿流率曲线及 Q_{max}。ICS 规定在成人单纯尿流率测定中只有尿量大于 150ml 的测定才有意义。

（2）年龄：不同年龄组的尿流率也存在很大差异，在正常成人中尿流率随年龄增长而下降，这在男性尤为显著。

（3）性别：在同一年龄组中，相同尿量条件下，女性的 Q_{max} 要大于男性。

（4）体位：一般地说，立位和坐位所测得的 Q_{max} 要比卧位高，因此在进行尿流率测定时要求受试者采用习惯的排尿体位。

（5）腹肌收缩：多与受试者的排尿习惯有关，多见于女性，可明显提高 Q_{max}。

（6）测定方法与仪器：在测定过程中应使尿流固定冲击集尿器的某一点，避免身体的晃动。分析结果时不能完全依赖于仪器，必要时人工分析。

（7）其他：尿道内导管、尿道器械检查、逼尿肌功能、残余尿量、环境卫生和心理、尿道病理情况等均可以影响尿流率的测定结果。

（二）充盈性膀胱压力测定

充盈性膀胱测压就是用人工的方法将膀胱充盈，观察储尿期膀胱容量与压力变化的相互关系，以及排尿期膀胱压力的变化，其主要目的是测试储尿和排尿期的逼尿肌功能。

1. 适应证

（1）膀胱功能障碍性疾病的诊断、鉴别诊断和病因分析。

（2）指导选择治疗膀胱功能障碍的方法和评价治疗效果：对于一些疗效差的疾病可在膀胱测压下进行试验性治疗，以选择最佳治疗方法。

2. 禁忌证

（1）近期有急性尿路感染、为了防止感染扩散而禁忌行导尿者。

（2）尿道狭窄或其他原因，测压导管不能置入膀胱者。

（3）其他原因，如严重的自主神经反射亢进，不能行导尿者。

3. 常用参数及意义

（1）膀胱压（P_{ves}）：是指膀胱内压力，由两种压力成分组成。一是膀胱周围的组织对膀胱产生的压力，即腹压（P_{abd}），以直肠压为代表；另一种是逼尿肌张力和收缩产生的压力，即逼尿肌压（P_{det}）。膀胱压为逼尿肌压与腹压之和，逼尿肌压为膀胱压与腹压之差。

（2）膀胱空虚静止压：当膀胱内的容量为零时的逼尿肌压，称为空虚静止压。正常值应小于$10cmH_2O$。

（3）初始尿意容量：即开始有尿意时的膀胱容量，它代表膀胱的本体感觉。该参数主观性较强，变异较大。

（4）充盈静止压：当膀胱充盈达到最大膀胱容量，并在逼尿肌收缩前的逼尿肌压称为充盈静止压。正常充盈静止压与空虚静止压的差值应小于$15cmH_2O$。

（5）最大膀胱容量：出现强烈尿意感时的膀胱容量，称为最大膀胱容量，其大小变异较大。

（6）有效膀胱容量：是指最大膀胱容量与残余尿量之差值，称为有效膀胱容量。它代表膀胱在储尿期储存尿液的有效能力。

（7）顺应性：是指膀胱容量增加值除以逼尿肌压力增加值所得的商。膀胱顺应性的正常值大于$20ml/cmH_2O$。

（三）尿道压力图测定

尿道压力图可反映储尿期尿道各点控制尿液的能力。正常储尿期内，女性尿道近段和男性后尿道各点的压力均应大于膀胱压。尿道各点的压力不同，将尿道各点压力连接起来形成的曲线，称为尿道压力图（UPP），简称尿道测压。

1. 适应证

（1）各种尿失禁和遗尿患者。

（2）各种近端尿道和膀胱颈梗阻的诊断和梗阻定位。

（3）确定储尿期症状与近端尿道和膀胱颈功能的关系。

（4）逆行射精与膀胱颈功能的关系评估。

2. 禁忌证 与膀胱测压基本相同。

3. 常用参数及意义

（1）尿道关闭压：为尿道压与膀胱压之差值，反映了尿道控制尿液的能力。

（2）最大尿道压：即尿道压力的最大值。相当于尿道外括约肌处的尿道压力。

（3）最大尿道关闭压：即最大尿道压与膀胱压之差值，临床上评估尿道的尿液控制功能最重要的参数之一。

（4）功能性尿道长度：压力超过膀胱压的尿道的长度。

（5）控制带：为从膀胱颈至最大尿道压之间的尿道长度，为评估尿液控制功能最重要的指标之一。

（四）膀胱尿道同步测压

膀胱尿道同步测压（synchronous pressure measurement of bladder and urethra）是一组同时测量膀胱和尿道压力的检查的总称，能更好地了解膀胱和尿道的相互关系。

1. 储尿期同步测压

（1）目的：通过对储尿期膀胱尿道压力的观察，反映在不同尿道位点，不同膀胱容量，不同体位及应力条件下膀胱和尿道的相互关系。

（2）适应证

1）各种尿失禁的诊断。

2）不稳定尿道的诊断。

3）神经源性尿失禁发生原因的分析。

（3）方法与结果判定

1）静态膀胱尿道测压（RUPP）：对下尿路的功能状态有较好的评估意义，膀胱颈压升高诊断膀胱颈梗阻；前列腺部尿道延长或压力升高诊断前列腺增生；尿道控制带缩短诊断尿失禁；近端尿道压下降诊断不稳定尿道。

2）液桥试验：在无逼尿肌异常收缩时，近段尿道液桥试验阳性，可考虑为膀胱颈关闭不全；远段尿道液桥试验阳性，表明有尿道外括约肌关闭功能不全。

3）应力性尿道压力图（SUPP）：通过计算压力

传递率(PTR)来衡量尿道括约肌在应力时的关闭能力。PTR的计算方法为:PTR=(升高的尿道压/升高的膀胱压)×100%。正常时PTR>1;若PTR<1,且无逼尿肌收缩则可诊断为真性压力性尿失禁。

2. 排尿性尿道压力图(MUPP)

(1)目的:通过检查排尿期尿道不同位点压力与膀胱压力的关系反映排尿期尿道不同位点的阻力,为尿道梗阻确认和定位提供依据。

(2)适应证:主要是膀胱出口梗阻引起的各种排尿困难。

(3)结果测定

1)膀胱颈梗阻在膀胱颈后有明显的短暂的压力下降。

2)良性前列腺增生在膀胱颈后出现压力下降,可为短暂的也可为一直持续到尿道外括约肌处的压力下降。

3)单纯的前尿道狭窄可在外括约肌后尿道狭窄处出现尿道压下降。

(五)压力流率同步检查

压力流率同步检查是同步测定排尿期逼尿肌压力和尿流率,并分析两者之间的相关性(即P-Q图)以确定尿道阻力的方法。方法同膀胱测压和尿流率测定。

1. 适应证　确定整个尿道有无梗阻存在。

2. 参数及其意义

(1)A-G图:为Abrams P和Griffiths DJ提出的一种压力流率曲线分析图。分3个区,两斜线上方为梗阻区,之间为可疑区,而下方为无梗阻区。

(2)LinPURR图:该图最适于分析前列腺增生患者的压力流率相关性。根据前列腺增生程度不同,将梗阻程度分为7级,在LinPURR图上形成0~Ⅵ共7个区。又将逼尿肌收缩力分为从VW(很弱)到ST(强烈)6级。

(六)募集电位肌电图检查

肌电图检查(EMG)可分为尿道外括约肌运动单位肌电图检查和募集电位肌电图检查。运动单位肌电图反映神经和其支配的单个肌细胞的结构和功能的完整性,需要专用肌电图仪,临床应用较少。

募集电位肌电图是测量多个肌细胞甚至整块肌肉组织的电活动的向量,用以反映整块肌肉的收缩和舒张状态。通常情况下尿动力学中所说的肌电图就是指募集电位肌电图。

1. 适应证

(1)了解储尿期膀胱容量和压力变化与尿道外括约肌舒张和收缩活动的关系。

(2)了解排尿期逼尿肌收缩排尿与尿道外括约肌活动的协调性。

2. 方法与结果　检查储尿期时,受检者应保持安静,避免做用力的动作,以使肌电图上能获得真实的尿道外括约肌活动与膀胱充盈的关系;检查排尿期时,受检者应最大限度地保持自然状态的排尿,切忌用腹压排尿。

正常情况下,随着膀胱充盈肌电活动逐渐增强。咳嗽、用力等使腹压突然增加的同时肌电活动也突然增加;排尿时,肌电活动消失且肌电活动变化稍早于逼尿肌收缩;排尿结束,肌电活动再度出现。

若排尿时肌电活动不消失或消失不全,应考虑为逼尿肌尿道外括约肌协同失调;若储尿期肌电活动自发性下降或消失,应考虑为不稳定尿道。

(七)影像尿动力学检查

现代影像尿动力学检查配备一台有影像学接口的尿动力学检查仪和一台带影像输出的X线透视机或超声机,将两者的监视器相融合,即可得到尿动力学参数和膀胱尿道形态变化的同步图形。

原则上所有诊断困难的病例均应采用影像尿动力学检查。影像尿动力学检查参数包括膀胱压力、直肠压力、逼尿肌压力、尿流率和肌电图。采用点拍摄方式录制同步透视影像。如需了解下尿路梗阻及梗阻的解剖水平,患者体位为45°斜坐位,在最大尿流率附近进行点拍摄;如需了解膀胱输尿管反流与膀胱压力或顺应性的关系,患者体位为正坐位,对储尿期和排尿期进行定期透视监视,尽量在出现反流前后进行点拍摄,以准确了解出现膀胱输尿管反流时的膀胱压力;如需了解尿失禁病因,出现尿失禁时进行点拍摄,了解尿失禁时膀胱颈或膜部尿道是否开放;在行应力性漏尿点压力测定时,如需了解膀胱颈尿液控制功能,可在刚刚出现膀胱颈开放时进行点拍摄,即可准确评估膀胱颈尿液控制的能力。在储尿期膀胱首次排尿感及首次急迫排尿感时均应进行点拍摄。目前尿动力学软件均能做到在事件标记位置自动进行点拍摄。排尿期结束后,应进行点拍摄以了解残余尿量。必要时可进行连续的动态影像学摄影,以了解储尿、排尿的全过程。

二、上尿路尿动力学检查

肾形成的尿液量是一个相对的动态平衡。一旦尿路任何一个部位或总体失去了这种动态平衡,即为病理性变化。理想的尿动力学检查方法应能对上尿路输送尿液功能既能定量评价,又能区别功能障碍是通畅性的问题还是泵功能的问题。至今临床上尚缺乏这样的理想方法。

(一) 肾盂恒流灌注压力测定(Whitaker 试验)

利用肾盂穿刺插管向肾盂均速灌注等渗盐水等液体时测定肾盂内压力的变化来了解上尿路输送尿液功能和判断有无梗阻。

检查需要尿动力检查仪和压力传感器等。经皮肾盂穿刺建立通道,用等渗盐水以 10ml/min 的速度灌注肾盂,同时连续记录肾盂和膀胱内压力变化。

以 10ml/min 的速度灌注,测得的肾盂内压减去膀胱压和测压管内在阻力所产生的压力后,所得的压力差即肾盂相对压,如肾盂相对压<15cmH$_2$O,则上尿路通畅无梗阻;如肾盂相对压>22cmH$_2$O,则上尿路有梗阻存在,需手术解除梗阻;如肾盂相对压在 15～22cmH$_2$O 怀疑梗阻,不能做出明确判断。

(二) 肾盂恒压灌注试验(CPP 试验)

灌注液压力维持相对稳定,测定灌注液通过上尿路的速度来判定上尿路输送尿液的能力和是否存在梗阻。

所需仪器及肾盂灌注通道的建立与 Whitaker 试验基本相同。以 20cmH$_2$O 或 30cmH$_2$O 的恒压向肾盂内灌注等渗盐水,灌注开始 5～10 分钟后记录灌注液流入肾盂的速度。

膀胱空虚或低压时,以 20cmH$_2$O 压力灌注,灌注液通过正常上尿路的速度为(21.0±4.0)ml/min;

以 30cmH$_2$O 压力灌注,流速为(17.8±15.2)ml/min。如果以 20cmH$_2$O 压力灌注,流速总是小于 10ml/min 则考虑上尿路有梗阻。如流速总是小于 5ml/min,则梗阻严重,需手术解除梗阻,以挽救肾功能;流速在 5～10ml/min,为轻度梗阻。

(侯建全　胡春洪　董凤林)

参 考 文 献

1. 贾译清. 临床超声鉴别诊断学. 第 2 版. 南京:江苏科学技术出版社,2007:321-350.
2. 曹海根,王金锐. 实用腹部超声诊断学. 第 2 版. 北京:人民卫生出版社,2005:1-30.
3. 张雪林. 医学影像学. 北京:人民卫生出版社,2001:275-284.
4. 雷子乔,韩萍,余建明,等. 多层螺旋 CT 三维重建技术在泌尿系疾病诊断中的应用. 中国医学影像技术,2004,20(9):1400-1402.
5. 卢延,张雪哲. 关注 MR 泌尿造影的临床应用. 中华放射学杂志,2005,40(6):665-666.
6. 马寄晓,刘秀杰. 实用临床核医学. 北京:原子能出版社,2002:289-295.
7. Saeed AS. Interventional radiology in nephrology and urology. Saudi J Kidney Dis Transpl,2004,15(3):346-361.
8. Copel L,Katz R,Blachar A. Clinical and Duplex US assessment of effects of Sildenafil on Cavernosal arteries of the penis:comparison with intracavernosal injection of vasoactive agents. Initial Experience Radiology, 2005, 237(10):986-991.

第 五 章

泌尿外科器械操作

泌尿外科腔镜及各种导管不仅具有诊断功能，还可以同时进行治疗。随着科技不断发展，各种组织工程材料和多功能的器械大量进入临床，泌尿外科各诊断性技术进入了可视、微创时代。

第一节 导 尿 术

导尿术常用于尿潴留，留尿做细菌培养，准确记录尿量，了解少尿或无尿原因，测定残余尿量、膀胱容量及膀胱测压，注入造影剂，膀胱冲洗，探测尿道有无狭窄及盆腔器官术前准备等。

一、适 应 证

1. 解除多种原因引起的尿潴留。
2. 测定膀胱容量、压力及残余尿量。
3. 采集膀胱腔内尿液标本做细菌培养。
4. 危重病患者监测尿量及肾功能。
5. 探测尿道有无狭窄及狭窄程度等。
6. 探测有无尿道损伤、断裂及膀胱破裂。
7. 膀胱内注入造影剂进行造影或行药物灌注治疗。
8. 盆腔脏器手术前留置尿管，避免术中损伤膀胱。
9. 膀胱、尿道手术后放置尿管引流尿液，促进切口愈合。
10. 前列腺手术后放置三腔气囊导尿管压迫止血及膀胱冲洗。

二、导尿管的种类

导尿管种类很多，各种导尿管的差别在于尿管尺寸、形状、材料、管腔型号及保留方式的不同。导尿管周径的标准型号与大多数内镜器械一样，都是按照 Charriére 法式标准制作的［0.33mm = 1French（F）或者 1Charriére（Charr）］。因此，3F 相当于直径 1mm，30F 相当于直径 10mm。

一般根据患者情况和使用目的来选择导尿管型号。管腔较粗的尿管常用来排空膀胱中的血凝块。三腔导尿管（气囊腔、流入腔和流出腔）的管径比两腔导尿管的要细。尿管的其他差别还包括气囊大小和制作材质等。规格较小的尿管气囊一般也较小。尿管气囊规格较大时（30ml 可被充至 50ml），可防止经尿道前列腺切除术后气囊滑入前列腺窝，同时尿管也可作为牵引装置压迫膀胱颈，阻止来自前列腺窝的出血。

常用的导尿管有 Robinson 尿管（橡胶导尿管）、Pezzer 尿管（蕈状头）、Foley 尿管（气囊导尿管）、Coudé 尿管（前列腺导尿管）、Councill 尿管等（图 5-1）。

三、导尿时注意事项

男性导尿管插入 15～20cm，女性插入 6～8cm，尿液即可流出。

1. 严格无菌操作，预防尿路感染。
2. 对膀胱过度充盈者，排尿宜缓慢以免骤然减压引起出血或晕厥。
3. 留置导尿时，应经常检查尿管固定情况，有否脱出。每天用生理盐水棉球擦拭尿道口及导尿管上的分泌物，再用 0.2% 碘附消毒，必要时以无菌药液每日冲洗膀胱 1 次。如要长期引流，更换时间不宜超过 1 个月。留置导尿管期间，鼓励患者适当多饮水；如尿液浑浊有感染现象，应适当给予抗生素。
4. 当插入导尿管有困难时，可在会阴部或经直肠用手指轻轻顶起导尿管前端，引导插入膀胱。遇到前列腺增生患者普通导尿管不能插入膀胱时，可选用前端稍尖而弯曲的前列腺导尿管，即 Coudé 导

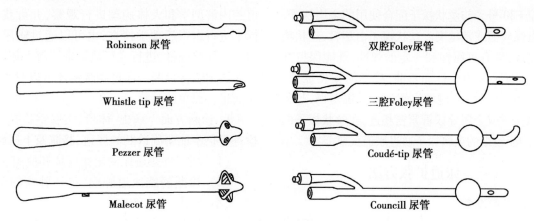

图 5-1 各种导尿管

尿管,或在气囊导尿管腔内放入用钢丝做成的前端弯曲的芯,按金属探杆操作方法,一般都能将导尿管插入膀胱。需注意的是,在导尿管插入全过程中,始终应将钢丝芯尖端顶住导尿管尖端,防止钢丝芯尖端从导尿管尖端侧孔滑出,损伤尿道。

如遇到尿道狭窄患者,可先行尿道扩张,再将普通导尿管或者尖端开口的 Councill 导尿管顺着导丝插入膀胱。在此过程中如果遇到问题,应该停止操作,采取耻骨上膀胱造瘘引流。

5. 拔除气囊导尿管遇到困难时,仔细检查气囊的阀门通常会发现问题。有时剪断气囊通道,放出其内容物,可拔除导尿管。如仍未见效,可行 B 超检查。如为气囊原因,可经会阴、腹壁刺破气囊,或者注入有机溶剂如乙醚溶解气囊壁。对于长期留置尿管的患者来说,另外一个常见原因就是结痂后无法拔除。

四、耻骨上膀胱穿刺造瘘

(一) 适应证

导尿失败时的膀胱尿液引流或不适合长期留置导尿管者。

(二) 禁忌证

1. 已知的膀胱肿瘤。
2. 以往腹部低位外科手术。
3. 全身出血性疾病。
4. 挛缩膀胱。

(三) 操作要点

确认膀胱已经充盈,取耻骨联合上方两横指处为穿刺点。以长针头与腹壁呈垂直方向刺入,回抽吸出尿液,证实膀胱及了解穿刺深度。有条件者可用专用的一次性膀胱造瘘穿刺针,刺入膀胱后退出针芯即可,无须置入导尿管。

第二节　尿道探子检查及尿道扩张

尿道探子检查和尿道扩张术是泌尿外科的重要基本操作之一。正确使用尿道探子,对疾病的诊治有很大帮助。但如果掌握不好,不但无益,反而会发生严重的并发症,甚至危及患者的生命。

一、适应证和禁忌证

(一) 适应证

1. 探测尿道有无狭窄,或确定狭窄的程度和部位。
2. 探测尿道或膀胱有无结石或金属性异物。
3. 预防和治疗尿道炎症、损伤、手术后的狭窄。
4. 治疗慢性前列腺炎、慢性尿道炎或轻度膀胱颈梗阻。

(二) 禁忌证

1. 尿道或前列腺有急性炎症,或尿道分泌物过多者。
2. 尿道损伤,特别是后尿道或球部尿道外伤者,以免加重损伤。
3. 怀疑有尿道肿瘤者。
4. 每次尿道扩张后,均有尿道热者。

二、尿道探子种类

常用的尿道探子有金属探子和丝状探子两种。金属探子由不锈钢制成,前端钝圆光滑,尾部为柄,便于握持。柄上有号码,标明探子的粗细。常以 F(法制)为代号,号数为探子周径的毫米数,如"F21"表明该探子周径为 21mm(约相当于直径 7mm)。金属探子有直、弯两型。直型用于扩张女性尿道、膀胱颈,现已较少使用。金属探子有各种不同粗细,从 F6 号开始递增至 F30 号。与丝状探子配合使用的金属探子，其尖端有螺丝槽或螺丝突。丝状探子由塑料、丝状物或尼龙制成，具有可屈性和一定的弹性，既能保持其直态，又能随尿道的走行而弯曲，故不易损伤尿道。型号一般为 F3～F6，其尾端有螺丝突或螺丝槽，与相应的金属探子或金属导尿管紧密相连，在丝状探子的引导下，能使较细的金属探子通过尿道狭窄部。

三、尿道扩张方法

（一）术前准备

1. 让患者排尿，观察其尿线粗细、射程远近等，估计有无排尿困难情况。

2. 术者立于患者右侧，局部消毒、铺巾，和导尿术相同。

3. 向尿道内注入 2% 利多卡因 10ml，用阴茎夹或橡皮筋夹住阴茎头约 3 分钟。

（二）注意事项

1. 探杆插入尿道时动作应轻柔，当探杆到达尿道膜部时，会有阻力，此时应嘱患者张口呼吸，肌肉放松，慢慢通过膜部进入膀胱。

2. 尿道探杆头端应沿尿道前壁前进，容易进入膀胱。如遇阻力，可轻轻持续用力，不可用暴力强行通过，以免形成假道。

3. 第一次行尿道扩张可结合尿线的粗细、尿道造影的 X 线片来估计尿道狭窄程度，确定探杆的号数。应从大号开始，依次减少，直到合适的号数为止。尽量少用 F16 以下的探杆，因为号数越小，其前端越尖，越容易刺破尿道黏膜，形成假道，甚至有穿入直肠的危险。

4. 每次探杆径度只能增加 2～3 个号，逐渐增加，否则易造成尿道出血，一般能通过 F24 即可。如果探杆确系狭窄受阻时，可换丝状探子引导。也可用尿道镜直视下进行扩张。

5. 两次扩张时间间隔至少 1 周。多次扩张后，间隔时间可逐渐延长，定期扩张。

6. 探杆通过狭窄段后，留置 5～10 分钟，然后退出探杆，其方法与插入顺序相反。

第三节　膀胱尿道镜检查

一、适应证和禁忌证

（一）适应证

膀胱尿道镜检的主要目的是直视下对膀胱和尿道腔内解剖学和大体病理进行观察，并可获得活检标本进行组织病理学检查；也可以通过输尿管插管留取上尿路尿样、进行逆行造影来了解上尿路病变，从而做出临床诊断。通过膀胱镜还可以对某些尿路疾病进行简单的治疗。

1. 诊断方面　病史、体检、实验室检查、影像学检查等仍不能明确诊断的尿道、膀胱及上尿路疾病。

（1）明确外科血尿的出血部位和原因。

（2）诊断膀胱尿道肿瘤，包括肿瘤的部位、数量、大小、形状，并取活检。

（3）膀胱尿道移行上皮肿瘤保留膀胱手术后定期复查。

（4）诊断膀胱尿道的结石、异物、畸形、尿道狭窄、膀胱瘘等。

（5）膀胱周围脏器病变对膀胱的影响。

（6）上尿路逆行造影诊断肿瘤、结石、梗阻的部位和程度；也可从上尿路获取尿样进行尿常规、细胞学、细菌培养、找抗酸杆菌等检查。

2. 治疗方面

（1）取出异物、粉碎并取出较小的结石。

（2）通过输尿管导管向肾盂灌注药物治疗乳糜尿。

（3）放置输尿管导管或支架管，以引流尿液、预防和治疗输尿管狭窄等。

（二）禁忌证

1. 泌尿男性生殖系急性感染，如急性膀胱炎、尿道炎、前列腺炎、附睾炎等是绝对禁忌证。

2. 膀胱容量过小，小于 50ml 时观察不满意，存在膀胱穿孔的危险；结核性膀胱挛缩则是绝对禁忌证。

3. 尿道狭窄，是造成膀胱镜检失败的主要原因。如果未考虑到此情况，可造成尿道损伤、假道、直肠损伤等。尿道狭窄时可行尿道镜检查。

4. 未控制的全身出血性疾病。

5. 女性月经期。

6. 不能放置膀胱截石位者。

7. 某些原因不能耐受检查者体质极度虚弱、精神病患者。

二、检查方法

（一）膀胱尿道镜插入方法

1. 男性　采取膀胱截石位。向尿道内注入 2% 利多卡因 10～20ml，用阴茎夹或橡皮筋夹住阴茎头 5 分钟。将镜鞘涂抹适量润滑油。左手向上拉直阴

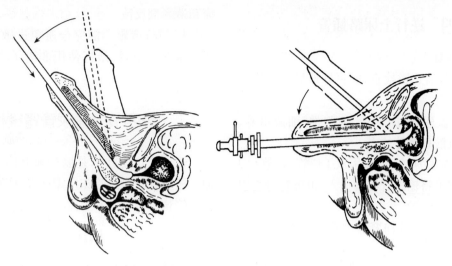

图 5-2 膀胱尿道镜插入法

茎悬垂部,与腹壁成直角,以消除尿道的耻骨前弯曲(图 5-2)。右手以示指和中指夹持镜鞘后端,将镜鞘插入舟状窝;然后,将镜体竖直轻轻滑入或插入尿道,至尿道球部时受阻;此时左手适当牵拉阴茎头,同时右手将镜鞘后端向下压至水平,以使镜鞘克服尿道的耻骨下弯曲,自行滑入后尿道和膀胱。一旦进入膀胱,镜鞘前后移动和左右转动应该没有阻力。

2. 女性 采取膀胱截石位。用棉签蘸取 1% 的利多卡因插入尿道口内,放置 5 分钟。左手分开小阴唇显露尿道外口,右手以示指和中指夹持镜鞘后端,插入尿道外口内。镜鞘进入尿道外口后,前端略向下压以绕过耻骨联合,即很容易进入膀胱。镜鞘进入膀胱后,后端可稍向下放。

（二）观察方法

镜鞘进入膀胱后,撤出闭孔器,测定残余尿、观察尿液性状、留取尿样培养等。根据观察镜的视角,通过镜子的进退、旋转等进行观察。

首先找到膀胱三角区和其远侧的输尿管间嵴,在输尿管间嵴两侧旁 1~2cm 处分别寻找两侧输尿管开口。再将膀胱镜后退至近膀胱颈部,整体观察膀胱一遍。一般观察顺序为:三角区、右侧壁、前壁和气泡、左侧壁、后壁,然后重点观察病变部位及输尿管开口喷尿的性质。退镜时,边退镜边观察整个尿道。

三、软性膀胱尿道镜检查

（一）适应证

几乎所有需要进行硬性膀胱镜检查的患者均可施行软性膀胱镜检查。但对以下一些患者尤为

合适。

1. 不能放置膀胱截石位者 如髋关节病变的患者,不能放置膀胱截石位,可采用平卧位或其他体位进行软性膀胱尿道镜检查。

2. 尿道狭窄或前列腺增生患者 软性膀胱尿道镜较细,且可弯曲,可以通过轻度狭窄的尿道和前列腺增生部尿道。

3. 膀胱颈部病变患者 由于硬性膀胱镜检查有时存在盲区,检查膀胱颈部病变时容易漏诊。应用软性膀胱尿道镜检查范围大,消除盲区。

4. 需要经常膀胱尿道镜检查的患者 膀胱肿瘤患者术后需要经常复查膀胱镜,易造成尿道狭窄,患者痛苦较大。由于软性膀胱尿道镜较细,且可弯曲,对尿道黏膜几乎无损伤,对需要经常检查的患者尤为适用,减轻患者痛苦。

（二）操作方法

1. 尿道黏膜表面麻醉,同硬镜检查;取截石位、平卧位或其他体位。

2. 直视下边进镜边观察尿道,将膀胱镜插入膀胱。

3. 由于软性膀胱镜为直视角,镜子插入膀胱后,首先观察到的部位是膀胱后壁和顶部附近。此时,轻轻插入或回拉膀胱镜,并稍向上弯曲,即可看到气泡。然后继续将镜子前端轻轻向上弯曲,当弯曲角度达 180°~210° 时,可观察膀胱颈部和尿道内口。伸直镜子,将镜子前端轻轻向上弯曲,同时慢慢拉回膀胱镜,观察膀胱前壁。同样方法,将镜子前端轻轻向两侧弯曲,观察膀胱两侧壁。同样方法,将镜子前端轻轻向下弯曲,观察膀胱后壁和三角区。在输尿管间嵴两侧寻找输尿管开口。

1

四、逆行上尿路插管

（一）适应证

1. 行逆行肾盂造影检查,能更好地显示上尿路的形态和病变部位。

2. 留取肾盂尿,行尿常规、细胞学、细菌培养、乳糜试验、找抗酸杆菌等检查。

3. 引流上尿路尿液,一般用双 J 形管,在放双 J 形管失败时,如可将输尿管导管插入,也可暂时起引流作用。

4. 通过输尿管导管向肾盂内注入药物,治疗乳糜尿。

（二）操作方法

膀胱镜下找到输尿管开口,再使导管前端进入输尿管开口内。插管应当轻柔,避免使用暴力而造成输尿管的损伤或穿孔。遇到阻力时可转动输尿管导管,或等待片刻,通过输尿管的蠕动,可使导管通过输尿管的扭曲。观察导管表面的刻度,一般插入深度为 25~27cm。如遇梗阻,则至梗阻处为止。

（三）注意事项

1. 双侧逆行插管时,一般插好一侧后,不必撤镜,可将该侧导管多插入 3cm,此时将膀胱镜转向对侧,通过另一操作孔将另一根输尿管导管插入对侧输尿管内。应将导管标清左右,便于在留取尿样、造影、注药时区别,以免混淆。

2. 留取肾盂尿时,应将导管末端高于尿道外口,避免患者膀胱内尿液沿导管流入试管内,造成污染。

3. 注入造影剂时要缓慢、适量,以免引起肾绞痛和造影剂反流。

4. 逆行造影不能完全避免过敏反应。怀疑对醋碘苯酸过敏者,最好使用非离子型造影剂,如碘海醇。

第四节　输尿管肾镜检查

输尿管肾镜技术是膀胱镜技术在上尿路的延伸。输尿管肾镜的临床应用已经从腔内碎石发展到输尿管狭窄内切开和上尿路移行上皮肿瘤电切等。

一、输尿管肾镜构造

（一）输尿管硬镜

根据镜体长度可分为输尿管长镜（输尿管肾镜）和输尿管短镜（输尿管镜）（图 5-3）。根据镜体外径又可分为输尿管粗镜（F12.5 或 F13.5）和输尿管细镜（F7、F8.5、F9.5）。根据目镜与物镜的位置是否在同一直线上还可分为直视输尿管镜和旁视输尿管镜。前者配有镜鞘,后者没有。输尿管长镜一般长 40~46cm,短镜约 33cm。目前临床上常用的是 F8.5 和 F9.5 的旁视输尿管短镜。

（二）输尿管软镜

输尿管软镜称为纤维输尿管镜,分为单纯观察镜和观察治疗兼用镜两种。单纯观察镜由于没有操作通道而不能进行治疗。观察治疗兼用镜有 F9.9、F10.8 和 F12.3 共 3 种型号。其中 URF-P2 型输尿管软镜是目前世界上最细的可进行腔内操作的输尿管软镜。镜体全长为 101cm,工作通道长 70cm,镜体外径仅为 F9.3（0.33cm）,镜端外径只有 F8.8

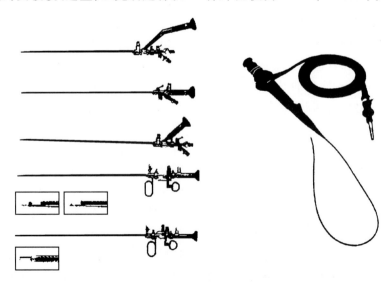

图 5-3　硬性及软性输尿管肾镜

（0.31cm），工作通道腔内直径为 F3.6（0.12cm），具有高清晰度纤维光束的光学系统。内镜呈 0°，视野为 90°。通过操作柄可将镜端部向上弯曲 160°，向下弯曲 100°，这样镜端很容易进入肾内各盏中，特别是容易进入肾下盏。

二、适应证和禁忌证

（一）适应证

1. 诊断方面

（1）静脉尿路造影发现肾盂，输尿管充盈缺损，需明确性质者。

（2）不明原因的输尿管口喷血，需明确病变部位者。

（3）不明原因的输尿管狭窄和梗阻。

（4）上尿路肿瘤腔内手术后的随访观察。

2. 治疗方面

（1）上尿路结石，尤其是输尿管中、下段结石的治疗。

（2）上尿路肿瘤的腔内治疗。

（3）输尿管狭窄扩张或内切开。

（4）上尿路出血电灼止血。

（5）肾盂输尿管异物取出。

（二）禁忌证

1. 未控制的全身出血性疾病者。

2. 体质虚弱、不能耐受麻醉者。

3. 前列腺增生影响输尿管肾镜插入者。

4. 下尿路肿瘤患者。

5. 膀胱挛缩患者。

三、操作方法

（一）输尿管硬镜

全身麻醉或硬膜外麻醉成功后，取低截石位。经尿道直视下将输尿管镜插入膀胱内。适当充盈膀胱，找到输尿管间嵴，沿间嵴找到患侧输尿管开口。将 1 根 F3 或 F4 的输尿管导管或导丝引导下，或灌注压力作用下，输尿管镜插入输尿管内。保持输尿管腔位于输尿管镜视野中央，在输尿管导管或导丝引导下，沿腔缓慢进镜。在进镜过程中，同时观察输尿管腔内有无狭窄、结石、肿瘤等；输尿管黏膜有无充血、水肿、溃疡等炎症表现。

（二）输尿管软镜

全身麻醉或硬膜外麻醉成功后，取低截石位。膀胱镜先将导丝插入患侧输尿管内，退出膀胱镜，再将输尿管软镜套在导丝上进入膀胱内，并找到输尿

管开口。此时加大液压灌注泵的压力，由助手协助控制导丝，将输尿管软镜推入输尿管内。此后，输尿管腔及导丝能清楚地显示在输尿管软镜的视野中。在导丝引导下，循腔进镜，观察内容同输尿管硬镜。进入肾盂后，观察肾盂、肾盏内有无结石、肿瘤、溃疡等病变。

第五节　经皮肾镜检查

经皮肾镜术（percutaneous nephroscopy，PCN）是通过建立皮肤至肾集合系统的手术通道，放置内镜，对肾盏和肾盂内疾病进行诊治的一种方法。

一、常用器械

（一）导引系统

一般采用 B 超或 X 线透视导引装置来进行疾病定位和引导穿刺，但以 B 超导引更为常用。X 线透视时，术者及助手不仅要穿铅衣，还要戴甲状腺防护带。

（二）PCN 器械

1. 穿刺针　若肾积水不明显则用 HANAKO 的 PCNL 穿刺系统中的 G22 PTC 针较为安全便利。HANAKO 的 PCNL 穿刺系统是由长为 20cm 的 G22 PTC 针、尖端柔软的 0.46mm（0.018 英寸）的导丝、G19 金属扩张器、F5 的聚乙烯扩张器组成。

2. 导丝　穿刺后所用的导丝依其目的有若干种类，均为不锈钢丝制成，其表面涂有聚四氟乙烯涂层、亲水聚合物涂层等，其末端有直形、J 形等各种不同类型的制品。

（1）软性引导导丝：以纤细的弹簧的钢丝呈同心轴式盘绕并焊接在一细钢丝上，末端极为柔软，其末端有直形、J 形等不同品种。常在用细针进行肾穿刺时使用，对尿路黏膜几乎无损伤。

（2）硬性引导导丝：在不锈钢丝上焊接上弹簧丝盘绕而成的软尖，末端亦有直形、J 形等不同制品。其硬度较软性引导导丝高。用途广泛，尤其适用于肾穿刺通道的扩张。末端为 J 形的硬性引导导丝称为 Lunderquist 导丝。

（3）超滑导丝：表面涂有亲水聚合物涂层的导丝，其硬度介于软性引导导丝和硬性引导导丝之间，代表性的制品为 Terumo 的 Radifocus 导丝，适用于因各种原因所致输尿管管腔狭小，而普通的硬性引导导丝难于插入的病例。

（4）环扭可控导丝：是一种末端长度为 8cm 的软尖导丝，其后逐渐变细，末端为各种形状。

3. 扩张器

（1）金属扩张器：有单根扩张器和迭进式扩张器。常用的为迭进式扩张器，是由 1 根 F8 尖端圆钝的中心导杆及口径逐次递增的扩张器组成，因状如老式的单眼望远镜，故又称望远镜型金属扩张器。使用时无须取出上一次的扩张器，只要按顺序推进口径大的扩张器即可。

（2）Amplatz 扩张器：由 Teflon 制成，规格为 F8~F34，扩张以 F2 递增，F24 以上的扩张器的外层均有外鞘。其可用于扩张至所需的通道大小后即可保留该鞘于集合系统内，然后通过该鞘插入硬性或软性肾镜进行各种操作。

（3）筋膜扩张器：聚乙烯制成，规格为 F8~F34。由于材料的原因，其末端难于急剧变细，因此为了得到能插入肾镜的足够大的扩张通道，则不得不较深的插入，另外随着口径的增大。也丧失了柔韧性。由于上述的原因，若使用口径较大的筋膜扩张器来扩张至

所需的足够大的扩张通道时，容易造成肾盂穿孔。所以最好不用 F8~F10 以上的筋膜扩张器。

（4）气囊导扩张器：由气囊和导管两部分构成。导管长度为 60cm，气囊位于导管的前端，长度为 4~10cm。导管腔内可通过 0.97mm（0.038 英寸）的导丝。采用气囊导管扩张器，扩张穿刺通道，迅速简便，是目前较为理想的扩张器。

（三）肾镜

1. 硬性肾镜　外径有 F16.5~F27 的各种规格的肾镜（图 5-4）。肾镜越细，所需肾瘘的直径越小，安全性也愈高，外鞘与肾镜之间可利用来插入操作器械及注入灌注液，视野方向为 0°~30°。不管何种肾镜，物镜的视野方向为 25°~30° 的镜体较 0° 镜的镜体死角要小，故危险性小。可使用的各类操作器械直径为 2~4mm。硬性肾镜的视野明亮清晰，有效长度也比软性镜短、操作性能好，故 PNL 术大多使用硬性肾镜。

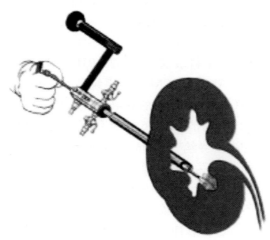
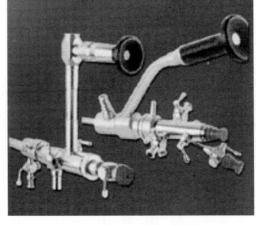

图 5-4　肾镜

2. 软性肾镜　有各种规格的产品。尖端直径 4.9~7.0mm，向上可弯曲 150°~210°，向下可弯曲 90°~130°，操作孔直径 F5~F7.8。软性肾镜常在硬性肾镜不能达到的部位使用。

（四）肾输尿管镜

有镜鞘镜体一体式及分离式 2 种类型，尖端直径为 F6~F13.5，视野方向为 0°~10° 的各种规格的肾输尿管镜。可使用的各类操作器械的直径为 F2.4~F6。

二、适应证和禁忌证

（一）适应证

1. 肾内异物取出。

2. 肾及输尿管上端结石。

3. 肾盂或肾盏内占位性病变的鉴别诊断。

4. 肾内上皮肿瘤的活检、电灼或切除。

5. 肾盂输尿管连接部狭窄的腔内治疗。

6. 上尿路疾病的诊断，如顺行性肾盂造影、压力/灌注研究等。

（二）禁忌证

1. 未控制的全身出血性疾病者。

2. 体质虚弱、不能耐受麻醉者。

3. 肾及肾周急性感染期。

三、操 作 方 法

（一）经皮肾通道的建立

全身麻醉或硬膜外麻醉成功后，先采用截石位，

向患侧输尿管内插入 F4~F5 的输尿管导管,向该导管注水,造成人工肾积水。改俯卧位或俯卧位患侧垫高 30°,在 B 超或 X 线引导下于第 11 肋间或第 12 肋下缘,肩胛下角线和腋后线范围内向目标肾盏穿刺。穿入肾盏后即有尿液流出,可立即插入导丝,导丝插入深度为超过针头 5~6cm,过多则易发生扭折。经穿刺针放入导丝后即可将穿刺针拔去,用 Teflon 扩张器由 F5 一直扩至 F12,取出 F12 扩张器,以 F9 金属扩张器沿导丝放入肾内,固定其深度,然后在其外逐渐增大扩张器直至 F24。此时取出 F24 扩张器,将镜鞘套于 F22 扩张器外放入肾内,取出全部扩张器,即建立了经皮肾通道。

(二)经皮肾镜操作方法

将肾镜置入镜鞘中,接冲洗液,以低压冲洗较为安全。利用镜体转动及进退调节观察肾盂全貌。进退过程中,特别是外退时,一定要在直视下进行。退至肾实质或肾外时,可见水肿的组织及脂肪,出血也较多,应当避免。有时可向头侧抬起镜体外端,多可清晰看到输尿管上端。但有手术史、周围有粘连者则较难做到,不可勉强。观察及治疗结束后即可将肾镜取出,置入肾造瘘管。

第六节 精囊镜检查

精囊镜(seminal vesiculoscopy)是近年兴起的用以诊治精道末段疾病的内镜技术,国内外相关报道逐年增多。其对少弱精症、血精、射精痛、精囊炎、精囊结石有一定治疗效果。应用精囊镜技术诊断和治疗顽固性精囊炎时,可以清除精囊内积血、结石等,精囊炎的相应症状缓解或消失,治疗效果较好。

一、精囊镜的构造

精囊镜镜体结构与输尿管硬镜相似(图 5-3)。其镜体外径为 F4.5/6.5,一般长 35~45cm,故基层单位往往以输尿管细镜(F6/F7.5)替代。

二、适应证和禁忌证

(一)适应证

1. 诊断方面

(1)顽固性血精,经常规非手术治疗无效者。

(2)射精管囊肿、苗勒管囊肿等射精管远端梗阻导致的无精,不育者。

(3)辅助检查提示有外科干预指征,如结石、精道解剖异常或梗阻等。

(4)不明原因的精液量显著减少者。

(二)禁忌证

生殖道急性炎症期。

三、操作方法

全身麻醉或硬膜外麻醉成功后,取截石位,经尿道置入精囊镜,观察膀胱、全程尿道、射精管开口和精阜区域,辨别射精管开口后,经开口留置导丝,然后沿导丝插入精囊镜,从而扩张射精管,对精囊进行冲洗、观察、电灼、碎石等操作。精囊镜检查的主要进镜方式有 3 种:①以导丝为指引,直接扩张射精管口后置镜于精囊内。②经前列腺小囊开口进入,在小囊内已有的射精管异常开口处直接进入射精管及精囊,若小囊内无射精管通道,可用精囊镜在前列腺小囊侧后方 5、7 点区域开窗直接进入。③经尿道切除精阜和射精管远端开口后,暴露射精管置入精囊镜。

第七节 活组织及细胞学检查

一、肾穿刺活检

肾活检是对肾病学的诊断、治疗及判断其预后的重要检查方法。操作方法:患者取俯卧位,在腹部与肾区的相应位置以 10~15cm 局部麻醉,在 B 超指导下穿刺针刺入肾。

肾穿刺活检的适应证

1. 原发性肾疾病

(1)无症状性蛋白尿,蛋白尿持续>1g/d,诊断不明确时。

(2)无症状性血尿,异型红细胞血尿临床诊断不明确时。

(3)原发性肾病综合征,穿刺活检后,可根据病理分类有针对性地进行治疗。

(4)急性肾炎综合征,按急性肾炎治疗 2~3 个月或以后病情未见好转,也应进行肾活检。

2. 继发性或遗传性肾疾病。

3. 急性肾衰竭。

4. 肾移植 术后怀疑有排斥反应。

二、前列腺穿刺活检

前列腺疾病疑为恶变时,需采取前列腺活检,做病理组织学检查确诊。

1. 适应证

（1）直肠指检，发现前列腺结节或肿块。

（2）B超发现前列腺低回声区。

（3）年龄在50岁以上者，PSA多次测定＞10ng/ml。

（4）PSA 4～10ng/ml，游离PSA（fPSA）/血清PSA（tPSA）＜0.1。

2. 前列腺穿刺活检的操作方法　路径有两种：一是经直肠穿刺；二是经会阴部穿刺活检，前列腺穿刺针数4～10针。

三、睾丸活组织检查

睾丸活检在睾丸肿瘤是禁忌证，易引起肿瘤血行播散。主要用于男子不育症患者。

1. 适应证

（1）生殖器检查无异常。

（2）男性激素在正常范围内，结婚后长期不育。

2. 睾丸活检操作方法　助手固定睾丸，使其紧贴阴囊皮肤，直达睾丸白膜，在睾丸白膜上用尖头刀片切一小口，轻挤睾丸，用小剪刀将突出组织切下，存放在10%甲醛溶液小瓶内。

（陈卫国　侯建全　丁翔）

参 考 文 献

1. 郭应禄.泌尿外科内镜诊断治疗学.北京：北京大学医学出版社，2016：137-172.

2. 吴阶平.吴阶平泌尿外科学.济南：山东科学技术出版社，2009：214-218.

3. Tanagho EA，McAnincn JW.史密斯普通泌尿外科学（英文影印版）.第15版.北京：科学出版社，2001：196-200.

4. 郭应禄，周利群主译.坎贝尔-沃尔什泌尿外科学.北京：北京大学医学出版社，2009：1589-1640.

5. 韩见知，庄乾元.实用腔内泌尿外科学.广州：广东科技出版社，2001：195-198.

第 六 章

泌尿外科腹腔镜

随着内镜技术、腔内操作技术和物理止血技术的不断发展,腹腔镜手术在泌尿外科领域的应用日益广泛,基本覆盖了所有泌尿外科的手术范畴,已经从简单的切除性手术发展到了复杂的重建性手术的阶段。有一部分腹腔镜手术已取代传统手术成为首选术式。现代腹腔镜手术将逐渐成为泌尿外科的主流手术,起到越来越重要的作用。

第一节 腹腔镜在泌尿外科的应用概况

1991 年 Glayman 首次成功施行腹腔镜肾切除,同年 Schuessler 等报道首例盆腔淋巴结清扫术。1992 年 Gaur 成功进行经腹膜后途径腹腔镜手术。我国于 1992 年由那彦群等率先开展了腹腔镜手术,目前趋于标准化和规范化。

泌尿外科腹腔镜手术种类涉及泌尿外科大部分领域,可分为 3 大类:肾上腺、肾等切除性手术;肾盂成形、前列腺癌根治等重建性手术;复杂的综合性手术,如膀胱全切及尿流改道术等。

腹腔镜手术方法除了标准腹腔镜外,近来开展了新的手术模式:①手助腹腔镜手术。方法是助手通过特制的带有密封圈的袖套伸入一手,进入手术野中协助腹腔镜操作,器官切除后可从袖套皮肤切口完整取出。目前手助腹腔镜手术较为肯定的适用范围是作为初学者的过渡和活体供肾切除术,以最大限度缩短手术时间,减少供肾热缺血时间。②针式腔镜手术。采用比标准腹腔镜更为精细的器械,如直径<3mm 的观察镜和操作件,进行各类腔镜手术,使皮肤创口更加微细,手术创伤进一步减小。1998 年,美国泌尿外科医生 Gill 等率先应用针式腹腔镜行泌尿外科手术(肾上腺切除)。③机器人腹腔镜手术。随着现代通信技术以及计算机网络的发展,可以使一个地域医学专家通过操作另一个地域的机器人实施外科手术,即远程外科。机器人腹腔镜系统是一种自动的、位置可控的、具有可编程能力的多功能机械臂系统,具有三维立体图像、医生位置舒适、操作精细等特点。

目前可提供的已商业化的手术机器人主要有 3 种:伊索系统(Aesop system,Computer Motion,USA)、宙斯系统(Zeus system,Computer Motion,USA)和达芬奇系统(da Vinci system,IntuitiveSurgical,USA)。最为成功的外科机器人系统是达芬奇系统。

第二节 腹腔镜手术的适应证与禁忌证

一、适 应 证

1. **肾上腺手术** 腹腔镜肾上腺切除术适用于绝大多数肾上腺外科疾病,包括:①引起皮质醇增多症和原发性醛固酮增多症的肾上腺增生性疾病和肾上腺皮质肿瘤;②引起儿茶酚胺增多症的肾上腺髓质增生及肾上腺嗜铬细胞瘤;③大于 3cm 的无功能偶发瘤;④局限性肾上腺恶性肿瘤;⑤原发灶明确的孤立性肾上腺转移癌。曾被视为腹腔镜手术禁忌证的大体积肾上腺肿瘤(直径大于 6cm),随着术者操作经验的积累,成功切除较大肿瘤的报道不断增多。患者过于肥胖、妊娠及有同侧上腹部手术史等曾被视为腹腔镜的相对禁忌证,目前也有很成功的报道。

2. **肾手术** 目前腹腔镜开展了肾切除术、保留肾单位的肾部分切除术、肾癌根治性切除术、肾囊肿去顶术、肾蒂周围淋巴管结扎术、重复肾切除术、根治性肾输尿管全长切除术、包膜下肾切除术、肾盂输尿管成形术、肾下垂复位固定术、活体供肾取肾术等。体积较小且无粘连的无功能肾或萎缩肾是腹腔镜肾切除术的理想病例。随着术者操作经验的积累,较大肾癌、肾周围粘连严重如肾结核等以前视为腹腔镜手术禁忌证,目前也有成功的报道。

3. 输尿管手术　通过腹腔镜可以治疗肾盂输尿管连接部梗阻和输尿管狭窄,还可以治疗腹膜后纤维化、下腔静脉后输尿管所致的输尿管梗阻、输尿管膀胱再植术。对于 ESWL、输尿管镜和 PCNL 取石失败的输尿管结石;合并输尿管或邻近组织其他病变需要同时处理;直径大于 1.5cm,需行多次 ESWL 或输尿管镜治疗,或输尿管扭曲估计 ESWL 或输尿管镜治疗比较困难者可行腹腔镜输尿管切开取石术。

4. 膀胱手术　腹腔镜根治性膀胱切除术适用于有肌层浸润的局限性膀胱高级别尿路上皮癌,复发性膀胱尿路上皮癌,原位癌及膀胱非移行细胞癌等。不伴有膀胱出口梗阻且憩室口较小的原发性膀胱憩室可以通过腹腔镜治疗。其他腹腔镜手术有膀胱部分切除术、肠道膀胱扩大术、输尿管膀胱抗反流术等。

5. 前列腺手术　腹腔镜前列腺根治性切除术主要适用于局限性前列腺癌,临床分期 $T_1 \sim T_{2c}$、预期寿命≥10 年的患者。近期行 TURP 术后,最好术后 3 个月再行根治性前列腺切除术。而行前列腺系统穿刺活检后,则最好 6~8 周后再行根治术。

6. 淋巴结清扫术　包括盆腔淋巴结清扫术、腹膜后淋巴结清扫术和腹股沟淋巴结清扫术。泌尿外科用于前列腺癌和膀胱癌及阴茎癌的临床病理分期。淋巴结清扫的范围可影响肿瘤特异性生存率,另外盆腔淋巴结清扫术已成为肌层浸润性膀胱尿路上皮癌的标准手术内容。

7. 隐睾探查或切除术　适用于睾丸位于腹股沟管以上的高位隐睾或睾丸虽然位于内环口,但是在腹股沟区不能扪及者。

8. 精索静脉高位结扎切除术　用于治疗原发性(非梗阻性)精索静脉曲张,双侧需要同时手术时腹腔镜则显示出明显优势。

二、禁　忌　证

1. 患有严重出血性疾病、心肺疾病和不能耐受麻醉和手术的其他全身性疾病时,不应进行手术。

2. 手术通路、手术部位或器官急性感染时不应选用腹腔镜手术,如腹腔感染、肾周感染、泌尿系感染等。既往有肾周、肾感染或二次手术估计局部粘连较重者慎用腹腔镜手术。

3. 既往腹腔内感染或手术,有腹腔内粘连者最好不选择腹腔途径,腹膜后途径则不受此项限制。

4. 过度肥胖者因脂肪组织较多,显露泌尿系较困难,应慎用腹腔镜手术。

慎用腹腔镜手术的情况有:原有腹腔内炎症、手术、创伤史,明显肠扩张;特别肥胖者;有肝硬化和门静脉高压症;有心肺功能不全者;未纠正的凝血功能障碍。腹腔镜手术术中发生出血、脏器损伤、解剖困难及心肺功能不全者,以中转开放性手术为宜。

第三节　腹腔镜手术的麻醉与体位

一、麻　醉

1. 麻醉方式　一般采用气管插管全身麻醉,常用方式为静吸复合麻醉+肌松药+气管插管+间歇正压通气或双向高频喷射通气。精索静脉高位结扎、隐睾探查切除、肾囊肿等较容易且手术时间短的可选用腰椎麻醉或连续硬膜外麻醉。

2. 诱导麻醉　静脉诱导或吸入诱导麻醉均可。常选用芬太尼、阿芬太尼作静吸复合麻醉和诱导联合用药的首选。

3. 维持麻醉　维持麻醉一般使用氧气、氧化亚氮、吸入麻醉药辅以肌松药、吗啡类药物。

二、体　位

患者手术体位主要根据所做手术种类及术者习惯而定。泌尿外科腹腔镜手术中,经腹腔途径常采用仰卧位,而腹膜后途径为侧卧位。

1. 仰卧位　上腹部手术常采用头高足低位;下腹部手术或盆腔手术则采用头低足高位。

2. 侧卧位　泌尿外科最常用的体位,适用于肾上腺、肾等腹腔镜手术,患侧在上,健侧在下。

3. 斜卧位　经腹腔入路的肾上腺和上尿路手术时,常采用患侧抬高 45°~60°的斜卧位,以利于腹腔脏器向健侧推移,更好地暴露结肠旁沟和手术野。

第四节　腹腔镜手术入路

标准腹腔镜手术入路有 2 种:经腹腔和腹膜后途径。早期的泌尿外科腹腔镜手术均采用经腹腔途径,目前多采用腹膜后途径。入路的选择主要取决于病变的大小和部位、有无既往手术史和手术者的习惯。

一、经腹腔入路

经腹腔途径可进行所有的腹腔镜手术。该径路优点是解剖标志清楚,手术空间大,视野清晰,必要时可同时处理双侧病变,所以早期的泌尿外科手术均经腹腔路径进行。其缺点为所需通道较多,需4~5个,而且存在着易损伤腹内脏器、污染腹腔、引起肠麻痹,甚至有肿瘤种植危险。腹腔有外伤、手术史或粘连时不易操作。泌尿系统为腹膜后和腹膜外器官,经腹腔手术路径远,对腹腔干扰大,因此目前泌尿外科腹腔镜手术多采用腹膜后途径。既往有腹部手术和腹部感染病史谨慎采用。

二、经腹膜后入路

腹膜后间隙多系疏松组织,无重要血管神经组织。1992年Gaur率先利用类似血压气泵和袖带样结构的腹膜后气囊分离器先扩张后腹膜间隙,形成人工后腹膜腔,再建立气腔。有报道,利用侧卧位借助重力使腹腔内脏器移向对侧,可以直接应用镜体直视下建立腹膜后间隙法(institute of urology peking university,IUPU)。

腹膜后入路的主要优点:对腹腔内脏器干扰小,并减少内脏损伤的可能;易于鉴别肾动脉,以及处理肾背侧病变,不受或少受腹腔内既往有手术、创伤、感染等病史影响;CO_2吸收量小,可防止细菌、尿液对腹腔内的影响,减少了胃肠反应及术后腹腔感染和粘连的机会;并发症少,恢复快。主要缺点:存在解剖标志不明确、操作空间受限、止血不便,工作通道间距较近,立体感欠佳等缺陷,给手术操作带来一定困难;对于病灶大、手术操作复杂、过度肥胖、既往腹膜后手术史、双侧病变需同时处理者,宜选用经腹腔途径手术。

建立腹腔后腔隙的操作常用的有两种方法:①腋后线肋缘下切一小口,用手指伸入腹膜后间隙,分离后放入水囊撑开再置套管;②将气腹针插入腹膜后间隙充气,再穿刺插入套管直接分离。用第1种方法能保证水囊置入腹膜后间隙,操作较容易,但较烦琐。切口较大时会有漏气现象,需用丝线缝1~2针收紧切口。实际操作中可以根据情况灵活选择或联合应用两种方法。

术中解剖标志的识别及手术并发症的防治是开展后腹腔镜手术需要注意的重要问题。腰大肌是镜下最重要的解剖标志,其他还有肾周筋膜、腹膜、肾等。

后腹腔镜手术常见的并发症:①皮下气肿,一般都能够自行吸收,严重时可导致纵隔气肿及气胸的发生;②术中高碳酸血症,导致苏醒困难,因此术中当$PaCO_2$过高时要停止气体的灌注;③术后继发性腹膜后间隙出血,原因有术中的止血不彻底或穿刺通道的出血未引起注意,可通过术毕的认真检查来预防;④术后麻痹肠胀气,其发生与手术时间长,腹腔神经丛受刺激有关,一般不需要做特殊处理,必要时可行胃肠减压治疗;⑤气胸,与术中损伤膈肌或穿刺时损伤胸膜反折有关,一般通过穿刺抽气或闭式引流解决。

第五节 腹腔镜手术基本操作

腹腔镜手术基本操作技术与传统性开放手术具有共性,即暴露、分离、止血、缝合、打结及钉合技术。

一、穿 刺

常用的套管有重复试验的前端锥形套管、带有保护鞘的一次性使用套管和钝头套管(Hasson套管)3种基本类型。

(一) 经腹腔入路

患者取仰卧位。一般先在脐上缘或脐下缘做一长1cm左右的皮肤切口。在这个位置,腹膜附着于腹白线,易于进针,而且腹白线上血管少,不易发生穿刺点渗血。再以布巾钳夹住切口两侧皮肤,向两侧提起以固定腹壁。应避免腹壁牵拉过高,使脐周围腹膜呈伞状隆起,如此气腹针易插入腹膜外间隙。然后,术者握住Veress气腹针的针柄,腕部用力垂直或略向脐部方向插入腹腔。因气腹针先后穿过腹白线和腹膜,常有两次突破感。

气腹针是否进入腹腔,可用以下方法来证实:①抽吸试验。用注射器抽取5~10ml生理盐水,经气腹针推入,如无阻力且反复抽吸无注入盐水抽回,说明针尖位于游离腹腔内;如抽回注入盐水,提示针尖在腹膜外间隙,需重新穿刺;如抽出血液或肠液,提示针尖位于血管或肠腔内,应重新穿刺,并检查损伤器官,必要时需中转开放手术。②充气试验。估计气腹针位于腹腔内后,将注气管与气腹针相连,开始充气并观察腹内压的变化。如针尖位于游离腹腔内,初始充气时腹内压不应超过1.3kPa(10mmHg),随充气量增加而腹内压逐渐升高;如果初始充气压力就高于此数值,可能气腹针与网膜或肠管贴附或腹部肌肉松弛不够,可上提腹壁或调整气腹针位置;如果腹内压仍高于此数值,表明气腹针位于腹膜外间隙或其他有限的空间。③叩诊试验。游离腹腔充气后，腹壁均匀膨隆，肝浊音界消失。如果腹壁不对称膨胀，提示腹膜外间隙充气或气体被注入胃肠道内。

（二）经后腹腔入路

1. 体位　常规采用完全健侧卧位，腰部垫枕，升高腰桥，使腰背筋膜略有张力即可，一是容易定位，二是气腹针易插入。

2. 建立腹膜后腔和放置套管

（1）Hasson 技术：腋后线第 12 肋缘下切开皮肤 2cm 左右，以能伸入术者的示指为宜，长弯血管钳钝性分离至腹膜后腔，用示指扩大腔隙，将自制扩张球囊（乳胶手套的中指套在 16F 导尿管上，用丝线扎紧手指套）放入腹膜后腔，充气 600～800ml，维持球囊扩张状态 3～5 分钟后排气拔除。球囊放置位置依手术要求而定，如肾上腺、肾上部则将气囊放置在肾上极旁；如位肾中部或上段输尿管手术则气囊最好位于肾门附近；如位中段输尿管及其下面则可放置在腰大肌旁边。在示指的引导下，当手指感知套管尖部时，将套管朝向手指的左侧或右侧偏移，旋转加力后刺入。在腋前线肋缘下放置第 1 个套管。在腋中线髂嵴上放置第 2 个套管。在腋后线第 12 肋缘下放置第 3 个套管，并缝合以防漏气。

（2）Veress 气腹针技术：一般在髂嵴上缘 2cm 与腋中线交叉点处垂直插入气腹针，待针刺有突破感后即停止，进入腹膜后间隙，连接气腹机充气扩张后腹腔，然后在穿刺点盲穿置入初始套管，用腹腔镜体做钝性分离扩张，在腹腔镜监视下再放置其他工作套管。

（三）套管穿刺的并发症及预防

套管穿刺并发症多发生在气腹针盲目穿刺时，虽然发生率不高，但国内外文献时有报道。穿刺并发症最多见的是肠管穿孔，其次是膀胱穿孔、大网膜血肿等。最严重的并发症是刺伤腹腔内大血管，如下腔静脉、腹主动脉或髂血管，可引起急性大出血、失血性休克而死亡。为了避免发生并发症，可采用如下措施。

1. 腹壁固定十分重要，常用的方法有：①术者用手提起腹壁；②术者和助手分别用手提起脐部两侧腹壁；③术者和助手分别用布巾钳提起脐部两侧腹壁。使用布巾钳固定戳孔两侧腹壁最为可靠，可以避免牵引时突然滑脱，造成穿刺过深损伤脏器。

2. 当考虑肠管与脐周腹壁粘连时，术前可使用线性超声，来判断有无肠管与腹壁粘连及粘连的部位。如果高度怀疑有粘连，应更换穿刺位置，离原手术切口至少 3.0cm 以上。上腹部手术史者，选择在脐下缘穿刺；下腹部手术史者，在脐上缘穿刺。

3. 既往多次腹部手术、腹部外伤及弥漫性腹膜炎史的患者，考虑到腹腔内广泛粘连，任何部位的穿刺都是危险的，此时，选择开放式插管最为安全。在脐周做一 1.5～2.0cm 切口，逐层切开至腹膜，手指进入腹腔分离切口旁粘连，再放入钝头套管，并缝合腹膜固定，以防切口漏气和术中套管脱出。

4. 穿刺时使用腕部力量旋转刺入，切忌肩部用力或暴力操作；放置第 1 支套管时最好使用带有保护鞘的一次性套管针，其余套管的放置应在腹腔镜监视下完成。

二、气　腹

目前建立气腹主要选择 CO_2 等惰性气体，主要原因是因为腔内要使用电刀、超声刀等器械，可以避免产生大量烟雾影响视野。当腹腔内注入一定量的 CO_2 后，腹内压升高，膈肌运动受限，导致非顺应性降低，肺通气功能受损；还可引起下腔静脉回流受阻，回心血量及心排血量减少。腹内压越高，这种变化越明显。CO_2 气腹还可引起高碳酸血症、酸中毒、皮下气肿、气胸及气体栓塞等并发症。

为了减少 CO_2 气腹对循环呼吸系统的影响，初始充气速度不宜过快，以 1～2L/min 为宜。待注入 2L 左右 CO_2 时，若患者血压、心率平稳，可改为高流量充气，直至腹内压达到 1.6～1.9kPa（12～14mmHg），腹内压不应超过 2.0kPa（15mmHg）。

三、视野与扶镜

（一）视野

手术野显露的方法有：①改变患者体位。体位改变后，游离的脏器沿重力作用向地位方向移动，腹内气体起到推压作用，使术野显露。上腹部手术可采用头高足低位（约 30°），下腹部或盆腔手术用头低足高位；腰部手术则将患侧身体抬高。②器械推压牵拉。为了使视野更好，可用器械牵拉、推压一些非游离的脏器或丰满的脂肪组织。在推压、牵拉时使用钝头无损伤抓钳、扇形拉钩或剥离棒，不能使用锐利器械，以免发生脏器损伤。③排尽脏器内气体。将胃内气体和液体排尽有利于上、下腹部手术野的显露。下腹部手术还需排空膀胱。

腹腔镜手术在进行组织电切和电凝时，会产生烟雾，此时，可以开放气腹针外套管，放出烟雾，保持视野清晰。

（二）扶镜

扶镜是视野显露清晰的重要一环。术者和扶镜助手常站在同一侧。术者双手各持一器械进行双手操作,扶镜助手则扶镜保持视野清晰。扶镜助手不仅要将视野始终对准手术操作区域,并避免血液沾上镜头,还要求掌握手术步骤,领会术者的操作意图,并始终保持镇静。

扶镜器,包括固定卡、机械臂和固定支架,由于采用了能完成空间三维运动和旋转运动,且当任意运动完成后又能保持运动终止时的空间位置的机械结构,当腹腔镜固定在与机械臂相连的固定卡上时,可任意的调节腹腔镜的观察视野,腹腔镜手术时,减少了1名扶镜的医生,节约了劳动成本,同时主刀医生可以按照自己的意愿方便地调整腹腔镜的观察视野,降低医生的劳动强度,缩短手术时间。

四、分　离

腹腔镜手术过程中的分离技术与开放手术相同,通过分离将病变组织切除。腹腔镜分离技术有钝性分离、电凝分离、锐性分离、激光分离与水流分离和超声刀分离。

1. 钝性分离　包括用血管钳、分离棒及冲洗吸引器等器械进行剥离或分离。剥离主要用于有层面、无血管的疏松组织间隙,如脏器的被膜、粘连和脂肪组织的分离。组织间有了裂隙后再用分离钳由浅入深、逐层分离,减少出血。有了间隙后再用钩状电凝器进行电凝分离。电凝棒也可进行钝性分离,还可以电凝止血。钝性分离比钩状电凝器分离更安全,不过手术时间较长。

2. 电凝分离　是腹腔镜手术中最常用的分离方法,它有凝固血管和切断组织的作用。主要用于有小血管的组织。钩状电凝器主要用于易分离的组织,而铲状电凝器主要用于紧密粘连、界面不清而难以分离的组织离断。电凝分离不需钳夹组织,对保留脏器损伤小,可做一些精细分离。不过,电凝时对周围组织有热效应,因此必须提起组织,保持一定张力,先凝固后离断或同时进行。

3. 锐性分离　主要采用剪刀进行分离。无血管的粘连或组织可直接用剪刀剪断,有血管的组织可以先电凝、然后剪断。若组织较厚则先用剪刀行钝性分离,分开后再剪断或电凝后剪断。

4. 超声刀分离　超声刀的工作原理是通过超声发生器使金属刀头发生高频机械振荡,气化组织内水分,达到切割分离及凝固止血的效果。超声刀的锐刃用于快速切开,钝刃用于止血切开,用于大血管(可凝固直径<3mm 的血管)的凝固切开。超声刀的优势在于热损伤轻,可安全地用于重要脏器附近的泌尿外科手术;操作中仅产生少量汽化水雾,视野清晰;无焦痂产生,易于愈合;无电流传导伤,更安全。有了超声刀,术中分离组织和剪断血管迅速、安全,节约大量时间。因超声刀兼具精确切割分离和凝固止血的特点,近年来得到广泛应用。

5. 激光分离与水流分离　激光能凝固、切断组织,但设备昂贵,临床使用少。水流分离则通过高压水泵产生的高压水流,分离疏松组织。

五、止　血

术中止血是腹腔镜手术的基本操作技术之一。常用的止血技术有单极或双极电凝、激光高温止血、超声刀凝固止血、氩气刀喷射止血、钛夹及缝扎止血等。常用的止血方法有以下几种。

1. 电凝止血　仅适用于小血管的出血和渗血。钩状电凝器可用于血管细、出血少的组织分离和电凝止血。铲状电凝器的接触面广,对片状渗血的止血效果好。双极电凝通过传递高频电能到双极镊子两端之间的血管,使其脱水而凝固,热能弥散范围较小,可有效处理 3mm 以内的血管。

电凝止血能产生较多烟雾,影响视野的清晰,排出烟雾又要延长手术时间,不如氩气刀和超声刀好用。

2. 超声刀止血　可处理 3mm 以内的血管,能量传播不超过 0.5mm,几无热损伤,无焦痂,产生烟雾少,手术野清晰。

3. Ligasure 血管闭合系统　采用实时反馈和智能主机技术输出高频电能,结合血管钳口压力使血管壁融合成透明带,形成永久性管腔闭合。能闭合直径 7mm 以内的动脉和静脉。

4. 夹闭止血　常用于大血管的夹闭。夹闭血管的夹子有两种,一种是钛夹,最常用。夹子外形有 V 形和 U 形两种,效果相同,各有与其相配的施夹器。该类夹子施夹时如用力不当或所夹组织过多,可能不牢固,以致发生出血或漏血。另一种是 Hemo-Lok,是一种带锁扣的塑料结扎夹。适用于夹闭较粗的血管如肾动脉和肾静脉,比钛夹牢固。

可依据血管和管状组织的直径选择适合型号的夹子。一般近心端要保留 2 个以上夹子,切除的一侧可上 1 个钛夹或仅行电凝。在施夹时,夹子最好与血管或组织垂直,均匀着力。在双侧均上好夹子后,用剪刀在两者间剪断,近心端至少要留 2mm 的残端,以免夹子滑脱。在没有看清出血点或周围关系时只能钳夹,不能盲目施夹或电凝,以免加重重要脏器、组织的损伤。

5. 直线切割吻合器(Endo-GIA)止血　腔内吻合器能快速、安全地切割组织,封闭较大血管。使用前根据欲处理组织的厚度和宽度选择合适的钉仓,钉合时要注意把予钉合的组织包括在内。

6. 结扎止血　血管较粗时恐钛夹不牢固,可在钛夹夹闭血管前后结扎1次,常用Roeder套。为防止Roeder套的滑脱,可在Roeder套结上再上1个夹子。

打结按线结性质分为滑结和外科结两种。滑结有Roeder结、渔翁结(Fisherman结)和Wister结3种。其中以Roeder结最为常用,并有用干肠线做成的套环成品出售。外科结比滑结牢固,现多在腔内进行。掌握了腔内打结技术可做一些难度较高、较复杂的手术,并减少吻合器的应用,降低手术费用。

7. 止血纱布覆盖或医用生物胶喷洒　当遇到电凝止血不满意的渗血面时,可在渗血部位覆盖止血纱布或喷洒医用生物胶。先用抓钳将体外的止血纱布经套管送入渗血处,再盖好创面,用周围组织压迫固定。喷洒医用生物胶的方法是通过一长塑料管,直接将生物胶喷洒在渗血创面上,或止血药物局部给予,如巴曲亭(注射用矛头蝮蛇血凝酶)。

8. 开放止血　绝大部分的出血经上述方法可有效控制,如果发生大血管破裂、出血迅猛或出血的血管回缩组织中无法止血时,应立即中转开放手术进行止血,以免延误抢救时机。

六、缝合打结

腔内缝合打结技术是腹腔镜手术中较难掌握的基本技能之一,主要用于重建性腹腔镜手术。缝合用的器械包括针持、缝针和缝线。现在应用的针持咬合面与开放手术所用的针持相似,且两叶变长,夹针更牢固。初期使用的缝针是直针带线,便于自套管内置入,但在腹腔镜下直针缝合比较不便,以后改为前端稍弯、针体直、似滑雪板的缝针,放入和使用均方便。所用缝线一般固定在缝针尾部,为人工合成可吸收的编织缝线,如Dexon、薇乔线等,不易脱落,有一定弹性,质地结实耐受牵拉,打结较丝线方便。

缝合操作最好术者双手进行操作。右手握夹好针线的针持,左手握1把前端有适当弯度的分离钳,左手钳夹组织边缘,协助缝合和拔针。缝合后可根据需要在腔内或腔外打滑结或外科结,也可根据需要做间断缝合或连续缝合。其缝合技术与开放手术一致。

缝合技术虽然有发展,但仍是一种费时、费工的操作。现开发出许多腹腔镜手术使用的钉合器和吻合器,使缝合更迅速、更可靠。

第六节　泌尿外科机器人手术

传统的外科治疗是通过开放手术来完成的,腹腔镜和机器人手术通过器械的技术革新使手术微创化,是对传统外科学的进一步发展。腹腔镜应用于外科手术,使切口显著缩小,然而,传统腹腔镜也存在诸多不利之处,如镜头的不稳定性;视野是二维的,没有立体感;器械直硬,自由度小;不符合人体工程学标准等。机器人手术系统则是对手术微创化程度的进一步完善和加深,克服了传统腹腔镜的不足,使微创手术更加完美。

一、达芬奇手术系统的构成

达芬奇手术机器人其实是个系统,包括外科操控台、视频影像系统和外科车(图6-1),在手术室里的布局见图6-2。

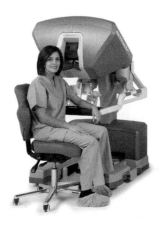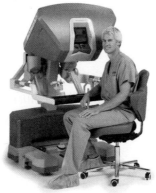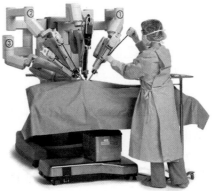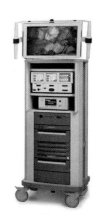

图6-1　达芬奇手术系统的构成

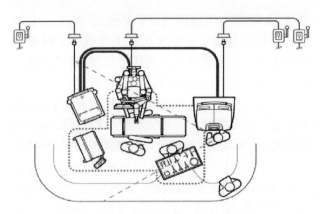

图 6-2 达芬奇手术系统的手术室布局

(一) 外科操控台

外科操控台的一个重要组成部分是三维立体视觉器,它由红外线感受器控制,当术者的头部深入操控台后术中图像自动开启。手术中,术者的手指深入自由活动度的手指操控器中,手指和手腕的动作被系统转换为电子信号,这些电子信号经计算机处理转换为腹腔镜下手术野的器械运动。操作踏板可以调节操控台的高度和内镜的移动。达芬奇机器人操控台的操作面板简单快捷,术者在使用达芬奇机器人手术时,采取坐位,减少了体力消耗。

(二) 视频影像系统

达芬奇机器人系统是真正地为操作者提供双通道信号的三维立体手术野图像的系统。它的内径摄像头含有两个镜头,分别采集到左右两个图像,在左右眼视频信号同步器处理后形成一个三维立体图像。外科手术车中间的机械臂是用于连接把持内镜摄像头的,术者可通过操控台自由操控摄像头的运动,较传统腹腔镜减少了由于术者和持镜者配合不默契给手术带来的负面效应。

(三) 外科车

第四代达芬奇机器人外科车由 4 个机械臂构成,机械臂末端关节有 7 个自由度和 2 度的轴向旋转,它们通过适配器连接特制的达芬奇手术器械(图 6-3)。一般 1 号和 2 号臂为术者的操作臂,3 号臂常连接专业抓钳,术中扮演了传统腹腔镜手术中助手的角色。4 号臂位于中间,连接腹腔镜镜头。

二、机器人手术常用器械

(一) 专用工作通道

达芬奇机器人系统除了内径摄像头通道使用通用的直径 10mm 或 12mm 的工作通道外,其余各操作通道使用其专用的金属 8mm 工作通道。专用达芬奇机器人套管腹腔端标有"两粗一细"的标记横

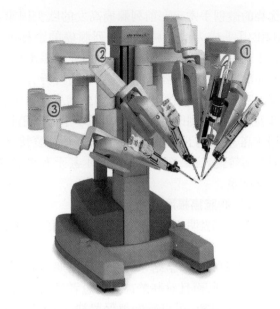

图 6-3 达芬奇机器人机械臂

线,插入腹壁深度较传统腹腔镜浅。

(二) 无菌机械臂袖套套装

一次性使用的无菌机械臂袖套套装,上面有适配器,它是机器臂与手术器械联动的桥梁。

(三) 手术器械

每一把手术器械均由 3 部分组成:碟盘、轴杆、腕关节。器械碟盘与无菌机械臂袖套套装的适配器连接,适配器与机械臂末端腕关节滑轮连接,基于上述两个连接,工作状态下机械臂滑轮组的运动转换为手术器械末端腕关节的运动,达到主仆机器人系统远程操控的目的。达芬奇系统的手术器械寿命一般是 10 次,过期的手术器械不能再次使用。

达芬奇机器人系统常用的手术器械有单极弯剪、马里兰双极钳、有孔双极钳、专业抓钳、大持针器、超大持针器等。

三、机器人手术在泌尿外科的应用

机器人辅助腹腔镜手术适应证和传统腹腔镜适应证基本相同(见腹腔镜手术章节),并且机器人在复杂泌尿外科手术(如前列腺癌根治术、膀胱癌根治术、巨大肾、肾上腺肿瘤切除术、后腹膜淋巴结清扫术等),较传统腹腔镜具有显著的优势,表现在手术时间缩短、出血少、暴露清楚、视野接近现实 3D、并发症少、住院时间缩短等。

(一) 前列腺癌根治术

机器人辅助腹腔镜前列腺癌根治术(RALRP)是泌尿外科机器人应用的主要焦点,是目前所有机器人手术中,与开放和传统腹腔镜手术相比最具明

显优势的微创手术。在前列腺癌高发的欧美国家，RALRP 几乎成为治疗局限性前列腺癌的金标准。来自不同中心的研究显示，机器人和开放手术相比在肿瘤的完整性和切缘阳性率方面没有差异，此外，良好的吻合和神经血管束保护可以使术后早期尿失禁和勃起功能得到改善。RALRP 虽手术时间稍长、费用较高，但具有出血少、并发症少、术后恢复快、住院时间短等优点，最新荟萃研究显示甚至有更优的肿瘤学结果。

（二）膀胱癌根治术

多项研究表明机器人辅助腹腔镜下膀胱癌根治术（RALRC）是治疗膀胱癌安全、微创、重复性好的方法，中短期的肿瘤学结果和患者生存期与开放手术无明显差别，而且对高龄高危的患者可能更有优势。并且，RALRC 可以较好地保留神经血管，有利于术后排尿功能和性功能的恢复，并可与各种膀胱替代术或尿流改道术结合进行。

（三）肾部分切除术

肾部分切除术是治疗局限性肾肿瘤的重要方法，但传统腹腔镜手术技术难度较大、术中热缺血时间长。由于机器人系统的工作手臂具有 6 个关节和 7 个方向自由度，提供 10~15 倍立体三维手术视野，因此机器人肾部分切除术可显著缩短热缺血时间、最大限度保留正常肾组织，减少术后并发症。

（四）肾上腺切除术

传统腹腔镜在处理体积大、粘连、压迫大血管、患者过度肥胖的肾上腺肿瘤时难度较大，然而机器人处理这些疑难肾上腺病变优势明显。如巨大嗜铬细胞瘤，机器人手术在分离大血管时比传统腹腔镜容易而且安全，机械臂自动消除颤抖、而对瘤体刺激较小，术中血压波动小。

（五）泌尿整形手术及其他

由于机器人手术操作灵活、视野清晰，使其成为治疗肾盂输尿管畸形、肾盂积水的重要方法，其适应证比传统腹腔镜更宽，对首次整形手术失败的病例，仍可以采用机器人手术取得较好的疗效。另外，在泌尿系统结石、女性泌尿疾病、男性不育等领域，机器人也有广泛应用。

四、泌尿外科机器人手术入路的建立

（一）经腹腔入路的肾上腺和上尿路机器人手术入路的建立

1. 患者体位　全身麻醉后，患者取 60°~70° 的侧卧位，升高腰桥，使腰部和腹部适当展开，将患者骨盆处、肩关节、上肢固定至手术床上。

2. 建立气腹　一般先在脐上缘或脐下缘做一长 1cm 左右的皮肤切口。在这个位置，腹膜附着于腹白线，易于进针，而且腹白线上血管少，不易发生穿刺点渗血。再以布巾钳夹住切口两侧皮肤，向两侧提起以固定腹壁。应避免腹壁牵拉过高，使脐周围腹膜呈伞状隆起，如此气腹针易插入腹膜外间隙。然后，术者握住 Veress 气腹针的针柄，腕部用力垂直或略向脐部方向插入腹腔。因气腹针先后穿过腹白线和腹膜，常有两次突破感。也可以采用小切口剖腹术切开腹膜进入腹腔建立气腹（Hassan 法）。

3. 穿刺套管分布　根据手术不同，可分为经侧面入路、经脐部入路和经脐旁入路。一般经脐旁入路常用：在平肚脐水平腹直肌旁线处切开 10mm 切口，插入 12mm 套管，作为镜头臂通道。然后在直视下置入其他套管，在肋缘下锁骨中线处、腋前线处分别置入 8mm 套管，作为主要操作臂的通道。若手术需要，可在剑突下放置第 4 孔，用于辅助牵拉脏器。

4. 机器人系统的对接　以镜头通道与主操作臂通道中点的连线为轴，机器人沿此轴由患者背侧靠近，机械臂跨过患者背侧与相应的穿刺通道进行对接。

（二）经腹腔途径的下尿路机器人手术入路的建立

经腹腔途径的下尿路机器人手术主要有根治性前列腺切除术、根治性膀胱切除术、盆腔淋巴结清扫术等，以上手术患者体位、穿刺套管的分布和机器人系统的对接基本相似。

1. 患者体位　采用半截石位，用 Allen 脚蹬固定下肢，以利于机器人设备进入会阴部，保留导尿。

2. 建立气腹　采用经脐置入气腹针最为安全，因为所有筋膜层在脐部汇合成单层筋膜。一般先在脐上缘或脐下缘做一长 3mm 左右的皮肤切口。布巾钳夹住切口两侧皮肤，向两侧提起以固定腹壁。应避免腹壁牵拉过高，使脐周围腹膜呈伞状隆起，如此气腹针易插入腹膜外间隙。然后，术者握住 Veress 气腹针的针柄，腕部用力垂直或略向脐部方向插入腹腔。因气腹针先后穿过腹白线和腹膜，常有两次突破感。

3. 穿刺套管分布　建立气腹后，于脐正中上方两横指处纵行切开 10mm 切口，插入 12mm 套管，作为机器人镜头臂通道。两个 8mm 套管分别置于脐水平两侧距脐 8~10cm 位置，可在 8mm 套管外侧 8~10cm 处再放置第 3 个或第 4 个操作臂通道，作为助手通道。

4. 机器人系统的对接　机器人以脐正中线为轴向患者分开的两腿间移动。首先对接机器人镜头臂，然后对接其余3个操作臂到相应的穿刺套管。对接完毕后可适当将各臂向外牵拉使腹壁外凸，扩大手术视野，获得足够穿刺套管之间的距离，减少相互之间的碰撞。

（三）经后腹膜途径的上尿路机器人手术入路的建立

1. 患者体位　取完全侧卧位，升高腰桥，双臂固定于手术床上。

2. 制备气腹和放置套管　于腋中线髂嵴上2cm 做一2~3cm横行切口为镜头通道，血管钳撑开腰背筋膜，手指推开脂肪，置入自制扩张器，充气800ml 左右扩张腹膜外空间，腋后线第12肋尖处为操作臂2臂的位置，切开8mm切口，在手指引导下置入套管。于镜头孔置入12mm套管，连接气腹待气腹压升至14mmHg，在腋前线位置做一8mm切口，直视下置入操作臂1臂的套管。

3. 机器人系统对接　机器人从患者头侧、身体长轴防线垂直进入，首先对接机器人镜头臂与镜头套管，然后对接操作臂。

机器人前列腺癌根治术也可以经腹膜外途径，然而应用较少。患者体位同经腹腔途径，但需要制备腹膜外空间，在腹直肌和后鞘之间用手指扩张出腹膜外空间，置入自制扩张器，充气1200~1500ml扩张腹膜外空间，各套管放置位置与经腹腔途径相同。

（侯建全　平季根）

参 考 文 献

1. 吴阶平. 吴阶平泌尿外科学（2013版）. 北京：人民卫生出版社，2013：1465-1467.
2. 张旭. 泌尿外科腹腔镜与机器人手术学. 第2版. 北京：人民卫生出版社，2015：207-217.
3. 孙颖浩. 机器人泌尿外科手术学. 北京：人民卫生出版社，2015：21-32.
4. Walsh. Campbell-Walsh Urology 10th edition. Elsevier Saunders，2015：4123-4126.

第 二 篇

肾上腺疾病

第 七 章

肾上腺概述

肾上腺是人体内重要的分泌腺体之一。肾上腺可分泌多种激素。肾上腺内不同的组织或细胞发生的病变所引起的人体病态亦不相同。

一、肾上腺胚胎发育

肾上腺由皮质及髓质两部组成。两者胚胎发育来源不同，皮质源于腔上皮细胞，属中胚层；髓质与交感神经节细胞同源，起源于神经嵴细胞，属外胚层。皮质包绕髓质，合为一体，但各自的组织结构和激素分泌功能是独立的。

（一）肾上腺皮质的胚胎发育

皮质部的发育开始于胚胎第 5~6 周，此时中肾头端与肠系膜之间的生发上皮层快速增生，并深入其下方的间充质中，形成原始皮质，又称胎儿皮质（fetal cortex）。约 2 周后，中胚层的腔上皮细胞再次增殖，并移向胎儿皮质，排列于后者外围，形成一密集的薄层皮质，称之为永久皮质（permanant cortex）。胚胎发育中，胎儿皮质体积逐步退化缩小，而永久皮质逐步分化增大。胚胎期，胎儿皮质占整个肾上腺的皮质的 80%，此时肾上腺体积可超过肾脏，出生前 4 周左右，胎儿皮质开始退化，至出生时仍占肾上腺皮质的 3/4，出生后 8 周占 1/4，1 岁后完全消失，由永久皮质占据。原始皮质结构单一，主要合成和分泌肾上腺雄激素和少许雌激素。永久皮质结构相对复杂，有 3 层组织细胞结构，即球状带、束状带和网状带。除分泌类固醇的激素和盐皮质激素，还分泌少量性激素功能，在人体新陈代谢中起重要作用。

（二）肾上腺髓质的胚胎发育

肾上腺髓质比皮质出现稍晚。胚胎第 7 周时，起源于外胚层神经嵴的一小群细胞迁移到肾上腺皮质原基内侧，随后集中于皮质中心而形成肾上腺髓质原基。原基细胞变为嗜铬母细胞，进而分化为嗜铬细胞（因细胞中含有儿茶酚胺的嗜铬性颗粒而得名）。胚胎中期时，这些移行到皮质中心的嗜铬细胞发育成肾上腺髓质。

除迁移至肾上腺皮质中心的嗜铬母细胞外，还有少部分随交感神经母细胞移行至椎旁或主动脉前交感神经节，以及嗜铬细胞体（Zuckerkandl 器官）中。一般在出生后 2~3 年，肾上腺外嗜铬细胞除大血管周围的交感神经节外，其他的基本消失。若未消失，有形成异位嗜铬细胞瘤的可能性。

（三）迷走肾上腺的形成

少数肾上腺细胞在胚胎发育期可迁移到异常位置并发育成迷走肾上腺。迷走皮质比迷走髓质多见，皮质-髓质复合型较少见。迷走肾上腺者，一般正常肾上腺仍存在，也偶有一侧缺如者。

迷走肾上腺可能出现的位置有腹主动脉旁、脾附近、盆腔，也可在睾丸或卵巢内。由于髓质之嗜铬细胞与交感神经细胞同源，后者分布广，故单纯髓质型（嗜铬细胞瘤）可出现于身体各部分。

二、肾上腺应用解剖

（一）肾上腺大体解剖

人肾上腺是成对器官，表面呈棕黄色。右侧肾上腺扁平，呈三角形或圆锥形；左侧呈半月形或椭圆形。肾上腺长 4~6cm，宽 2~3cm，厚 0.3~0.6cm，左侧较右侧略大；正常肾上腺的重量约为 4~6g。男女之间亦有差别，男性较女性约重 11%。肾上腺包被着一层薄的包膜，外周为脂肪组织包绕。肾上腺借自身韧带固定，左侧固定于主动脉，右侧固定于下腔静脉和膈肌脚。

（二）肾上腺与邻近脏器解剖关系

肾上腺位于腹膜后，在双侧肾的内前上方，平第 1 腰椎椎体，相当于第 11 肋水平，右侧肾上腺比左

2

侧稍高。双侧肾上腺向肾前内侧倾斜,底部紧邻肾门部血管。肾上腺有 3 个面,即肾面、腹面及背面。肾面即肾上腺底部,呈凹陷状和肾上极相吻合;腹面有一凹陷,称为肾上腺门,肾上腺之静脉,即自肾上腺门穿出。

右肾上腺上邻肋膈角,肾面与肾上极相接,前外侧方为肝右叶,内侧则为下腔静脉及十二指肠。左肾上腺较靠近中线,后方靠横膈,底面缘于肾上极内侧,内面为腹主动脉,前方上 1/3 与小网膜腔的腹膜相靠,下 1/3 与胰体和脾血管相接。

(三)肾上腺血液供应

一般来讲,肾上腺动脉的来源有 3 部分:①肾上腺上动脉为膈下动脉的分支,分为 3~4 支入肾上腺;②肾上腺的中动脉大多数由腹主动脉直接发出,少数可由膈下动脉或腹腔动脉分出;③肾上腺下动脉为肾动脉的分支,在异位肾上腺移植中常利用该支血管。

这些动脉在肾上腺的内上、内下侧伸向肾上腺。供应肾上腺的动脉发出众多分支,形成被膜下动脉丛。此动脉丛进入肾上腺皮质成毛细血管,并在皮质网状带形成环绕网状带的静脉窦。

肾上腺髓质有两种血供:一种为静脉型血供,由皮质的静脉窦向髓质延伸,血流中含肾上腺皮质分泌的激素;另一种为动脉型血供,由被膜下动脉丛穿过皮质直到髓质的小动脉。

肾上腺静脉不与动脉伴行。皮质无静脉回流,只是作为一种静脉型血供,以静脉窦形式延伸入髓质。髓质的毛细血管汇成小静脉,引流入中央静脉。中央静脉上有 2~4 条纵向的平滑肌束,这些肌束有调节中央静脉血流量的作用。中央静脉穿出皮质,即为肾上腺中心静脉,右侧多数直接注入下腔静脉,左侧注入左肾静脉。右肾上腺中心静脉靠近腔静脉,比左肾上腺中心静脉短而粗。

(四)肾上腺神经支配

位于 $T_{10}-L_2$ 水平的脊髓内神经元发出交感神经节前纤维,进入内侧的交感神经干,再从交感神经干分出,通过腹腔神经丛,随肾上腺小动脉进入肾上腺髓质,神经末梢呈突触形式包绕嗜铬细胞。少许副交感神经以相同的经路进入肾上腺髓质。

(五)肾上腺淋巴回流

肾上腺的淋巴系统仅存在于被膜、皮质内小梁及大静脉的结缔组织内,肾上腺淋巴管直接或伴有同肾的淋巴管回流入主动脉旁淋巴结。

三、肾上腺组织学

(一)肾上腺皮质组织学

肾上腺皮质由外向内分为球状带、束状带和网状带 3 个带。肾上腺皮质细胞为上皮细胞,细胞质嗜碱性,含有抗坏血酸及胆固醇,后者被认为是皮质激素的前身。球状带细胞分泌盐皮质激素,束状带和网状带则主要分泌糖皮质激素和脱氢异雄酮及其硫化物。

1. 球状带(zona glomerulosa) 紧贴肾上腺被膜,较薄,约占皮质的 15%。球状带细胞较小,排列呈球状、团块或拱形,细胞间有窦状毛细血管和少许结缔组织。

2. 束状带(zona fasciculata) 居球状带内缘,最厚,约占皮质 75%,由较大的多边形细胞排列成条索状,或呈放射状伸向内方,也有少许细胞索进入球状带及被膜下。细胞索间有网状结缔组织和窦状毛细血管。束状带细胞表面有许多微绒毛和膜被小泡,可能与摄取胆固醇有关。

3. 网状带(zona reticularis) 居皮质最内层,与髓质相接,占皮质的 7%~10%,细胞索交叉吻合成网状,网眼内有网状结缔组织和窦状毛细血管。

(二)肾上腺髓质的组织学

肾上腺髓质于皮质内面,与皮质交接并无明显界限,呈参差不齐状。髓质主要由高度分化的嗜铬细胞组成,呈圆柱状排列,圆柱体外有动脉型毛细血管通过,圆柱体中央有静脉型毛细血管通过。在人类髓质内分泌颗粒以肾上腺素颗粒为主,约占85%。绝大多数嗜铬细胞存在于肾上腺髓质内,但少数肾上腺外嗜铬细胞可存在于交感神经节附近或其内。

胎儿和新生儿期肾上腺外嗜铬细胞数量较大,甚至形成块状,称为无色嗜铬细胞组织块,可形成动脉前或肠系膜下动脉分支处的 Zckerkandl 器官。肾上腺外嗜铬细胞多在出生后逐渐消失,而少数残留部位可能成为肾上腺外嗜铬细胞瘤的起源。

四、肾上腺生理学

(一)肾上腺皮质激素的生理作用

肾上腺皮质激素通常指糖皮质激素及盐皮质激素,均属类固醇激素,故生物作用机制相同,影响蛋白质的合成,产生相应激素的生物效应。不同组织对同一激素产生不同效应,取决于该组织内激素调控基因的特异性。

1. 糖皮质激素的作用　糖皮质激素调节糖、蛋白质和脂肪代谢，可以促进蛋白质分解，减少氨基酸合成为蛋白质，使氨基酸在肝内脱氨，形成尿素和肝糖原。糖皮质激素增多引起糖原异生作用增强，可出现血糖增高和糖尿，血糖增高，兴奋胰岛素分泌，进而促进脂肪合成作用，最终引起头、面、躯干部位脂肪的集聚；蛋白质分解的增强使氮的排出增加，导致肌萎缩、骨质疏松、伤口愈合延缓。

糖皮质激素也有微弱的盐皮质激素作用，过度分泌或长期应用，也可出现水钠潴留和钾耗损。糖皮质激素对应激反应起重要作用，在机体面对严重或持久的不良刺激时，糖皮质激素的分泌可增加数倍乃至几十倍，使机体能迅速适应内外环境的急剧变化，度过危机。大量应用皮质醇或精神恐惧和焦虑，造成的皮质醇分泌增多，除增加胃酸分泌外，还可使消化道黏膜血管缺血，引发黏膜变性及多发性溃疡，此称为"消化道应激性溃疡"。糖皮质激素可促进血管紧张素原的形成并加强去甲肾上腺素对小动脉的收缩作用，因此有升高血压、抗休克作用。

2. 盐皮质激素的作用　机体最重要的盐皮质激素是醛固酮，其次还有 11-去氧皮质酮、皮质酮和皮质醇。盐皮质激素的主要作用是维持正常的血容量及血钠浓度，作用于肾远曲小管和集合管的上皮细胞，促进这些细胞对原尿中 Na^+ 的重吸收，排出 K^+ 和 H^+。

盐皮质激素还可作用于汗腺、唾液腺及大肠、小肠的上皮细胞，起到潴钠排钾作用。当醛固酮分泌不足时，血液中 Na^+ 和 Cl^- 浓度降低，K^+ 浓度增高，并随之出现脱水，严重者影响血压甚至出现休克。醛固酮分泌过多则可造成 K^+ 大量排出，引起水钠潴留性水肿，同时血容量增加。此时由于细胞外 Na^+ 浓度增高，Na^+ 便向细胞内转移，使得细胞内水潴留，外周阻力增强，即形成原发性醛固酮增多症典型的高血压临床症状。

当给予外源性醛固酮时，尿钠排量减少，尿钾排量增加，体钠总量及血容量均相应增加。继续给予醛固酮到一定时候，尿钠排量不再继续减少，体钠总量及血容量稳定在一个比原来高的新水平上，而尿钾排量仍然高于正常，这一现象称为"盐皮质激素逸脱现象"。在病理情况下，上述变化只存在于原发性醛固酮增多症，而继发性醛固酮增多症并无此现象。

3. 肾上腺性激素作用　肾上腺性激素主要来自人体的性腺，肾上腺皮质所分泌的雄激素和雌激素量很小，也不受性别影响。成人肾上腺直接分泌的睾酮约 $100\mu g/d$，约占女性睾酮日产量的 50%，仅占男性睾酮日产量的 2%。这个量的雄激素对青春期的发动有重要意义，使男女少年出现早期的阴毛和腋毛，并通过正反馈机制，促进下丘脑-垂体-性腺轴的成熟，使得青春发育期真正开始。

在肾上腺皮质功能降低时，并不出现性激素总量不足。在肾上腺分泌男性激素超过正常时，则可出现性征方面的改变。在男性可出现性早熟，在女性则根据发病年龄，出现假两性畸形或男性化，有阴蒂肥大、多毛、痤疮、乳房和子宫萎缩等症。在某些肾上腺肿瘤分泌女性激素增加时，在男性可能出现女性化体征，如男性乳房女性化、精子减少、性欲减退、肥胖及阴茎萎缩等。儿童患者可发生乳房女性化，生长和骨骼成熟加速。

（二）肾上腺髓质激素的生理作用

肾上腺素和去甲肾上腺素通过和靶细胞膜上的特异受体结合而发挥作用。肾上腺受体有 α 和 β 两类，α 受体又可分为 α_1、α_2 等亚型，甚至有 α_{1A}、α_{1B} 和 α_{1D} 等亚型。β 受体又分为 β_1 和 β_2 等亚型。β_1 受体主要存在于心脏和脂肪组织，β_2 受体存在于支气管平滑肌和血管。去氧肾上腺素（phenylephrine）为人工合成的特异 α 受体激动剂；酚妥拉明（regitine）和酚苄明为 α 受体阻滞剂。目前 α_1 受体阻滞剂特拉唑嗪（terazosin），α_{1A} 受体阻滞剂坦洛新（tamsulosin），亦已应用于临床；异丙基肾上腺素为 β 受体激动剂，β 受体阻滞剂常用的为普萘洛尔（propranolol）。肾上腺素的生物效应比去甲肾上腺素要强 $50\sim100$ 倍，对某一器官、某一组织发挥何种作用，主要看局部存在什么样的受体。

肾上腺素和去甲肾上腺素对机体多器官、多系统都有影响。其中对能量代谢的影响最为明显：增加氧耗量，影响糖代谢，使糖原、蛋白质和脂肪分解加速，血糖升高，并可刺激下丘脑和垂体引起 ACTH 和促甲状腺素分泌，通过兴奋 α 受体抑制胰岛素的分泌，促进胰高血糖素、GH 和 ACTH 的分泌。

五、肾上腺激素的分泌调控

（一）糖皮质激素的分泌调控

1. 促肾上腺皮质激素　促肾上腺皮质激素（ACTH）是一种垂体前叶激素。ACTH 是最重要的直接促进皮质醇合成和分泌的调节激素。ACTH-肾上腺皮质激素分泌有明显的昼夜节律性改变。正常人在清晨清醒前后 $1\sim2$ 小时内，血浆 ACTH 和皮质醇浓度达高峰,然后逐渐下降,至熟睡后1~2小时内降到最低点,次晨再次上升。另外,在中、晚餐时血浆 ACTH 和皮质醇会有较小的峰值分泌,此与食物中蛋白质含量可能有关。

2. ACTH 释放激素　ACTH 释放激素(CRH)为下丘脑室旁核的小细胞神经元所合成,为一种含41个氨基酸的多肽。CRH 被转运到垂体前叶,和垂体 ACTH 细胞膜上的特异受体结合发挥作用,作用机制同上述的 ACTH。

另一种 ACTH 的释放因子为下丘脑合成的垂体加压素(AVP),其作用没有 CRH 强。AVP 和 CRH 可在同一神经内分泌细胞中生成,并都在正中隆起的神经末梢贮存和释放,和 CRH 有明显的协同作用。

3. 中枢神经递质　CRH 的释放受多种神经递质的调控。乙酰胆碱、5-羟色胺对 CRH 的合成和释放有兴奋作用;乙酰-β-甲基胆碱使人的血浆皮质醇升高;中枢性的去甲肾上腺素对 CRH 释放有抑制作用。

4. 下丘脑-垂体-肾上腺皮质轴　下丘脑的 CRH 兴奋垂体分泌 ACTH,ACTH 再刺激肾上腺皮质分泌糖皮质激素,构成下丘脑-垂体-肾上腺皮质轴,这是一种多回路的自动控制系统。

体液调节是由各种负反馈完成的。首先,糖皮质激素作用于垂体前叶,抑制 ACTH 的分泌,并抑制前阿片-促黑素细胞皮质素原(POMC)基因转录,使 POMC 的 mRNA 水平明显减低,致 POMC 生物合成减少;其次,糖皮质激素对下丘脑有负反馈抑制作用,不仅减低 CRH 和垂体加压素(AVP)的生物合成,而且阻断两者对 POMC 基因转录的刺激作用。另外,ACTH 对下丘脑 CRH 也有负反馈抑制作用,称为短环负反馈。

(二) 盐皮质激素的分泌调控

盐皮质激素的分泌调控主要体现在肾素-血管紧张素系统对醛固酮的调节上,其次是血钾和 ACTH 对醛固酮的作用。

1. 肾素-血管紧张素系统　肾素是由肾小球旁器分泌的蛋白酶,其催化血管紧张素原形成血管紧张素Ⅱ。血管紧张素Ⅱ可使小动脉收缩、血压上升,作用于肾上腺皮质球状带细胞,并可促进醛固酮的合成和分泌。

肾素分泌是在多因素调节下完成的。肾小球旁器细胞本身是一压力感受器,可感知入球小动脉和肾实质的压力,以调节肾素分泌;肾小球旁的远曲小管演绎而来的致密斑(macula densa)通过感知肾小管 Na^+ 浓度来调节肾素分泌;球旁细胞内小动脉壁内的交感神经兴奋,亦促进肾素分泌。血管紧张素Ⅱ通过短环负反馈直接抑制肾素分泌。醛固酮的潴钠排钾作用使血容量上升,对肾素分泌具有负反馈抑制作用。前列腺素和肾上腺素 β 受体亦控制肾素的分泌。

2. 血钾　K^+ 可直接作用于球状带,刺激醛固酮的分泌(K^+ 的这种作用和肾素-血管紧张素系统无关)。醛固酮也可通过刺激肾小管排泄钾离子来调节血钾浓度。

3. ACTH　与肾素-血管紧张素和 K^+ 相比,ACTH 对醛固酮合成的调节作用是次要的,且作用短暂。

4. 其他　心钠素又称心房钠尿肽(ANP),最重要的作用是促进肾小管及集合管对钠和水的排泄,对醛固酮分泌具有抑制作用。这种作用是间接的。

(三) 肾上腺皮质雄性激素的分泌调控

以前认为 ACTH 被认为是肾上腺皮质雄激素分泌的调节因素。目前认为有一种肾上腺雄激素刺激激素(AASH,属垂体激素)及黄体生成素或催乳素,可能有促进肾上腺分泌雄激素的作用。

(四) 肾上腺髓质激素分泌的调节

肾上腺髓质受神经体液的调节,刺激下丘脑后部交感神经中枢可引起肾上腺髓质儿茶酚胺的分泌增加。如血压下降时,来自压力感受器的传入信号减少,中枢对交感肾上腺系统的张力性抑制作用变弱,交感活动随之增强,引起肾上腺髓质分泌儿茶酚胺增多,此外,情绪激动、强烈物理刺激、流血、窒息、特殊药物如组胺等均可引起髓质分泌旺盛。

(卫中庆　孙则禹)

参 考 文 献

1. 罗邦尧. 肾上腺疾病诊断与治疗学. 上海:上海科技教育出版社,1995:1-74.
2. 吴阶平. 吴阶平泌尿外科学. 济南:山东科学技术出版社,2004:39-42.
3. 刘斌,高英茂. 人体胚胎学. 北京:人民卫生出版社,1996:347-349.
4. Kavoussi LR, Novick AC, Partin AW, et al. Campbell-Walsh Urology. 9th ed. Philadelphia:Saunders Elsevier, 2006:375-390.

第 八 章

皮质醇增多症

皮质醇增多症(hypercortisolism),又称库欣综合征(Cushing syndrome),是最常见的肾上腺皮质疾病,系肾上腺皮质长期分泌过量糖皮质激素所引起的一系列临床综合征。皮质醇增多症由 Harvey Cushing 于 1912 年首先描述。其病因多数为 ACTG 依赖性双侧肾上腺皮质增生,部分为肾上腺皮质腺瘤、皮质腺癌、异位 ACTH 综合征,以及因临床长期服用大量糖皮质激素所引起的医源性皮质醇增多症。

一、病因及分类

皮质醇增多症可分为外源性、ACTH 依赖性和 ACTH 非依赖性 3 类。在 ACTH 依赖性中包括垂体性皮质醇增多症即库欣病(Cushing disease)和异位 ACTH 综合征(ectopic ACTH syndrome);而 ACTH 非依赖性中,包括肾上腺皮质腺瘤和腺癌。血浆 ACTH 水平很低的肾上腺皮质增生症也属于此类。

(一)ACTH 依赖性皮质醇增多症

1. 库欣病 是专门指垂体性双侧肾上腺皮质增生,主要由于垂体分泌过量的 ACTH 刺激肾上腺皮质过度增生,产生了大量的糖皮质激素所致。患者体内皮质醇量虽增高,但不能发挥正常的负反馈作用,使垂体减少 ACTH 的分泌量,往往需要较高浓度的皮质醇才能抑制 ACTH。皮质醇的分泌失去了正常的昼夜节律,对低血糖、手术及创伤等也失去了应激反应。垂体可能有以下 3 种病变。

(1)存在有分泌功能的垂体腺瘤:库欣病患者大多数存在着自主或相对自主地分泌 ACTH 的垂体腺瘤。有报道 80% 以上的库欣病患者经蝶窦手术探查时可发现垂体 ACTH 腺瘤或微腺瘤。这类患者在垂体分泌 ACTH 的腺瘤摘除后,90% 左右的患者可获得临床症状及内分泌实验室检查指标的缓解。

而垂体 ACTH 瘤周围的正常垂体组织中 ACTH 分泌细胞则呈退化变性,表现为细胞体积增大,胞质内 ACTH 分泌颗粒明显减少,并出现透明变性,这种细胞称为 Crooke 细胞。自主分泌皮质醇的肾上腺肿瘤患者垂体 ACTH 分泌细胞亦会发生上述改变。库欣病患者测定血中促肾上腺皮质激素释放激素(CRH)浓度低于正常人,说明垂体 ACTH 瘤是自主性的。

垂体 ACTH 瘤绝大多数为良性腺瘤,其中 85%～90% 以上为直径<10mm 的微腺瘤,只有极小部分为较大的腺瘤,因此库欣病患者多数在 X 线及 CT 检查中无法发现垂体占位性病变及蝶鞍改变。垂体 ACTH 瘤大部分为嗜碱细胞瘤,10%～20% 为嫌色细胞瘤。

(2)垂体 ACTH 细胞增生:这类患者占库欣病患者的比例极小,表现为垂体 ACTH 细胞的弥漫性、簇状增生或形成多个结节,这种结节与微腺瘤很难区分。垂体 ACTH 细胞增生的原因可能是由于下丘脑本身或下丘脑上级神经中枢的原因,致使下丘脑分泌过多 CRH,刺激垂体分泌 ACTH 的细胞增生,使 ACTH 分泌量增加。另外,下丘脑以外的异位肿瘤分泌过量的 CRH 或具有 CRH 类似活性的物质也可致垂体 ACTH 分泌细胞增生,从而过量分泌 ACTH。

(3)鞍内神经节细胞瘤:本病极罕见,肿瘤细胞也可分泌 CRH 和 ACTH 类物质,引起库欣病。

2. 异位 ACTH 综合征 是指垂体以外的肿瘤组织分泌大量 ACTH 或 ACTH 类似物质,刺激肾上腺皮质增生,分泌过量皮质激素所引起的一系列综合征。能引起异位 ACTH 综合征的肿瘤种类很多,最常见的有小细胞性肺癌(50%),其次为胸腺瘤、胰岛细胞瘤及支气管类癌,其他还有甲状腺髓状瘤、嗜铬细胞瘤、神经节瘤、神经节旁瘤、成神经细胞瘤、胃肠道恶性肿瘤、卵巢或睾丸肿瘤等。

垂体之外的肿瘤产生 ACTH 的机制有以下两种可能:其一,APUD 学说。APUD(amine precursor uptake and decarboxylation)细胞能摄取生物胺的前体分子经脱羧作用后,使之成为各种生物胺及多肽激素。异位产生 ACTH 的肿瘤约 3/4 起源于 APUD 细胞,还可分泌 5-羟色胺等多种多肽激素。其二,脱抑制学说(desuppression)。人体内每一个细胞都存在着合成与分泌 ACTH 的基因。正常情况下只有垂体前叶的 ACTH 分泌细胞中合成 ACTH 的基因得到表达,人体其他组织细胞中该基因都处于被抑制状态。在异位 ACTH 肿瘤细胞中,由于部分基因中出现脱抑制作用,因而恢复了合成 ACTH 或其他肽类物质的功能。异位 ACTH 的分泌一般是自主性的,不受 CRH 的兴奋,也不被体内皮质醇总量的升高所抑制。

(二) ACTH 非依赖性皮质醇增多症

ACTH 非依赖性皮质醇增多症患者主要为肾上腺肿瘤患者,包括肾上腺皮质腺瘤及腺癌,其皮质醇分泌是自主性的,因而下丘脑 CRH 及垂体前叶 ACTH 分泌均处于抑制状态,体内 ACTH 含量低下。并由此导致肿瘤之外的同侧及对侧的肾上腺皮质处于萎缩状态。肾上腺腺瘤的细胞比较单一,只分泌糖皮质激素。而肾上腺腺癌细胞则不仅大量分泌糖皮质激素,还可分泌过量的雄性激素。有些患者甚至醛固酮、脱氧皮质醇及雌二醇的分泌量也可明显高于正常。

另有部分肾上腺皮质增生患者其体内 ACTH 的分泌受抑制,不能被大剂量地塞米松试验所抑制,呈自主性分泌,也归于此类。发病机制不详。有学者认为其最初也是 ACTH 分泌过多,兴奋肾上腺使肾上腺皮质增生,在此基础上形成了肾上腺结节,变成自主性分泌皮质醇的疾病。最终,大量分泌的皮质醇反过来又抑制了垂体 ACTH 的分泌。

二、临 床 表 现

皮质醇增多症可发生于任何年龄组,但多见于年轻及生育期妇女,女:男为(3~8):1。皮质醇增多时,无论由于垂体性肾上腺皮质增生,抑或肾上腺皮质腺瘤、腺癌,其共同特点是肾上腺皮糖皮质激素分泌过多。一旦体内皮质醇长期合成和分泌过量,就能引起一系列典型的临床综合征。

(一) 向心性肥胖

肥胖是本病的主要症状之一,也是最早出现的症状。患者往往于数年内呈进行性肥胖。肥胖呈向心性,主要在头面部、后颈、锁骨上窝及腹部有大量脂肪堆积,形成具有特征的"满月脸""鲤鱼嘴""猪眼""水牛背"和"罗汉腹"等表现。腹部脂肪堆积,甚至可以叠折下垂像围裙,但四肢并不见增粗。肥胖的躯干与较瘦的四肢形成鲜明对照。这归咎于糖皮质激素分泌过量所引起的糖原异生作用增强,促进脂肪形成、沉积,使胰岛素敏感区域脂肪堆积。

(二) 皮肤变化

患者头面部皮肤菲薄、细嫩、温暖、潮湿、油腻,皮下血管明显可见,呈多血质面容。同时,在下腹部两侧、大腿前和内侧、股、臀部、腋窝等处常常出现粗大的紫红色条纹,称为紫纹。这是由于患者体内雄激素增多的缘故,促进了红细胞生成,血红蛋白增高,加之皮质醇升高促进皮肤胶原蛋白的过度分解,使皮肤变得菲薄,血管、毛细血管扩张充血所致。由于肥胖,皮肤张力增加。毛细血管脆性增加,皮肤易出现大片皮下瘀点瘀斑。

(三) 高血压和低钾血症

皮质醇有明显的潴钠排钾作用,且部分皮质醇增多症患者还伴有盐皮质激素分泌增加,因此导致患者体内水钠潴留,血压增高。特点为高血容量、低肾素、低醛固酮性高血压。由于尿钾排出增加,可出现低钾血症、高尿钾及轻度碱中毒。高血压一般为轻至中度,特点是收缩压与舒张压均增高,少数患者血压严重升高,可能导致心力衰竭、高血压脑病、脑血管意外等严重并发症。

(四) 糖尿病及糖耐量的降低

皮质醇增多症患者糖尿病发生率较普通人群为高,为 60%~70%。过多的糖皮质激素促进肝糖原异生,肝向血液中分泌葡萄糖增多,同时该激素又抑制组织利用葡萄糖,结果使血糖增高。当血糖超过肾糖阈时即出现糖尿病。这种糖尿病患者的血糖与尿糖水平均不甚严重。其特点在于对胰岛素治疗有对抗性,而不是胰岛素缺乏,因而胰岛素治疗不敏感。皮质醇增多症患者,如原有糖尿病发病的遗传因素,则更容易表现出显性糖尿病即真性糖尿病。

(五) 骨质疏松与肌肉消瘦

体内糖皮质激素的增高除增加葡萄糖异生外,还抑制脂肪合成,促进蛋白分解,尤其胶原蛋白分解断裂,相反蛋白合成代谢下降,使机体长期处于负氮平衡状态,骨质疏松、肌肉萎缩、紫纹均与此有关。

肌肉萎缩的程度取决于病程的长短及雄激素水平，病程短，雄激素水平高时，肌肉病变则减缓。骨质疏松与糖皮质激素抑制骨基质蛋白的形成有关。糖皮质激素过量可促进骨内蛋白分解，阻碍其合成，于是成骨细胞不能组成有机骨基质，患者骨消耗而得不到补充。骨质疏松还与糖皮质激素抑制维生素 D 的作用有关，使肠道钙吸收减少，尿钙排泄增加。

患者常诉腰背痛、骨痛、身高缩短。因骨质疏松最显著的部位是脊柱，特别是胸椎，严重时会发生胸、腰椎压缩性骨折，甚而变成驼背。其他骨骼如肋骨、颅骨也可呈明显的疏松现象。骨分解加速，肠道吸收钙又减少，患者尿钙的排出量明显增加，因此50%的库欣综合征患者合并泌尿系统结石。

（六）性功能紊乱与副性征的变化

高皮质醇血症不仅直接影响性腺功能，还可抑制下丘脑促性腺激素释放激素的分泌。因此，多数女性患者月经不规则、稀少或闭经，甚至不育。男性性征化表现者亦常见，如妇女生胡须、体毛旺盛、面部痤疮、皮脂腺溢出增加或阴蒂增大等症状。成年男性则表现为阳痿或性功能低下，儿童患者则表现为腋毛与阴毛提早出现。

（七）对造血系统和机体免疫力的影响

雄激素水平升高的患者可发生红细胞增多症。糖皮质激素具有破坏淋巴细胞和嗜酸细胞的作用，使白细胞杀伤细菌能力减低，增加了机体易感性。此外糖皮质激素还可以抑制粒细胞 NADPH 氧化酶和过氧化阴离子的产生，使白细胞杀伤能力明显降低。皮质激素还可抑制机体免疫系统对外来异物、细菌、病毒等产生抗体的能力，可抑制延迟免疫反应，使机体抵抗力下降，容易发生感染性疾病。

（八）精神症状

多数患者有不同程度的精神异常，但一般症状较轻微。表现为失眠、注意力不集中、记忆力减退、忧郁等。严重时表现可类似忧郁症、躁狂症或精神分裂症。

三、诊　断

对皮质醇增多症的诊断首先应结合病史、临床症状、体检进行筛选，对可疑者需要实验室检查进行病因诊断，同时依靠影像学检查进行定位诊断，以指导治疗。皮质醇增多症的诊断步骤及方法见表8-1。

在诊断皮质醇增多症时必须解决以下 3 个问题：①如何发现轻度的非典型病例；②如何区别肾上腺皮质增生和肾上腺皮质腺瘤或腺癌；③如何发现

由异位 ACTH 分泌所致的肾上腺皮质增生。

（一）实验室检查

对于临床可疑为皮质醇增多症的病例应先行筛选检查，常测定 24 小时尿游离皮质醇（UFC）、尿 17-羟皮质类固醇（17-OHCS）及血浆皮质醇（PF）的浓度作为筛选标准。

1. 血尿皮质醇及其代谢产物的测定

（1）血浆皮质醇血浆皮质醇（PF）浓度：一天内不同时间（晨 8 时、下午 4 时和午夜 0 时）测定血浆皮质醇含量即可反映体内皮质醇分泌量的昼夜节律变化。正常人测定血 PF 晨 8 时水平最高，下午 4 时水平仍较高，但比晨 8 时水平为低；午夜 0 时水平最低。这种皮质醇昼夜分泌节律的变化既是人体 24 小时活动量和对皮质醇需要量的反映，又是人体生物钟自身调节的结果。早期皮质醇增多症时即可表现出 PF 昼夜节律的改变，常常下午 4 时及午夜 0 时 PF 均明显升高，甚至可接近晨 8 时的最高水平。PF 昼夜节律的丧失对早期提示本病有重大意义。

（2）24 小时尿游离皮质醇尿游离皮质醇（UFC）：通常人体内 1/100 的皮质醇分泌量以游离原形自尿液中排泄。24 小时 UFC 可客观地反映人体 24 小时内肾上腺皮质醇的分泌量，既不受血液中皮质醇结合球蛋白（CBG）浓度的影响，也不受血浆皮质醇昼夜节律波动的影响。皮质醇增多症患者中98.2% UFC 均高于正常。此项检查是本病的重要诊断指标之一。

（3）24 小时尿 17-羟皮质类固醇（17-OHCS）：尿 17-OHCS 的水平代表着体内皮质醇代谢产物的水平，也反映着体内皮质醇的分泌量。当皮质醇增多症时，患者体内皮质醇分泌量明显增加，患者每日尿中 17-OHCS 排泄量也明显升高。

（4）24 小时尿 17-酮类固醇尿 17-酮类固醇（17-KS）：尿 17-KS 反映人体内 C17 为酮基的类固醇激素的含量即盐皮质激素水平。在皮质醇增多症时，库欣病患者尿 17-KS 水平可正常；而异位 ACTH 分泌综合征及肾上腺皮质腺癌时尿 17-KS 常显著高于正常水平。

2. 地塞米松抑制试验

（1）小剂量地塞米松抑制试验：地塞米松是一种人工合成的高效糖皮质激素，服用后可抑制下丘脑-垂体-肾上腺轴的功能。正常情况下，可使人皮质醇分泌量减少，而地塞米松本身又不干扰血尿皮质醇的测定值，因此地塞米松抑制试验是检验 ACTH 与皮质醇之间相互依存和相互制约的生理关系是否正常的重要方法。小剂量地塞米松抑制试验是让受试者每 6 小时服用地塞米松 1 次，每次 0.5mg，连服 8 次。测定服药前 1 天及第 2 天的尿 24 小时 UFC 和 17-OHCS 水平。正常反应为服药第 2 天 17-OHCS<4mg/24h 或 UFC<20μg/24h，而皮质醇增多症患者则不被抑制。因此小剂量地塞米松抑制试验是确定皮质醇增多症有价值的诊断方法之一。

表 8-1　皮质醇增多症的诊断流程

（2）大剂量地塞米松抑制试验：试验方法同小剂量试验，只是地塞米松服用剂量从每次 0.5mg 增至 2mg。以服药第 2 日的尿 24 小时 UFC 和 17-OHCS 测定值下降到服药前的 50% 以下为被抑制的标准。本试验用于皮质醇增多症的病因诊断。垂体

性皮质醇增多症在大剂量试验时常常被抑制，而肾上腺皮质肿瘤和异位 ACTH 综合征的患者则不被抑制。

3. 胰岛素诱发低血糖试验　本试验是测定患者在静脉注射胰岛素前后的血浆皮质醇（PF）及血

糖浓度。注射胰岛素后血糖应明显下降，血糖最低值必须达到 2.2mmol/L 以下方为有效刺激，应用低血糖人为刺激下丘脑-垂体-肾上腺轴兴奋，使皮质醇分泌增加。通过本试验可了解下丘脑-垂体-肾上腺轴的整体功能状态。在皮质醇增多症患者，不论是何种病因，有效的低血糖刺激并不能使血浆皮质醇水平显著上升。这是由于本病的病因是肾上腺皮质分泌自主性增强或异位 ACTH 分泌过量所致。故本试验也是皮质醇增多症定性诊断的重要方法之一。本试验有一定危险性，应事先准备好高渗葡萄糖，一旦患者于试验中出现低血糖休克表现，应及时静脉推注高渗葡萄糖以免发生生命危险。

4. 血 ACTH 及其相关肽测定　血浆 ACTH 测定对于皮质醇增多症患者的病因诊断鉴别具有重要意义。肾上腺皮质腺瘤或腺癌患者血 ACTH 水平明显低于正常，这是由于瘤体自主性分泌的大量皮质醇反馈性抑制了正常垂体 ACTH 的分泌。而在 ACTH 依赖性皮质醇增多症，血 ACTH 综合水平的测定可高于或等于正常高限。异位 ACTH 综合征患者血浆 ACTH 浓度往往高于 100pg/ml。通常采用放免法测定血浆 ACTH 含量，还可以通过测定 ACTH 相关肽 N-POMC 及 β-LPH 的水平从侧面了解患者体内 ACTH 的水平。

5. 美替拉酮试验　美替拉酮(metyrapone)是皮质醇生物合成过程中最后一步 11-羟化酶的抑制剂。正常人或库欣病患者给予美替拉酮后，皮质醇的合成被抑制，可引起 ACTH 分泌的增加。同时，皮质醇的前体物去氧皮质醇增加；其代谢产物从尿中排出，尿中 17-OHCS 含量增加。肾上腺肿瘤及异位 ACTH 综合征患者皮质醇的合成也可被美替拉酮抑制，但由于异位肿瘤已大量分泌 ACTH 或肾上腺肿瘤自主性分泌大量皮质醇，使下丘脑和垂体被反馈抑制，当血皮质醇降低时，不能兴奋垂体 ACTH 分泌，血 ACTH 不会比试验前明显升高，同时 24 小时尿 17-OHCS 也无明显变化。本试验主要用于皮质醇增多症的病因鉴别。试验方法：口服美替拉酮，每次 750mg，每 4 小时 1 次，共服 6 次。测定服药前 1 日、服药当日及服药次日的尿 24 小时 17-OHCS、血 ACTH、血皮质醇及 11-脱氧皮质醇的水平，进行分析。

6. CRH 兴奋试验　CRH 是下丘脑分泌的促垂体激素释放激素之一，可使垂体前叶 ACTH 的分泌量增加。本试验应用人工合成的羊 CRH1-41 100μg 静脉注射，测定注射前后血 ACTH 及 PF 变化。注射 CRH1-41 后血 ACTH 峰值比注射前基础值增加

达 50%以上，血皮质醇峰值比用药前增加 25%以上，即是对 CRH 兴奋试验有反应的指标。库欣病患者在应用 CRH1-41 兴奋后血 ACTH 明显增高，而异位 ACTH 综合征时由于垂体被抑制，则无反应发生。肾上腺肿瘤时亦对 CRH 兴奋试验无反应，故本试验对 ACTH 依赖性与 ACTH 非依赖性皮质醇增多症的病因诊断有重要鉴别意义。

7. 静脉插管分段取血测 ACTH 及相关肽　本检查主要用于异位 ACTH 分泌肿瘤的定位诊断。经下腔静脉插管至右心房在退出导管时分段抽取静脉血测定 ACTH 含量有无差别，如某段静脉血 ACTH 水平较其前一段明显升高，可提示异位 ACTH 分泌肿瘤可能位于此段静脉回流的区域，提示了寻找方向。

另外，还可以通过颈静脉插管到双侧岩下静脉抽取其中来自垂体的静脉血。一方面，测定岩窦静脉血和周围静脉血 ACTH 比值，了解 ACTH 是否来自于垂体。如比值>1.6，提示 ACTH 主要来源于垂体，而非异位 ACTH 综合征；另一方面，可测定双侧岩窦静脉血 ACTH 比值，如比值>1.4，则提示垂体 ACTH 微腺瘤的部位在左侧还是右侧，以便在经蝶窦探查微腺瘤未果时可做患侧垂体半切除术。本项检查属有创性检查，操作复杂，需在 X 线下进行，有一定的危险性。

(二) 定位诊断

1. 垂体　对于库欣病患者首先要弄清垂体肿瘤的位置、大小。目前蝶鞍侧位 X 线摄片和正侧位体层摄片是皮质醇增多症患者的常规检查。由于 80%以上的垂体 ACTH 瘤均为微腺瘤，因此蝶鞍片很少能发现垂体异常，只有大腺瘤时才有可能在 X 线片上发现蝶鞍体积增大、鞍底双边及鞍背直立等异常征象。CT 扫描垂体瘤的发现率明显优于一般 X 线检查，可做蝶鞍部的 CT 冠状位扫描，以 2mm 的薄层切面加造影剂增强及矢状位重建等方法检查，能使垂体微腺瘤的发现率提高到 50%左右，垂体较大的腺瘤则基本不会漏诊。有报道指出，以 MRI 检查垂体，垂体微腺瘤的发现率高达 90%以上，检查时必须对鞍区进行局部薄层扫描才不至于遗漏。

2. 肾上腺　以往临床上常用腹膜后充气造影检查显示双侧肾上腺区域的占位病变，也可采用静脉尿路造影通过肾是否受压移位反映肾上腺的情况。目前，这些检查已被先进的检查手段所代替。

(1) B 超：超声扫描检查对肾上腺体积增大的皮质醇增多症有定位诊断价值。肾上腺腺瘤直径一

2

般>1.5cm,而肾上腺皮质癌体积更大,均在 B 超检出范围。B 超现已在我国各级医院得到普及,此方法操作简易、价廉、无损伤,是首选的检查方法。

(2) CT:CT 扫描分辨率高,对肾上腺皮质腺瘤及腺癌的检出率几乎达 100%;临床上和实验室检查符合皮质醇增多症的患者,当 CT 扫描中未见肾上腺肿瘤,同时双侧肾上腺体积增大、变厚则可诊断为肾上腺皮质增生。但 CT 很难明确肾上腺的增生部位。肾上腺伴有较大结节性增生者在 CT 片上亦有特征性的表现。

(3) ^{131}I 标记胆固醇肾上腺皮质扫描:胆固醇是皮质类固醇合成必需的原料,因此肾上腺皮质细胞合成皮质激素时可特异性摄取血液中的胆固醇。本检查是通过向受检者静脉注入 6-β ^{131}I 甲基降胆固醇(NP59)后对肾上腺区域进行核素扫描。当肾上腺皮质发生增生或肿瘤时,合成皮质醇增多,^{131}I 标记胆固醇可浓集于肾上腺肿瘤区域。核素扫描呈现高密度区域,可用于判断肾上腺皮质腺瘤或腺癌的准确部位和有无功能。如一侧肾上腺发现肿瘤,对侧肾上腺往往不显影。如两侧均有核素密集,则提示肾上腺双侧增生性改变。有的腺癌可能两侧都不显影,这可能因肿瘤破坏了患侧肾上腺使其丧失了聚集放射性胆固醇的功能,而对侧还呈萎缩状态所致。核素扫描检查临床上应用不如 CT 普遍。

(4) MRI:对肾上腺病变检查的敏感性与 CT 扫描相仿。因此疑为本病的患者检查时,可任选一种。

3. 骨骼系统 皮质醇增多症患者均常规进行骨骼系统 X 线检查。通过骨关节系统 X 线检查可发现患者体内骨质疏松、有无脊椎压缩性骨折及肋骨多发性骨折等病变。

4. 其他 对于怀疑异位 ACTH 综合征的患者,应努力寻找原发肿瘤的位置。异位分泌 ACTH 肿瘤位于胸腔内的比例比较高,故应常规进行胸部正侧位 X 线片、胸部 CT 扫描等检查。必要时还可能要探查腹腔、盆腔,努力寻找到异位 ACTH 分泌肿瘤并将其切除。

四、治 疗

皮质醇增多症的诊断一旦确定,应立即进行治疗。治疗原则一方面要除去病因减少体内皮质醇,另一方面又要保证垂体及肾上腺的正常功能不受损害。ACTH 依赖性皮质醇增多症应以经蝶微腺瘤摘除术为首选,若手术失败或不能手术者则行垂体放

疗或双侧肾上腺次全切除术或药物治疗。而原发性肾上腺肿瘤则首选肾上腺肿瘤切除术(视频 1)。

视频 1 腹腔镜下后腹腔肾上腺肿瘤切除术

(一) 垂体肿瘤的治疗

治疗垂体性皮质醇增多症的首选方法是行垂体肿瘤摘除术。手术途径通常有两条:经典的经额部垂体腺瘤切除术和现今常用的经鼻经蝶垂体腺瘤摘除术。后者较之经典的经额部手术具有不经颅腔、手术比较安全、可以完全摘除限于鞍内的垂体微腺瘤而又能保留垂体其他组织和功能、效果也更加确切等优点。多数患者 ACTH 的分泌量在术后 4~6 个月可以恢复正常。手术摘除垂体腺瘤而治愈本病的概率在 60%~80%,术后复发率高达 25%。经鼻经蝶垂体瘤摘除术目前在发达国家已成为治疗库欣病的首选方法。

垂体手术前应先行垂体 CT 检查,做好垂体肿瘤的定位诊断。垂体较大腺瘤及可以由 CT、MRI 定位的微腺瘤均是经鼻经蝶垂体微腺瘤摘除术的适应证。如确诊为 ACTH 依赖性皮质醇增多症的患者肾上腺区域也证实无肿瘤,CT 扫描未找到微腺瘤者,经鼻经蝶手术探查时,90% 的患者仍能发现微腺瘤。术前测定岩窦下静脉血和周围静脉血 ACTH 比值,以及进一步测定双侧岩窦静脉血 ACTH 之间差别,则能确定是否存在垂体微腺瘤及定位垂体腺瘤位于垂体前叶的左侧或右侧,以指导手术方向。

近年来,国际国内兴起的立体定向放射外科治疗技术为垂体腺瘤的治疗开辟了新途径。以往是在行双侧肾上腺手术后为防止发生 Nelson 综合征;或在垂体手术后由于肿瘤定位不明确无法切除或无法完全切除肿瘤者,加行垂体放疗的。垂体放疗照射也不准确,剂量无法控制,容易损伤垂体周围组织,疗程长,疗效出现慢,并发症多,常常不易为患者所接受。

立体定向放射外科是利用立体定向的方法,选择性地确定正常及病变组织的颅内靶点,使用大剂量管束电离射线,精确地集中照射靶点而产生局灶性组织破坏,达到治疗疾病的目的。由于放射线在靶区剂量集中的特殊性,使靶区周围组织几乎不受放射线的损害。1968 年瑞典在世界上首先研制成

功以⁶⁰Co作为放射源的装置——γ刀。

使用γ刀治疗时，首先需借助高精度的立体定向仪，在CT、MRI和DSA等影像技术参与下对靶点施行准确定位，确定靶点的三维坐标参数。靶点固定后，照射剂量的选择及颅内靶点毁损灶的几何图形均由电子计算机及专用软件绘制和设计。机器启动后，将201个放射源的射线通道打开，射线整合形成狭窄的γ射线束，自动射向预定的颅内靶点。近年来，国际上还出现了利用直线加速器的X线束作为手术射线的X刀，X刀的颅内靶点确定过程及照射剂量的计算，照射区域图形的绘制等原理均与γ刀相仿，只是放射源不同。

应用γ刀和X刀治疗颅内疾病不仅操作方便、快速、安全，而且疗效显著。经照射后的颅内肿瘤从影像学角度看病灶近期可能仍然存在，但实际上肿瘤细胞已全部凝固坏死，体积不会再增大。后期肿瘤组织可以全部被胶质瘢痕组织所代替并部分或全部吸收。资料显示，对垂体微腺瘤的治疗效果比较理想，术后随访1~3年，76%的患者内分泌症状减轻，无复发及并发症。该治疗方法费用较高，国内尚未普及。

（二）肾上腺病变的治疗

1. 治疗原则

（1）库欣病：肾上腺切除术是治疗垂体性皮质醇增多症的经典方法。如经蝶手术失败或无手术指征时，库欣病症状又十分严重者可采取双侧肾上腺全切除加垂体放疗。术后皮质醇增多症可很快获得缓解。但肾上腺全切术仍是一个有争议的手术，有不少问题尚待解决：①该手术有一定的危险性，术中出血、术后肾上腺危象发生率较高，常危及患者生命；②患者因切除了全部肾上腺，需进行糖皮质激素和盐皮质激素的终身替代治疗，如果出现服用药物不规则、自行停药或忘记服药，或在应激情况下未充分加大皮质激素用量等情况，都会诱发致命的肾上腺危象；③本病的病因系垂体过量分泌ACTH所致，行双侧肾上腺切除仍未解决病因，反而会促进垂体ACTH瘤的发展，导致患者发生Nelson综合征。

Nelson综合征是指库欣病或其他肾上腺增生性疾病患者在双侧肾上腺切除后垂体ACTH瘤进一步发展，分泌大量ACTH，并出现显著的皮肤黏膜色素沉着等表现的一组综合征。在有条件的地区应首选针对垂体ACTH瘤进行治疗，可采用经鼻经蝶手术或立体定向放疗。对垂体手术疗效不满意者可采取一侧肾上腺全切除，另一侧大部切除加垂体放疗。

这样一方面去除了皮质醇的来源，使库欣病得到缓解；另一方面保留的部分肾上腺仍拥有分泌功能，可免除长期替代治疗的忧虑；垂体肿瘤的积极治疗或放疗又可以预防术后Nelson综合征的发生。

在笔者的医院里对库欣病患者，除积极治疗垂体肿瘤外，还常将两侧肾上腺手术分两期进行。先行病变明显的一侧肾上腺全切除，再观察随访。如临床症状和实验室检查指标仍很明显，则应择期对另一侧肾上腺再行大部切除（80%）。有学者建议在双侧肾上腺全切除后再行部分肾上腺组织自体移植术。但因难以做到带血管蒂移植，往往以碎片种植为主，所以成活率不高。随着临床移植技术的提高，近年来肾上腺组织自体种植的成活率已有所提高。

（2）肾上腺肿瘤：包括肾上腺皮质腺瘤和腺癌。腺瘤的治疗方法简单，只要诊断明确，可行开放或腹腔镜手术将腺瘤摘除即可。肾上腺皮质腺癌也以手术治疗为主，对肿瘤局限于肾上腺区域者，行单侧肾上腺根治性切除术；若肿瘤已发生远处转移者，原发肿瘤组织和转移灶均应尽量切除，这样可提高药物治疗和局部放疗的效果。肾上腺癌发展快，淋巴转移早，术后5年存活率仅25%，预后差。

（3）原发性肾上腺皮质增生：这类患者往往血ACTH降低，而影像学检查又无法发现肾上腺区域明显的占位性病变。这类患者应先行病变严重（即体积较大侧）的一侧肾上腺全切术，如症状缓解满意，则继续随访观察；如症状仍较严重，再行另一侧肾上腺大部切除术。此类患者术后预后较好，不需终身激素替代治疗。

（4）异位ACTH综合征：对于异位ACTH综合征，首选治疗方法是切除原发肿瘤，切断异位ACTH分泌的来源，则皮质醇增多症可痊愈。但往往诊断确立时，肿瘤已届晚期而无法切除。此时，一方面可行肿瘤的化（放）疗，另一方面可应用药物治疗以减轻皮质醇增多症的症状。

在以下情况时也可选用双侧肾上腺全切除或一侧全切另一侧大部切除治疗以缓解症状：①异位ACTH综合征诊断明确，但未找到原发肿瘤者；②异位ACTH肿瘤已广泛转移，无法切除，而高皮质醇血症症状严重者。

2. 肾上腺手术的围术期处理

（1）术前准备：皮质醇增多症患者发病以后，由于长期高皮质醇血症的存在已对机体产生严重影响，发生了一系列病理变化，此时如不加以纠正和改善即行手术则危险性极大。术中、术后发生严重并发症的可能性很大甚而危及生命。因此,肾上腺手术之前应对糖皮质激素过量对机体造成的损害进行有目的的处理和纠正,使患者在手术前调整到最佳状态。

1) 循环系统:皮质醇增多症患者均有体内水钠潴留、高血压、高血容量等改变,从而加重了患者的心脏负担,造成心肌损害,病程越长,损害越重。因此在手术前应充分了解患者的心功能状态,应用有效的药物降低血压并拮抗体内糖皮质激素的作用,调整血容量使之尽可能达到或接近正常水平。可应用少量保钾利尿药以减少患者心脏负荷。通常还需常规应用一段时期的心肌极化治疗,营养心肌以改善心肌功能状况。

2) 纠正体内电解质紊乱及酸碱失衡:在皮质醇增多症患者中,肾上腺皮质腺癌及异位 ACTH 综合征患者症状严重,常伴有严重低钾血症、碱中毒,甚至可发生低钾性重症肌无力,有时还伴有钙磷代谢异常。因此对这类患者手术前应采取药物治疗与补液治疗结合的方法,予以补钾和纠正碱中毒,使酸碱失衡及水电解质紊乱得到纠正。有时还需给予一定量的钙、磷以补充体内所需,尽量使机体内环境恢复到平衡状态。

3) 纠正糖尿病:皮质醇增多症患者往往由于高皮质醇血症引起体内糖代谢异常,血糖升高,尿糖增多。因此,术前应妥善予以患者降糖药或胰岛素并采取饮食控制,使患者血糖和尿糖在术前调整到正常或基本正常的范围,以减少术后并发症。

4) 保护肾功能:术前应注意保护患者肾功能,以防止术后急性肾衰竭的发生。

5) 预防性应用抗生素:皮质醇增多症患者术前机体抵抗力差,组织愈合能力差,术后易发生手术部位及伤口的延迟愈合或感染、脂肪液化、肾周及膈下脓肿。通常术前 1~2 天常规给予抗生素防止感染。体内已存在的感染灶应完全控制或治愈后方能手术。

6) 术前和术中给予糖皮质激素:肾上腺肿瘤手术前,由于肾上腺肿瘤长期自主性分泌大量皮质醇,致使垂体 ACTH 分泌处于被抑制状态,同时对侧肾上腺及肿瘤周围正常肾上腺皮质也呈萎缩状态。为防止肿瘤切除后体内皮质醇骤然不足,应从手术前 1 日开始给予糖皮质激素,如肌内注射甲泼尼龙,两侧臀部各肌内注射 50mg;手术日晨再肌内注射甲泼尼龙 50mg;术中切除肿瘤时,需再静脉滴注氢化可的松 200mg,以维持患者的基础需要量。

7) 应用药物减轻临床症状:皮质醇增多症患者手术前临床症状严重者还可应用药物减少皮质醇的分泌以减轻症状,有利于手术的顺利进行。常用的药物有两类:一类是皮质醇生物合成的抑制剂;另一类是直接作用于下丘脑-垂体,抑制 ACTH 的释放。

皮质醇生物合成的抑制剂有氨鲁米特(aminoglutethimide)、密妥坦(mitotane)、美替拉酮(metyrapone)和酮康唑(ketoconazole)等,通过抑制皮质醇生物合成途径中某一酶活性,或阻断合成的某一环节而发挥减少体内皮质醇生成量的作用。直接作用于下丘脑-垂体抑制 ACTH 分泌的药物有赛庚啶(cyproheptadine)、溴隐亭(bromocryptine)等。

(2) 术中及术后处理:肾上腺手术中应严密观察患者的血压、脉搏、呼吸等生命体征,保持静脉通道的通畅。除了补足每日所需皮质激素的量外,还应注意术中给予胰岛素降低血糖,并根据补液中葡萄糖的含量调节胰岛素用量。术中应注意监测患者机体酸碱平衡的变化,定时进行血气分析并依据检查报告做出相应的处理。术者在触摸肾上腺病变时应密切注意患者生命体征的变化,尤其是血压、心率的改变。术中应及时补充血容量,必要时需补充部分胶体溶液,如血浆代用品、血浆等,出血渗血较多时应及时输入同型血。

肾上腺肿瘤切除后,将有一段时期的肾上腺皮质功能低下。这是因为肾上腺肿瘤的自主性的过量分泌使下丘脑-垂体-肾上腺轴处于严重的抑制状态,需要相当长的一段时间才能恢复。故术后糖皮质激素的替代治疗及其他对症处理也是不可忽视的。

1) 术后长期应用糖皮质激素:对皮质醇增多症患者行肾上腺肿瘤切除术或肾上腺一侧全切、另一侧大部切除后,糖皮质激素的替代治疗时间和剂量应根据患者病程长短及症状严重程度而定。手术当日及术后相当长的一段时期内需补充氢化可的松,此后还需小剂量口服补充激素。笔者所在医院常规应用剂量见表 8-2。术后激素的替代治疗应逐渐减量。在撤药过程中需要注意患者的全身反应,患者常常会表现出乏力、食欲缺乏、恶心、肌肉关节疼痛等不适。小剂量激素口服维持一般认为可连续应用 4 周左右。通常根据患者的临床症状是否逐渐改善,血压能否维持于正常水平,血嗜酸细胞计数是否恢复正常及尿 24 小时 17-OHCS 及 17-KS 水平、血 PF 含量是否恢复正常 4 项指标来决定。有学者提出,肾上腺皮质肿瘤因垂体 ACTH 分泌细胞处于抑制状态,对侧及肿瘤周围正常肾上腺亦处于抑制状态,而受抑制的垂体恢复分泌功能约需 4 个月,由 ACTH 刺激被抑制的肾上腺皮质恢复功能又需数月,故术后小剂量激素补充应持续 6~12 个月。并且还应提醒临床医师和患者在这段恢复期内,一旦出现创伤、高热、感染等应激情况时,还需加大激素用量,以防不测。

表 8-2　肾上腺手术前后糖皮质激素的应用

日期	激素用量	径路及投药时间
术前 1 日	甲泼尼龙 100mg	肌内注射(每侧臀部各 50mg)
手术当日晨	甲泼尼龙 50mg	肌内注射
	氢化可的松 200mg	静脉滴注
术后当日	氢化可的松 100mg	静脉滴注
术后 1~2 天	氢化可的松 200mg	静脉滴注(晨 125mg,下午 75mg)
术后 3~4 天	氢化可的松 150mg	静脉滴注(晨 100mg,下午 50mg)
术后 5~8 天	氢化可的松 100mg	静脉滴注(晨 75mg,下午 25mg)
术后 9~14 天	泼尼松 25mg	口服(晨 15mg,下午 10mg)
术后 15~60 天	泼尼松 15mg	口服(晨 10mg,下午 5mg)

肾上腺肿瘤切除术后,为了促进萎缩的肾上腺皮质尽快恢复功能,有学者主张术后早期应用 ACTH 静脉滴注以刺激肾上腺皮质。对这一观点尚存在争议。因为外源性 ACTH 补充后,有可能抑制患者自身垂体 ACTH 分泌功能的恢复。

2)终身应用糖皮质激素:如果患者在接受了双侧肾上腺全部切除或一侧全切、另一侧次全切后,残留的肾上腺皮质功能长期不能恢复,则需终身激素替代治疗。

3)肾上腺皮质危象:肾上腺切除术中、术后,应加强对患者生命体征的观察及全身情况的了解,一旦发现有肾上腺皮质危象的迹象,应果断地采取积极措施处理,此时时间即是生命,稍有迟疑则可能造成死亡。

4)放置引流物:肾上腺手术完成后,应常规在肾上腺窝内留置引流片或引流管,使操作区内的渗液、渗血得以充分引流,以预防局部积液、积血导致感染。

5)应用抗生素:肾上腺手术后需常规应用抗生素预防切口感染。

6)肾上腺皮质癌已发生局部浸润及淋巴转移,术中无法完全切除者,术后 2 周可开始密妥坦等皮质激素生物合成抑制剂治疗或局部放疗。密妥坦化疗剂量为 6g/d,连续 4~6 个月后可改用小剂量维持,其仅能抑制皮质醇的合成,还对肾上腺肿瘤组织有直接破坏作用,良好疗效的病例有维持 5 年者。

（戴玉田　杨　斌）

参 考 文 献

1. 孙则禹. 现代肾上腺外科学. 南京:南京大学出版社, 1998:123-154.
2. 武正炎,孙则禹. 内分泌外科学. 南京:江苏科学技术出版社,1998:113-124.
3. 吴阶平. 吴阶平泌尿外科学. 济南:山东科学技术出版社, 2004:253-264.
4. 冼晶,罗佐杰. 皮质醇增多症肾上腺皮质病变分子生物学诊断方法的研究进展. 广西医科大学学报,2005,22(6):988-990.

第 九 章

醛固酮增多症

肾上腺皮质球状带发生病变时会分泌过量的醛固酮,导致人体内分泌代谢产生一系列紊乱现象,临床上表现为特征性高血压和低钾血症的综合征,称之为原发性醛固酮增多症(primary hyperaldosteronism,PHA);由于肾上腺以外因素导致肾素分泌过多,通过肾素-血管紧张素-醛固酮轴的作用而导致人体内醛固酮分泌过量,此称之为继发性醛固酮增多症(secondary hyperaldosteronism,SHA)。

在原发性醛固酮增多症中,醛固酮是自主性或部分自主性分泌的,分泌过多的醛固酮负反馈抑制肾素的分泌和血浆肾素活性,因此原发性醛固酮增多症有时亦称为"低肾素性醛固酮增多症";而继发性醛固酮增多症是指一组疾病,由于肾素-血管紧张素系统激活而导致醛固酮过多分泌,因此肾素和醛固酮水平均明显增高,这是原发性醛固酮增多症和继发性醛固酮增多症的主要鉴别特征。

第一节 原发性醛固酮增多症

一、病因与分类

原发性醛固酮增多症原发性醛固酮增多症最早由 Conn 在 1955 年首先报道,故被称为 Conn 综合征(Conn syndrome)。随着对原发性醛固酮增多症病因和病制的不断深入了解,目前认为 Conn 综合征仅为原发性醛固酮增多症的一个类型而已。根据病因不同,原发性醛固酮增多症可分为以下几大类(表9-1)。

表 9-1 醛固醇增多症的病因分析

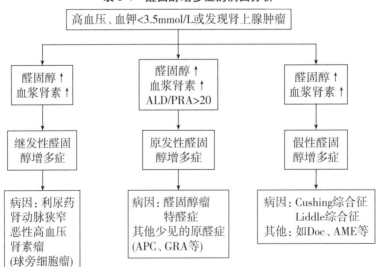

(一) 肾上腺皮质醛固酮瘤

肾上腺皮质醛固酮瘤(aldosterone-producing adenoma,APA)是原发性醛固酮增多症中最常见的一种类型,该类型与 Conn 综合征为同一概念,曾被认为占原发性醛固酮增多症的 60%～70%,但血浆醛固酮/肾素活性比值(aldosterone/renin ratio,ARR)筛查后占 40%～50%。病变发生部位在肾上腺皮质球状带中。该瘤有合成和分泌醛固酮功能,属良性肿瘤,亦称之为肾上腺皮质腺瘤,以单一腺瘤多见,直径较小,为 0.5~2.5cm,平均 1.8cm 左右,重 3~5g。双侧或多发性肿瘤占其中 10%~15%,偶见一侧腺瘤另一侧增生者,左侧略多于右侧,男女发病率无显著差异。

(二) 特发性醛固酮增多症

特发性醛固酮增多症(idiopathic hyperaldosteronism,IHA)发病率仅次于醛固酮病,曾被认为约占原发性醛固酮增多症的 10%~20%,ARR 筛查后,其比例约占 60%,是原发性醛固酮增多症的主要类型之一,在儿童原发性醛固酮增多症中最为常见,病变部位表现为双侧肾上腺皮质球状带弥漫性或局灶性增生。近年来,随着影像学技术和内分泌生化检查等诊断手段的提高,其发现率也逐渐有升高趋势,其发病机制尚不明确,多数学者认为可能不在肾上腺本身,而可能与下丘脑-垂体分泌的 POMC 产物刺激肾上腺皮质球状带增生有关。试用赛庚啶治疗可抑制醛固酮分泌也间接支持此观点。与 APA 相比,IHA 临床症状较严重,且手术效果不确切,需辅助以药物治疗,其血中醛固酮浓度 ACTH 昼夜节律不相平行。

(三) 临床上少见的几种原发性醛固酮增多症

1. 原发性肾上腺皮质增生(primary adrenal hyperplasia,PAH)　原发性醛固酮增多症中 PAH 较少见,其为 1982 年 Kater 报道原发性醛固酮增多症的一个新亚型,国内报道极少。在病理上 PAH 与 IHA 表现一致,均为双侧肾上腺皮质球状带增生性改变,但临床生化检查结果类似于 APA,其病因可能仍在其肾上腺本身,作一侧肾上腺切除或肾上腺次全切除疗效较好。

2. 糖皮质激素可抑制的醛固酮增多症(glucocorticoid-remediable aldosteronism,GRA)　其为一家族性醛固酮增多症,是一种常染色体显性遗传疾病,多见于青年男性,病理见肾上腺皮质球状带和束状带均有增生,其发病率不足原发性醛固酮增多症的 1%。本病的病因可能是在皮质类固醇合成过程中某种酶系(11-β 羟化酶)缺乏,致使皮质醇合成受阻,由此引起 ACTH 负反馈分泌增多,但因去氧皮质酮及醛固酮合成未受影响,故醛固酮的合成和分泌增加。此类原发性醛固酮增多症类似于 APA,对 ACTH 敏感,血浆醛固酮水平与 ACTH 昼夜节律平行,应用糖皮质激素治疗可使醛固酮水平正常,纠正高血压和低钾血症。

3. 肾上腺皮质癌(aldosterone-producing adrenocortical carcinoma,APC)　是指肾上腺皮质能分泌醛固酮的癌肿,约占原发性醛固酮增多症 1% 以内,肾上腺皮质癌临床发现时均至中晚期,癌肿直径一般大于 5cm,且大部分已发生血行转移。本症除分泌大量醛固酮外,往往同时分泌大量糖皮质激素和性激素,引起相应的生化改变和临床症状,此类患者手术后易复发,预后较差。平均生存期半年左右。

4. 肾上腺外产生醛固酮的肿瘤　其极为少见,为肾上腺外自主分泌醛固酮的肿瘤,仅见于卵巢癌、肾癌、支气管癌和前列腺癌等散在报道,据认为是胚胎发育过程中残留于某些器官上的肾上腺皮质组织发生的恶性肿瘤。肿瘤具有自主分泌醛固酮的功能。这是唯一的一种完全自主分泌醛固酮的肾上腺皮质外病变,对 ACTH、肾素和血管紧张素不起反应。

二、病 理 生 理

醛固酮是作为一种皮质激素参与体内水电解质的调节,其主要生理作用是促进肾的远曲小管钠离子的重吸收和钾离子的排泄,即通过 Na^+-K^+ 交换来实现的。正常生理性的醛固酮分泌主要依靠 3 方面因素来调节:肾素-血管紧张素-醛固酮轴、血清钾、ACTH 和醛固酮刺激因子。这 3 种因素中起主要作用的是肾素-血管紧张素-醛固酮轴。

原发性醛固酮增多症的一系列病理生理改变均是由于肾上腺皮质分泌过量的醛固酮所导致,从而出现高血钠、低钾血症、代谢性碱中毒等一系列电解质紊乱和酸碱失衡现象及肾素-血管紧张素被抑制现象。

当体内醛固酮分泌过多,使肾远曲小管和集合管 Na^+ 重吸收明显增多,尿中 Na^+ 排出减少,体内 Na^+ 潴留,导致体内水钠潴留,血容量增加;与此同时,当远曲小管中 Na^+ 被重吸收后,肾小管腔内液的电离状态为负性,肾小管细胞内的 K^+、H^+ 等阳离子即顺着电化学梯度至肾小管腔内而随尿液排出,随着大量 Na^+ 的重吸收,大量 K^+ 的被动排出,造成体内缺钾,患者则表现为严重的低钾血症。

当水钠潴留、血容量增加到一定程度,Na^+ 代谢出现"脱逸现象",Na^+ 在近曲小管的重吸收减少。由于醛固酮的过量分泌,循环血量增加,反而可使肾素的分泌受到抑制,导致患者的肾素-血管紧张素活性降低。同样,由于醛固酮过量分泌,尿中长期过量丢失 K^+,细胞外液中 K^+ 浓度下降,迫使细胞内 K^+ 转移至细胞外,以交换 Na^+ 和 H^+ 进入细胞内,导致细

2

胞外碱中毒和细胞内酸中毒。远曲小管中 Na^+-K^+ 交换仍继续进行，抑制了 Na^+-H^+ 交换，肾小管细胞内分泌 H^+ 减少，尿液呈中性或弱碱性而不呈酸性。

三、临床表现

由于高血钠、低钾血症、代谢性碱中毒及肾素-血管紧张素受到抑制，原发性醛固酮增多症患者可出现下述三大综合征。

（一）高血压综合征

高血压是原发性醛固酮增多症最先表现出来的症状之一。早期通常是轻度增高，随着病情发展，血压可逐渐升高，一般在中度或稍严重水平，呈良性高血压进程，恶性高血压少见，病程长时舒张压升高更明显，血压一般在 $150\sim240$mmHg/$90\sim145$mmHg。

患者可有头晕、头痛、耳鸣、乏力等症状，眼底检查出现高血压眼底病变，一般降血压药物对此无明显疗效。一般无水肿现象，长期病程可导致心、脑、肾等器官并发症。

高血压的产生机制主要是水钠潴留导致的血容量增加及血管阻力增加两方面所致，而血管阻力增加主要基于细胞外液 Na^+ 增加，血管壁肿胀，管腔狭窄，外周阻力增大所致。

（二）低钾血症综合征

疾病早期由于细胞内 K^+ 外移，血钾可维持在正常值低限，随着病程发展，血钾逐渐下降，甚至可达 3mmol/L 以下。一般认为出现低钾血症是原发性醛固酮增多症的中晚期表现。低钾血症可出现一系列典型症状：如乏力、倦怠、虚弱、肌肉软弱无力或典型的周期性瘫痪，四肢受累多见，常因劳累、久坐、呕吐、服用利尿药等诱因而发作，可突然发作，严重者发生吞咽困难和呼吸困难，可累及心脏，出现心律失常，缺钾性心电图改变：明显 U 波，T 波低平、倒置，甚至心律失常；低钾血症合并代谢性碱中毒可使血中游离钙降低，导致低钙血症，引起肢体麻木、手足抽搐及肌肉痉挛等症状。

（三）失钾性肾病

由于长期低钾血症，导致肾小管上皮空泡样变性，对水重吸收能力下降，尿浓缩功能减退，出现烦渴、多饮、多尿、夜尿增多等现象，每日尿量可达 3000ml 以上，尿比重下降。在病程早期，肾小管的病理变化尚不足以影响肾功能，在病程后期，继发肾小球与肾间质退行性病变，肾功能难以恢复，导致慢性肾功能不全，甚至肾衰竭。

四、诊断

（一）定性诊断

高血压患者如果出现：①一般降压药物疗效不明显或无效；②伴有低钾血症或缺钾性心电图特征；③伴有肌无力或周期性瘫痪；④应用利尿药后出现肌无力或周期性瘫痪；⑤肾功能减退而尿液呈碱性，应怀疑有原发性醛固酮增多症的可能，可进行下述检查。

1. 血清电解质检查（血 Na^+、血 K^+）和 24 小时尿 K^+ 检查

（1）血 Na^+、血 K^+：血清 Na^+ 往往在正常范围或略高于正常，一般 >140mmol/L，多数患者血 K^+ 呈持续性低钾，血钾 ≤3.5mmol/L；也有部分患者呈间隙性低钾；少数患者血钾可正常或处在正常值低限，即 ≥3.5mmol/L。

（2）尿 K^+：原发性醛固酮增多症患者 24 小时尿 K^+ 均较高，如果 24 小时尿 K^+ 超过 $25\sim30$mmol/L，则有临床意义。

2. 血清醛固酮、24 小时尿醛固酮测定及血浆肾素活性检测

（1）血清醛固酮检测：原发性醛固酮增多症患者血清醛固酮水平通常明显高于正常，而肾素水平低于正常，且醛固酮分泌受昼夜节律影响，需多次测定，常以检测晨 8 时、卧位下午 4 时为准。血醛固酮值应在 277.4pmol/L 以下，若血醛固酮高于 554pmol/L，则应怀疑原发性醛固酮增多症存在。

（2）24 小时尿醛固酮测定：24 小时尿醛固酮测定时需同时纠正低钾血症，血钾纠正至正常时如果 24 小时尿醛固酮大于 27.7μmol，则可诊断为醛固酮增多。

（3）血浆肾素活性检测：正常人在限制盐摄入的情况下，站立 4 小时后测定血浆肾素活性应超过 2.46nmol/（L·h），如低于此值，则应考虑肾素活性较低。有学者提出测定血醛固酮与血浆肾素活性比值（Aldosterone/renin ratio，ARR）作为首选筛查，但应注意多种药物可干扰 ARR 的测定如螺内酯、β 受体阻滞剂等。

3. 盐负荷试验（醛固酮抑制试验）和肾素活性刺激试验（醛固酮刺激试验）

（1）盐负荷试验：原发性醛固酮增多症患者对此试验敏感性、特异性均高。具体方法：试验前留取 24 小时尿测醛固酮、钾、钠及皮质醇，同时抽血测醛固酮、钾、钠、皮质醇及肾素活性，试验开始后患者每

日增加 NaCl 6~9g,共 3~5 天,最后一天同样检测上述指标。如为原发性醛固酮增多症患者,则血醛固酮在 554pmol/L(20μg/dl)以上,尿醛固酮在 38.8nmol/24h(14μg/24h)以上,而此试验中正常人的肾素-血管紧张素-醛固酮系统被抑制,醛固酮分泌应显著减少。

(2) 肾素活性刺激试验:对于原发性醛固酮增多症患者而言,此试验敏感性和特异性不如盐负荷试验,只有当严重高血压不宜行盐负荷试验时,方采用此试验。具体方法:给予低钠饮食或呋塞米40mg/d,共 3~5 天,造成低钠和血容量不足,测定其肾素活性增加应在 1.64nmol/(L·h)以上。

(3) 螺内酯(安体舒通)试验:螺内酯为醛固酮受体拮抗剂,能阻断醛固酮对肾小管的作用。螺内酯为每日 300~400mg,分 3~4 次口服,服用 1~2 周,如低钾血症被纠正,血压正常,而尿中醛固酮未见降低,则支持醛固酮分泌增多,此试验亦可作为术前准备措施之一。

一位高血压患者,通过上述检查,如证实其血和尿醛固酮水平增高且不受高钠抑制,有自发性低钾血症伴尿钾排出增多,血浆肾素活性水平降低且不易被兴奋,糖皮质激素分泌正常,则原发性醛固酮增多症的诊断基本确立。

(二) 定位诊断

原发性醛固酮增多症患者,需明确其病变分类,以便决定是否进行外科性治疗。APA 和 IHA 是原发性醛固酮增多症的两种主要类型,前者手术效果较佳,后者则以药物治疗为主,因此,确定原发性醛固酮增多症类型仍需进行多种检查并进行综合分析,才能得到正确的定位诊断。随着影像学诊断手段的日益进步,使原发性醛固酮增多症的定位诊断成为可能,而内分泌检查手段如体位试验、赛庚啶试验、ACTH 兴奋试验和地塞米松抑制试验等内科性试验和检查则可放在辅助地位(表9-2)。

1. B超检查　肾上腺 B 型超声检查较易进行,但较为粗略,为常用定位诊断初步手段。B 超可显示双侧增生的肾上腺组织,而且对 APA 的诊断价值也较高,一般可分辨 0.8~1.0cm 大小腺瘤,0.8~1.0cm 以下者显示正确率<50%。小腺瘤与 IHA 的增生大结节在 B 超下难以区分。

表 9-2　原醛症筛选、定性、定位诊断流程

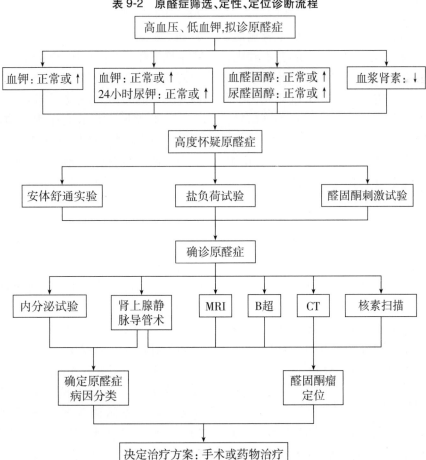

2

2. CT检查 肾上腺CT扫描检查为原发性醛固酮增多症定位诊断首选检查手段。CT扫描可分辨直径0.5～0.8cm以上的腺瘤,当发现一侧肾上腺内有直径>1cm肿物时,对诊断APA有较大价值,IHA行双侧肾上腺扫描时,可显示双侧肾上腺增生肥厚或呈结节样改变;如发现直径>3cm的不规则肾上腺肿块,其边缘模糊不光滑、形态呈浸润状时,则需结合病史考虑肾上腺皮质癌的可能。连续3mm薄层CT扫描价值尤高,螺旋CT甚至可以检测出直径为0.2～0.3cm的肾上腺肿块,薄层CT扫描+三维重建(16排以上CT)可较为精确地定位肾上腺肿瘤,对肾上腺皮质结节样增生亦可做出较为准确的判断。直径1cm以上肾上腺肿瘤CT的定位诊断准确性达93%以上。

3. MRI检查 肾上腺MRI检查对醛固酮瘤诊断检出率并不比CT高,醛固酮瘤同无功能腺瘤一样。因MRI无放射性危害,可用于妊娠妇女肾上腺疾病的诊断。醛固酮瘤局部出现圆形或椭圆形块影,边界清楚、光滑,多为单侧位,一般直径在3cm内,信号强度均匀。T1、T2加权像近似于或低于肝信号。肾上腺皮质增生则表现为弥漫性对称性双侧肾上腺增大、增厚,但形态改变不明显,其信号与正常肾上腺组织无异,均为中等信号;近似于肾皮质,皮质癌的MRI影像表现为瘤体较大,形态不规则,多呈分叶状,边缘模糊不清,与周围组织关系紧密,其信号强度取决于癌肿内部是否有出血坏死,大部分信号因有癌肿内出血而高低不一,出血为高信号;坏死、囊变则为低信号。

4. 非碘化胆固醇肾上腺核素扫描 非碘化胆固醇肾上腺核素扫描亦即应用^{131}I-6-β磺甲基-1p-去甲胆固醇注射后,能特异性显示分泌类胆固醇的组织。如果注射后出现一侧肾上腺放射性浓集,则提示该侧有醛固酮瘤可能;如双侧均有放射性碘浓集则提示为双侧增生或腺瘤可能,如一侧放射性浓集,另一侧较淡,可结合地塞米松试验,如为醛固酮瘤,则瘤体侧放射性碘浓集,而对侧无浓集现象,IHA患者双侧肾上腺均有放射性碘浓集现象。然而,肿瘤直径小于1.5cm时示踪剂摄取率低,且放射性同位素的使用和处理均使该检查受到限制。

五、治　疗

原发性醛固酮增多症以外科手术治疗为主。大部分原发性醛固酮增多症(占70%以上醛固酮瘤)均可通过腹腔镜手术或开放手术径路切除病变瘤体或一侧肾上腺而获得满意疗效。术后患者临床症状可迅速改变,生化及内分泌指标渐趋正常,远期疗效佳。IHA手术治疗后疗效欠佳,据称仅20%获较满意疗效,有学者建议以药物治疗为主,但药物治疗效果也不稳定,因此在诊断明确的基础上,也应选择适当手术方式进行外科治疗。如双侧肾上腺增生呈不对称者,表明单侧增生(增厚)者有分泌功能,或有微小腺瘤可能,手术切除可达较满意疗效;单侧多发性肾上腺结节亦可选择单侧肾上腺切除,双侧多发肾上腺结节者或双侧增生者可选择切除一侧分泌功能旺盛的肾上腺,另一侧做次全切除或不切除,辅以药物治疗。APC则需做肿瘤根治性切除,必要时同时做癌肿周围区域淋巴结清扫以期增强患者生存概率。

(一) 围术期处理

术前需对原发性醛固酮增多症患者作充分准备,纠正其水、电解质紊乱和酸碱失衡状态,调整血钾升至正常,适当降低血压。各种病因原发性醛固酮增多症,其准备时间、手术方式并不强求一致。

1. 纠正电解质紊乱,恢复正常血钾 螺内酯作为醛固酮拮抗剂,具有潴钾排钠作用。初始剂量200～400mg/24h,分次口服,同时予以补钾药每日4～6g,服药后1～2周内血钾可逐步正常,血压也逐步平稳下降。对高血压、电解质紊乱较严重者,不仅要使其血钾恢复正常,还须多次心电图检查直至其低钾图形消失,方可考虑手术。

2. 降血压 降低血压方能使患者安全度过围术期,一般来说,电解质纠正过程,血压即开始趋于下降。螺内酯应用1周后血压无变化即应辅以降压药物。患者如长期高血压且伴有心血管损害,则更应早期应用降压药物。患者可服用依那普利、卡托普利等血管紧张素转换酶抑制剂和硝苯地平等钙离子通道阻滞剂,这些钙离子通道阻滞剂可以通过参加抑制醛固酮合成的一些环节来降低醛固酮的分泌,同时也可以抑制血管平滑肌的收缩,降低血管阻力。

3. 补充糖皮质激素 由于病程所致,醛固酮瘤同侧及对侧肾上腺皮质存在有轻度萎缩现象,因此对肾上腺醛固酮瘤患者手术前应适当补充一定量的糖皮质激素。一般术前选用甲泼尼龙肌内注射80mg;术中静脉滴注琥珀酰氢化可的松100～200mg,术后相应补充氢化可的松并递次减少。如果瘤体体积小、病程短,术前临床症状不明显,也可不予补充。尤其应注意防止因糖皮质激素补充不足造成肾上腺危象,对肾上腺全切除或次全切除患者要注意终身激素替代治疗。

4. 其他注意事项 术前应详细了解患者的心、肝、肺、肾等主要脏器的功能,充分估计手术的危险性,及时调整全身状态,改善营养状况;对心电图异常和心律失常者,在补充钾盐、限制钠盐或应用螺内酯仍不能纠正时,可适当加用抗心律失常药物,直至心电图正常和心律失常消失为止;术前预防性应用广谱抗生素 1～3 天,以防止感染。

醛固酮瘤患者手术后因病因已祛除,患者血、尿醛固酮浓度迅速下降,水、电解质紊乱可于数日至数周内恢复正常,但患者术后肾的潴钠功能下降,应术后监测血电解质水平作为术后补充液体的依据,亦可口服补充氯化钠。大部分患者术后血压将大幅下降,醛固酮分泌抑制状态持续一段时间后可恢复正常。对于特发性醛固酮增多症患者行手术治疗者,术后高血压、低钾血症如仍未见明显改善,可继续服用醛固酮拮抗剂如螺内酯或阿米洛利等治疗,螺内酯可用 200～400mg/d,或阿米洛利 10～20mg/d,多可控制症状。对皮质癌患者,除术后应根治性切除肿瘤外,术后尚需配合正规化疗或放疗,以提高 5 年生存率。

术中如出现出血、气胸、肠瘘及胰瘘等并发症,应视不同情况分别予以止血、胸腔闭式引流或外引流等对症处理,必要时可改腹腔镜手术为开放手术,或再次手术治疗以彻底治愈此类并发症。

(二)外科技术

腹腔镜手术治疗已成为外科治疗原发性醛固酮增多症的"金标准",单发或单侧醛固酮腺瘤无疑更是腹腔镜肾上腺切除的最佳适应证。具体腹腔镜手术入路及详细技术见第十二章,腹腔镜肾上腺切除术与开放手术相比,最大的优点是将手术野放大 6 倍,这样可保证安全和细致的分离,避免出血,使深部手术更易被观察。对患者而言,腹腔镜手术更具有减轻术后疼痛和获得较好美观效果的作用,缩短了住院时间和康复时间。

经典的开放手术在没有精确成像定位时代是一种主要的外科治疗手术,包括单侧肾上腺切除术、双侧肾上腺探查和次全切除术等,有腹膜后入路和经腹手术入路 2 种。随着 CT、MRI 及核素扫描等精确定位诊断技术的发展,肾上腺腺瘤或增生的定位趋于方便和准确,也更加有利于腹腔镜技术的开展,但经典开放手术仍具有不可替代的作用,熟练掌握开放手术有利于丰富对原发性醛固酮增多症的外科治疗手段。

第二节 继发性醛固酮增多症

继发性醛固酮增多症是指由于肾上腺外的因素引起的肾素-血管紧张素系统激活,肾素分泌增多而导致醛固酮分泌增加,引起一系列高血压、低钾血症、水肿等症状的一组疾病。继发性醛固酮增多症的特征有:①具有较高的肾素活性;②伴随其他疾病。

一、肾素原发性增多所致的继发性醛固酮增多症

(一)Bartter 综合征

主要表现为高血浆肾素活性、高血醛固酮水平、低钾血症、高血压或正常血压、水肿及碱中毒等一系列综合征。病理显示该类综合征患者肾小球球旁细胞明显增多,表明多种因素导致球旁细胞病理性增生所致。Bartter 综合征治疗以应用非甾体类抗炎药为主,其疗效较好。吲哚美辛(消炎痛)应用较为广泛,可抑制前列腺素刺激的肾素增高,效果尚可。

(二)肾素瘤

亦称球旁细胞瘤,是来自于肾小球入球小动脉旁球旁细胞的一种良性肿瘤,可功能性分泌大量肾素而导致继发性醛固酮增多症。可通过肾动脉造影(DSA)、CT、MRI 等影像学手段明确其部位,尽快手术治疗,可取得较好疗效。肾母细胞瘤有时也会分泌大量肾素而导致继发性醛固酮增多。

(三)肾性高血压

单侧或双侧肾动脉主干或分支狭窄使肾脏血流减少,刺激球旁细胞分泌肾素,导致醛固酮分泌增多,是常见的继发性高血压病因,如不及时治疗会导致肾功能急剧恶化。肾动脉狭窄有多种病因,临床上其高血压呈恶性进程,伴有较重的眼底损害,部分患者伴有低钾血症和碱中毒,为高肾素继发性醛固酮增多所致。DSA 是诊断肾动脉狭窄的"金标准",彩超、MRI 和肾图等也是较好的非创伤性检查,其灵敏性和特异性也较高。治疗主要以外科治疗,血管成形治疗(经皮经血管球囊扩张)为主,药物治疗为辅。

二、全身有效循环血量下降所致高肾素活性的继发性醛固酮增多症

此类疾病有多种:如肾病综合征,肾小管性酸中毒,心功能衰竭,肝硬化合并腹水及各种肾小管疾病

等,其机制是全身有效循环血量或实际血容量减少,刺激肾素释放而导致的醛固酮继发性增多,这类疾病多种多样,以内科疾病为主,治疗亦以纠正原发疾病为主,相应对症处理继发性醛固酮增多症所致的高血压、低钾血症等综合征。

三、假性醛固酮增多症

假性醛固酮增多症亦称 Liddle 综合征,为一家族性遗传性疾病,因先天性肾远曲小管回吸收 Na^+ 增多,肾小管电解质转运系统失衡。Na^+-K^+、Na^+-H^+ 交换过度,导致高血压、低钾血症及碱中毒,由于血钾低,肾素和醛固酮活性均受抑制,称为假性醛固酮增多症。螺内酯对此症无效,应用氨苯蝶啶加低钠饮食可起较好效果。

四、恶性醛固酮增多症

恶性醛固酮增多症是指皮质癌中主要发生在皮质球状带内为主的癌肿,亦称为肾上腺皮质醛固酮癌。与恶性肿瘤所致醛固酮增多症有别,其临床症状有严重高血压和明显低钾血症。实验室提示血醛固酮水平极高,血浆肾素活性随体位变化。病理示肿瘤一般较大,直径 10cm 左右,可伴有钙化,并通常伴有出血、坏死,预后不佳。

（朱伟东　张光远）

参 考 文 献

1. 李定益,邵冰峰,祝宇,等. 原发性醛固酮增多症(附507例报告). 中华泌尿外科杂志,2001,22(7):613-614.
2. 孙则禹. 现代肾上腺外科. 南京:南京大学出版社,1999:113-125.
3. 蔡剑飞,王卫庆. 特发性醛固酮增多症的治疗进展. 中华内分泌代谢杂志,2012,28(2):168-170.
4. Powlson AS, Gurnell M, Brown MJ. Nuclear imaging in the diagnosis of primary aldosteronism. Current opinion in endocrinology, diabetes, and obesity, 2015,22(3):150-156.

第 十 章

肾上腺性征异常症

2

肾上腺皮质增生或肿瘤分泌过量性激素时，引起性征的改变，称为肾上腺性征异常综合征（adrenogenital syndrome）。临床上将本病分为先天性肾上腺性征异常症和后天性肾上腺性征异常症。前者系先天性肾上腺皮质增生症（congenital adrenal hyperplasia，CAH）所致；后者多见于肾上腺皮质腺瘤或癌。

第一节 先天性肾上腺皮质增生症

先天性肾上腺皮质增生症先天性肾上腺皮质增生症（CAH），多在胎儿或婴儿期发病，是一种或多种常染色体隐性遗传性疾病，并与多种合成皮质激素的酶缺陷有关。

当合成氢化可的松所需的一种或多种特定生物酶缺陷时，氢化可的松合成与分泌减少，而下丘脑-垂体-肾上腺的反馈机制促使 ACTH 分泌增加，由此引起肾上腺皮质增生。由于患者特定酶的缺乏，氢化可的松合成仍受阻碍，而合成氢化可的松的前体物质大量积聚，在雄性激素合成途径不受阻碍的情况下，雄性激素合成与分泌增加。这些障碍主要归纳为：①21-羟化酶缺陷（失盐型，单纯男性化型及非典型型）；②11β-羟化酶缺陷（高血压型），其中分皮质酮甲基氧化酶Ⅰ型和Ⅱ型（失盐型）；③3β-类固醇脱氢酶缺陷（典型和非典型型）；④17α-羟化酶缺陷（并伴 17,20-水解酶缺陷）；⑤胆固醇碳链酶缺陷（类脂质增生）。

一、临床表现

CAH 是由糖皮质激素分泌不足和类固醇激素生成障碍所造成的，但因酶缺乏不同和缺陷程度不一，由此引起的临床症状也各异，男性化、高血压等为主要表现。

21-羟化酶缺陷，其基因（CYP-21）定位于 6 号染色体短臂，为 CAH 最常见的类型，占 CAH 患者的 2/3。通常分为 3 种类型：①失盐型（男性化和醛固酮分泌不足）；②单纯男性化型（有男性化而无失钠）；③非典型型（无男性化或失钠表现）。该酶的缺乏将影响皮质醇、去氧皮质酮、皮质酮和醛固酮的合成过程。其表现分为失盐型（75%）、单纯男性化型（25%）及迟发型。

失盐型为 21-羟化酶完全缺陷，因为盐皮质酮合成障碍，约 2/3 的患者有盐丢失，多在出生后 2 周出现症状，常伴有急性肾上腺皮质功能不足，有厌食、恶心、呕吐、肤色灰暗及消瘦，最终可因失钠、脱水及高血钾致循环衰竭。因呕吐明显，常被误诊为幽门狭窄。该酶部分缺陷时，因皮质醇前体化合物堆积，合成的睾酮增加，胚胎期女性在睾酮的作用下，出生时生殖器官性别不明，有男性化，如大阴唇融合，阴蒂肥大如阴茎，呈尿道下裂外观，阴道与尿道开口于共同尿生殖窦。青春期时，女性第二性征不明显，喉结粗大，声音低沉，多毛，可无月经出现。

非典型型因酶缺陷较轻，男性化及电解质紊乱症状不明显，女性中仅可见多毛及月经不规则。而失盐不明显的男性，主要表现为性早熟。于男婴时期外生殖器官可以正常，2~4 岁时出现性早熟，有阴毛及腋毛生长，体毛增多，并出现痤疮，阴茎如青春期大小，生长迅速，体形较同龄人高大。因 ACTH 升高，出生的婴儿皮肤有不同程度的色素沉着。

11β-羟化酶缺陷，在 CAH 中约占 5%，为常染色体隐性遗传，该酶基因定位于 8 号染色体，在 11β 位起羟化作用，同样也催化合成醛固酮所需要的 C18，已发现有 CYP11B1 基因突变缺陷，酶作用失活。近年来生物化学的研究证明 11β-羟化酶和皮质酮甲

氧化酶 Ⅰ 型(CMO Ⅰ 型:18-羟化酶)与 Ⅱ 型(CMO Ⅱ 型:18-脱氢酶)活性酶属于同一种蛋白,CMO Ⅱ 型缺陷可表达为 11β-羟化酶缺陷同位基因的变异体,而两者临床上的表现并不完全一样。主要表现为女性男性化,男性患儿有生长迅速及阴毛过早生长,其他表现还有青春期异常,月经不规则,多毛,痤疮及不育。多数患者有轻度高血压,与血清中去氧皮质酮(DOC)升高有关,而少数患者有重度高血压及低钾血症。

3β-羟类固醇脱氢酶缺陷,使 3β-羟类固醇不能向 3-酮甾类转化,因而影响醛固酮、皮质酮及性类固醇的合成。该型较为罕见,表现为糖及盐皮质激素均不足,出生后即可有失钠、失水、恶心及呕吐,如不能及时诊断及治疗则有生命危险。大多数典型的女性患者中有轻度男性化,如阴蒂肥大、大阴唇融合等,原因为胎儿肾上腺分泌了过量的脱氢异雄酮(DHEA),小部分 DHEA 能通过肾上腺外途径转化为睾酮。

17α-羟化酶缺陷,因网状带 DOC 过多分泌,结果发生钠潴留和高血压;又因无 17α-羟化酶和 17,20-水解酶,肾上腺及性腺将不产生性激素,引起性激素缺乏症状。该酶是位于肾上腺和性腺内质网的单酶,基因定位于 10 号染色体。临床表现为女性青春期延迟,有高血压、低钾血症及碱中毒;男童可能作为女童抚养,常因腹股沟疝伴隐睾而就诊,染色体呈 XY。

20-分解酶缺陷证明与 17α-羟化酶相关,2 种酶活性与染色体 10 上同位的基因相关联。17,20-分解酶缺陷的患者中可的松、ACTH 和醛固酮分泌是正常的。在 46,XY 病例中,睾酮的合成受损害,典型病例出生时外生殖器呈女性样改变。轻度病变时,仅表现有尿道下裂。至青春期时睾酮分泌仍偏低。根据临床表现程度分为部分和完全型。表现有假两性畸形伴苗勒结构存在,青春期时第二性征发育失败,而促性腺激素却升高。当糖皮质激素或盐皮质激素合成无缺陷时可考虑本病诊断。利用 HCG 和 ACTH 刺激试验可做出诊断。

17β-羟类固醇脱氢酶缺陷,这是睾酮合成过程中最后的作用酶,催化雄烯二酮至睾酮,DHEA 至雄烯二醇,及雌酮至雌二醇。该酶缺陷的结果为男性假两性畸形。在睾酮合成障碍的临床表现上类似 5α-还原酶缺陷。刚出生时可呈女性表现,男性化表现不明显。但这些患者却有明确的睾丸,睾丸的部位可在腹腔内,腹股沟,或大阴唇内,不伴有苗勒结

构。青春期时阴茎生长并以男性第二性征发育。这包括肌肉组织增加,阴毛、腋毛、胡须及男性分布的体毛生长。迟发的男性化与促性腺激素分泌增加有关,并可部分纠正睾酮产生不足。该病内分泌激素水平特点为,青春期前雄烯二酮及雌二酮水平不增加,而青春期时血浆内雄烯二酮水平增加为正常水平的 10~15 倍。血浆睾酮属正常偏低水平,血清 LH 和 FSH 明显升高,常为正常水平的 4~6 倍。新生儿时期很少能做出诊断,有时在儿童或婴儿时期行疝修补时能发现睾丸。用 HCG 刺激试验能证实诊断。该病能造成不育,但自身的雄激素水平可达正常偏低。

胆固醇侧链裂解酶缺陷(StAR 缺陷),以往也称类脂性肾上腺增生,因肾上腺增大并有脂质聚积而得名。为 CAH 中最少见的类型和最严重的类型。该酶存在于肾上腺的线粒体中,位于 15 号染色体,是胆固醇侧链裂解酶,介导 20,22-碳链酶系列反应。当该酶活性障碍时,胆固醇不能向孕烯醇转化,肾上腺和性腺均不能合成类固醇激素。最近表明胆固醇运输功能缺陷是该病更为重要的病因,类固醇激素合成急性调节蛋白(StAR)能刺激胆固醇从线粒体外层向内层输送,功能障碍时急性类固醇的合成步骤受限。性染色体 XY 的男性睾丸不能合成睾酮,可表现有女性外生殖器外观,而女性则可具有正常外生殖器。由于糖皮质激素和盐皮质激素不足,临床表现有营养不良、嗜睡、腹泻、呕吐、低血压、脱水、低钠血症、高血钾和代谢性酸中毒。腹部 CT 显示肾上腺增大,并有脂质堆积。因睾酮分泌少,性征异常表现不明显,该病多数以 46,XY 存活的患者均作为女性抚养,并施行性腺切除。

二、诊　断

诊断肾上腺疾病引起的男性化改变并不容易。对出现男性化症状的儿童或成人,应明确是否有肾上腺疾病;如属肾上腺疾病还应明确是增生还是肿瘤;如系肿瘤则应准确定位,并判断是良性或恶性。

女性 CAH,显微镜下细胞核染色质为阳性,染色体为 XX。用尿道镜检查尿生殖窦,可见阴道开口和宫颈。经插管造影能显示子宫和输卵管。结合尿中类固醇生化检查能明确诊断。

男性 CAH 的细胞核染色质为阴性,遗传类型为 XY,尿中类固醇生化结果与女性 CAH 相同。

高血压或失钠有助于区别 CAH 的不同类型,对

决定治疗方法有重要意义。生育过 CAH 患儿的妊娠妇女约有 1/4 的机会再生育病儿,产前应做羊水分析,如发现羊水中孕烷三醇水平升高,可在胎儿期进行治疗。

女孩肾上腺性男性化必须与体质性多毛或单纯有阴毛出现的早熟相鉴别。因为阴毛过早生长可为早熟,也可能是肾上腺疾病早期表现,这时可能无明显男性化和雄性激素分泌过多的证据。儿童中卵巢雄性细胞瘤极罕见,通过仔细的盆腔检查可以排除。

男孩青春期提前也可以由睾丸非精原细胞型生殖细胞瘤及间质细胞瘤引起。肾上腺病变时双睾丸通常较小。而睾丸肿瘤时一侧睾丸增大。真正由垂体或中枢神经系统病变引起的性早熟,双睾丸发育也提前。已有 CAH 伴双侧睾丸良性肿瘤的报道,临床上需与睾丸 Leydig 细胞瘤鉴别,Leydig 细胞瘤多为单侧,仅有 3% 累及双侧,且有 10% 的 leydig 细胞瘤在成人中表现为恶性。两性儿童均应排除肾上腺肿瘤,血及尿中类固醇检查有助于诊断。

部分酶缺陷的症状、体征及辅助性实验室检查见表 10-1。

表 10-1　CAH 的诊断要点

酶缺陷	主要临床表现	实验室检查			
		17-OHCS	17-KS	17-OHP	其他
21-羟化酶 (Ⅰ及Ⅱ型)	女性男性化 男性性早熟 失盐症状升高	升高	升高	升高	女性睾酮及尿孕三醇升高 ACTH 升高
11-β 羟化酶 (Ⅲ型)	女性男性化 男性性早熟 高血压升高	升高	升高	升高	低钾血症、DOC 升高
3-β 羟类固醇脱氢酶 (Ⅳ型)	男性化不全 女性轻度男性化 失盐症状下降	下降	下降	升高	脱氢异雄酮升高
17-α 羟化酶 (Ⅴ型)	女性青春期延迟 男性性别不明 高血压下降	下降	下降	下降	DOC 升高、低血钾
胆固醇侧链裂解酶 (Ⅵ型)	男性化不全 皮质功能不足 严重失盐症状	下降	下降	下降	下降

21-羟化酶缺陷时,血浆孕酮和 17-羟孕酮水平明显升高,尿 17-酮和孕三醇升高。通过放免法测定血浆 17-羟孕酮可明确诊断,此法可替代 24 小时尿中代谢物的测定。1/3~1/2 表现有性征异常的女婴虽有 21-羟化酶缺陷常不能确诊,随访监测有助于最终确诊。

11β-羟化酶缺陷时血浆 11-脱氧皮质醇和 11-去氧皮质酮水平升高,尿中 17 羟和 17-酮增加。

诊断 3β-羟类固醇脱氢缺陷依据血清 17-脱氢孕烯醇酮和脱氢表雄(甾)酮(DHEA)或 3β-羟类固醇酶水平升高。

伴有高血压的男性假两性畸形应考虑 17α-羟化酶缺陷,实验室检测中血清孕酮、DOC、皮质酮、18-羟皮质酮和 ACTH 升高。

B 超、CT 或 MRI 在必要时选用,可发现双侧肾上腺弥漫性增大。21-羟化酶及 3β-羟类固醇脱氢酶缺陷时盆腔超声确定苗勒组织存在也能帮助诊断。如发现女性假两性畸形时,影像学检查能发现存在子宫及增大的肾上腺,而在男性则仅有增大的肾上腺。当肾上腺大小正常,患者表现有男性化时需与真两性畸形鉴别。CAH 经治疗后肾上腺大小能恢复正常。已有 17α-羟化酶缺陷和 21-羟化酶缺陷伴发肾上腺髓脂肪瘤的报道,通过 CT 观察脂肪密度能做出诊断。

成人肾上腺性征异常症还应考虑与下列疾病相鉴别:①特发性多毛症;②库欣综合征;③斯坦因-利文撒尔(Stein-Leventhal)综合征;④合并肢端肥大症的肾上腺男性化病;⑤卵巢雄性细胞瘤。

三、治 疗

（一）药物治疗

在患儿中应用氢化可的松的目的：补充不足激素的不足；抑制垂体 ACTH 分泌；阻止肾上腺分泌过多的雄性激素及男性化改变；预防身体过快增长及骨成熟；使正常性腺发育；并纠正水和钠丧失或与之相关的高血压。提倡用药个体化，视病情和年龄而定，原则为使用最小剂量，并能控制生长速度和青春发育时间。

具体方法：急症治疗可应用等渗盐水静脉滴注纠正钠不足；为防止低血糖需静脉滴注 5% 葡萄糖溶液。盐类固醇替代治疗可每天用氟氢可的松 0.1~0.2mg，而糖皮质激素类替代治疗最好用氢化可的松，口服时 50% 能吸收，治疗量为每天 10~15mg/m^2。应激状态时还需额外补充糖皮质激素，如手术应激时的需要量一般为生理替代量的 2~3 倍。在成年女性中，为防止男性化和维持规则的排卵周期，需持续用糖皮质激素治疗，常用泼尼松龙和地塞米松治疗，剂量分别为每天 7.5mg 和 0.5mg。临床治疗标准主要通过测定生长速度、骨龄及有无皮质功能亢进征象来断定。有意义的生化指标包括血浆 17-羟孕酮、ACTH、睾酮、醛固酮和肾素水平检测，要求采集标本时间要一致。

在男性 21-羟化酶缺陷少精症和继发性不育症者可采用糖皮质激素治疗；非典型型 CAH 需要小剂量糖皮质激素治疗。11β-羟化酶缺陷，3β-羟类固醇脱氢酶缺陷及胆固醇侧链裂解酶缺陷用糖皮质激素治疗方案与 21-羟化酶治疗相似。17,20-分解酶缺陷的治疗为青春期时行外生殖器整形手术，并适当用性激素替代治疗。

17β-羟类固醇脱氢酶缺陷处理上的主要针对性征异常。作为女性抚养的儿童通常选择性腺切除。如果在青春期时做出诊断，患者男性化明显，多选择男性性征改变。选择女性者，作性腺切除，外生殖器重建是必需的，青春期可用雌激素行替代治疗。在需保持男性化的患者中应行睾丸固定和外生殖器重建。有时针对尿道下裂需行尿道成形和阴茎腹屈畸形矫正术。

目前诊断与治疗 CAH 能在胎儿完成，如通过测量羊水中 17-羟孕酮，也可在妊娠前 3 个月测定 HLA 基因分型或作 HLA 中基因 DNA 分析明确诊断。给母亲服用地塞米松能抑制胎儿 ACTH 分泌，从而阻止外生殖器男性化。

（二）两性畸形的外科治疗

对于生殖器官有异常患者，成功的药物治疗建立后，可以通外科手术达到治疗目的。手术前对本病一般通过染色体检查、血浆类固醇测定、X 线、B 超及内镜检查来进行诊断和鉴别诊断。要求患者为正常女性或男性染色体。必要时对内生殖器可通过 B 超或借助腹腔镜了解。如对 46,XX CAH 男性化的女性患者进行女性化生殖系统成形手术。对性别选择及手术指征掌握原则如下。

1. 抚养性别的选择 出生后确定性别尤为重要，这关系到成人后的心理定位。外生殖器形状也是重要的决定因素，同时也要根据手术后男性或女性性功能可能恢复的程度来决定。

2. 祛除内生殖器 内生殖器官应尽快明确，并确定儿童性别，与性别相矛盾的结构如输卵管、子宫或输精管可在手术中切除，手术施行时间最好在 2~3 岁时。

3. 切除性腺与激素替代治疗 首先考虑第二性征的形式。真两性畸形中，一侧为睾丸，一侧为卵巢，需切除有矛盾的性腺。对卵睾结构者，作为女孩抚养的患儿，其卵睾组织应保留；而作为男孩抚养者，卵睾可切除。对与青春期第二性征相矛盾的性腺应切除。另外性腺的部位异常者，有时也有性腺切除指征，如腹股沟或阴唇部位的睾丸容易受伤，未降或下降不全的睾丸容易恶变且不易观察。

性激素替代治疗通常根据确诊时患者的年龄，对年轻者推荐使用性激素替代治疗。男性假两性畸形需要用手术矫正外生殖器，并补充雄性激素。≥12 岁的女性则补充雌激素。

4. 外生殖器的成形重建手术 手术目的是使外生殖器外观尽可能正常，并争取患者有正常婚姻生活。一般女性器官重建较男性更容易，所以只有在阴茎发育良好的情况下决定做男性化手术。女性手术原则为缩小阴蒂（完全切除或部分切除），使其接近正常大小，并将尿道和阴道开口重建于会阴部，建议手术在 2 岁至入学前施行，过早易复发，过晚可能影响性心理发育；阴道成形术推荐在青春期后婚前进行，但阴道闭合者应在青春期前完成，以免影响经血排出。男性手术通常在学龄前完成，这些手术包括：阴茎伸直术；尿道成形术；重建阴囊术及睾丸复位固定或切除发育不良的隐睾，并在必要时植入睾丸假体。

5. 在严重 21-羟化酶缺陷的病例中，如抑制肾上腺分泌的药物治疗较处理肾上腺危象更困难时可选择肾上腺切除术。

6. 适当的心理治疗应作为长期随访的组成部分。

第二节 女性化肾上腺肿瘤

男性患者女性化在肾上腺性征异常症中多数为肾上腺皮质肿瘤所致,成年男性中发生女性化常为肾上腺皮质恶性肿瘤。多数患者发生在25~50岁。迄今报道的儿童病例仅10余例,而成年女性病例则更为罕见。女性化肾上腺肿瘤绝大多数为高度恶性。从出现症状至死亡一般都在2年之内,在一些经手术切除肿瘤的儿童病例中,仅部分患者能长期存活。肿瘤主要经肝、肺和局部淋巴结转移。

一、临床表现

男性乳房女性化为最常见的表现和主诉,一般以双侧多见,伴有乳房压痛,乳晕区色素沉着。约1/2的患者性欲或性功能减退,1/4者有肥胖,毛发分布呈女性特征,阴茎萎缩,皮肤有紫色条纹,骨质疏松和类固醇性糖尿病,部分患者精子数减少。儿童患者除乳房女性化外,生长及骨质成熟加速。这类肿瘤的瘤体通常很大,临床检查中约50%以上的肿瘤于腹部可触及。

二、诊断

(一) 症状及体征

单侧或双侧男性乳房女性化,伴有乳房压痛,乳晕区色素沉着,毛发呈女性分布,性欲减退,部分患者表现有库欣综合征,如满月脸、皮肤紫纹。少数患者表现有高血压及水肿。腹部通常可触及包块。

(二) 实验室检查

尿中雌激素增加,以雌甾酮、雌二醇和雌三醇水平增高为主。若孕酮明显升高时能提示癌肿诊断。部分患者尿中17-OH和17-KS水平升高。

(三) 影像学检查

B超、CT或MRI能显示肾上腺部位占位性病变,对该病的诊断和鉴别诊断,对肿瘤有无局部转移、邻近器官受累及情况及手术难易的评估有重要价值。因该肿瘤多数为高度恶性,肿瘤在短期内有远处转移,利用影像学检查有助于诊断。

(四) 病理学检查

用于术后进一步明确诊断,单从病理学观察,有时鉴别肿瘤是良性或恶性会有一定困难,因此即便

诊断为良性腺瘤的患者,术后也应进行长期随访。

三、治疗

对这类肿瘤的治疗原则是尽早手术,切除范围应包括一侧肾上腺及所有肾上腺周围脂肪、结缔组织和淋巴组织。因对侧肾上腺可能萎缩,术中及术后应适当补充糖皮质激素。经手术治疗后,乳房女性化可消退,性欲恢复及睾丸体积增大,尿中雌激素、17-OH和17-KS水平下降。若术后症状持续存在,类固醇水平不降或上升则提示有分泌功能的肿瘤已转移。对有转移或不能耐受手术者可用邻氯苯对二氯乙烷(O,p′DDD)治疗。

第三节 男性化肾上腺肿瘤

该病是因为肾上腺皮质肿瘤产生了过量的雄性激素,从而引起男性化表现,儿童和成人均可发病。单纯分泌睾酮的肿瘤罕见,其发病可能同AIP基因突变相关。这类肿瘤可以有完整的包膜,肿瘤切面呈黄褐色,瘤体一般较大,生长迅速,晚期肿瘤可以向邻近组织和器官浸润,并能够沿主动脉旁淋巴结转移,远处可转移至肺、肝、脑及骨。

一、临床表现

男女儿童均可表现有肌肉发达、生长迅速、骨龄和骨骺提前融合。青春期前的女孩可见阴毛生长、阴蒂肥大;而男孩可见阴茎、阴毛和腋毛如成人状,前列腺增大,但睾丸体积不大。成年女性患者常见于停经后,有多毛、皮肤痤疮、月经不调、声音低沉、乳房和子宫萎缩等,常伴有高血压。

二、诊断

(一) 症状及体征

该病从病史及体格检查中均能发现男性化表现,具体表现同上。

(二) 实验室检查

血清雄激素水平为必查项目。90%表现有多毛的女性有睾酮或双氢睾酮水平升高。催乳素升高对排除多囊卵巢综合征有意义。对怀疑有库欣综合征者,可用地塞米松抑制试验和测定24小时尿游离皮质醇水平进行鉴别。利用ACTH刺激试验,测定0和60分钟17-羟孕酮和17-羟烯醇酮水平以筛选出CAH。

2

（三）影像学检查

CT、MRI 及 B 超对诊断肾上腺占位十分重要，CT 对肾上腺肿瘤的检出率可达 95%～99%，但上述检查均不能鉴别肿瘤有无内分泌功能。腺瘤形态多为圆形，边缘清楚，而肾上腺癌边缘多不规则。IVP 对肾上腺肿瘤的诊断也有一定意义，如瘤体较大时，肾可以受压下移，肾上盏有推挤或变形改变。

三、治　疗

该病的首选治疗为手术，通过手术切除腺体肿瘤可以达到治愈的目的，对无明显远处转移的癌肿，应争取做根治性切除。对邻近组织有转移的患者，在手术切除的基础上行放疗或化疗。有明显转移的病变可试用 O,p'DDD，联合氟尿嘧啶（Fu），O,p'DDD 一般应用 10～12g/d。有资料表明前者有特异性抗肾上腺素作用，能改变线粒体的功能，使肾上腺萎缩和坏死。做预防性治疗应考虑到其较大的毒性作用。在治疗转移性癌肿的患者中，该药可以延长患者存活期。毒性作用大小取决于剂量大小，文献中用的最小剂量为 1g/d，O,p'DDD，一般应用 10～12g/d 患者尚能耐受。类固醇激素合成抑制剂，如氨鲁米特、美替拉酮和酮康唑可控制肿瘤激素所引起的临床症状；酮康唑为抗真菌药，已证实能抑制类固醇的生成，其作用为阻断所有 P450 催化反应，每日剂量约 1200mg；氨鲁米特为胆固醇侧链裂解抑制剂，开始剂量为 250mg，每日 2 次，以后增加至 500mg，每日 4 次；11-β 羟基化抑制剂美替拉酮应用剂量为 500mg，每日 4 次。同样，对恶性肿瘤未能切除者，大剂量的放射治疗，亦可以延长患者的生存期。

（高建平　何昊玮）

参 考 文 献

1. 那彦群,叶章群,孙颖浩,孙光. 中国泌尿外科疾病诊断治疗指南. 2014 版. 北京:人民卫生出版社,2014:574-580.
2. Trapp CM, Oberfield SE. Recommendations for treatment of nonclassic congenital adrenal hyperplasia（NCCAH）: an update. Steroids,2012,77(4):342-346.
3. Mnif MF, Kamoun M, Mnif F, et al. Long-term outcome of patients with congenital adrenal hyperplasia due to 21-hydroxylase deficiency. Am J Med Sci,2012,344(5):363-373.
4. Tong A, Jiang J, Wang F, et al. Pure androgen-producing adrenal tumor: clinical features and pathogenesis. Endocr Pract. 2017,23(4):399-407.
5. Naouar S, Braiek S, El Kamel R. Testicular tumors of adrenogenital syndrome: From physiopathology to therapy. Presse Med. 2017: S0755-4982.

第 十 一 章

儿茶酚胺增多症

儿茶酚胺是肾上腺素、去甲肾上腺素和多巴胺的总称。儿茶酚胺增多症是指体内肿瘤或病理性增生组织的嗜铬细胞生成过多的儿茶酚胺从而引起以高血压为主要特征的临床综合征。肿瘤位于肾上腺者称为嗜铬细胞瘤（pheochromocytoma，PCC），位于肾上腺外则称为副神经节瘤（paraganglioma，PGL）。PGL 可起源于胸、腹部和盆腔的脊椎旁交感神经链，也可来源于沿颈部和颅底分布的舌咽、迷走神经的副交感神经节，后者常不产生CA。PCC 占 80%～85%，PGL 占 15%～20%，两者合称为 PPGL（pheochromocytoma and paraganglioma）。

1977 年吴阶平首先提出肾上腺髓质增生是一种独立疾病，通常双侧发病，临床上较少见。我国报道最多。其他国家的报道较少。近年来 CT、MRI、^{131}I-MIBG 等技术的广泛应用，诊断例数较前增多。多为双侧，亦有单侧病变的报道。

儿茶酚胺增多症虽然是继发性高血压的罕见原因，但其意义较大，因为严重的高血压危象可致命而手术切除肿瘤或增生病灶可以治愈高血压。但本病手术治疗需要细致的术前准备和术后监测。此外确诊为嗜铬细胞瘤后可引导人们寻找其他内分泌肿瘤。部分病例为恶性，恶性病变通常需要多模式治疗，预后不佳。

一、病　因

（一）家族性嗜铬细胞瘤与散发性 PPGL

家族性嗜铬细胞瘤（familial pheochromocytoma）系常染色体显性遗传疾病，RET、VHL、NF1、SDHD 和 SDHB 基因已被证实与家族性嗜铬细胞瘤密切相关，有高度外显率。家族性嗜铬细胞瘤

的发病率占嗜铬细胞瘤的 6%～30%，多为双侧多发或两个以上的内分泌腺体受累，发病年龄较早，常见于儿童；双侧性嗜铬细胞瘤中约 50% 为家族性，同一家族的发病成员其发病年龄和肿瘤部位往往相同。经过多年的研究发现家族性嗜铬细胞瘤患者存在各种各样的基因缺陷，具有这类基因缺陷的胚胎，一部分外胚层的神经嵴细胞可迁移至身体的其他部位，衍化成特殊的细胞群即 APUD 细胞系统，肿瘤可分泌多肽激素，形成以嗜铬细胞瘤为主的各型内分泌腺瘤综合征。家族性嗜铬细胞瘤常与多发性内分泌瘤病Ⅱa 型和（或）Ⅱb 型、神经外胚层发育异常、神经纤维瘤病（vn recklinghausen）、视网膜血管瘤（vn hippel）、脑脊髓成血管细胞瘤等同时存在。

部分散发性 PPGL 也能监测到基因突变。其他散发性病例的发病机制尚不完全清楚。

（二）相关综合征极其基因突变

约 50% 的 PPGL 存在基因突变，其中 35%～40% 为胚系突变，表现为家族遗传性并作为某些遗传性综合征的表现之一（表 11-1 和表 11-2），突变频率依次为 SDHB（10.3%）、SDHD（8.9%）、VHL（7.3%）、RET（6.3%）及 NFl（3.3%）；SDHC、SDHA、MAX 及 TMEM127 的突变频率<2%；15%～25% 的患者存在肿瘤组织的体系突变，在散发性 PPGL 中的发生频率依次为 NF1（25%）、VHL（9%）、HIF2A（7%）、HRAS（6%），RET（5%）和 MAX（3%）。最近的研究涉及负责线粒体琥珀酸脱氢酶的 SDH-B、SDH-C 和 SDH-D 基因的种系突变。具有这些种系突变的患者倾向于嗜铬细胞瘤，以及头颈部副神经节瘤。SDH-B 或-D 基因突变的携带者更可能患有恶性疾病。

表 11-1　PPCL 遗传综合征的临床特征

遗传综合征	别名/合并 PPGL 的概率	除 PPGL 外的临床疾病
MEN	发生嗜铬细胞瘤达 50% 恶性转移达 5% 小+无症状嗜铬细胞瘤占 50%	
多内分泌腺瘤病 2A 型	西普尔综合征 嗜铬细胞瘤(50%)	甲状腺髓样癌(50%),甲状旁腺腺瘤(25%),皮肤苔藓样淀粉样变性
多内分泌腺瘤病 2B 型	黏膜神经瘤综合征 嗜铬细胞瘤(50%)	甲状腺髓样癌(100%),皮肤黏膜神经瘤,类马方综合征体形,角膜神经髓鞘化,肠神经节瘤(先天性巨结肠病)
yu Hippel-Liudau 综合征	视网膜小脑血管母细胞瘤病 10%伴有嗜铬细胞瘤	中枢神经系统血管网状细胞瘤(小脑、脊髓、脑干),视网膜血管网状细胞瘤,肾透明细胞癌/肾囊肿,胰腺神经内分泌肿瘤和浆液性囊腺瘤,中耳内淋巴囊腺瘤,附睾和子宫阔韧带的乳头状囊腺瘤
神经纤维瘤病 1 型	vn Recklinghausen 综合征 1%患有嗜铬细胞瘤; 5%的嗜铬细胞瘤患者有神经纤维瘤病	神经纤维瘤,多发性牛奶咖啡斑,腋窝和腹股沟的斑点,虹膜错构瘤(Lisch 结节),骨异常,中枢神经系统神经胶质瘤,巨头畸形,认知障碍

表 11-2　相关综合征的基因突变位点

综合征	基因	基因位点	蛋白产物	蛋白功能	基因机制
SDHD(familial paraganglima type 1 家族性副神经节瘤 1 型)	SDHD	11q23	SDHD 亚单位	ATP 产物	肿瘤抑制基因
Familial paraganglima type 2 家族性副神经节瘤 2 型	SDHAF2	11q13、1	调节辅因子 Flavinatin cofactors	ATP 产物	肿瘤抑制基因
SDHC(familial paraganglima type 3 家族性副神经节瘤 3 型)	SDHC	1q21	SDH C 亚单位	ATP 产物	肿瘤抑制基因
SDHB(familial paraganglima type 4 家族性副神经节瘤 4 型)	SDHB	1p36、1-35	SDH B 亚单位	ATP 产物	肿瘤抑制基因
MEN1	MEN1	11q13	Menin	转录调节	肿瘤抑制基因
MEN2A 和 MEN2B	RET	10q11、2	RET	酪氨酸激酶受体	癌基因
Neurfibrmatsis type 1 神经纤维瘤病 1 型	NF1	17q11、2	Neurfibrmin	GTP 水解	肿瘤抑制基因
vn Hippel-Lindau 病	VHL	3p25-26	VHL	转录延伸抑制	肿瘤抑制基因
家族性嗜铬细胞瘤	FP/TMEM127	2q11	跨膜蛋白 Transmembrane prtein	调控 mTRC1 信号复合物	肿瘤抑制基因

ATP. 三磷酸腺苷;GTP. 三磷酸鸟苷;MEN. 多发性内分泌瘤;SDH. 琥珀酸脱氢酶

二、病理与病理生理

(一)嗜铬细胞瘤与肾上腺增生

儿茶酚胺分泌性肿瘤起源于肾上腺髓质和副神经节的嗜铬细胞。肾上腺嗜铬细胞瘤和肾上腺髓质增生,两者在细胞学上无差异,但有组织学差异。嗜铬细胞瘤不论在肾上腺或肾上腺外,均是一个有包膜的实体瘤,其包膜发出的纤维索伸入瘤组织内将瘤组织分隔成分叶状。而瘤组织外的正常髓质可无变化或被挤压而萎缩。

肾上腺髓质增生是肾上腺髓质弥漫性或结节状增生的改变,没有包膜;在肾上腺尾部和两翼都有髓质存在(正常情况下不存在);肾上腺髓/皮质之比发生根本变化,肾上腺髓质的绝对重量增加2倍以上,且多为双侧性病变。MEN-Ⅱ中多数合并有单侧或双侧肾上腺嗜铬细胞瘤(约50%),嗜铬细胞瘤发生在肾上腺外者很罕见;也有表现为肾上腺髓质增生;也有一侧肾上腺为嗜铬细胞瘤,另一侧为髓质增生。

(二)特殊部位的嗜铬细胞瘤

嗜铬细胞瘤可遍布盆腔以上的身体各部。如生长在某些特殊部位,则其病因及临床意义更为复杂。有报道嗜铬细胞瘤可发生于肾实质、胰腺后方、膀胱等处。膀胱嗜铬细胞瘤常常表现为排尿性晕厥。

(三)副神经节瘤

副神经节瘤可来源于副交感神经节或交感神经节,其临床表现因起源的类型而异:副交感神经节来源的副神经节瘤几乎仅位于颈部和颅底,最常出现于颈动脉体和颈静脉鼓室副神经节。它们是非功能性的。交感神经副神经节瘤可在沿从颅底(5%)至膀胱和前列腺(10%)的肾上腺外交感神经链的任何部位出现;大多数可分泌儿茶酚胺。在所有副神经节瘤中,约30%是遗传性的,与副神经节瘤综合征有关。

虽然大多数副神经节瘤是良性的,那些与SDHB突变有关的副神经节瘤及某些类型的VHL更可能是恶性的。不存在一致性的恶性行为的组织学征象;唯一可靠的指示变量是转移瘤的发生。

(四)恶性病变

约10%的嗜铬细胞瘤是恶性的(定义为存在转移灶),而20%~25%的肾上腺外腹部和纵隔的分泌性副神经节瘤是恶性的。在颅底和颈部,颈静脉鼓室肿瘤最少见恶性(2%~4%),颈动脉体肿瘤稍高(4%~6%),而迷走神经肿瘤最高(10%~19%)。在颅底和颈部恶性副神经节瘤患者中,转移最常局限于区域淋巴结。而低于颅底和颈部的副神经节瘤常有远处转移,最常转移到骨、肝和肺。尽管远处转移对预后有不利影响,但转移灶并不一定是原发肿瘤切除的禁忌证,尤其转移灶可手术切除时。转移性嗜铬细胞瘤/副神经节瘤的预后有差异。即使存在远处转移,长期生存也可能,但是5年生存率≤50%。

(五)病理生理

PPGL分泌去甲肾上腺素,肾上腺素和多巴胺导致临床症状和体征。但是,尚未证实循环中儿茶酚胺的水平与症状有关,可能还分泌阿片样物质、红细胞生成素、神经肽Y或肾上腺髓质素。肿瘤通常

直径<10cm。肿瘤可能是家族性的,尤其是双侧者。

三、临 床 表 现

本病的临床表现千变万化,以至像完全不同的疾病,容易误诊并被称为"伟大模仿者"。但多数患者表现为以肿瘤或增生组织分泌过多的儿茶酚胺(多数为去甲肾上腺素)为基础的症状和体征(表11-3)。阵发性高血压或持续性高血压是本病的典型特征;多数患者伴有代谢紊乱。严重的患者可以表现为高血压危象,恶性高血压,急腹症或心血管并发症,此时常需要紧急药物处理和(或)手术治疗。相反,大约10%"功能隐匿的嗜铬细胞瘤"可无儿茶酚胺增多的典型症状和体征。嗜铬细胞除分泌儿茶酚胺(Catecholamine,CA),包括多巴胺(dopamine,D),肾上腺素(adrenaline A,epinephrine E),去甲肾上腺素(norepinephrine,NA;noradrenaline,NE)以外,还可分泌以下活性物质并引起相应病理生理改变,也是本病临床表现变化多端的原因之一:①舒血管肠肽、P物质,引起面部潮红;②阿片肽、生长抑素,引起便秘;③舒血管肠肽、血清素、胃动素,引起腹泻;④神经肽Y,引起血管收缩、面色苍白;⑤舒血管肠肽、肾上腺髓质素,引起低血压、休克。

(一)高血压

嗜铬细胞瘤占高血压的0.1%(儿童高血压中比例增高)。阵发性高血压系本病特征性表现,发生率约为45%。平时血压正常,发作时血压可达200~300mmHg/130~180mmHg。此类患者的典型症状是剧烈头痛、面色苍白、大汗淋漓、心动过速。可有其他表现如恐惧、恶心、呕吐、胸闷、胸痛或腹痛、视物模糊,严重者出现心力衰竭、肺水肿、脑出血等。发作终止后迷走神经兴奋,表现为两颊皮肤潮红、全身发热、流涎、瞳孔缩小等。发作时间通常在数秒钟或数分钟,长者可达1~2小时至数十小时。发作频率一般数月一次或一日数次。有发作渐频、间隔渐短趋势,最终可成持续性高血压。常有以下诱因:精神刺激,弯腰,排便,排尿,触摸腹部,按压肿块,麻醉诱导期,药物(组胺、胍乙啶、高血糖素、甲氧氯普胺、三环类抗抑郁药)等。

持续性高血压约占50%,此类患者的高血压用常用降压药效果不佳,如神经节阻滞剂(胍乙啶)、利舍平、β肾上腺素能阻滞剂、肼屈嗪等,而钙离子拮抗剂、硝普钠、α受体阻滞剂有效。儿茶酚胺增多症也可过度分泌肾上腺素兴奋β₂受体,周围血管扩张或血管强烈收缩,组织缺氧,微血管通透性增加,

表 11-3　用于治疗嗜铬细胞瘤的口服药物

药物	初始用量（最大剂量）（mg/d）	不良反应
α 肾上腺素能阻滞剂		
Phenxybenzamine（酚苄明）	10（100）	直立性低血压,心动过速,减数分裂,鼻充血,腹泻,射精抑制,疲劳
Prazsin（哌唑嗪）	1（20）	首剂效应,眩晕,嗜睡,头痛,疲劳,心悸,恶心
Terazsin（特拉唑嗪）	1（20）	首剂效应,虚弱,视物模糊,头晕,鼻塞,恶心,外周水肿,心悸,嗜睡
Dxazsin（多沙唑嗪）	1（20）	首剂效应,镇痛,外周水肿,疲劳,嗜睡
联合 α 和 β 肾上腺素能阻滞剂		
Labetall（拉贝洛尔）	200（1200）	头晕,乏力,恶心,鼻塞,阳痿
钙通道阻滞剂		
Nicardipine sustained-release（尼卡地平缓释片）	30（120）	水肿,头晕,头痛,潮红,恶心,消化不良
儿茶酚胺合成抑制剂		
α-Methyl-ρ-l metyrsine（α-甲基-ρ-1 酪氨酸）	1000（4000）	镇静,腹泻,焦虑,噩梦,结晶尿,溢乳症,锥体外系症状

血浆外渗,有效血容量降低,导致血压下降。病灶分泌舒血管肠肽、肾上腺髓质素致血压下降及血压大幅波动,极高血压可反射性兴奋迷走神经中枢,释放多巴胺消除 NA 升压作用。

（二）循环及心脏其他表现

患者还可出现儿茶酚胺性心肌病伴有心律失常,或心肌退行性变、坏死;高血压性心肌肥厚、心脏扩大、心力衰竭。交感神经过度兴奋如出汗、心动过速。直立性低血压伴有心动过缓(长期过量 CA,血容量不足、交感神经抑制、肾上腺素能受体敏感性降低)。肿瘤骤然出血、坏死,CA 释放骤减或停止,致心肌损害、心律失常或心力衰竭等。

（三）代谢改变

1. 基础代谢率增高　氧耗量增加,基础代谢率增高,而甲状腺功能正常,发作时体温可上升。

2. 血糖升高　儿茶酚胺为升糖激素,可加速肝糖原分解,抑制胰岛素分泌,糖异生加强,引起高血糖,糖耐量减退等。

3. 脂代谢紊乱　脂肪分解加速,游离脂肪酸增高。

4. 低钾血症　CA 促使钾进入细胞内及肾素、醛固酮分泌。

（四）消化道症状

CA 使肠蠕动及张力减弱、胆囊收缩减弱,Oddi 括约肌张力增高,表现为便秘、腹胀、胆汁潴留、胆结石。

（五）其他症状

1. 腹部包块　少数患者(5%~10%)腹部可打及包块。

2. 膀胱内肿瘤。

3. 嗜铬细胞瘤可分泌红细胞生成素(EP)样物质而刺激骨髓,引起红细胞增多,白细胞也增多(表 11-3)。

四、诊　断

（一）临床特征

临床医学家们对本症的临床特征进行了总结,要点包括:3 个联症,4 个"C",5 个"H",7 个 10%。

1. 95%的患者可有头痛、多汗和心悸三联症。

2. 同时可伴有 4 个"C"

(1) 胆石症(chlelithiasis)。

(2) 库欣(Cushing)综合征(较少)。

(3) 浅表性皮肤病变(cutaneus lesions):如可有神经纤维瘤。

(4) 小脑成血管细胞瘤(cerebellar hemangioblastoma)。

3. 5 个"H"

(1) 高血压(hypertensin)。

（2）头痛（headache）。

（3）多汗症（hyperhidrosis）。

（4）代谢亢进（hypermetabolic）。

（5）高血糖（hyperglycemia）。

4. 10%定律

（1）10%家族史。

（2）10%双侧肾上腺病变。

（3）10%恶性。

（4）10%多发性病变。

（5）10%肾上腺外病变。

（6）10%发生于儿童。

（7）10%合并MEN-2或家族性疾病如VHL（vn Hippel-Lindau）综合征。

目前该定律已改变，如25%肾上腺外病变，30%家族性，5%恶性，20%双侧性。

（二）诊断的关键病史/体检因素及其发生率

1. 存在危险因素 主要危险因素包括多发性内分泌肿瘤综合征，Vn Hippel-Lindau综合征，琥珀酸脱氢酶（SDH）亚基B，C和D基因中的种突变和1型神经纤维瘤病。

2. 头痛占61%~69%。

3. 心悸占62%~74%。

4. 出汗占61%~72%。

5. 内分泌失调FHX。

6. 嗜铬细胞瘤既往HX。

7. 高血压 要询问服药史，是否正在或曾经服用降压药物？是否有效？识别患者是否有对降压药不敏感的病史。嗜铬细胞瘤患者降压药效果差，使用β受体阻滞剂甚至升高血压。还要询问是否有在麻醉，分娩手术中或腹压增加时发生高血压的过去史？有以上情况或突发高血压则提示嗜铬细胞瘤或肾上腺髓质增生。

8. 高血压性视网膜病变。

9. 快速心律失常和心肌梗死。

10. 面色苍白/面红占35%~70%。

11. 糖耐量受损/糖尿病占42%~58%。

12. 紧张、焦虑、惊恐发作或"末日感"。

（三）其他有助于诊断的病史体检因素及其发生率

1. 直立性低血压。

2. 高钙血症。

3. 库欣综合征。

4. 腹泻。

5. 便秘占18%~50%。

6. 腹痛/胸痛占20%~50%。

7. 恶心/呕吐占23%~43%。

8. 疲乏占15%~40%。

9. 肢端发凉占23%~40%。

10. 发热占13%~28%。

11. 视盘水肿。

12. 腹部肿块。

13. 震颤占13%~38%。

14. 体重下降23%~70%。

15. 头晕占42%~66%。

（四）嗜铬细胞瘤危象诊断标准

在骤发高血压或持续性高血性阵发性加剧的基础上，同时伴有下列一项或多项症状，即可诊断。

1. 发作时有剧烈头痛、呕吐、视力下降且血压>220/180mmHg。

2. 伴有短暂意识丧失、抽搐、脑出血等明显高血压脑病症状者。

3. 严重心律失常、心力衰竭、心肌损害等心脏损害者。

4. 剧烈腹痛、消化道出血、急性溃疡穿孔等消化系统急症者。

5. 伴有高热（>39℃）者。

6. 出现休克或高低血压反复交替出现者。

（五）鉴别诊断

儿茶酚胺增多症的鉴别诊断范围极广，包括：原发性高血压、焦虑症、甲状腺功能亢进、癫痫发作、交感神经系统的肿瘤、类癌、少数胰腺肿瘤、肾上腺皮质肿瘤、多发性神经炎、多发性神经根炎及安非他命或可卡因滥用等。

（六）定性、定位诊断

1. 只有生化检查确认诊断之后才应当行放射学检查以定位肿瘤，而不是反过来的检查顺序。

2. 因为有很高效的诊断方法和路径，过去常用的药理学试验，特别是危险性很大的激发试验，在临床上已经废弃不再应用。

3. 第一线检查项目

（1）24小时尿液检查甲氧基肾上腺素（methoxylepinephrine），去甲甲氧基肾上腺素（nomex epinephrine）和肌酐：（90%敏感性，95%特异性）推荐首选用于低危患者即典型三联症或阵发性高血压或肾上腺偶发瘤（包块血管丰富或有其他提示嗜铬细胞瘤的征象（如强化前高Hunsfield单位密度或造影剂清除延迟者按高风险处理）患者。如果结果正常，则无须进一步检查，而如果结果显著升高，则需要影像学检查。

（2）血清游离甲氧基肾上腺素、去甲甲氧基肾上腺素：具有高达100%的敏感性，但特异性明显较低（85%）。建议首选用于嗜铬细胞瘤高风险患者（疾病验前概率高的患者）如高风险家族性综合征如多发性内分泌肿瘤2型（MEN2）和冯-林综合征（VHL），嗜铬细胞瘤或副神经节瘤手术治愈史的患者。结果正常则能排除症状性儿茶酚胺分泌的肿瘤，但甲氧基去甲肾上腺素（NMN）轻度升高可能是假阳性，这种情况建议行24小时尿分馏的甲氧基肾上腺素类物质（MNs）、儿茶酚胺及影像学检查。

（3）24小时尿液或血浆检查儿茶酚胺。

4. 需要考虑的进一步检查：影像学定位检查

（1）腹部和骨盆的MRI：MRI检查无辐射、不需使用对比剂。这种更昂贵的检查可以区分嗜铬细胞瘤和其他肾上腺肿物；在T2加权成像上，与肝脏相比，嗜铬细胞瘤表现为高信号，而其他肾上腺肿瘤则为等强度信号。

（2）腹部和骨盆的CT扫描：CT检查时，患者会有一些射线暴露，当应用影像对比剂时会有高血压加重的轻微风险（可通过α-肾上腺能受体阻滞剂预处理进行预防）。

（3）^{123}I偏碘苄胍（^{123}I metaidbenzylguanidine MIBG）闪烁扫描：如果存在嗜铬细胞瘤的临床和生化检查证据，但计算机断层扫描（CT）或磁共振成像（MRI）检查结果为阴性，首先应当重新考虑诊断。如果仍然考虑肿瘤的可能性，下一步可行^{123}I-间碘苄胍（MIBG）显像。MIBG扫描可发现计算机断层扫描（CT）或磁共振成像（MRI）不能发现的肿瘤，或者计算机断层扫描（CT）或磁共振成像（MRI）检查结果仅为阳性但实际为多发的肿瘤。

（4）正电子发射断层扫描（PET）：包括^{18}F-氟多巴胺（^{18}F-flurdpamine，^{18}F-FDA）、^{18}F-氟二羟基苯丙氨酸（^{18}F-flurdihydrxyphenylalanine，^{18}F-FDPA）和^{18}F-氟-2脱氧-D-葡萄糖（^{18}F-flur-2 dexy-D-glucse，^{18}F-FDG）等。对于转移性疾病的检测，整合的18-氟脱氧葡萄糖（FDG）-正电子发射断层扫描（PET）/计算机断层扫描（CT）比间碘苄胍（MIBG）扫描更敏感。由于转移率很高，对于所有SDHB生殖系突变相关性副神经节瘤患者和所有多巴胺分泌型副神经节瘤患者，均需针对转移性疾病进行筛查。

（七）其他检查项目

1. CBC。

2. 血清钙。

3. 血清钾。

4. 嗜铬粒蛋白A 嗜铬粒蛋白A是酸性单体蛋白质，与儿茶酚胺释放物一起储存并分泌。有报道灵敏度为83%，特异性为96%，用于鉴定嗜铬细胞瘤。在嗜铬细胞瘤和多种其他神经内分泌肿瘤患者中升高。它可以用作筛查工具，但使用并不普遍。

（八）特殊情况非分泌型或不常见部位的副神经节瘤的诊断

对于非分泌型或不常见部位的副神经节瘤的诊断，因缺乏临床怀疑可能尚未进行生化检查，通常是基于特征性的放射影像学发现做出的。对于疑似的颈部以下的副神经节瘤，通过计算机断层扫描（CT）或磁共振成像（MRI）进行横断面成像检查是一种可接受的初始检查。对于颅底和颈部副神经节瘤，初始检查可能为超声（US）、CT或MRI。对于疑似颈动脉体副神经节瘤的患者，超声是一种很好的初始诊断性检查。对于疑似的颈静脉鼓室副神经节瘤，通常需进行MRI和CT检查，因为从每种检查中得出的信息是互补的。在某些医院，对所有副神经节瘤患者均进行间碘苄胍（MIBG）扫描，以筛查异时性肿瘤。其他机构首选进行生长抑素受体闪烁成像（SRS，又称strescan）。

五、治　疗

（一）嗜铬细胞瘤治疗

考虑肿瘤大小、单双侧、有无家族史及良恶性可能选择手术径路（腹腔镜/机器人辅助腹腔镜/开放），以及切除范围（肿瘤切除，肾上腺部分切除，肾上腺全切除，根治或减瘤手术）。双侧肾上腺髓质增生治疗原则是肾上腺次全切除［一侧全切，一侧大部分（2/3～4/5）切除］。由于技术的进步，过去认为的一些腹腔镜肾上腺手术或机器人辅助腹腔镜手术的禁忌证现在已经变为适应证。

如果有高血压危象应立即抢救。没有高血压危象的嗜铬细胞瘤患者的治疗方案如下。

1. 药物治疗 首选α受体阻滞剂，根据病情联合β受体阻滞剂或钙通道阻滞剂，同时进行水合和高盐饮食（>5g/d）。

2. 良性肿瘤

（1）适合手术者，进行药物准备性治疗后手术。①单侧，散发性：肾上腺切除术，10年随访。②单侧，遗传性：肾上腺部分切除术，终身随访。③双侧：肾上腺部分切除术，终身随访。

（2）非手术患者：初步药物治疗后维持药物

3. 恶性肿瘤　无论何种治疗，均需终身随访。

（1）适合手术患者：药物准备性治疗后。

（2）可治愈性手术：根治性切除手术。

（3）无法完全切除：减瘤手术。

（4）辅助性治疗：术后化疗，核医学治疗，放射治疗或消融治疗等。

（5）非手术患者：维持药物治疗，联合核医学治疗。①MIBG（用于 MIBG 阳性者）；②奥曲肽（用于 MIBG 阴性者）；③化疗；④放疗；⑤消融；⑥栓塞；⑦靶向药物治疗（试验性）。

（二）副神经节瘤局部区域病变的治疗

术前对颅底和颈部大肿瘤的主要供血动脉进行栓塞，可有助于缩小肿瘤体积，减少出血及其他与切除术相关的并发症，从而利于手术切除。

对于小的（<3cm）、无症状的颅底和颈部副神经节瘤患者，建议初始观察。在颈部（颈动脉体、迷走神经、甲状腺旁）副神经节瘤中，建议对有症状的或较大的（>3cm）肿瘤进行手术切除，而不是观察。对于全身状况不良的患者；肿瘤已较晚期，手术切除需要牺牲大范围的血管和（或）神经结构及那些既往手术后肿瘤复发的患者可考虑选择外照射放疗（RT）。

对于鼓室副神经节瘤（Fisch A 级和 B 级患者），如果不存在全身麻醉的禁忌证，可选择手术切除（鼓室成形术）。对于颈静脉副神经节瘤及更晚期的鼓室副神经节瘤的最佳治疗方案，更具争议。对于大多数患者，放疗或手术都能长期控制局部病情，但放疗的目标是控制疾病，而不是治愈。

对于起自胸部、腹部或盆腔的副神经节瘤，手术切除以获治愈。术中尽力不进入肿瘤包膜（防止肿瘤破溃）。优选内镜（腹腔镜或后腹膜入路）技术切除腹部的副神经节瘤。胸部/纵隔的副神经节瘤的切除通常需要开胸手术，且可能需要体外循环。

膀胱的副神经节瘤的切除可通过根治性膀胱切除术或膀胱部分切除术完成。如果同侧有增大的淋巴结，也应一并切除。

（三）恶性副神经节瘤和嗜铬细胞瘤的治疗

尽可能切除原发灶和转移灶。减瘤性切除亦可改善症状、减少激素分泌、预防在重要解剖部位的并发症并改善对后续治疗的反应。然而，目前没有减瘤可延长患者生存期的证据。如果不能进行切除术，可考虑下列方法：外照射（EBRT）可获得巨大症状性肿瘤的局部控制，尤其是疼痛性骨转移。经皮消融术可安全用于不同部位（包括软组织、骨和肝）转移灶，如射频消融（RFA）、冷冻消融或乙醇注射。还可以选择经动脉化疗栓塞（TACE）（经导管动脉化疗栓塞术）。任何形式的局部治疗都可诱发大量儿茶酚胺分泌和高血压危象；需操作前药物准备。

约60%的铬细胞瘤/副神经节瘤摄取间位碘代苄胍（MIBG）。对于无法采用局部区域控制方法的、症状性进展性疾病的 MIBG 阳性肿瘤患者，或有少量骨转移灶的高肿瘤负担患者，可将^{131}碘-间位碘代苄胍（^{131}I-MIBG）而不是全身性化疗作为一线治疗方案。

但对于有快速进展的肿瘤或肿瘤主要局限于骨骼的患者，即使^{123}碘-间位碘代苄胍（^{123}I-MIBG）闪烁成像为阳性，也优选化疗。建议采用环磷酰胺、长春新碱和达卡巴嗪进行联合化疗。初步报道显示，舒尼替尼亦可安全使用，但要严格随访并进行积极降压药剂量调整。

（四）围术期处理

许多接受嗜铬细胞瘤切除的患者在手术期间和术后都会表现出血压（BP）不稳定、心律失常和心动过速。在无关的手术期间偶然被发现有嗜铬细胞瘤的患者会有更大的风险。

1. 术前准备　术前充分准备是儿茶酚胺增多症手术成功的关键，通常需要 7~10 天（表 11-3）。

（1）降压、保护心功能：①长效 α 肾上腺受体阻滞剂，可阻断儿茶酚胺对血管的效应，使血压下降，血管床扩张，有效血容量增加，避免在术中分离或挤压肿瘤时或肿瘤摘除术后因有效血容量改变造成血压大幅度波动。常用的药物有酚苄明和酚妥拉明。②钙通道阻滞剂，Ca^{2+} 参与许多细胞的生理活动，儿茶酚胺的代谢与 Ca^{2+} 有关。通过钙通道阻滞剂的作用，可抑制心、血管平滑肌的收缩，并可降低其耗氧量，减少血管的外周阻力，改善心脏的代偿功能。嗜铬细胞瘤中的儿茶酚胺需 Ca^{2+} 进入细胞内方能释放，Ca^{2+} 阻滞剂硝苯地平不但能阻止其释放，而且使血液中儿茶酚胺含量降低，可增强降压作用。③β 受体阻滞剂，在 α 受体被阻滞后，可能出现心率快或心律失常，特别对有室性期前收缩时更应加用 β 受体阻滞剂如普萘洛尔，可使心率控制在 80~100次/分。

（2）扩容疗法：在应用 α 受体阻滞剂的同时，由于血管床的扩张，血管容积相对增加，这可造成腺瘤摘除或肾上腺切除后，回心血量及有效排血量锐减，患者可能发生严重的难以纠正的低血容量休克。所以应在术前 1 天开始扩容,一般在术前应补充液体(晶体和胶体)为 1000~2000ml,其中含全血 400~800ml,使血容量扩至正常生理状态。在术前扩容的前提下,术中补血、补液量的控制,应根据患者中心静脉压、动脉血压及心电监测的结果而定。如果术中补血、补液量过多也有诱发心力衰竭的危险。

2. 术中和术后处理　根据肿瘤血供的结扎,嗜铬细胞瘤的切除术可被分为 2 个阶段:第Ⅰ阶段(流出静脉结扎前)常常以多个时期的高血压、心动过速和心律失常为特征,特别是气管内插管期间、腹腔镜操作的腹部充气期间及肿瘤操作期间。第Ⅱ阶段(流出静脉结扎后)常常并发低血压。

嗜铬细胞瘤的切除使用的是全身麻醉。安置动脉内导管进行持续的血压监测,并安置中心静脉导管以便给药。安置硬膜外导管用于开放性肾上腺切除术的术后疼痛控制,但通常不会为腹腔镜手术安置硬膜外导管。应准备好多种快速起效且作用持续时间短的血管活性药物,并做好给药的准备,以快速应对血流动力学的改变(表 11-4)。

表 11-4　用于治疗嗜铬细胞瘤的静脉内施用药物

药物	剂 量 范 围
用于高血压:	
Phentlamine (苯妥拉明)	1mg 静脉注射作为试验剂量,然后根据需要进行 2~5mg 静脉推注或连续输注
Nitrprusside (硝苯地平)	建议静脉注射速度为每分钟 2μg/kg 体重,以保证安全。每分钟 4μg/kg 的速率可能会在 3 小时内导致氰化物毒性。剂量>10μg/(kg·min)很少需要,最大剂量不应超过 800μg/min
Nicardipine (尼卡地平)	以 5.0mg/h 开始治疗;静脉输注速度可以增加 2.5mg/h 每 15 分钟 1 次,最高达 15.0mg/h
用于心律失常	
Lidcaine (利多卡因)	以 1~1.5mg/kg(75~100mg)推注开始治疗;如果需要,可以给予 0.5~0.75mg/kg(25~50mg)额外推注每 5~10 分钟 1 次,最多可达 3mg/kg。随后维持静脉输注 2~4mg/min(30~50μg/(kg·min)),按照效果和情况(如心力衰竭、肝充血)及血液监测指导进行剂量调节
Esmll (艾司洛尔)	在 1 分钟内输入 0.5mg/kg 的初始静脉注射加载剂量,随后在接下来的 4 分钟内维持输注 0.05mg/(kg·min)。根据期望的心室反应,可以以 0.05mg/(kg·min)继续维持输注,或者逐步增加(如每分钟 0.1mg/kg 增加到最大 0.2mg/(kg·min)),每个步骤维持≥4 分钟

用于治疗血流动力学改变的典型方案如下。

(1) 在手术的第Ⅰ阶段期间,的目标通常是维持收缩压(SBP)在 100~160mmHg。

①用硝普钠来治疗血压升高,以每分钟 0.5~4μg/kg 输注的方式给予,或以单次快速给予 20μg 的方式给予,并根据需要多次静脉快速给予酚妥拉明 1~5mg 作为补充。

②用去氧肾上腺素治疗低血压,以静脉单次快速给予 40~160μg 的方式给予,或以静脉输注 20~200μg/min 的方式给予。

(2) 在手术的第Ⅱ阶段期间,必要时会按下列给药顺序来治疗低血压。

①静脉单次快速给予液体。

②去氧肾上腺素,单次快速给予 40~160μg,或以 20~200μg/min 的速度进行输注。

③必要时,以 2~20μg/min 的速度静脉给予去甲肾上腺素。

④加压素 0.03~0.04U/min。

对于接受了嗜铬细胞瘤切除的患者,术后的注意事项包括:在稳定的血压下恢复正常的肾上腺功能;可能会发生反弹性低血糖;可能会发生肾上腺功能减退症。

六、特殊类型的嗜铬细胞瘤

(一) 儿童嗜铬细胞瘤

嗜铬细胞瘤在小儿比较少见,约占儿童高血压患者的 1%,发病率为 2/10 000 000,平均发病年龄为 11 岁。儿童嗜铬细胞瘤患者的表现和成人不同,头痛、恶心、呕吐、体重减轻、视觉困难较成人常见。多尿、惊厥等在成人少见,而在儿童的发生率可达 25%。手部的水肿、发红或发绀的表现,也可达 11% 左右。90% 的患者高血压呈持续性,阵发性高血压较少见，小于10%。和成人相比，儿童家族性嗜铬细胞瘤和双侧嗜铬细胞瘤的发病率较高，分别为28%和20%。儿童多发性嗜铬细胞瘤的发病率为15%~32%，肾上腺外嗜铬细胞瘤的发病率为28%，这类肾上腺外的肿瘤50%为多发性的。儿童恶性嗜铬细胞瘤的发生率为8.3%~13.1%。与成人发病在性别上相反，小儿嗜铬细胞瘤男性多于女性，男女之比为2:1。男性儿童各年龄段的发病率是相同的，9~12岁年龄组为该病好发年龄，女性儿童患者62%集中于月经初潮。小儿嗜铬细胞瘤的治疗主要是手术切除。儿童嗜铬细胞瘤多双侧受累，应行保留肾上腺皮质的肿瘤切除术。由于儿童嗜铬细胞瘤的多发性和复发性，对儿童患者症状和血压的密切随访是十分必要的。手术以后要长期监测儿茶酚胺水平和血压以了解肿瘤是否复发。

（二）妊娠期嗜铬细胞瘤

妊娠期嗜铬细胞瘤是嗜铬细胞瘤中较严重的一种状况，可严重危及母婴的生命安全。据统计患该病时，母亲确诊前死亡率可达48%，胎儿可达54%，而即使确诊后，并采取一定措施，母亲死亡率仍为17%，胎儿死亡率仍可高达50%。妊娠期嗜铬细胞瘤产前诊断率仅为32%。早期及时产前诊断具有重要的临床意义。Carsn等报道漏诊本病的母婴病死率分别高达48%和55%，而产前确诊者病死率为11%和50%。Harper等报道产前确诊可使母婴病死率分别降至0和15%。死亡原因中，妊娠妇女死亡多因脑血管意外、急性心力衰竭、肺水肿、休克及肿瘤恶变所致，胎儿死亡多因自发性流产所致，因此早期诊断是十分重要的。

妊娠可加重由于嗜铬细胞瘤引起的高血压、心律失常、代谢紊乱等病理变化，麻醉、阴道分娩、子宫收缩、胎动均可导致致命的高血压；另一方面，升高的血儿茶酚胺可引起全身小血管重度痉挛，使胎盘灌注减少，造成胎儿生长迟缓、窒息甚至死亡。有些患者预先无明显症状，而在分娩或产后突然出现血压增高或休克。因此，对妊娠期有高血压病的患者，应考虑到该病的可能，妊娠妇女患有嗜铬细胞瘤，其症状和子痫、先兆子痫、毒血症相似，头痛、多汗、心悸、视物模糊、高血压较常见。由于分娩的刺激，大多数是产后突发的高血压或者休克，让医生认识到潜在的嗜铬细胞瘤。虽然患者先前有成功的分娩史，但是如果患者有不稳定的高血压或体位性高血压、充血性心力衰竭、心律失常，应该考虑嗜铬细胞瘤的诊断，并对患者做相关检查，以便做出正确的诊

断。该病诊断步骤同一般嗜铬细胞瘤，但必须注意CT、血管造影、静脉肾盂造影及^{131}I-MIBG等放射性检查对胎儿的不利，应尽量避免，因而可采用MRI和超声检查。

对该病的处理，原则上妊娠3个月以内，最好先采取人工流产，再处理原发病灶。妊娠前半期争取手术切除，后半期用药物控制病情；等待足月分娩，一般不提倡阴道分娩，因其可诱发致命的高血压发作，以剖宫产为最佳。条件许可时还可一并手术摘除肿瘤。有腹腔镜手术成功摘除嗜铬细胞瘤的报道。术前、术中及术后必须严密监护，合理用α及β受体阻滞剂，用量不宜过大，血压过低，对胎儿有害。对足月分娩患者，症状缓解后应跟踪追查，以防再次妊娠，再次发作。

（三）静止型嗜铬细胞瘤

静止型嗜铬细胞瘤分为两种表现形式：①功能隐匿性嗜铬细胞瘤；②无功能性嗜铬细胞瘤。隐匿功能性嗜铬细胞瘤是指平时未表现出高血压等征象，但在严重外伤、感染、手术等应激条件下血压可急骤升高的嗜铬细胞瘤。无功能性嗜铬细胞瘤则是指围术期均无血压波动的类型。由于在术前很难预测无高血压史的嗜铬细胞瘤者在手术等应激状态下是否会出现急骤血压升高，因此，鲁功成等将其总称为"静止型嗜铬细胞瘤"。静止型嗜铬细胞瘤的发生率为1.5%~23%。静止型嗜铬细胞瘤不产生临床症状的原因可能是：①瘤体不具有分泌功能或分泌功能低下；②大部分去甲肾上腺素分泌后储存在肿瘤的内部，很少进入血液循环中；③肿瘤分泌较多的多巴及多巴胺抢占了受体，由于多巴胺具有降压作用，对抗了肾上腺素和去甲肾上腺素的作用而不发生高血压；④静止型嗜铬细胞瘤相对较大，肿瘤内部更容易出血、坏死，功能受到影响；⑤大的肿瘤虽然含有大量的儿茶酚胺类物质，但大多在肿瘤的内部代谢。

内分泌检查对静止型嗜铬细胞瘤的作用有限。对于怀疑静止型嗜铬细胞瘤的患者，可以行激发试验。有报道表明，胰高血糖素刺激试验可以发现一些隐匿功能的嗜铬细胞瘤。一些CA正常的静止型嗜铬细胞瘤，^{131}I-MIBG扫描可为阳性。近来报道，^{123}I-MIBG比^{131}I-MIBG扫描敏感性更高。生长激素的类似物奥曲肽有更高的敏感性，有时MIBG扫描不显影，而^{111}铟（indium）标记奥曲肽可显影。静止型嗜铬细胞瘤在很大程度上依赖影像学检查。肾上腺偶发瘤中静止型嗜铬细胞瘤典型的表现为：直

径常小于 2cm 或大于 5cm,而功能性嗜铬细胞瘤多为 2~5cm。对于瘤体较大、性质不明确的肾上腺肿瘤,术前也应按嗜铬细胞瘤常规作药物准备,以减少手术的危险性。

(四)家族性嗜铬细胞瘤

对于影像学检查证据为双侧疾病的 2 型多发性内分泌肿瘤(MEN2)(弥漫性髓质疾病)患者,由于存在嗜铬细胞瘤复发的风险,建议进行双侧肾上腺全切术。

对于大多数影像学检查显示为双侧患病的 Vn Hippel-Lindau 病(VHL)(较少为弥漫性髓质疾病)患者,建议其进行保留皮质的双侧肾上腺切除术。由于这些患者存在复发的风险,推荐进行长期生化监测。

对于家族中恶性肿瘤发生率很高的患者,建议不要进行保留皮质的肾上腺切除术。对有单侧嗜铬细胞瘤的 2 型多发性内分泌肿瘤(MEN2)或 vn Hippel-Lindau 病(VHL)患者,建议进行单侧肾上腺切除术。随后这些患者需要每年进行生化检查以确定对侧是否发生嗜铬细胞瘤。

（曾令奇 孙则禹）

参 考 文 献

1. Lenders JW, Duh QY, Eisenhofer G, et al. Phechrmcytma and paraganglima: an endcrine sciety clinical practice guideline. J Clin Endocrinol Metab, 2014, 99(6): 1915-1942.

2. PDQ Adult Treatment Editorial Board. PDQ Cancer Information Summaries [Internet]. Bethesda (MD): National Cancer Institute (US); 2002. Pheochromocytoma and Paraganglioma Treatment (PDQ®): Patient Version, 2017.

3. Dahia PL. Pheochromocytoma and paraganglioma pathogenesis: learning from genetic heterogeneity. Nat Rev Cancer, 2014, 14(2): 108-119.

4. Sarathi V. Characteristics of Pediatric Pheochromocytoma/paraganglioma. Indian J Endocrinol Metab, 2017, 21(3): 470-474.

第十二章

肾上腺其他外科疾病

2

第一节 无功能肾上腺皮质腺瘤

临床和生化检测无内分泌功能亢进表现的肾上腺皮质腺瘤,称为无功能肾上腺皮质腺瘤(nonfunctioning adrenal cortex adenoma)。无功能肾上腺皮质腺瘤可单侧或双侧存在,为良性肿瘤。目前病因尚不明确,有学者认为肿瘤内细胞皮质激素合成过程中的一些酶缺乏或活性低,使得皮质合成的代谢终产物无皮质激素的活性;也有学者认为这些无功能腺瘤可能是高功能腺瘤的前期病变。由于此类肿瘤体积小,常无临床症状,不易被早期发现,随着近年来常规体检的广泛开展,B 超及 CT 等影像学的发展,发病率有所提高,故有学者提出肾上腺疾病中的"机会瘤"(incidentaloma)的概念。无功能肾上腺皮质腺瘤约占肾上腺无功能肿瘤的 25% ~ 30%,女性略多于男性,年龄都在 30 岁以上。

一、病 理

肿瘤呈圆形、椭圆形或扁圆形,大多直径 <5cm,表面光滑,有完整的纤维包膜,与正常的肾上腺组织相连,并往往对正常肾上腺组织产生挤压。肿瘤内可见有钙化、出血、坏死、局部囊性变。镜下瘤细胞似肾上腺皮质但大小不一,排列无序。胞质内可见褐素颗粒,胞核呈多形状,极少有核分裂现象。

二、临床表现

因瘤体增长缓慢,病程多较长,一般无临床症状,个别因瘤体直径较大,对局部组织造成压迫,产生患侧腰部酸胀痛,少数患者可伴有高血压,查体多无阳性体征。

三、诊 断

一般两种或以上的影像学检查提示有肾上腺腺瘤状改变,而各项生化检测均正常。

(一) 影像学检查

普查体检中,B 超发现肾上腺无功能腺瘤最为常见,腺瘤呈圆形或椭圆形的低回声声像,直径 1 ~ 2cm,有的达 5cm,边界清晰,内部回声均匀,如果瘤体明显增大,其内部回声可以有不均匀改变。CT 多为单侧,呈球形等密度或边缘光滑,壁薄而均匀的低密度肿块。MRI 提示大多数腺瘤信号与肝实质相似,呈等 T1、等 T2 信号。T2 加权像腺瘤的信号可略高于正常肾上腺,患侧肾上腺形态发生改变,多呈圆形或小结节状,少数合并有感染或出血灶者,T1 加权像信号强度可轻度不均匀,T2 加权像信号可较高。

(二) 生化检测

各项皮质激素指标均在正常范围,包括醛固酮、糖皮质激素和性激素。近来有研究报道,一些无功能肾上腺腺瘤患者,在动态性功能检测时激素分泌反应异常,小剂量地塞米松抑制试验对血浆皮质醇抑制不完全,而大剂量地塞米松试验则呈皮质醇分泌的自主性(不依赖 ACTH),可考虑此无功能皮质腺瘤为糖皮质激素腺瘤的临床前期改变。

(三) 鉴别诊断

1. 功能"隐匿型"嗜铬细胞瘤 生化检查亦均正常,CT 检查增强后其强化程度较皮质腺瘤为高,有一定鉴别意义。

2. 转移性肾上腺瘤 多为恶性,来自肺癌、乳癌、淋巴癌等,多为双侧浸润,也可单侧受累,常有原发病灶的临床表现。

3. 假性肿瘤 影像学可将肾上腺周围结构误

诊为肾上腺肿瘤,如左侧分叶脾、副脾、胃底反折等,增强 CT 可帮助辨别。

4. 无功能肾上腺皮质癌和畸胎瘤 有时巨大无功能皮质腺瘤存在有钙化、出血、坏死或囊性变者易混淆。

四、治　疗

首选手术治疗,尽可能切除肿瘤。但如肿瘤直径≤3cm、无临床异常征象,可先随诊观察,一般 2～3 个月复查影像学,如肿瘤增长较快,应尽早手术。>3cm 的瘤体,特别是增长较快者,即可考虑手术切除。近年来,腹膜腔镜的普及发展,微创性切除肿瘤是较理想的手段。术后一般恢复良好,可长期存活。

第二节　无功能肾上腺皮质癌

无功能的肾上腺皮质癌(nonfunctional adrenocortical adenocarcinoma,NACC)临床较少见,目前人们还无法认清其致病原因。

肾上腺皮质癌发病率约为每年 2/100 万。国外文献报道发病率为 0.5%～2%。其中无功能肾上腺皮质癌占肾上腺皮质癌的多数。上海复旦大学中山医院曾统计 1962—1990 年肾上腺皮质肿瘤 60 例,其中无功能性肿瘤 17 例,占 28.3%。17 例中属无功能性肾上腺皮质癌有 9 例占 53%。田慧总结我国几组较多病例的无功能肾上腺肿瘤资料,其中无功能肾上腺瘤占 24.6%,无功能肾上腺皮质癌占 18.2%,表明我国肾上腺皮质癌所占比例较大。因其无功能,所以不易早期发现,往往要待病变增大足以压迫邻近组织、器官或肿瘤组织出现坏死症状时才就诊。肿瘤体积通常很大,直径往往超过 10cm。

肿瘤早期确诊率不高,许多患者就诊时肿瘤已出现周围浸润或远处转移,且进展速度快,给临床治疗造成较大困难,患者预后通常不佳。随着影像学检查方法改进及普及,肾上腺皮质癌常在健康体检或因其他疾病就诊时偶然发现,约占肾上腺偶发肿瘤的 10%～20%,故近年的实际发病率有所提高。发病年龄从 1～80 岁,以成人或老年多见,男性多于女性。转移至淋巴结、肺、肝多见,至骨骼、脑部者较少。

一、病　　理

无功能性肾上腺皮质癌的瘤体一般体积大多直径>6cm,甚至可达 30cm,重达 1kg,甚至 5kg。瘤体直径 3cm 以下少见。多为单侧发病(发生在双侧的多见于良性腺瘤)。肿瘤外形常不规则,小瘤体可有薄的被膜,大瘤体常已侵犯包膜及周边组织,呈浸润性生长,正常肾上腺组织被破坏或被淹没。肿瘤浸润上至肝脏,下及肾脏,前为腔静脉,后为脊柱均有报道,可引起周边脏器受压移位。癌肿切面颜色和腺瘤相似,呈棕黄色,质地较松脆,常见广泛出血和坏死,有时可见装满坏死物的假性囊肿,较大者可见钙化和灶性纤维化。常转移到腹主动脉淋巴结或血行转移到肺、肝等处。光镜下肿瘤细胞呈多形性,瘤细胞大小不等,分化差者异型性核不规则,可见大量梭形细胞和核分裂象,亦可见病理分裂象。肿瘤内血管丰富,血管壁薄,癌组织易侵入血管内。

分化高者镜下像腺瘤,如果癌体小又有包膜,则很难与腺瘤区别。有人认为直径超过 3cm 者,应多考虑为高分化腺瘤。

肾上腺皮质癌的分期多根据病理和临床相结合。Ⅰ期:肿瘤直径<5cm,未侵犯包膜;Ⅱ期:肿瘤直径>5cm,未侵犯包膜;Ⅲ期:肿瘤侵犯包膜及周围组织,如血管、淋巴结等;Ⅳ期:出现远处转移。

二、临　床　表　现

肾上腺皮质癌临床症状多不典型,大体可分为有内分泌紊乱与无内分泌紊乱(无功能)肿瘤两类。临床上部分患者呈现混合型激素分泌异常,约占肾上腺皮质癌患者的 35%。

有内分泌紊乱表现者多以库欣综合征合并女性男性化为最主要表现,性征异常及原发性醛固酮增多症者相对少见。在生化检查中可以出现混合性异常改变,既有库欣综合征还可以伴有低钾血症,而且这种低钾血症常表现为顽固性,常规补钾见效缓慢。这可能与恶性肿瘤生长的无限制性及分化程度低有关。

无功能肾上腺皮质癌,起病多缓慢,症状表现各异,常有乏力、消瘦,约 1/2 的患者出现间歇性低热,与肿瘤内坏死组织吸收有关。约 2/3 的患者出现病灶侧腹部及腰部疼痛,瘤体大者在体位变化时疼痛加重,可因肿瘤侵犯包膜或使肾脏扭转、移位引起。体检时 1/3 的病例可触及腹部包块,少数病例可因瘤体挤压致肾动脉而引起高血压。较大肿瘤可伴发低血糖。而在无功能紊乱表现者中常有尿 17-KS 的增高。

临床上有时初发表现即为远处转移的症状,如肺部的多发性病灶,阴道转移的妇科症状,肾转移的血尿。肠转移的消化道出血及骨、脑、眼转移等症状。

三、诊　断

（一）实验室检查

所有肾上腺皮质肿瘤都应进行肾上腺功能测定,尤其是非功能性肾上腺皮质肿瘤。有时虽无突出临床症状,不一定是非功能性肿瘤;而实验室检查异常者,不一定都有相应的临床表现,呈现临床症状与实验室检查不符的特征。

肾上腺皮质分泌功能的检查,包括血浆皮质醇、CA、VMA 及血浆醛固酮、肾素活性、电解质、性激素（雄性激素和孕烯雌酮）及糖耐量试验、小剂量地塞米松抑制试验等。

非功能性肾上腺皮质肿瘤血、尿皮质醇多正常,因肿瘤过大,消耗过多,可发生有低蛋白血症、低血糖。如双侧大肿瘤可伴发血、尿皮质醇低于正常,醛固酮多正常,17-酮皮质类固醇少数可有轻度增高。

（二）影像学检查

B 超、CT 或 MRI 等影像学检查在肾上腺皮质癌诊断中不可或缺。特别是非功能性无症状的肾上腺肿瘤更需要依靠影像学检查明确诊断,以确定肾上腺有无异常,是否有肿瘤,帮助定位与确定肾上腺肿瘤性质。许多学者认为肾上腺皮质癌中绝大部分的肿瘤直径大于 5cm。

1. B 超检查　显示良性肿块回声较高;恶性者呈低回声,内有液化坏死时,其间有复合回声。

2. CT 检查　对肿块性质的确定可提供较多帮助。腺瘤呈类圆形,一般 <5cm,表面光滑,包膜完整,密度均匀,增强扫描少有强化。肾上腺皮质癌一般较大（>5cm）,轮廓不规整,密度不均匀,增强扫描时强化,边缘多有钙化;内部出血坏死、包膜外浸润、静脉瘤栓形成等均为肾上腺恶性肿瘤的影像学表现。常侵犯周边结构,如肝、肾、腔静脉,推挤肝、肾,压迫胃、结肠,短期内可有增大。

3. MRI 检查　较 CT 对其诊断有更多组织特性,清楚显示与周边结构关系。MRI 图像中 T1 和 T2 加权信号比值对鉴别皮质癌、无功能腺瘤、嗜铬细胞瘤有重要意义。

4. 排泄性尿路造影　可显示肾上腺肿块,推挤肾向下外方移位。钡餐透视示胃结肠受压移位。必要时行主动脉造影及选择性肾上腺动脉造影,对多血管性肾上腺肿瘤有诊断价值。肾上腺静脉造影常与静脉取血测定激素水平结合应用。

（三）核医学检查

腺瘤可显示呈均匀性放射性浓集,而腺癌呈不均匀放射性浓集表现。近年来,正电子发射计算机断层扫描（PET）技术也应用于肾上腺恶性肿瘤的诊断。Becher 等用 18-氟化脱氧葡萄糖（^{18}F-FDG）正电子发射扫描技术扫描 10 例肾上腺皮质癌患者,发现所有原发病灶和转移病灶 FDG 的摄取均明显增强,其敏感性和特异性分别达 100% 和 97%。Barzon 等采用 ^{75}Se 标记甲基异甲胆固醇进行肾上腺扫描发现,所有无功能腺癌和 70% 有功能腺癌均无核素的吸收,而所有正常肾上腺组织均有吸收,说明核素扫描在诊断肾上腺皮质癌中有一定价值。

（四）鉴别诊断

1. 肾上腺皮质转移瘤　肾上腺皮质的非功能性肿瘤,应考虑与肾上腺转移瘤鉴别。最常见的是肺癌转移,其次为乳腺癌、甲状腺癌、结肠癌、黑色素瘤,还有肝癌、胃癌,以及肾癌、淋巴瘤等。可直接蔓延或经血、淋巴转移。应行相关的体格检查,胸部 X 线摄片、肝、肾 B 超、CT 检查、泌尿系造影等寻找原发病灶。转移瘤本身有其特点,短期内可见增大,发展速度快,瘤内可有出血、坏死和钙化。

2. 肾上腺皮质腺瘤　见表 12-1。

表 12-1　肾上腺皮质腺瘤和肾上腺皮质癌的鉴别

	肾上腺皮质腺瘤	肾上腺皮质癌
肿瘤大小	较小,常 <5cm	较大,常 >7cm
肿瘤轮廓规整	是	否
肿瘤边缘光滑	是	否
B 超检查显示信号	均质、略低回声	不均质
CT 检查显示密度	低、均匀	不均匀或有钙化灶
强化	不明显	显著强化
MRI 检查显示信号	信号均匀	信号不均匀
强化	不明显	显著强化
浸润、转移	无	常有

Bertagna 和 Orth 报道库欣综合征伴男性化是肾上腺皮质癌区别于肾上腺皮质腺瘤的主要特征。这是由于腺瘤细胞比较单一,只分泌皮质醇,雄激素的分泌低于正常。而肾上腺腺癌细胞不仅分泌大量皮质醇,还分泌较多量的雄激素。有些皮质癌患者分泌的醛固酮、去氧皮质酮和雌二醇的量也高于正常

而出现相关的症状和体征。

3. 肾上腺髓性脂肪瘤　较大的肾上腺髓性脂肪瘤可有出血坏死，瘤内密度不均，需与肾上腺皮质癌相鉴别，后者多有包膜或周边脏器浸润征象，MRI和CT增强扫描可见不规则密度增强影，而髓性脂肪瘤为少血管性肿瘤，增强扫描变化不大。

四、治　疗

（一）手术治疗

手术是目前治疗肾上腺皮质癌最有效的方法。手术需完整切除肿瘤瘤体，包括清除周围脂肪组织和可疑受肿瘤侵犯的区域。皮质癌可向周围组织浸润，如肝、肾、脾、大血管、淋巴结等，甚至在腔静脉和右心房内生长形成瘤栓。术前有周围浸润倾向的影像学证据时，手术必须做好切除浸润组织的准备。有学者总结认为，对无明显浸润的皮质癌进行扩大切除与淋巴结清扫并不有助于提高生存率。

肋缘下切口经腹途径是较理想的手术径路，因其暴露良好便于完整切除，可减少肿瘤组织溢出，并且有助于控制腔静脉、主动脉或肾蒂血管。有学者有报道在体外循环下，可通过胸腹径路切除肾上腺皮质癌并成功取出腔静脉和右心房瘤栓。

腹腔镜手术不主张应用在治疗肾上腺皮质癌。因为其可能形成局部播散或造成肿瘤组织残留。对于体积较小的无功能性皮质癌，术前明确诊断较为困难，拟为皮质腺瘤或嗜铬细胞瘤而行腹腔镜肿瘤切除，一旦发现肿瘤周围粘连较重，有周围浸润倾向，应考虑其恶性性质而立即转开放手术。

肾上腺皮质癌术后易复发，一般认为对于局灶性复发病灶可再次行手术切除。皮质癌转移灶最多见于肺、肝和骨。对于单发的或孤立性的远处转移病灶，也应尽量采用手术治疗。与单纯用化疗等姑息性治疗的患者比较，手术治疗存活时间延长，并可缓解皮质醇过度分泌产生的症状。有患者甚至行第3次或第4次手术切除复发病灶。

（二）双氯苯二氯乙烷（米托坦）治疗方案

双氯苯二氯乙烷（O,P'-DDD）能改变肾上腺外皮质激素和雄激素代谢，抑制皮质激素分泌，破坏肾上腺皮质，使肿瘤缩小。适用于无法手术、术后肿瘤残留、有转移病灶的患者，属姑息性治疗。长期治疗仅适用于最初有治疗效果的患者。有文献报道，双氯苯二氯乙烷治疗浓度>10μg/ml或>14μg/ml才可能获得良好疗效。但最近研究认为浓度与疗效并不存在必然联系，其主要不良反应为神经肌肉毒性，与使用剂量相关。

现代影像学技术能较为准确判断双氯苯二氯乙烷治疗效果。可分为：①完全效应，无肿瘤生存至少4周；②部分效应，肿瘤体积减少>50%至少4周；③微效应，肿瘤体积减少25%~50%。双氯苯二氯乙烷的治疗效果至今存在争议，大多数学者认为，对晚期患者用双氯苯二氯乙烷口服治疗，有利于患者预后和延长生存期。对治疗无反应患者，可尝试双氯苯二氯乙烷联合多药化疗进行治疗。其他类固醇合成抑制剂如酮康唑、氨鲁米特等治疗效果，目前尚缺乏足够的临床研究证据。

双氯苯二氯乙烷药物作用慢，至少维持8周以上，开始剂量小。每日500mg，若无不良反应，每日4次，以后每3日增加500mg，最大12g/d，应注意恶心、呕吐、嗜睡、视物模糊及流涎等不良反应，视严重程度而减药或停药。为防止肾上腺皮质功能减退需合用泼尼松。也有报道放疗后单用或联合应用CTX，长春新碱及氟尿嘧啶而取得近期疗效。

（三）化学治疗

肾上腺皮质癌能表达多药耐药基因（MDR）21，导致P2糖蛋白分泌，加速细胞毒药物失效。双氯苯二氯乙烷能干扰MDR21和P2糖蛋白功能，拮抗其耐药作用，因此目前临床使用化疗药物多和双氯苯二氯乙烷联合应用。常用药物包括多柔比星、环磷酰胺、氟尿嘧啶、顺铂、依托泊苷等。判断化疗效果的标准同双氯苯二氯乙烷。Berruti等用依托泊苷、多柔比星、顺铂联合双氯苯二氯乙烷治疗28例皮质癌患者，54%有治疗效果（完全效应＋部分效应），最常见的不良反应包括胃肠道和神经系统反应。Bonacci等研究用依托泊苷、顺铂联合双氯苯二氯乙烷治疗18例皮质癌患者，33%有治疗效果。多药物化疗也仅属姑息性治疗，由于皮质癌发病率低，临床研究尤其是化疗药物临床试验的样本量小，且肿瘤发现多晚期，进展速度快，生存期短，故联合化疗的疗效尚不能肯定。

对于那些非外科治疗的患者来说，单独使用双氯苯二氯乙烷或者和细胞毒类药物一起使用是最有效的治疗方法。为了取得最佳效果，药物的用量（14~20μg/ml）是有严格要求的。对病情恶化的患者来说，最有希望的可选治疗药物有：依托泊苷（etoposide）、柔红霉素（doxorubicin）、顺铂（cisplatin）＋米托坦（mitotane）和链佐星（streptozotocin）＋米托坦（mitotane），目前这些药物正在用于国际性Ⅲ期临床试验。肿瘤完全祛除（如通过米托坦放射疗法)以后,辅助治疗是必需的,因为术后5年内的无病生存者只占30%左右,但是目前还没有制定出有效的辅助治疗方案。国家注册机构,国际合作及试验不仅为患者提供了重要的新式治疗仪器,而且促进了研究人员更为系统化研究治疗肾上腺皮质癌。然而,将来对于肾上腺皮质癌更有效的治疗,在很大程度上取决于对肿瘤分子发病原理的更深入的了解,这种了解也促进了现代癌症治疗的发展(如酪氨酸激酶抑制剂治疗)。

(四)射频消融治疗

射频消融治疗适用于无法手术的肾上腺皮质癌或其多发转移病灶,具有安全、微创等优点。Wood等采用B超或CT引导下射频消融治疗肾上腺皮质癌及其转移病灶,发现所有肿瘤均体积减小、MRI图像上增强信号消失,肿瘤由瘢痕组织所替代;对于直径小于5cm,射频消融能使67%的肿瘤完全消融,缓解肿瘤局部症状并延长晚期皮质癌患者生存期。近年来采用介入治疗栓塞肿瘤供血动脉,术后肿瘤体积明显缩小,分泌功能降低,缓解了原发病灶引起的局部症状,提高了晚期肿瘤患者的生存质量。

(五)预后

肾上腺皮质癌预后总体不良,原因可能与不易早期诊断,一旦发现已近晚期,转移较早有关。虽然有个别病例根治术后可存活了18年的报道,但总体来说,其5年生存率不超过35%~50%。决定皮质癌预后的主要因素包括:肿瘤的分期、手术方式、病理情况等。一般而言,Ⅰ~Ⅱ期的肿瘤分期预后明显好于Ⅲ~Ⅳ期,Ⅰ~Ⅳ期的5年生存率分别为30%~45%,12.5%~57%,5%~18%和0%;完整切除肿瘤者术后生存期也明显长于部分切除或仅作姑息性治疗的患者,平均生存期分别为13~28个月和3~9个月;Weiss标准是从病理上判断肿瘤预后的重要标准,其中包括细胞核分级、核分裂比例、不规则分裂数量、胞质特征、细胞结构、坏死、血管淋巴包膜侵犯等9个方面。Weiss评分大于0~3分和4~8分的患者生存期差异有显著意义。

第三节 肾上腺囊肿

肾上腺囊肿(adrenal cyst)由Grelseleus于1967年首先报道,为临床少见病症。既往国外文献报道发病率仅为0.064~0.18%,主要在尸检或其他手术时发现,占同期肾上腺占位病变1%~22%。近年来随着影像学检查的普及和发展,其总检出率也有增加。肾上腺囊肿女性多见,男女之比为1:3,成人多发,以单侧病变为主,双侧者占8%~15%。

按引发囊肿的病因分为3类:①真性囊肿。以淋巴管或血管扩张形成的内皮性囊(约占40%),由皮质腺上皮细胞变性或胚胎残留错构瘤组织形成的上皮性囊肿(约占9%)。②假性囊肿。因外伤、感染或动脉硬化等原因所致出血形成的无内壁细胞被衬的囊性包块,肾上腺良、恶性肿瘤出血形成的囊性改变亦属于此类,约占39%。③寄生虫性囊肿。极少见,常为包虫性囊肿,仅占7%左右。

一、病　　理

囊肿多呈圆形或椭圆形,大小不等。因临床症状不明显,发现时多较大,可使囊肿病变侧肾上腺受挤压而萎缩,残余组织附在囊肿壁外。真性囊肿壁较薄,为0.5~2mm,也可有不同程度钙化,囊液往往较清亮,色淡黄,可有少量絮状沉淀;假性囊壁,0.2~1.5cm厚薄不均,内壁可见弧形钙化斑,壁内粗糙,液体色质多样,与出血的陈旧性有关,常为淡黄、黄绿、棕色,有时可见胶冻状凝块,少数反复出血坏死,可引起囊内钙化灶形成;寄生虫囊肿,囊液多浑浊,呈单囊或多囊,囊壁较厚、内为角化层、壁内常有钙化。

二、临床表现

绝大多数无临床症状,除极少数功能性囊肿外,较大的囊肿患者可有腰部胀痛,部分患者可有尿道刺激症状及血尿,偶有大囊肿可触及腹部包块。

三、诊　　断

因临床症状无特异性,临床诊断主要靠影像学检查的特征改变。少数假性囊肿诊断要仔细追问相关的病史,影像学上壁厚不规则,内有钙化影,密度不均甚至有类似实性组织信号,注意与恶性病变的鉴别,必要时可行B超引导下细针穿刺活检协助诊断。

(一)实验室检查

各项肾上腺内分泌指标均在正常范围,若嗜铬细胞瘤出血伴发的假性囊肿可有尿VMA的轻度增高。

(二)影像学检查

1. 腹部X线片　对囊壁有钙化者有一定诊断价值,可见肾上腺区域弧形或蛋壳形钙化,大囊肿可引起肾脏下压移位,甚至继发肾积水。

2

2. B 超检查　在肾上腺区域出现边缘光滑的圆形无回声区,壁薄,后方回声可以增强。当囊内有出血时,或伴有感染时,可见无回声区内有细点状物漂动或强光点。当囊壁钙化时,则可显示囊壁回声增强。当囊肿较大时需要与胰尾部囊肿、肾上极囊肿、脾囊肿及重复肾畸形积水等相鉴别。

3. CT　表现为境界清楚,切缘光整的低密度肿物,CT 值与水相近,85% 为单侧,15% 囊壁有钙化。薄层三维重建对全面了解囊肿及与邻近结构关系有重要意义。

4. MRI　表现为信号均匀,长 T1、长 T2 信号的圆形肿物,边缘锐利光滑。当囊肿合并出血时,在 T1 和 T2 加权像内可显示为高信号,有时可见液-液面。因三维空间多层切面,对囊肿较大而来源不清时,定位意义较大。

四、治　疗

对 <3cm 直径的囊肿可随诊观察;2~5cm 直径的囊肿有学者报道在 B 超引导下穿刺,如抽出囊液为澄清透明的可在抽液后向囊内注入无水乙醇或四环素等硬化剂;>5cm 直径囊肿可考虑手术切除,特别是术前不能完全排除恶性病变的囊肿,随着微创的手术开展,肾上腺囊肿摘除已成为腹腔镜手术的经典手术,经腹腔及经后腹膜腔径路都有采用。

第四节　肾上腺髓样脂肪瘤

肾上腺髓样脂肪瘤(adrenal myelolipoma)属肾上腺无功能性良性肿瘤,因 Annold、Gierke 及 Oberling 等相继发现该肾上腺肿瘤内含有骨髓样成分和脂肪成分而定名为肾上腺髓样脂肪瘤。该病临床少见,病程长,临床缺乏特征性改变,随着体检普及,B 超、CT 等先进影像学技术的提高,检出率有所提高。病因尚不明确,Wooley 曾于 1915 年提出以下假设:肾上腺内原始间质成分的胚胎残留细胞再发并生长;骨髓的栓子寄存于肾上腺内;肾上腺毛细血管网状内皮细胞或肾上腺皮质细胞在某些因素刺激下化生而成,而形成一种混合成分的特殊肾上腺良性肿瘤。

一、病　理

肿瘤可发生肾上腺皮质或髓质内。肿瘤大体组织呈圆形或扁圆形,边界清楚,无包膜,质地中等。肿瘤周边常由正常肾上腺组织包绕,切面偶可见钙化或骨化灶。镜下瘤内由脂肪组织和骨髓细胞构成,在脂肪细胞之间为小灶或大片的骨髓造血细胞,一般瘤细胞无核分裂象。

二、临床表现

绝大多数无临床症状和体征,出现上腹部不适疼痛,可能以肿瘤增大压迫邻近组织或伴有瘤内出血有关。少数肿瘤过大患者,腹部可触及肿块。部分患者伴有肥胖和高血压,少于 1/5 的患者出现血尿。

三、诊　断

无症状者发现肾上腺区占位性病变,B 超、CT 或 MRI 提示为有钙化、富含脂肪的低密度不均的包块,无向外浸润和转移的征象。

(一)实验室检查

肾上腺的各项内分泌指标均正常,部分患者因肥胖、高血压可伴有脂代谢异常,有不同类型的高脂血压。

(二)影像学检查

通过 X 线腹部平片及静脉肾盂造影发现肾上腺区有点片状钙化肿块或挤压患侧肾脏向下移位,提示肿瘤体积较大。B 超声像图为肾上腺区见不规则或呈球形的强回声结节或肿块,与肾周围脂肪有分界;CT 具有特征性的脂肪低密度肿块,CT 值 −120~−80Hu,边界清楚,中央可有分隔,瘤内密度不均,可见钙化斑;MRI 为呈均匀或不均匀的脂肪样信号强度,但也有的髓样脂肪瘤无脂肪样信号强度,T1 加权信号呈低信号,T2 加权信号强度近似或低于肝脏,这时 MRI 的定性诊断有困难。

(三)鉴别诊断

1. 肾上腺皮质腺癌　其多有包膜或周边脏器的浸润征象,MRI 和 CT 增强扫描可见不规则密度增强影,而髓样脂肪瘤因属少血管性良性肿瘤,增强扫描变化不大。

2. 肾上腺的血管平滑肌脂肪瘤　因其为多血管肿瘤,MRI、CT 增强扫描变化较髓样脂肪瘤变化明显,必要时行动脉造影。肾血管平滑脂肪瘤可见呈草莓样的动脉瘤。

3. 畸胎瘤　可有钙化、骨化灶,但脂肪成分少,影像学有一定鉴别意义。

四、治　疗

首选手术切除,一般疗后良好。肾上腺髓样脂肪瘤尚未见有恶变的报道,因此,若直径<3cm 亦可先观察,若增大明显,再考虑手术切除。近年来微创技术的发展,腹腔镜手术切除为优先考虑的手术。

第五节　肾上腺转移癌

许多恶性肿瘤的晚期都可以转移到肾上腺,肾上腺是恶性肿瘤易转移的部位之一。肿瘤转移至肾上腺的发病率高达 26%~50%。原发癌多为肺癌、肝癌、乳腺癌、肾癌、胃肠道恶性肿瘤等,尤以肺癌转移为多。在肾癌根治标本中发现肾上腺转移癌为1.2%~10%,但在扩散的肾癌病例中尸检发现肾上腺转移者高达 7%~23%。提示临床不能只满足于原发癌的诊断而忽视肾上腺转移癌的可能。

恶性肿瘤肾上腺转移的方式以血行转移为主。文献报道肾上腺转移癌多为双侧,而临床统计多数为单侧转移,左侧比右侧多见,男性比女性多见。肾上腺转移癌既可以发生在皮质,也可以发生在髓质,但以发生在髓质者多见。原发癌引发肾上腺转移癌的机制尚不完全清楚,其主要途径是血液循环播散和淋巴系统播散。

一、临床表现

肾上腺转移癌病灶隐匿,一般均无肾上腺皮质或髓质功能异常表现,初始无特异临床表现,不易及时发现。少数肾上腺转移癌者因双侧转移导致肾上腺功能低下。病程发展以后,除原发病灶症状外,多表现为腰腹部胀痛及腹部包块,甚至有急腹症,其症状主要取决于病灶的大小。

二、诊　断

肾上腺转移癌的诊断主要依靠 B 超、CT 及 MRI检查。B 超诊断率可达 90%。B 超可发现直径为1.0cm 以上的肾上腺肿瘤。肾上腺转移癌为实质性弱回声肿物,常呈椭圆形或分叶状,边界欠平整。CT 对本病的诊断率可达 98%。CT 能发现直径<0.5cm 的肾上腺肿瘤,肿瘤密度不均,边界不清晰,大多有增强效应。肾上腺转移癌的 MRI 表现与肾上腺皮质癌相似,但其体积不如皮质癌大,T1 加权信号低,T2 加权信号增高,多数不均匀。而 PET 确诊率达 100%,缺点是价格昂贵。

肾上腺转移癌应与肾上腺原发癌及肾上腺良性肿瘤相鉴别。原发肾上腺癌或肾上腺良性肿瘤可有肾上腺皮质或髓质功能亢进表现,生化检测、影像学检查及核素显像有助于鉴别。细针穿刺活检不失为一种有效的鉴别方法。

三、治　疗

肾上腺转移癌的治疗方式包括手术、化疗加手术、化疗、放疗。对于肾上腺转移癌,多数学者主张积极争取外科手术治疗。肾上腺转移癌切除后的 5年生存率可达 25%~40%。Porte 等进行的关于非小细胞肺癌(NSCLC)肾上腺转移的多中心研究表明,术后患者获得平均 11 个月的无瘤生存期,最长生存时间超过 6 年,明显优于化疗和放疗(平均 7 个月和6 个月)。提示手术切除转移癌为治疗的最佳选择。

随着影像学检查技术的发展及人们医疗保护意识的提高,肾上腺转移癌的发现已趋提前,手术技术的提高也增加了肾上腺转移癌手术治疗的成功率。对原发癌能彻底控制、单一肾上腺转移和一般状态好的患者均应行手术切除。手术方式多采用单纯肾上腺切除。肿瘤体积较大时宜做经腹部切口,以避免重要脏器的损伤,对体积小的肿瘤可采用腰部切口。关键步骤为游离肾脏,将肾脏向下、向内侧推移,即可获得较大而清楚的手术野,使操作顺利进行。受累肾上腺的区域淋巴结清除手术病死率高,除非肾上腺转移灶向外生长累及周围组织脏器,一般不采用此术式。Sehomer 等报道双侧肾上腺同时发生转移癌时,可行一侧全切,另一侧部分切除,以保留肾上腺生理功能;也可切除双侧肾上腺后作激素替代治疗。部分肾上腺转移癌患者,因肿瘤浸润、破坏大部分肾上腺组织或肾上腺出血引起肾上腺皮质功能不全,应注意补充皮质激素。对于小于 6cm的肿瘤,可采用腹腔镜手术。但一般肾上腺转移癌瘤体较大,血管丰富,术中出血量多,操作难度大,不太适于行腹腔镜治疗。对于不适合于手术治疗的患者可行放射介入治疗,选择性栓塞转移癌的供应血管,并可向瘤体内注入化疗药物或无水乙醇亦可取得良好效果。

第六节　肾上腺成神经细胞瘤

肾上腺成神经细胞瘤(adrenal neuroblastoma)又称神经细胞瘤,是来源于交感神经系统的高度恶性的肿瘤,生长迅速,很小的肿瘤即可通过淋巴系统和血液转移至肝、骨髓甚至皮下。临床少见。成人偶有发生,是儿童最常见的一种肿瘤,占儿童恶性肿瘤的 15%,多发生于婴幼儿,半数为 2 岁以前小儿。男女之比为 1.7∶1。其发生可能与遗传因素有关。

半数发生于肾上腺髓质,亦可谓肾上腺髓质无功能性神经肿瘤;亦可见于腹部、颈部、纵隔、腹主动脉旁交感神经链、盆腔等外周交感神经的任何部位。

一、病 理

肾上腺成神经细胞瘤早期有完整包膜,肿瘤呈实质性、中等硬度、呈分叶状或结节状,表面血管丰富;肿瘤大小、形状不定,小者数厘米,大者可占据整个腹腔。较小时有包膜,发展到较大时,包膜即不完整,可合并出血、坏死、囊性变及钙化等。肿瘤组织内有神经分泌颗粒、可合成、分泌、储存及释放多种儿茶酚胺化合物,但因在进入血液循环前已经失活,故无相关临床表现。

肿瘤可多发,恶性程度高,发展快,转移早,可早期穿破包膜浸润至周围组织,发现时半数已有远处转移,可经血液、淋巴转移到骨髓(如颅骨眼眶部)、肝、皮下及骨髓等处。有时转移瘤很多,原发瘤很小。有时可自然消退或者转化为良性神经节细胞瘤。

二、临床表现

1. 肿块 可于腹部、颈部、盆腔扪及肿块,呈球形、深而固定,表面不光滑,发展较快,可越过中线。

2. 恶病质表现 有贫血、消瘦、苍白、发热等表现。

3. 消化道症状 有食欲缺乏、恶心、呕吐、腹痛、腹泻等症状。

4. 肿瘤出血症状 肿瘤增大、局部疼痛、腹腔内出血表现等。

5. 内分泌表现 因分泌儿茶酚胺化合物,可有皮肤潮红、出汗、心悸、不安、易激惹、感觉异常等症状。

6. 压迫症状 肿瘤增大后可压迫周围组织而产生相应压迫症状。若在颈部,可有 Horner 征,呈患侧瞳孔缩小、上睑下垂、虹膜异色症。若压迫喉返神经,则有声音嘶哑。如在纵隔,可有咳嗽、呼吸困难、吞咽困难等。若压迫下腔静脉、淋巴,可有下肢肿胀。压迫脊髓时,可有瘫痪表现。在盆腔压迫输尿管时,可致肾盂积水、肾功能损害;如压迫直肠膀胱,可致便秘、尿潴留。肿瘤发生在肾上腺,可使肾脏受压并被推移向外下方。如为脊柱旁沟部位肿瘤,则沿神经根侵入椎管,形成哑铃状肿瘤。

7. 转移症状 转移至眼眶则有突眼、眶上出血症状;转移至骨,则有局部疼痛,如四肢痛,可发生病理学骨折;转移至肝,则有肝大、疼痛;转移至皮下,则有皮下结节;以及淋巴结转移时有淋巴结肿大等。

三、诊 断

询问病史,并结合以下检查,一般可以诊断。

(一) 实验室检查

1. 常规检查 血红蛋白降低、淋巴细胞增多,计数>3×10⁹/L。

1. 常规检查 血红蛋白降低、淋巴细胞增多,计数 $>3×10^9/L$。

2. 生化检查 显示肾上腺内分泌功能正常,血、尿中肾上腺素(E)、去甲肾上腺素(NE)、高香草酸(HVA)及 3-甲氧-4 羟基苦杏仁酸(VMA)升高。

3. 血浆癌胚抗原 阳性则提示预后差。

4. 尿中查出甲基酪氨酸 表示有转移;单克隆抗体 E3 显示有转移性肿瘤;特异性血清试剂显示淋巴结转移。

5. 放射性免疫性检查 显示有细胞毒性淋巴细胞、血清封闭抗体、细胞毒性抗体;血中血管活性肠肽(VIP)值增高,可区别肿瘤性腹泻与非肿瘤性腹泻。

(二) 影像学检查

1. X 线检查 X 线片显示肿块软组织阴影。25%~50%肿块阴影内有散在呈斑点状钙化灶;排泄性尿路造影显示肾上腺肿瘤将肾、输尿管压迫、推挤向外下方移位;肿瘤在盆腔压迫输尿管致肾积水时,肾不显影;动脉造影显示肿瘤的供应血管。在骨转移时,X 线检查显示骨质破坏、骨质疏松、病理性骨折,骨皮质有溶骨,骨骺近端有虫蚀状破坏,骨膜下有新骨形成。

2. 超声检查 显示实质性占位病变。界限清楚但不规则的非均质光团,有钙化的声影;合并坏死、出血时则密度不均;可显示肝转移。

3. CT、MRI 检查 显示密度不均之肿瘤及钙化灶,可显示与周围组织关系及大血管受累情况。

(三) 其他检查

1. 放射性核素骨扫描 显示骨转移,较 X 线检查可早期发现骨、骨髓转移。

2. 骨髓检查 行骨髓穿刺涂片检查可明确诊断。已很少用。

3. 细针穿刺活组织检查 在 B 超引导下对肿瘤行细针穿刺活检可确诊。

(四) 鉴别诊断

肾上腺皮质癌:肾上腺皮质癌之肿瘤病程短、发展快、体积大,影像学检查密度不均、有液化、钙化、向周边组织浸润、转移征象,可与之混淆。但往往年龄较大,多发生于成人或老年人中,无明显骨、骨髓转移。而成神经细胞瘤多为婴幼儿发病,早期肝、骨、淋巴结转移,肿瘤穿刺活组织检查可予以明确鉴别。

四、治 疗

早期发现的小肿瘤如能确诊可争取手术切除,转移灶引起局部功能异常可行姑息性手术,但预后多较差。仅一小部分肾上腺成神经细胞瘤可自然消退,甚至可发生在有广泛转移的晚期病例,类似情况在年龄越小者出现的机会越多,原因尚不明白。

(一)肾上腺成神经细胞瘤切除术

1. 适应证 肾上腺成神经细胞瘤一经诊断,应及早手术切除。术中如已发现肿瘤转移,应尽量切除原发病灶及转移的淋巴结。如肿瘤巨大与周围大血管粘连时,应尽量大部切除肿瘤,残余瘤组织待术后做放射治疗。

2. 禁忌证 术前已证实广泛转移的病例,不宜做手术治疗。可配合化学治疗及放射治疗。

3. 手术要点 切口多采用上腹横切口,或上腹部肋缘下"8"字形切口,巨大的肿瘤可做胸腹联合切口。也可采用单侧腹部斜直切口。切开肾周围筋膜,显露肾:钝性游离肾周围脂肪,显露肾上腺及肿瘤。也可先显露下腔静脉,防止撕破肾上腺静脉。结扎切断肾上腺静脉,切除肿瘤:肾上腺静脉结扎切断后,提起肿瘤,显露肾上腺底部及肾上极,利用肾上腺底部组织做牵引,将肿瘤切除。

4. 术中注意要点 肿瘤若已侵犯肾时,患侧肾也应同时切除。肿瘤巨大,且瘤组织脆弱,血液循环丰富,术中有可能大出血及失血性休克,甚至危及生命,术中应保证足量输血,密切监测血压。分离右侧肿瘤时,应防止损伤下腔静脉、十二指肠;而左侧肿瘤要注意保护胰腺体尾部、脾静脉、左侧肾及结肠。

5. 术后处理 术后常规禁食及胃肠减压,减少腹胀。静脉补充液体,加强支持疗法。伤口愈合后,开始放疗或化学治疗。成神经细胞瘤对放疗敏感,但单独使用放疗效果不理想。

(二)化学药物常用长春新碱及环磷酰胺合用

每隔 2 周应用长春新碱 $1.5mg/m^2$,环磷酰胺 $300mg/m^2$,交替用药,每种药物各用 6 周。持续 1 年。

(卫中庆)

参 考 文 献

1. 田慧. 现代肾上腺外科学. 南京:南京大学出版社,1999: 156-159.

2. 叶敏,张元芳. 现代泌尿外科理论与实践. 上海:复旦大学出版社,2005:435-447.

3. Fergany AF. Adrenal masses:A urological perspective. Arab J Urol. 2016,14(4):248-255.

4. Vilela LAP,Almeida MQ. Diagnosis and management of primary aldosteronism. Arch Endocrinol Metab. 2017,61(3): 305-312.

5. Lodish M. Genetics of Adrenocortical Development and Tumors. Endocrinol Metab Clin North Am. 2017,46(2): 419-433.

第 三 篇

肾 脏 疾 病

第十三章

肾脏概论

肾是维持水电解质平衡的基本器官,对维持酸碱平衡起着重要作用;产生肾素调控血压,分泌促红细胞生成素调节红细胞生成,将维生素 D 转化成活性最强的 $1,25(OH)_2-D_3$,促进钙的吸收调节钙代谢。

一、肾脏的胚胎发生

人类肾胚胎发育分为前肾、中肾和后肾 3 个相互连续又略为重叠的阶段,前肾与中肾存在时间短,先后退化,出现于胚胎第 5 周的后肾,一是来源于生后肾组织形成肾单位,二是来源于输尿管芽形成输尿管、肾盂、肾盏和集合小管。后肾初时位于盆腔,以后由于胎儿腰骶部的生长和身体弯曲变小,肾沿背侧体壁上升而成为腹膜后器官。在后肾上升的同时发生了 90° 的旋转,肾盂从面向前方转为面向内侧而固定于永久位置。后肾在盆腔时由主动脉的盆支供应,在后肾上升过程中不断接受从主动脉较高水平发出的分支供应,而低位的血管则退化,如退化不全称为多余肾动脉。

二、肾脏的应用解剖

肾是赤褐色成对的器官,通常男性的单个肾重约 150g,女性约 135g,垂直长度为 10~12cm,左右横径为 5~7cm,前后径 3cm,由于上方肝的压制,右肾比左肾稍微短而宽,儿童的肾相对较大,且有更加明显的胎儿分叶状,这种分叶出生时存在,通常在出生后 1 岁内逐渐消失,偶见于成人。另一个正常变异是肾外侧缘的突起,称为驼峰肾,是一种正常变异,左侧多于右侧,有学者认为是由于受到脾或肝向下的压力形成。

肾内侧中间是肾窦,肾血管和集合系统在此汇合后进出肾,肾窦内有黄色脂肪,在部分肾切除时是

一个标志,肾窦在肾内侧缘变窄形成肾门,肾动脉、静脉和肾盂出肾门后通向各自的方向。

(一)肾的被膜与毗邻

肾实质包以致密纤维组织包膜,紧贴附着,正常时易剥离。纤维包膜外面是脂肪囊,为肾周围呈囊状的脂肪层。脂肪囊对肾起弹性垫样保护作用。肾筋膜位于脂肪囊的外面,由腹膜外组织发育而来。肾筋膜分前后两层,包绕肾和肾上腺。向上向外侧两层互相融合。向下两层互相分离,其间有输尿管通过。肾筋膜向内侧,前层延至腹主动脉和下腔静脉的前面,与大血管周围的结缔组织及对侧肾筋膜前层相连续;后层与腰大肌筋膜相融合。自肾筋膜深面还发出许多结缔组织小束,穿过脂肪囊连至纤维膜,对肾起固定作用。由于肾周筋膜下端开放,随呼吸和体位变化肾脏有一定的上下活动度,活动范围在 1~4cm,左肾在第 11 胸椎下缘至第 2~3 腰椎间盘之间,右肾位于第 11~12 胸椎到第 2~3 腰椎间盘水平。左肾上极稍高于右肾上极,女性比男性约低半个椎体,儿童低于成人,两肾的长轴均稍向外,故两肾长轴呈"8"字形。

肾的毗邻两侧有所不同,左肾上极内侧附着肾上腺,前面上部与胃底后壁接触,中部与胰尾和脾血管毗邻,下半部邻接空肠,左肾的外侧缘大半部与脾相邻,外侧缘下部经腹膜与结肠左曲相隔。右肾上极内侧附着右肾上腺,右肾前面的上 2/3 部分与肝毗邻,下部与结肠右曲接触,右肾内侧缘邻接十二指肠降部,右肾与肝毗邻部分除上极外其余均有肠系膜相隔。

(二)肾的结构

不管在肉眼还是在显微镜下,肾实质都是由皮质和髓质组成,与肾上腺不一样的是,肾的髓质不是连续的一层,而是多个独立的颜色比皮质暗的圆锥

体组成,因此也称肾锥体,肾锥体的尖端是肾乳头,每个肾乳头对着一个肾小盏。肾皮质不仅覆盖了肾锥体的外周,而且伸展到肾锥体之间,称为肾柱,肾柱在外科上有重要意义,因为外周肾皮质的血管都是经过肾柱与肾窦内的相应血管相通,越接近周边肾柱直径越小。正是由于肾的这种解剖结构,经皮肾通道进入肾集合系统是经过肾锥体进入肾盏,以避免损伤肾柱内较大的血管。

（三）肾的血液供应

肾蒂通常有1根动脉和1根静脉通过肾门进入肾,它们在第2腰椎水平肠系膜上动脉下方由腹主动脉分出和进入下腔静脉,肾静脉在肾动脉前方,肾盂和输尿管在这些血管的后方。

右肾动脉从腹主动脉发出后在下腔静脉后方斜向尾侧通向右肾,左肾动脉从腹主动脉直向左肾,由于肾的轴向旋转,肾动脉进入肾的路径在肾后方,进入肾前发出供应肾上腺、肾盂和输尿管的分支。肾动脉进入肾脏前分成4支或5支肾段血管,这些肾段血管间没有侧支相通,各自供血给独立区域和肾实质,肾段血管的阻塞或损伤将引起相应肾段梗死。通常肾后段动脉在肾动脉进入肾门前最早分出,肾前方的肾段动脉分支通常有4个:顶部、上部、中部和下部。这些段动脉的相互关系非常重要,因为后段动脉从肾盂后方进入肾,其余的肾段动脉从肾盂前方进入肾。肾后段动脉如由肾盂前方进入肾可能引起肾盂输尿管交界梗阻,这种肾后段动脉与肾前方段动脉区分的另一外科意义是在肾实质内形成了一个纵行无血管区,位于肾后外侧,但变异很多在做手术切开之前要加以识别,方法是术前血管造影或术中肾段动脉内注射亚甲蓝。肾段动脉在肾窦内分成叶动脉,叶动脉在肾实质内分成叶间动脉,叶间动脉从肾柱通向肾皮质,避开了肾锥体,但与肾小盏漏斗部很近,在肾锥体的外侧缘叶间动脉分支成弓状动脉,弓状动脉与皮髓质交界相平行,小叶间动脉从弓状动脉发出后放射状分布并最后分成入球小动脉进入肾小球。

肾静脉与肾动脉血供相似,小叶间静脉引流肾小球毛细血管血液,小叶间静脉通过星状静脉丛与肾周脂肪静脉自由交通,小叶间静脉汇入弓状静脉,依次汇入叶间静脉、叶静脉和肾段静脉,与相应动脉伴行,肾段静脉合并成3~5支静脉干后汇入肾静脉,与动脉不同的是静脉系统通过漏斗部静脉环自由交通,形成肾内广泛的侧支循环,外科上特别重要,与动脉血供不一样,一个肾段静脉阻塞或结扎对

肾的血液回流几乎没有影响。

肾静脉位于肾动脉前方,上下可有1~2cm的距离,右肾静脉2~4cm长,从下腔静脉的右侧偏后方汇入,左肾静脉6~10cm长,从腹主动脉和肠系膜上动脉之间从下腔静脉左侧偏前方汇入,同右肾静脉相比,左肾静脉相对偏头侧和前侧方汇入下腔静脉,另外左肾静脉有左肾上腺静脉、腰静脉和左性腺静脉分支,而右肾静脉一般没有分支。

肾血管变异很多,有25%~40%的肾血管有变异,肾多见的肾血管变异是多支肾动脉,报道的最多达5支,左侧多见,副肾动脉可通过肾门进入肾,也可直接从肾实质进入肾,右肾下极的副肾动脉常经下腔静脉前方进入肾,两侧肾下极的副肾动脉常从肾盂输尿管前方进入肾引起肾盂输尿管交界处梗阻。异位肾的副肾动脉更多见,起源也多变,可发自腹腔干、肠系膜上动脉或髂动脉。多支肾静脉少见,最多见的是双支右肾静脉同时从肾门引流肾血液,肾极静脉极少见,左肾静脉可从腹主动脉后方或分成两支分别从腹主动脉前方和后方汇入下腔静脉。

（四）肾淋巴引流

肾内淋巴管大部分与肾血管伴行经肾柱在肾窦内汇成数根淋巴干,出肾门后来自肾包膜、肾周组织、肾盂和输尿管的淋巴管汇合在一起再进入肾门周围肾静脉旁淋巴结,再往近心端左右侧有所不同,左肾淋巴出肾门后汇入横膈和肠系膜下动脉之间的腹主动脉前面、后面和左侧淋巴结,偶见左肾淋巴引流到腿后部淋巴结或膈上胸导管内;右肾淋巴出肾门后进入髂总血管和横膈之间的腔静脉和腹主动脉之间及下腔静脉四周淋巴结,偶可到腿后部或腹主动脉左侧淋巴结。

（五）肾集合系统

肾集合系统起自肾皮质内的肾小囊,在这里肾小球滤出液从肾小球毛细血管滤出,由肾小囊流向近曲小管,近曲小管由覆以致密微绒毛的厚立方上皮组成,微绒毛大大增加了近曲小管的表面积,使滤出液在近曲小管内大部分被重吸收,近曲小管伸向皮质深部后变成髓袢,髓袢不同程度伸向肾髓质,髓袢在肾髓质内转向返回到肾的皮质部分时增粗变为远曲小管,返到各自肾小球的近曲小管部位,这里远曲小管再次转向肾深部变为集合小管,多个集合小管汇合成集合管伸向髓质深部,开口于髓质尖部的肾乳头。

位于肾髓质锥体尖端的肾乳头是肾集合系统第1个肉眼可见的结构,一般每个肾有7~9个肾乳头,

但变异可达 4~18 个,肾乳头排列在互成 90°的两个平面上,由于肾的旋转,前排肾盏朝向侧面,后排肾盏朝向正后方。肾两极常形成复合肾盏,复合肾盏是肾锥体融合的结果,易引起肾实质的反流,临床上易造成复合性肾盏外侧肾实质的严重瘢痕化。

正对每个肾乳头的是肾小盏,其后较细部分称为漏斗部,肾盏数目、漏斗部的直径和长度变异很大,数个肾小盏互相合并后成 2~3 个肾大盏,通常称作上盏、中盏和下盏,肾大盏最终汇入肾盂,肾盂大小变异也很大,可从小的肾内型肾盂到大的肾外型肾盂,肾盂出口变窄称为肾盂输尿管连接部,也是输尿管的起始部分。

(李纲　侯建全)

参 考 文 献

1. Wein Alan J. Campbell-Walsh Urology. 11th ed. Saunders Elsevier,2016:1369-1388.
2. 吴阶平. 吴阶平泌尿外科学. 济南:山东科学技术出版社,2009:42-47.
3. Peti-Peterdi J,Kidokoro K,Riquier-Brison A. Novel in vivo techniques to visualize kidney anatomy and function. Kidney Int,2015,88(1):44-51.

第 十 四 章

肾 脏 畸 形

3

第一节　肾脏发育与数目异常

一、双侧肾发育不良

双侧肾不发育(bilateral renal agenesis,BRA)的发生率极低,多见于男患儿,出生后几乎不能存活,目前文献报道仅 500 例。1671 年首次报道该病,1946 年和 1952 年 Potter 分别详细描述了该病的临床表现及常见的伴发其他脏器缺陷。

(一)病因

输尿管芽及其分支可以刺激后肾组织完全分化为肾实质,这一过程在妊娠第 5~7 周输尿管芽从中肾管中分离出来后发生。目前认为,输尿管芽向肾盂和肾盏分化过程也需要正常后肾组织的存在。如果有影响双肾和输尿管发育的因素存在,将导致双侧肾不发育。

(二)临床表现

患儿肾脏通常完全缺如,或偶尔可以在腹膜后发现小块包含初级肾小球的间质组织,构成未发育的器官,可见细小动脉从大动脉发出后穿入这些组织。输尿管可完全或部分缺如,超过 50% 的患儿输尿管完全闭锁。约 50% 的患儿体内有膀胱存在,但是膀胱大都发育不良。随着产前超声的应用,双侧肾不发育胎儿已能产前诊断,并可同时发现其他伴发畸形。

患儿多为低体重儿,体重为 1~2.5kg。患儿出生时伴有面部及四肢发育畸形,表现出早衰面容(Potter 面容):上睑有突出的皮肤皱褶,绕过内眦呈半环状下垂至脸颊,鼻子扁平,小下颌,下唇和下巴之间有一明显凹陷,耳朵较正常偏低、靠前,耳垂宽阔。患儿皮肤干燥松弛,多因严重脱水和皮下脂肪

缺乏造成,手相对较大呈爪形手。患儿下肢呈弓状或杵状,髋部和膝关节过度屈曲,有时下肢肢端融合成并腿畸形。通常认为这些面部特征及四肢畸形是羊水过少造成的。妊娠后几个月 90% 的羊水来源于胎儿自身产生的尿液,而在妊娠前 14 周还没有尿液产生的时候,皮肤、消化道和中枢神经系统则是羊水的主要来源地,因此肾缺如导致妊娠后期羊水量严重缺乏。

肺发育不全和钟形胸也是常见的伴发畸形。研究发现,无肾患儿体内不能产生吡咯氨酸,因而不能合成细支气管树形成所必需的胶原纤维,因此肺发育不全的原因是肾缺如而非羊水过少。

男性患儿阴茎发育一般正常。女性较少发病,发病患儿多伴有生殖器畸形,卵巢发育不良或缺如,子宫发育不良或为双角子宫,阴道短小或为盲袋甚至完全缺如。50% 以上的新生儿有心血管系统和消化系统畸形。身体其他器官的畸形不常见,偶尔可出现脊膜膨出。

(三)诊断

新生儿如果出现 Potter 面容并存在羊水过少时应考虑双侧肾不发育的可能,羊膜表面发现多个小的白色角化结节也提示双侧肾不发育。90% 的正常新生儿出生后第 1 天会排尿,如果出生 24 小时后不排尿并且膀胱没有充盈就应该考虑肾不发育的可能。但是由于肺发育不全,患儿出生 24 小时内常出现呼吸窘迫,人们往往关注呼吸窘迫而忽略了无尿的情况。

超声是检查肾和膀胱最简单的方法,超声图像中肾缺如,其位置上方有一条索状影为扁平的肾上腺。如果超声不能确诊,可行肾核素扫描检查,在肾窝位置没有观察到放射性核素浓聚则更加支持双侧肾不发育的诊断。

（四）治疗

随着产前检查的普及和超声技术的应用,大多数此类畸形都可以在妊娠中后期通过超声发现,一旦发现往往会选择终止妊娠。

二、单侧肾不发育

单侧肾不发育（unilateral renal agenesis,URA）的发病率明显高于双侧肾不发育,尸检统计约为1/1100,男女发病率比为1.8:1。由于没有明显的症状,单侧肾不发育大多是在检查内外生殖器时发现异常,或者是由于其他原因行影像学检查时发现一侧肾缺如。

肾缺如多为左侧,且具有家族遗传性,为常染色体显性遗传,其显性表达率在50%～90%。

（一）病因与分类

Magee 等根据胚胎期损伤发生的时段不同对URA 进行分类:①损伤出现在妊娠第4周以前为 I 型 URA,此时生肾嵴完全未分化,Wolffian 管和 Mullerian 管也没有开始发育,直接导致一侧泌尿及生殖系统器官的完全缺如,患者仅有孤立肾和单角子宫;②如果损伤发生在第4周则为 II 型 URA,主要影响了输尿管芽和中肾管的分化,中肾管发育不良导致Mullerian 管交叉、融合,引起同侧子宫角及子宫发育的异常;③如果损伤在第4周以后发生为 III 型URA,此时中肾管和 Mullerian 管都已分化成熟,而输尿管芽和后肾胚组织会受到影响,临床上只表现为单侧肾脏不发育,而生殖腺发育正常。

（二）临床表现

超过50%的 URA 患者同侧输尿管缺如,其余患者的输尿管大多部分发育,几乎没有输尿管完全发育正常的病例。部分发育的输尿管可能完全或部分闭锁,膀胱镜下可以观察到半个膀胱三角（输尿管完全缺如）或不对称的膀胱三角（输尿管部分发育）。对侧肾往往发生异位或旋转不良,很少有其他畸形同时发生,而输尿管肾盂连接处和输尿管膀胱连接处狭窄的发病率分别高达11%和7%,30%的患者还伴有膀胱输尿管反流。

尸检报道10% URA 患者同侧肾上腺缺如,而CT 检查其发生率为17%。

URA 患者生殖系统畸形的发生率很高,女性更为常见,为25%～50%,而男性仅为10%～15%。无论男性或女性,性腺发育多正常,而由 Wolffian 管和Mullerian 管分化而来的器官多受累,男性表现为附睾尾、输精管、精囊、壶腹及射精管缺如,女性最常见

的畸形是单角子宫。

此外,URA 患者心血管系统、消化系统和骨骼肌肉系统畸形的发生率分别为30%、25%和14%。

（三）诊断

URA 患者大多没有任何自觉症状,随着产前超声检查的普及,多数 URA 患儿产前便可诊断。

肾超声和肾核素扫描已经取代肾动脉造影成为诊断肾缺如的首选检查。

临床上如果发现男性输精管、附睾体或尾缺如,女性有单角子宫或双角子宫伴阴道隔膜或发育不全时,就应该考虑 URA 的可能。行肾 B 超检查或排泄性尿路造影便可确诊。

膀胱镜检查可以观察到膀胱三角区不对称或半个三角区,提示输尿管完全或部分闭锁。由于其他更先进和非侵袭性放射检查技术的发展,膀胱镜逐渐成为更次要的检查手段。

（四）治疗

本病无须治疗,临床随访。

三、附　加　肾

出现附加肾的患者两个主肾位置、大小、功能均正常。附加肾较正常肾小,但有完整的结构和独立的集合系统,有时独立存在,有时通过疏松结缔组织与主肾相连,同侧输尿管分叉或完全重复。

该畸形罕见,自1956年首次发现至今,仅有100例左右报道,性别之间发病率没有明显差别,多见于左侧。

（一）病因

必须有系列因素同时影响了输尿管芽和后肾芽胚的发育,才会引起附加肾的发生。

（二）临床表现

附加肾为特殊的肾实质,可以独立存在,也可以通过疏松结缔组织与同侧主肾相连,附加肾多数位于主肾的尾部,也有位于主肾后方、头部,个别情况附加肾位于中线附近大血管的前方并与两侧肾相连。附加肾形态正常,但较同侧主肾小。附加肾一侧输尿管的走行多种多样,约50%附加肾的输尿管会在远端汇入主肾输尿管共同开口于膀胱,另外50%的患者两条输尿管分别走行、分别开口于膀胱,其中10%的患者其附加肾输尿管在主肾输尿管下方汇入膀胱三角区。

通常情况下,附加肾患者两侧的主肾都是正常的,除了少数患者附加肾输尿管可能异位开口外,几乎没有泌尿生殖系统其他畸形报道。

（三）诊断

虽然该畸形在出生时就已存在，但很少能在儿童时期发现，甚至成年早期大多都无明显症状。临床报道中患者被明确诊断的平均年龄为 36 岁。尿路感染或梗阻或两者同时存在是就诊的主要原因。

如果附加肾发育正常且没有任何临床症状，患者往往是在因为其他疾病进行排泄性尿路造影或腹部超声时发现附加肾的存在。

附加肾也可以发生结石或者肾积水，此时肾盂扩张可能会压迫同侧肾或其输尿管，这种情况经超声检查可发现；如果患侧的集合系统是分支型的，那么同侧的主肾很可能也同时存在结石或积水；如果输尿管各自独立则互不干扰。病情较复杂难以诊断时，排泄性尿路造影、超声、CT 增强及逆行性肾盂造影等检查对明确诊断有帮助，放射性核素显像可了解附加肾和主肾的功能。膀胱镜检查可以了解患侧是否存在两个输尿管开口。

（四）治疗

附加肾无并发症时无须处理，密切随访。如果肾功能正常，附加肾失功能或有严重并发症时，可以行肾切除术。

四、髓质海绵肾

髓质海绵肾的特征是远端集合管扩张，伴有许多囊性或憩室改变，扩张的集合管在 IVU 上可以逐个数清，呈刷子上的縠毛样改变，扩张更加明显的集合管充满小结石后呈花束样外观。髓质海绵肾发病率 1/20 000～1/5000。

（一）病理

典型的病理改变是肾乳头内集合管扩张、1～8mm 大小的髓质多发囊肿，肾脏横切面呈海绵样外观，囊肿内是集合管上皮常与集合小管相通，囊肿与扩张的集合管内结石最多见的是磷酸钙，其次是磷酸钙和草酸钙，囊肿内有黄褐色液体和脱下的上皮细胞或钙乳。

（二）临床表现

许多髓质海绵肾患者没有症状，有症状者大部分在 20 岁以后出现。最常见的症状是肾绞痛，其次是尿路感染和肉眼血尿。许多患者往往因为肾占位性病变、前列腺增生症和高血压等疾病行 IVU 而偶然发现。有 1/3～1/2 的髓质海绵肾患者有高钙血症，机制可能是肾丢失钙引起钙吸收增加和甲状旁腺激素增高。没有尿路感染的髓质海绵肾患者排出的结石成分是草酸钙或草酸钙和磷酸钙混合结石。

（三）诊断

IVU 发现轻度髓质海绵肾比 CT 更加敏感，有 75% 的患者是双侧同时患病，但也有部分患者仅 1 个肾乳头受累。IVU 特征性改变是：①肾增大，常伴肾乳头钙化；②肾乳头区小管变长伴囊肿，并且充满造影剂；③肾乳头区造影剂呈刷毛样改变和持续髓质显影。有时需要与 ARPKD 相鉴别，后者伴有肝病变；也要与集合管不扩张的肾钙质沉着疾病相鉴别，如甲状旁腺功能亢进、肉瘤样病、维生素 D 中毒、多发性骨髓瘤、肾结核和乳碱综合征等。

（四）治疗

髓质海绵肾伴发结石和尿路感染时需要治疗。髓质海绵肾常伴高钙血症。噻嗪类可以用来治疗髓质海绵肾的高钙和结石，但是不适合于伴有尿路感染的结石，这时也可用无机磷酸盐来治疗。ESWL 和 PCNL 也可用于髓质海绵肾结石的治疗。髓质海绵肾常伴尿路感染，这类患者应定期或不定期经常做尿细菌培养和药物敏感性检查，调整抗生素，部分患者需要抗生素预防性治疗。

（李纲　侯建全）

第二节　肾脏位置异常

一、异　位　肾

成熟的肾未能达到正常肾窝的位置称为异位肾（renal ectopia）。异位肾与肾下垂不同，肾下垂患者的肾开始位于正常的位置，后来向下移动造成了下垂，而异位肾患者肾位置变异是先天性的。

异位肾常见异位的位置包括：盆腔、骨盆边缘、腹部、胸腔及两侧交叉等。尸检报告其发病率在 1/1200～1/500，平均为 1/900，性别之间无明显差异。左侧异位肾较右侧稍多，双侧异位肾罕见。

（一）病因和发病机制

输尿管芽在胚胎第 4 周末从 Wolffian 管分化出来，并向尿生殖脊生长，在第 5 周与后肾胚组织结合，不断发育，向头侧移行并沿轴线向内侧旋转，整个过程在妊娠第 8 周完成。输尿管芽发育不成熟、后肾胚组织有缺陷、基因异常及妊娠妇女患病等都有可能导致肾上升不完全从而形成异位肾。

（二）临床表现

异位肾一般较正常小，可能也不像正常的蚕豆形，肾轴往往偏向中线，有时肾向侧面倾斜甚至呈水平。由于肾旋转不完全，肾盂多朝向前方，56% 异位肾会出现肾积水,其中一半是由于肾盂输尿管连接部或输尿管膀胱连接处梗阻造成,1/4 是因为尿液反流,另外的 1/4 可能是因为肾旋转不良。

异位肾的输尿管膀胱开口位置一般与正常无异,膀胱镜下很难区分。异位肾的血供与其所在位置有关,可能有 1~2 支来源于主动脉或其分支的主要动脉供血,以及一些发自髂外动脉或肠系膜动脉的小动脉分支提供血供,也可能完全由多条不是来源于主动脉的畸形血管提供血液。

患者对侧肾可以完全正常,也可以伴发对侧肾发育不全、肾积水或尿液反流等其他畸形,很少发生双侧肾同时异位。

15%~45%的患者同时存在不同程度的生殖器畸形。20%~66%的女性患者会伴发双角子宫、单角子宫、子宫缺如、阴道闭锁或重复阴道等畸形。10%~20%的男性患者会发生睾丸下降不全、重复输尿管、尿道下裂等畸形。

肾上腺畸形较少见,21%的患者伴发骨骼、心血管及其他系统的畸形。

(三) 诊断

异位肾大多数无明显临床症状,最常见的症状是梗阻引起的肾绞痛。由于肾位置不同、疼痛性质难以判断,可能被误诊为阑尾炎,女性患者还可能被误诊为盆腔附件炎。异位肾患者也可能因尿路感染或腹部包块而就诊。

目前常用的诊断方法为排泄性尿路造影、超声检查、核素扫描及 MRI,动脉造影可以描绘异位肾的血供情况,有助于指导手术,尤其是异位孤立肾的患者。曾报道有盆腔异位孤立肾患者被误诊为盆腔肿瘤而切除肾,所以对此类患者应该进行详细的检查,明确诊断,以防止此类事故的发生。

(四) 治疗

异位肾合并尿路结石和肾积水时,应手术治疗。

二、头侧异位肾

肾的位置上升过度更靠近头部称为头侧异位肾,多发生在有脐膨出病史的患者。此类患者肝和肠突入疝囊,肾上升没有阻挡直到横膈膜处才停止,导致其位置高于正常。已报道的病例双侧肾都位于横膈膜下第 10 胸椎水平。输尿管较正常长,也可能正常。血管造影可以观察到双侧血管位置偏高,但是一般不会伴随其他的血管畸形。患者大多没有任何的临床表现,排尿也不会受到任何影响。

三、胸 内 肾

肾部分或全部穿过横膈膜进入后纵隔,十分罕见,其发病率仅占所有异位肾的 5%,同时应该根据有无腹腔其他脏器突入胸腔鉴别外伤造成的横膈膜疝。男女患者的比例为 2∶1,左侧多于右侧。

(一) 病因和发病机制

肾在妊娠第 8 周末到达其正常位置,此时膈肌小叶仅发育为胸腹隔膜分隔胸腔和腹腔,间充质组织联合这层膜最终会形成横膈膜的肌部。横膈膜原基关闭延迟、肾上升超过正常水平或者肾上升速度加快在横膈膜关闭前上升至胸腔,究竟是哪种原因尚不明确。中肾管退化延迟也可能是引起胸内肾的原因。

(二) 临床表现

胸内肾一般位于后纵隔,横膈膜的后外侧,旋转无异常,肾的形状和集合系统正常。肾通常位于横膈后外侧膜 Bochdalek 孔的位置,其突出到胸腔部分横膈膜变薄,仅呈一层薄膜覆盖在肾表面,因此肾并不是游离在胸腔内。由于肾占据了胸腔的位置,邻近的肺下叶往往发育不良。肾血管和输尿管通过 Bochdalek 孔出入胸腔。

大多数患者没有任何临床表现,呼吸系统症状很少见,泌尿系统症状更少见,多在行常规 X 线胸片检查或因纵隔肿瘤开胸手术时偶然发现。

输尿管增长,但膀胱开口的位置一般无异常。一侧胸内肾患者的对侧肾多正常,其他系统器官的畸形很少见。

(三) 诊断

患者在常规胸透检查时发现横膈膜隆起应怀疑胸内肾的可能,在前后位胸片中可以看到一个光滑、圆形的肿块突出到胸腔,侧位胸片可以观察到肿块位于横膈膜靠后的部分。排泄性尿路造影或肾脏核素扫描可以明确诊断,有的病例还需行逆行性肾盂造影。有少数患者是在患肺或心血管系统畸形而行动脉造影检查时发现胸内肾畸形。

(四) 治疗

胸内肾一般不会引起呼吸或泌尿系统的严重并发症,大多数患者没有任何临床表现,多为偶然发现患有该病,确诊后患者也无须接受任何治疗。

四、交叉异位肾

交叉异位肾是指一侧肾由原位跨过中线移位到对侧,而输尿管开口于膀胱的位置仍位于原侧,90%

的情况下异位肾会和对侧肾相融合。1957年McDonald和McClellan将交叉异位肾分为4种类型：①交叉融合异位肾；②交叉未融合异位肾；③孤立交叉异位肾；④双侧交叉异位肾。

交叉未融合异位肾男女发病比为2:1，左向右移位是右向左移位的3倍。孤立交叉异位肾男女比为2:1，其中2/3为左侧肾脏移位到右侧，多数异位肾脏上升位置不够且伴有旋转不良。双侧交叉异位肾是最少见的。交叉融合异位肾发病率为1/1000，其中肾的一侧融合并向下方移位是最常见的一种，而一侧融合并向上方移位则较少见，男性发病率高（3:2），左向右移位居多。

（一）病因和发病机制

引起肾交叉异位的原因不明确，当脐动脉位置异常压迫肾脏时，改变其上升路线导致交叉移位的发生。Potter和Alexander认为，输尿管芽游走到相反方向导致了肾交叉移位；Cook和Stephens认为胚胎尾部的排列错乱和旋转异常导致肾交叉异位，脊柱远端由一侧移位到对侧，导致泄殖腔和wolffian管位于脊柱的同一侧，可以允许输尿管交叉到对侧进入对侧的生肾原基，或者肾和输尿管在上升过程中移位到了对侧。

（二）病理

交叉异位的肾一般位于对侧肾的下方并与其融合，两侧的肾同时开始上升，可能由于交叉异位肾行走距离远的缘故，往往位于对侧肾的下方，因此通常情况下正常肾的下极会与异位肾的上极相融合，直到未异位肾到达其正常位置或融合的肾被腹膜后结构阻挡时才会停止上升。融合肾最终的形状决定于双肾融合的时间和程度及其旋转的程度。当交叉异位肾与正常肾融合后，旋转就会停止，因此融合肾最后的形状受到交叉肾上升位置和旋转程度的影响。肾盂的方向可以提示双肾融合的时间，肾盂方向朝前提示融合时间较早，如果肾盂朝向中线提示在肾旋转结束后才发生融合。

90%的交叉异位肾会与对侧肾融合。当两者未融合时，对侧肾一般位于其正常位置，旋转和形状均正常，而对侧肾位置不定，肾盂方向多朝前，两者之间有一定距离，各自有包膜包裹。所有的交叉未融合肾其输尿管开口均与正常无异，异位肾输尿管在骨盆边缘通过中线在对侧进入膀胱。

孤立交叉异位肾移位至对侧位置通常偏低，L_1-L_3水平，肾盂方向多朝前提示其旋转不完全，当肾还在骨盆内或仅上升到较低腰椎水平时，患肾可能

呈水平且肾盂朝向前方，同样说明其旋转不良。输尿管则会在S_2水平越过中线，汇入膀胱，而肾缺如一侧也可能残存闭合的输尿管。双侧交叉异位肾患者的双侧肾及肾盂都与正常无异，而输尿管则在L_4-L_5的水平交叉到对侧。动脉造影检查可以观察到血管畸形，提示该畸形的存在，还有一部分患者会形成结石或由于肾盂输尿管连接部梗阻导致肾盂积水。

不管融合情况如何，双肾的血供来源都变化多样，交叉肾的血供可能是来源于主动脉或髂动脉的1~2个分支，正常一侧肾的血供变异性更大，可以是来自不同水平的主动脉的多条血管分支。而孤独交叉异位肾的患者血供多来源于肾所在位置一侧的主动脉或髂动脉分支。

伴发畸形：所有融合肾畸形患者其输尿管多不会发生异位，除孤立交叉异位肾患者膀胱三角区仅有一半或发育有畸形外，大多数其他患者三角区与正常无异，输尿管在膀胱开口也发生异常的病例仅占3%，20%的交叉肾会发生尿液反流，而双侧交叉异位肾尿液反流发生率高达71%。儿童孤立交叉异位肾的患者骨骼系统和生殖系统的伴发畸形发病率较高，分别为50%和40%，在男性常见隐睾或输精管缺如；女性多为阴道闭锁或单角子宫。肛门闭锁在孤立交叉异位肾患者的发病率为20%。

（三）临床表现

交叉异位肾患者一般没有任何症状，多数是在尸检或因其他原因做腹部超声检查时发现。有症状多在中老年时出现，常见的有下腹痛、血尿、脓尿和尿路感染症状等，已发现部分有肾盂积水和结石的患者因以上症状就诊。学者们认为由于肾位置异常及变异的血供系统会导致排尿不畅，从而引发尿路感染和结石形成等。

大约1/3的患者是发现无痛性腹部包块而就诊，有的患者首发症状为高血压，进行全身检查发现交叉异位肾。

（四）诊断

以往诊断异位肾以排泄性尿路造影为主，而腹部超声和放射性核素扫描可以更准确诊断交叉异位肾的存在；膀胱镜和逆行尿路造影可以描绘出尿路通道的走行；动脉造影可以揭示双侧肾的血供来源，对需要手术的患者有重要指导作用；超声检查常提示肾盂处没有肾窦回声，如果有则说明肾盂肾盏位于肾脏外；而MRI可以更详细地了解畸形的形态、融合部位等细节，因此现在多采用MRI作为交叉异

位肾的检查手段之一。

（五）治疗

交叉异位肾一般不会威胁到患者的生命，部分输尿管梗阻的患者则容易发展到尿路感染或结石形成，大约 1/3 有症状的患者最终需要手术去除结石，常采用体外震波碎石和经皮肾镜取石。

第三节　肾融合与旋转（形态）异常

一、肾融合畸形

Wilmer 首次对肾融合畸形进行了分类：

1. 单侧融合肾伴下肾异位　2/3 的单侧交叉融合异位肾都是向下方移位，异位肾的上部与正常肾的下部融合，而两个肾的肾盂均朝前方，说明融合时间较早。

2. 乙状肾（S 形肾）　该种类型发病率仅次于第 1 种，异位肾位于正常肾下方，两个肾在相连处融合。由于融合时间较迟，双侧肾旋转已完成，所以两个肾的肾盂朝向是相反的，正常肾朝向中线，异位肾则朝向对侧，两肾边缘便组成 S 状外形。异位肾输尿管与另一输尿管发生交叉并越过中线汇入对侧膀胱。

3. 团块肾　该类型较少见，两肾边缘广泛连接并融合，整个肾呈块状，形状不规则，分多个小叶。通常团块肾会上升到骶岬位置，有时位于盆腔内，肾盂均朝向前方，输尿管分别注入一侧膀胱，不会发生交叉。

4. L 形肾　异位肾呈横向且头部与对侧肾尾部相连时组成 L 形，称为 L 形肾，交叉肾位于中线前方或侧前方 L_4 水平，因为肾旋转程度不同肾盂方向可能向前也可能向后，输尿管依然各自汇入一侧膀胱。

5. 盘状肾　盘状、环状、盾牌和煎饼肾是指两个肾的内侧边缘相互融合形成环状或圆圈，如果内侧更广泛地融合则成圆盘形或似盾牌。两肾的外形轮廓没有明显改变，与团块肾不同，盘状肾由于融合程度稍轻，单个肾仍呈蚕豆形。肾盂相对，输尿管各自汇入一侧膀胱没有交叉，集合系统之间没有交通。

6. 单侧融合肾伴有上肾异位　是一种最罕见的类型，交叉肾异位到对侧位于正常肾的上方，其下极与正常肾上极相互融合，肾的定位方向与胎儿期相同，两肾盂均朝向前方，提示两者融合时间较早。

二、马　蹄　肾

马蹄肾是最常见的肾融合畸形。此类患者两侧肾在中线通过肾实质或纤维组织形成的峡部相连，相连部位多为下极。该病由 DeCarpi 于 1521 年进行尸检时首次发现，此后马蹄肾成了所有肾畸形中报道最多的一种，而且几乎所有的肾疾病都在马蹄肾患者中报道过。

马蹄肾发病率约为 0.25%，男女之比约为 2∶1，可在任何年龄段出现症状而被发现，但是根据尸检统计以儿童居多，因为马蹄肾患者经常伴发多种畸形，往往幼年就死亡。

（一）病因和发病机制

马蹄肾发生在妊娠第 4~6 周，此时输尿管芽已经插入后肾组织，在第 4、5 周时双侧后肾胚相距很近，此时受到任何干扰都会导致两者的下极相连形成马蹄肾。脐血管或髂动脉位置的改变也会影响肾的旋转和迁移导致部分融合。另外一观点认为，胚胎尾部发育或盆腔内其他器官的异常都可以引起两侧肾融合。两侧肾在绕长轴旋转以前便相互连接发生融合，因此马蹄肾的肾盂多朝向前方，如果融合时间延迟，肾盂会朝向前内侧。此外，肾一般不能上升到其正常位置，或许肠系膜下动脉阻挡了峡部的上升，导致其位置低于正常。

（二）病理

95% 的马蹄肾是在下极相连，其峡部可由大块的肾实质组成，有单独的血液供应，少数情况下峡部是由少许纤维组织构成。马蹄肾一般位于 L_3-L_4 水平，肠系膜下动脉自腹主动脉分出的位置，较正常偏低，亦有位于髂骨隆突水平甚至盆腔内膀胱后者。峡部一般位于大血管前方，偶尔有的位于动、静脉之间或大血管后。

肾盏数目正常，由于肾旋转不完全，肾盏均指向后方，肾盂轴仍保持在垂直或倾斜的侧平面上。肾下盏收集峡部所分泌的尿液。

输尿管从较高的位置进入肾盂，位于肾脏侧面，在峡部前下方形成成角畸形，但其膀胱开口无异常。马蹄肾的血供来源较多变，30% 的病例每个肾由 1 条动脉供血，更多是由 2 条甚至 3 条动脉供血，峡部有独立的血供，可直接来源于肾动脉、腹主动脉、肠系膜下动脉、髂动脉等的分支。

马蹄肾可以单独发生，也可以与其他泌尿生殖系畸形同时发生。Boatman 等统计了 96 例马蹄肾患者发现，1/3 以上的患者同时还伴发至少 1 种其他畸形。马蹄肾患者还可以同时发生心血管系统、骨骼、神经系统等的畸形；相反，有神经系统畸形的患儿3%会同时发生马蹄肾，20%的18-三体综合征患者以及60%的Turner综合征患者都会发生马蹄肾。

马蹄肾患者生殖器畸形的发生率有所增高，男性尿道下裂、隐睾的发生率均为4%，女性双角子宫和阴道隔膜的发生率则为7%。

10%的马蹄肾患者伴有重复输尿管，有的患者还有异位输尿管囊肿，而超过50%的患者会出现膀胱输尿管反流。肾盂输尿管交界处扩张的发生率为20%，但是通过核素扫描发现不到20%的患者存在梗阻现象。囊性疾病，包括一侧上极多囊性发育不良和成人多囊肾均有报道发生。DMSA扫描显示，63%的患者双肾功能不对称。马蹄肾患者发生结石的报道已经很多，其中50%的患者钙、草酸盐、尿酸和枸橼酸盐的排泄都有不同程度改变，提示存在潜在的代谢病因，因此结石的形成不仅与畸形导致的尿液排泄延迟有关，还存在其他的病因。

（三）临床表现

超过50%的马蹄肾患者没有任何症状，多数在尸检时才发现畸形存在，其他的表现多为尿路梗阻、结石或尿路感染等症状，也会有下腹痛及胃肠道症状。当峡部压迫其后方的神经时会出现Rovsing征：腹痛、恶心、呕吐。30%的患者会出现尿路感染症状，而结石的发生率在20%~80%。5%~10%的患者因触诊时发现腹部肿块而发现马蹄肾存在，还有患者因为肾动脉瘤行动脉造影时发现马蹄肾。

如果UPJ梗阻则会出现严重的肾积水，其发生率高达1/3，异位输尿管在跨过峡部时成角，往往会引起狭窄。

（四）诊断

马蹄肾患者有时可以在腹中部触及包块，除此之外与正常肾没有任何区别。患者往往是在因为其他原因行腹部超声或静脉尿路造影时偶然发现，产前超声检查可以在患儿出生前发现马蹄肾的存在。其影像学特点包括：双肾位置偏低且更靠近脊柱；肾轴方向由正常的内上至外下改变为外上至内下或垂直；双肾下极在中线处相连；肾盂朝前，肾盏指向后方，下极肾盏朝内且位于输尿管内侧；输尿管连接肾盂的位置较高，上段位于前方像包绕着中线处的肿块等。检查中如果观察到以上特点可以确诊马蹄肾。结石或UPJ引起的梗阻会导致造影图像模糊，难以判断，此时逆行肾盂造影和CT扫描可以明确诊断。

（五）治疗

如出现肾盂积水、肾盂输尿管连接处梗阻可行肾盂整形手术治疗。而峡部切开术因不能改善引流、矫正肾脏旋转，已被弃用。如果发生结石，体外震波碎石可以治愈68%的患者，而经皮肾镜的治愈率则可达到87.5%。

（六）预后

马蹄肾发生肿瘤的易感性会增高，其中一半以上为肾细胞癌，其次为肾盂肿瘤和Wilms瘤。慢性感染、梗阻和结石形成等发病率的增高使肾盂肿瘤的发病率较正常人偏高。马蹄肾患者发生肿瘤的生存率由肿瘤的病理和分期决定，而与畸形本身无关。

三、肾旋转不良

正常肾最终会上升到肾窝位置，通过绕自身长轴旋转使肾盏指向侧面，肾盂朝向中线，肾旋转异常时肾不能完成旋转，通常在其他肾畸形如肾异位融合或马蹄肾时肾会发生旋转异常。由于轻微旋转的异常很难被发现，因而很难判断其确切的发病率，尸检报告的发病率为1/939~1/390，男女之比为2:1，双侧肾发病率没有差异。特纳综合征的患者常伴发肾旋转不良。

（一）病因和发病机制

肾在其上升的同时发生旋转，大约在妊娠第6周开始至第9周完成，90°的肾旋转并达到肾窝的位置。如果输尿管芽分支不对称导致其旋转，每个分支都会诱发其周围的后肾组织分化，前侧较后侧发展更快，肾盂也向中线方向旋转。肾的血供不是旋转不良的原因或限制性因素。

（二）病理

正常肾的上升过程中需要旋转90°。Weyrauch根据最终肾盂指向的方向不同将肾旋转异常分成4类。

1. **腹侧位** 肾盂朝向腹侧，肾盏指向背侧，肾与初始相比完全没有旋转。这也是最常见的一种旋转异常。偶尔这种位置会是一种过度的内侧旋转，即肾脏旋转了360°。

2. **腹中线位** 由于肾旋转不完全，肾盂朝向内前方，肾盏指向后外方。

3. **背侧位** 肾旋转180°导致肾盂朝向背侧，血管从侧面绕到前方进入肾门，这是最少见的一种旋转异常畸形。

4. **侧向** 肾旋转超过180°，但没有达到360°，导致肾盂朝向身体外侧,而肾实质靠近中线位置,根据血管在肾周的绕行方向可以判断肾的旋转程度。血管绕经腹侧到达肾,进入侧面或背面的肾门,提示逆向旋转,而经背侧途径到达肾则提示过度腹侧旋转。

旋转异常的肾形状也可能发生异常,呈圆形、椭圆形或三角形,前后表面扁平,肾门周围被纤维组织包裹导致肾盂输尿管连接部扭曲,上段输尿管最初从侧面绕行,也有可能被包绕在这个纤维组织丛中。肾盂被拉长、变窄,肾盏(尤其是上部肾盏)亦被拉伸。肾的血供多变,与肾的方向及旋转程度有关,可以是单一的血管供应血液,也可有多条分支血管同时提供血供。另外,在与肾主要动脉连接部分可能存在一个血管分支。血管围绕肾旋转的方向和程度是判断肾旋转异常类型和程度的主要依据。

（三）临床表现

肾旋转异常通常不会有特殊的临床表现,但过多的纤维组织包绕导致肾盂输尿管连接部和输尿管上段狭窄,严重者出现肾盂积水。附属或主要肾动脉压迫扭曲的上段输尿管或肾盂输尿管连接部,可影响排泄功能。在尿液生成增加时,肾积水症状(钝性胁腹部疼痛)更加明显,也是引起症状的最常见原因。结石和感染及其伴随症状可能继发于排尿障碍之后。

（四）诊断

患者往往在因为结石、积水等原因行超声、排泄性尿路造影检查时发现肾旋转异常,影像学特征包括:肾盂、肾盏指向异常,肾盂拉长、扁平等。可揭示肾盂、肾盏的异常起源、扁平或被拉长的肾盂、被拉伸的带有残余闭塞部分的上部肾盏、侧面移位的输尿管上1/3段。双侧肾同时旋转异常不常见,但造影检查时容易与马蹄肾混淆,注意检查有无连接两肾下极的峡部存在可以鉴别诊断。

（五）治疗

旋转异常不会影响肾功能,对患者的正常存活没有影响。有的病例肾盂输尿管连接部狭窄、排尿异常导致结石、感染或肾盂积水者,可行手术矫正治疗。

第四节　肾集合系统异常

一、肾盏憩室

肾盏憩室是肾实质内覆盖移行上皮细胞的囊腔,经过狭窄通道与肾盏或肾盂相连通。憩室无分泌功能,但尿液可反流入憩室。该病由 Rayer 在1841 年首次报道,可为多发性,位于肾的任何部位,但肾上盏更容易受累。排泄性尿路造影发现其发病率约为 0.45%,儿童与成人发病率相似,无性别差异,可发生于任何年龄,常见 20~60 岁,双肾受累概率均等。

（一）病因和发病机制

肾盏憩室的病因仍不清楚。目前认为是胚胎发育异常造成的,输尿管芽一般在长到 5mm 时,其第3、4 节会退化,如持续存在就可能导致憩室形成。局部的皮质脓肿破溃并与肾盏相通也可以形成憩室,而结石继发感染、梗阻,漏斗狭窄,肾损伤,肾失弛缓症及痉挛等都可以形成憩室。

肾盏憩室常见两种类型:Ⅰ型憩室较常见,常位于肾盏杯口内,与肾小盏相连,多在肾的一极,以肾上极最常见,通常较小,多无临床症状;Ⅱ型憩室与肾盂或邻近的肾大盏相连,多位于肾的中央部位,形状较大,常有明显临床症状。

（二）临床表现

多数小憩室没有任何临床症状,仅在排泄性尿路造影或超声检查时偶然发现,随着时间的推移、尿液的潴留,这些小憩室可渐进扩张。但是当憩室继发感染或结石时,便可出现血尿、腰痛、尿频、尿急、尿痛等症状。曾有报道憩室内结石的发生率高达39%。

（三）诊断

肾盏憩室的诊断主要靠排泄性尿路造影和 CT,逆行性肾盂造影、CT 增强和 MRI 有时对明确诊断和确定憩室的解剖位置有帮助。超声检查可以发现在肾集合系统周围有充满液体的区域,有时可以发现憩室内有结石存在,并且可以随患者改变体位而移动。而大约 2/3 的儿童患者会出现尿液反流,这可能也是儿童患者易发尿路感染的原因。

（四）治疗

无症状的患者无须任何治疗,持续疼痛、尿路感染、血尿及结石形成的患者往往需要手术治疗。对于继发结石的患者,可以采用 ESWL、经皮肾镜、输尿管镜和腹腔镜等手术治疗,情况复杂的可采用开放手术。

二、肾盏扩张（肾盏盏颈狭窄）

肾盏扩张较罕见,可为先天性或获得性,多由出口梗阻造成。上盏内憩室受血管压迫或结石堵塞导致梗阻,常引起肾盏积水扩张。感染或外伤继发的瘢痕形成也是常见病因。还有部分患者没有明显病因,可能是肾盏口周围环绕的肌组织引起的功能性梗阻造成。

由部分漏斗阻塞引起的上组肾盏中度扩张相对常见,但通常无症状。最常出现的症状是上腹或胁腹痛,偶可触及包块。阻塞可导致血尿和(或)尿道感染。

肾盏扩张应该与输尿管梗阻、肾结核、反复发作的肾盂肾炎等引起的多肾盏扩张相鉴别,造影、细菌学检查及组织活检对鉴别有帮助。针对病因采用手术方法解除梗阻是最有效的治疗方法。

三、巨肾盏(肾盏盏颈不狭窄)

巨肾盏是非梗阻性肾盏扩张,由肾乳头畸形引起,由 Puigvert 在 1963 年首先报道。全部肾盏扩张,数目也增加,但是肾盂正常,壁没有增厚,肾盂输尿管连接部没有梗阻。围绕巨肾盏的肾皮质厚度正常,也无瘢痕和慢性炎症征象,但髓质发育不全,不似正常的椎体形而似新月形。集合系统没有扩张,较正常缩短,且多为横向而非垂直。肾的正常功能一般不受影响。

巨肾盏症为先天性,产前便可诊断,仅见于白种人,男女比为 6∶1,双肾发病只发生在男性,单侧局灶性发病仅发生在女性,提示该病可能为 X 染色体连锁的伴发性遗传疾病。有学者认为在输尿管芽与后肾胚组织结合后,输尿管会有短暂的不通畅,肾小球分泌的尿液不能排出,导致了肾盏扩张。还有学者认为近髓肾小球发育不良是其发病的可能原因,这一理论很好地解释了患者肾脏收集尿液能力下降的原因,但还未得到确证。

在儿童通常是因为泌尿系感染行 X 线检查时发现。成人常因结石、血尿行尿路造影检查时确诊。患肾肾盏扩张,数目增加,肾盂正常,虽然 UPJ 没有梗阻,但输尿管的远端可发生节段性扩张,有学者曾报道 12 例巨肾盏症儿童伴发节段性巨输尿管症,多为男童,主要在左侧。行利尿肾扫描显示核素的吸收和排泄图形正常,对患者长期随访发现患肾在解剖和功能损害方面都没有任何进展。

四、异常肾盏(肾假瘤)

位于上组肾盏和中组肾盏之间漏斗区的局限性肿块,称为肥大 Bertin 柱。体积大时压迫邻近的肾盏和肾盂使之变形,在造影影像中形似肾肿瘤,因而称之为假瘤。与肾实质肿瘤的鉴别非常重要,核素扫描假瘤能正常吸收放射性核素,超声检查假瘤的回声与正常肾实质相同。

五、分支肾盂

大约 10% 正常的肾盂会在进入肾的位置分裂为两部分,形成两个大的主肾盏,这种情况应被视为正常的变异。虽然有些腰痛的患者在影像上可见双肾盂,但并不会引起肾的患病概率增加。

(宋毅　那彦群)

第五节　肾囊性疾病

肾囊性疾病是指在肾出现单个或多个内含液体的良性囊肿的一大组疾病分类,在临床上非常常见。其原因可为先天性、遗传性、获得性等,发生部位可为肾皮质、髓质、皮髓质或肾外。单纯性囊肿和多囊肾最为常见。单纯性肾囊肿绝大多数为非遗传性疾病,占囊性肾疾病的 70% 左右。多囊肾为遗传性疾病,分为常染色体显性及隐性遗传两种。获得性多囊肾不属于上述两种类型,常见于肾衰竭而行长期透析疗法的患者。

Bosniak 提出了基于 CT 检查的肾囊性疾病的实用分类(表 14-1)。Ⅰ 型囊肿为单纯性囊肿,具有透声好、囊肿内无回声和边缘光滑锐利等特点。Ⅱ 型囊肿主要为良性表现但影像学发现有分隔、小钙化灶和密度增高。Ⅱ F 型囊肿有可能为恶性,主要为多发的细小分隔,囊壁或者分隔可以有轻度增厚,可伴有钙化或者结节,但增强 CT 上并没有明显的造影剂增强,囊肿边缘清楚,>3cm 的高密度囊肿也属于此类。Ⅲ 型囊肿表现复杂,不能确定良恶性,囊内分隔明显或壁厚,近 50% 为恶性。Ⅳ 型囊肿恶性病变明显,具有结节性成分,边缘不规则;有血管成分。其中 Ⅰ 型和Ⅳ型囊肿一般在诊断上没有问题,而 Ⅱ型(包括 Ⅱ F 型)和 Ⅲ 型囊肿(特别是 Ⅲ 型)在除外恶性肿瘤上常常比较困难。因此,肾囊性疾病的诊断不能完全依赖影像学手段,有时需要手术切除来明确是否存在恶变。

一、单纯性肾囊肿

单纯性肾囊肿是最常见的肾良性疾病,发病率在肾囊性疾病中居首位,可分为孤立性及多发性,常见于 50 岁以上成人而罕见于儿童,发病率随着年龄的增长而增加。该病男性多于女性,男∶女约为

表 14-1　单纯和复杂性肾囊肿的 Bosniak 分类

Bosniak 分类	影像学特点	恶性可能	治　疗
I	壁薄的简单的良性囊肿,无隔膜、无钙化或固体成分。密度和水相同、对比剂不能增强	1.7%	无须治疗,随访观察
II	良性囊肿可能伴有很薄的隔膜,在囊壁或隔膜上可能出现钙化,均匀的高衰减病变的直径<3cm,边缘光滑无增强	18.5%	无须治疗,随访观察
IIF	可能包含更多的稀薄的隔膜,稀薄隔膜和囊壁出现很小的对比增强,隔膜和囊壁稍微增厚,囊内可能含有钙化灶,呈结节状,没有对比增强。边缘光滑。该类里面也包括完全的肾内、无增强、高衰减、≥3cm 的肾病变	18.5%	密切随访
III	囊内出现不确定的团块,囊壁或隔膜增厚不规则,对比增强	33%	切除或消融
IV	明显恶性包含对比增强的软组织成分	92.5%	切除或消融

2:1。绝大多数为非遗传性疾病,仅极少数为遗传病,可能系常染色体显性遗传。单纯性肾囊肿的发病机制尚不十分明确。囊肿可能是由肾小管憩室发展而来。随着年龄的增长,远曲小管和集合管憩室增加,所以单纯性肾囊肿的发生率亦随之增加。

（一）病理

单纯性囊肿一般为单侧、单发,位于肾下极的皮质内,也有多发或多极性者,双侧发生很少见。囊肿一般孤立呈球形,囊壁很薄,内衬单层扁平上皮,外观呈淡蓝色,约95%含有清亮的琥珀色液体。偶可见囊壁钙化。约5%的囊肿含血性囊液,其中半数囊壁上可能有乳头状癌,应予重视。

单纯性肾囊肿好发于肾表面,但也可位于深部。当一囊肿位于深部时,其囊壁易与肾盂及肾盏的上皮内壁紧连,要将它们分开十分困难,但囊肿并不与肾盂相通。囊肿较大时可压迫邻近肾组织。镜检可发现囊壁有重度的纤维变性及玻璃变性,还可见到钙化区域,邻近肾组织也受压发生纤维变性。

（二）临床表现

多数囊肿无明显症状,为偶然发现。由于 B 超及 CT 的广泛应用,以及健康体检的逐渐普及,单纯性肾囊肿的发现率明显增加,或因其他原因做检查或在体检时被发现。囊肿可引起胃肠道迷走神经症状。囊肿内突然出血可引起急性腰痛。患者亦可出现血尿。囊肿位于肾下极并紧贴输尿管时,可加重肾盂积水,而尿液对肾盂的压迫可引起背痛。这种梗阻还可以使肾发生感染。自发性感染在单纯性肾囊肿中罕见,而一旦发生就难以同肾痛相鉴别。感染后可有腰痛和发热。当囊肿较大时可引起腰背部疼痛,但较少见。个别情况因囊肿压迫邻近血管,造成局部缺血和肾素增加而出现高血压。偶尔还可伴

发红细胞增多症。本病不会导致肾功能减退。如伴有血尿和高血压,应全面检查是否伴有肾腺癌,少数情况下良性囊肿的囊壁可发生腺癌。

（三）诊断

腹部平片表现为肾的轮廓变形或肾轴改变。IVU 表现为界限清楚的无功能的球形肿物,有薄的外壁。肿物可使得 1 个或多个肾盏和漏斗移位、梗阻或闭塞。正常肾实质伸展到囊壁上形成鸟嘴征,是良性肾囊肿的表现。当囊肿占据了肾下极,输尿管上段可向脊柱移位。

B 超对诊断有极大帮助,应作为首选检查方法。B 超鉴别囊性和实质性占位病变的准确率可达98%以上。典型的超声表现为内部无回声的空腔,囊壁光滑而边界清楚,回声增强。当这 3 个标准都存在时,超声诊断良性肾囊肿的准确率为 95%。继发感染时囊壁增厚,病变区内有细回声。囊内有血性液体时,回声增强。当囊壁显示不规则回声或有局限性回声增强时,应警惕恶性病变。

CT 对 B 超检查不能确定者有价值。典型表现为边界锐利的球形肿物,壁薄而光滑,均质,边缘整齐,CT 值低(平扫 CT 值为-10～+20),静脉注射造影剂后不增强。囊肿伴出血或感染时,呈现不均质性,CT 值增加。偶见肾实质肿瘤内血管较少,从而易与囊肿相混淆。少数情况下,囊肿壁也可发生肿瘤,因此有必要做更进一步的鉴别诊断检查。

MRI 主要适用于对碘造影剂过敏或有肾功能不全的患者。MRI 对明确囊液性质有意义,必要时可选择应用。单纯肾囊肿在 T1 加权像上为低信号,在 T2 加权像上为高信号。注射 Gd-DTPA 后不增强也是良性肾囊肿的重要特点。

放射性核素检查在鉴别囊肿和肿瘤上没有作

用。锝扫描若确定肿物是无血管的,则倾向于良性。

当上述检查对鉴别囊肿及肿瘤仍不明确时,可行 B 超或 CT 引导下穿刺活检。除观察囊液物理性状外,还应进行细胞学及生化检查。炎性囊肿的囊液色暗、混浊,脂肪及蛋白含量中度增加,淀粉酶和 LDH 显著增高,细胞学检查有炎性细胞,囊液培养可确定病原体。囊壁继发肿瘤时,囊液为血性或暗褐色,脂肪及其他成分明显增高,细胞学阳性,肿瘤标志物 CA-50 水平增高。

单纯性囊肿需与肾癌、多囊肾、肾积水等疾病进行鉴别。

1. 肾癌 呈占位性病变,但易发于深部,从而引起更明显的肾盏弯曲。肾癌常见血尿,而囊肿则极少发生血尿。当肾实质肿瘤压在腰大肌上面,在腹部平片上就看不到肌肉的边缘,而囊肿则依旧可见。出现转移的证据、红细胞增多症、高钙血症及红细胞沉降率加快都提示为肾癌。若肾静脉发生癌栓,IVU 可显示不清甚或不显影。但需注意的是,囊肿壁也有发生癌变的可能。肾癌和单纯性囊肿的超声及 CT 表现截然不同,易于鉴别。

2. 多囊肾 几乎均是双侧性的,弥漫的肾盏及肾盂发生扭曲为其影像学特点。单纯性肾囊肿则多为孤立性单发性。多囊肾往往伴有肾功能损害及高血压,而肾囊肿则多没有此表现。

3. 肾积水 症状和体征可与单纯性肾囊肿的表现完全一致,急性或亚急性肾盂积水由于肾盂内压的增高常产生更为局限的疼痛,并因感染而易于使其表现复杂化。单纯性囊肿和肾积水的尿路造影表现截然不同:囊肿主要引起肾变形,而肾积水则表现为由于梗阻所致的肾盏和肾盂的扩张。

(四)治疗

单纯性肾囊肿发展缓慢,对肾功能常无明显影响,治疗趋于保守。

如囊肿直径<4cm,可定期随诊,观察其大小、形态及内部质地的变化。超声为首选方法。无肾实质或肾盂肾盏明显受压,无感染、恶变、高血压,或上述症状不明显时,即使囊肿较大,亦不主张手术,而采取定期随访。

当继发感染时,由于抗生素可穿透囊壁进入囊腔,可先采用抗生素治疗和超声引导下穿刺引流,失败无效时再考虑开放手术。

肾囊肿手术的主要目的为解除其对肾脏及其周围脏器的压迫,缓解肾功能损害。如囊肿直径>4cm,可于超声引导下,穿刺引流囊液;用 95% 乙醇

作为硬化剂注入囊内,但有可能被吸收而影响肾实质,若发生外溢亦可引起不良反应。四环素具有硬化和预防感染双重作用,不良反应小。B 超引导下经皮穿刺抽吸囊液后注射硬化剂治疗的复发率可达 30%~78%,但对于高龄患者,且囊肿位置适合穿刺,仍可作为一种治疗的选择,因为住院时间短,花费较少,并可避免全身麻醉及气腹建立后对呼吸循环系统的损害。巨大囊肿(直径 > 8cm,囊液超过 500ml),为降低日后囊肿复发率,可能需要手术治疗。有条件者可行腹腔镜下囊肿切除术。若证实囊壁癌变或同时伴发肾癌,则应尽快手术治疗。

随着腹腔镜在泌尿外科的普及,因单纯性肾囊肿而行开放性手术的患者日益减少,而腹腔镜肾囊肿去顶术公认对患者创伤小、疗效确实,术后患者恢复快,已成为治疗有手术指征的单纯性肾囊肿的"金标准"方法。

若怀疑囊肿有恶性可能,影像学检查不能确诊,应做 B 超引导下穿刺病理活检,甚至手术探查。

单纯性囊肿的治疗需综合考虑囊肿对肾和全身的影响,并视囊肿的发展变化而定。大多数囊肿预后较好。

二、肾盂旁囊肿

肾盂旁囊肿是指发生于肾门肾窦附近的囊肿,起源于肾实质,长大后可进入肾窦。肾盂旁囊肿占肾囊性疾病的 1%~3%,发病年龄多为 50 岁以上。

(一)病理

肾盂旁囊肿的囊壁与肾盂及肾盏的上皮内壁紧密相连,但大多数囊肿与肾盏并不相通。囊肿内通常含清亮的琥珀色囊液。囊壁很薄,囊肿常呈"蓝色圆顶"状,也可见囊壁钙化。约 5% 的囊肿含血性囊液,其中半数以上囊壁上可能有乳头状癌。镜检可发现囊壁有重度的纤维变性及玻璃变性,还可见到钙化区域,邻近肾组织也受压发生纤维变性。

(二)临床表现

肾盂旁囊肿常见的症状有腰部疼痛。这是由于囊肿压迫肾盂输尿管使平滑肌痉挛、囊肿生长牵拉包膜及继发性肾积水所致。平滑肌痉挛可引起镜下或肉眼血尿,囊肿破裂并与肾盂相通后则成为肉眼血尿。囊肿压迫肾盂梗阻后致使肾缺血,引起肾素、血管紧张素分泌增加,可导致高血压。囊肿较大或致肾积水巨大者还可触及腹部包块。合并感染者可有寒战、高热、肾区叩痛等症状。

（三）诊断

IVU 可显示肾门旁或肾窦内有一圆形肿物压迫肾盂、肾盏或上端输尿管，出现弧形压迹、变形、移位或拉长，如囊肿与肾盂肾盏无交通，则囊肿不显影。较小的囊肿可无上述改变。B 超可见肾门附近有一液性暗区。当囊肿进入肾窦内引起肾盂肾盏积水或囊肿在肾窦深处时，易被误认为肾盂积水。CT 为最可靠的诊断方法，可显示肾盂旁边界清楚、均匀低密度的椭圆形包块，CT 值为 0～20Hu，增强前后无明显变化。CT 平扫时，肾盂旁囊肿常因紧邻肾盂，缺乏密度对比及无明显肾窦脂肪衬托或分隔，易误诊为肾盂积水，故 CT 增强多期扫描尤其是延迟期必不可少。MRI T1 加权像囊肿呈圆形或椭圆形低信号，与肾实质的交界面光滑锐利，信号强度均匀。T2 加权像成高信号。增强扫描无变化。

（四）治疗

肾盂旁囊肿为良性病变，如囊肿较小且无症状，可等待观察。如囊肿较大出现症状，或发生破裂出血则需行手术治疗。手术方法可选择经腹腔镜囊肿切除术、囊肿去顶减压或囊肿切除术。由于肾盂旁囊肿毗邻肾血管，故不提倡采用 B 超定位下穿刺抽吸囊液。

三、多　囊　肾

多囊肾是一种遗传性疾病，其特点是双侧肾有多个囊肿致使肾体积增大而其功能性肾组织减少。一般分为常染色体显性遗传型多囊肾（ADPKD）和常染色体隐性遗传型多囊肾（ARPKD）。

多囊肾的病因是在胚胎发育过程中，肾小管和集合管间连接不良，使尿液排出受阻，形成肾小管潴留性囊肿。病变绝大多数为双侧，肾明显增大，布满大小不等的囊肿，囊内液为浅黄色。随着病程的进展，肾实质逐渐受压变薄，最终不能维持正常的肾功能。肾受累的特点是肾单位各部包括 Bowman 囊呈囊性扩张。囊肿沿上皮排列，所含囊液来自肾小球滤过液，受肾小管上皮细胞的作用变更。多囊肾的发生及囊肿进行性增大的机制尚不清楚。两种类型的肾囊肿在子宫亦有发现。

（一）常染色体显性遗传性多囊肾

ADPKD 是最常见的遗传疾病之一，主要表现为多发双侧肾囊性病变。发病率约为 1/1000，其外显率近乎 100%，这使得所有活到 80 岁以上的携带者均显示出本病的某些征象。5%～10% 的终末期肾衰竭是由 ADPKD 导致。ADPKD 按基因定位不同分为 Ⅰ、Ⅱ、Ⅲ 型。约 85% 的 APDKD 家族中，与疾病相关 ADPKD1 基因突变定位于 16p 上。它具有两个特异性标志：α 球蛋白复合体及磷酸甘油酸激酶的基因。其余的家族中大多数可发现在 4 号染色体（ADPKD2）上有基因缺陷，占所有 ADPKD 家系的 5%～10%。ADPKD3 基因型的患者所占比例更少。

1. 临床表现　ADPKD 起初常无症状，但可在童年时经超声检查而被发现。随着年龄的增长，囊肿的数目和大小均逐步增加。但多年内进展缓慢，一般在 30～40 岁出现症状，也有的直到尸检时才被发现。患者年轻时，肾功能尚能维持机体需要，无明显症状和体征。囊肿随年龄增长可进行性增大，进一步压迫本已缺乏的肾实质，从而使患者逐渐出现肾衰竭。症状常与囊肿的影响有关，主要有腰痛或不适、血尿、腰部肿块及尿路感染。腰痛常由肾和囊肿增大、肾包膜张力增加或牵引肾蒂血管神经引起。20%～30% 的患者发生肾结石，常是腰痛的原因。血尿常呈发作性，可为镜下或肉眼血尿，主要原因是囊壁血管牵扯破裂所致，发作时腰痛常加重。女性患者易发生急性肾盂肾炎，肾实质和肾囊肿均可继发感染。肾功能不全可有尿毒症症状。往往并存慢性感染，并加重肾功能不全进展。临床表现除泌尿系统外，可有心血管及消化等系统的症状。疾病早期即可出现高血压，血压水平可直接影响预后。ADPKD 常合并多种脏器异常。约 33% 的患者肝也有囊肿，但不影响肝功能。25%～30% 的 ADPKD 患者由心脏超声检查可发现瓣膜异常，最常见的是二尖瓣脱垂及主动脉反流。虽然多数心脏受累的患者无症状，但心脏损害可逐渐进展，并严重到需要换瓣。伴有瓣膜脱垂者可合并脑栓塞，亦可合并感染性心内膜炎。

查体时可触及双侧腹部肿物，为肿大的肾。

2. 诊断　早期患者尿常规无异常，中、晚期可见不同程度的血尿，但红细胞管型不常见，部分患者可出现轻度蛋白尿。如伴有结石和感染时，也可有脓尿出现。白细胞尿比较多见，不一定意味着尿路感染。由于囊肿破裂或结石移动也可有发作性的明显肉眼血尿。在病程早期即可出现肾浓缩功能受损表现，此表现的出现要早于肾小球滤过率降低。当囊肿数目增多，肾增大，肾浓缩功能受损更加明显。最大尿渗透压测量是肾功能受损的敏感指标，与肾功能不全程度一致。

腹部平片显示肾影增大，外形不规则。若囊肿感染或有肾周围炎，肾影及腰大肌影不清晰。IVU

检查具有特征性,表现为有多个囊肿,以及由此引起的肾肿大,外形不规则,并且因为囊肿压迫肾盏、漏斗和肾盂,呈蜘蛛状,肾盏扁平而宽,肾盏颈拉长变细,常呈弯曲状。B超显示双肾有为数众多的液性暗区。CT显示双肾增大,外形呈分叶状,有多数充满液体的薄壁囊肿。由于囊肿取代功能性组织,故在肝、肾的超声检查和CT扫描中可显示典型的"虫蚀"状。因此,在静脉尿路造影未显示典型改变之前,这些检查可作为该病早期诊断的手段。家族史可以协助诊断。应尽量避免尿路器械检查,以免继发感染。

需与该病相鉴别的是尚未造成足够肾实质损害导致尿毒症的单个或多发性囊肿。由于本病的自然史和100%的显性率,所以必须筛查家族成员。

3. 治疗　本病治疗应采用对症及支持疗法,主要是控制高血压和预防感染。早、中期多囊肾患者可采用囊肿去顶减压手术。对肾衰竭终末期患者可考虑长期透析,晚期多囊肾患者有条件的应做同种异体肾移植。

(1)对症及支持治疗:无症状患者可以如正常人饮食起居,不必过多地限制活动。肾明显肿大者,应注意防止腰、腹部外伤,以免发生肾囊肿破裂。高血压时,应限制钠盐摄入,选择降压药物治疗。血管紧张素转换酶抑制剂是首选的降压药物。高血压的控制情况在保护肾功能中能起决定性作用。当有血尿时,首先应减少活动或卧床休息,尽快明确血尿原因,并给予相应治疗。严重血尿不能控制时可采用肾动脉栓塞。发生肾实质或囊内感染,应采取积极的抗感染等措施。病原菌以大肠埃希菌、葡萄球菌为主,也有可能为厌氧菌感染。应用广谱抗生素如青霉素、头孢菌素类、喹诺酮类药物,感染严重时,可以联合用药。若确定为囊内感染,施行B超引导下穿刺引流及囊液细菌学检查,确定病原菌,有利于抗生素的选用。多囊肾合并梗阻性结石难以单独处理结石,由于囊肿的压迫、囊肿的数目多,肾盏扩张程度和肾内的通道不如所希望的那样通畅,碎石或内镜取石都有技术上的困难。任何器械操作都可能引起囊肿感染,结石是反复感染的主要原因,使感染不易控制。因此,患者不能自行排出结石则应考虑手术治疗。

(2)囊肿减压术:曾被较广泛采用,但对这种手术能否改善肾功能和延长生命,一直有争论。囊肿减压术保护了余下的正常肾单位免遭挤压和进一步损害,使肾缺血状况有所改善,部分肾单位的功能

得到恢复,延缓了疾病的发展。它对表浅而较大的囊肿,尤其伴有顽固性疼痛、进展性高血压或进展性肾功能不全者,疗效不错。其优点为对早、中期患者有降低血压、减轻疼痛、改善肾功能、提高生命质量、延缓进入肾衰竭终末期等作用。手术效果取决于病例的选择,对无意中发现的无症状者一般不做手术治疗,应定期检查和随访。如病情进展加快、症状明显、肾功能下降、血压持续性增高,应及早施行手术。手术时用冰盐水局部冲洗降温以减轻灼热对肾损害。囊肿减压时大囊肿必须减压,小囊肿和深层囊肿也不摒弃。晚期患者减压治疗已无意义,手术可加重肾功能损害。两侧手术间隔时间以3~6个月为宜。多囊肝不宜同时处理。近年亦有采用腹腔镜囊肿减压术治疗多囊肾者,由于多囊肾布满大小不等、数目甚多的囊肿和微创手术范围的限制,不能彻底减压所有囊肿,故不宜常规采用,仅适合处理多囊肾大或较大的囊肿,以改善部分肾功能和症状。

(3)透析与移植:患者如进入肾衰竭终末期,应按尿毒症相应的治疗原则处理,透析治疗是必需的。本病的血液透析存活率及肾移植后患者和肾的存活率都与非ADPKD非糖尿病患者相同。由于肾和肝大,不宜腹膜透析,而应采用血液透析。多囊肾囊壁能产生多量红细胞生成素,患者一般没有贫血,因此血透能维持较长时间,疗效较佳。患者的红细胞压积和血黏度相对较高,易形成血栓,故应采取相应措施避免瘘管堵塞。晚期多囊肾患者适宜时可做同种异体肾移植术。若供肾来自亲属,必须确定供者不是风险患者,最好应用基因诊断技术确定。多囊肾患者同时伴发的疾病如脑动脉瘤、结肠憩室、胰腺囊肿或瘤等,增加了术后处理的困难,影响移植效果。患肾是否切除至今仍有分歧。大多数学者认为以下情况应考虑肾移植前切除患肾:①严重的出血或感染;②伴重度高血压;③伴发肾肿瘤;④压迫下腔静脉;⑤难以控制的疼痛。

(4)预后:有无症状及发病年龄对患者的预后有较大关系。女性患者在病程早期并不妨碍妊娠及生育过程,但病程较晚则易并发高血压。约50%的具有PKD1基因突变的患者在55~60岁发展至尿毒症。而非PKD1基因突变的要到70岁才发生。少数ADPKD患者在少儿时就出现临床表现,但其父母可能为成年后方才发病的患者。预示该病进展较快的因素包括年幼时即诊断、男性、肾体积较大、高血压、肝囊肿(女性患者)、肉眼血尿及尿路感染(男性)。如未进行透析或肾移植,患者常死于尿毒

症或高血压并发症,约 10% 的患者死于动脉瘤破裂引起的颅内出血。多囊肾属遗传病,患者的子女出生时携带致病基因的可能性为 50%,在青年期以后宜做各种非侵入性检查,包括家属调查及基因诊断,以及早发现风险患者。

(二) 常染色体隐性遗传性多囊肾

ARPKD,又称婴儿型多囊肾(IPKD),主要发生于婴幼儿,临床上少见,可同时见于兄弟姐妹中而父母则无表现。多数患儿在生后不久死亡,极少数较轻类型的患者可存活至儿童期或成年。

1. 分型 ARPKD 是常染色体隐性遗传性疾病,其致病基因位于 6 号染色体。Blyth 和 Ochenden 将 ARPKD 分为围生期型、新生儿型、婴儿型及少年型 4 种类型。常伴发门静脉周围纤维增殖性病变,随着年龄的增长而加重。发病年龄越小肾损害越重,而肝损害则相对越轻。症状出现越晚,发展相应越慢。

(1) 围生期型:围生期时已有严重的肾囊性病变,90% 集合管受累,并有少量门静脉周围纤维增殖。死于围生期。

(2) 新生儿型:出生后 1 个月出现症状,肾囊肿病变累及 60% 集合小管,伴轻度门静脉周围纤维增殖。几个月后由于肾衰竭而死亡。

(3) 婴儿型:出生后 3~6 个月出现症状,肾囊性病变累及 25% 肾小管,表现为双肾肿大,肝脾大伴中度门静脉周围纤维增殖。于儿童期因肾衰竭死亡。

(4) 少年型:肾损害相对轻微,仅有 10% 以下的肾小管发生囊性变,肝门静脉区严重纤维性变。一般于 20 岁左右因肝的并发症、门静脉高压死亡,偶见肾衰竭。

2. 临床表现 因发病时期及类型而不完全相同。主要病变在肝和肾,表现为不同程度的肾集合管扩张、肝纤维化和胆管扩张。起病极早者,出生时即肝、肾明显肿大,腹部膨胀。肾体积相对巨大,质硬,表面光滑。在新生儿期常因巨大的肝、肾妨碍横膈活动造成呼吸困难而死亡。有时也伴有肺发育不全。肾衰竭也是此阶段死亡的原因。患儿往往死于肾和呼吸联合衰竭。婴儿期除患肾程度进展外,常有贫血、肾性胃萎缩和高血压,生长发育不良。6 月龄前确诊者,大多数死亡,预后极不佳。存活到学龄儿童,则肝损害明显,门静脉周围纤维化程度增加,可发生门静脉高压症、肝功能不全和食管、胃底静脉曲张明显。继发于门静脉高压的脾大和脾功能亢进

表现为白细胞、血小板减少和贫血。有时伴有先天性肝内胆管扩张(Caroli 病)。

3. 诊断 通过病史、查体及影像学检查,一般均能做出诊断,其中当怀疑 ARPKD 时,应仔细询问三代家族史,应符合常染色体隐性遗传的特点。

B 超显示围生期型子宫内羊水过少,对胎儿和新生儿显像可见增大的肾,呈均质的高回声,尤其与肝回声比较更明显。正常新生儿肾、肝内回声相同。随着患病时间的延长,肾功能损害加重,ARPDK 肾会缩小,而不是增大。IVU 表现为肾影延迟显像,而肾盏、肾盂、输尿管不显影。

应与双肾积水、多囊性肾发育异常、先天性肝纤维增殖和肾母细胞瘤鉴别。双肾积水在儿童常因肾、输尿管、膀胱或尿道畸形为多见。多囊性肾发育异常不伴有肝病变;先天性肝纤维增殖症无肾病变;而肾母细胞瘤大多为单侧,双侧仅占 5%~10%,肾功能存在,B 超表现为不均质肿块,髓质为低回声。为进一步明确诊断可 CT 证实。

4. 治疗 本病至今无特殊治疗方法,预后极为不良。出现高血压及水肿时应限制钠盐摄入,应用降压药、袢利尿剂等。门静脉高压症引起上消化道出血常危及生命。由于患儿常有肾功能不全和感染,不宜施行引流术。由于肾、肝同时损害,血液透析和肾移植往往亦不能达到预期的治疗效果。

四、多房囊性肾细胞癌

多房囊性肾细胞癌(multilocular cystic renal cell carcinoma,MCRCC)是囊性肾癌中的一种类型,具有低分期、低分级和预后良好的特点。发病率占肾癌的 2.3%~3.1%。男性较女性多见。囊性肾癌患者的发病年龄较高,罕有低于 30 岁者。而 MCRCC 患者发病的平均年龄比非 MCRCC 患者低,且 MCRCC 男性患者的平均年龄比女性患者低。由于肾囊肿的发病率是随年龄的增长逐渐增高的,因此高龄,尤其是男性患者多房囊性肾肿物良性可能性大。

Hartaman 根据囊性肾癌的形成情况将其分为:肾癌囊性坏死、单房囊肿性肾癌、多房囊肿性肾癌和单纯性囊肿癌变 4 种类型。MCRCC 是囊性肾癌中的一种特殊类型,偶发肾癌多见。

MCRCC 多发于肾的两极,病理表现为大小不一的多房性肿物,房间互不相通,囊内充满新鲜和陈旧的血液。囊壁覆以一层或多层肿瘤细胞,囊间也为肿瘤细胞。病理类型多为肾透明细胞癌。但 MCRCC 的相同形态学变化是否由相同病因引起,这

些病因对患者预后的影响目前尚不清楚。

（一）临床表现

MCRCC 的临床表现与普通肾癌相似,但也可无典型"三联症",甚至无明显症状。

（二）诊断

MCRCC 诊断时需要结合患者的临床特点和检查结果综合分析。对于男性、年龄偏低的肾囊性肿物患者,需加强监测。

MCRCC 在 B 超下表现为囊性或囊实性肿物,囊壁不光滑,低回声或中低回声,内部回声不均匀,有时可见分隔及囊壁上的结节。肿瘤为少血流性,彩色多普勒超声可见少量或无血流信号。CT 表现为囊性或囊实性肿物、囊壁不规则、较厚,肿物实性部分、囊壁或分隔在 CT 增强扫描后不均匀强化,囊壁上可有钙化。如果发现粗大钙化或新月形钙化,可能对诊断更有意义。由于只有少数肿物能够发现呈多囊性改变,有分隔,所以术前的影像学检查结果往往只能鉴别肾脏囊性肿物的良恶性。

当良、恶性肾囊性肿物鉴别困难,MCRCC 不能确诊时,可行 MRI 检查,如果在 T1 加权像中囊肿液呈高信号,则不论囊壁是否增厚或囊内有无分隔,均考虑为良性囊肿。亦可行肾囊肿穿刺检查。此检查不但可以获得囊液进行分析,做细胞学检查,还可以注入造影剂,观察囊壁是否光滑,囊内有无结节。若穿刺检查发现其中蛋白、乳酸脱氢酶及脂肪成分异常增高,提示恶性可能性大。但由于通过穿刺获得的组织较少,对诊断的帮助也有限。经皮肾镜检查不但可以直接观察囊腔内结构,还可以取囊液及囊壁组织进行检查,据报道效果较好。

术前 MCRCC 不易与肾癌出血和坏死所形成的假性囊腔、Wilms 瘤囊性坏死、囊肿并发出血和感染、结节性硬化症所致的肾损害、多房囊性肾瘤、肾脓肿、获得性肾囊性改变和黄色肉芽肿性肾盂肾炎等鉴别。

（三）治疗

诊断明确的恶性肾囊性肿物或 MCRCC 可以直接进行手术治疗。对于诊断困难的患者,如 Bosniak 分类在Ⅲ级或以上者,可以积极于术中行冷冻病理检查或行保留肾组织的手术而使患者获益。

MCRCC 外科治疗效果好。保留肾的手术安全可靠,较易实行,适用于肿瘤直径<3cm 并位于肾边缘的肾癌。但也有学者认为当肿瘤直径≤4cm 时,保留肾组织的术式与根治性肾切除术的预后一致。因 MCRCC 多发于肾两极,且肿瘤较小时不易确诊,所以对 MCRCC 或疑似患者应行保留肾单位的外科手术治疗。

多房囊性肾细胞癌一般预后良好。作者分析总结了 76 例 MCRCC 病例,66 例获得随访,平均随访时间 52 个月,未发现复发或转移的病例。肿瘤的预后主要与分级和病理分期有关,而与肿瘤大小无关。判断多房囊性肾细胞癌预后良好的因素可能为:患者多为偶发癌,肿瘤病理分期与分级低,细胞核多是双倍体。

（龚侃　郭震华）

参 考 文 献

1. Wein AJ. Campbell-Walsh Urology. 11th ed. Elsevier,2016: 1300-1302.
2. 张雯,刘凯波,齐庆青,等. 2008-2014 年北京地区先天性肾脏畸形发生状况分析. 中国优生与遗传杂志,2015,23（12）:74-77.
3. 胡盼盼,谢院生,陈香美. 马蹄肾的临床研究现状. 中国肾病研究电子杂志,2014,3（1）:41-44.
4. 全昌斌,张娅丽,敖国昆,等. 肾盂旁囊肿的 CT 诊断及分型. 临床放射学杂志,2013,32（4）:527-530.
5. 刘健男,刘亚东,田河,等. 腹腔镜去顶减压与彩超引导下穿刺硬化治疗肾囊肿疗效的 meta 分析. 临床泌尿外科杂志,2017,32（2）:112-117.
6. 武有志,王建文,康宁,等. 多房囊性肾细胞癌诊治体会（附 14 例报告）. 临床泌尿外科杂志,2016,31（3）:272-275.
7. Li T,Chen J,Jiang Y,et al. Multilocular Cystic Renal Cell Neoplasm of Low Malignant Potential:A Series of 76 Cases. Clin Genitourin Cancer,2016,14（6）:e553-e557.

第十五章

肾肿瘤

第一节　肾肿瘤的分类

肾肿瘤的病理类型复杂,种类繁多,历史上有多种肾肿瘤分类标准,各个分类标准中对肿瘤的命名与分类方法也不尽相同。1981 年依据病理组织学的特点 WHO 制定了肾肿瘤分类标准(第 1 版),1998 年依据肿瘤组织形态学、遗传学、肿瘤细胞起源等特点 WHO 对第 1 版肾肿瘤分类进行了修订,推出第 2 版肾肿瘤分类标准。2004 年 WHO 依据肾肿瘤组织形态学、免疫表型、遗传学的特点,结合肾肿瘤患者的临床表现及影像学改变推出了第 3 版肾肿瘤病理分类标准(表 15-1)。该分类系统结合了分子生物学及免疫组织化学方面的进展,对肾肿瘤的分类更加细化,更贴近于真实反映每个肿瘤的临床特点。新的分型标准已经得到国际上广大病理和泌尿外科医师们的认可,有待于在国内普及应用。

2016 年 WHO 再次对第 3 版肾肿瘤病理分类进行了修订,与 2004 年版相比,2016 年版基本框架无大变化。因各类遗传性肾细胞癌的组织病理学形态与散发性肾细胞癌相似,2016 年版中不再将遗传性肾细胞癌作为一个独立的章节,而是在肾细胞肿瘤总论中做一个概述。此外,2016 年版中对部分肾肿瘤的命名和亚型又有更新和调整,并新增和删除了部分病理类型。对病理分级也进行了更新。2016 年版分级评价标准更为客观,操作性更强。还对一些罕见的肾肿瘤提出了分类建议,体现了该分类系统的包容性。目前这一标准正在推广普及中(表 15-2)。

表 15-1　2004 年 WHO 肾肿瘤病理组织学分类标准

肾细胞肿瘤	部分囊状分化的肾母细胞瘤	肾髓质间质细胞瘤
肾透明细胞癌	间叶性肿瘤	神经鞘瘤(雪旺细胞瘤)
多房囊性肾透明细胞癌	主要发生于儿童	孤立性纤维肿瘤
肾乳头状腺癌	透明细胞肉瘤	间叶和上皮混合性肿瘤
嫌色性肾细胞癌	横纹肌样瘤	囊性肾瘤
Bellini 集合管癌	先天性中胚层肾瘤	混合性上皮间质瘤
肾髓质癌	儿童期骨化性肾肿瘤	滑膜肉瘤
染色体 Xp11 易位性癌	主要发生于成人	神经内分泌肿瘤
神经母细胞瘤相关性癌	平滑肌肉瘤(包括肾静脉)	类癌
黏液性管状和梭形细胞癌	血管肉瘤	神经内分泌癌
未分类的肾细胞癌	横纹肌肉瘤	原始神经外胚叶肿瘤
乳头状腺瘤	恶性纤维组织细胞瘤	神经母细胞瘤
嗜酸细胞瘤	血管周细胞瘤	嗜铬细胞瘤
后肾肿瘤	骨肉瘤	淋巴造血组织肿瘤
后肾腺瘤	血管平滑肌脂肪瘤(错构瘤)	淋巴瘤
后肾腺纤维瘤	上皮样血管平滑肌脂肪瘤	白血病
后肾间质瘤	平滑肌瘤	浆细胞瘤
肾母细胞性肿瘤	血管瘤	生殖细胞肿瘤
肾源性残余	淋巴管瘤	畸胎瘤
肾母细胞瘤(Wilms 瘤)	肾小球旁细胞瘤	绒毛膜癌
		转移性肿瘤

表 15-2 2016 年 WHO 肾肿瘤病理组织学分类标准

肾细胞肿瘤	婴儿的骨化性肾肿瘤
透明细胞性肾细胞癌	主要发生在成人的肾间叶肿瘤
恶性潜能未定的多房囊性肾细胞肿瘤	平滑肌肉瘤
乳头状肾细胞癌	血管肉瘤
遗传性平滑肌瘤病和肾细胞癌相关的肾细胞癌	横纹肌肉瘤
嫌色细胞性肾细胞癌	滑膜肉瘤
集合管癌	血管周细胞瘤
肾髓质癌	骨肉瘤
MiT 家族转位性癌	尤文肉瘤/原始神经外胚叶肿瘤
琥珀酸脱氢酶缺陷型肾细胞癌	血管平滑肌脂肪瘤
黏液小管样和梭形细胞癌	上皮样血管平滑肌脂肪瘤
管状囊性癌	平滑肌瘤
获得性囊肿病相关肾细胞癌	血管瘤
透明细胞乳头状肾细胞癌	淋巴管瘤
肾细胞癌,未分类	肾小球旁细胞瘤
乳头状腺瘤	肾髓质间质细胞瘤
嗜酸细胞瘤	神经鞘瘤
后肾性肿瘤	孤立性纤维肿瘤
后肾腺瘤	混合性上皮间质肿瘤
后肾腺纤维瘤	囊性肾瘤
后肾间质肿瘤	混合性上皮和间质肿瘤
肾母细胞性肿瘤	神经内分泌肿瘤
肾源性残余	分化好的神经内分泌肿瘤
肾母细胞瘤	大细胞神经内分泌癌
囊性乳头状分化型肾母细胞瘤	小细胞神经内分泌癌
儿童期囊性肾瘤	副神经节瘤
间叶源性肿瘤	嗜铬细胞瘤
主要发生于儿童的间叶肿瘤	杂类肿瘤
透明细胞肉瘤	肾淋巴造血系统肿瘤
横纹肌样肿瘤	生殖细胞肿瘤
先天性中胚层肾瘤	转移性肿瘤

以往肿瘤病理学分类的基本原则是以形态学为基础,结合肿瘤的组织来源及性质加以命名与分类,随着遗传学、细胞分子生物学研究的不断深入,肾肿瘤的命名将趋于细化,将能更准确地反映出每种肿瘤的生物学特点。

（郑闪　马建辉）

第二节 肾 癌

一、病 因

肾细胞癌(renal cell carcinoma,RCC)是起源于肾实质泌尿小管上皮系统的恶性肿瘤,又称肾腺癌,简称肾癌。占肾恶性肿瘤的 80%~90%。包括起源于泌尿小管不同部位的各种肾细胞癌亚型,但不包括来源于肾间质及肾盂上皮的各种肿瘤。

肾癌的病因未明。其发病与遗传、吸烟、肥胖、高血压及抗高血压治疗等有关。遗传性肾癌或家族性肾癌占肾癌总数的 2%~4%。一些特殊类型的肾细胞癌有明确的遗传因素,位于染色体 3p25-26 的 VHL 基因与透明细胞癌,位于染色体 7q31 的 c-MET 基因与遗传性乳头状肾细胞癌有关。不吸烟及避免肥胖是预防发生肾癌的重要方法。

二、病 理

绝大多数肾癌发生于一侧肾,常为单个肿瘤。多发病灶病例常见于遗传性肾癌及乳头状肾细胞癌的患者。肿瘤多位于肾的上、下两极,瘤体大小差异较大,直径平均 7cm,常有假包膜与周围肾组织相隔。双侧肾先后或同时发病者仅占散发性肾癌的

2%～4%。国内统计 1975 例肾癌患者临床资料结果显示，初诊肾癌患者肿瘤最大径为 0.5～30cm，平均值为 5.4cm。

（一）WHO 肾细胞癌病理分类

过去的 30 多年中，WHO 共推出 4 版肾肿瘤分类标准，以往应用最广泛的是 1981 年第 1 版 WHO 分类标准。1998 年 WHO 根据对遗传性 RCC 的研究结果，结合 RCC 组织形态学、遗传学、肿瘤细胞起源等特点推出第 2 版肾实质上皮性肿瘤分类标准，根据形态学的改变乳头状肾细胞癌分为Ⅰ型和Ⅱ型两型。由于在许多 RCC 组织中都可见到梭形细胞成分或细胞质内含有嗜酸颗粒，所以 1998 年分类中取消了以往分类中的肉瘤样癌和颗粒细胞癌这两种病理类型。2004 年 WHO 依据 RCC 组织形态学、免疫表型、遗传学的特点结合 RCC 患者的临床表现及影像学改变对 1998 年的肾细胞癌病理组织学分类进行了修改，保留了原有透明细胞性肾细胞癌、乳头状肾细胞癌（Ⅰ型和Ⅱ型）、嫌色细胞性肾细胞癌 3 个分型，2004 年分类系统沿用了 1998 年未分类的 RCC 概念，使这一体系成为一个动态系统，将目前不能明确具体分型的 RCC 归为此类，有待今后进一步研究确定。2004 年分类系统将集合管癌进一步分为 Bellini 集合管癌和髓样癌，此外增加了多房囊性肾细胞癌、Xp11 易位性肾癌、成神经细胞瘤伴发的癌、黏液性管状及梭形细胞癌分型，并将传统分类中的颗粒细胞癌归为高分级的透明细胞癌，对各亚型中的未分化癌成分在肿瘤组织中所占比例进行描述。与以往不同，这一新的分型和诊断标准是将每一类型的 RCC 视为一种独立疾病。而 2016 年分类系统沿用了 2004 年版本的框架，仅对一些认识有深入的肿瘤进行了分类命名上的调整。如将未见有复发转移报道的多房囊性肾细胞癌更新为多房囊性肾细胞肿瘤，将存在 MiT 家族基因（TFE3）转位的 Xp 易位性肾癌归入 MiT 家族转位性癌，后者还包括 TFEB 基因转位的肾细胞癌等。此外，也新增了部分新的病理亚型（表 15-2）。

（二）常见肾细胞癌亚型病理特点

1. 透明细胞性肾细胞癌　透明细胞性肾细胞癌（clear cell renal cell carcinoma，CCRCC）是最常见的肾癌病理亚型，占肾癌的 60%～85%。既往曾使用的"肾颗粒细胞癌"因为在其他类型的肾癌亚型中也能见到胞质嗜酸性的细胞，胞质中的"颗粒"不再是肾颗粒细胞癌的专有特征，故已不再使用"肾颗粒细胞癌"这一亚型。由于"肾颗粒细胞癌"中癌细胞核分级的级别高，现将它归为高分级的 CCRCC。

（1）大体检查：双侧肾发病率相等，少于 5% 的病例可呈多中心性发生或累及双侧肾。肾皮质内实性球形结节，与周围肾组织界限清楚，可见假包膜。因癌细胞中含有丰富的脂质，切面呈金黄色。肿瘤中常见坏死、出血、囊性变，切面可呈现多彩状，偶见钙化或骨化。

（2）组织病理学：癌细胞胞质透明或嗜酸性，胞膜清楚。组织中可见小的薄壁血管构成的网状间隔。肿瘤细胞呈巢状和腺泡状结构。呈肉瘤样结构的肿瘤成分中可见到瘤巨细胞，提示预后不良；部分肿瘤中可见坏死、纤维黏液样间质及钙化、骨化。

（3）常用的免疫组化抗体：CK8、CK18、vimentin、CD10 和 EMA 阳性。

2. 乳头状肾细胞癌　乳头状肾细胞癌（papillary renal cell carcinoma，PRCC）占肾癌的 7%～14%。国内有些专业书籍将其翻译成嗜色细胞癌。其发病年龄、性别、男女发病率比例、症状和体征与透明细胞性肾细胞癌相似。就诊时大多数病例处于Ⅰ期。大多数文献中报道乳头状肾细胞癌患者预后良好。

（1）大体检查：病变累及双侧肾和多灶性者较透明细胞癌多见；大体多呈灰粉色，出血、坏死、囊性变多见。

（2）组织病理学：根据组织病理学改变将其分为Ⅰ型和Ⅱ型两个亚型。肿瘤细胞呈乳头状或小管状结构，乳头核心可见泡沫状巨噬细胞和胆固醇结晶；肿瘤细胞较小，胞质稀少（Ⅰ型）或肿瘤细胞胞质丰富嗜酸性，瘤细胞核分级高，可见大片坏死和肉瘤样区域（Ⅱ型）。Ⅰ型 PRCC 患者生存期长于Ⅱ型患者。

（3）常用的免疫组化抗体：与透明细胞性肾细胞癌相似，现有的研究认为，乳头状肾细胞癌 CK7 呈阳性，且Ⅰ型较Ⅱ型阳性率为高。

3. 嫌色细胞性肾细胞癌　嫌色细胞性肾细胞癌（chromophobe renal cell carcinoma，CRCC）占肾癌的 4%～10%。平均发病年龄 60 岁，男女发病率大致相等。与其他肾癌亚型相比无特殊的临床症状和体征。影像学上多显示瘤体较大，肿瘤密度或信号均匀，无出血、坏死和钙化。

（1）大体检查：肿瘤无包膜但边界清楚，大小为 4～20cm，切面呈质地均一的褐色，可见有坏死，但出血灶少见。

（2）组织病理学：肿瘤呈实体性结构，可出现灶状钙化及厚纤维间隔。与透明细胞性肾细胞癌不同，瘤体中的血管为厚壁血管，而非薄壁血管。瘤细胞体积大，呈多角形，胞质透明略呈网状，细胞膜非常清晰（嫌色细胞），亦可见嗜酸性胞质的瘤细胞，瘤细胞核的核周空晕是此型的特征之一，并可见双核细胞；Hale 胶体铁染色示肿瘤细胞质呈弥漫阳性。

（3）常用的免疫组化抗体：CK 阳性，vimentin 阴性，CMA 弥漫阳性，lectins 和 parvalbumin 阳性，肾细胞癌抗原弱阳性，CD10 阴性。另外胞质呈 Hale 胶体铁阳性反应。

4. 集合管癌　Bellini 集合管癌（carcinoma of the collecting ducts of Bellini）是指来源于 Bellini 集合管的恶性上皮性肿瘤。肾髓质癌（renal medullary carcinoma）来源于近皮质区的集合管，患者几乎均伴有镰状细胞性血液病。集合管癌罕见，不到肾恶性肿瘤的1%。预后差，患者平均生存期约1年。

（1）大体检查：两者均发生于肾中央部分，切面实性，灰白色，边界不清，可见坏死。

（2）组织病理学：需要指出的是，Bellini 集合管癌常为排除性诊断，肿瘤部位对于做出诊断很重要，组织学上可见不规则的小管状结构，细胞高度异型性。肾髓质癌镜下呈低分化的、片状分布的肿瘤，瘤细胞排列呈腺样囊性结构，瘤体内可见较多的中性粒细胞浸润，同时可见镰状红细胞。

（3）常用的免疫组化抗体：有关这方面的研究较少。Bellini 集合管癌低分子量角蛋白、高分子量角蛋白（如 34βE12 和 CK19）阳性，同时有 vimentin 阳性，与前述几种类型的肾细胞癌不同，CD10 阴性。肾髓质癌可表达低分子量角蛋白（CAM 5.2），但不表达高分子量角蛋白（34βE12 等）。

（三）分级

以往最常用的是 1982 年 Fuhrman 4 级分类。1997 年 WHO 推荐将 Fuhrman 分级中的Ⅰ、Ⅱ级合并为一级即高分化、Ⅲ级为中分化、Ⅳ级为低分化或未分化。在 2016 年版病理分级仍沿用 Fuhrman 4 级分级系统，但有了新的变化，增加了客观评价标准，使之在实践中操作性更强，重复性更好（表 15-3）。

（四）TNM 分期

2017 年 AJCC 对 2010 年肾癌 TNM 分期再次进行了修订（第 8 版），与 2010 年版肾癌 TNM 分期相比有两点变化：①T_{3a} 期中肾静脉受侵部分将"大体可见"字眼去除，包含肌肉组织更改为肾静脉段支。

②T_{3a} 期中新加侵犯肾盏肾盂。此分期版本将在 2018 年 1 月 1 日正式启用。见表 15-4 和表 15-5。

表 15-3　2016 年版 WHO 分级标准

分级	定义
1 级	400×镜下核仁缺如或不明显，呈嗜碱性
2 级	400×镜下核仁明显，嗜酸性，可见但在 100×镜下不突出
3 级	100×核仁明显可见，嗜酸性
4 级	可见明显的核多形性，多核瘤巨细胞和（或）横纹肌样和（或）肉瘤样分化

表 15-4　2016 年 AJCC 肾癌的 TNM 分期

分期	标准
原发肿瘤（T）：	
T_X	原发肿瘤无法评估
T_0	未发现原发肿瘤
T_1	肿瘤局限于肾内，最大直径≤7cm
T_{1a}	肿瘤局限于肾内，最大直径≤4cm
T_{1b}	肿瘤局限于肾内，4cm<最大直径≤7cm
T_2	肿瘤局限于肾内，最大直径>7cm
T_{2a}	肿瘤局限于肾内，7cm<最大直径≤10cm
T_{2b}	肿瘤局限于肾内，最大直径>10cm
T_3	肿瘤延伸至主要血管或侵及肾周围组织，但未侵入同侧肾上腺并且未浸透肾周筋膜
T_{3a}	肿瘤延伸至肾静脉或其段支，或侵犯集合系统，或侵犯肾周和（或）肾窦脂肪但未超过肾周筋膜
T_{3b}	肿瘤延伸至下腔静脉，位于膈下
T_{3c}	肿瘤延伸至下腔静脉达膈上，或者侵犯腔静脉壁
T_4	肿瘤浸润超过肾周筋膜（包括侵入邻近的肾上腺）
区域淋巴结（N）：	
N_X	区域淋巴结转移无法评估
N_0	无区域淋巴结转移
N_1	区域淋巴结转移
远处转移（M）：	
M_0	无远处转移
M_1	有远处转移

表15-5 2016年AJCC预后分期分组

分期分组	肿瘤情况		
I	T_1	N_0	M_0
III	T_1	N_1	M_0
II	T_2	N_0	M_0
III	T_2	N_1	M_0
III	T_3	N_0	M_0
III	T_3	N_1	M_0
IV	T_4	任何N	M_0
IV	任何T	任何N	M_1

三、临床表现

早期肾癌患者无明显症状和体征,近十多年无症状肾癌的发现率逐年增高,2010年中华泌尿外科学会统计了国内23家医疗中心2007年8月至2008年10月收治的1975例初诊肾癌患者临床资料,发现62.7%的患者没有任何临床表现。中晚期肾癌患者的临床表现具有多样化特点,既往经典的血尿、腰痛、腹部肿块的"肾癌三联症",在当今临床上已经很少见,这些患者诊断时往往已为晚期。中华泌尿外科学会统计1975例初诊肾癌患者临床资料,发现37.3%的患者具有临床表现,这些临床表现包括腰痛(60.5%)、血尿(45.6%)、高血压(12.7%)、贫血(12.8%)、消瘦(11.8%)、肾功能异常(9.1%)、肝功能异常(7.5%)、肿物(7.0%)、发热(5.5%)、血小板计数异常(5.1%)和其他表现(21.7%)。在1975例病例中影像学检查发现有远处转移者占8.9%,术后病理证实有淋巴结转移者占6.4%。转移性肾癌因转移部位和程度的不同可出现骨骼疼痛、骨折、严重贫血、咳嗽和咯血等。文献报道10%~40%的肾癌患者有副瘤综合征的临床表现,包括高血压、贫血、体重减轻、恶病质、发热、红细胞增多症、肝功能异常、高钙血症、高血糖、红细胞沉降率增快、神经肌肉病变、淀粉样变性、溢乳症、凝血机制异常等改变。

四、诊 断

肾癌的临床诊断主要依靠影像学检查,胸部X线片或CT和腹部CT平扫加增强扫描是治疗前临床分期的主要依据,治疗方案的选择需参考治疗前的临床分期,如先选择手术治疗,应根据手术后病理检查结果进行病理分期,如病理分期与临床分期不符,应以病理分期为准对术前的治疗方案进行修订。

(一)实验室检查

实验室检查包括血、尿、便常规检查及病毒指标、血生化及血检查,目前尚没有公认的、可用于肾癌诊断、鉴别诊断及预后判断的肿瘤标志物。只有极少数肾癌患者尿脱落细胞中可发现癌细胞,尿脱落细胞检查不作为常规检查项目。实验室检查结果一般不作为诊断肾癌的直接证据,但可为肾癌的诊断、决定治疗方案及预后判定提供参考依据。血清尿素氮、肌酐主要用于评价肾功能状况,而肝功能、全血细胞计数、血红蛋白、血钙、血糖、红细胞沉降率、碱性磷酸酶和乳酸脱氢酶等指标的异常及治疗前后变化可为评价疗效、判断预后提供参考依据。

(二)影像学检查

各种影像学检查可为肾肿瘤的临床诊断、评价RCC的临床分期、决定治疗方案、疗效评价及治疗后的随访等提供重要的参考依据。

1. 胸部X线片或CT检查 为肾癌患者的常规检查项目,应摄胸部的正、侧位片或胸部平扫CT,可以发现肺部结节、肺转移及其他肺部及胸部病变。胸部X线片或CT是术前临床分期的主要依据之一。

2. 超声检查 超声检查在健康人群查体中是肾肿瘤筛查的主要手段,也是诊断肾肿瘤最常用的检查方法。超声检查的回声可大致反映出肿瘤内的组织学特点,大部分RCC的声像图表现为低回声或等回声,少部分表现为高回声;肿瘤内存在无回声区及周边有低回声声晕也被认为是判断恶性的指征。但有部分RCC不具备这些特点,需借助CT或MRI等进行鉴别诊断。超声检查诊断RCC的敏感性及特异性与肾肿瘤的大小密切相关,对肿瘤最大直径<5mm、5~10mm、10~15mm、15~20mm、20~25mm与25~30mm的肾肿瘤,超声与CT检出敏感性分别为0与47%、21%与60%、28%与75%、58%与100%、79%与100%、100%与100%。常规超声检查对肾小肿瘤的检出不如CT敏感,但在10~35mm的病变中,超声与CT检查鉴别肿物为囊性或实性的准确率分别为82%与80%。

超声声像图表现:①小肿瘤肾轮廓可无明显改变,仅被膜稍隆起;较大的肾肿瘤其肾轮廓可局限性增大,肾结构失常,部分晚期肾癌与周围组织有粘连分界不清;②小肾癌常表现为高回声或低回声、均匀、光整;中等大的肿瘤多为低回声、不均匀;大的肾癌内回声极不均,由于肿瘤内有出血、坏死、液化,可出现不规则的无回声暗区;③肿瘤压迫肾盂时,可出现肾盂变形移位,甚至中断;④肾癌早期多无肾周血管受侵,中、晚期可出现肾静脉内或下腔静脉内瘤栓形成,表现为管腔阻塞,呈低回声;⑤中、晚期肾癌在肾门旁、腹膜后见有大小不等圆形或椭圆形低回声结节,均匀,多为淋巴结转移。

(1) 彩色多普勒检查:除具有 B 超的声像图表现外,彩色血流显示肾弓形血管环中出现彩色血流受压、中断,并有不规则的血管分支进入肿瘤,肿瘤内血流多较丰富。

(2) 超声造影检查:近年来超声造影剂的研究取得进展,静脉内注射超声造影剂能提高血流的回声,增强多普勒信号,提高低速细小血流的检出,同时,谐波超声造影能显示肿瘤的微血管,进行肿瘤微血管的实时成像,为肾肿瘤的评估提供了新的平台。超声造影能够很好显示肾脏内各级血管分支、肾组织及其肿瘤外周或内部微小血管灌注情况,提高了肾肿物的诊断准确率,尤其在囊性肾癌或囊肿内壁结节或囊肿恶变的诊断方面,其可明显改善普通彩超偏低的血流显示率,从而明确诊断,并增加了超声与病理诊断的符合率。

注射超声造影剂后,良、恶性肿瘤内血流的显示都相应增强,但增强程度和持续时间有显著差异,恶性肿瘤血流显像增强程度明显高于良性肿瘤(肾血管瘤除外),造影剂廓清也较良性肿瘤快,可根据这些特点来判断肿物的良恶性。超声造影在肾囊肿、脓肿等良性病灶中无血流信号增强;在胚胎性肾肿瘤、错构瘤表现为在动脉相明显增强,延迟相明显消退。RCC 和肾错构瘤彩色血流都可增强,但 RCC 增强程度较肾错构瘤高,且消退快。RCC 假包膜在灰阶超声上显示为肿瘤周围的低回声晕,而在谐波超声造影后显示为肿瘤周围的缓慢增强带。对碘过敏及肾功能不全的患者也可通过超声造影检查获得满意的肾增强扫描结果。

3. 腹部 X 线平片及静脉尿路造影　腹部 X 线平片(kidneys,ureters and bladder,KUB)和静脉尿路造影(intravenous urography,IVU)检查不是诊断肾癌常规的检查项目,而是在临床需要时进行的检查。KUB 可显示腹部及盆腔一些实质性脏器的轮廓、肾及肋骨的位置等,可为开放性手术选择手术切口提供帮助。

IVU 亦称排泄性尿路造影,以往称静脉肾盂造影,对观察病变重点在肾的患者现仍用此名称。在诊断集尿系统病变方面其使用价值仍未衰减:①造影前做腹部平片检查,可排除有无泌尿系阳性结石及钙化。钙化常见于结核及肿瘤,14%~18%瘤体内有钙化。结核钙化多呈弧形、斑片状。KUB 所见钙化多呈斑片、斑点状,偶见大斑块状。②造影时,对比剂通过肾分泌进入尿路,静脉注药 5 分钟后可观察肾实质显影情况、有无占位病变,粗略地判断肾功能。肾功能减退者,对比剂分泌缓慢,肾实质显影不佳或不显影。③对比剂进入尿路后,显示全尿路充盈情况,有无充盈缺损及狭窄,管壁是否光整及柔软,有无移位。④造影观察肾的形态、位置,效果较平片好。但其对直径 ≤2cm 的肾肿瘤检出率仅21%,2~3cm 肾肿瘤的检出率约52%,对肾癌诊断符合率为 30%~60%。对未行 CT 增强扫描无法评价对侧肾功能者需行 IVU 或核素肾图检查,对碘过敏及肾衰竭患者需用其他方法检查。

肾肿瘤的 IVU 表现:①肿瘤较小,位于肾实质内或其腹侧及背侧时,组织密度对比差或前后重叠,不能显示,肾的形态可表现正常。肿瘤位于肾边缘区或肿瘤大时可引起肾变形,表现为肾不规则增大或局部膨隆有肿块突出。②肿瘤可压迫肾盂肾盏使之移位、拉长、变窄或扩张。肿瘤可破坏肾盂肾盏,表现为肾盂肾盏边缘不光整、毛糙及消失。③肾肿瘤形态可呈圆形或不规则,多为低密度肿块,密度不均匀可有不规则钙化。④肾功能可表现正常、下降或消失。

4. CT 检查　CT 具有密度及空间分辨率高的特点,对肾脏肿块的检出率近 100%,肿瘤诊断正确率达 95%以上。

肾癌的 CT 表现:①肾的形态可由于肿瘤的大小及所在部位不同而有不同表现。②肾盂、肾盏可表现为受压、破坏及梗阻扩张。③绝大部分肿瘤呈圆形、椭圆形及不规则的结节或肿块,可有分叶,位于肾实质内呈局限外凸性生长;平扫呈等密度、高密度或低密度,边缘不清楚;肿块较小时密度均匀,肿块大时常伴有出血、坏死,造成密度不均匀。增强后,在动脉期和实质期大部分肿瘤有中至高度强化,密度不均匀增高,少部分肿瘤增强不明显或不增强。由于肿瘤血管常形成动静脉瘘,在增强早期肿瘤内对比剂已较早排出,因此增强后肾实质期时肿瘤密度常低于肾实质呈稍低密度肿块。增强后显示肿瘤密度较增强前更加不均匀,坏死区增多及明显;显示肿瘤边界较增强前清楚或大部分清楚,但不锐利,少部分肿瘤边界模糊。有 2%～3% 肿瘤呈浸润生长致肾体积增大，或沿着肾周浸润生长，肿瘤边界显示不清，增强后，呈轻至中度强化。另有 5%～7% 肿瘤呈囊性或囊实性，影像学诊断上称为囊性肾癌，平扫肿瘤呈低密度，密度可不均匀。增强后肿瘤实性部分有中至高度强化，表现为不规则片状、结节或块状，囊壁不规则增厚，如有分隔，隔壁厚薄不均。④CT 平扫显示 8%～18% 瘤体内有钙化，钙化形态为不规则点状、小曲线、条状、斑片状或不规则大块状，散在分布在瘤体内或边缘部。⑤4%～10% 出现肾静脉或下腔静脉瘤栓。此时血管增粗，增强后血管内可见低密度软组织影，沿血管走行分布。瘤栓长者可达心房。⑥肾癌的淋巴结转移首先达肾周、肾门及腹膜后主动脉和下腔静脉周围。可表现为单发软组织结节或多发结节融合成团。

多层螺旋 CT(multi-slice spiral CT, MSCT)可在不影响影图像质量的前提下在任意平面重组图像，且通过多平面重建(multi-planar reformation, MPR)、最大密度投影(maximum intensity projective, MIP)及容积重建(volume Rendering, VR)技术等重建方式可清楚显示肾动脉及其分支、肾静脉及下腔静脉的情况，可提高囊性肾癌的分隔及结节的强化等恶性特征的显示能力。MSCT 和 MRI 在 RCC 临床分期中的价值相似，但 MSCT 平扫无法区分血液和栓子的密度差别，对栓子的显示需行增强扫描。当癌栓阻塞、肿瘤或淋巴结增大压迫阻碍了对比剂流入时，MSCT 无法准确显示腔静脉癌栓的上缘范围，影响了分期的准确性。

多层螺旋 CT 血管造影(multi-slice spiral CT angiography, MSCTA)可以准确评价肾血管的数目、走行及肿瘤与其周围动脉分支的毗邻关系。MSCT 尿路成像能够获得类似于肾盂造影的影像，可更加直观地显示肿瘤与集合系统的关系。

5. MRI 检查　MRI 检查对肾肿瘤分期判定的准确性略优于 CT，特别在静脉瘤栓大小、范围及脑转移的判定方面 MRI 优于 CT。MRI 的组织对比分辨力高于 CT，不需对比剂即可将血液与栓子区分开来。T1WI 能很好地显示肾的解剖结构，与周围组织器官的关系，因肾的中低信号与周围高信号强度的肾周脂肪形成鲜明对比，肾皮、髓质常在 T1WI 能清楚显示，皮质的信号强度高于髓质。矢状位和冠状位 T2WI 对确定肾肿瘤的范围和肿瘤是否来源于肾很有价值，同时亦对明确肾癌外侵扩散的范围及分期有较大价值。

肾癌的 MR 信号变化多种多样，当 CT 或其他检查难于确定肾肿瘤的性质时，MRI 对确定肿瘤的来源与性质有一定价值。肾细胞癌的信号强度在 T1WI 与邻近的肾实质相比可呈等信号、稍高信号或低信号，因瘤内常有出血和坏死，T2WI 呈不均匀高信号。MRI 能清楚地显示肾周脂肪、肾静脉及下腔静脉有无受侵或癌栓形成。冠状位或矢状位可较横断位更清楚地显示肾的上下极，比 CT 更容易确定肿瘤的侵犯范围。MRI 上血液的流空现象使血管呈低信号，而肾静脉、下腔静脉内瘤栓则表现为中等(T1WI)或高信号(T2WI)，与之形成鲜明对比。对肿瘤是否包绕这些血管 MRI 亦可做出判断。鉴别肿大的淋巴结与小血管 MRI 常较 CT 更容易。研究认为，CT 和 MRI 对于肾癌的 T_1、T_2 和 T_{3b} 期的分期准确率基本相同，但 MRI 对 T_{3a}、T_4 期的准确率要高于 CT。

超高场强(>3.0T)磁共振设备、梯度回波(gradient echo, GRE)、平面回波成像(echo planar imaging, EPI)技术的发展及新的快速扫描序列的开发应用，使 MRI 图像单层成像时间甚至达亚秒级水平(10～50 帧/秒)，大大减少了脏器的运动伪影。磁共振血管造影(magnetic resonance angiography, MRA)对肾动脉主干的显示与数字减影血管造影(digital subtraction angiography, DSA)相似，MRA 对肾动脉分支显示的特异性近 100%，对肾动脉狭窄、肾动脉瘤及肾动静脉畸形的诊断及肾功能的评价都有重要作用。此外，弥散加权成像(diffusion weighted imaging, DWI)、表观扩散系数(apparent diffusion coefficient, ADC)、磁共振灌注成像(perfusion-weighted imaging, PWI)、磁共振波谱分析(magnetic resonance spectroscopy, MRS)及 MRI 新型对比剂、介入磁共振成像技术等的开发和应用又可进一步提高 MRI 的诊断和鉴别诊断符合率。

6. 肾血管造影　肾动脉造影检查单独作为肾癌的诊断方法应用并不普遍，多在行肾动脉栓塞术时同时进行，肾癌的血管造影可表现为肾动脉主干增宽、肾内血管移位、肿瘤新生血管、动静脉瘘等。在临床上怀疑静脉瘤栓时，可行下腔静脉、肾静脉造影，了解瘤栓的大小、范围，以利于制订手术方案。肾血管造影对诊断肾肿瘤的价值有限，不作为肾癌诊断的常规检查项目，但对需姑息性肾动脉栓塞治疗或保留肾单位手术前需了解肾血管分布及肿瘤血管情况者可选择肾血管造影检查。

（三）核医学检查

1. PET 和 PET-CT　PET 和 PET-CT 也用于 RCC 的诊断、分期和鉴别诊断。研究表明，肾肿瘤的恶性程度越高，细胞膜葡萄糖转运体-1（glucose transporter-1，GLUT-1）的表达增高，对 FDG 摄取增加。静脉注射氟-18 标记脱氧葡萄糖（^{18}F-FDG）后约 50% 未经代谢直接由肾排泄，^{18}F-FDG 不被肾小管重吸收，放射性药物浓聚在肾集合系统，影响肾病变的显示，而淋巴结转移和远处转移不受影响。由于 RCC 血供较丰富，肿瘤组织缺氧较轻，GLUT-1 表达较低，线粒体内己糖激酶活性较低，故肿瘤组织葡萄糖代谢水平相对较低，此外肾细胞癌组织内 6-PO4-脱氧葡萄糖（FDG-6-PO4）分解酶过高，均可导致肿瘤组织摄取 FDG 较低或不摄取，可出现假阴性。

多组研究表明 ^{18}F-FDG PET 对肾原发肿瘤的诊断准确度不如 CT，但对 RCC 的淋巴结转移和远处转移的诊断要优于 CT、MRI、超声、X 线片及骨显像等其他传统影像检查方法，且转移淋巴结很少出现假阴性。

近年来有研究用对肾集合系统干扰较小的 C-11 标记醋酸盐（^{11}C-acetate）作为肾 PET 显像剂。RCC 与正常肾组织对 ^{11}C-acetate 的摄取率相同，但清除率明显低于正常或非肿瘤肾组织，故 ^{11}C-acetate 能很好地鉴别 RCC 与非肿瘤肾组织，提高 PET 对 RCC 的诊断准确率。氟-18 标记脱氧胸腺嘧啶（fluorine-18 fluorothymidine，^{18}F-FLT）是目前研究较为热门的一种核酸代谢 PET 显像剂，可反映肿瘤细胞的增殖。FLT 通过尿液排泄，而且在肝脏和骨髓有高摄取，限制了它的应用，但 FLT 可用于早期疗效评估。

2. 核素骨显像检查　核素全身骨显像（radionuclide bone scan）发现骨转移病变可比 X 线片早 3~6 个月。骨转移常见部位为躯干骨、四肢骨、颅骨。但需注意在有退行性骨关节病、陈旧性骨折等病变时，核素骨显像可出现假阳性。对孤立性的骨放射性浓聚或稀疏区需行 X 线片、CT 或 MRI 扫描证实确认是否有骨质破坏，以明确是否有骨转移。

3. 肾显像　是肾动态显像、肾静态显像和肾断层显像的总称。它既能提供多项肾功能指标，又能显示肾的血供、形态和在腹部的位置。目前应用最广泛的核素肾显像项目为肾动态显像，笔者所在医院主要应用 ^{99m}Tc-DTPA 行肾动态显像，有助于：①对分肾功能做定量分析；②准确显示肾占位性病变的位置，对鉴别肾占位性病变的良恶性有参考价值；③鉴别腹膜后肿物位于肾内或肾外；④明确尿漏的存在与否及其情况。

（四）穿刺活检

在非肿瘤性肾病，肾穿刺活检已成为常规检测手段。但由于 CT 和 MRI 诊断肾肿瘤的准确性高达 95% 以上，而肾穿刺活检有 15% 假阴性率及 2.5% 假阳性率，可能出现针吸活检的并发症（包括出血、感染、动静脉瘘、气胸，发生率<5%）、穿刺道种植（<0.01%）、死亡（<0.031%）等问题，故不推荐将肾穿刺活检作为肾癌诊断的常规检查项目，对影像学诊断难以判定性质的小肾肿瘤患者，可以选择行保留肾单位手术或定期（1~3 个月）随诊检查，不推荐对能够进行保留肾单位手术的肾肿瘤患者行术前穿刺检查。对不能手术治疗，需系统治疗或其他治疗的晚期肾肿瘤患者，治疗前为明确诊断，可选择肾穿刺活检获取病理诊断。

五、治　疗

综合影像学检查结果评价临床分期（clinical stage grouping，cTNM），根据 cTNM 分期初步制定治疗原则。依据术后组织学确定的侵袭范围进行病理分期（pathological stage grouping，pTNM）评价，如 pTNM 与 cTNM 分期有偏差，按 pTNM 分期结果修订术后治疗方案。

（一）局限性肾癌的治疗

1. 限性肾癌的定义　局限性 RCC（localized renal cell carcinoma）是指 2017 年版 AJCC 癌症分期中的 T_1-$T_2N_0M_0$ 期，分期分组为 I、II 期，通常称之为早期 RCC。

2. 局限性肾癌的治疗原则　外科手术是局限性肾癌首选治疗方法，可采用根治性肾切除术或保留肾单位手术。包括腹腔镜手术、机器人辅助腹腔镜手术、单孔腹腔镜手术和开放性手术等。对不适于外科手术、需尽可能保留肾单位功能、有全身麻醉禁忌、肾功能不全、肿瘤最大径≤4cm 且位于肾周边的肾癌患者可选择射频消融、高强度聚焦超声或冷冻消融治疗。

3. 根治性肾切除术　根治性肾切除术手术入路和手术方式的选择：开放性根治性肾切除术的手术入路主要有经腰部、腹部和经胸腹联合切口三大入路（视频 2）。腹腔镜手术可选择经腰或经腹部入路。在开展经典根治性肾切除术的早期为了尽早结扎肾血管把经腹切口作为 RCC 外科手术的标准入路,但当瘤体较大、肿瘤位于肾门周围或肾周围粘连明显等状况下,在手术中有时很难先结扎肾血管。对 RCC 开放性手术入路的选择除参考肿瘤的分期、肿瘤的部位、患者的体型等因素外,更多的是取决于术者对各种手术入路掌握的熟练程度,同时根据手术中具体情况决定是否能早期结扎肾血管。1990年 Clayman 等完成首例腹腔镜根治性肾切除术,经过近 30 年的临床实践证明,腹腔镜根治性肾切除术和肾部分切除术治疗 RCC 的疗效与同期开放性手术相同,已成为治疗局限性肾癌的标准术式。局限性 RCC 根治性肾切除术前无须常规应用肾动脉栓塞。手术后尚无标准辅助治疗方案。根治性肾切除术后 5 年生存率为 75% ~ 95%,手术死亡率约为 2%,局部复发率为 1% ~ 2%。

视频 2　腹腔镜下后腹腔根治性肾切除术

(1) 区域或扩大淋巴结清扫术:双侧肾的区域淋巴结包括肾门淋巴结、下腔静脉旁淋巴结(下腔静脉前淋巴结、下腔静脉后淋巴结、下腔静脉外侧淋巴结),腹主动脉旁淋巴结(腹主动脉前淋巴结、腹主动脉后淋巴结、主动脉外侧淋巴结),肾淋巴引流区域范围内的腹膜后淋巴结。区域淋巴结清扫范围包括:右侧从右膈肌脚,沿下腔静脉周围向下达腹主动脉分叉处的淋巴结及右侧肾淋巴引流区域范围内的腹膜后淋巴结;左侧从左膈肌脚,沿腹主动脉周围向下达腹主动脉分叉处的淋巴结及左侧肾淋巴引流区域范围内的腹膜后淋巴结。扩大淋巴结清扫范围在区域淋巴结清扫范围基础上加上腹主动脉和下腔静脉间淋巴结及患肾对侧腹主动脉或下腔静脉前后淋巴结。

对局限性 RCC 患者行区域或扩大淋巴结清扫术的意义可能仅仅起到了准确判定肿瘤分期的作用,而对远期疗效无明显提高。对局限性 RCC 患者在行 RN 时,不必常规进行区域或扩大淋巴结清扫术。

(2) 保留同侧肾上腺的根治性肾切除术:经典 RN 切除范围包括患肾同侧肾上腺。2004 年 Siemer 等总结 1635 例经病理证实 RCC 的临床资料,其中 1010 例行经典的 RN,患者 5 年无病生存率 75%,而 625 例保留同侧肾上腺的患者 5 年无病生存率为

73%,统计学分析两组未见显著差异($P = 0.17$)。由于早期 RCC 的比例增高及术前的 CT、MRI 等检查可以明确绝大多数肾上腺转移,同时考虑到对侧肾上腺转移引起的肾上腺皮质功能低下也可导致患者死亡,许多学者认为常规切除同侧肾上腺对大部分 RCC 患者属于过度治疗。中华泌尿外科学会制订的 2014 年版《肾细胞癌诊断治疗指南》中在以下情况下推荐同时行同侧肾上腺切除术:术前 CT 检查发现肾上腺异常或者术中发现同侧肾上腺异常,考虑肾上腺直接受侵或转移。

4. 保留肾单位手术　保留肾单位手术(nephron sparing surgery,NSS)是保留肾的手术的总称,包括肾部分切除术、肾楔形切除术、肾肿瘤剜除术等。大量的临床研究结果证明,对适当的患者选择 NSS 是可行的。以下是 3 种 NSS 的适应证(视频 3)。

视频 3　腹腔镜下后腹腔肾部分切除术

(1) 适应证:肾癌发生于解剖性或功能性的孤立肾,根治性肾切除术将会导致肾功能不全或尿毒症的患者,如先天性孤立肾、对侧肾功能不全或无功能者及双侧肾癌等。

(2) 相对适应证:肾癌对侧肾存在某些良性疾病(如肾结石、慢性肾盂肾炎等)或其他可能导致肾功能恶化的疾病(如高血压、糖尿病、肾动脉狭窄等)的患者。

(3) 可选择适应证:临床分期 cT_{1a} 期(肿瘤 ≤ 4cm),肿瘤位于肾周边,单发的无症状肾癌,对侧肾功能正常者可选择实施 NSS。临床分期 cT_{1b} 期(4cm < 肿瘤最大径 ≤ 7cm)者也可选择实施 NSS。

目前有包括 R.E.N.A.L. 测量评分、PADUA 分类系统、C-指数和 Zonal NePhRO 等在内的多个评分系统,通过对肿瘤大小、外生/内生、是否靠近肾窦及集合系统、位于上极/下极及位于前方/后方的评估,而对肿瘤进行一个相对标准的描述,判断 NSS 难易程度。

NSS 可经开放性手术、腹腔镜手术或机器人辅助腹腔镜手术进行。cT_1 期肿瘤中,50% ~ 80% 存在完整假包膜,包膜受侵者占 30% ~ 50%,cT_1 期肾癌侵犯肾实质的比例为 4% ~ 17.4%。切缘阳性率在开放性手术为 0 ~ 11%,腹腔镜手术为 0.8% ~ 5.6%,

机器人辅助腹腔镜手术为 2.2%~5.7%。NSS 的死亡率为 1%~2%。早期的研究多认为肾癌切缘阳性与预后关系不大，但近来的研究显示切缘阳性者有更高的局部复发和转移率，OS 显著差于切缘阴性者。cT_1 期患者中有 5%~10% 为 pT3，而此类患者行 NSS 的预后差于行根治性肾切除术者。NSS 术后局部复发率 0~10%，而肿瘤直径 ≤4cm 手术后局部复发率 0~3%。目前对于 cT_1 期肾癌，各大指南均推荐在技术可行的情况下行 NSS，但确保肿瘤疗效是首要考虑的问题，即保证切缘阴性至关重要，应根据肿瘤生长形态及特征来决定保留适当的瘤旁正常肾实质并尽可能保留肿瘤表面脂肪，同时应当通过肿瘤生长部位、影像学表现尽量在术前排除术后病理分期可能会跃升的 cT_1 期肿瘤。

5. 微创治疗　射频消融（radio-frequency ablation, RFA）、高强度聚焦超声（high-intensity focused ultrasound, HIFU）、冷冻消融（cryoablation）治疗肾癌处于临床研究阶段，尚无循证医学 I~III 级证据水平的研究结果，远期疗效尚不能确定，应严格按适应证慎重选择，一般不作为能采用外科手术治疗患者的首选治疗方案。如进行此类治疗需向患者说明。

适应证：不适于开放性外科手术者、需尽可能保留肾单位功能者、有全身麻醉禁忌者、肾功能不全者、肿瘤最大径<4cm，且位于肾周边的肾癌患者。

6. 肾动脉栓塞　对于不能耐受手术治疗的患者可作为缓解症状的一种姑息性治疗方法。一些研究结果显示术前肾动脉栓塞对延长患者生存期、减少术中出血及降低手术后并发症方面并无明显益处。

7. 术后辅助治疗　随机对照临床研究结果显示手术后辅助细胞因子治疗（IFN-α、IL-2）、放疗、化疗不能降低复发率和转移率，辅助靶向治疗亦无法延长总生存期，局限性肾癌手术后尚无标准的可推荐的辅助治疗方案。所有患者均有可能在临床试验中获益，因此，对于高复发转移风险的患者推荐积极参与临床试验。

（二）局部进展性肾细胞癌治疗

1. 局部进展性肾细胞癌定义　局部进展性肾细胞癌（locally advanced RCC）是指伴有区域淋巴结转移和（或）肾静脉瘤栓和（或）下腔静脉瘤栓和（或）肾上腺转移或肿瘤侵及肾周脂肪组织和（或）肾窦脂肪组织（但未超过肾周筋膜）和（或）集合系统，无远处转移的 RCC，2017 年版 AJCC 临床分期为 III 期，既往称为"局部晚期肾癌"。肾周脂肪受侵者

术后 5 年生存率为 65%~80%，伴有下腔静脉瘤栓患者术后 5 年生存率为 40%~60%。

2. 局部进展性肾细胞癌治疗原则　局部进展性肾癌首选治疗方法为根治性肾切除术，对局部进展性肾细胞癌患者手术后尚无标准辅助治疗方案。而对转移的淋巴结或血管瘤栓需根据病变程度、患者身体状况、主刀医师的技术水平等因素选择是否切除。对未能彻底切净的 III 期肾癌可选择术中或术后放疗或参照转移性肾癌的治疗。

3. 肾细胞癌伴区域淋巴结转移的外科治疗　Blute 等提出肾癌淋巴结转移的高危因素包括：①肿瘤临床分期 T_3 或 T_4；②肿瘤最大径>10cm；③核分级为 III~IV 级；④肿瘤组织中含有肉瘤样成分；⑤肿瘤组织中有坏死。如果低于 2 个危险因素的患者淋巴结转移的概率仅为 0.6%，具有 2~4 个危险因素的患者淋巴结转移的概率为 10%，如果同时具有以上 5 个危险因素的患者则淋巴结转移的概率为 50%。

早期的研究主张做区域或扩大淋巴结清扫术，而最近的研究结果认为区域或扩大淋巴结清扫术对术后淋巴结阴性患者只对判定肿瘤分期有实际意义。由于淋巴结阳性患者多伴有远处转移，手术后需联合内科治疗，区域或扩大淋巴结清扫术只对少部分患者有益。对于 cN+ 的患者行淋巴结清扫可能获益，但清扫范围尚存在争议。

4. 肾细胞癌伴肾上腺转移的外科治疗　绝大多数肾上腺转移的患者伴有远处转移，治疗上应以内科治疗为主，单纯外科治疗仅适合于孤立性肾上腺转移的患者。需注意的是，双侧肾上腺转移引起的肾上腺皮质功能低下就可导致患者死亡，所以应慎重考虑对双侧肾上腺转移的患者实施手术治疗。

5. 肾细胞癌伴静脉瘤栓的外科治疗　RCC 一个特殊的生物学特点就是易侵及下腔静脉形成瘤栓，其发生率为 4%~10%，远高于其他器官的肿瘤，而许多伴有肾静脉或下腔静脉瘤栓的肾细胞癌患者影像学检查并无远处转移征象。对无淋巴结或远处转移的伴有肾静脉或下腔静脉瘤栓的肾细胞癌患者行 RN 并能完整取出肾静脉及下腔静脉瘤栓者，手术后的 5 年生存率可达到 45%~69%。手术方案需根据瘤栓侵及的范围制订。根据瘤栓侵及范围将静脉瘤栓程度分为 5 级：①0 级，瘤栓局限在肾静脉内；②I 级，瘤栓侵入下腔静脉内，瘤栓顶端距肾静脉开口处 ≤2cm；③II 级，瘤栓侵入肝静脉水平以下的下腔静脉内，瘤栓顶端距肾静脉开口处>2cm；

④Ⅲ级，瘤栓生长达肝内下腔静脉水平，膈肌以下；⑤Ⅳ级，瘤栓侵入膈肌以上下腔静脉内。

腔静脉瘤栓长度是否影响预后目前尚存有争议，而腔静脉壁受侵则是预后不良影响因素。Hatcher 等报道腔静脉瘤栓手术后 5 年生存率为69%，如果腔静脉壁受侵则 5 年生存率为 25%。多数学者认为，伴有肾静脉或下腔静脉瘤栓的局部进展性肾细胞癌患者，如果伴有下列 3 个因素之一，则手术治疗的效果不佳：①肿瘤侵及肾周脂肪；②瘤栓直接侵及腔静脉壁；③区域淋巴结转移。Ⅲ级和Ⅳ级下腔静脉瘤栓的外科手术需在低温体外循环下进行，腔静脉瘤栓取出术的死亡率为 5%～10%。

多数学者认为，TNM 分期、瘤栓长度、瘤栓是否浸润腔静脉壁与预后有直接关系。对临床分期为 $T_{3b}N_0M_0$ 的患者行下腔静脉瘤栓取出术，不推荐对 CT 或 MRI 扫描检查提示有下腔静脉壁受侵或伴有淋巴结转移或远处转移的患者行此手术。

6. 局部进展性肾癌的术后辅助治疗　局部进展性肾癌行根治性肾切除术后尚无标准辅助治疗方案。肾癌属于对放射线不敏感的肿瘤，单纯放疗不能取得较好效果。术前放疗一般较少采用，不推荐术后对瘤床区进行放疗，但对未能彻底切净的Ⅲ期肾癌可选择术中或术后放疗或参照转移性肾癌的治疗。

（三）转移性肾细胞癌的治疗

有 25%～30% 的肾细胞癌患者在初次诊断时伴有远处转移，局限性 RCC 行 RN 后约 20%～40% 的患者将出现远处转移，在 RCC 患者中有 30%～50% 最终将发展成为转移性 RCC。

1. 转移性肾癌的定义　伴有远处转移的 RCC 称之为转移性肾细胞癌（metastatic renal cell carcinoma，mRCC），大家习惯上称之为晚期肾细胞癌。

2. 转移性肾癌的治疗原则　mRCC 应采用以内科为主的综合治疗，外科手术主要为 mRCC 辅助性治疗手段，极少数患者可通过外科手术而获得较长期生存。

3. 转移性肾癌的外科治疗　对 mRCC 的原发病灶切除术被称为减瘤性肾切除术（cytoreductive nephrectomy，CRN）或辅助性肾切除术，手术后对转移病灶需要内科治疗和（或）放疗。远处转移患者单纯手术治疗后 5 年生存率为 0～5%。

中华泌尿外科学会制订的 2014 版《肾细胞癌诊断治疗指南》中推荐对 mRCC 应采用以内科为主的综合治疗。外科手术主要为 mRCC 辅助性治疗手段，极少数患者可通过外科手术而获得较长期生存。对体能状态良好、MSKCC mRCC 预后评分低危险因素的患者应首选外科手术，切除肾的原发灶可提高 IFN-α 治疗 mRCC 的疗效。对根治性肾切除术后出现的孤立性转移瘤及肾癌伴发孤立性转移、行为状态良好的患者可选择外科手术治疗，上述转移灶切除手术可视患者的身体状况与肾手术同时或分期进行。

（1）减瘤性肾切除术：对 CRN 实际价值一直存有争议，多数泌尿外科医师认为，CRN 后有部分 mRCC 患者的转移灶可自然消退，同时切除原发病灶和转移灶可增加治愈的机会，减少肿瘤负荷有利于后续治疗，手术可缓解患者的症状。但有部分学者认为，肾细胞癌术后转移灶自然消退的比例太低，不能作为选择手术的理由；此外手术可增加并发症及死亡率、手术后可造成患者免疫功能降低不利于后续治疗；肾动脉栓塞或放疗同样可达到缓解症状的作用。研究结果显示 CRN+IFN-α 可明显延长无疾病进展时间，改善患者的生存期。现在主流观点认为选择体能状态评分好的患者行 CRN+免疫治疗可作为对 mRCC 治疗的标准模式。也有学者认为，由于有相当数量的 mRCC 患者 CRN 后无法进行后续治疗或病变进展或死于手术过程中及术后的并发症，建议对 mRCC 患者先行全身治疗，仅在转移灶出现缓解之后再行辅助性 CRN，以避免手术相关的死亡。

对 mRCC 患者的选择 CRN 和手术的时机尚无统一的标准，多数学者认为选择 CRN 的指征如下：①手术能够切除>75% 的瘤负荷；②无中枢神经系统、骨或肝的转移；③足够的心、肺功能储备；④ECOG 体能状态评分 0～1 分；⑤肿瘤的主要成分为透明细胞癌。mRCC 患者手术死亡率为 2%～11%。仅有 0.8% 的患者在行 CRN 后转移瘤会自然消退，不应仅以自然消退为目的选择 CRN。

（2）侵及邻近器官或组织的肾细胞癌的外科治疗：肾细胞癌常呈膨胀性生长，少数肾细胞癌呈浸润性生长，肿瘤浸润范围可超过 Gerota 筋膜，侵及后腹壁、腰大肌、腹膜后神经根及邻近脏器，相关的外科手术报道不多。多数报道认为如果肾细胞癌侵及邻近器官，很少有患者手术后能生存过 5 年。

（3）手术后复发肿瘤的外科治疗：RN 后局部复发率为 2%～4%，肾细胞癌患者手术后如能定期复查，加上影像诊断技术的进展，可较早发现局部复发的肿瘤，部分患者仍有再次手术根治的机会。

（4）伴有区域淋巴结转移的转移性肾细胞癌的外科治疗：局限性肾细胞癌伴淋巴结转移者预后不良，mRCC 患者伴有淋巴结转移也是预后不良的征兆。对于临床诊断 mRCC 伴有区域淋巴结转移的患者行 CRN 时是否需要行区域或扩大淋巴结清扫术尚存有争议。

4. 转移性肾癌的内科治疗　20 世纪 90 年代起，中、高剂量 IFN-α 和（或）IL-2 一直被作为转移性透明细胞性肾细胞癌标准的一线治疗药物，但是细胞因子治疗的客观反应率仅为 5% ~ 7%，中位无进展生存时期（PFS）仅为 3 ~ 5 个月，使大多数 mRCC 患者不能获得满意的疗效。2005 年起不断获批的分子靶向药物较传统的细胞因子治疗显著延长 PFS 和总生存期（OS）。2006 年起 NCCN、EAU 等将索拉非尼、舒尼替尼、替西罗莫斯、贝伐珠单抗联合干扰素-α、培唑帕尼、依维莫司、阿昔替尼、卡博替尼、乐伐替尼联合依维莫司、Nivolumab 及厄洛替尼 11 种靶向治疗方案用于转移性肾癌的一线或二线治疗。

（1）细胞因子治疗

1）干扰素-α：干扰素-α（interferon-α，IFN-α）是治疗 mRCC 有效的药物之一，也是第 1 个用于临床的基因重组细胞因子，早在 1983 年就有应用 IFN-α 治疗 mRCC 的报道。临床上用于治疗 mRCC 的主要有 IFN-α2a 和 IFN-α2b。

文献中将 IFN-α 的用量分为低剂量（≤3MIU/d）、中等剂量（5 ~ 10MIU/d）和高剂量（≥10MIU/d）。IFN-α 的最佳用药剂量及疗程目前尚无定论，常用治疗剂量是 9 ~ 18MIU/d，皮下或肌内注射，每周 3 次。为增加患者对干扰素的耐受能力，可采用阶梯式递增方案，即开始时用 3MIU 3 次/周×1 周，6MIU 3 次/周×1 周，以后改为 9MIU 3 次/周×8 ~ 10 周。大多数学者建议 3 个月为 1 个疗程，少数学者主张治疗持续用药时间为 1 年。

应用 IFN-α 治疗期间，应每周检查血常规 1 次，每月查肝功能 1 次，白细胞计数<3×10^9/L 或肝功能异常时应停药，待恢复后再继续进行治疗。如患者不能耐受每次 9MIU 剂量，则应减量至每次 6MIU，甚至每次 3MIU。

2）白细胞介素-2：白细胞介素-2（interleukin 2，IL-2）是另一个治疗 mRCC 有效的细胞因子，文献上根据每日应用 IL-2 的剂量分为高剂量方案和中低剂量方案，一般认为对用药剂量达到患者需要住院监护的程度称为高剂量方案。高剂量方案整体有效率为 15%，完全缓解率 5%，中位缓解期可达 80 个月。但由于急性剂量限制性毒性，患者需要相当好的体能状态和器官功能。

研究结果显示中低剂量 IL-2 治疗中国人 mRCC 的疗效与国外报道相同，且能延长患者生存，不良反应以轻至中度为主，患者能够耐受。推荐 IL-2 的用药剂量：18MIU/d，皮下注射 5 天/周×5 ~ 8 周。

（2）分子靶向治疗：是指在肿瘤分子生物学的基础上，将与肿瘤相关的特异分子作为靶点，利用靶分子特异制剂或药物对肿瘤发生发展过程中关键的生长因子、受体、激酶或信号传导通路进行封闭或阻断，实现抑制肿瘤细胞生长、促进肿瘤细胞凋亡、抑制肿瘤血管生成等作用而达到抗肿瘤作用的方法或手段。

肾细胞癌具有独特的分子发病机制，针对这些异常发病机制的分子靶向药物在晚期肾癌的治疗中已经取得了突破性进展。2005 年 12 月和 2006 年 1 月美国 FDA 分别批准了将索拉非尼和舒尼替尼用于 mRCC 的治疗，标志着肾癌的治疗进入了分子靶向治疗时代。此后有替西罗莫司、贝伐珠单抗联合干扰素-α、培唑帕尼、依维莫司、阿昔替尼、卡博替尼、乐伐替尼联合依维莫司及厄洛替尼等被批准用于治疗 mRCC。2015 年美国 FDA 又批准了新型免疫治疗药物，免疫检查点抑制剂 PD-1 单抗 Nivolumab 用于 mRCC 的治疗。

目前，已经在中国上市的靶向药物有索拉非尼、舒尼替尼、阿昔替尼、培唑帕尼、依维莫司、贝伐珠单抗和厄洛替尼，前四种已经在临床上得到普及应用。贝伐珠单抗和厄洛替尼虽然在国内上市，但其适应证中并未包括晚期肾癌。另外，替西罗莫司虽已在我国进行上市前临床试验，但因为在试验中出现严重毒副作用导致患者死亡，被中止试验，故没能在国内上市。

1）抗血管生成药物：基于对 von Hippel-Lindau 基因突变或甲基化导致的血管生成的深入理解，研发了针对血管内皮生长因子（VEGF）的酪氨酸激酶抑制剂（TKIs），获得美国 FDA 批准的用于治疗 mRCC 的多靶点 VEGF-TKIs 包括索拉非尼、舒尼替尼、培唑帕尼、阿昔替尼、卡博替尼和乐伐替尼等。多靶点 VEGF-TKIs 主要通过抑制 VEGFR 和 PDGFR 等活性，抑制肿瘤新生血管的形成而达到抗肿瘤作用。还可通过抑制促进肿瘤生长的 c-Kit 及 Flt-3 等受体酪氨酸激酶活性而抑制癌细胞的增殖。贝伐珠单抗为针对血管内皮生长因子受体（VEGFR）的单抗。目前国内可用药物为索拉非尼、舒尼替尼、阿昔替尼和培唑帕尼。索拉非尼推荐用量400mg,每日2次。舒尼替尼推荐用量50mg,每日1次,4/2方案,即治疗4周、停2周为1个周期。阿昔替尼的推荐起始剂量为5mg,每日2次,建议根据患者安全性和耐受性的个体差异增加或降低剂量。培唑帕尼推荐用量800mg,每日1次。

2) mTOR 抑制剂:磷脂酰肌醇-3-激酶(phosphoinositide-3-kinase,PI3K)介导的丝氨酸/苏氨酸激酶(serine/threonine-protein kinase,Akt)信号传导系统参与肿瘤血管形成及癌细胞的生长和分化,mTOR 在 PI3K/Akt 信号传导通路中对调节细胞的新陈代谢和决定细胞生长或分化发挥重要作用。对于经抗血管生成治疗无效的晚期肾癌患者,可酌情使用 mTOR 抑制剂依维莫司。依维莫司推荐剂量为10mg,每日1次。

3) 新型免疫治疗:CheckMate 025 研究显示,Nivolumab 较依维莫司可显著延长既往接受过1~2种抗血管生成药物治疗的转移性肾癌患者的 OS,且3~4级不良反应的发生率更低,基于此结果美国 FDA 批准其用于 mRCC 的治疗。

至今,美国 NCCN《肾癌临床实践指南》中已经推荐了培唑帕尼、舒尼替尼、贝伐珠单抗+IFN、替西罗莫司、阿昔替尼、索拉非尼6种靶向药物用于晚期肾透明细胞癌患者的一线治疗,推荐了舒尼替尼、阿昔替尼、贝伐珠单抗+IFN、卡博替尼、厄洛替尼、依维莫司、乐伐替尼+依维莫司、纳武单抗、培唑帕尼、索拉非尼、替西罗莫司11个靶向治疗药物用于晚期非透明细胞癌的一线治疗方案。这些靶向药物上市前Ⅲ期临床试验中所显示的患者中位 PFS 和 ORR 各不相同,如何选择用药?从目前国内、外临床实际应用的效果来看,所有这些 VEGF 抑制剂治疗晚期肾癌的 CR 率仅为1%~3%。依据索拉非尼上市前Ⅲ期临床试验的结果,许多人都认为索拉非尼比较温和,无论是患者中位 PFS 还是 ORR 都不如其他几个 VEGF 抑制剂。但经过这11年国内、外应用的结果上看,索拉非尼治疗晚期肾癌患者中位 OS 与其他靶向治疗药物的作用相似。2016年1月 Iacovelli 等发表了索拉非尼与其他靶向药物治疗 mRCC 效能的 Meta 分析结果,涵盖了索拉非尼、舒尼替尼、阿昔替尼、替西罗莫司、Tivozanib 及 Dovitinib 治疗晚期肾癌的靶向药物。从客观有效率上看,其他几种靶向药物治疗 mRCC 的 ORR 比索拉非尼提高了48%,优于索拉非尼。对全部入组患者 mRCC 患者的 PFS

其他靶向药物也优于索拉非尼,HR 为0.78。但从入组患者中位 OS 的结果上看,所有靶向治疗药物的结果没有差异,HR 为1.07。

2016年11月 Rousseau 等发表了针对 NCCN《肾癌临床实践指南》中推荐的培唑帕尼、舒尼替尼、贝伐珠单抗+IFN、阿西替尼、索拉非尼5种靶向药物一线治疗晚期肾癌患者的疗效及安全性的 Meta 分析结果。包含9个随机对照临床研究、4282例晚期肾癌患者。结果显示这5种靶向治疗方案都能明显改善晚期肾癌患者的中位 PFS 和 OS,但在6个月时患者的 PFS、1年的 OS、疾病控制率、药物相关的所有级别的不良反应(高血压、腹泻、体重下降、恶心、厌食)方面5种靶向治疗方案之间没有明显差别。培唑帕尼引起患者疲乏、贫血、手足不良反应的发生率低于其他4种靶向治疗方案。作者们认为5种靶向治疗方案的效力相似,但不良反应的发生率方面存在差别,可以作为临床医师制订个性化治疗方案的参考依据。

北京大学郭军等回顾性总结了2006年9月至2014年12月共845例接受索拉非尼(n=483)或舒尼替尼(n=362)治疗患者的临床疗效,并于2017年1月发表在 BMC Cancer 杂志上。该研究结果显示索拉非尼组与舒尼替尼组患者中位 PFS(11.1 vs 10.0months;P=0.028),中位 OS(24 vs 24months P=0.298),两组患者无论是在 PFS 还是 OS 上都没有显著差异。

(3)化疗:吉西他滨(Gemcitabine)、氟尿嘧啶(5-FU)或卡培他滨(Capecitabine)、顺铂(Cisplatin)主要用于 mRCC 的治疗,吉西他滨联合氟尿嘧啶或卡培他滨主要用于以透明细胞为主型的 mRCC;吉西他滨联合顺铂主要用于以非透明细胞为主型的 mRCC;如果肿瘤组织中含有肉瘤样分化成分,化疗方案中可以联合多柔比星。化疗有效率为10%~15%。

(4)肿瘤疫苗:肿瘤疫苗的早期制备方法是使用灭活的癌细胞或其裂解物,目前研究热点是利用树突状细胞(dendritic cell,DC)能呈递抗原的特点,引入肿瘤相关多肽、蛋白、基因或将整个肿瘤细胞与 DC 融合制备肿瘤疫苗。应用肿瘤疫苗治疗晚期肾癌处于Ⅰ~Ⅱ期临床试验阶段,尚无明确的疗效。

(5)过继细胞免疫治疗:在肿瘤病灶,常常发现有大量的淋巴细胞浸润,这些淋巴细胞被称为肿瘤浸润性淋巴细胞(tumor infiltrating lymphocyte,TIL)。体外试验结果表明,这些 TIL 活化后对自体肿瘤细胞有特异性杀伤功能,其杀伤肿瘤细胞的活性比 LAK 细胞强 50~100 倍。但临床试验研究的结果显示 TIL 细胞并没有表现出优于 LAK 细胞的体内抗瘤作用。

5. 转移性肾癌的放射治疗 对局部瘤床复发、区域或远处淋巴结转移、骨骼或肺转移患者,姑息放疗可达到缓解疼痛、改善生存质量的目的。近些年开展的立体定向放疗(γ 刀、X 刀、三维适形放疗、调强适形放疗等)对复发或转移病灶能起到较好的控制作用,尤其是对肾癌脑转移者放疗是重要的治疗方法,但应当在有效的全身治疗基础上进行。尸检结果显示,死于肾癌的患者中 15% 有脑转移,60%~75% 脑转移的患者有临床症状或体征,主要表现为头痛(40%~50%),局灶性神经症状(30%~40%)及癫痫(15%~20%)等。肾癌脑转移应采用以内科为主的综合治疗,但对伴有脑水肿症状的患者应加用皮质激素;脑转移伴有其他部位转移的患者,激素和脑部放疗是治疗脑转移的重要手段。对行为状态良好、单纯脑转移的患者可选择脑外科手术(脑转移灶≤3 个)、立体定向放疗(脑转移瘤最大直径 3~3.5cm)或脑外科手术联合放疗。

(四)遗传性肾癌的诊治原则

1. 遗传性肾癌的诊断 遗传性肾癌(或称家族性肾癌)少见,占肾癌的 2%~4%。包括 VHL 病、遗传性乳头状肾细胞癌、结节性硬化、BHD 综合征、PTEN 错构瘤综合征(Cowden 综合征)、家族性平滑肌瘤病和肾细胞癌及琥珀酸脱氢酶肾细胞癌等。临床诊断时需参照以下 4 个基本原则:①患病年龄以中、青年居多,有/无家族史;②肾肿瘤常为双侧、多发,影像学上具有各种肾细胞癌亚型的特点;③有相应遗传综合征的其他表现,如 VHL 综合征可合并中枢神经系统及视网膜成血管细胞瘤、胰腺囊肿或肿瘤、肾上腺嗜铬细胞瘤、附睾乳头状囊腺瘤、肾囊肿等改变;④检测证实相应的染色体和基因异常。

2. 遗传性肾癌的治疗 文献报道的遗传性肾癌中以 VHL 综合征居多,其他类型的遗传性肾癌罕见,多为个案报道或小样本病例报道。大部分遗传性肾癌与 VHL 综合征的治疗方法和原则相近。

VHL 综合征肾癌治疗原则:肾肿瘤直径<3cm 者观察等待,当肿瘤最大直径≥3cm 时考虑手术治疗,以 NSS 为首选,包括肿瘤剜除术。

(五)肾癌预后的影响因素

影响肾癌预后的最主要因素是病理分期,此外,组织学分级、患者的行为状态评分、症状、肿瘤中是否有组织坏死、一些生化指标的异常和变化等因素也与肾癌的预后有关。既往认为肾癌的预后与组织学类型有关,乳头状肾细胞癌和嫌色细胞性肾细胞癌的预后好于透明细胞癌;乳头状肾细胞癌 I 型的预后好于 II 型;集合管癌预后较透明细胞癌差。

1. TNM 分期 是目前肾细胞癌最重要的预后影响因素。2016 年 TNM 分期中 T_{1a}、T_{1b}、T_2 期之间的区别主要依据肾肿瘤的大小,T_{3a}~T_{3c} 期之间的区别依据肿瘤侵及的组织或器官。肿瘤的大小和肿瘤的侵及范围可以从一些方面反映出肾癌病变程度,但并不能充分反映出肾癌的生物学特点,所以肾癌的 TNM 分期标准也在不断地进行修订。将肿瘤侵及肾上腺的患者分在 T_4 期,并认为肾上腺受侵是局部进展性 RCC 患者独立的预后不良因素。

淋巴结转移显著影响 RCC 患者的预后,无论 T 或 M 分期如何,伴有淋巴结转移的 RCC 患者预后不良,淋巴结转移的 RCC 患者的 5 年肿瘤特异性生存率为 11%~35%。mRCC 中无淋巴结转移的患者的中位生存期明显长于伴有淋巴结转移的患者(14.7 个月和 8.5 个月)。CT 和 MRI 诊断淋巴结转移的假阴性率较低,但特异性较差,影像上提示淋巴结肿大但术后只有 30%~42% 病理证实有淋巴结转移。区域或扩大淋巴结清扫术的价值目前尚存有争议,一些学者认为根治性肾切除术加淋巴结清扫术有可能治愈部分只存在单纯淋巴结转移的患者,已经发生远处转移的 RCC 患者淋巴结清扫术无明确价值。

2. 癌细胞分级 研究显示按 1997 年国际抗癌协会(UICC)的 TNM 分期,I~IV 级的 T_1 期 RCC 患者 5 年肿瘤特异性生存率分别为 91%、83%、60% 和 0。证实癌细胞分级与肾癌手术后 5 年生存率之间有很强的相关性,是 RCC 患者重要的预后因素。以癌细胞核多型性程度为依据的核分级方案有几种,但所有分级系统存在的主要问题是可重复性差,特别在非甲醛溶液固定或固定差的组织切片中,对核仁及其大小的评价结果往往与病理医师的主观因素相关。WHO 2016 年版病理分级仍沿用 Fuhrman 4 级分级系统,但有了新的变化,增加了客观评价标准,使之在实践中操作性更强,重复性更好。

3. 组织学亚型 1998 年 WHO 将 RCC 组织学亚型分为透明细胞癌、乳头状细胞癌、嫌色细胞性肾细胞癌、集合管癌 4 种亚型,各亚型在肾癌中所占比例分别为 60%~85%、7%~14%、4%~10%、1%~2%,对依据现有诊断水平不能确定的肾细胞癌分型归为未分类肾细胞癌。经单变量分析,嫌色细胞性肾细胞癌的预后要好于乳头状肾细胞癌,而乳头状细胞癌又好于透明细胞癌。乳头状肾细胞癌又分为Ⅰ型和Ⅱ型,乳头状肾细胞癌Ⅰ型癌细胞多为高分化,Ⅱ型癌细胞多为低分化,故Ⅰ型患者的预后好于Ⅱ型。集合管癌侵袭性强,出现远处转移早,肾髓样癌是集合管癌的亚型,几乎只发生于患镰刀状红细胞贫血的黑人青年,预后很差。

4. 肉瘤样结构 在1998年和2004年WHO肾实质肿瘤新分型中将梭形细胞成分作为高级别(低分化)RCC组织结构。2%～5%的RCC组织中有肉瘤样改变,肉瘤样结构可出现在所有的RCC组织学亚型中,透明细胞性肾细胞癌、乳头状细胞癌、嫌色细胞性肾细胞癌和集合管癌肿瘤组织中伴有肉瘤样变的比例分别为5%、3%、9%和29%。在肿瘤组织中肉瘤样成分所占比例的多少影响患者预后,肉瘤样成分比例超过5%,患者预后差,现把肉瘤样分化作为RCC患者独立的预后指标。

5. 肿瘤组织坏死 肿瘤组织坏死是指除细胞变性(如透明样变、出血和纤维化)之外的其他任何程度的镜下肿瘤坏死。肿瘤组织坏死被认为是肿瘤进展的标志,对患者的预后判定有参考意义,组织坏死程度与肿瘤大小、肿瘤分期及Fuhrman分级有关。

6. 微小血管受侵 肾癌患者发生微小血管浸润的比例为25%～28%。有微小血管浸润的患者肿瘤易复发、肿瘤特异性生存时间短。Van Poppel等对180例RCC患者术后随访4年发现,微血管浸润的RCC患者发生进展的比例为39.2%,而无微小血管浸润者为6.2%,多因素分析发现微血管浸润是RCC患者独立预后因素。

7. 集合系统受侵 集合系统受侵的患者预后不良,3年肿瘤特异性生存率为39%,显著低于集合系统未受侵的患者(62%)。对于T_1和T_2期RCC患者,集合系统受侵者的死亡风险是未侵者的1.4倍,中位生存时间为46个月。T_1期患者集合系统受侵和未受侵者的3年肿瘤特异性生存率分别为67%和81%,而T_2期RCC患者集合系统受侵与未受侵者的5年肿瘤特异性生存率分别为33.3%和76.9%,对于≥T_3期的RCC患者,集合系统是否受侵与不良预后并无明显的相关性。既往的AJCC分期标准中不包含集合系统是否受侵,2017年的AJCC第8版分期手册中将肾盂肾盏受侵犯加入T_{3a}中。

8. 患者的体能状态评分和临床表现 Karnofsky和ECOG评分是最常用的评价患者行为状态的标准,多数研究认为Karnofsky和ECOG评分是mRCC患者独立的预后因素,评分差者预后不良。Tsui等总结ECOG体能状态评分差是独立的预后判定指标,0分与1分的患者5年肿瘤特异生存率分别为81%和51%。Frank等回顾性分析759例各期RCC患者临床资料后认为ECOG体能状态评分差是患者的死亡危险因素之一,但不是肿瘤特异性生存的独立预后因素。

RCC患者的临床表现与预后也有相关性,Schips等总结683例RCC患者的临床资料,141例(20.8%)患者伴有肿瘤相关的临床症状,无症状与有症状RCC患者5年生存率、无疾病进展生存率、肿瘤特异性生存率分别为82%、79%、86%与60%、55%、65%。有症状患者的生存率明显低于无症状患者($P = 0.0001$)。Kawata等对比252例有症状与无症状透明细胞性肾细胞癌的预后,有症状($n = 108$)与无症状($n = 144$)透明细胞性肾细胞癌患者5年肿瘤特异生存率分别为59.7%和93.1%。文献报道中与预后相关的临床表现还有血尿、腰部疼痛或不适、食欲缺乏、患者就诊前6个月内体重减轻超过10%、恶病质及查体时可触及肿瘤等。Kim等报道,在250例pT$_1$期RCC患者中,恶病质的发生率为14.8%,并认为恶病质是独立的不良预后因素,显著影响患者无复发生存时间和肿瘤特异性生存时间(风险比分别为3.03和4.39)。

9. 实验室检测指标 RCC患者的一些实验室检测指标异常与预后也有相关性的研究报道,2006年AUA大会上Magera等报道,在1122例局限性肾透明细胞(pN$_X$/N$_0$M$_0$)患者中术前红细胞沉降率(erythrocyte sedimentation rate, ESR)、血红蛋白、血钙、血肌酐及碱性磷酸酶异常的发生率分别为:44.8%(152/339)、38.2%(425/1113)、9.0%(79/874)、18.0%(201/1114)及85.9%(781/909)。单因素分析显示ESR快、贫血、高血钙、血肌酐及碱性磷酸酶增高与局限性透明细胞性肾细胞癌患者预后的风险比分别为:3.56、2.42、1.68、1.50及0.91;多因素分析各指标异常的风险比分别为:2.04、1.68、1.44、1.19及0.76。也有文献报道伴有血小板增多症(血小板计数>$4.0×10^5/mm^3$)的RCC患者预后不良。血小板增多可导致肿瘤侵袭力增高的级联反应,并可能与肿瘤的血管形成有关。伴有或不伴有血小板增多症的局限性RCC患者根治性肾切除术后肿瘤特异性生存期分别为45.2个月、76.6个月;

而伴有或不伴有血小板增多症的 mRCC 患者,两组患者平均生存期分别为 34 个月、18 个月。1999 年 Motzer 等总结了 670 例 mRCC 预后影响因素,提出血清乳酸脱氢酶(lactate dehydrogenase,LDH)高于正常上限 1.5 倍以上、低血红蛋白(女性<10g/L,男性<12g/L)、血清钙>10mg/dl(离子校正后浓度)是 RCC 预后不良的影响因素。其他因素如 ESR > 70mm/h、中性粒细胞计数<6000/μl、血清白蛋白<4g/dl 也是预后不良因素,此外 IL-6、β-微球蛋白、C 反应蛋白、血清碱性磷酸酶浓度及血清肌酐浓度与肿瘤分期、分级有关,但不是独立的肾癌预后因素。

10. RCC 多因素评分系统 早期的多因素评估系统主要针对 mRCC 患者的疗效评价,1986 年 Maldazys 等提出的多因素评分系统包括 PS、肺转移及出现转移的时间。1988 年 Elson 等提出的多因素评分系统包括 ECOG 体能状态评分、初次确诊时间(>1 年或≤1 年)、转移灶数量、化疗情况及体重减轻情况等。以后陆续推出了多个 RCC 预后多因素评分系统,如 UISS(UCLA Integrated Staging System)、Kattan-nomogram、Cindolo、Yaycioglu、SSIGN(stage,size,grade and necrosis)、MSKCC、IMDC 和 Heng's 等。各种评分系统对预后判断有一定的差别。

国内、外应用较为广泛的是 MSKCC(Motzer)评分系统。2002 年 Motzer 等通过对应用 IFN-α 作为一线治疗方案的 463 例 mRCC 疗效的总结,提出 Karnofsky 评分<80 分、LDH>正常上限 1.5 倍、低血红蛋白、血清钙>10mg/dl、从诊断至开始 IFN-α 治疗的时间<1 年是 5 个预后不良因素,并根据每位患者伴有不良因素的多少将 mRCC 患者分为低危(0)、中危(1~2 个)和高危(≥3 个)三组,三组患者的中位生存期分别为 30 个月、14 个月、5 个月。Mekhail 等总结 353 例 mRCC 影响预后的因素,提出在 Motzer 4 个不良因素的基础上(LDH 增高、高钙血症、低血红蛋白、从诊断至开始 IFN-α 治疗的时间短),增加先前接受过放射治疗和伴有肝、肺和腹膜后淋巴结转移部位的多少(0~1 个部位、2 个部位、3 个部位)共 6 项作为预后不良的危险因素,将 Motzer 对 mRCC 患者评分系统修改为低危(0~1 项)、中危(2 项)和高危(≥2 项)三组。并报道依据 Motzer 评分标准低危、中危和高危 mRCC 分别占 19%、70% 和 11%,患者中位生存期分别为 28.6 个月、14.6 个月和 4.5 个月。按修订后的 Motzer 评分标准低危、中危和高危 mRCC 分别占 37%、35% 和 28%。患者中

位生存期分别为 26.0 个月、14.4 个月和 7.3 个月。2004 年 Motzer 等将 2002 年提出的 5 个危险因素中低血红蛋白标准进行了修改,女性<11.5g/L,男性<13g/L,将 mRCC 患者危险程度分组修改为:低危(0)、中危(1 个)和高危(≥2 个)三组。

进入分子靶向治疗时代,Heng's 评分系统显示出较好的预测效果。其包含 6 个危险因素:贫血、血小板增多、中性粒细胞升高、高钙血症,Karnofsk 评分<80 分和从诊断到开始治疗<1 年。根据危险因素的数量将 mRCC 患者分为三组:低危(0)、中危(1~2 个)和高危(3~6 个)三组。三组一线靶向治疗的 2 年生存率分别为 75%、53% 和 7%,二线靶向治疗的中位生存期分别为 35.8 个月、16.6 个月和 5.4 个月。

(六) 随诊

随诊的主要目的是检查是否有复发、转移和新生肿瘤。中华泌尿外科学会制订的《肾细胞癌诊治指南》中推荐肾癌患者的随诊应按以下原则进行。

对行 NSS 的患者术后第 1 次随诊应在术后 4~6 周进行,需行肾 CT 扫描或 MRI,主要了解肾的形态变化,为今后的复查做对比之用。此外需评估肾功能、失血后的恢复状况及有无手术并发症等。

常规随诊内容包括:①病史询问。②体格检查。③血常规和血生化检查。肝、肾功能及术前检查异常的血生化指标,如术前血碱性磷酸酶异常,通常需要进一步复查,因为复发或持续的碱性磷酸酶异常通常提示有远处转移或有肿瘤残留。如果有碱性磷酸酶异常增高和(或)有骨转移症状如骨痛,需要进行骨扫描检查。碱性磷酸酶增高也可能是肝转移或副瘤综合征的表现。④胸部 X 线片(正、侧位)。胸部 X 线片检查发现异常的患者,建议行胸部 CT 扫描检查。⑤腹部超声检查。腹部超声检查发现异常的患者、NSS 及 T_3~T_4 期肾癌手术后患者需行腹部 CT 扫描检查,可每 6 个月 1 次,连续 2 年,以后视具体情况而定。

各期肾癌随访时限:①T_1~T_2,每 3~6 个月随访 1 次,连续 3 年,以后每年随访 1 次;②T_3~T_4,每 3 个月随访 1 次,连续 2 年,第 3 年每 6 个月随访 1 次,以后每年随访 1 次;③VHL 综合征治疗后,应每 6 个月进行腹部和头颅 CT 扫描 1 次,每年进行 1 次中枢神经系统的 MRI 检查、尿儿茶酚胺测定、眼科和听力检查;④晚期肾癌行靶向治疗后的随访,每 4~6 周随访 1 次,每 6~8 周行 CT 扫描,随访方案应根据患者一般情况、服药时间、剂量、毒副作用等因

素适当调整。

（郑闪 毕新刚 马建辉）

第三节 肾上皮来源良性肿瘤

一、嗜酸细胞瘤

嗜酸细胞瘤是一种肾的良性上皮性肿瘤,占所有肾实质肿瘤的3%~7%。肿瘤由胞质嗜酸性的大细胞构成,其内线粒体丰富。

嗜酸细胞瘤一般为单发,约6%可为双侧病变。很少发生转移,但复发率较高(4%~13%)。发病年龄范围较广,高峰在70岁前后,男性为女性的2~3倍。大多数为散发病例,但也有明确的家族性聚集发病现象。

（一）病理

嗜酸细胞瘤大体表现为境界清晰,质地均一,无包膜。多数呈棕色,少数呈褐色或淡黄色。约33%的肿瘤中央有放射状瘢痕,多见于较大的肿瘤。约20%的肿瘤有出血。大体罕见坏死。光镜下,肿瘤细胞排列呈实性巢索状,或呈腺泡、小管或微囊结构。间质细胞少,并常有透明变性。大多数肿瘤细胞呈多角形或圆形,胞质中含有丰富的嗜酸性颗粒。罕见核分裂象,无病理性核分裂象。偶见肿瘤组织长入肾周脂肪组织,或有血管浸润。超微结构显示细胞内含有大量线粒体,它们的形状和大小正常,仅有极少数具有多形性。胞质内其他细胞器稀少且不明显,无嫌色肾细胞癌所见的细胞质内的微囊泡。

由于嗜酸细胞瘤和嫌色肾细胞癌都起源于集合管,故两者在组织学上具有一定程度的共性,可以存在组织过渡性表现,称为Burt-Hogg Dube综合征。患者表现为同时发生肾嗜酸细胞瘤和嫌色肾细胞癌,并伴有特征性皮肤病变。

（二）临床表现

几乎80%的患者没有症状,为偶然发现。不典型的临床表现包括血尿,可以扪及的肿块或腰痛、腹痛。

（三）诊断

绝大多数嗜酸细胞瘤都不能通过临床或影像学方法与肾细胞癌进行鉴别。两者可以在同一病灶中或者同一肾中共存。嗜酸细胞瘤CT检查可以表现为肿瘤中央星状低密度区域(由瘢痕造成)。血管造影可有提示性发现,如"辐轮"征,即血管向中心辐射,界限光滑锐利,边缘透明,肿瘤无动静脉瘘、血

管池聚现象,但与血供少的肾癌不易区分。MRI的特征性表现为具有完整的包膜、中央星形瘢痕及T1加权像上的均质低信号肿瘤。这些表现对诊断有一定的提示意义,但不能作为确诊的依据。

穿刺活检对术前诊断具有一定意义。免疫组化显示CD7$^-$、CD14$^+$、CD20$^+$,组织蛋白酶H染色阳性是嗜酸细胞瘤的特征。

（四）治疗

由于影像学检查的不确定性和非特异性,以及同一肿瘤中可能存在恶性成分,根治性肾切除术是最为安全的治疗方法,除非患者为孤立肾、肿瘤体积很小或患者肾功能不全。若术前能明确诊断,由于肿瘤可以多中心、双侧发生,故应考虑保留肾组织手术或肾肿瘤剜除术。如果肿瘤很大或位于肾门,需施行根治性肾切除术。如果肿瘤小,位于周边,实行肾部分切除术则较为合理。但是如果一侧病变,对侧肾功能良好,嗜酸细胞瘤又可能合并肾细胞癌,理想的还是根治性肾切除。如果是年轻人,肿瘤直径<4cm,位于肾的一极,则可考虑肾部分切除术。如患者年老体衰,手术高危,可等待观察。肾嗜酸细胞瘤的预后良好,射频消融、冷冻消融等微创治疗也许能取得满意效果。

二、肾 素 瘤

肾素瘤又称血管外皮细胞瘤、肾球旁细胞瘤,是分泌肾素的良性肿瘤,起源于肾小球旁器的血管组织(血管外皮细胞)。肾素瘤多见于年轻人,尤好发于女性。发病平均年龄为24岁。男女比例为1:2。

（一）病理

肾素瘤肾素瘤多为单侧发生,位于肾皮质。大体上,肿瘤为实性,边界清楚,包膜完整,呈黄褐色。通常肿瘤直径<3cm。光镜下,肾素瘤由巢状和片状多角形和梭形细胞组成,细胞边界清楚,有颗粒状嗜酸性胞质。Bowie染色、PAS和甲苯胺蓝染色阳性。电镜下特征性表现为含有大量的菱形肾素原颗粒。免疫组化示Ⅷ因子及相关抗原强阳性,Renin、Actin、Vimentin和CD34阳性。

（二）临床表现

肾素瘤的临床表现为高血压、头痛、多饮、多尿、夜尿及神经肌肉症状。

（三）诊断

内分泌及生化检查显示高肾素血症、高醛固酮血症及低钾血症。

高血压、高醛固酮血症、低钾血症容易误诊为原

发性醛固酮增多症,其主要区别是原发性醛固酮增多症的血肾素水平降低,而肾素瘤血肾素水平增高。

肾动脉狭窄时也可能出现高血压、高肾素血症、高醛固酮血症和低钾血症,但一般肾动脉狭窄时血浆肾素活性增高比较少或不增高,而肾素瘤血浆肾素水平可以增高 1~8 倍。此外,肾动脉狭窄的血醛固酮增高和血钾降低都比较轻,也没有低钾性碱中毒。去氧皮质酮试验可以鉴别肾动脉狭窄。肾动脉狭窄在给予去氧皮质酮后,其可抑制醛固酮分泌,而肾素瘤则无反应。

影像学上,B 超显示中等回声团块,CT 表现为软组织密度肿物。分侧取肾静脉血测定肾素水平对肿瘤定位有一定意义,患侧血肾素水平常数倍于健侧。

术前可通过穿刺活检明确肾素瘤诊断。

所有出现明确的高肾素血症、高血压的患者,在排除肾动脉疾病后均需考虑肾素瘤的可能。

(四)治疗

肾素瘤一般为良性,肿瘤体积较小,确诊后应行肿瘤切除术。术后数小时血压即见下降。血浆肾素活性需经 2~3 周才恢复正常水平。有近 10% 的患者在其手术后血压仍然偏高,可能与长期高血压导致肾脏血管的慢性改变有关。

三、后肾腺瘤

后肾腺瘤可发生于儿童和成人,女性多见,发病男女比例为 1:2,发病年龄多为 50~60 岁,但年龄跨度很大,从 15 个月至 83 岁均有报道。

(一)病理

后肾腺瘤是一细胞丰富的上皮性肿瘤,肿瘤细胞呈胚胎样,体积小且大小一致。肿瘤的大小差异很大,常见直径为 3~6cm,平均为 5.5cm。所有的病例都为单侧病变,绝大多数为单一病灶。典型者肿瘤境界清晰,无包膜,质地柔软或硬韧,常见灶状出血和坏死。光镜下,后肾腺瘤的肿瘤细胞非常丰富,排列紧密。肿瘤细胞小而密,呈腺泡状排列,似胚胎细胞。常见长的分枝状和鹿角状小管结构或乳头状结构。核分裂象无或罕见。许多病例中的细胞形态与肾母细胞瘤相似。

后肾腺瘤的免疫组化特征与儿童或成人肾母细胞瘤及生肾嵴组织非常相似:肾母细胞瘤蛋白(WT1)和 CD57 强阳性,CD56 和结蛋白(Desmin)阴性,提示后肾腺瘤的组织来源与肾母细胞瘤可能相同。

56% 的后肾腺瘤 2p13 等位基因发生改变,而 WT 基因区(11p13)和乳头型 RCC 基因区(17q21.32)等位基因没有发生变化。这明显区别于其他肾肿瘤的特有遗传学表现,提示后肾腺瘤为一种具有显著特性的独立病种。

(二)临床表现

患者多以腹部或季肋部疼痛、肉眼血尿或肿块就诊。可伴有红细胞增多症,手术后即消失。

(三)诊断

鉴于不能通过临床表现和影像学方法在术前明确诊断及临床病例少见,后肾腺瘤目前还是一种病理诊断。

很难完全对后肾腺瘤与肾母细胞瘤进行鉴别。细胞形态单一、核分裂象少见及缺少芽基再生有助于后肾腺瘤的诊断。

(四)治疗

几乎所有后肾腺瘤患者均需接受手术治疗。后肾腺瘤的生物学行为目前认为是良性的,无侵袭性生长倾向,单纯行肿瘤剜除术即可达到治愈目的,临床预后较好。

第四节　肾非上皮来源肿瘤

一、肾母细胞瘤

肾母细胞瘤肾母细胞瘤又称肾胚胎瘤、Wilms 瘤,是小儿泌尿系统中最常见的恶性肿瘤。该病绝大多数发生于小儿,少数成人及老年人亦可发生。男女发病无差别,双侧肾病发率相同。

(一)病理

此病有两种类型。一种是偶发的,其发病高峰年龄为 3.5 岁。另一种为遗传性的(呈常染色体显性遗传),发病高峰年龄为 2.5 岁。常伴有先天性无虹膜、偏身肥大、巨舌、多囊肾、神经纤维瘤。另外,有 5%~10% 的病例患有双侧肿瘤,但如果伴有先天性无虹膜,则发生双侧肿瘤的概率会有所增加。

肾母细胞瘤通常和多种临床综合征伴发,如 Denys-Drash 综合征、WAGR 综合征、Beckwith-Wiedemann 综合征等。其中最常伴发的症状为先天性无虹膜症(约 1.1% 的肾母细胞瘤患者有此症状)。发现此症状的患儿需每隔 3~4 个月进行 1 次检查,以使肿瘤能在早期被发现。

肿瘤起源于后肾母细胞。大多数肾母细胞瘤为单发,但是有 7% 呈单侧肾多发,5%~10% 累及双侧肾。肾母细胞瘤可发生于肾实质的任何部位,生长迅速,多为圆形实性肿块,周围包绕纤维性假包膜,与周围肾实质分界清楚。切面呈均一的灰白色或棕色,质地柔软。常有出血与坏死,间有囊腔形成。肿瘤原发于肾,可破坏并压迫正常肾组织,也可侵犯肾门、腹主动脉旁淋巴结和肾静脉,亦可侵入肾盂,但少见。肿瘤突破肾包膜后,可广泛浸润周围组织和器官。

肾母细胞瘤从胚胎性肾组织发生,是由间质、上皮和胚芽3种成分组成的恶性混合瘤。有些病例可仅呈现两种或一种成分。间质组织占肿瘤绝大部分,包括腺体、神经、分化程度不同的胶原结缔组织、平滑肌和横纹肌纤维、脂肪及软骨等成分。此外,偶尔可见纤毛上皮、黏液或移行上皮组织。

肾母细胞瘤的组织成分和预后有关,故目前按其组织结构将肿瘤分为两大类。

1. 良好组织类型 包括上皮型、间叶型、胚芽型和混合型,以及囊性部分分化型肾母细胞瘤和胎儿横纹肌瘤型肾母细胞瘤。

2. 不良组织类型 为未分化型,占肾母细胞瘤的4.5%。

所有双侧性肾母细胞瘤及15%~20%的单侧肾母细胞瘤与遗传有关。和肿瘤相关的基因主要有WT1和WT2基因。WT1基因位于染色体11p,与肾和性腺的正常发育有关。它的缺如主要见于肾母细胞瘤伴先天性无虹膜症,突变主要见于Denys-Drash综合征。WT2基因位于11p15,主要与Beckwith-Wiedemann综合征有关。

（二）临床表现

肾母细胞瘤常在父母给孩子洗澡或穿衣服时触及腹部包块而被发现,肿块常位于上腹部一侧季肋部,表面光滑,中等硬度,无压痛,有一定活动度。少数肿瘤巨大,超越腹中线则较为固定。其他临床症状主要有腹痛、血尿和高血压。20%的患者亦可表现为恶心和呕吐。有时外伤引起肿瘤破裂继发急腹症可作为首发症状。偶见贫血和肿瘤产生的红细胞生成素所致的红细胞增多症。如果肿瘤发生转移,则可出现肝功能酶学的异常。肾母细胞瘤最常见部属淋巴结、肺和肝转移,除此以外,偶见其他部位的转移(如骨和脑)。如果出现不合规律的转移,应考虑原发肿瘤并非肾母细胞瘤。

（三）诊断

小儿发现上腹部光滑肿块,即应想到肾母细胞瘤的可能。B超、X线、CT及MRI对诊断有一定意义,但很难通过术前的影像学检查明确诊断。超声可检出肿物是否为来源于肾的实质性肿瘤,可发现肾静脉及下腔静脉是否被肿瘤侵犯,对手术有指导意义。IVU所见与肾癌相似,显示肾盂肾盏受压、拉长、变形、移位和破坏。若肿瘤较大不显影,则可见大片软组织阴影。尿路造影的另一个重要作用是评价对侧肾的功能及发现先天尿路畸形。CT和MRI可显示肿瘤范围及邻近淋巴结、器官、肾静脉和下腔静脉有无累及,有无转移及双侧病变。CT对术前估计切除的可能性有很大帮助,对于肿瘤的临床分期也有一定作用(表15-6)。

肾母细胞瘤需与巨大肾积水、多囊肾、成神经细胞瘤等相鉴别。肾积水柔软、有囊性感,B超下容易和肿瘤相鉴别。成神经细胞瘤为交感神经节肿瘤,多表现为腹部坚硬肿块,呈大结节状,常固定并超越腹中线。成神经细胞瘤可早期转移至颅骨和肝,IVU可见被肿瘤向下推移的正常肾。尿VMA和骨髓穿刺检查有助于与成神经细胞瘤鉴别。

（四）治疗

肾母细胞瘤是小儿恶性实体肿瘤中应用手术、化疗和放疗综合治疗最早、效果最好的。主张手术、放疗及化疗联合应用。一般先手术,如估计手术完全切除困难者,可先仅进行活检,病理确诊后先化疗,再作延迟手术、再放化疗。完全切除的早期(如Ⅰ和Ⅱ期)可仅采用手术和简单的化疗。对于就诊时手术不能完全切除的肿瘤,在病理活检明确诊断后先化疗约6周,使肿瘤缩小、转移灶消失、估计肿瘤可完全切除时再手术切除肿瘤,术后再放疗和化疗。此病如在早期发现并治疗,生存率可达到100%。不良组织类型者预后较良好组织类型者差。

手术切除是主要的治疗方法,并且为分期提供了重要信息。早期经腹行患肾切除术。术前静脉注射长春新碱等化疗,可代替术前照射。切除增大淋巴结活检有助于肿瘤分期。如静脉内有瘤栓,需取出瘤栓。腔静脉瘤栓的形成并不意味着预后不良。术后肿瘤局部复发的危险因素包括肿瘤生物学行为不良、肿瘤未被完整切除及未评价淋巴结情况。如肿瘤复发,则患儿的2年生存率约为43%。

化学治疗:适用于所有的肾母细胞瘤患者。必要的术前化疗和坚持术后规律化疗是很重要的治疗手段。少数肿瘤过大,手术困难,宜先化疗4~12周,待肿瘤缩小后再行手术。无论肿瘤的组织学类型如何,放线菌素D、环磷酰胺、长春新碱、多柔比星、顺铂都是有效的。术后放射治疗并配合放线菌

表 15-6　肾母细胞瘤的 NWTS 分期与 COG 的分期标准

分期	NWTS 分期	COG 分期
I	①肿瘤局限于肾,手术完整切除;②肾包膜完整;③肿瘤切除前无穿破或术前活检;④肾窦血管无侵犯;⑤手术切缘及远端无肿瘤残留依据	肿瘤局限于肾,手术完整切除;肾包膜完整;肿瘤切除前无穿破;肾窦血管无侵犯;手术后无肿瘤残留依据
II	肿瘤完全切除,手术切缘及远端无肿瘤残存依据,但肿瘤超出肾实质:包含下列情形之一(必须根据手术记录及完整的病理报告):①肿瘤局部扩散浸润(如肾包膜浸润或肾窦软组织广泛侵犯);②肾切除标本内肾实质外浸润,如肾实质外血管和肾窦浸润	肿瘤超出肾实质但能被完整切除,肾窦或肾外血管有瘤栓或肿瘤侵犯
III	局限于腹部的非血行转移性肿瘤,有术后肿瘤残留依据,包括(必须根据手术记录及完整的病理报告):①腹部或盆腔的淋巴结侵犯(超出腹盆部的淋巴结转移为IV期);②肿瘤浸润腹膜表面;③腹膜肿瘤种植;④术后肉眼或镜下发现切除边缘肿瘤存在;⑤因肿瘤浸润重要组织未能完全切除;⑥术前、术中肿瘤破溃;⑦所有接受术前化疗者,无论化疗前是否有任何形式的活检;⑧肿瘤分次切除(如分开切除的肾上腺有肿瘤细胞、肾静脉癌栓与肾肿瘤分开切除等),原发肿瘤从下腔静脉扩散到胸部下腔静脉和心脏	局限于腹部的非血行转移性肿瘤,有术后肿瘤残留依据,包括:淋巴结侵犯,肿瘤破溃,腹膜肿瘤种植,术后肉眼或镜下发现切除边缘肿瘤存在,肿瘤未完整切除
IV	血行转移(肺、肝、骨骼、脑等),超出腹、盆腔的淋巴结转移	血行转移(肺、肝、骨骼、脑等)
V	诊断时双侧肾存在肿瘤。同时需对单侧进行以上标准分期	诊断时双侧肾存在肿瘤

素 D 15μg/kg,自手术日起每日静脉滴注共 5 天,第 1 个与第 2 个疗程间隔 6 周,以后每 3 个月 1 个疗程,共 5 次。亦有用长春新碱 1.5mg/m²,每周 1 次,共 10 次,以后每 2 周静脉注射 1 次作为维持量,可用至化疗完成。两药同时应用疗效更好。

放射治疗:术前放射治疗适用于曾用化疗而肿瘤缩小不明显的巨大肾母细胞瘤。6～8 天内给予 800～1200cGy,2 周内肿瘤缩小再行手术。术后放疗开始时间应不晚于术后第 10 天,否则局部肿瘤复发机会增加。肿瘤局限于肾内的 2 岁以内的婴幼儿可不做放射治疗。对于肿瘤有较好组织学分化的患者来说,放疗适用于III期或更晚的患者。而对于肿瘤组织学分化不太好的患者来说,放疗适用于II期患者。

肾母细胞瘤活检的原则:①用于术前评估肿瘤无法安全完全切除、需要术前化疗的病例;②根据各医院实际情况进行开腹或切割针穿刺活检,保证获得足够肿瘤组织满足病理诊断要求。

转移病灶的手术处理:有广泛远处转移者需先接受化疗,化疗至少 6 周(2 个疗程),当仅残留≤2 个可切除病灶时可考虑择期手术切除。

综合治疗后,肾母细胞瘤的 2 年生存率可达 60%～94%。2～3 年无复发应认为已经治愈。双侧肾母细胞瘤可配合上述辅助治疗行双侧肿瘤切除。

二、肾错构瘤

肾错构瘤又称肾血管平滑肌脂肪瘤(AML),过去认为少见,随着医学影像学的发展,现已很常见。日本有研究表明,肾 AML 发病率约为 0.13%,其中女性为 0.22%,男性为 0.1%,女性发病率是男性的 2 倍。可以是单独的疾病,也可是结节性硬化(TSC)的一种表现。其中,散发的肾错构瘤约占 80%。错构瘤也可发生在脑、眼、心、肺、骨,有时可误认为转移病灶。

(一)病理

肾错构瘤常发生于肾皮质,单发或多发,约 15%的病例可以发生于双肾。散发的肾错构瘤多为单侧发生的单个肿瘤,体积较小。而与结节性硬化伴发的肿瘤则常双侧、多中心发生,体积较大,且易发生出血。肿瘤呈灰白色至灰红色,杂以不同程度的黄色区,有时有出血坏死灶形成。其组织学构成为血管、脂肪以及平滑肌成分。脂肪组织可占肿瘤体积的 80%。瘤组织与肾组织间无明确界限,血管大小不一、异常扭曲,管壁不规则增厚,大血管常缺乏弹性纤维板。平滑肌组织分化程度差别较大。脂肪成分则均为分化成熟的脂肪组织。罕见肉瘤样变、局部浸润和转移。上皮样血管平滑肌脂肪瘤有侵袭性。目前认为肾 AML 起源于血管周上皮样细胞。故有说法是肾 AML 属于 PECOMA 家族的一员（WHO 对 PECOMA 的定义：由具有组织学和免疫组化特征的血管周上皮样细胞组成的间叶性肿瘤）。

免疫组化：HMB-45、Actin 及 CD68 阳性，上皮标记 Cytokeratin 阴性。其中，HMB-45 在肾癌中不表达，可用于鉴别肾错构瘤和肾癌。除肾错构瘤外，HMB-45 也可以在黑色素瘤、结节性心横纹肌瘤和大脑结节中表达。

肾错构瘤一般为良性病变，不会发生转移，但已证实有局部的侵袭性病变，应引起重视。有报道肾外蔓延的病例，如肾门淋巴结侵犯、瘤栓侵犯肾静脉及下腔静脉。

（二）临床表现

约 80% 的患者为女性，常在 40 岁以后出现症状。目前临床上见到的患者多为体检时偶然发现，症状不明显。大的错构瘤可压迫十二指肠、胃，引起消化道症状。如发生局部疼痛，可能为肿瘤内出血所致。大的错构瘤可以突然破裂，出现腹内大出血、休克、急性腹痛、腹部有肿物，经典的肾癌（RCC）三联症——腰痛、血尿、可触及的包块，在肾 AML 中出现的比例分别为 37%～41%、11%～35%、11%～24%。国外报道约 50% 患者有结节性硬化，也称 Bourneville 病，是一种常染色体显性遗传病，有家族发病倾向。特点是癫痫、智力发育迟缓、面颊部皮质腺瘤、视网膜晶状体瘤及肾、脑等脏器错构瘤。腹膜后淋巴结、肝或脾也可含有此肿瘤，提示为多中心性而不是转移。我国肾错构瘤合并结节性硬化者较少见。

（三）诊断

肾错构瘤的诊断一般不困难。腹部平片可发现肿瘤部位有透明区，可被误认为是肠气。肾盂肾盏拉长变形或肾无功能时，不易与肾癌鉴别，必须通过超声、CT 进一步区分。肾错构瘤内含大量脂肪组织和血管、平滑肌。脂肪与周围组织声阻差很大，在 B 超检查时可产生强回声反射。因此，肾错构瘤典型的 B 超表现为边缘清晰、均匀的回声明显增强的肿物。但肿瘤也可以没有强回声，原因是瘤内肌肉成分多或瘤内有出血。肾癌不含脂肪组织，B 超下多表现为低回声，但小的肾细胞癌有 8%～47% 也可以有强回声，必须注意。肾细胞癌与肾错构瘤极为相似。B 超鉴别强回声的肾细胞癌和肾错构瘤较困难。声影的存在往往提示为肾错构瘤，而边缘低回声和肿瘤内部的囊性病灶往往怀疑肾细胞癌。

脂肪组织在 CT 检查时表现为低密度，CT 值为

负值。所以，肾错构瘤 CT 表现为低密度区，CT 值为负。肾癌 CT 值为低于正常肾组织的正值。一般情况下两者容易鉴别。但如果肿瘤内没有脂肪组织或是密度更大的非成熟脂肪组织占主要成分，可出现 CT 假阴性结果，难与肾癌区分。肾癌内亦可有脂肪成分，可能是肿瘤生长将脂肪压到里边或组织坏死形成类脂。CT 诊断错构瘤一般不必强化，CT 中的脂肪密度实际上可以诊断肾错构瘤，如果影像中没有钙化灶出现，基本上可不考虑肾细胞癌。如肾内肿瘤有钙化，则应考虑肾癌。

肾错构瘤内的脂肪成分在 MRIT1 加权像表现为强信号，T2 加权像表现为低强度信号。而肾癌在 T1 加权像表现为低强度信号，T2 加权像表现为高强度信号，据此可以区分肾癌和错构瘤。

血管造影亦有助于鉴别肾错构瘤与肾癌：错构瘤血管呈囊状动脉瘤样扩张、葡萄状，肾癌则表现为血管丰富，分布紊乱、扭结，有血管池、动静脉短路，深静脉和下腔静脉可早期显影。在造影的肾实质期，肾错构瘤有明显的透明区，而肾癌则无此透明区改变。

（四）治疗

肾错构瘤的治疗有些争议，治疗方法主要依据症状、肿瘤大小、术前准确的诊断。怀疑恶性、肿瘤出血或破裂、疼痛者应手术治疗。但无论采用何种治疗方式，均须将保留肾功能放在首位考虑。

对于无症状的直径<4cm 的肿瘤，建议观察，监测肿瘤变化。对症状持续存在的直径<4cm 的肿瘤，可行动脉栓塞治疗。对无症状或症状中度的、肿瘤直径>4cm 的患者每半年复查 1 次，如有增长应考虑局部切除或介入性动脉栓塞。对直径>4cm 的症状性肿瘤，应尽可能采用保留肾组织手术或选择性动脉栓塞。如肿瘤症状重，发生出血或破裂，应考虑手术或行选择性动脉栓塞。因肾错构瘤可能是双侧病变，且生长常不同步，因此肾切除必须慎重。肾切除的指征为：①全肾侵犯；②肿瘤近肾门；③肿瘤生长快，可疑恶性；④不能控制的危及生命的出血。

在极少见的情况下，肾错构瘤可与肾细胞癌共同存在，因此，伴有钙化及缺乏肾错构瘤影像学特征的肿瘤必须切除。

三、平 滑 肌 瘤

肾平滑肌瘤临床上较为少见，在肾的良性肿瘤中所占比例有逐渐增高趋势。

3

（一）病理

最常见的发生部位为肾皮质（53%），其次为肾包膜（因此它常被认为是肾包膜肿瘤），再次为肾盂，偶见于肾静脉。

光镜下，肿瘤细胞似平滑肌细胞，细胞为梭形，排列呈长束，纵横交错作编织状。核分裂象罕见或无，此项是与平滑肌肉瘤鉴别的关键，如核分裂象>5个/10HP，则应考虑为平滑肌肉瘤。

免疫组化：至少呈现一种肌肉标志物阳性，如SMA或结蛋白（Desmin）等。

（二）临床表现

平滑肌瘤生长缓慢，临床上通常没有症状。有症状的患者可表现为疼痛、血尿、胃肠道症状。

（三）诊断

如肿瘤巨大，可在腹部触诊时触及包块。

CT诊断价值相对较大，主要表现为软组织密度实性肿瘤，有中度强化。病变与周围组织界限清楚；没有肾外浸润或转移表现；病变位于肾包膜、肾包膜下或肾盂。

肿瘤可以为囊性、实性或囊实性，在临床表现和影像学检查上均无特异性，不易与平滑肌肉瘤或肾癌相鉴别。

（四）治疗

手术是治疗和诊断的唯一方法。根据肿瘤的大小和生长部位选择适宜的手术方式。手术切除后预后良好。

四、肾血管瘤

肾血管瘤肾血管瘤为良性先天性肿瘤，少见。最常见于年轻人和中年人，男女发病率相似。

（一）病理

血管瘤最易侵犯肝，其次为肾。肿瘤一般体积较小，常为单侧、单发，双侧者为12%。多数位于髓质黏膜下，肾盏和肾盂最常受累，罕见发生于肾皮质和肾被膜。肾血管瘤为遗传性病变，由病变部位血管或淋巴管聚集增生而形成肿瘤样结构，可以压迫周围组织，但不会与周围血管相通，因此不会像恶性肿瘤样侵犯邻近组织，所以为良性肿瘤。肾血管瘤分为海绵状血管瘤和毛细血管状血管瘤，以海绵状血管瘤多见，多数为柔软的海绵状、暗红色、无明显包膜的软组织肿物。肿瘤具有典型的血管瘤组织学特点：不规则的血管内充以血液，管内壁衬以单层内皮细胞，肿瘤呈浸润性生长，但无血管肉瘤中所见的核分裂象和细胞的多形性。

（二）临床表现

大多数肾血管瘤没有任何症状。患者可有反复血尿，血凝块流经尿路时可有腹部疼痛。除了散发病例外，还可作为Sturge-Weber综合征、Klippel-Trenaunay综合征及系统性血管瘤病的一部分。

（三）诊断

凡40岁以下发生血尿的患者，如已排除肾肿瘤和尿石症，应考虑到可能为血管瘤。术前明确诊断非常困难。B超及CT均缺乏特异性，很多肾血管瘤在术前误诊为肾癌。MRI在诊断肾肿瘤意义不大。选择性肾动脉造影有助于确诊，特征性表现为造影剂早期向静脉分流和低血管区。也可表现为肾动脉分支增粗、分散、拉长，毛细血管期显示团状扩张，毛细动脉网呈卷发状、斑点状分布。

（四）治疗

较大的肾血管瘤，占据了大部或整个肾，应行肾切除术。严重血尿也可以作为手术治疗的指征。较小的肾血管瘤，如果血尿比较明显，可采用肾部分切除。对于小的肾血管瘤，选择性肾动脉栓塞是一种有效的，损伤较小的治疗方法。

五、肾纤维瘤

肾纤维瘤肾纤维瘤可以发生在肾实质、肾周组织和肾包膜，髓质纤维瘤多见于妇女。肿瘤常在体积较大时方被发现，有时不易与腹膜后纤维肉瘤鉴别。肾纤维瘤通常体积较小，质硬，色苍白，有包膜，与肾组织之间有明显的分界。光镜下，肿瘤内细胞多少不等，分化好的梭形细胞呈不规则状、席纹状或短束状排列。可见典型的血管周细胞瘤样生长排列方式。免疫组化CD34、Bcl-2和CD99阳性。多数患者无临床症状，髓质纤维瘤患者可出现血尿。肿瘤内血管少，影像学检查与恶性肿瘤难以鉴别。尿路造影可显示充盈缺损。由于术前通常难以明确诊断，故治疗常采用根治性肾切除术，如术前明确为良性，也可行保留肾组织的手术。

六、肾平滑肌肉瘤

平滑肌肉瘤是具有平滑肌分化的恶性肿瘤。尽管平滑肌肉瘤是一罕见的肾原发性肿瘤，但它是最常见的肾肉瘤，占肾肉瘤的50%~60%。该病多数见于成人，女性发病率高，发病年龄高峰集中于40~60岁。肾平滑肌肉瘤具有生长速度快、转移率高及局部和全身复发率高的特点。

平滑肌肉瘤可发生于肾被膜、肾实质、肾盂肌肉组织和肾静脉。平滑肌肉瘤通常体积大,呈实性灰白色,质软或偏硬韧,有灶状坏死。发生于肾被膜者可包裹肾脏;发生于肾实质者可占据大部分肾达肾包膜和肾窦;发生于肾盂者,可充满集合系统并侵犯肾实质或肾门及肾周脂肪组织。

光镜下,平滑肌肉瘤内的梭形细胞呈栅栏状、丛状或杂乱地排列。分化好的平滑肌肉瘤形态学上似平滑肌瘤,而分化差的平滑肌肉瘤形态学上具有多形性,含有未成熟成分,需通过免疫组化与常见的肉瘤样癌和具有异形性的上皮样血管平滑肌脂肪瘤相鉴别。坏死、细胞核的多形性和核分裂象多见,提示恶性程度高。

患者常出现季肋部疼痛、血尿和包块的症状。平滑肌肉瘤具有侵袭性,5 年生存率为 29%~36%,多数患者在诊断后 1 年内死于该病。同其他肾肉瘤相似,肾平滑肌肉瘤发生远处转移的倾向高于局部浸润,全身转移出现早。肿瘤可转移至肺、肝和骨。放疗和化疗无效。因此,唯一的治疗方法就是手术完全切除。肿瘤体积小(直径<5cm)、组织学分化好和肿瘤局限于肾者预后较好。

七、肾淋巴瘤

血液系统恶性肿瘤累及肾脏比较常见,但临床上,肾的表现很少出现,或一般仅在全身疾病的终末期才出现。肾的原发性淋巴瘤是指单独发生于肾,而非系统性发生的淋巴瘤累及肾。

系统性发生的淋巴瘤中,肾是第 2 个最常见的转移部位,发生率是肾原发性淋巴瘤的 30 倍,约 48% 的病例处于淋巴瘤的进展期。非霍奇金淋巴瘤的肾脏转移率要高于霍奇金淋巴瘤。

一般来说,淋巴瘤主要好发于服用免疫抑制剂、AIDS、自身免疫病、移植物抗宿主病或曾接受过放射治疗的患者。发生于移植肾的肾脏原发性淋巴瘤多为 EB 病毒相关的单形性或多形性 B 细胞增生,与患者使用免疫抑制剂有关。

(一)病理

原发性或继发性肾淋巴瘤的大体标本显示单个或多发结节,或肾弥漫性增大,可伴发肾盂积水。继发者常见双侧肾弥漫受累。肿瘤切面质地均一而硬韧,灰白色,可有坏死、出血、囊性变、钙化和肾静脉瘤栓形成。

光镜下,肾淋巴瘤有 3 种生长方式,最常见的是瘤细胞在肾单位间弥漫浸润,致肾显著增大。其次为肾内有一个或多个瘤块。最少见的是肾内所有血管均有瘤细胞。淋巴瘤的几乎所有亚型均可发生于肾,原发性和继发性肾淋巴瘤中最常见的是弥漫性大 B 细胞淋巴瘤及其亚型。

(二)临床表现

患者可以完全没有症状。如出现临床症状,常见的有季肋部和腹部疼痛、血尿及进行性肾衰竭。此外,淋巴瘤的 B 类症状(发热、乏力和体重下降)也较为常见。造成肾衰竭的原因可能是肿瘤对肾实质的直接浸润造成了肾单位的破坏,或者是肿大的腹膜后淋巴结压迫引起的双侧输尿管梗阻。但实际上,导致患者肾衰竭更常见的原因是药物,如全身化疗引起的高钙血症或高尿酸血症。因此,在分析肾衰竭原因时,需注意鉴别药源性与肿瘤源性。

(三)诊断

肾的原发性霍奇金和非霍奇金淋巴瘤均非常少见,肾和骨髓活检及胸腹部 CT 有助于诊断。CT 可以为肾淋巴瘤的诊断提供影像学依据,并且可以监测肿瘤对治疗的反应。肾淋巴瘤在 CT 上可表现为多发肾肿物、孤立的肾肿物(很难与肾癌相鉴别)、肾弥漫性浸润或增大的腹膜后淋巴结伴肾浸润。对于有腹膜后淋巴结肿大、脾大或身体其他部位淋巴结肿大的患者,应注意考虑肾淋巴瘤。如怀疑患者患有肾淋巴瘤,则应进行淋巴结活检以获得病理诊断。

(四)治疗

继发性肾淋巴瘤,提示患者已到Ⅳ期,预后差。一般采用全身化疗。治疗非霍奇金淋巴瘤的最常用的化疗方案为 CHOP 方案。除非患者出现严重的临床症状,如难以控制的出血,一般不提倡采用肾切除术。原发性肾淋巴瘤常有肾外扩散,也提示预后差。值得注意的是,放(化)疗可延长此类患者的生存期并改善其肾功能,因此,肾切除术联合全身化疗可能是比较理想的治疗方案。

八、肾转移瘤

转移瘤是最常见的肾恶性肿瘤,其发生率远高于肾原发恶性肿瘤。尸检显示,超过 12% 的癌症患者有肾转移。

肾的高血流量及丰富的血管分布,为恶性肿瘤细胞的沉着与生长提供了有利条件。几乎所有的肾转移瘤均为血行转移,仅有极少部分来源于邻近器官肿瘤(如胰腺、结肠、肾上腺)的直接侵犯。最常见的原发灶是肺,其后分别是乳腺、胃肠道、恶性黑色素瘤、血液系统恶性肿瘤和宫颈癌。

大多数肾转移瘤为双侧多发小肿瘤，并伴有全身其他器官的转移。一些原发于肺、乳腺和结肠的肿瘤在肾的转移灶可为单发结节，难以与肾癌相鉴别。

典型的肾转移瘤表现为肾的多发结节，临床多无症状，偶见血尿或腰痛。

CT 是诊断肾转移瘤的首选影像学手段。典型表现为肾的多发软组织密度结节，注射造影剂后不增强（5~30Hu）。动脉造影表现为典型的无血管，而不表现为原发性肾癌的动脉造影特征。如诊断难以明确，可行 CT 或 B 超引导下穿刺活检。

治疗上，主要为全身治疗。除非患者发生严重的临床症状（如有难以控制的出血），一般不行肾切除术。

第五节　肾盂肿瘤

肾盂癌发病高发年龄为 75~79 岁，很少在 40 岁以前发生，发病率随着年龄增长而增加。我国平均发病年龄为 55 岁。男性发病率高于女性，男：女为 2~3：1。肿瘤多为单侧发生。左右发病无明显差异，两侧同时发生者，占 2%~4%。肾盂癌以尿路上皮癌最为多见，鳞状细胞癌和腺癌少见。后两者约占肾盂癌的 15%，它们的恶性程度远较移行细胞癌为高。

肾盂癌患者发生膀胱癌的概率较高，因此如发现肾盂肿瘤则需常规进行膀胱检查。

一、尿路上皮肿瘤

尿路上皮癌是肾盂恶性上皮性肿瘤最常见的组织学类型，占肾盂肿瘤的 85%。常为多灶性，20% 以上的患者在诊断时已有多处而不是一处病变。近 50% 的患者同时发生膀胱癌。在单侧肿瘤患者中仅有 3% 对侧形成肿瘤。

（一）病因

1. 巴尔干肾病　是一种退行性间质性肾病，多发于巴尔干半岛。巴尔干肾病患者罹患肾盂癌的概率要远高于一般人群，但两者膀胱癌的发病率并没有显著差异。巴尔干地区性肾病主要由食用含有马兜铃酸的面包导致，该病患者中 50% 患尿路上皮癌。就中国人群而言，上尿路尿路上皮癌（UTUC）的发生主要同含有马兜铃酸类中草药的使用相关。马兜铃酸同 DNA 片段特异性结合后会形成马兜铃酸-DNA 加合物，可引起 p53 基因 139 号密码子的突变而导致肿瘤的发生。基于上述特点，中国人群 UTUC 具有独特的流行病学特征。同西方国家相比，我国 UTUC 以女性患者为主，输尿管肿瘤与肾盂肿瘤发病率基本持平，且 UTUC 患者往往合并慢性肾病。肿瘤多为多中心，且双侧病变的发生率也较高。

2. 吸烟　与膀胱癌相似，吸烟是引发肾盂肿瘤的最重要的可变危险因素。吸烟者的发病率约为非吸烟者的 3 倍。其危险率随吸烟时间的长短、数量的增加而增加。即便是已戒烟的人群，其发病率也是无吸烟史的人群的 2 倍左右。

3. 镇痛药　长期大量使用镇痛药，特别是非那西汀，是肾盂癌的另一危险因素。服用镇痛药的男性发生肾盂肿瘤的概率可增加 4~8 倍，女性为 10~13 倍。组织学上，滥用镇痛药可导致基底膜增厚和肾乳头瘢痕形成。肾乳头坏死和滥用镇痛药既是独立的危险因素，又可产生协同效应。两者同时发生，可使危险度增加 20 倍。

4. 职业接触　几种职业及职业接触可增加肾盂肿瘤的发病率。具有最高危险率的职业是化工、石油化工、塑料工业，此外还有接触焦炭、煤、沥青及焦油。肿瘤发生与职业接触之间可有较长的时间间隔，达 15 年甚至更长。

5. 其他　其他危险因素包括应用二氧化钍、环磷酰胺治疗，乳头坏死，尿路感染和结石等。

（二）病理

1. 组织分型

（1）乳头状型：肿瘤质脆，粉白色，有宽窄不同的蒂，多数标本可融合成直径 >1cm 大小，表面细颗粒状或绒毛状。多个小肿瘤可融合成直径 >2cm 的较大肿瘤，呈菜花状，充塞肾盂，使之扩张。此型向肾盂壁浸润性生长不明显，常推压肾盂肌层，形成弧形较清楚的边界。该型肿瘤常多灶性发生，甚至可出现几乎每一肾盏均见乳头状肿物。

（2）平坦型：肾盂局部黏膜增厚、粗糙、灰白色，病变处由于纤维组织增生、炎性细胞浸润，致使肾盂壁局部增厚、僵硬。

（3）结节肿块型：肿瘤呈球形突入肾盂，基底部向肾盂壁甚至肾实质浸润性生长，形成较大肿物，切面灰白色，颗粒状，质脆，有出血、坏死灶。部分病例癌瘤破坏，占据肾的一半，甚至全肾。

2. 转移方式　肾盂癌有多种转移方式，包括直接侵犯肾实质或周围组织、淋巴转移、血行转移和上皮种植。上皮种植既可发生于顺尿流方向，也可发生于逆尿流方向，但以前者最为常见。肾盂癌的淋巴转移主要取决于肿瘤的位置和浸润深度。最常见的血行转移部位为肝、肺和骨。在非常少见的情况下可出现肿瘤直接破入肾静脉或下腔静脉。肾盂癌TNM分类见表15-7。

表 15-7　肾盂癌 TNM 分类

T		N		M	
T_x	原发灶无法评估	N_x	淋巴结转移情况无法评估	M_0	无远处转移
T_0	无原发病灶证据	N_0	无区域淋巴结转移	M_1	有远处转移
T_a	非浸润性乳头状癌	N_1	单个淋巴结转移且最大直径≤2cm		
Tis	原位癌	N_2	单个淋巴结转移,最大直径≥2cm,≤5cm,或者多个淋巴结转移,最大直径都≤5cm		
T_1	浸润皮下结缔组织	N_3	最大直径>5cm 的淋巴结转移		
T_2	侵犯肌层				
T_3	(肾盂癌)穿透肌层侵犯肾窦脂肪或肾实质 (输尿管)穿透肌层侵犯输尿管周围脂肪				
T_4	侵犯相邻器官或穿透肾侵犯肾周围脂肪				

（三）临床表现

1. 血尿　为最常见的症状,可发生于 56%～98%的患者。早期即可出现间歇无痛性血尿,可为肉眼或镜下血尿。镜下血尿常见于早期或分化良好的肿瘤。偶可出现蠕虫样血条。血尿严重程度与病变的良恶性无关。

2. 疼痛　1/3 的患者有腰部钝痛,疼痛的原因主要为继发于逐渐加重的尿路梗阻和肾盂积水。当血块通过输尿管部时可发生肾绞痛。

3. 晚期症状　患者出现消瘦、体重下降、贫血、衰弱、下肢水肿、腹部肿物及骨痛等转移症状。如有膀胱刺激征,往往是伴发膀胱肿瘤。肿瘤局部扩散可能出现同侧精索静脉曲张、后腹膜刺激征。

4. 其他　约 15% 的患者可无症状,为偶然发现。

（四）诊断

1. 尿细胞学检查　上尿路肿瘤的尿细胞学检查阳性率低于膀胱癌。分化良好的肿瘤细胞学检查常呈阴性。对于尿细胞学检查异常伴尿路造影充盈缺损的患者,诊断仍须谨慎。细胞学检查对 1 级肿瘤诊断的准确性为 20%,2 级和 3 级肿瘤为 45%～75%。输尿管导管引流尿发现瘤细胞诊断上尿路肿瘤的准确率相对较高。为提高阳性率亦可应用等渗盐水冲洗。在监视下用特制的刷子,通过输尿管导管于病变处刷取标本送检,敏感性可达 91%,特异性为 88%,准确性为 89%。一般来说,该技术比较安全,并发症不多,

但有出现上尿路严重出血和穿孔的风险,脱落的肿瘤细胞尿路种植的可能性也存在。高渗离子造影剂可影响尿细胞学检查的准确性,因此,应在尿路造影之前收集检查标本。

2. 尿路造影　是肾盂癌诊断的基本方法。无论是排泄性或逆行性尿路造影都可以发现充盈缺损,上尿路上皮肿瘤 50%～70% 可发现充盈缺损,不规则,和集合系统管壁相连。肾盂内肿瘤有时发生肾盏不显影,有 10%～30% 上尿路肿瘤引起梗阻,使集合系统不显影,这是肿瘤有浸润的表现。检查上尿路肿瘤时必须双侧同时检查,尤其应注意健侧有无可疑病变,对决定治疗方案有重要参考价值。在逆行性尿路造影时,造影剂应稀释为 1∶2～1∶3 浓度,过浓的造影剂可掩盖充盈缺损。

3. CT　可用于诊断和分期。尿酸结石有时可以在腹部平片上不显影,但其 CT 值可>100Hu(80～250Hu),而尿路上皮癌平均 CT 值为 46Hu(10～70Hu),易于鉴别。在与肾癌鉴别时,尿路上皮癌密度接近于肾实质,而肾癌密度则低于肾实质,CT 值相对低。但 CT 不能区分 T_a 和 T_1 期肿瘤。CT 对估计肿瘤的局限性、浸润范围及转移情况都有帮助,可能发现肾实质及输尿管周围软组织、静脉、淋巴结侵犯情况及肝转移灶。

CT 尿路造影也逐渐应用于肾盂癌的影像学诊断,其对肾实质损害的评价有较高准确性。

随着技术的不断进展,CT 尿路造影三维成像和尿路造影有相似的价值。其发现肿瘤的准确性接近

100%,特异度为60%,具有较好的阴性预测价值。这种方法的主要缺点在于患者接受射线剂量较大。

4. B超　B超诊断上尿路上皮肿瘤价值有限,但可以区分尿路上皮肿瘤与阴性结石。对于超声检查显示肾积水的患者,若临床怀疑肾盂癌,必须进一步行尿路造影检查。

5. MRI　尚无优于CT的报道,但MRI水成像可代替逆行性尿路造影,尤其是尿路存在梗阻性病变时。MRI亦有助于发现肿瘤是否侵入周围软组织器官及淋巴结,对肿瘤的分期有重要意义。

6. 输尿管镜　可用于诊断上尿路肿瘤。在输尿管镜下取得的活检标本的病理结果与手术标本的病理结果有较好的一致性。但由于活检标本量较小,很难据此判断肿瘤的分期,需结合其他影像学资料进行综合分析。并非所有的患者均需行此检查。一般情况下,仅在尿路造影及其他影像学检查难于明确诊断,或行输尿管镜后可能改变治疗方案时,方采用此检查方法。由于检查时可能穿透输尿管,同时创伤尿路上皮黏膜,易于肿瘤种植,因此必须严格选择适应证。经皮肾镜一般不用于肾盂癌诊断,以免肿瘤种植。

需要注意的是,泌尿系统的肾盂、输尿管、膀胱和尿道都覆盖着尿路上皮,在解剖学上是既连续又分开的器官。尿路上皮接触的都是尿液,尿内如果有致癌物质,就可能引起任何部位的尿路上皮发生肿瘤。因此,尿路上皮肿瘤常为发生顺尿流方向多器官肿瘤。半数以上的肾盂癌可同时或先后发生对侧肾盂、输尿管、膀胱、尿道等1个或多个器官肿瘤。由此可见,在进行肾盂癌的检查时,一定要全面了解

这个尿路的情况,避免遗漏病变。肾盂癌的危险程度评判见表15-8。

(五)治疗

肾盂癌应积极治疗。治疗应根据肿瘤的分期、分级及危险分层。低分期低级肿瘤无论保守手术还是根治性手术疗效都好。中等分化肿瘤根治手术效果好。高分期肿瘤不论选择保守、根治手术都预后不良。G_1肿瘤保留组织手术的复发率仅7%,5年生存率可达75%,根治手术达88%。G_2肿瘤保留组织手术复发率为28%,2年生存率46%,根治手术2年生存率90%。低分化肿瘤保留组织手术后生存时间很短,不能发现复发。

1. 手术治疗　根治性肾输尿管全切除术是传统的基本的治疗方法,开放或腹腔镜手术均可采用,亦可行腹腔镜联合开放手术(腹腔镜下行肾切除术和输尿管切除术,开放手术行远端输尿管和输尿管开口切除)。手术切除必须包括患肾、输尿管全长及输尿管开口处的膀胱壁。如果保留一段输尿管或其在膀胱的开口,肿瘤在残留输尿管或其开口的复发率可达33%~75%。如果肿瘤位置接近肾上极或有侵犯肾上腺的表现(影像学或术中探查),需同时进行肾上腺切除术,因为在进展期肿瘤患者中肾上腺转移并不罕见。手术可以分两切口进行,不要切断输尿管,以免肿瘤转移。

在开放手术的同时,一般均行区域淋巴结清除术。一般认为上尿路肿瘤如果已有淋巴结转移,往往存在远处转移灶,淋巴结清除术可否提高生存率存在疑问。但如果是高分期分化不良的肾盂癌,淋巴结清除术可能有好处。淋巴结清扫的范围主要包括同侧肾门淋巴结、邻近的主动脉旁淋巴结和腔静

表 15-8　肾盂癌的危险程度评判

```
                    ┌──────────┐
                    │   UTUC   │
                    └────┬─────┘
            ┌────────────┴────────────┐
   ┌────────┴────────┐       ┌─────────┴────────┐
   │   低危UTUC*     │       │   高危UTUC**     │
   └────────┬────────┘       └─────────┬────────┘
   ┌────────┴────────┐       ┌─────────┴────────┐
   │ • 单一病灶      │       │ • 肾积水         │
   │ • 肿瘤大小<1cm  │       │ • 肿瘤大小>1cm   │
   │ • 细胞学检查示  │       │ • 细胞学检查示   │
   │   低级别        │       │   高级别         │
   │ • URS活检示低级别│      │ • URS活检示高级别 │
   │ • CTU显示无浸润性│      │ • 多发病灶        │
   └─────────────────┘       │ • 既往因膀胱癌行  │
                             │   膀胱全切        │
                             └──────────────────┘
```

*所有条件都符合
**任何一个条件符合即可
CTU: CT尿路造影
URS: 输尿管镜

脉旁淋巴结。

肾输尿管全切除术可以有效地提高患者的 5 年生存率,尤其是对于高级别浸润性病变的患者。但对局部进展期的患者疗效相对较差。

2. 保守手术 适用于孤立肾、双侧病变或肾功能衰退者,以及低风险患者。为避免肿瘤播散或种植,应选用开放手术而非腹腔镜手术。如果肿瘤侵犯肾实质,可同时行肾部分切除术。肾盂癌往往难于施行保守手术。术后复发率和肿瘤的分级相关:1 级肿瘤的复发率为 10%,2 级为 30%,3 级为 60%。

3. 内镜治疗 主要适用于孤立肾、双侧病变及肾功能减退的患者。如患者健侧肾正常,患侧病变单发,大小<1cm,低级别,CTU 上未见浸润性生长,愿意接受长期密切随访,亦可采用内镜治疗,但复发率较高。内镜下活检对确定肿瘤分级的准确性可达 78%~92%。可以通过肿瘤分级来估计肿瘤的浸润深度:85% 的 1 级、2 级肿瘤为 T_a 或 T_1 期,67% 的 4 级肿瘤为 T_2 或 T_3 期。输尿管镜下切除术对低分级低分期肿瘤的效果较好。对于浸润性病变,由于肿瘤的深度较深,进行切除时可导致严重出血或穿透输尿管,所以术前需谨慎评估病变。因此,高分级、高分期的患者应采取传统的开放或腹腔镜肾切除术。手术并发症为输尿管穿孔或狭窄。经皮肾镜治疗 2 级肿瘤后的生存率与开放手术相似,但对 3 级肿瘤则生存率不及开放手术。

4. 放射治疗 在高级别的浸润性肿瘤,可在术后配合放疗,剂量一般为 37~60Gy。局部放疗可降低局部肿瘤复发率,可能会提高生存率。对骨转移灶的局部放疗可达到减轻疼痛的目的。

5. 化疗 腔内化疗可以有效地降低肿瘤复发率,主要适用于肾功能不良和双侧性多发浅表肿瘤、原位癌及局部切除后的辅助治疗。给药途径可采取经皮置管、置入 D-J 管逆行灌注等。可选用的药物有 BCG、丝裂霉素、多柔比星和塞替派。主要的并发症为败血症、BCG 感染引起的全身症状、肾盂输尿管纤维化和梗阻等。对晚期肿瘤,可行全身化疗。化疗方案主要为 MVAC 方案(甲氨蝶呤、长春新碱、多柔比星、顺铂)。

6. 动脉栓塞 对存在难以治疗的转移灶或其他疾病而不适于立即手术切除的肾盂癌患者,动脉栓塞可以减轻症状并延缓肿瘤发展。

7. 随访 肾盂癌的 5 年生存率根据肿瘤分期的不同存在很大差异,此外,肿瘤的预后也和患者的年龄有一定关系。

由于尿路上皮癌具有多中心复发的倾向,因此定期随访非常重要,并且应特别注意其余尿路上皮器官发生肿瘤的可能性。常规的术后评估应包括对膀胱、同侧(如采取保留肾单位治疗)及对侧泌尿道,以及泌尿系统外可能发生转移的器官。术后 1 年内每 3 个月需进行一次随访,内容包括查体、尿常规及膀胱镜检查。尿细胞学检查可能对发现肿瘤复发,特别是高级别肿瘤,有一定的帮助。

1%~4% 的患者可出现双侧病变,所以均须进行 IVU 或逆行性尿路造影以评估同侧及对侧尿路情况。B 超和 CT 可对肿瘤和隐性结石进行鉴别。如果造影出现充盈缺损,则需进一步行输尿管镜检查。检查的频率在很大程度上取决于肿瘤的分级、分期,一般情况下,术后 2~3 年内每半年进行 1 次,之后可每年进行一次。

此外,还应行 X 线胸片、肝功酶学检查、骨扫描等评估有无远处转移。大致随访流程见表 15-9。

表 15-9 推荐随访内容及间隔时间

查体、尿常规(仅用于高分级肿瘤)及膀胱镜检查
　第 1 年每 3 个月 1 次
　第 2~3 年每半年 1 次
　2~3 年以后每年 1 次
对侧尿路造影(IVU 或逆行性尿路造影):每年 1 次
同侧内镜检查
　术后前几年每半年 1 次
　其后每年 1 次
远处转移的评估:对所有高分级、高分期的患者均需进行
体格检查、X 线胸片、肝功能检查
　第 1 年每 3 个月 1 次
　第 2~3 年每半年 1 次
　其后每年 1 次
腹部和盆腔 CT 及 MRI
　术后第 1~2 年每半年 1 次
　第 3~5 年每年 1 次
骨扫描:仅用于碱性磷酸酶增高或有骨痛症状的患者

二、鳞　癌

肾盂鳞状细胞癌少见,占肾盂癌的 14%。其组织来源仍然是尿路上皮。一般认为与慢性炎症刺激或滥用镇痛药物有关,常伴有肾盂肾炎、肾结石及肾盂黏膜白斑。鳞癌通常为中低分化,易于早期浸润及转移。肾结石患者或结石取出后仍然有经常性严重血尿者,应警惕肾盂鳞状细胞癌的存在。CT 对鳞癌的诊断很重要,因为鳞癌比尿路上皮癌更容易向外围扩展,并且可能合并结石。其 5 年生存率近似

于 0。

诊断和治疗同尿路上皮癌。

三、腺 癌

肾盂腺癌少见，占肾盂癌的比例低于 1%，主要见于妇女，与肾结石、梗阻和肾盂肾炎有关。单一性腺癌少见，常为肠型、黏液型或印戒细胞型混合存在。长期炎症刺激（结石和反复感染等）导致尿路上皮腺性化生，发生腺性或囊性肾盂肾炎是腺癌发生的原因和基础。大多数腺癌是高级别的，有广泛浸润，预后很差。

（龚侃 那彦群）

参 考 文 献

1. 吴阶平. 吴阶平泌尿外科学. 济南：山东科学技术出版社，2004：889-917.

2. 那彦群，叶章群，孙颖浩，等. 中国泌尿外科疾病诊断治疗指南. 北京：人民卫生出版社，2014：3-29.

3. Alan Wein, Louis Kavoussi, Alan Partin, et al. Campbell-Walsh Urology. 11th ed. 1300-1364.

4. Moch H, Humphrey PA, Ulbright TM, et al. WHO classification of tumours of the urinary system and malegenital organ. Lyon：IARC Press, 2016.

5. Campbell S, Uzzo RG, Allaf ME, et al. Renal mass and localized renal cancer：AUA guideline. J Urol. 2017 May 4. pii：S0022-5347(17)59870-5. doi：10. 1016/j. juro. 2017. 04. 100. ［Epub ahead of print］

6. Motzer RJ, Jonasch E, Agarwal N, et al. Kidney Cancer, Version 2. 2017, NCCN Clinical Practice Guidelines in Oncology. J Natl Compr Canc Netw, 2017, 15(6)：804-834.

7. Iacovelli R, Verri E, Cossu Rocca M. et al. Is there still a role for sorafenib in metastatic renal cell carcinoma? A systematicreview and meta-analysis of the effectiveness of sorafenib over other targetedagents. Crit Rev Oncol Hematol, 2016, 99：324-331.

8. Rousseau B, Kempf E, Desamericq G, et al. First-line antiangiogenics for metastatic renal cell carcinoma：A systematic review and network meta-analysis. Crit Rev Oncol Hematol, 2016, 107：44-53.

9. Zhang HL, Sheng XN, Li XS, et al. Sorafenib versus sunitinib as first-line treatment agents in Chinese patients with metastatic renal cell carcinoma：the largest multicenter retrospective analysis of survival and prognostic factors. BMC Cancer, 2017, 17(1)：16-26.

10. Hudes G, Carducci M, Tomczak P, et al. Temsirolimus, interferon alfa, or both for advanced renal-cell carcinoma. N Engl J Med, 2007, 356(10)：2271-2281.

第 十 六 章

肾感染性疾病

肾感染性疾病不如膀胱感染性疾病常见，但临床表现较后者严重，并可能严重损害肾功能。肾感染性疾病分为非特异性感染和特异性感染两大类。

第一节　肾非特异性感染

一、急性肾盂肾炎

急性肾盂肾炎是女性的常见病。

（一）病因

急性肾盂肾炎的细菌感染有上行感染和血行感染两种途径。

大多数进入尿路的细菌是肠道细菌，通过尿道进入膀胱，并沿输尿管上行到肾盂，到达肾盂的细菌能进入肾乳头的集合管，进而到达肾皮质。细菌对尿路上皮黏膜的黏附性在上行感染起了重要作用。革兰阴性菌及其内毒素、妊娠和输尿管梗阻能抑制输尿管蠕动，有助于细菌上行。

血行感染比较少见。有时可见口腔的金黄色葡萄球菌血症和念珠菌血症患者继发肾脏感染。上尿路梗阻时，感染机会增加。

上尿路梗阻和反流影响正常尿液排泄，危害尿路黏膜的防御机制，是发生急性肾盂肾炎的重要易感因素。尿液淤滞导致细菌生长，且增强细菌对上皮细胞的黏附能力。

女性糖尿病患者尿路感染的发病率增加，且感染更为严重。糖尿病导致女性急性肾盂肾炎的住院率是男性的 3 倍。妊娠女性出现菌尿的发病率为 4%~7%，25%~35%未治疗者将继发急性肾盂肾炎。

（二）病理

急性肾盂肾炎可侵犯单侧或双侧肾。病理表现为肾盂肾盏黏膜充血、水肿，1 个或多个肾乳头可见尖端指向肾乳头，基底伸向肾皮质的楔形炎症病灶；病灶内肾小管腔中有脓性分泌物，小管上皮细胞肿胀、坏死、脱落；间质内有白细胞浸润和小脓肿形成；肾小球一般呈形态改变。

（三）临床表现

急性肾盂肾炎的泌尿系统症状包括尿频、尿急、尿痛等膀胱刺激征，可伴有腰痛、下腹部疼痛、肋脊角及输尿管点压痛及肾区叩击痛等体征。全身症状包括寒战、发热、头痛、恶心、呕吐等。

（四）诊断

急性肾盂肾炎的诊断主要依靠病史和体征。以下检查有助于诊断。

1. 实验室检查　考虑急性肾盂肾炎者，应进行血常规、尿常规和细菌学检查。

（1）血液学检查：血常规呈现以中性粒细胞为主的白细胞增多。红细胞沉降率增快，C 反应蛋白增高。

（2）尿常规检查：尿液中可见大量白细胞，通常呈团块状。在尿沉渣中见到大量的颗粒管型或白细胞管型提示急性肾盂肾炎。可出现红细胞和少量蛋白。

（3）细菌学检查：尿沉渣涂片革兰染色可见到致病细菌。为了选择合适的抗生素，应进行尿细菌培养及药物敏感试验。如尿培养菌落数少于 105cfu/ml 时，尿沉渣涂片革兰染色可能为阴性。70%的细菌为革兰阴性细菌，其中大肠埃希菌最为常见，其次为变形杆菌、克雷伯菌、产气杆菌和铜绿假单胞菌等。革兰阳性细菌约占 20%，常见的是链球菌和葡萄球菌。医院内感染以大肠埃希菌、克雷伯菌、肠杆菌等为多见。常规需氧菌培养没有微生物生长时，应怀疑厌氧菌的感染。有菌血症和败血症表现时，应做血细菌培养。

2. 影像学检查 对大多数急性肾盂肾炎病例，临床表现、体征和实验室检查已能得到诊断，影像学检查并非必需。影像学检查有助于发现上尿路梗阻、结石、肿瘤、先天畸形等促进感染的因素。对于可疑梗阻者，复杂的肾盂肾炎病例，抗生素治疗无效的或反复发作的急性肾盂肾炎病例，影像学检查是必要的。影像学检查有助于急性肾盂肾炎和急腹症、肾周围脓肿等疾病的鉴别。

（1）B 超检查：可见肾肿大，肾皮纸髓质界限不清，以及散在的低回声区。可诊断肾结石，鉴别肾积水、肾积脓和肾周脓肿。

（2）X 线检查：急性肾盂肾炎患者的腹部平片没有特异性表现，有时可见尿路结石影，如腰大肌影或肾轮廓异常，提示肾脓肿或肾周脓肿；静脉尿路造影经常是经过充分治疗，患者症状消退后进行的，因此大部分急性肾盂肾炎患者排泄性尿路造影是正常的。如果在急性肾盂肾炎期间检查，最常见的影像学异常是肾脏增大，这是广泛肾水肿的结果。炎症反应可以引起肾皮质血管收缩，有时可发现肾盂显影延迟并减弱，偶见输尿管上段和肾盂轻度扩张积水，可能是由于细菌内毒素抑制输尿管蠕动造成的。急性肾盂肾炎禁忌逆行尿路造影检查。

（3）CT 和 MRI：急性肾盂肾炎患者的 CT 显示患侧肾外形增大，增强扫描可见楔形低密度区域，从集合系统向肾包膜放散。MRI 对肾的炎症的评估不如 CT，但对肾周炎症的诊断有优势。

3. 鉴别诊断 急性肾盂肾炎需要与急性膀胱炎、肾脓肿或肾周围炎、急性胰腺炎、急性胆囊炎、肺底部炎症鉴别。急性胰腺炎者血清淀粉酶增高，尿中不含脓细胞。肺底部肺炎刺激胸膜引起肋缘下疼痛，拍摄 X 线胸片可明确诊断。急性胆囊炎疼痛在腹部，伴有右上腹部肌肉紧张和反跳痛，尿中无脓细胞。

4. 并发症 急性肾盂肾炎如诊治不及时，可导致菌血症和中毒性休克。如治疗不适当，可引起慢性肾盂肾炎，导致肾衰竭。如引起败血症，可造成对侧肾感染及多发肾皮质脓肿，并可引起多脏器转移性脓肿。

（五）治疗

病情较轻的急性肾盂肾炎患者可以门诊治疗。有明显中毒表现者需留院观察、治疗。上尿路严重梗阻者需使用安全、简单的方法解除梗阻。急性肾盂肾炎的治疗包括全身支持治疗和抗菌药物治疗。

1. 全身支持治疗 包括卧床休息，给予足够营养，补充液体，保持体内水电解质平衡。尿量应维持在每日 1500ml 以上，利于促进体内毒素排出。

2. 抗菌药物治疗 应用抗菌药物前，应做尿液沉渣涂片染色、尿细菌培养和抗生素敏感试验。在细菌培养结果尚未得到前，可选用广谱抗生素治疗。尿沉渣涂片革兰染色对指导经验性抗生素治疗有所帮助。如为革兰阳性球菌，可选用万古霉素；革兰阴性杆菌，可选用头孢菌素、广谱青霉素、氨基糖苷类抗生素或复方磺胺甲噁唑、喹诺酮类合成药物。病情较重者，可联合使用几种抗菌药物。根据尿液细菌培养和抗生素敏感试验结果，选用有效抗生素，最终需杀灭尿路中的细菌。选择抗生素除对尿路病原菌有效外，还应在肾组织和尿液里能达到杀菌浓度。抗生素的疗效取决于其在尿液中的浓度和持续时间，浓度应维持感染细菌的最小抑菌浓度以上。

抗生素治疗之前，尿液除存在对抗生素敏感的细菌外，还可能存在很低浓度的耐药细菌。应用抗生素后，敏感细菌被消灭，重复尿培养可以发现耐药突变细菌计数很高，即抗生素治疗筛选了耐药突变细菌。尿液中抗生素浓度接近或低于最小抑菌浓度时，最可能发生这种现象。用药剂量不足、依从性不好或液体摄入增加导致尿液稀释，都会导致耐药突变细菌出现。因此，应该选择在尿液中显著超过最小抑菌浓度的药物，足量用药，并注意患者用药的依从性。

有的患者在治疗过程中，原发细菌经治疗后消失，但又产生一种新的细菌，或者细菌本身发生突变，对正在应用的抗菌药物产生耐药性，故应反复进行细菌培养和药物敏感试验，根据结果调整药物。

伴有肾功能不全者，应使用对肾毒性小的抗生素。如药物主要从肾清除，则应减小剂量。慎用氨基糖苷类抗生素。肾衰竭时，肾无法在尿中浓聚抗生素，因而细菌很难被消灭。上尿路梗阻也降低了抗生素在尿液中的浓聚。

抗生素应维持应用到体温正常，全身症状消失，细菌培养阴性后 2 周。若治疗后症状未好转，应考虑并发肾内或肾周围脓肿，需行 B 超或 CT 检查，以明确炎症发展情况。

二、肾 脓 肿

肾脓肿是指化脓性物质积聚并局限于肾实质形成的。

（一）病因

过去，大多数肾脓肿是由葡萄球菌血行播散引起。抗生素广泛应用以来,革兰阳性菌引起的脓肿逐渐减少,革兰阴性菌成为主要的病原菌。尿路上行感染是革兰阴性菌引起肾脓肿的主要途径,血行感染并非常见原因。多数革兰阴性菌的感染与肾损伤或肾结石有关。与梗阻、结石、妊娠、神经源性膀胱和糖尿病相关的复杂性尿路感染者易发生肾脓肿。有关的复杂性泌尿道感染(UTIs)同样容易引发肾脓肿。

(二) 临床表现和诊断

综合临床表现、实验室检查和影像学检查可做出诊断。

患者可以表现为发热、寒战、腹部或季肋部痛,也可出现下尿路刺激征。肾区可有叩击痛。

患者的尿液检查多有显著白细胞增多。血培养常为阳性。当脓肿含有革兰阴性菌时,尿培养结果通常与脓肿中分离的细菌一致。革兰阳性菌常为血行感染,因此,尿液中往往无细菌生长,或培养结果不同于脓肿中分离出来的细菌。

静脉尿路造影对于区分早期肾脓肿和急性肾盂肾炎帮助不大,B超和CT对鉴别肾脓肿和其他肾感染性疾病很有价值。B超是发现脓肿的最便捷的方法。在急性期,脓肿的边界不清,内有散在回声,且周围肾实质水肿。脓肿形成后,可见边界清楚的团块,内部形态多样,回声强度取决于脓肿内碎屑的量。CT可极好地显示脓肿的轮廓,脓肿在增强前后都特征性地表现为边界清楚的占位。脓肿早期,CT显示肾增大和圆形低密度区,几天后脓肿周围形成厚壁,增强时显示"指环征",反映了脓肿壁新生的血管。

(三) 治疗

肾脓肿的治疗原则是外科引流,静脉应用抗生素是基础治疗。如早期静脉应用抗生素治疗,在密切观察下,直径<3cm的脓肿可以保守治疗。B超引导下穿刺针吸进行细菌培养可以指导用药。对抗生素治疗无反应的小脓肿或直径3～5cm的脓肿应在B超引导下穿刺引流。直径>5cm的脓肿应考虑手术切开引流。治疗期间应连续进行B超或CT检查,直至脓肿消退。疗效不佳者,除应考虑抗生素敏感问题外,还应想到肾脓肿发展到肾周脓肿的可能。

三、肾周脓肿

(一) 病因

肾周脓肿多由急性肾皮质脓肿溃破入肾周或其他部位感染经血行性播散形成。伴有结石的肾盂积脓比较容易形成肾周脓肿。糖尿病患者容易发生肾周脓肿。病原菌多为大肠埃希菌、变形杆菌和金黄色葡萄球菌。肾周脓肿穿破Gerota筋膜可形成肾旁脓肿。

(二) 诊断

肾周脓肿的临床表现与急性肾盂肾炎类似,但发病较为缓慢和隐匿。1/3以上的患者无发热。约半数患者的腹部或季肋部可触及肿块。

实验室检查可发现血白细胞计数增多、脓尿和血清肌酐增高。血细菌培养的阳性率高于尿细菌培养,可是仅40%的患者致病菌能够被确定。肾周脓肿治疗的最大障碍是诊断的滞后。如治疗得当,急性肾盂肾炎一般4～5天后症状好转,肾周脓肿则需要更长时间。因此,诊断急性肾盂肾炎的患者如腹部或季肋部有肿块,或抗生素治疗4天后发热不缓解,应考虑肾周脓肿的可能性。

肾周脓肿在B超下表现多样,可为整个肾被无回声团块占据,也可为肾周脂肪囊强回声混合的强回声团。典型的X线影像学特征为腰大肌影消失,肾脏轮廓模糊及肾周包块,膈影增高。产气细菌导致的肾周脓肿,可见肾周围出现气泡。CT对肾周脓肿的诊断有特殊的价值,能够清楚地显示感染灶扩散到肾周组织的路径。

(三) 治疗

外科引流是肾周脓肿的主要治疗手段。对无功能肾或感染严重的肾行手术切开引流或肾造瘘,或在B超或CT引导下经皮穿刺引流。抗生素能有效地控制败血症,防止感染的扩散,但不能代替引流。可使用两种抗生素,兼顾革兰染色阴性和阳性细菌。应注意肾周脓肿的并发症,如肠瘘。如同时存在肾盂积脓和肾周脓肿,患者情况良好时可同时引流,否则先引流肾周脓肿,当患者情况改善后再行肾造瘘。

四、肾盂积脓

肾盂积脓是指与肾实质化脓性破坏有关的肾积水感染,且出现全部或几乎全部肾功能丧失。

(一) 诊断

及时诊断和治疗肾盂积脓是挽救肾功能和防止败血症的关键。患者病情通常危重,高热、寒战、季肋部疼痛和压痛。有时患者仅有体温增高和胃肠道不适。患者常有尿路结石、感染或手术史。输尿管完全梗阻时可无菌尿。静脉尿路造影患肾可不显影。B超、CT有助于诊断。

（二）治疗

诊断肾盂积脓后应立即开始抗生素治疗并引流患肾。如置入输尿管导管失败可在 B 超引导下经皮行肾穿刺造瘘引流。患者病情稳定后,应进一步查明上尿路梗阻的原因。

五、黄色肉芽肿性肾盂肾炎

黄色肉芽肿性肾盂肾炎是一种罕见、严重的慢性肾脏感染。黄色肉芽肿性肾盂肾炎的病理特征是充满脂质的泡沫状巨噬细胞积聚,开始于肾盂和肾盏,随后弥漫到肾实质和邻近的组织并产生广泛的破坏。大部分病例为单侧肾受累。在影像学表现上,该病与肾细胞癌相似;在冷冻病理切片检查中,该病也容易与肾透明细胞癌相混淆。

（一）病因

黄色肉芽肿性肾盂肾炎的主要发病因素有尿石症、梗阻和感染等。约 80% 以上患者有尿石症,半数结石为鹿角状结石。上尿路梗阻和大肠埃希菌杆菌感染可以导致组织破坏,巨噬细胞吞噬,脂质物沉积。

（二）病理

肾通常明显增大,轮廓正常。绝大多数病例的病变是弥漫的,也可以是局灶的。镜下特征是充满了脂质的泡沫状巨噬细胞,与淋巴细胞、肥大细胞和浆细胞混合。

（三）诊断

任何年龄均可患本病,但 50~70 岁最常见,女性及糖尿病患者多见,两侧肾受累机会一致。反复尿路感染的患者发现单侧肾增大,无功能或功能很差,伴有结石,有与肾癌难以鉴别的肿块时,应考虑到本病。大部分患者有季肋部疼痛、发热和寒战;体检可触及肾区的包块;高血压、血尿或肝大是少见的表现。

尿常规检查可见脓细胞和蛋白。血常规检查可见贫血。半数患者有肝功能异常。46% 的患者可出现持续的菌尿。最常见的致病菌是变形杆菌和大肠埃希菌。厌氧菌培养可能阳性。部分患者为混合感染,尿培养阴性的患者,其手术标本的组织细菌培养可为阳性。

B 超显示全肾增大,多发的、混有液体回声的低回声团块取代了正常的肾结构。局灶型病例可见肾实性占位。可见肾和输尿管结石。泌尿系平片和静脉尿路造影表现为单侧肾影增大,肾影内有钙化,肾盂内有结石影,结石通常较大;少数患肾无功能或显

影延迟,有肾积水。逆行肾盂造影可以显示梗阻部位,可见肾盂肾盏扩张及不规则的充盈缺损。CT 对诊断黄色肉芽肿性肾盂肾炎很有价值,提高了术前的诊断率。CT 诊断特点方面,弥漫型患者的肾增大,轮廓不清晰,肾盂无法有效分辨。肾窦的脂肪出现明显的减少,并且遭到纤维组织的替代,80% 左右的患者合并结石。其中肾实质存在低密度区,提示无效腔或者肾盏。CT 值取决于患者脂类及脓液之间的比例,增强扫描患者的病灶边缘,因为存在炎症环或者是压缩实质提示强化,坏死区反而无强化。

没有结石的局灶性黄色肉芽肿性肾盂肾炎的诊断比较困难,难与肾细胞癌鉴别,有时也与肾盂癌、肾盂鳞状细胞癌混淆,常导致术前的误诊。

（四）治疗

因黄色肉芽肿性肾盂肾炎在术前常被诊为肾肿瘤,故通常施行根治性肾切除术。如术前不能得到鉴别,应行肾切除术。如术前或术中诊断了本病,可行肾部分切除术。术前抗生素治疗是必需的。

六、肾软斑病

软斑病是一种少见的炎症性疾病,可发生于泌尿生殖道(肾盂、输尿管、膀胱、睾丸等),胃肠道,皮肤,肺,骨骼和肠系膜淋巴结等。

（一）病因

发病机制不清,可能与大肠埃希菌感染和吞噬细胞功能异常有关。

（二）病理

本病的特点是柔软的黄褐色斑块伴有肉芽肿性损害,内含特殊嗜碱性染色的包涵体或 Michaelis-Gutmann 小体的组织细胞。肾脏和膀胱软斑块内的巨噬细胞含有大量免疫反应性 α_1-抗胰蛋白酶,免疫组化染色对早期诊断软斑病有帮助。

（三）诊断

患者年龄多 50 岁以上,尿路受累的男女比例是 1:4。患者通常体质较弱,处于免疫抑制状态,且患有其他慢性疾病。患者可有血尿。B 超可见肾增大,融合的肿块导致肾实质回声增强。静脉尿路造影的典型表现是肾影增大伴有多发充盈缺损。CT增强扫描显示软斑病灶增强低于周围实质的增强。动脉造影显示肿块血管减少,没有外周新生血管形成。本病应与囊性肾病、肾肿瘤、黄色肉芽肿性肾盂肾炎等鉴别。肾多发占位时应想到肾软斑病的可能。

（四）治疗

首选抗生素治疗，氟喹诺酮、磺胺类药、利福平等有效。如抗生素治疗不能控制疾病进展，则进行手术，单侧有症状的肾软斑病可选择肾切除术。

第二节 肾特异性感染

一、肾结核

临床肾结核发病高峰 40~60 岁，社会经济因素仍影响着结核病发病；其临床症状主要为膀胱刺激症状，但不典型肾结核则主要表现为腰痛；既往结核病史可为泌尿系结核诊断提供重要线索。一侧肾结核对侧肾积水所占比例呈下降趋势，尿找抗酸杆菌、B 超仍为泌尿系结核的主要筛查手段，且手术对于中晚期患者仍属必需。

（一）病因

泌尿系结核是最初结核分枝杆菌原发感染时结核分枝杆菌血行播散的结果，肾脏是泌尿系结核原发感染部位，原发感染时结核分枝杆菌经血行到达肾皮质，绝大部分原发感染被控制而不发展成临床肾结核，但结核分枝杆菌可在肾皮质内形成肉芽肿而潜伏长达数十年，当局部免疫力不足时潜伏感染被激活，结核分枝杆菌生长繁殖形成干酪性肉芽肿，朗格汉斯细胞周围包围着淋巴细胞和成纤维细胞，结核分枝杆菌感染的病理过程取决于结核分枝杆菌的毒力和宿主的抵抗力。结核的愈合过程形成纤维组织和钙盐沉积。

（二）病理

肾结核可发展为肾乳头坏死、肾盏茎部或肾盂输尿管交界部狭窄。若形成广泛肾实质钙化、肾实质毁损，最终形成所谓的"肾自截"。结核分枝杆菌在这些钙化病灶内可以休眠潜伏很多年，当机体遇到疾病、外伤、应用皮质激素或免疫抑制剂、患糖尿病或 AIDS 等免疫力降低的情况时，结核分枝杆菌被激活而发展成临床肾结核。

（三）临床表现

肾结核常发生于 20~40 岁的青壮年，男性较女性多见。儿童和老年人发病较少，儿童发病多在 10 岁以上，婴幼儿罕见。约 90% 为单侧性。

肾结核症状取决于肾的病变范围及输尿管、膀胱继发结核病变的严重程度。肾结核早期常无明显症状及影像学改变，只是尿液检查有少量红细胞、白细胞及蛋白，呈酸性，尿中可能发现结核分枝杆菌。

随着病情的发展，可出现下列典型的临床症状表现。

1. **尿频、尿急、尿痛** 是肾结核的典型症状之一。尿频往往最早出现，常是患者就诊时的主诉。最初是因含有结核分枝杆菌的脓尿刺激膀胱黏膜引起，以后当结核病变侵及膀胱壁，发生结核性膀胱炎及溃疡，尿频加剧，并伴有尿急、尿痛。晚期膀胱发生挛缩，容量显著缩小，尿频更加严重，每日排尿次数达数十次，甚至出现尿失禁现象。

2. **血尿** 是肾结核的重要症状，常为终末血尿。主因是结核性膀胱炎及溃疡，在排尿终末膀胱收缩时出血所致。少数肾结核因病变侵及血管，也可以出现全程肉眼血尿；出血严重时，血块通过输尿管偶可引起肾绞痛。肾结核的血尿常在尿频、尿急、尿痛膀胱刺激征发生以后出现，但也有以血尿为初发症状者。

3. **脓尿** 是肾结核的常见症状。肾结核患者均有不同程度的脓尿，严重者尿如洗米水样，内含有干酪样碎屑或絮状物，显微镜下可见大量脓细胞。也可以出现脓血尿或脓尿中混有血丝。

4. **腰痛和肿块** 肾结核虽然主要病变在肾，但一般无明显腰痛。仅少数肾结核病变破坏严重和梗阻，发生结核性脓肾或继发肾周感染，或输尿管被血块、干酪样物质堵塞时，可引起腰部钝痛或绞痛。较大肾积脓或对侧巨大肾积水时，腰部可触及肿块。

5. **男性生殖系统结核** 肾结核男性患者中有 50%~70% 合并生殖系统结核。

6. **全身症状** 肾结核患者的全身症状常不明显。晚期肾结核或合并其他器官活动结核时，可以有发热、盗汗、消瘦、贫血、虚弱、食欲缺乏和红细胞沉降率增快等典型结核症状。严重双肾结核或肾结核对侧肾积水时，可出现贫血、水肿、恶心、呕吐、少尿等慢性肾功能不全的症状，甚至突然发生无尿。

（四）诊断

肾结核是慢性膀胱炎的常见原因，因此，凡是无明显原因的慢性膀胱炎，症状持续存在并逐渐加重，伴有终末血尿；尤其青壮年男性有慢性膀胱炎症状，尿培养无细菌生长，经抗菌药物治疗无明显疗效；附睾有硬结或伴阴囊慢性窦道者，都应该考虑有肾结核的可能。下列检查有助于诊断。

1. **尿检查** 尿呈酸性，尿蛋白阳性，有较多红细胞和白细胞。尿沉淀涂片抗酸染色有 50%~70% 的病例可找到抗酸杆菌，以清晨第 1 次尿的检查阳性率最高，至少连续检查 3 次。若找到抗酸杆菌，不应作为诊断肾结核的唯一依据，因包皮垢杆菌、枯草杆菌也是抗酸杆菌,易和结核分枝杆菌混淆。尿结核分枝杆菌培养时间较长但可靠,阳性率可达90%,这对肾结核的诊断有决定性意义。

2. 影像学诊断　包括 B 超、X 线、CT 及 MRI 等检查。对确诊肾结核,判断病变严重程度,决定治疗方案非常重要。

(1) B 超:简单易行,对于中晚期病例可初步确定病变部位,常显示患肾结构紊乱,有钙化则显示强回声,B 超也较容易发现对侧肾积水及膀胱有无挛缩。

(2) X 线检查:泌尿系统平片(KUB)可能见到患肾局灶或斑点状钙化影或全肾广泛钙化。局限的钙化灶应与肾结石鉴别。静脉尿路造影(IVU)可以了解分侧肾功能、病变程度与范围,对肾结核治疗方案的选择必不可少。早期表现为肾盏边缘不光滑如虫蛀状,随着病变进展,肾盏失去杯形,不规则扩大或模糊变形。若肾盏颈纤维化狭窄或完全闭塞时,可见空洞充盈不全或完全不显影。肾结核广泛破坏肾功能丧失时,患肾表现为"无功能",不能显示出典型的结核破坏性病变。根据临床表现,如果尿内找见结核分枝杆菌,静脉尿路造影一侧肾正常,另一侧"无功能"未显影,虽造影不能显示典型的结核性破坏病变,也可以确诊肾结核。逆行尿路造影可以显示患肾空洞性破坏,输尿管僵硬,管腔节段性狭窄且边缘不整。

(3) CT 和 MRI:CT 对中晚期肾结核能清楚地显示扩大的肾盏肾盂、皮质空洞及钙化灶,三维成像还可以显示输尿管全长病变。MRI 水成像对诊断肾结核对侧肾积水有独到之处。在双肾结核或肾结核对侧肾积水,静脉尿路造影显影不良时,CT 及 MRI 有助于确定诊断。

延误肾结核的诊断,临床上常见有下列两种情况:其一是满足于膀胱炎的诊治,长时间使用一般抗感染药物而疗效不佳时,却未进一步追查引起膀胱炎的原因。其二是发现男性生殖系统结核,尤其附睾结核,而不了解男性生殖系统结核常与肾结核同时存在,未做尿检查和尿找抗酸杆菌检查,有时还应做静脉尿路造影检查。

3. 鉴别诊断　肾结核主要需与非特异性膀胱炎和泌尿系统其他引起血尿的疾病进行鉴别。

肾结核引起的结核性膀胱炎,症状常以尿频开始,膀胱刺激征长期存在并进行性加重,一般抗生素治疗无效。非特异性膀胱炎主要系大肠埃希菌感染,多见于女性,发病突然,开始即有显著的尿频、尿急、尿痛,经抗感染治疗后症状很快缓解或消失,病程短促,但易反复发作。

肾结核血尿的特点是常在膀胱刺激征存在一段时间后才出现,以终末血尿多见,这和泌尿系统其他疾病引起血尿不同。泌尿系肿瘤引起的血尿常为全程无痛性肉眼血尿。肾、输尿管结石引起的血尿常伴有肾绞痛;膀胱结石引起的血尿,排尿有时尿线突然中断,并伴有尿道内剧烈疼痛。非特异性膀胱炎的血尿主要在急性阶段出现,血尿常与膀胱刺激征同时发生。但最主要的是肾结核的尿中可以找见抗酸杆菌或尿结核分枝杆菌培养阳性,而其他疾病的尿中不会发现。

(五) 治疗

肾结核是全身结核病的一部分,治疗时应注意全身治疗,包括营养、休息、环境、避免劳累等。临床肾结核是进行性、破坏性病变,不经治疗不能自愈,在有效抗结核药物问世之前,死亡率很高,主要治疗手段是切除患肾。随着链霉素(streptomycin)、异烟肼(isoniazid)、利福平(rifampicin)、吡嗪酰胺(pyrazinamide)等抗结核药物相继应用于临床治疗以后,对肾结核的治疗效果有了很大提高。肾结核的治疗应根据患者全身和患肾情况,选择药物治疗或手术治疗。

1. 药物治疗　适用于早期肾结核,如尿中有结核分枝杆菌而影像学上肾盏、肾盂无明显改变,或仅见 1、2 个肾盏呈不规则虫蛀状,在正确应用抗结核药物治疗后多能治愈。抗结核药物种类很多,首选药物有吡嗪酰胺、异烟肼、利福平和链霉素等杀菌药物,其他如乙胺丁醇、环丝氨酸、乙硫异烟胺等制菌药为二线药物。

2. 目前常用抗结核药物治疗方法　吡嗪酰胺 1.0~1.5g/d(2 个月为限,避免肝毒性),异烟肼 300mg/d,利福平 600mg/d,维生素 C 1.0g/d,维生素 B₆ 60mg/d 顿服,睡前服药同时喝牛奶,有助于耐受药物。如果膀胱病变广泛,膀胱刺激征严重,头 2 个月可加用肌内注射链霉素(需做皮试) 1.0g/d,服用吡嗪酰胺 2 个月后改用乙胺丁醇 1.0g/d。因抗结核药物多数有肝毒性,用药期间应同时服用保肝药物,并定期检查肝功能。链霉素对第Ⅷ对脑神经有损害,影响听力,一旦发现应立即停药。

药物治疗最好用 3 种药物联合服用的方法,并且药量要充分,疗程要足够长,早期病例用药 6~9 个月,有可能治愈。实践证明,药物治疗失败的主要原因是治疗不彻底。治疗中应每月检查尿常规和尿找抗酸杆菌，必要时行尿路静脉造影，以观察治疗效果。连续半年尿中未找见结核分枝杆菌称为稳定阴转。5 年不复发即可认为治愈，但如果有明显膀胱结核或伴有其他器官结核，随诊时间需延长至 10～20 年或更长。

3. 手术治疗　凡药物治疗 6～9 个月无效，肾结核破坏严重者，应在药物治疗的配合下行手术治疗。肾切除术前抗结核治疗不应少于 2 周。

（1）肾切除术：肾结核破坏严重，而对侧肾正常，应切除患肾。双侧肾结核一侧广泛破坏呈"无功能"状态，另一侧病变较轻，在抗结核药物治疗一段时间后，择期切除严重的一侧患肾。肾结核对侧肾积水，如果积水肾功能代偿不良，应先引流肾积水，保护肾功能，待肾功能好转后再切除无功能的患肾。

（2）保留肾组织的肾结核手术：如肾部分切除术，病灶局限于肾的一极。结核病灶清除术，适于局限于肾实质表面闭合性的结核性脓肿，与肾集合系统不相通。上述结核病变经抗结核药物治疗 3～6 个月无好转，可考虑做此类手术。近年这类手术已很少采用。

二、肾包虫病

包虫病是由细粒棘球绦虫的幼虫引起的寄生虫感染，是一种流行于畜牧业发达地区的人兽共患病。

（一）病理

细粒棘球绦虫成虫寄生在犬的小肠，虫卵随犬粪排出，羊、猪或人吞食虫卵后成为该虫的中间宿主。幼虫孵出后，穿透十二指肠壁小静脉，随血流进入肝脏，逃脱的幼虫接着进入肺，极少的病原体最终进入体循环感染肾。肾包虫病的囊泡通常单一定位在皮质，棘球蚴囊充满了液体，有很强的抗原性；囊壁有 3 层，内层为生发层，生成生发囊并不断增加，在生发囊里长出大量从生发层发育成的原头蚴。

（二）诊断

含囊泡的包虫囊肿生长非常缓慢，大部分患者无症状，可有上腹部包块、钝痛，偶有血尿。罕有囊泡破入集合系统，出现严重肾绞痛，尿液中有葡萄皮样的囊皮。

如在尿液里能检查出子囊或囊泡的碎片即可确诊。少半患者有血嗜酸性粒细胞增多。酶联免疫吸附试验检测金葡萄球菌 A 蛋白（SPA-ELISA）阳性率92%，敏感性高，准确性好。

B 超通常显示多囊或多房的团块。静脉尿路造影可能见到厚壁囊性团块，有时可见钙化。CT 典型表现是一个囊性占位中有分散的圆形子囊及边界清楚的强化的膜；不典型表现是一个壁厚的多房囊性占位。

（三）治疗

外科手术是肾包虫病的主要治疗方法。应完整摘除囊泡，避免破裂以减少种植和再发的机会。为预防手术前后的种植和再发，可使用甲苯达唑、吡喹酮、阿苯达唑等。

三、肾真菌感染

真菌可以通过血源性传播从其他部位感染灶或胃肠道进入肾，出现真菌尿、肾脓肿或肾周脓肿。50% 为白色念珠菌。留置导尿管、抗生素治疗、糖尿病、住院和免疫抑制是真菌感染的易感因素。

由于真菌感染的侵袭性和隐秘性，肾脏真菌感染可以无症状，也可以表现为肾盂肾炎的症状。无症状真菌尿常见，显微镜下可见真菌芽孢或假菌丝。肾脏真菌感染的超声表现：初始为肾失去正常形态，可见回声减低区，其内血流稀疏，随病情发展，肾周包膜下有异常无回声区，无回声区内可有点状或片状稍高回声，或出现肾盂积水征象。本病需与肾占位、肾结核等相鉴别：肾占位，实质性回声肿块，多呈圆形或椭圆形，边界清晰，一般可见包膜，其内可见血流信号，而真菌感染病灶边界不如肾占位清晰；肾结核，肾的形态饱满不规则，其内可出现囊状无回声区，内有云雾状回声，囊壁厚薄不均，囊内壁有不均匀的斑片状强回声及肾内纤维化或钙化产生的强回声，可资鉴别。

在抗真菌治疗前，应祛除易感因素。大多数无症状真菌尿无须治疗，可能自行清除。有症状的或泌尿系手术前的真菌尿患者需要治疗。口服药物可有效治疗真菌尿。氟康唑容易被胃肠道吸收并主要以原形在尿液排出，首日口服 200mg，之后每日 100mg，共 10～14 天。常见的不良反应有恶心、头痛、皮疹、腹痛、呕吐和腹泻。肾念珠菌病和播散性感染的患者通常用两性霉素 B 静脉治疗，但肾功能不全者应慎用。上尿路梗阻的患者易患真菌尿，可通过经皮肾造瘘管滴入含抗真菌药的冲洗液。

（张凯　潘柏年　那彦群）

参 考 文 献

1. 吴阶平.吴阶平泌尿外科学.济南:山东科学技术出版社,2004:551-644.
2. 陈颖,武琳妍,韩长瑞.黄色肉芽肿性肾盂肾炎的 CT 诊断分析.中国全科医学,2016,19(12):381-382.
3. 黄海超,李昕,金杰.239 例肾结核的发病情况及临床症状.北京大学学报(医学版),2013,45(4):600-604.
4. 齐祥飞,周爱云,朱皖,等.超声诊断肾脏真菌感染 1 例.中国介入影像与治疗学,2016,13(3):192.

3

第 十 七 章

肾 损 伤

第一节 肾损伤的分类与发生机制

一、病因与分类

（一）闭合性损伤

造成肾脏闭合性损伤的外力因素可以是直接外力，也可以是间接外力。直接外力引起的闭合性损伤往往是钝性外力直接撞击腹部、腰部或背部造成的肾实质损伤。由交通事故、体育活动撞击或暴力冲突等产生的外力挤压肾，并导致肾与脊柱、肋骨相撞引起肾实质损伤或裂伤。

间接外力引起的闭合性损伤主要是指身体剧烈运动或体位变化导致的肾实质损伤。机动车突然减速、高处坠落等可以诱发瞬间的肾脏过度活动，进而导致肾实质裂伤、肾血管内膜撕脱或肾盂输尿管连接部断裂等。由于轻微外力引起肾损伤的患者往往提示其肾可能存在某种先天性或病理性改变如肾盂输尿管连接部狭窄导致的肾积水、肾肿瘤等。

（二）开放性损伤

开放性肾损伤主要以刀刺伤、枪击伤多见。刀刺伤引起的肾损伤往往为肾贯通伤，严重时可以同时穿透肾实质、集合系统及肾血管。此外，肾损伤的程度与刀具或匕首的长短、粗细、刺入部位和深度密切相关。枪击伤引起的肾贯通伤通常伴有延迟性出血、尿外渗、感染及脓肿形成等表现。这是由于子弹穿过肾可产生放射性或爆炸性能量，其气流冲击作用使软组织呈洞状损坏，其组织破坏程度与发射子弹的速度相关，并易出现延迟性组织坏死。

（三）医源性损伤

医源性损伤是指在疾病诊断或治疗过程中发生的肾损伤。如体外冲击波碎石、肾盂输尿管镜、经皮肾镜及腹腔镜检查或治疗时造成的损伤。常见的医源性肾损伤是肾血管损伤引起的大量出血、肾实质损伤引起的肾周血肿、肾裂伤及肾的集合系统损伤引起的尿外渗等。

（四）自发性肾破裂

自发性肾破裂是指在无明显外伤情况下突然发生的肾实质、集合系统或肾血管的损伤，临床较罕见。自发性肾破裂的发生往往由肾本身病变所致，如巨大肾错构瘤或肾癌、肾动脉瘤、肾积水及肾囊肿等疾病引起。

二、发病机制

肾损伤的发生机制和肾损伤的分类密切相关。

对于闭合性肾损伤的患者来讲，直接外力和间接外力引起损伤的机制也有所不同。直接外力引起的闭合性肾损伤是由于肾局部承受的压力突然增加导致肾脏移位并撞击邻近骨骼，或肾被膜破裂而产生。间接外力引起的闭合性肾损伤主要是由于肾随着呼吸正常活动的范围突然加大导致肾过度活动而产生。

显而易见，开放性肾损伤的发生就是肾直接受到外界创伤的结果。一般认为，贯通性肾损伤约80%同时合并多处脏器的损伤。肾损伤的发生机制也与是否发生泌尿系以外的脏器损伤相关，腹部贯通伤涉及肾的占 6%～17%。文献报道贯通性肾损伤合并胸腔或腹腔脏器损伤的比例高达 85%～95%。而贯通性肾损伤的发生与体表受伤的部位相关。当刀刺进入部位在腋前线或腋后线时，肾损伤同时合并其他脏器损伤的仅占 12%。

肾蒂血管损伤的发生主要见于开放性肾损伤的患者，但是也有 20% 左右闭合性肾损伤的患者可以表现为肾血管损伤。国内外的文献报道显示在肾蒂血管损伤的患者中,肾动脉、肾静脉均损伤者占47%,肾静脉损伤者占34%,而肾动脉损伤者仅占19%。

第二节 肾损伤的诊断与分级

一、诊 断

在肾损伤的诊断中最主要的一项内容就是创伤或外伤史的了解,同时配合全面的体格检查和各种辅助检查对患者进行全面的评估,获得明确的诊断。

1. 创伤史 创伤史的了解应该首先考虑患者的受伤程度和病情的危急状况,尽可能在较短的时间内了解外伤或创伤现场的情况,有无体表创伤的发生,体表创伤的部位,深度和利器的种类。无论损伤是来自钝器直接暴力或刀刺贯通伤,根据体表解剖特点,如果受伤部位是从后背、侧腰部、上腹部或下胸部,均可能导致肾损伤。贯通伤的利器或子弹类型等也是询问并记录的重要内容,这不仅可评估损伤程度,也有助于考虑对失去血供组织清创术的范围。如因机动车交通事故所致,需了解机动车车速、伤者是司机、乘客或是行人。高处坠落伤应了解坠落高度及坠落现场地面情况。无论是机动车或高处坠落突然减速致伤,虽然未出现血尿也不能忽略有肾损伤的可能,必须进一步检查以明确有无肾损伤和是否需要外科治疗。

2. 临床表现 患者受到各种创伤后的临床表现非常复杂,同时临床表现会随时发生变化,因此在了解创伤史的同时应该掌握其临床表现的特征,做到不延误治疗时机的目的。

(1) 休克:患者受到各种创伤后发生的休克分为创伤性休克和失血性休克。创伤性休克是由于创伤后腹腔神经丛受到创伤引起的强烈刺激,导致血管张力下降和心排血量下降出现暂时性血压下降所致,一般情况下经输液治疗后可以获得恢复。而失血性休克是因为肾损伤伴随的大量出血和血容量的减少导致血压下降,需要及时输血补充患者的血容量,并同时采用各种方法止血,迅速达到救治目的。

(2) 血尿:尽管血尿被认为是肾损伤最常见,也是最重要的临床表现,但是我们不能忽略的是有5%~10%肾损伤的患者可以暂时没有血尿的表现。出现肉眼血尿通常预示患者有较严重的肾损伤,但是血尿的严重程度并不完全和损伤机制及肾损伤的程度相关。某些重度肾损伤如肾血管断裂、肾盂输尿管连接部破裂、输尿管断裂或血块阻塞输尿管,可能表现为镜下血尿,甚至无血尿。而在受到创伤前明确有肾疾病的患者如肾肿瘤、肾血管畸形、肾囊肿等,有时较轻的创伤也会出现不同程度的血尿。

(3) 疼痛:往往是患者受到外伤之后的第1个症状。一般情况下,疼痛部位和程度与受创伤的部位和程度是一致的。疼痛症状可以由肾被膜下出血导致的张力增加引起,表现为腹部或伤侧腰部的剧烈胀痛等疼痛症状。输尿管血块梗阻引起的疼痛常表现为钝痛。血块在输尿管内移动可导致痉挛,出现肾绞痛症状。肾损伤后出现的肾周血肿和尿外渗通常伴随明显的进行性的局部胀痛,在部分患者可以触及腰部或侧腹部肿块。

如果肾损伤引起的出血仅局限于腹膜后,疼痛症状以腰肌紧张、僵直及较剧烈的疼痛为主。如果腹膜后血肿或尿液刺激腹膜或后腹膜破裂,血肿进入腹膜腔就会出现明显的腹痛和腹膜刺激征。同时合并腹腔脏器损伤的患者也会表现为明显的腹膜刺激征,但是应注意的是,出现腹膜刺激征并非一定有腹腔脏器损伤。在我国1项250例肾损伤中有腰痛症状者占96%,有腹膜刺激者占30%,而合并有腹腔脏器损伤者仅占8.8%。

(4) 多脏器损伤:肾损伤合并其他脏器损伤的发生率和创伤部位与创伤程度有关。与肾损伤同时出现的合并伤主要涉及与肾相邻的脏器如肝、脾、胰腺、胸腔、腔静脉、主动脉、胃肠道、骨骼及神经系统等。有合并伤的肾损伤患者其临床表现更为复杂。合并腹腔内脏器损伤者主要表现为急腹症及腹胀等症状。合并胸腔脏器损伤者多表现为呼吸循环系统症状。合并大血管损伤的患者可以表现为失血性休克,合并不同部位骨折及神经系统损伤的患者也会出现相应的临床表现。国内近期多篇报道肾损伤合并其他脏器损伤占14%~41%,而国外报道明显高于国内,闭合性损伤合并其他脏器损伤者44%~100%。贯通性肾损伤合并腹腔胸腔脏器损伤者80%~95%,其中枪伤全部合并其他脏器损伤。

3. 体格检查 对所有创伤患者首先应该积极监测各项生命体征的变化。定时监测患者的血压、脉搏、呼吸及意识等。如果患者的收缩压<90mmHg应该考虑有发生休克的可能。在进行全面体格检查时,注意观察创伤的部位和创伤程度。如果受伤部位在下胸部、上腹部、腰部并伴随有血尿等症状时,应考虑有肾损伤的可能。腰部或腹部触及肿块表明有严重肾损伤和腹膜后出血的可能。对于体表或体

内有利器残留的患者,应该观察利器扎入体内的深度,是否伴随有出血或尿液样体液的流出,以及利器是否随呼吸移动等特征。

因肾损伤同时合并腹部脏器损伤发生率高达80%,临床检查时要出外是否合并腹部脏器损伤。对于已经明确有腹部脏器损伤的患者,应该注意有无同时发生肾损伤的可能。

4. 尿液检查与分析 对于疑有肾损伤的患者应尽早获取尿液标本进行检测,判断有无血尿的发生。血尿的判断分为肉眼血尿和镜下血尿两种,出现肉眼血尿的患者同时还应该通过血尿的状况,如有无血块等初步判断出出血量的多少及是否需要留置尿管进行膀胱冲洗等。尿液标本收取过程中应该特别注意收集伤后第1次尿液进行检测,因为有些伤者在受伤后第1次排尿为血尿,而之后的几次排尿由于输尿管血块堵塞的原因出现暂时性血尿消失的现象。

5. 影像学检查 影像学检查包括腹部平片、静脉尿路造影、计算机断层扫描(CT)、肾动脉造影、超声检查、磁共振成像(MRI)及逆行造影等各种类型检查手段。

(1) B超:由于B超检查的普及以及快捷方便的特点,对于怀疑有肾损伤,尤其是闭合性损伤的患者应该尽早进行B超检查。必要时可以反复进行B超检查进行动态对比,目的就是对肾损伤获得早期诊断。由于方便可靠的特点,在肾损伤的影像学检查中B超检查被认为是首选检查手段。

B超检查可以判断肾的体积或大小的变化,有无严重肾实质损伤的存在,肾血管的血流是否正常等,同时也能够对肾有无积水,肿瘤占位等病变做出判断。对造影剂过敏、不能接受X线检查的患者(如妊娠妇女)及有群体伤员时可以作为一种筛查性手段。

(2) 腹部平片与静脉尿路造影:腹部平片应包括双肾区、双侧输尿管及膀胱区。在获得腹部平片后应该首先观察骨骼系统有无异常、伤侧膈肌是否增高等泌尿系之外的变化,及时判断有无多脏器损伤的可能。对于开放性肾损伤的患者,通过腹部平片还可以了解体内有无金属利器,断裂刀具及子弹或碎弹片的残留。

静脉尿路造影通常采用大剂量造影剂快速静脉推入后连续观察的手段。当静脉尿路造影显示患肾不显影表明功能严重受损,可能为肾损伤严重或肾动脉栓塞,而肾动脉栓塞的可能性约占50%。

(3) CT:对肾周血肿及尿外渗范围的判断能力均优于静脉尿路造影。采用增强扫描可观察肾实质缺损部位、程度,辨别有无肾动脉或分支的损伤和栓塞。采用螺旋CT可更清晰地显示复杂肾损伤的生理解剖学图像。CT应包括全腹及盆腔,必要时口服对比剂或灌肠以排除胃肠道的破裂,达到了解腹膜内脏器有无合并伤的目的,为重度肾损伤患者是否能采用非手术治疗提供更多信息,避免过多开放手术导致肾切除的风险,尤其是孤立肾及双肾损伤患者。

CT平扫对创伤部位、深度、肾血管损伤,有无尿外渗及肾功能的判断效果差,常需增强扫描补充。临床经验认为无论是闭合性还是贯通性损伤常常以CT作为首选,减少过多地搬动患者,并能为医生对病情判断提供更快更有价值的信息。

二、分 级

肾损伤的分级在肾损伤的诊断与治疗中意义重大,对肾损伤严重程度的正确评估是制订合理的进一步检查和处理措施的基础。而根据肾损伤的分级判断患者能否进行进一步检查,选择何种治疗手段,最大限度地达到救治患者及保护患肾的目的。

最初肾损伤按其损伤机制进行分类,即分为闭合性损伤及贯通性损伤,其中包括医源性损伤及自发性肾破裂等。肾创伤有多种分类,而其中被广泛接受和使用的分类(表17-1)是美国创伤外科协会提出的。

表 17-1 美国创伤外科协会肾创伤分级

级别	分型	临床表现
I	挫伤	肉眼或镜下血尿,其他泌尿系检查正常
	血肿	无肾实质裂伤的包膜下血肿
II	血肿	腹膜后肾周血肿
	撕裂伤	<1cm的肾皮质裂伤,无尿外渗
III	撕裂伤	>1cm的肾皮质裂伤,无尿外渗及集合系统裂伤
IV	撕裂伤	肾皮质,髓质及集合系统全层裂伤
	血管	肾动脉或静脉主干损伤,伴有出血
V	撕裂伤	肾碎裂
	血管	肾蒂撕脱伤,肾无血供

为了临床诊治的方便,有学者提出肾损伤只分轻度和重度。轻度损伤为肾挫伤、被膜下少量血肿、

肾浅表裂伤。重度损伤为肾深层实质裂伤、裂伤深达髓质及集合系统、肾血管肾蒂损伤、肾破碎、肾周大量血肿。并认为轻度损伤占70%，破碎肾和肾蒂损伤占10%~15%。也有学者将肾损伤分为轻度、中度、重度。轻度为肾挫伤和小裂伤占70%，中度为较大裂伤，约占20%，重度为破碎伤及肾蒂损伤，约占10%。

然而，这些分级及分类方法只是根据肾本身的损伤程度限定的，并不完全反映伤者的整体状况。创伤患者的特点和整体状况密切相关，如肾损伤常常同时合并多脏器的损伤。然而，目前关注更多的问题是对肾损伤的评估应该建立在对患者全身状况正确评估的基础上，尤其是合并多脏器损伤的患者，在进一步的临床检查和治疗过程中常常需要多个科室医师的密切配合。因此，不论何种肾损伤的分级方法都不能替代对患者全身状况的评估。

第三节　肾损伤的治疗

在肾损伤的临床治疗中，如何选择手术时机和手术方法一直都是泌尿外科医师关注的问题。在决定治疗方式之前，更重要的一点就是需要判断患者是否具有手术适应证。而手术适应证的判断主要是根据患者的创伤史、损伤的种类与程度、送入急诊室后的临床表现及全面检查的结果决定。

一、急诊救治

实际上，对送入急诊室的创伤患者来讲，临床治疗和检查是同步进行的。通过对血压、脉搏、呼吸及体温等生命体征的监测，需要立即决定患者是否需要输血、输液或复苏处理。在询问创伤史的同时，完成各项常规检查。根据创伤的分类即闭合性或开放性损伤，初步判断患者是单纯肾损伤还是多脏器损伤。对于仅怀疑为单纯肾损伤的患者，应该根据患者有无血尿及血尿常规检查和B超等辅助检查的结果决定患者进一步的治疗计划。如果是多脏器损伤需要与相关科室的医师取得联系，共同决定下一步临床检查的内容和救治方案。

二、非手术治疗

肾闭合性损伤的患者90%以上可以通过非手术治疗获得治疗效果。近年来随着影像技术的进展与普及，尤其是CT检查，对闭合性肾损伤患者肾损伤的程度能够获得明确的判断，手术探查发生率明

显下降。手术探查往往会出现难以控制的出血而导致患肾切除，因此，需要严格把握手术探查的适应证。一般认为接受非手术治疗的患者应该具备以下条件：①各项生命体征平稳；②闭合性损伤；③影像学检查结果显示肾损伤分期为Ⅰ、Ⅱ期的轻度损伤；④无多脏器损伤的发生。

在非手术治疗期间应密切观察各项生命体征是否平稳，采取输液，必要时输血补充血容量和维持水电解质平衡等支持疗法，并给以抗生素预防感染。注意血尿的轻重腹部肿块扩展及血红蛋白、血细胞比容的改变。患者尿量减少，要注意患者有无休克或伤后休克期过长发生急性肾衰竭的可能。患者有先天性畸形或伤前有病理性肾病如先天性孤立肾，对侧肾有病理性肾功能丧失而发生肾血管栓塞，尿路血块梗阻等均可导致尿量减少或无尿。必要时进行影像学检查或复查，随时对肾损伤是否出现进展或并发症进行临床判断和救治。在观察期间病情有恶化趋势时应及时处理或手术探查。

接受非手术治疗的患者需要绝对卧床2周以上，直到尿液变清，并限制活动直至镜下血尿消失。因伤后损伤组织脆弱，或局部血肿，尿外渗易发生感染，因此往往在伤后1~3周内因活动不当常可导致继发出血。

三、介入治疗

随着血管外科介入治疗的发展，越来越多的肾损伤患者可以通过介入治疗获得明确的效果。当肾损伤合并出血但血流动力学平稳，由于其他损伤不适宜开腹探查或延迟性再出血，术后肾动静脉瘘及肾动脉分支损伤，均可采用选择性动脉插管技术，在动脉造影的同时栓塞出血的肾动脉。由于介入治疗失败后还存在外科治疗的可能，因此对暂时不具备外科治疗适应证，同时存在出血风险的患者可以考虑进行血管造影及介入治疗。目前介入治疗可以达到超选择性血管栓塞的效果，对止血及保护肾功能都具有临床意义。介入治疗尤其适用于对侧肾缺如，或对侧肾功能不全的肾损伤患者。肾损伤患者介入治疗后需要卧床休养和观察，在此期间一旦病情发生变化需要外科治疗时应该积极准备下一步外科治疗的实施。

四、外科治疗

对于肾损伤患者，在决定外科治疗时应该考虑的几个问题是该患者是否需要手术治疗，手术治疗

的目的是外科探查还是目标明确的肾修补术。在外科治疗之前一定要明确对侧肾的状况,同时要告知患者及其家属伤侧肾有切除的可能。因为不论是手术探查还是肾修补术,手术前都很难判断伤侧肾的具体情况,必要时术者需要术中和向患者家属交代病情,决定手术方式。

1. 外科探查 外科探查主要见于以下几种状况。

(1) 难以控制的出血:由于肾外伤导致大量的持续性显性出血或全身支持疗法不能矫正休克状态的患者,应立即手术止血挽救生命。可以在手术中进行静脉尿路造影了解双肾功能。

(2) 腹部多脏器损伤:是手术的适应证。肾损伤往往伴有腹部多脏器损伤。腹部多脏器损伤采用CT、超声波等综合诊断后可以进行手术,同时探查肾损伤状况。

(3) 大量尿外渗:尿外渗是由于肾损伤导致肾的集合系统包括肾盂、输尿管连接部损伤断裂所致。少量的尿外渗大部分可以自然愈合,大量的尿外渗可形成尿性囊肿,若继发感染后导致脓肿及肾出血。肾损伤后出现大量尿外渗的患者,应该积极进行手术探查尽早修补集合系统的损伤。

2. 外科探查原则

(1) 外科探查前或打开腹膜后血肿前未作影像学检查者应手术中行大剂量静脉尿路造影,了解肾损伤严重程度及对侧肾功能。对侧肾脏有病理性改变及先天缺如者应尽力保留伤肾。对侧肾功能正常者原则上也需尽力保留,不能轻易切除伤肾。

(2) 在打开后腹膜清除肾周血肿暴露肾脏前必须控制肾的血液循环,以避免出现难以控制的出血而导致生命危险及患肾切除。

(3) 探查时肾血管控制温缺血时间不应超过60分钟,如超时需用无菌冰块降温,并给予肌苷以保护肾功能的恢复。

(4) 暴露整个肾并仔细检查肾实质、肾盂、输尿管及肾血管,并评估损伤程度,注意有无失去活力组织及尿外渗。

(5) 需彻底清创,尤其是因枪伤所致的肾损伤。清除因子弹爆炸效应出现的组织缺血坏死,可减少术后感染、出血及高血压等并发症。

(6) 腹膜后留置导管引流。因肾损伤常累及集合系统,术后尿外渗及渗血可经引流管导出,避免术后尿性囊肿及感染等并发症。

3. 外科探查手术入路

(1) 急性肾创伤的手术探查最好采取经腹途径,以便探查腹腔脏器和肠管。通常取剑突下至耻骨的腹正中切口,此入路能在打开肾周筋膜清理血肿前较易游离并控制双肾的动脉及静脉。

(2) 迅速进入腹腔,在出血不严重时探查腹腔脏器并可修补。在探查肾之前,如有必要,应先对大血管、肝、脾、胰腺和肠管创伤进行探查及处理。当出血证实主要来自肾应尽快暴露肾血管及肾控制出血。

(3) 由于腹膜后有大量血肿使正常解剖关系破坏变形,需仔细辨别标志。可提起小肠暴露后腹膜,在肠系膜下动脉、主动脉前壁向下剪开后腹膜。血肿过大难以辨认主动脉时可以肠系膜静脉作为标志,去除血肿找到主动脉前壁向下剪开后腹膜。

(4) 从左肾静脉与下腔静脉连接处提起左肾静脉较易暴露双侧肾动脉和腹主动脉。游离双肾的动脉静脉,注意约25%的患者双侧有多个肾动脉而15%的患者有多个肾静脉。多个肾静脉者约80%发生在右侧肾。

(5) 将游离的肾血管分别用橡皮带提起或用无损伤血管钳夹住。确保肾血管已得到控制后,提起伤肾侧结肠,剪开侧腹膜并打开肾周筋膜清理肾周血肿并完全暴露肾,观察肾损伤程度及范围。也可分别从升结肠或降结肠外侧腹膜处剪开上至肝区或脾区,将结肠推向中线,暴露肾血管。

4. 肾修补缝合术和肾部分切除术 当肾裂伤比较局限时可行肾修补缝合术控制出血。在肾上极或下极有严重裂伤也可采用肾部分切除术。在控制肾血管及暴露肾之后,剥离肾包膜并尽可能保留肾包膜,锐性清除破碎及无活力组织。肾创伤断面有撕裂肾盏或肾盂及较大血管可用蚊式钳夹住并以4-0号可吸收铬制线间断缝扎关闭破碎集合系统及止血。再以2-0号铬制缝线通过肾包膜贯穿褥式缝合裂开肾实质,以游离的包膜遮盖肾裂伤处,避免术后出血。结扎缝线时应松紧适度,于裂伤及缝线处置垫备好的脂肪或可吸收明胶海绵,避免结扎缝线用力过度,撕裂肾实质。包膜短缺也可用带蒂网膜或邻近裂伤处腹膜遮盖创面并缝合止血。网膜中间切开勿损伤主要血管。将其网膜片由外侧裹向前方,可用1-0号可吸收肠线绑扎数道避免大网膜滑脱。开放肾循环观察无出血后,冲洗伤口并腹膜后留置引流管1根,缝合伤口。大网膜包裹伤肾,取材方便,能增加伤肾血供,可促进其恢复。

肾损伤后的修复技术可影响损伤的愈合。过多的缝合肾实质可能导致局部压迫性坏死，破坏肾实质的结构。因此尽可能缝合肾包膜而少缝肾实质。包膜不够时可用腹膜或大网膜移植皮片或特殊结构网套（polyglycolic，聚乙醇酸网）包绕肾。应用该网套60天可完全吸收。肾被膜重建完整而用肠线缝合3个月仍有肠线残留且伴炎性反应。因此采用合成缝线较铬制肠线更佳。

5. 肾切除术　术中发生难以控制的出血，肾蒂损伤，集合系统断裂无法修复与吻合，或肾栓塞时间过长，功能难以恢复时，在对侧肾功能良好的情况下可考虑肾切除术。以肾蒂钳双重钳夹肾蒂，剪断肾蒂血管，用10号丝线双重结扎及缝扎肾蒂血管，钳夹及剪断上段输尿管，以7号丝线结扎输尿管远端。切除伤肾后清除血肿并冲洗肾窝，如止血充分可不置引流管。如放置引流可于术后1~3天拔除。

6. 肾切除术的适应证　肾创伤修补术受很多因素影响。体温低、凝血功能差的病情不稳定患者，如果对侧肾功能良好则不应冒险进行肾修补术。如前所述，24小时内有计划的紧急处理（包扎伤口、控制出血和纠正代谢和凝血异常）为治疗提供了选择机会。对于广泛肾创伤，如行肾修补术危及患者生命时，应立即采取完整肾切除术。Nash和同伴回顾由于肾创伤行肾切除术的病例时发现，77%的肾切除是因为肾实质、血管创伤和严重的复合伤，其余的23%是在肾修补术中因血流动力学不稳定而被迫施行肾切除术。

7. 肾损伤外科治疗术后观察要点

（1）注意观察生命体征，包括血压、脉搏、体温、尿量、尿颜色、伤口出血、血红蛋白、血细胞比容等变化，必要时可用巴曲亭等止血药物。

（2）保持卧床2周以上，直到尿液变清。

（3）引流管无血性液体或尿外渗等分泌物排出可于术后5~10天拔除。

（4）采用抗感染治疗1个月。

（5）定期检测肾功能及影像学检查。

（6）观察可能发生的并发症，如延迟性出血、局部血肿、尿性囊肿、脓肿形成及高血压等，必要时应用超声及CT检查。根据不同情况选用穿刺引流，选择性肾动脉栓塞或再次手术肾切除等方法治疗。

五、医源性损伤的救治

在医源性损伤的救治过程中，及时明确诊断非常重要。由于医源性损伤主要是由于各种腔镜操作不当引起，因此规范化的腔镜操作是预防医源性损伤的唯一途径。一旦发生医源性损伤，应该及时进行治疗，以免延误最佳治疗时机。

1. 肾血管损伤引起的大量出血　腔镜操作引起肾血管或腔静脉损伤并继发的大量出血往往来势迅猛，突然之间腔镜的视野全部被出血掩盖。这时就需要迅速判断可能的出血部位。经过迅速的腔内处理仍然达不到止血效果时应该及时改开放手术，在清晰的视野下完成损伤血管的修复手术。

腹腔镜操作引起肾静脉或腔静脉损伤的另一个特点是由于气腹的高压状态，即使发生了损伤也有可能无明显的出血。当解除或降低气腹压力后，才能表现出明显的出血。对于这类状况最好的处理也是及时发现出血，可以在降低气腹压力后再次观察，或及时观察引流管的引流液，一旦确认有活动性出血应该积极处理。

2. 肾周血肿、肾裂伤或尿外渗　腔镜操作引起的肾周血肿、肾裂伤或尿外渗一般通过手术中的缝合处理都能够达到救治的目的，但是需要引起重视的是手术后应该按照肾外伤的处理原则观察引流液的状况、必要的卧床休息和追加的抗感染治疗。

第四节　肾损伤的并发症

一、尿外渗和尿性囊肿

国外报道闭合性肾损伤尿外渗发生率为2%~18%，而贯通伤为11%~26%。未处理的尿外渗一般伤后2~5天可在腹膜后脂肪组织蓄积，随着尿液蓄积增多，周围组织纤维化反应，形成纤维包膜或囊壁而成尿性囊肿。尿性囊肿可在伤后数周内形成，也可在数年后形成，尿外渗或尿性囊肿的出现表明肾的集合系统损伤，也可能因血块、输尿管壁及周围血肿压迫导致尿液引流不畅而外渗。

持久的尿外渗可以导致尿囊肿、肾周感染和肾功能受损。这些患者应早期给予全身抗生素治疗，同时严密观察病情。在多数情况下，尿外渗会自然消退。如果尿外渗持续存在，那么置入输尿管支架常常可以解决问题。尿性囊肿可采用在超声或CT引导下的穿刺引流，将22号穿刺针，经腰部皮肤进入囊腔，抽取液体标本做常规检查、培养，用扩张器逐个扩张通道致使F12~F16导管等进入囊内，排空渗出的尿液。长期引流尿液不能减少或消失，应考虑损伤严重或远端输尿管有狭窄或梗阻因素。尿性囊肿长期刺激和梗阻可使肾周组织纤维化，影响肾功能，当肾已失去功能，破坏严重，在对侧肾功能良好情况下可考虑肾切除术。

二、延迟性出血

迟发的肾脏出血在创伤后数周内都有可能发生，但通常不会超过3周。最基本的处理方法为绝对卧床和补液。迟发性出血的处理应该根据患者全身状况、出血严重程度及影像学检查结果而定，大量出血危及生命应急诊手术。如果表现为持续性的出血，可以进行血管造影确定出血部位后栓塞相应的血管。

三、肾周脓肿

肾创伤后肾周脓肿极少发生，但持续性的尿外渗和尿囊肿是其典型的前兆。肾周脓肿可有急性及慢性表现两种。急性表现可在伤后5~7天出现高热、腰背疼痛、叩击痛，甚至腹胀、肠梗阻症状。慢性特点仅表现为低热、盗汗、食欲缺乏、体重下降，出现感染迹象时应特别注意有可能发生继发性出血。其诊断主要根据超声与CT检查。

早期可以经皮穿刺引流，必要时切开引流。应注意肾周脓肿往往是多房性，当引流不畅时，应手术将其间隔破坏，保证引流通畅，或切除已破坏的肾。根据感染细菌类型及敏感性选用相应抗生素控制感染。

四、肾性高血压

创伤后早期发生高血压很少有报道，多数患者出现肾损伤后高血压，一般在伤后1年内。然而临床发现有早在伤后1天内就有高血压表现，也有在20年后才出现高血压。创伤后发生肾性高血压的机制为：①肾血管外伤直接导致血管狭窄或阻塞；②尿外渗压迫肾实质；③创伤后发生的肾动静脉瘘。在以上因素的作用下，肾素-血管紧张素系统由于部分肾缺血而受到刺激，进而引起高血压。

（张祥华　那彦群）

参 考 文 献

1. 王正国. 创伤学基础与临床. 武汉：湖北科技出版社，2007：2580-2600.
2. 朱文海，管军，周雄驹，等. 210例闭合性肾损伤的治疗. 中华创伤杂志，2011，27(10)：936-937.
3. Wein AJ. Campbell-Walsh Urology. 11th ed. Elsevier，2016：1148-1157.
4. Morey AF，Brandes S，Dugi DD，et al. Urotrauma：AUA guideline. J Urol，2014，192：327-335.

3

第 十 八 章

肾 结 石

3

第一节 肾结石的病因与发病机制

尿路结石是泌尿系统的常见疾病之一。随着我国经济的发展和饮食结构的改变,我国尿路结石的发病率呈逐年上升的趋势。近20年来,微创技术的发展使得尿路结石的治疗发生了革命性的进步。尿路结石按部位可分为上尿路(肾和输尿管)结石和下尿路(膀胱和尿道)结石。其中上尿路结石约占80%。肾结石是尿路结石中最常见的疾病,本章重点介绍肾结石,其他部位的结石分别在相应器官的章节中介绍。

我国尿路结石总的发病率为1%～5%。结石的发生率与患者的性别、年龄、种族、体重指数、职业、水的摄入量、水质、气候和地理位置有关。

尿路结石多发于中年男性,男女比为(2～3):1。男性的高发年龄为30～50岁,女性有两个发病高峰,分别为35岁和55岁,近年来女性的尿路结石发病率有增高趋势。肥胖患者容易患尿酸结石和草酸钙结石,可能与胰岛素抵抗造成低尿pH和高尿钙有关。从事高温作业的人员尿路结石的发病率高,与其出汗过多、机体水分丢失有关。南方地区和沿海诸省市区的发病率可高达5%～10%,在这些地区,尿路结石患者可占泌尿外科住院患者的50%以上,这与日照时间长、机体产生较多维生素 D_3 和高温出汗水分丢失有关。水的硬度高低与尿路结石的发生率之间没有定论,但大量饮水确实可以降低尿路结石发生的风险。经济发达地区居民饮食中蛋白和糖类比例较高,其肾结石的发生比例较高。

一、肾结石的种类

肾结石由基质和晶体组成,晶体占97%,基质只占3%。由于结石的主要成分为晶体,通常按照结石的晶体成分将肾结石主要分为含钙结石、感染性结石、尿酸结石和胱氨酸结石4大类(表18-1)。不同成分的结石的物理性质、影像学表现不同。结石可以由单一成分组成,也可以包含几种成分。

表 18-1 肾结石的组成与成分

结石成分	比例	外观和性质
含钙结石	80%	
草酸钙	60%	一水草酸钙呈褐色,铸型或桑葚状,质地坚硬;二水草酸钙呈白色,表面结晶,质地松脆
磷酸钙、磷酸氢钙	20%	浅灰色,坚硬,可有同心层
感染性结石	10%	
碳酸磷灰石		深灰色或灰白色,鹿角形,松散易碎
磷酸镁铵		
磷酸氢镁		
尿酸结石	10%	
尿酸、尿酸盐结石		黄色或砖红色,圆形光滑,结构致密,稍硬
胱氨酸结石、黄嘌呤	1%	土黄色,蜡样外观,表面光滑,可呈鹿角形
其他结石		
药物结石	1%	

二、肾结石的病因

肾结石的形成原因非常复杂。包括4个层面的因素:外界环境、个体因素、泌尿系统因素及尿液的成石因素。外界环境包括自然环境和社会环境,流行病学中提到的气候和地理位置属于自然环境,而社会经济水平和饮食文化属于社会环境。个体因素包括:种族和遗传因素、饮食习惯、代谢性疾病和药物等。泌尿系统因素包括肾损伤、泌尿系统梗阻、感染、异物等。上述因素最终都导致尿液中各种成分过饱和、抑制因素的降低、滞留因素和促进因素的增加等机制,导致肾结石的形成。

与肾结石形成有关的各种代谢性因素包括:尿 pH 异常、高钙血症、高钙尿症、高草酸尿症、高尿酸尿症、胱氨酸尿症、低枸橼酸尿症等。其中常见的代谢异常疾病有:甲状旁腺功能亢进、远端肾小管性酸中毒、痛风、长期卧床、结节病、皮质醇增多或肾上腺功能不全、甲状腺功能亢进或低下、急性肾小管坏死恢复期、多发性骨髓瘤、小肠切除、Crohn 病、乳-碱综合征等。

药物引起的肾结石占所有结石的 1% 左右。药物诱发结石形成的原因有两类。一类为能够诱发结石形成的药物,包括钙补充剂、维生素 D、维生素 C(每日超过 4g)、乙酰唑胺(利尿剂)等,这些药物在代谢的过程中导致了其他成分结石的形成。另一类为溶解度低的药物,在尿液浓缩时析出形成结石,药物本身就是结石的成分,包括磺胺类药物、氨苯蝶啶、茚地那韦(indinavir,抗病毒药物)等。

尿路梗阻、感染和异物是诱发肾结石的主要局部因素,而梗阻、感染和结石等因素可以相互促进。各种解剖异常导致的尿路梗阻是肾结石形成的重要原因,临床上容易引起肾结石的梗阻性疾病包括机械性梗阻和非机械性梗阻两大类。其中机械性梗阻原因包括:肾小管扩张(髓质海绵肾),肾盏盏颈狭窄(包括肾盏憩室、肾盏扩张),肾盂输尿管连接部狭窄,马蹄肾及肾旋转不良,重复肾盂输尿管畸形,输尿管狭窄(包括炎症性、肿瘤、外压性因素),输尿管口膨出。非机械性梗阻原因包括:神经源性膀胱、膀胱输尿管反流和先天性巨输尿管等。反复发作的泌尿系统感染、肾盂肾炎是导致感染性肾结石的常见原因。

了解结石的成分和病因,对于肾结石的治疗和预防有重要的指导意义。

第二节 肾结石的临床表现

一、症 状

肾结石的临床表现多样。常见症状是腰痛和血尿,部分患者可以排出结石,此外还可以出现发热、无尿、肾积水、肾功能不全等表现。不少患者没有任何症状,只在体格检查时偶然发现。应当注意,无症状并不意味着患者的肾功能正常。

(一)疼痛

40%~50%的肾结石患者有腰痛症状,发生的原因是结石造成肾盂梗阻。通常表现为腰部的酸胀、钝痛。如肾结石移动造成肾盂输尿管连接部或输尿管急性梗阻,肾盂内压力突然增高,可造成肾绞痛。肾绞痛是上尿路结石的典型症状,表现为突然发作的脊肋角和腰部的刀割样疼痛,常伴有放射痛,受累部位为同侧下腹部、腹股沟、股内侧,男性可放射到睾丸和阴茎头,女性患者放射至阴唇。发作时,患者表情痛苦、坐卧不宁、辗转反侧、排尿困难、尿量减少,可以出现面色苍白、出冷汗、恶心、呕吐、低热等症状,甚至脉搏细速、血压下降。肾绞痛发作持续数分钟或数小时,经对症治疗可缓解,也可以自行缓解,缓解后可以毫无症状。肾绞痛可呈间歇性发作。部分患者疼痛呈持续性,伴阵发性加重。

(二)血尿

血尿是肾结石的另一常见临床表现,常常在腰痛后发生。血尿产生的原因是结石移动或患者剧烈运动导致结石对集合系统的损伤。约 80%的患者可出现血尿,但大多数患者只表现为镜下血尿,其中只有 10%左右的患者表现为全程肉眼血尿。部分患者可以只出现无痛性全程肉眼血尿,需要与泌尿系统肿瘤等其他疾病进行鉴别诊断。

(三)排石

患者尿中排除结石时,可以确诊尿路结石诊断。应收集排出的结石并进行成分分析,以发现可能的代谢因素,利于结石的治疗和预防。排石常在肾绞痛发作后出现,也可以不伴有任何痛苦。

(四)发热

肾绞痛时可能伴有或不伴有低热。由于结石、梗阻和感染可互相促进,肾结石造成梗阻可继发或加重感染,出现腰痛伴高热、寒战。部分患者可表现为间断发热。感染严重时可造成败血症。出现发热症状时,需要引起高度重视,及早进行抗感染、引流尿液处理,以预防全身严重感染的发生。

(五)无尿和急性肾功能不全

双侧肾结石、功能性或解剖性孤立肾结石阻塞造成尿路急性完全性梗阻,可以出现无尿和急性肾后性肾功能不全的表现,如水肿、恶心、呕吐、食欲缺乏等。出现上述情况,需紧急处理,引流尿液。无尿患者可以伴有或不伴有腰痛。

(六)肾积水和慢性肾功能不全

单侧肾结石造成的慢性梗阻常不引起症状,长期慢性梗阻的结果可能造成患侧肾积水、肾实质萎缩。孤立肾或双侧病变严重时可发展为尿毒症,出现贫血、水肿等相应临床表现。

二、体　　征

肾结石造成肾绞痛、钝痛时,临床表现为"症状重、体征轻"。典型的体征是患侧肾区叩击痛。脊肋角和腹部压痛可不明显,一般不伴腹部肌紧张。肾结石慢性梗阻引起巨大肾积水时,可出现腹部包块。

第三节　肾结石的诊断

一、肾结石的诊断原则

（一）诊断依据

为病史、症状、体征、影像学检查和实验室检查。

（二）通过诊断需要明确

是否存在结石、结石的位置、数目、大小、形态、可能的成分、肾功能、是否合并肾积水、是否合并尿路畸形、是否合并尿路感染、可能的病因及既往治疗等情况。这些因素都在肾结石的治疗和预防方法选择中起重要作用。

（三）鉴别诊断

肾结石应当与泌尿系统结核、各种可能出现肾钙化灶的疾病、各种引起上尿路梗阻的疾病相鉴别。

二、病　　史

对于所有怀疑尿路结石诊断者,都应当全面采集病史,包括家族史、个人史和既往结石症状的发作和治疗等。25%的肾结石患者存在结石家族史。了解患者的居住和工作环境、饮食习惯、水摄入量,以及是否存在痛风、甲状旁腺功能亢进、远端肾小管性酸中毒、长期卧床、结节病、维生素D中毒、皮质醇增多或肾上腺功能不全、甲状腺功能亢进或减退、急性肾小管坏死恢复期、多发性骨髓瘤等各种代谢性疾病。既往结石发作情况、排石情况、治疗方法及结局、结石成分分析结果等。

三、影像学检查

明确肾结石的主要影像学检查为B超、泌尿系统平片（plain film of kidneys ureters and bladder, KUB）、静脉尿路造影（intravenous urography, IVU）和腹部CT。通过影像学检查不但要明确是否存在肾结石,还需明确肾结石的位置、数目、大小、形态、可能的成分、是否合并肾积水、是否合并尿路畸形等情况。当然,诊断肾结石的同时,还应当明确尿路其他部位是否存在结石。磁共振、逆行造影、顺行造影和放射性核素检查在肾结石及其相关诊断中也有一定的作用。

（一）B超

由于B超简便、快捷、经济、无创,对肾结石的诊断准确性较高,是《CUA尿路结石诊疗指南》推荐检查项目。B超可以发现2mm以上的肾结石,包括透X线的尿酸结石。B超还可以了解是否存在肾积水。肾结石的B超表现为肾集合系统中的强回声光团伴声影,伴有或不伴有肾盂肾盏扩张（图18-1）。肾结核的钙化在B超上的部位在肾实质,同时可能发现肾实质的破坏和空洞。但B超检查的不足之处是对于输尿管结石的诊断存在盲区,对肾功能的判断不够精确,对肾的钙化和结石的鉴别存在一定困难。

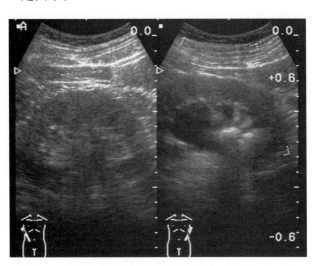

图 18-1　肾结石伴肾盂肾盏积水

（二）泌尿系统平片

KUB是《CUA尿路结石诊疗指南》推荐的常规检查方法。摄片前需要排空肠道,摄片范围包括全泌尿系统,从第11胸椎至耻骨联合。90%左右的肾结石不透X线,在KUB平片上可显示出致密影。KUB平片可初步判断肾结石是否存在,以及肾结石的位置、数目、形态和大小,并且初步地提示结石的化学性质（图18-2）。在KUB平片上,不同成分的结石显影程度从高到低依次为草酸钙、磷酸钙和磷酸镁铵、胱氨酸、含钙尿酸盐结石。纯尿酸结石和黄嘌呤结石能够透过X线,在KUB平片上不显影,称为透X线结石或阴性结石。胱氨酸结石的密度低,

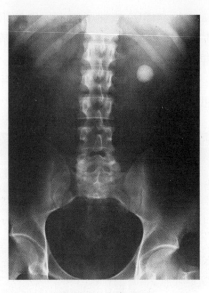

图 18-2 左肾结石

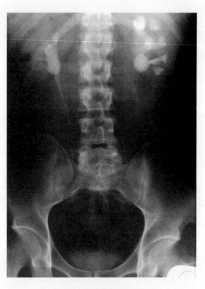

图 18-3 IVU

在 KUB 平片上的显影比较浅淡。应当注意的是,KUB 片上致密影的病因有多种,初诊时不能只根据 KUB 平片确诊肾结石,更不能只凭 KUB 就进行体外碎石、手术等治疗。需要结合 B 超、静脉尿路造影或 CT 等与肾结核钙化、肿瘤钙化、腹腔淋巴结钙化、胆囊结石等其他致密影相鉴别。KUB 可用于肾结石治疗后的复查。

(三)静脉尿路造影

又称静脉肾盂造影(intravenous pyelography,IVP)。IVU 是《CUA 尿路结石诊疗指南》推荐的检查方法。在非肾绞痛发作期,KUB/IVU 是诊断尿路结石的"金标准"。IVU 应与 KUB 平片联合进行(图 18-3),通常在注射造影剂后 10 分钟和 20 分钟摄片。通过 IVU 可了解肾盂肾盏的解剖结构,确定结石在集合系统的位置,还可以了解分侧肾功能,确定肾积水程度,并与其他 KUB 平片上可疑的致密影相鉴别。KUB 平片上不显影的尿酸结石在 IVU 片上表现为充盈缺损。如一侧肾功能受损严重而不显影时,延迟至 30 分钟以上摄片常可以达到肾显影的目的,也可应用大剂量造影剂进行造影。应当注意,肾绞痛发作时,急性尿路梗阻可能会导致患侧尿路不显影或显影不良,对分肾功能的判断带来困难,应尽量避免在肾绞痛发作时行 IVU。

在使用造影剂时,应当注意以下问题:①使用前应进行造影剂过敏试验,对于有过敏史或可能存在造影剂过敏风险时,可在检查前应用糖皮质激素和(或)抗组胺药物,并且避免使用离子型造影剂。②静脉使用造影剂可能导致肾脏灌注减低和肾小管损害。使用造影剂 3 天内血清肌酐增高超过

44μmol/L,如无其他合理解释,则考虑出现造影剂损害。危险因素包括:血清肌酐异常、脱水、超过 70 岁、糖尿病、充血性心力衰竭、应用非甾体类抗炎药物或氨基糖苷类药物(应停药 24 小时以上)等。应当避免在 48 小时内重复使用造影剂。③糖尿病患者如服用二甲双胍,造影剂可能会加重其乳酸酸中毒。应在造影后停服二甲双胍 48 小时,如肾功能异常,还应在造影前停服 48 小时;如怀疑出现乳酸酸中毒,应检测血 pH、肌酐和乳酸。④未控制病情的甲状腺功能亢进者,禁用含碘造影剂。

(四)逆行造影

通过膀胱镜进行输尿管逆行插管进行造影,为有创检查,不作为肾结石的常规检查手段。在 IVU 尿路不显影或显影不良或对造影剂过敏、不能明确 KUB 片上致密影的性质又无条件行 CT 检查时,可行逆行造影。逆行造影可以清晰直观地显示上尿路,判定是否同时存在肾盂输尿管连接部狭窄等解剖因素。传统的逆行插管双曝光已很少应用。

(五)顺行造影

已行肾穿刺造瘘者,可通过造瘘管顺行造影了解集合系统的解剖及与结石的关系。

(六)CT

CT 是《CUA 尿路结石诊疗指南》可选检查方法。CT 在尿路结石诊断中的应用越来越普及。螺旋 CT 平扫(图 18-4)对肾结石的诊断准确、迅速,其准确率在 95% 以上,高于 KUB 和 IVU,能够检出其他影像学检查中可能遗漏的小结石。而且不需要肠道准备、不必使用造影剂、不受呼吸的影响。CT 片上结石的不同的 CT 值可以反映结石的成分、硬度

3

及脆性,可以为体外碎石等治疗方法的选择提供参考。增强 CT 能够显示肾积水的程度、观察肾实质的血供和造影剂的排泌情况、测算肾实质的体积,从而反映肾的形态和功能。CT 还能明确肾的解剖、结石的空间分布和周围器官的解剖关系,指导经皮肾镜等治疗。此外,CT 还可以发现其他腹腔内的病变。CT 增强及三维重建可以进行 CT 尿路显像(CT Urography,CTU)(图 18-5),可以代替 IVU。由于 CT 的诸多优势,有逐步代替 KUB/IVU 成为尿路结石的首选检查方法的趋势。国外一些医疗机构已经开始用 CT 作为诊断泌尿系统结石的金标准。

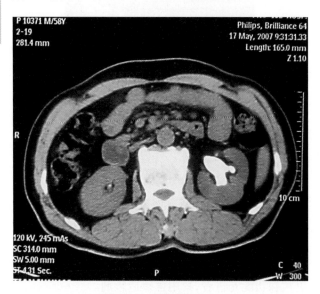

图 18-4 螺旋 CT 平扫

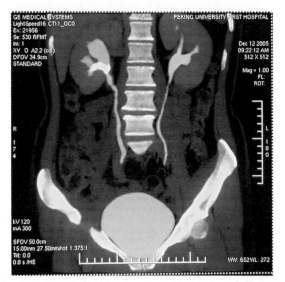

图 18-5 CT 尿路显像

(七) 磁共振(MR)

MR 对尿路结石的诊断不敏感,结石在 MR 的 T1、T2 加权像上都表现为低信号。但磁共振水成像

(MR urography,MRU)能够了解上尿路梗阻的形态(图 18-6),而且不需要造影剂即可获得与静脉尿路造影同样的效果,不受肾功能改变的影响。适合于对造影剂过敏者、肾功能受损者、未控制的甲状腺功能亢进患者及儿童和妊娠妇女等。

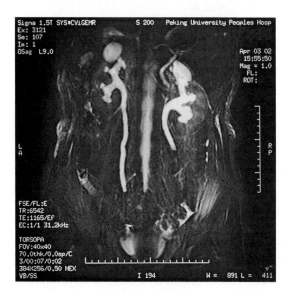

图 18-6 左肾结石

(八) 放射性核素检查

肾图和肾动态显像可以评价肾功能,并不受肾功能异常的影响,在肾功能异常时可以进行该检查。肾动态显像可以了解肾的血流灌注状况、测定分肾肾小球滤过率和判断是否存在尿路梗阻及梗阻性质等信息,因此,对手术方案的选择及手术疗效的评价具有一定价值。此外,甲状旁腺 ^{99m}Tc-MIBI(锝-99-甲氧异丁基异腈)显像是甲状旁腺功能亢进的定位诊断的最佳检查方法。

四、实验室检查

通过实验室检查可以辅助结石的诊断、了解患者的肾功能、是否合并感染、是否合并代谢性疾病等。

(一) 尿常规

尿常规可以提供多种信息,在肾结石诊断中具有非常重要的意义。全部结石患者都应行尿常规检测。肾结石患者在绞痛发生后和运动后常出现镜下血尿。尿 WBC 增多和亚硝酸盐阳性表明结石合并细菌感染。尿 pH 与某些结石有关,如尿酸和胱氨酸在酸性尿中容易产生,用碱化尿液的方法进行溶石治疗时需要监测尿的 pH;感染性结石患者的尿液呈碱性;如晨尿 pH 过高超过 5.8,应怀疑远端肾小管酸中毒的可能。尿中出现各种成分的结晶有助于结石的诊断。

（二）尿培养及细菌敏感药物试验

尿 WBC 增多者，应行此项检查，以指导临床进行敏感抗生素的选择。

（三）血常规

肾绞痛时可伴有血 WBC 短时轻度增高。结石合并感染或发热时，血 WBC 可明显增高。结石导致肾功能不全时，可有贫血表现。

（四）血生化检查

血清肌酐、尿素氮和肾小球滤过率反映总肾功能。肾功能不全时可出现高血钾或二氧化碳结合力降低。远端肾小管酸中毒时，可出现低钾血症和血氯增高。甲状旁腺功能亢进时骨溶解增加，可导致血碱性磷酸酶增高。

（五）尿液代谢因素的检测

24 小时尿的尿量、钙、磷、镁、钠、钾、氯、草酸、枸橼酸、磷酸、尿酸、尿素、胱氨酸等。标本最好留两次。标本中加入适量盐酸可以预防尿液储存过程中析出草酸钙和磷酸钙沉淀，避免维生素 C 氧化成草酸，并预防尿液中细菌生长而改变尿液某些成分。在酸化尿液中尿酸和胱氨酸发生沉淀，如需检测其中的尿酸和胱氨酸，则必须加碱使其尿酸盐沉淀溶解。添加了叠氮化钠的尿液可以进行尿酸盐分析；由于尿液存放一段时间后其 pH 可能发生改变，检测尿 pH 时需要收集新鲜晨尿。

（六）血液代谢因素的有关检查

包括血钙、磷、钾、氯、尿酸、白蛋白等。测定血钙可以发现甲状旁腺功能亢进或其他导致高钙血症的原因，测定白蛋白可以矫正结合钙对血钙浓度的影响。如血钙浓度 ≥2.60mmol/L，应怀疑甲状旁腺功能亢进的可能，可以重复测定血钙并测定甲状旁腺激素（parathyroid hormone，PTH）水平。尿酸结石患者血尿酸可能增高。肾小管酸中毒可以表现为低钾血症、高氯性酸中毒。

（七）尿酸化试验

早餐后服用氯化铵 0.1g/kg 体重，饮水 150ml，上午 9 点开始每小时收集尿液测定 pH 并饮水 150ml，共进行 5 次。如尿的 pH≤5.4 则不存在肾小管酸中毒。

（八）结石成分分析

自发排出的结石、手术取石和体外碎石排出的结石应进行结石成分分析，以明确结石的性质，为溶石治疗和预防结石复发提供重要依据，还有助于缩小结石代谢异常的诊断范围。结石成分分析方法包括物理方法和化学方法两类。物理分析法比化学分析法精确，常用的物理分析法是 X 线晶体学和红外光谱法。红外光谱法既可分析各种有机成分和无机成分，又可分析晶体和非晶体成分，所需标本仅为 1mg。化学分析法的主要缺点是所需标本量较多，而且分析结果不很精确，但该法简单价廉，可以基本满足临床需要。

第四节　肾结石的治疗

一、肾结石的治疗原则

1. 肾结石治疗的总体原则是　解除痛苦、解除梗阻、保护肾功能、有效去除结石、治疗病因、预防复发。

2. 保护肾功能是结石治疗的中心。

3. 具体的治疗方法需要个体化，根据患者的具体情况选择适宜的治疗方法。

影响肾结石治疗的因素多样，包括患者的具体病情和医疗条件两大类。其中患者的病情包括：结石的位置、数目、大小、形态、可能的成分、发作的急缓、肾功能、是否合并肾积水、是否合并尿路畸形、是否合并尿路感染、可能的病因、患者的身体状况及既往治疗等情况，都影响结石治疗具体方法的选择。此外，医疗因素包括医生所掌握的治疗结石的技术和医院的医疗条件、仪器设备，也影响了结石的治疗方法的选择。

肾结石的治疗主要包括以下内容：严重梗阻的紧急处理、肾绞痛的处理、合理有效祛除结石、病因治疗等方面。

二、严重梗阻的紧急处理

结石引起的梗阻，如果造成肾积脓、肾功能不全、无尿等严重情况，危及患者生命，需要紧急处理。

梗阻合并感染可造成肾积脓、高热甚至感染中毒性休克。体外冲击波碎石后输尿管"石街"形成时，容易造成急性梗阻感染。患者具有明显的腰部疼痛，体征出现明显肾区叩痛、腰大肌压迫征阳性、血白细胞明显增高。如广谱抗生素不能控制感染，需要紧急行超声或 CT 引导下经皮肾穿刺造瘘，充分引流，同时根据血培养或脓液的细菌培养、药物敏感试验结果，选择敏感抗生素。此时留置输尿管导管或双猪尾管亦有一定效果，但由于脓液黏稠，引流

3

可能不充分,甚至脓液堵塞管腔。如未能留置双猪尾管,或留置双猪尾管 3 天体温仍得不到有效控制,此时需行肾穿刺造瘘。如引流及时充分,感染通常可以得到控制。待病情稳定后,再处理结石。

孤立肾或双肾肾后性完全梗阻,可造成少尿、无尿甚至肾功能不全及尿毒症。有时患者并无明显疼痛,以无尿、恶心呕吐等症状就诊,影像学检查发现肾积水,如患者无感染表现,可行留置输尿管双猪尾管引流,如逆行插管失败,行超声引导肾穿刺造瘘。如病变为双侧,通常急诊只需处理肾实质好的一侧即可。如为急性肾后性梗阻,影像学显示肾实质厚度正常,梗阻解除后肾功能可能恢复,不必行急诊血液透析,待肾功能恢复后再处理结石。如为慢性梗阻,影像学显示肾脏萎缩、肾实质结构紊乱,则肾功能是否能恢复及恢复的程度,需要持续引流观察,而且,在这种情况下,通常需要行双侧肾的引流。如充分持续引流肾功能不恢复,则按照慢性肾功能不全处理。应当注意的是,在急性肾后性梗阻解除后,可出现多尿期,一般持续 2~4 天,尿量可能每日超过 4000ml,需要注意维持水电解质平衡。

三、肾绞痛的治疗

肾绞痛肾绞痛是泌尿外科的常见急症,需紧急处理。结石导致肾绞痛的原因通常为较小结石移动到肾盂输尿管连接部或进入输尿管所导致的上尿路急性梗阻。肾绞痛治疗前应与其他急腹症相鉴别。肾绞痛的主要治疗方法为药物镇痛、解痉。

肾绞痛急性发作期可以适当限制水的入量,利尿药的应用和大量饮水可以加重肾绞痛的发作。

肾绞痛的镇痛药物的使用遵循三级镇痛原则。一级镇痛药物为非甾体类镇痛抗炎药物。常用药物有双氯芬酸钠(扶他林,50mg,口服)、布洛芬(芬必得,0.3g,口服)和吲哚美辛栓(消炎痛,100mg,塞肛)等,具有中等程度的镇痛作用。双氯芬酸钠还能够减轻输尿管水肿,双氯芬酸钠 50mg 口服每日 3 次可明显减少肾绞痛的反复发作。但双氯芬酸钠会影响肾功能异常者的肾小球滤过率,但对肾功能正常者不会产生影响,严重的心脑血管疾病患者应用双氯芬酸钠也应慎重。二级药物为非吗啡类中枢镇痛药,常用药物为曲马多(50mg,口服),该药无呼吸抑制作用,无便秘,耐受性和依赖性很低。三级镇痛药物为较强的阿片类受体激动剂,具有较强的镇痛和镇静作用。常用药物有:盐酸布桂嗪(强痛定,50~100mg,肌内注射)、盐酸哌替啶(杜冷丁,50mg,

肌内注射)、盐酸吗啡(5mg,皮下或肌内注射)等。阿片类药物具有眩晕、恶心、便秘、呼吸抑制等不良反应,对于慢性肺通气功能障碍、支气管哮喘患者禁用。该类药物可加重肾绞痛患者的恶心呕吐,在治疗肾绞痛时避免单独使用阿片类药物,一般需要配合硫酸阿托品、氢溴酸山莨菪碱(654-2)等解痉类药物一起使用。

解痉药物包括:①M 型胆碱受体阻滞剂,常用药物有硫酸阿托品(0.3~0.5mg,皮下、肌内或静脉注射)和氢溴酸山莨菪碱(654-2,10mg,口服、肌内或静脉注射),可以松弛输尿管平滑肌、缓解痉挛。青光眼患者禁用该类药物;②黄体酮(20mg,肌内注射)可以抑制平滑肌的收缩而缓解痉挛,对镇痛和排石有一定的疗效,尤其适用于妊娠妇女肾绞痛者;③钙离子拮抗剂,硝苯地平(心痛定,10mg,口服或舌下含化),对缓解肾绞痛有一定的作用;④α 受体阻滞剂(坦索罗辛 0.2mg 口服,多沙唑嗪 4mg 口服等),近期国内外的一些临床报道显示,α 受体阻滞剂在缓解输尿管平滑肌痉挛,治疗肾绞痛的效果还有一定的争议。

此外,针灸也有一定解痉镇痛效果,常用穴位有肾俞、京门、三阴交或阿是穴等。

如经上述治疗肾绞痛不缓解,则可进行留置输尿管支架引流或急诊体外碎石、输尿管镜手术取石等处理。

四、排石治疗

祛除肾结石的方法包括排石、溶石、体外冲击波碎石(extracorporeal shock-wave lithotripsy,ESWL)、输尿管镜碎石、经皮肾镜取石(percutaneous nephrolithotomy,PCNL)、腹腔镜或开放手术取石等方法。20 年来,由于各种微创方法的不断发展和推广,ESWL、输尿管镜碎石、PCNL 等技术的应用越来越普及,大多数肾结石可以通过上述微创方法得到有效治疗。传统的开放手术在肾结石的治疗中应用已逐步减少,但对那些需要同时解决解剖异常的结石患者,仍为一种有效治疗。具体采用何种方法治疗肾结石,主要取决于结石的大小、位置、数目、形态、成分。对于某位患者来说,应选择损伤相对更小、并发症发生率更低的治疗方式。此外,还要考虑肾功能、是否合并肾积水、是否合并尿路畸形、是否合并尿路感染、可能的病因、患者的身体状况及既往治疗等情况。

(一)排石

排石治疗的适应证:①结石直径 0.5~1.0cm,

其中以 0.6cm 为宜;②结石表面光滑;③结石以下尿路无梗阻;④结石未引起尿路完全梗阻,停留于局部小于 2 周;⑤特殊成分的结石,尿酸结石和胱氨酸结石推荐采用排石治疗;⑥经皮肾镜、输尿管镜碎石及 ESWL 术后的辅助治疗。

排石治疗的措施:①每日饮水 3000ml 以上,保持 24 小时尿量 2000ml,且饮水量应 24 小时内均匀分配;②服用上述非甾体类药物或 α 受体阻滞剂、钙离子拮抗剂;③服用利湿通淋的中药,主要药物为车前子,常用成药有排石颗粒、尿石通等;常用的方剂如八正散、三金排石汤和四逆散等;④辅助针灸疗法,常用穴位有肾俞、中脘、京门、三阴交和足三里等。

较小肾盏结石可长期滞留,无临床表现。应严密观察,定期复查。如果结石增大或引起的严重症状或造成肾积水或肾盏扩张、继发感染时,应行其他外科治疗。

(二) 溶石

溶石治疗是通过化学的方法溶解结石或结石碎片,以达到完全清除结石的目的,是一种有效的辅助治疗方式,常作为体外冲击波碎石、经皮肾镜取石、输尿管镜碎石及开放手术取石后的辅助治疗。主要用于尿酸结石和胱氨酸结石的治疗。溶石手段包括口服药物、增加尿量、经肾造瘘管注入药物等。其他结石也可尝试溶石治疗。

1. 尿酸结石

(1) 碱化尿液:口服枸橼酸氢钾钠 6~10mmol,每日 3 次,使尿液 pH 达到 6.5~7.2。尿液 pH 过高可能导致感染性结石的发生。

(2) 大量饮水:使 24 小时尿量超过 2000~2500ml。

(3) 口服别嘌醇 300mg:每日 1 次,减少尿尿酸排出。

(4) 减少产生尿酸的食品的摄入,如动物内脏等,每日蛋白质入量限制在 0.8g/(kg·d)。

(5) 经皮溶石:可选用三羟甲基氨基甲烷(trihydroxymethyl aminomethane,THAM)液。

2. 胱氨酸结石

(1) 碱化尿液:口服枸橼酸氢钾钠或碳酸氢钠,使尿液 pH 维持在 7.0 以上。

(2) 大量饮水:使 24 小时尿量超过 3000ml,且饮水量在 24 小时内保持均匀分配。

(3) 24 小时尿胱氨酸排出高于 3mmol 时,可应用硫普罗宁(α-疏基丙酰甘氨酸)或卡托普利。

(4) 经皮溶石:可选用 0.3mol/L 或 0.6mol/L 的三羟甲基氨基甲烷(trihydroxymethyl aminomethane,THAM)液及乙酰半胱氨酸。

3. 感染性结石　磷酸镁铵和碳酸磷灰石能被 10% 的肾溶石酸素(pH 为 3.5~4)及 Suby 液所溶解。具体的方法是在有效的抗生素治疗的同时,溶石液从一根肾造瘘管流入,从另一根肾造瘘管流出。溶石时间的长短取决于结石的负荷,完全性鹿角形结石往往需要比较长的时间才能被溶解。冲击波碎石后结石的表面积增加,增加了结石和溶石化学液的接触面积,有利于结石的溶解。该疗法的最大优点是不需麻醉即可实施,因此,也可作为某些高危病例或者不宜施行麻醉和手术的病例的治疗选择。口服药物溶石的方案:①短期或长期的抗生素治疗。②酸化尿液,口服氯化铵 1g,每日 2~3 次,或者甲硫氨酸 500mg,每日 2~4 次。③对于严重感染者,使用尿酶抑制剂,如乙酰羟肟酸或羟基脲。建议使用乙酰羟肟酸 250mg,每日 2 次,服用 3~4 周。如果患者能耐受,则可将剂量增加到 250mg,每日 3 次。

(三) 有效去除结石

去除结石适应证包括结石直径较大、结石造成尿路梗阻、感染、肾功能损害等。去除结石的方法包括:体外冲击波碎石(ESWL)、输尿管镜碎石、经皮肾镜取石(PCNL)、开放手术取石等。CUA 尿路结石诊疗指南对这些方法的选择提出了推荐性意见(表 18-2)。以下分别对这些方法进行介绍。

表 18-2　肾结石治疗方案的选择
(摘自 2017 年 EAU 泌尿系结石诊断治疗指南)

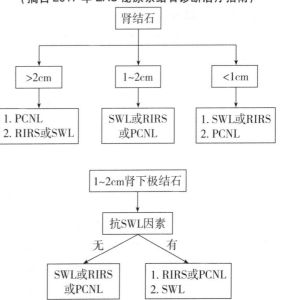

PCNL. 经皮肾镜取石;RIRS. 逆行输尿管肾镜手术;SWL. 体外冲击波碎石术

1. 体外冲击波碎石　20世纪80年代初体外冲击波碎石的出现,为肾结石的治疗带来了革命性变化。其原理是将液电、压电、超声或电磁波等能量,会聚到一个焦点上,打击结石,实现不开刀治疗肾结石。曾经ESWL几乎用于治疗全部肾结石,包括鹿角形肾结石。但随着经验积累,人们发现了ESWL的各种并发症,如肾被膜下血肿、肾破裂、肾萎缩、输尿管"石街"形成、肾积脓、大结石的治疗时间长等。20多年来,随着临床经验的积累和碎石机技术的发展,对ESWL的适应证、治疗原则及并发症的认识有了新的改变。第三代碎石机与早期碎石机相比,碎石效率提高,更安全,费用降低,而且更灵巧,还实现了多功能化。现代体外碎石机可具备X线定位和B超定位双重方式。由于ESWL具有创伤小、并发症少、可门诊进行等优点。

(1) ESWL的适应证:对于直径小于20mm大小的肾盂结石及中上肾盏结石应首选ESWL治疗。对于直径>20mm的肾结石,ESWL虽然也能够成功碎石,但存在治疗次数多时间长、排石问题多等缺点,采用PCNL能够更快更有效地碎石。ESWL可与PCNL联合应用于较大肾结石。

(2) ESWL的禁忌证:妊娠妇女、未纠正的出血性疾病、未控制的尿路感染、结石远端存在尿路梗阻、高危患者如心力衰竭和严重心律失常、严重肥胖或骨骼畸形、腹主动脉瘤或肾动脉瘤、泌尿系活动性结核等。

(3) 治疗过程和复查:现代碎石机都采用干式碎石方式,患者平卧在碎石机上碎石。对于痛觉敏感或精神紧张者,可给予静脉镇痛药物。儿童患者,可给予全身麻醉。碎石后患者可出现血尿。可给予排石药物进行辅助。应收集尿液中的结石,进行结石成分分析。患者停止排石2~3天复查KUB,以观察碎石效果,严密观察是否形成输尿管"石街"。残余结石较大者,可再次行ESWL。残余结石较小者,应进行跟踪随访。

(4) ESWL治疗次数和治疗时间间隔:ESWL治疗肾结石一般不超过3~5次(具体情况依据所使用的碎石机而定),如结石较大或硬度较大,应该选择经皮肾镜取石术。ESWL治疗肾结石的间隔时间目前无确定的标准,公认不能短于1周。通过研究肾损伤后修复的时间,现认为两次ESWL治疗肾结石的间隔以10~14天为宜。

(5) 影响ESWL效果的因素:碎石效率除了与碎石机的效率有关,还与结石的大小、数目、位置和硬度有关。

1) 结石的大小:结石越大,需要再次治疗的可能性就越大。直径<20mm的肾结石应首选ESWL治疗;直径>20mm的结石和鹿角形结石可采用PCNL或联合应用ESWL。若单用ESWL治疗,建议于ESWL前插入双J形管,防止"石街"形成阻塞输尿管。

2) 结石的位置:肾盂结石容易粉碎,肾中盏和肾上盏结石的疗效较下盏结石好。对于下盏漏斗部与肾盂之间的夹角为锐角、漏斗部长度较长和漏斗部较窄者,ESWL后结石的清除不利。可结合头低足高位进行体位排石。

3) 结石的成分:磷酸铵镁和二水草酸钙结石容易粉碎,尿酸结石可配合溶石疗法进行ESWL,一水草酸钙和胱氨酸结石较难粉碎。

4) 解剖异常:马蹄肾、异位肾和移植肾结石等肾集合系统的畸形会影响结石碎片的排出,可以采取辅助的排石治疗措施。

5) ESWL的效果还与操作医生的经验有关:由于通常碎石治疗需要持续30分钟左右,患者可以发生体位的变化,所以在碎石过程中,操作者需要经常校正碎石机焦点以对准结石,并且根据监测的碎石效果,调整碎石机的能量输出和打击次数。ESWL是一项非常专业的技术,需要经过培训的泌尿外科医师进行操作。

(6) ESWL并发症:ESWL可能出现肾绞痛、肾被膜下血肿、肾破裂、局部皮肤瘀斑、输尿管"石街"形成、肾积脓、败血症等。长期并发症有肾萎缩。

对于出现肾绞痛的患者,按前述药物治疗方法进行治疗。局部皮肤瘀斑可以自愈,一般不需处理。

如患者出现较剧烈的腰部胀痛,怀疑肾被膜下血肿、肾破裂时,行CT检查明确。确诊者,严密监测腰部症状、体征、血红蛋白和影像学,通常卧床休息1~2周,对症治疗好转。对于不能控制的出血,可行选择性肾动脉栓塞。

输尿管"石街"形成、肾积脓、败血症者,应紧急行肾穿刺造瘘,同时应用敏感抗生素,输尿管"石街"的处理见输尿管结石章节。为避免这几种并发症,重点在于预防。尽量不对直径>20mm的肾结石行ESWL治疗,如需进行ESWL,事先留置输尿管支架管。对于感染性结石,有发热历史或尿WBC增高者,ESWL前预防性应用抗生素,并持续到碎石后至少4天。

2. 经皮肾镜取石　经皮肾镜取石术(percutane-

ous nephrolithotomy,PCNL)于 20 世纪 80 年代中期开始在欧美一些国家开展。它是通过建立经皮肾操作通道,击碎并取出肾结石。由于可以迅速有效的去除肾结石,很快得到推广。但是,早期的 PCNL 由于并发症较多、碎石效率低,经历了数年的低谷。随着各种肾镜的改进、激光、超声气压弹道碎石技术的开发,PCNL 在 20 世纪 90 年代以来,得到了更广泛的应用。1997 年国外学界提出微创经皮肾镜取石术(minimally invasive percutaneous nephrolithotomy,MPCNL),以减少手术并发症与肾实质的损伤,但仅用于治疗直径<2cm 的肾结石、小儿肾结石或需建立第 2 个经皮肾通道的病例。我国学者从 1992 年开始采用"经皮肾微造瘘、输尿管镜碎石取石术",随着手术技巧日趋熟练与腔镜设备的改进,1998 年提出有中国特点的微创经皮肾镜取石术(Chinese mPCNL),并逐步在全国推广应用,使经皮肾镜取石技术的适应证不断扩大,并应用于大部分 ESWL 和开放手术难以处理的上尿路结石。近年来大宗回顾性临床报道表明此方法较标准 PCNL 更易掌握和开展,成功率高,并发症较国外技术低。现在,经皮肾镜取石技术在肾结石的治疗中发挥着越来越重要的作用(视频 4)。

视频 4　经皮肾镜钬激光碎石术

(1) PCNL 适应证:各种肾结石都可经 PCNL治疗,对于直径>2cm 的肾结石和>1.5cm 的肾下盏结石是一线治疗(无论是否伴有肾积水)。还包括 ESWL 难以击碎的直径<2cm 的肾结石、肾结石合并肾积水者,胱氨酸结石,有症状的肾盏或憩室内结石,铁蹄形肾结石,移植肾合并结石,各种鹿角形肾结石,输尿管上段 L4 以上、梗阻较重或长径>1.5cm 的大结石;或因息肉包裹及输尿管迂曲、ESWL 无效或输尿管镜置镜失败的输尿管结石等。

(2) 禁忌证

1) 凝血异常者:未纠正的全身出血性疾病;服用阿司匹林、华法林等抗凝药物者,需停药 2 周,复查凝血功能正常才可以进行手术。

2) 未控制的感染:合并肾积脓者,先行肾穿刺造瘘,待感染控制后,行 Ⅱ 期 PCNL。

3) 身体状态差,严重心脏疾病和肺功能不全,无法承受手术者。

4) 未控制的糖尿病和高血压者。

5) 脊柱严重后凸或侧凸畸形、极度肥胖或不能耐受俯卧位者为相对禁忌证,可以采用仰卧、侧卧或仰卧斜位等体位进行手术。

(3) PCNL 技术特点:PCNL 技术的核心是建立并维持合理的经皮肾通道。合理的经皮肾通道的基本组成为:皮肤-肾皮质-肾乳头-肾盏-肾盂。皮肤穿刺点多选在第 12 肋下至第 10 肋间腋后线到肩胛下线之间的区域,经肾的背外侧少血管区域(Brodel线)进入肾实质,出血的风险较低。至于穿刺肾的上、中、下盏,要便于操作,能最大限度地取出肾结石。

PCNL 分为 Ⅰ 期和 Ⅱ 期。Ⅰ 期 PCNL 是建立通道后马上进行碎石,适用于各种肾结石;Ⅱ 期 PCNL 是在建立通道 5~7 天后再行碎石,适用于合并感染、肾后性肾功能不全者需要引流者;Ⅰ 期操作出血明显或残余结石者。Ⅰ 期的优点是一次操作、患者痛苦小、住院时间短、费用低,结石是否合并肾积水都可进行。缺点是容易出血、视野不清,由于窦道未形成,操作鞘脱出后容易失败。Ⅱ 期手术的优点是窦道已经形成,出血少、视野清晰。缺点是患者治疗时间长,对于不积水的肾结石不易建立通道,而且由非手术医生建立的皮肾通道可能不是最佳通道,不利于术者操作。

通道的大小可以 F14~F30。一般将 F14~F20称为微通道 mPCNL,F22~F24 称为标准通道,F26~F30 称为大通道。超微通道 PCNL 是近几年来逐渐流行起来的一种新兴技术,按通道直径从小到大依次包括 Micro PCNL(Microperc)(<F5)、Supermini PCNL(F7)(SMP)、Mini-micro PCNL(mini-micro-perc)(F7)和 Ultra mini PCNL(UMP)(F11~F13)。大多数肾结石可以通过单个通道治疗,对于复杂肾结石可以建立两个或多个通道。

(4) 术前准备

1) 影像学检查:术前需要进行必要的影像学检查,包括 KUB/IVP 加 CT 平扫,或 KUB 加 CT 增强。术前需要明确肾结石的数目、大小、分布,并对肾及周围器官的解剖进行仔细评估,以选择最佳穿刺通道,以避免并发症的发生。

2) 控制感染:尿常规异常、与结石有关的发热者,需要控制感染。治疗前应根据尿培养药敏试验选择敏感的抗生素,即使尿培养阴性,手术当天也应选用广谱抗生素预防感染。

3

3）签署患者知情同意书：虽然 PCNL 是一种微创手术，但它仍然存在一定风险，手术前应将残余结石、出血、周围器官损伤、情况严重时需中转开放手术，甚至需要行肾切除等情况以书面的形式告知患者及其家属。

（5）Ⅰ期 PCNL 手术步骤

1）麻醉：连续硬膜外麻醉，或蛛网膜下腔麻醉联合连续硬膜外麻醉，或全身麻醉。

2）留置输尿管导管：膀胱镜下留置 F5~F7 输尿管导管，作用：①向肾盂内注水造成人工"肾积水"，利于经皮肾穿刺，对于不积水的肾结石病例更有作用；注入造影剂使肾盂肾盏显影，指导 X 线引导穿刺针；②指导肾盂输尿管的位置；③碎石过程中防止结石碎块进入输尿管；④碎石过程中，通过输尿管导管加压注水，利于碎石排出。

3）体位：多采用俯卧位，但俯卧位不便于施行全身麻醉。也可采用侧卧位、斜侧卧位。

4）定位：建立经皮肾通道需要 B 超或 X 线定位。X 线的优点是直观；缺点是有放射性，而且不能观察穿刺是否损伤周围脏器。B 超的优点是无辐射，可以实时监测穿刺避免周围脏器损伤、熟练掌握后穿刺成功快；术中还能明确残余结石位置，指导寻找结石，提高结石取净机会；缺点是不够直观，需要经过特殊培训才能掌握。

5）穿刺：穿刺点可选择在第 12 肋下至第 10 肋间腋后线到肩胛线之间的区域，穿刺经后组肾盏入路，方向指向肾盂。对于输尿管上段结石、肾多发性结石及合并输尿管肾盂的接合处 UPJ 狭窄需同时处理者，可首选经肾后组中盏入路，通常选择第 11 肋间腋后线和肩胛下线之间的区域作穿刺点。穿刺上、下组肾盏时，需注意可能会发生胸膜和肠管的损伤。穿刺成功后，有尿液溢出。将导丝经穿刺针送入肾盂。该导丝在 PCNL 中具有重要作用，在随后的操作中，必须保持导丝不脱出。撤掉穿刺针，记住穿刺针的方向和穿刺深度。

6）扩张：用扩张器沿导丝逐级扩张至所需要的管径。扩张器进入的方向要与穿刺针进入的方向一致。扩张器进入的深度不能超过穿刺针进入的深度。否则，进入过深容易造成肾盂壁的损伤或穿透对侧肾盂壁，造成出血，而且无法用肾造瘘管压迫止血。扩张器可使用筋膜扩张器、Amplatz 扩张器、高压球囊扩张器或金属扩张器扩张，具体使用哪种扩张器及扩张通道的大小，必须根据医师的经验及当时具备的器械条件决定。扩张成功后，将操作鞘置入肾盏。

7）腔内碎石与取石：较小结石可直接取出，较大结石可利用钬激光、气压弹道、超声、液电器械等击碎。碎石过程中需保持操作通道通畅，避免肾盂内压力增高，造成水中毒或菌血症。碎石可用冲洗和钳取方式取出。带吸引功能的超声气压弹道碎石器可在碎石同时吸出结石碎片，使肾内压降低，尤其适用于体积较大的感染性结石患者。根据情况决定是否放置双 J 管。手术结束时留置肾造瘘管可以压迫穿刺通道、引流肾集合系统、减少术后出血和尿外渗，有利于再次处理残石，而且不会增加患者疼痛的程度和延长住院的时间。有些医生尝试术后不留置造瘘管，对于初学者不适用。

8）术后处理：监测生命体征和引流液颜色，防治水中毒、感染等。术后 1 天复查 KUB，如无残余结石，可于术后 1~2 天拔除肾造瘘管。如存在残余结石，根据情况进行Ⅱ期 PCNL 或多通道 PCNL 或联合 ESWL，残余尿酸胱氨酸结石可通过造瘘管进行溶石治疗。

（6）常见并发症及其处理

1）肾实质出血：是Ⅰ期经皮肾镜操作的常见并发症。通常为静脉性出血。术中肾实质出血常可通过操作鞘压迫控制，如术中出血严重，应停止手术，用气囊导管压迫控制，择期行Ⅱ期手术。术后出血可夹闭肾造瘘管，通常出血可得到控制。如出血较多，需要及时输血。动脉性出血较严重，如出血不能得到控制，血红蛋白进行性下降者，可行动脉造影检查，必要时行选择性肾动脉栓塞，若出血凶险难以控制，应及时改开放手术，以便探查止血，必要时切除患肾。

2）邻近脏器损伤：肋间穿刺可能损伤胸膜、肝、脾，利用超声引导穿刺可以避免。一旦发现患者出现胸痛、呼吸异常、怀疑气胸或液气胸，应立即停止手术，留置肾造瘘管并保持引流通畅，留置胸腔闭式引流。穿刺位点偏下或偏前，可能损伤肠管。重在预防和及时发现，并做出符合外科原则的处理。

3）集合系统穿孔：操作中器械移动幅度过大、碎石器械损可造成集合系统穿孔，如保持操作通道通畅，小的穿孔可不必处理。如穿孔造成出血、水吸收等应停止手术，放置输尿管支架管及肾造瘘管，充分引流。择期行Ⅱ期手术。

4）稀释性低钠血症：手术时间过长、高压灌注造成水吸收过多所致。停止手术，急查电解质，给予高渗盐水、利尿、吸氧等治疗可缓解。

5) 尿源性脓毒血症(urogenic sepsis):是 PCNL 术后第二大主要并发症,重则危及生命。防止术后发生严重尿源性脓毒血症性休克关键在于:术前严格控制尿路感染,术中保持较低肾盂内压和控制手术时间,术后早期发现、建立预警机制和及早干预。女性、术前尿培养阳性和合并糖尿病是术后发生尿源性脓毒血症的高危因素,术前应用敏感抗生素至尿培养转阴或尿白细胞计数基本正常,调整血糖至合理水平;术中如果发现肾盂内尿液浑浊或为脓性,立即停止手术,单纯行肾造瘘术。术中根据 PCNL 通道大小,调整灌洗液压力和流量,避免肾盂内高压。手术时间尽量控制在 2 小时以内。术后应高度警惕尿源性脓毒血症的发生,密切监测生命体征,术后 2 小时血白细胞计数和动态监测血降钙素原水平有助于早期预测尿源性脓毒血症的发生。如果术后 2 小时血白细胞计数 $<2.85 \times 10^9/L$,应及时干预,应用碳青霉烯抗生素、小剂量皮质激素和液体复苏,保持肾造瘘引流通畅。一旦出现休克征象,及时转 ICU 进行治疗,包括去甲肾上腺素的应用和心肺功能的支持等。

(7) 开展 PCNL 的注意事项:PCNL 是一项技术要求很高的操作,需要术者具有相当的专业技术和经验,应在有条件的医院施行。开展 PCNL 前,应利用模拟器械、动物手术等进行模拟训练。开展手术早期宜选择简单病例,如单发肾盂结石合并中度以上肾积水,患者体形中等,无其他伴随疾病。复杂或体积过大的肾结石手术难度较大,应在经验丰富的医生指导下手术。合并肾功能不全者或肾积脓先行经皮肾穿刺造瘘引流,待肾功能改善及感染控制后再 II 期取石。完全鹿角形肾结石可分期多次多通道取石,但手术次数不宜过多(一般单侧取石不超过 3 次),每次手术时间不宜过长,需视患者耐受程度而定。

3. 输尿管肾镜碎石 虽然直径<2cm 的肾结石首选 ESWL 治疗,但随着输尿管镜技术的发展,近年来利用逆行输尿管肾镜(retrograde intrarenal surgery,RIRS)成功治疗肾结石,与 ESWL 相比,RIRS 虽然是有创治疗,但其碎石效果精确、彻底。RIRS 主要利用软输尿管镜。软输尿管镜型号 F7.5 左右,容易达到肾盂。为了观察到全部肾盏,需要 X 线透视辅助。

(1) 适应证:直径<2cm 的肾结石。尤其适用于 ESWL 定位困难的、X 线阴性肾结石,ESWL 治疗效果不好的嵌顿性肾下盏结石和坚韧结石(如一水草酸钙结石、胱氨酸结石等),极度肥胖、严重脊柱畸形建立 PCNL 通道困难者,不能停用抗凝药物者及肾盏憩室内结石。

(2) 禁忌证:不能控制的全身出血性疾病。未控制的泌尿道感染。严重的心肺功能不全,无法耐受手术。严重尿道狭窄及输尿管狭窄。严重髋关节畸形,截石位困难。

(3) 术前准备:与 PCNL 相似,主要内容包括通过 KUB/IVP 和 CT 精确定位结石,术前控制尿路感染,预防性应用抗生素等。

(4) 操作方法:采用逆行途径,向输尿管插入导丝,经输尿管硬镜或者软镜镜鞘扩张后,软输尿管镜沿导丝进入肾盂并找到结石。使用 200μm 软激光传导光纤,利用钬激光将结石粉碎成易排出的细小碎粒。部分较大碎石可利用镍制套石网篮取出。使用输尿管软镜配合 200μm 可弯曲的(钬激光)纤维传导光纤,可以到达绝大多数的肾盏。肾盏盏颈狭窄者,可以利用钬激光光纤切开狭窄的盏颈,再行碎石。

钬激光配合 200μm 的纤维传导光纤,是目前逆行输尿管软镜治疗肾结石的最佳选择。综合文献报道,结石清除率为 71%~94%。逆行输尿管软镜治疗肾结石可以作为 ESWL 和 PCNL 的有益补充(视频 5)。

视频 5 输尿管软镜+钬激光碎石术

(5) 逆行输尿管软镜治疗肾结石的影响因素

1) 结石的大小:结石的大小与碎石后清除率成负相关。对于大的肾结石,手术的时间和风险会相应增加。直径>2cm 的肾结石,碎石时间常常需要 1 小时以上,术者和患者应有充分的思想准备并密切配合。

2) 肾盂肾下盏夹角:当肾盂肾下盏夹角过小,如<90°时,将会影响输尿管镜末端的自由转向,从而影响激光光纤抵达部分结石,影响碎石效果。

3) 软输尿管肾镜的技术要求非常高,需要术者具备相当的腔镜操作经验。

(6) 并发症及其处理:近期并发症包括败血症、"石街"形成、输尿管损伤、尿路感染等,发生率为 5%~9%。

输尿管撕脱为较严重的并发症,可采用自体肾移植或肠代输尿管治疗。重在预防。导丝的应用和X线透视辅助对预防输尿管撕脱有帮助。如操作中发现输尿管阻力大或发现输尿管裂伤明显,应及时终止手术。

发现输尿管穿孔,可留置输尿管支架管2周。

远期并发症主要是输尿管狭窄,发生率约为1%,与所用器械和术者经验显著有关。

4. 开放手术或腹腔镜手术取石 近年来,随着体外冲击波碎石和腔内泌尿外科技术的发展,特别是经皮肾镜和输尿管镜碎石取石术的广泛应用,开放性手术在肾结石治疗中的运用已经显著减少。在某些医院,肾结石病例中开放手术仅占1%~5.4%。但是,开放性手术取石在某些情况下仍具有极其重要的临床应用价值。

(1)适应证

1)ESWL、PCNL、URS手术或治疗失败,或上述治疗方式出现并发症需开放手术处理。

2)骨骼系统异常不能采取ESWL、PCNL、URS体位者。

3)肾结石合并解剖异常者,如肾盂输尿管连接部狭窄、漏斗部狭窄、肾盏憩室等。这些解剖异常需要在取石同时进行处理。

4)异位肾、马蹄肾等不易行ESWL、PCNL、URS等手术者。

5)同时需要开放手术治疗其他疾病。

6)无功能肾需行肾切除。

7)小儿巨大肾结石,开放手术简单,只需一次麻醉。

(2)手术方法:包括肾盂切开取石术、肾盂肾实质联合切开取石术、无萎缩性肾实质切开取石术、无功能肾切除术和肾部分切除术、肾盂输尿管连接部成形术等。这些手术方式现在基本可以通过腹腔镜手术来完成。一般来说,腹腔镜手术比开放手术出血少、并发症少、住院时间短、恢复快,但手术时间较长。腹腔镜手术需要经过专门培训,还需要完善的设备支持。

(四)特殊情况的治疗

1. 鹿角形肾结石 是指充满肾盂和至少1个肾盏的结石。部分性鹿角状结石仅仅填充部分集合系统,而完全性鹿角状结石则填充整个肾集合系统。新发的鹿角形肾结石都应该积极地治疗,患者必须被告知积极治疗的益处与相关的风险。在大多数的情况下,PCNL应作为首选的治疗手段;若肾解剖正常,体积小的鹿角形肾结石可考虑单用ESWL治疗,碎石前应先保证充分的引流;若结石无法通过合理次数的微创技术处理,可考虑采用开放手术。

鹿角形肾结石以单通道的经皮肾取石术有时无法清除所有结石,可以建立第2、3条微创经皮肾通道,进行多通道碎石取石术。多通道的建立时间,通常在第1通道变为成熟通道的基础上才可以进行,一般在Ⅰ期手术后5~7天。对于操作熟练者如手术顺利,可一期进行多通道穿刺。由于第2、3通道仅需扩张至F14~F18,损伤和出血的危险较小,安全性较高。多通道形成后可加快取石的速度,提高对鹿角形肾结石的清除能力。

完全性鹿角形肾结石可分期多次取石,对巨大的结石可采用多通道取石,但手术的次数不宜过多(一般单侧取石≤3次),每次手术的时间不宜过长。必要时需视患者的耐受程度和医生的经验,联合应用ESWL辅助或PCNL-ESWL-PCNL"三明治疗法"。

若无很好的条件和经验开展PCNL,鹿角形结石可采用开放性手术治疗(方法参照肾开放性手术)。可以选择的手术包括扩大的肾盂肾盏切开取石术、无萎缩性肾实质切开取石术、复杂的放射状肾实质切开术和低温下肾手术。

2. 马蹄肾肾结石 可采用PCNL,也可采用开放手术取石。马蹄肾的两肾下极多在脊柱前方融合成峡部,输尿管与肾盂高位连接,伴有肾旋转不良,各组肾盏朝向背侧。因肾的位置较正常低,肾上极更靠后外侧,故穿刺时多从背部经肾上盏或肾中盏入路。由于输尿管上段在峡部前侧位跨越行走并与肾盂连接,UPJ处成坡状,肾盏漏斗部狭长,造成术后残石很难自行排出,尤其是肾下盏结石,所以手术中应尽量清除所有结石,必要时进行多通道碎石取石术。如果UPJ的高位连接未造成明显的功能性梗阻,一般可不予处理。

马蹄肾结石如需行ESWL,应根据肾在体表的投影,采取俯卧位行ESWL治疗(即冲击波从前腹进入体内)。

3. 孤立肾肾结石 孤立肾患者由于代偿性肾增大,肾皮质厚,在PCNL手术中,穿刺、扩张时容易出血。可采用微造瘘mPCNL,建立F14~F18皮肾通道,对肾皮质的损伤减少、出血的概率较低。另外,分两期手术较安全。手术的关键在于解除梗阻,改善肾功能,采用合理的通道大小和取石次数。对于难以取净的残石可术后结合ESWL治疗。每次治疗后必须监测肾功能的变化,治疗间隔的时间适当延长。

若无很好的条件和经验开展 PCNL,也可采用开放手术取石。

4. 移植肾肾结石 移植肾为孤立功能肾,患者长期服用免疫抑制剂,抵抗力低下,合并肾结石时应采取创伤小、效果确切的治疗方法。推荐肾移植伴有肾结石的患者采用 ESWL 和 PCNL 治疗。由于移植肾位于髂窝,位置表浅,经皮肾穿刺容易成功。

移植肾及输尿管均处于去神经状态,因此,可以在局部麻醉+静脉镇痛下进行手术。一般来说,患者采用仰卧位。但是,如果合并输尿管狭窄,则采用截石位。

移植肾的输尿管膀胱吻合口多位于膀胱顶侧壁,输尿管逆行插管不易成功。术中可先 B 超定位,穿刺成功后注入造影剂,然后在 X 线定位下穿刺目标肾盏。

手术时间不宜过长,出血明显时应待 II 期手术取石。

5. 肾盏憩室结石 肾盏憩室结石可采用 PCNL 或逆行输尿管软镜来处理。后腹腔镜手术也可用于治疗肾盏憩室结石。通常不采用 ESWL 治疗,因为肾集合系统和憩室之间的连接部相对狭窄,即使碎石效果较好,结石仍有可能停留在原处而无法排出。

mPCNL 治疗时,术中经预置的导管逆行注入亚甲蓝帮助寻找狭小的漏斗部开口,取石后将狭窄部切开或扩张,并放置 1 根 F6 双 J 形管,并留置 30 天。

腹侧的肾盏憩室可以经腹腔镜下切除,去除结石、缝合憩室口。

6. 盆腔肾肾结石 对于肾位于盆腔的患者,推荐使用 ESWL 治疗。PCNL 的难度大,一般不宜采用,必要时可采取开放手术或腹腔镜手术。

7. 髓质海绵肾结石 海绵肾表现为部分肾髓质集合管的囊状扩张,形成的结石一般位于肾乳头的近端,结石细小呈放射状分布。只要结石不引起梗阻,一般不需处理其肾结石。经皮肾取石术难以处理此类结石,而且极易损伤肾乳头,日后形成的瘢痕会造成集合管的梗阻。较大的结石或结石排至肾盂或肾盏引起梗阻时,可采用 ESWL、RIRS 或 PCNL 治疗。口服枸橼酸制剂及维生素 B_6、增加液体的摄入以抑制结石的生长。

8. 小儿肾结石 一般可用 ESWL 治疗,因小儿的代偿能力较强,排石能力较成人强,单纯碎石的指征较成人稍宽。若结石较大而梗阻不严重,应先置

双 J 形管后碎石;如碎石效果不佳或结石梗阻严重,则可采取微创经皮肾取石解决。一般情况下不宜双侧同时碎石或经皮取石。

9. 过度肥胖的患者 对于过度肥胖的患者,患者皮肤至结石的距离过大,ESWL 定位困难,因而不易成功,推荐选用 PNL 或开放手术。标准经皮肾取石术使用的肾镜太短,不适合这类患者的手术操作,过去曾被认为是手术的禁忌证。但是,微创经皮肾取石术由于使用了长而纤细的内镜,只需在扩张通道时使用加长的工作鞘。

肥胖患者对俯卧位耐受差,易发生通气障碍,体位可采用患侧垫高 45° 的斜仰卧位,患者相对更易耐受手术。必要时可采取气管插管全身麻醉。

由于皮肾通道较长,留置的肾造瘘管术后容易脱出,可以放置 F14～F16 的末端开口的气囊导尿管,向外轻轻牵引后皮肤缝线固定。X 线透视下注入造影剂,确保气囊位于肾盏内。

(五)结石治疗的注意事项

1. 双侧上尿路结石的处理原则 双侧上尿路同时存在结石约占结石患者的 15%,传统的治疗方法一般是对两侧结石进行分期手术治疗,随着体外碎石、腔内碎石设备的更新与泌尿外科微创技术的进步,对于部分一般状况较好、结石清除相对容易的上尿路结石患者,可以同期微创手术治疗双侧上尿路结石。

双侧上尿路结石的治疗原则为:①双侧输尿管结石,如果总肾功能正常或处于肾功能不全代偿期,血肌酐值<178.0μmol/L,先处理梗阻严重一侧的结石;如果总肾功能较差,处于氮质血症或尿毒症期,先治疗肾功能较好一侧的结石,条件允许,可同时行对侧经皮肾穿刺造瘘,或同时处理双侧结石;②双侧输尿管结石的客观情况相似,先处理主观症状较重或技术上容易处理的一侧结石;③一侧输尿管结石,另一侧肾结石,先处理输尿管结石,处理过程中建议参考总肾功能、分肾功能与患者一般情况;④双侧肾结石,一般先治疗容易处理且安全的一侧,如果肾功能处于氮质血症或尿毒症期,梗阻严重,建议先行经皮肾穿刺造瘘,待肾功能与患者一般情况改善后再处理结石;⑤孤立肾上尿路结石或双侧上尿路结石致急性梗阻性无尿,只要患者情况许可,应及时外科处理,如不能耐受手术,应积极试行输尿管逆行插管或经皮肾穿刺造瘘术,待患者一般情况好转后再选择适当治疗方法;⑥对于肾功能处于尿毒症期,并有水电解质和酸碱平衡紊乱的患者,建议先行血液透

3

析,尽快纠正其内环境的紊乱,并同时行输尿管逆行插管或经皮肾穿刺造瘘术,引流肾,待病情稳定后再处理结石。

2. 合并尿路感染的结石的处理原则　由于结石使尿液淤滞易并发感染,同时结石作为异物促进感染的发生,两者可相互促进,对肾功能造成严重破坏。在未去除结石之前,感染不易控制,严重者可并发菌血症或脓毒血症,甚至危及生命。

所有结石患者都必须进行菌尿检查,必要时行尿培养。当菌尿试验阳性,或者尿培养提示细菌生长,或者怀疑细菌感染时,在取石之前应该使用抗生素治疗,对于梗阻表现明显、集合系统有感染的结石患者,需进行置入输尿管支架管或经皮肾穿刺造瘘术等处理。

上尿路结石梗阻并发感染,尤其是急性炎症期的患者不宜碎石,否则易发生炎症扩散甚至出现脓毒血症,而此类患者单用抗生素治疗又难以奏效,此时亦不宜行输尿管镜取石。通过经皮肾微穿刺造瘘及时行梗阻以上尿路引流可减轻炎症,使感染易于控制,避免感染及梗阻造成肾功能的进一步损害。经皮肾微穿刺造瘘术的应用扩大了体外冲击波碎石及腔镜取石的适应证,可减少并发症,提高成功率,两者合并应用是上尿路结石梗阻伴感染的理想治疗方法。

结石并发尿路真菌感染是临床治疗的难点,常见于广谱抗生素使用时间过长。出现尿路真菌感染时,应积极应用敏感的抗真菌药物。但是,全身应用抗真菌药物毒副作用大,可能加重肾功能的损害,采用局部灌注抗真菌药治疗上尿路结石并发真菌感染是控制真菌感染的好方法。

3. 残石碎片的处理　残石碎片常见于 ESWL术后,也可见于 PCNL、URS 术及复杂性肾结石开放取石术后,最多见于下组肾盏。结石不论大小,经ESWL 治疗后都有可能形成残石碎片。结石残余物的直径不超过 4mm,定义为残余碎片,直径≥5mm的结石则称为残余结石。

残石碎片可导致血尿、疼痛、感染、输尿管梗阻及肾积水等并发症的发生。无症状的肾残余结石增加了结石复发的风险,残石可以为新结石的形成提供核心。感染性结石的患者在进行治疗后,如伴有结石残留,则结石复发的可能性更大。对于无症状、石块不能自行排出的患者,应该依据结石情况进行相应的处理。有症状的患者,应积极解除结石梗阻,妥善处理可能出现的问题;同时应采取必要的治疗

措施以消除症状。有残余碎片或残余结石的应定期复查以确定其致病因素,并进行适当预防。

关于"无临床意义的残石碎片"的定义存在很多争论。对伴有残余结石碎片的患者,长期随访研究表明,随着时间延长,残片逐渐增大,结石复发率增加,部分患者需重复进行取石治疗。

对下组肾盏存在结石或碎片且功能丧失的患者,下极肾部分切除术可以作为治疗选择之一。对于上、中组肾盏的结石,可采用输尿管软镜直接碎石。经皮化学溶石主要适用于含有磷酸镁铵、碳酸盐、尿酸及胱氨酸和磷酸氢钙的结石。

对于残余结石直径 > 20mm 的患者,可采用ESWL 或 PCNL 治疗,在行 ESWL 前,推荐置入双J形管,可以减少结石在输尿管的堆积,避免出现"石街"。

4. "石街"的治疗　"石街"为大量碎石在输尿管与男性尿道内堆积没有及时排出,堆积形成"石街",阻碍尿液排出,以输尿管"石街"为多见。

输尿管"石街"形成的原因有:①一次粉碎结石过多;②结石未能粉碎为很小的碎片;③两次碎石间隔时间太短;④输尿管有炎症、息肉、狭窄和结石等梗阻;⑤碎石后患者过早大量活动;⑥ESWL 引起肾功能损害,排出碎石块的动力减弱;⑦ESWL 术后综合治疗关注不够。如果"石街"形成 2 周后不及时处理,肾功能恢复将会受到影响;如果"石街"完全堵塞输尿管,6 周后肾功能将会完全丧失。

在对较大的肾结石进行 ESWL 之前常规放置双J形管,"石街"的发生率大为降低。无感染的"石街"可继续用 ESWL 治疗,重点打击"石街"的远侧较大的碎石。对于有感染迹象的患者,给予抗生素治疗,并尽早予以充分引流,常采用经皮肾穿刺造瘘术,通常不宜放置输尿管支架管。待感染控制后,行输尿管镜手术,可联合 PCNL。

5. 妊娠合并结石的治疗　妊娠合并尿路结石较少见,发病率小于 0.1%,其中,妊娠中、晚期合并泌尿系结石较妊娠早期者多见。妊娠合并结石的临床表现主要有腰腹部疼痛、恶心呕吐、膀胱刺激征、肉眼血尿和发热等,与非妊娠期症状相似,且多以肾绞痛就诊。

鉴于 X 线对胎儿的致畸等影响,妊娠合并结石患者禁用放射线检查包括 CT。MRI 检查对肾衰竭患者及胎儿是安全的,特别是结石引起的肾积水,采用磁共振泌尿系水成像(MRU)能清楚地显示扩张的集合系统,能明确显示梗阻部位。B 超对结石的

诊断准确率高且对胎儿无损害,可反复应用,为首选的方法。通过 B 超和尿常规检查结合临床表现诊断泌尿系结石并不困难。

妊娠合并结石首选保守治疗,禁止行 ESWL(无论是否为 B 超定位)。应根据结石的大小、梗阻的部位、是否存在着感染、有无肾实质损害及临床症状来确定治疗方法。原则上对于结石较小、没有引起严重肾功能损害者,采用综合排石治疗,包括多饮水、适当增加活动量、输液利尿、解痉、镇痛和抗感染等措施促进排石。

对于妊娠的结石患者,保持尿流通畅是治疗的主要目的。通过局部麻醉下经皮肾穿刺造瘘术、置入双 J 形管或输尿管支架等方法引流尿液,可协助结石排出或为以后治疗结石争取时间。妊娠期间麻醉和手术的危险很难评估,妊娠前 3 个月(早期)全身麻醉会导致畸胎的概率增加,但是,一般认为这种机会很小。提倡局部麻醉下留置输尿管支架,建议每 2 个月更换 1 次支架管,以防结石形成被覆于支架管。肾积水并感染积液者,妊娠 22 周前在局部麻醉及 B 超引导下进行经皮肾造瘘术为最佳选择,引流的同时尚可进行细菌培养以指导治疗。与留置输尿管支架管一样,经皮肾穿刺造瘘也可避免在妊娠期进行对妊娠影响较大的碎石和取石治疗。

(六)肾结石治疗技术现状

1. 双镜联合治疗肾结石 双镜联合多数是指经皮肾镜联合输尿管软镜,国外文献定义为 ECIRS(endoscopic combined intrarenal surgery),也就是 PCNL 和 RIRS 两种手术的联合。RIRS 的作用有两个方面:一是在输尿管软镜直视下顺行或逆行经皮肾穿刺,建立经皮肾通道;二是清除与 PCN 通道平行盏的结石。国内文献报道双镜联合治疗复杂性肾结石,多是先放好软镜引导鞘,再更改患者体位,在超声或 X 线引导下行经皮肾穿刺建立经皮肾通道,最后应用经皮肾镜和输尿管软镜碎石。所采取的体位有俯卧位和斜仰卧截石位。以上描述的是严格意义上的一期双镜联合手术。ECIRS 手术具有清石率高和并发症少的优点。

2. 腔内治疗发生出血的风险管控

(1)发生出血并发症风险低的治疗方法:膀胱镜检、软膀胱镜检、输尿管插管、输尿管支架拔除、输尿管镜检。

(2)发生出血并发症风险高的治疗方法:SWL、PCNL、经皮肾造瘘。

(3)高危人群暂停抗血栓治疗或行替代治疗都必须征询内科医生的意见。

(4)如果抗血栓治疗不能停,但是结石必须清除,推荐选择输尿管镜或输尿管软镜手术。

(5)与心脏科医师一起评估血栓栓塞的风险,结合结石手术出血的风险,在术前停用抗血小板药物和抗凝血药物,停药期间可换用其他双抗药物,如低分子肝素。术后 24~72 小时内恢复使用。

3. 肾结石治疗技术发展的方向 三维 CT 引导、增强现实(AR)技术和追踪导航技术应用于经皮肾穿刺,能够对肾及结石的三维结构有着更加直观的认识,有利于合理选择穿刺入路及通道的分布,穿刺也更加精准。另外,随着输尿管软镜技术的普及,RIRS 手术广泛开展,双镜联合即 ECIRS 手术将是治疗复杂性肾结石的首选方法。大通道和多通道的应用将会变得越来越少,微创经皮肾通道、单通道或双通道联合 RIRS 具有损伤小、双向引流导致的低肾盂内压和结石清除率高的优点,术后并发出血和严重感染的风险会将会得到有效控制。

第五节 尿路结石的预防和随访

一、尿路结石的预防

(一)含钙尿路结石的预防

由于目前对各种预防含钙结石复发的治疗措施仍然存在着一定的争议,而且,患者往往需要长期甚至终身接受治疗,因此,充分地认识各种预防措施的利弊是最重要的。对于任何一种预防性措施来说,不仅需要其临床效果确切,同时,还要求它简单易行,而且没有不良反应。否则,患者将难以遵从治疗。

含钙尿路结石患者的预防措施应该从改变生活习惯和调整饮食结构开始,保持合适的体重指数、适当的体力活动、保持营养平衡和增加富含枸橼酸的水果摄入是预防结石复发的重要措施。只有在改变生活习惯和调整饮食结构无效时,再考虑采用药物治疗。

1. 增加液体的摄入 增加液体的摄入能增加尿量,从而降低尿路结石成分的过饱和状态,预防结石的复发。推荐每天的液体摄入量在 4L 以上,使每日的尿量保持在 2.0~2.5L 以上。建议尿石症患者在家中自行测量尿的比重,使尿的比重低于 1.010 为宜,以达到并维持可靠的尿液稀释度。

关于饮水的种类,一般认为以草酸含量少的非奶制品液体为宜。饮用硬水是否会增加含钙结石的形成，目前仍然存在不同的看法。应避免过多饮用咖啡因、红茶、葡萄汁、苹果汁和可口可乐。推荐多喝橙汁、柠檬水。

2. 饮食调节 维持饮食营养的综合平衡，强调避免其中某一种营养成分的过度摄入。

（1）饮食钙的含量：饮食钙的含量低于 20mmol/d（800mg/d）就会引起体内的负钙平衡。低钙饮食虽然能够降低尿钙的排泄，但是可能会导致骨质疏松和增加尿液草酸的排泄。摄入正常钙质含量的饮食、限制动物蛋白和钠盐的摄入比传统的低钙饮食具有更好的预防结石复发的作用。正常范围或者适当程度的高钙饮食对于预防尿路含钙结石的复发具有临床治疗的价值。但是，饮食含钙以外的补钙对于结石的预防可能不利，因为不加控制的高钙饮食会增加尿液的过饱和水平。通过药物补钙来预防含钙结石的复发仅适用于肠源性高草酸尿症，口服 200~400mg 枸橼酸钙在抑制尿液草酸排泄的同时，可以增加尿液枸橼酸的排泄。推荐多食用乳制品（牛奶、干酪、酸乳酪等），豆腐等食品。成人每天钙的摄入量应为 20~25mmol（800~1000mg）。推荐吸收性高钙尿症患者摄入低钙饮食，不推荐其他患者摄入限钙饮食。

（2）限制饮食中草酸的摄入：虽然仅有 10%~15% 的尿液草酸来源于饮食，但是，大量摄入富含草酸的食物后，尿液中的草酸排泄量会明显地增加。草酸钙结石患者尤其是高草酸尿症的患者应该避免摄入诸如甘蓝、杏仁、花生、甜菜、欧芹、菠菜、大黄、红茶和可可粉等富含草酸的食物。其中，菠菜中草酸的含量是最高的，草酸钙结石患者更应该注意忌食菠菜。低钙饮食会促进肠道对草酸盐的吸收，增加尿液草酸盐的排泄。补钙对于减少肠道草酸盐的吸收是有利的，但仅适用于肠源性高草酸尿症患者。

（3）限制钠盐的摄入：高钠饮食会增加尿钙的排泄，每天钠的摄入量应少于 2g。

（4）限制蛋白质的过量摄入：低糖类和高动物蛋白饮食与含钙结石的形成有关。高蛋白质饮食引起尿钙和尿草酸盐排泄增多的同时，使尿的枸橼酸排泄减少，并降低尿的 pH，是诱发尿路含钙结石形成的重要危险因素之一。推荐摄入营养平衡的饮食，保持早、中、晚三餐营养的均衡性非常重要。避免过量摄入动物蛋白质，每天的动物蛋白质的摄入量应该限制在 150g 以内。其中，复发性结石患者每天的蛋白质摄入量不应该超过 80g。

（5）减轻体重：研究表明，超重是尿路结石形成的至关重要的因素之一。建议尿路结石患者维持适度的体重指数（body mass index，BMI）。

（6）增加水果和蔬菜的摄入：饮食中水果和蔬菜的摄入可以稀释尿液中的成石危险因子，但并不影响尿钾和尿枸橼酸的浓度。因此，增加水果和蔬菜的摄入可以预防低枸橼酸尿症患者的结石复发。

（7）增加粗粮及纤维素饮食：米麸可以减少尿钙的排泄，降低尿路结石的复发率，但要避免诸如麦麸等富含草酸的纤维素食物。

（8）减少维生素 C 的摄入：维生素 C 经过自然转化后能够生成草酸。服用维生素 C 后尿草酸的排泄会显著增加，形成草酸钙结晶的危险程度也相应增加。尽管目前还没有资料表明大剂量的维生素 C 摄入与草酸钙结石的复发有关，建议复发性草酸钙结石患者避免摄入大剂量的维生素 C。推荐他们每日维生素 C 的摄入不要超过 1.0g。

（9）限制高嘌呤饮食：伴有高尿酸尿症的草酸钙结石患者应避免高嘌呤饮食，推荐每天食物中嘌呤的摄入量少于 500mg。富含嘌呤的食物有动物的内脏（肝及肾）、家禽皮、带皮的鲱鱼、沙丁鱼、凤尾鱼等。

3. 药物预防性治疗 用于含钙结石预防性治疗的药物虽然种类很多，但是，目前疗效较为肯定的只有碱性枸橼酸盐、噻嗪类利尿药和别嘌醇。

（1）噻嗪类利尿药：噻嗪类利尿药（如苯氟噻、三氯噻嗪、氢氯噻嗪和吲达帕胺等）可以降低尿钙正常患者的尿钙水平，降低尿液草酸盐的排泄水平，抑制钙的肠道吸收。另外，噻嗪类药物可以抑制骨质吸收，增加骨细胞的更新，防止伴高钙尿症结石患者发生骨质疏松现象。因此，噻嗪类利尿药的主要作用是减轻高钙尿症，适用于伴高钙尿症的含钙结石患者。常用剂量为氢氯噻嗪 25mg，或者三氯噻嗪 4mg/d。

噻嗪类利尿药的主要不良反应是低钾血症和低枸橼酸尿症，与枸橼酸钾一起应用可以减轻不良反应，并且可以增强预防结石复发的作用。部分患者长期应用后可能会出现低血压、疲倦和勃起障碍，应该注意用药后发生低镁血症和低镁尿症的可能性。

（2）正磷酸盐：正磷酸盐能够降低 $1,25(OH)_2-D_3$ 的合成，主要作用是减少钙的排泄并增加磷酸盐及尿枸橼酸的排泄，可以抑制结石的形成。其中，中性正磷酸盐的效果比酸性正磷酸盐好。

正磷酸盐主要应用于伴有高钙尿症的尿路含钙

结石患者,但是,目前还缺乏足够的证据来证明其治疗的有效性。因此,临床上可选择性地应用于某些尿路结石患者,不作为预防性治疗的首选药物。

(3)磷酸纤维素:磷酸纤维素和磷酸纤维钠可以通过与钙结合形成复合物而抑制肠道对钙的吸收,从而降低尿钙的排泄。主要适用于伴有吸收性高钙尿症的结石患者,但临床效果还不肯定。由于用药后可能会出现高草酸尿症和低镁尿症,因此目前不推荐将磷酸纤维素用于预防结石复发的治疗。

(4)碱性枸橼酸盐:能够增加尿枸橼酸的排泄,降低尿液草酸钙、磷酸钙和尿酸盐的过饱和度,提高对结晶聚集和生长的抑制能力,能有效地减少含钙结石的复发。但是,最新研究发现枸橼酸和羟基枸橼酸黏附于一水草酸钙晶体表面后,可以使晶体发生溶解,并且羟基枸橼酸较枸橼酸更有特异性,效率亦更高。这一新的作用机制的发现使羟基枸橼酸有望成为预防肾结石形成疗效超过枸橼酸钾的药物。

临床上用于预防含钙结石复发的碱性枸橼酸盐种类包括枸橼酸氢钾钠、枸橼酸钾、枸橼酸钠、枸橼酸钾钠和枸橼酸钾镁等制剂。枸橼酸钾和枸橼酸钠都具有良好的治疗效果,但是,钠盐能够促进尿钙排泄,单纯应用枸橼酸钠盐时,降低尿钙的作用会有所减弱。临床研究也表明枸橼酸钾盐的碱化尿液效果比钠盐好,而且,钾离子不会增加尿钙的排泄。因此,枸橼酸钾预防结石复发的作用比枸橼酸钠强。枸橼酸氢钾钠(友来特)具有便于服用、口感较好等优点,患者依从性较高。

尽管碱性枸橼酸盐最适用于伴有低枸橼酸尿症的结石患者,但是,目前认为其适应证可能可以扩大至所有类型的含钙结石患者。常用剂量为枸橼酸氢钾钠(友来特)1~2g,每日3次,枸橼酸钾1~2g或者枸橼酸钾钠3g,每日2~3次。

碱性枸橼酸盐的主要不良反应是腹泻,患者服用后依从性较差。

(5)别嘌醇:可以减少尿酸盐的产生,降低血清尿酸盐的浓度,减少尿液尿酸盐的排泄。此外,别嘌醇还可以减少尿液草酸盐的排泄。

推荐别嘌醇用于预防尿酸结石和伴有高尿酸尿症的草酸钙结石患者,用法为100mg,每日3次,或者300mg,每日1次。

(6)镁剂:镁通过与草酸盐结合而降低草酸钙的过饱和度,从而抑制含钙尿路结石的形成。补充镁剂在促进尿镁增加的同时,可以增加尿枸橼酸的含量,并提高尿的pH值。因此,镁剂能有效地降低草酸钙结石的复发。适用于伴有低镁尿症或不伴有低镁尿症的草酸钙结石患者。由于含钙结石患者伴有低镁尿症者并不多(<4%),因此,除枸橼酸盐以外,目前不推荐将其他的镁盐单独用于预防含钙尿路结石复发的治疗。

(7)葡胺聚糖:可以抑制草酸钙结石的生长,适用于复发性草酸钙结石的治疗,但目前还缺乏关于合成的或半合成的葡胺聚糖应用于预防含钙尿路结石复发的依据。

(8)维生素B_6:是体内草酸代谢过程中的辅酶之一,体内维生素缺乏可以引起草酸的排泄增高。大剂量的维生素B_6(300~500mg/d)对于原发性高草酸尿症患者有治疗作用。维生素B_6主要用于轻度高草酸尿症和原发性高草酸尿症的患者。

(9)中草药:目前认为对含钙结石具有一定预防作用的中草药包括泽泻、胖大海、金钱草、玉米须及芭蕉芯等。但是,尚缺乏临床疗效观察的报道。

(二)感染结石的预防

推荐低钙、低磷饮食。氢氧化铝或碳酸铝凝胶可与小肠内的磷离子结合形成不溶的磷酸铝,从而降低肠道对磷的吸收和尿磷的排泄量。对于由尿素酶细菌感染导致的磷酸铵镁和碳酸磷灰石结石,应尽可能用手术方法清除结石。

推荐根据药物敏感试验使用抗生素治疗感染。强调抗感染治疗需要足够的用药疗程。在抗生素疗法的起始阶段,抗生素的剂量相对较大(治疗量),通过1~2周的治疗,使尿液达到无菌状态,之后可将药物剂量减半(维持量)并维持3个月。要注意每月做细菌培养,如又发现细菌或患者有尿路感染症状,将药物恢复至治疗量以便更好地控制感染。

酸化尿液能够提高磷酸盐的溶解度,可以用氯化铵1g,每日2~3次或蛋氨酸500mg,每日2~3次。严重感染的患者,应该使用尿酶抑制剂。推荐使用乙酰羟肟酸和羟基脲等,建议乙酰羟肟酸的首剂为250mg,每日2次持续4周,如果患者能耐受,可将剂量增加250mg,每日3次。

(三)尿酸结石的预防

预防尿酸结石的关键在于增加尿量、提高尿液的pH和减少尿酸的形成和排泄3个环节。

1. 大量饮水 尿量保持在每日2000ml以上。

2. 碱化尿液 使尿的pH维持在6.5~6.8,可以给予枸橼酸氢钾钠(友来特)1~2g,每日3次,枸橼酸钾2~3g或者枸橼酸钾钠3~6g,每日2~3次,或者碳酸氢钠 1.0g,每日 3 次。

3. 减少尿酸的形成　血尿酸或尿尿酸增高者,口服别嘌醇 300mg/d。叶酸比别嘌醇能够更有效地抑制黄嘌呤氧化酶活性,推荐口服叶酸 5mg/d。

（四）胱氨酸结石的预防

注意大量饮水以增加胱氨酸的溶解度,保证每天的尿量在 3000ml 以上,即饮水量至少要达到150ml/h。

碱化尿液,使尿的 pH 达到 7.5 以上。可以服枸橼酸氢钾钠(友来特)1~2g,每日 3 次。避免进食富含蛋氨酸的食品,如大豆、小麦、鱼、肉、豆类和蘑菇等,低蛋白质饮食可减少胱氨酸的排泄。

限制钠盐的摄入,推荐钠盐的摄入量限制在2g/d 以下。

尿液胱氨酸的排泄高于 3mmol/24h 时,应用硫普罗宁(α-巯基丙酰甘氨酸)250~2000mg/d 或者卡托普利 75~150mg/d。

（五）其他少见结石的预防

1. 药物结石的预防　含钙药物结石的预防:补钙和补充维生素 D 引起的结石与尿钙的排泄增加有关,补充大剂量的维生素 C 可能会促进尿液草酸的排泄。因此,含钙药物结石的预防主要是减少尿钙和尿草酸的排泄,降低尿液钙盐和草酸盐的饱和度。

非含钙药物结石的预防:预防茚地那韦结石的最好方法是充分饮水,每日进水量达到 3000ml 以上,可以防止药物晶体的析出。酸化尿液使尿液 pH在 5.5 以下,可能有利于药物晶体的溶解。

氨苯蝶啶、乙酰唑胺、磺胺类药物结石的预防方法是大量饮水以稀释尿液,适当应用碱性药物来提高尿液的 pH,从而增加药物结晶的溶解度。

2. 嘌呤结石的预防　嘌呤结石(主要包括 2,8-二羟腺嘌呤结石和黄嘌呤结石)的预防上应该采取低嘌呤饮食;别嘌醇能够抑制黄嘌呤氧化酶,可减少2,8-二羟腺嘌呤的排泄,从而起防止结石发生的作用。理论上说,碱化尿液可以促进 2,8-二羟腺嘌呤的溶解。

二、尿路结石的随访

（一）尿路结石临床治疗后的随访

尿路结石临床治疗的目的是最大限度地去除结石、控制尿路感染和保护肾功能。因此,无石率、远期并发症的发生情况和肾功能的恢复情况是临床随访复查的主要项目。

1. 无石率　定期(1 周、1 个月、3 个月、半年)复查 X 线照片、B 超或者 CT 扫描,并与术前对比,可以确认各种治疗方法的无石率。尿路结石临床治疗后总的无石率以 PNL 最高,开放性手术次之,联合治疗再次,而 ESWL 最低。

2. 远期并发症　不同的治疗方法可能出现的并发症种类不一样,其中,PCNL 的远期并发症主要是肾功能丧失、肾周积液、复发性尿路感染、集合系统狭窄、输尿管狭窄和结石复发等;联合治疗的远期并发症主要是肾功能丧失、复发性尿路感染、残石生长和结石复发等;单纯 ESWL 的远期并发症包括肾功能丧失和结石复发等;开放性手术的远期并发症有漏尿、输尿管梗阻、肾萎缩、结石复发和反复发作的尿路感染等。术后注意定期复查有利于尽早发现并发症的存在。

3. 肾功能　术后 3 个月至半年复查排泄性尿路造影,以了解肾功能的恢复情况。

（二）尿路结石预防性治疗后的随访

尿路结石患者大致可以分为不复杂的和相对复杂的两类。第一类包括初发结石而结石已排出的患者及轻度的复发性结石患者,第二类包括病情复杂、结石频繁复发、经治疗后肾仍有残留结石或者有明显的诱发结石复发的危险因素存在的患者。其中,第 1 类患者不需要随访,第 2 类患者需要随访。

推荐 2 次重复收集 24 小时尿液标本做检查的做法,这样可以提高尿液成分异常诊断的准确性。

空腹晨尿(或早上某一时点的尿标本)pH>5.8时,则应怀疑伴有完全性或不完全性肾小管性酸中毒。同样,空腹晨尿或早上某一时点尿标本可以作细菌学检查和胱氨酸测定。测定血清钾浓度的目的主要是为诊断肾小管性酸中毒提供更多的依据。

（王刚　那彦群）

参 考 文 献

1. 那彦群,叶章群,孙颖浩,等. 中国泌尿外科疾病诊断治疗指南. 北京:人民卫生出版社,2014:129-214.

2. 谢旭敏,潘铁军. 经皮肾镜取石术后尿源性脓毒血症的危险因素分析. 中华泌尿外科杂志,2015,36(1):50-53.

3. 吴海洋,李恭会,王正会,等. 基于术后 2h 血白细胞计数的即刻干预治疗腔内碎石术后感染性休克的动物实验及临床研究. 中华泌尿外科杂志,2017,38(1):47-50.

4. Bhala N,Emberson J,Merhi A,et al. Vascular and upper gastrointestinal effects of non-steroidal anti-inflammatory drugs: meta-analyses of individual participant data from randomised trials. Lancet,2013,382(9894):769-779.

5. Furyk JS,Chu K,Banks C,et al. Distal ureteric stones and ta-
   msulosin: a double-blind, placebo-controlled, randomized,
   multicenter trial. Ann Emerg Med,2016,67(1):86-95. e2.

6. Chung J,Granja I,Taylor MG,et al. Molecular modifiers re-
   veal a mechanism of pathological crystal growth inhibition.
   Nature,2016,536(7617):446-450.

7. Türk C,Petřík A,Sarica K,et al. EAU Guidelines on Inter-
   ventional Treatment for Urolithiasis. Eur Urol,2016,69(3):
   475-482.

8. Ghani KR,Andonian S,Bultitude M,et al. Percutaneous
   Nephrolithotomy: Update,Trends,and Future Directions. Eur
   Urol,2016,70(2):382-396.

9. Zeng G,Wan S,Zhao Z,et al. Super-mini Percutaneous
   Nephrolithotomy(SMP):A new concept in technique and in-
   strumention. BJU Int,2016,117(4):655-661.

3

第 十 九 章

急性肾损伤

3

第一节 急性肾损伤

一、病因及分类

急性肾损伤(acute kidney injury,AKI)是由多种不同病因引起短时间内肾功能快速减退而导致的临床综合征,包括急性肾小管坏死(acute tubular necrosis,ATN)、急性间质性肾炎、急性肾小球和血管性肾疾病、肾前性氮质血症和急性肾后性梗阻性肾病。急性肾损伤包含了从肾功能标志物的轻微改变,到肾功能严重损伤需要肾的替代治疗的整个范畴。目前临床广泛接受将 ATN 与急性肾衰竭(acute renal failure,ARF)的术语转变为 AKI,以期望能在疾病早期识别,并进行有效干预。2012 年改善全球肾疾病预后组织(Kidney Disease:Improving Global Outcomes,KDIGO)制订的急性肾损伤临床实践指南将 AKI 定义为以下任一情况:血清肌酐 48 小时内升高达≥0.3mg/dl(>26.5μmol/L);或血清肌酐在 7 天内升高达基础值的≥1.5 倍;或尿量<0.5ml/(kg·h),持续 6 小时。根据以下标准,对急性肾损伤进行分期(表 19-1)。

急性肾损伤的病因可分为肾前性、肾性及肾后性。急性肾损伤的病因见表 19-2。对于急性肾损伤的处理应当根据导致肾功能损伤的病因学具体分析。如为肾前性因素引起的 AKI,则应积极祛除相关的诱发因素,恢复肾的有效灌注,通常这些处理能够使肾功能得到恢复。但是如果延误治疗,严重而持久的肾低灌注将导致肾小管上皮细胞发生严重的损伤,及时纠正了低灌注也难以改善病变,就会进一步发展成实质性肾衰竭,即 ATN。药物导致的 AKI,原则上应当撤掉与肾毒性有关的药物。对于手术患

表 19-1 急性肾损伤的分期

分期	血清肌酐	尿量
1	升高达基础的 1.5~1.9 倍;或升高达≥0.3mg/dl(>26.5mol/L)	<0.5ml/(kg·h),持续 6~12 小时
2	升高达基础值的 2.0~2.9 倍	<0.5ml/(kg·h),持续≥12 小时
3	升高达基础值的 3.0 倍;或升高达≥4.0mg/dl(>353.6μmol/L);或开始肾脏替代治疗;或<18 岁的患者,eGFR 下降至<35ml/(min·1.73m^2)	<0.3ml/(kg·h),持续≥24 小时;或无尿≥12 小时

表 19-2 急性肾损伤的病因分类

Ⅰ.肾前性
1. 脱水
2. 血管塌陷:败血症,降压药,"第三腔隙"
3. 心排血量减少
4. 肾血管收缩、扩张失衡:
   脓毒症
   药物(ACE 抑制剂,NSAIDs,环孢霉素,FK506,α-肾上腺受体拮抗剂)
   肝肾综合征
Ⅱ.肾性
1. ATN(肾缺血、肾毒性物质导致)
2. 肾小球疾病和肾微血管疾病
3. 急性间质性肾炎
4. 肾血管疾病
5. 肾移植排异反应
Ⅲ.肾后性(尿路梗阻)
1. 孤立肾结石
2. 双侧肾盂、输尿管梗阻(管腔内外肿瘤,结石,坏死组织,肿大淋巴结,手术误扎,后腹膜纤维化)
3. 膀胱及以下部位梗阻(结石,肿瘤,血块,前列腺增生,尿道狭窄)
4. 肾内梗阻(骨髓瘤,尿酸钙,草酸钙,磺胺,阿昔洛韦等药物结晶)

者,维持正常的循环容量十分重要。术后的患者要根据中心静脉压的监测结果及时补充晶体、胶体和血液成分。对于肾后性因素导致的 AKI,要迅速解除梗阻,同时也应注意尿液外渗的情况。有时,在临床上要鉴别 AKI 的 3 种病因并非易事,往往要结合临床检查和实验室结果,甚至还需要有创的中心血流动力学监测和尿路影像学检查。在诊断检查前初步估计 AKI 的病因十分重要,对于检查手段的选择有重要的指导意义。

二、肾前性急性肾损伤

肾前性 AKI 是指由于肾血流灌注下降超过了肾的自身调节的范围、导致肾小球滤过率下降而出现的 AKI。导致肾前性 AKI 最常见的原因是由于肾性或肾外性液体丢失引起的脱水,如腹泻、呕吐和利尿药的过度使用等(表 19-3)。肾前性 AKI 的特点是病因纠正能够使肾功能得到恢复,并少有肾结构的破坏。这种状态对补液比较有效,一旦治疗得当,肾功能能够在 24~72 小时内得以恢复。其他少见的原因有败血症性休克、血管外液体潴留导致的所谓"第三腔隙"(如胰腺炎)等。抗高血压药物的过量应用也可以出现这种情况。心功能衰竭导致心排血量减少也可降低肾血流灌注。由于肾血管收缩、扩张调节失衡而引起的肾血液供应下降导致的急性肾小球滤过率下降也应引起临床医师的注意。如肝硬化患者发生肝-肾综合征,或者服用环孢素、FK506、非类固醇抗炎药、血管紧张素转化酶抑制剂等情况下。上述情况往往容易出现明显的肾内血流动力学功能紊乱。在这些情况下,尿的检查可类似肾前性肾损伤,但患者临床表现并不符合常见的急性肾损伤。在停止服用药物或有肝-肾综合征的患者进行肝病的治疗或肝移植后,会出现肾小球滤过率的改善。根据临床表现仔细分析可以判断出引起急性肾损伤的主要原因。多数情况下,急性肾损伤是多种病因共同作用的结果。

(一) 临床表现与诊断

1. 症状和体征　最常见也是首先的主诉是身体站立时头晕(直立性晕厥)或口渴感,患者可有明显的体液丢失病史,体重减低的多少可以反映出脱水的程度。体检常发现皮肤干瘪、颈静脉塌陷、黏膜干燥、直立性或体位性低血压、脉搏增快等。

2. 实验室检查

(1) 血液检查:血液中的尿素氮和肌酐的比例(mg/dl)正常是(10~15):1,在肾前性肾损伤时,由于肾小管功能未受损,低尿流率导致肾小管重吸收尿素增加,从而使 BUN/Cr 不成比例增加。甘露醇、造影剂和利尿药都会影响肾对尿素、钠和肌酐的转运与处理,在这些因素的影响下,生化检查可能会出现让人误解的结果。

(2) 尿液检查:尿量通常减少。需要精确评估时可留置尿管以测量每小时的尿量,也可通过这个方法除外有无下尿路的梗阻。在急性肾前性少尿的情况下尿液多是高比重(>1.025)和高渗透压[>600mOsm/(kg·H₂O)]的。常规尿分析一般没有异常。

(3) 中心静脉压:中心静脉压降低预示着血容量不足。当严重的心力衰竭是肾前性肾损伤(多数不是唯一原因)的主要原因时,主要表现为心排血量降低和中心静脉压升高。

(4) 水负荷:对于肾前性肾损伤患者,小心地增加入量可以使尿量增加。补液试验既有诊断意义也有治疗意义。最常用的首要治疗手段是快速静脉输注 300~500ml 生理盐水。一般要超过 1~3 小时以后测量尿的排出。当尿量>50ml/h 时,认为患者对连续静脉输液有良好的反应。如果尿量不增加,则需要仔细地回顾患者血和尿液的化验检查,再次评估患者的水容量状态,并重新进行体检,以确定继续补充液体(用或者不用呋塞米)的合理性。

(二) 治疗

对于脱水的患者,必须快速补充液体的丢失。不恰当的液体治疗可能会加重肾脏血流动力学的进一步恶化和最终导致肾小管的缺血(不可逆的急性肾小管坏死)。在液体补足的患者,若仍有少尿和持续性低血压,应使用血管加压药物来有效纠正由败血症和心源性休克引起的低血压。升压药物对恢

表 19-3　急性肾损伤的肾前性因素

1. 体内液体严重不足
2. 外科手术:出血、休克
3. 消化道丢失:呕吐、腹泻、肠瘘
4. 肾原因:过度利尿、盐的丢失
5. 心脏原因:心排血量降低
6. 急性情况:心肌梗死、心律失常、恶性高血压、心脏压塞、心内膜炎
7. 慢性情况:心瓣膜病、慢性心肌病
8. 细胞外液的分布异常
9. 低蛋白状态:肾病综合征、晚期肝疾病、营养不良
10. 物理因素:腹膜炎、烧伤、挤压伤
11. 外周血管扩张:菌血症、抗高血压药物
12. 肾动脉狭窄(双侧)

复全身的血压,同时对维持肾内的血流量和肾功能是非常有益的。应用多巴胺 $1\sim5\mu g/(kg\cdot min)$ 可以在不改变收缩压的情况下增加肾血流量。如果容量纠正后,全身血压还持续偏低,则可加大多巴胺剂量 $5\sim20\mu g/(kg\cdot min)$ 。对于肾前性急性肾衰竭应停用降压和利尿药。

三、肾性急性肾损伤

肾性 AKI 是指由各种原因导致的肾单位和间质、血管损伤所致,包括肾缺血和肾毒性物质导致的急性肾小管怀上(ATN)、肾小球疾病、急性间质性肾炎、肾血管疾病和肾移植排异反应等。对于不同病因的肾实质疾病引起的急性 AKI,其治疗方法及强度完全不同。急进性肾炎常常需要强化免疫抑制治疗,而对于药物或感染相关性急性间质性肾炎及急性肾小管坏死,及时祛除病因则非常重要。

(一)急性肾小管坏死

绝大多数需要住院治疗的肾性 AKI 是由 ATN 所致。发生 ATN 的易感人群包括:既往基础肾疾病、高血压、糖尿病、心血管疾病、高龄等。ATN 的病因多种多样,可发生于感染、应用某些药物、接触某些毒物等因素后。

但总的来说,ATN 的病因可分为两大类:一是各种因素导致的肾血流灌注不足和缺血;二是各种类型的肾毒素直接或间接导致肾小管上皮中毒性损伤而发生 ATN。常见的内源性和外源性肾毒性物质见于表 19-4。

表 19-4　常见内源性和外源性肾毒性物质

1. 内源性肾毒性物质
   肌红蛋白:横纹肌溶解
   血红蛋白:急性溶血、如自身免疫性溶血、血型不合输血反应、阵发性夜间血红蛋白尿、烧伤、热休克
   尿酸、钙　高尿酸血症、严重高钙血症、多发性骨髓瘤、溶瘤综合征
   磷及代谢物结晶
2. 外源性肾毒性物质
   微生物及代谢毒素:金黄色葡萄球菌、G⁻杆菌、军团菌、汉坦病毒等
   肾毒性药物:氨基糖苷类、多肽类、头孢类(第一、二代)、两性霉素 B、环孢素 A、利尿药、造影剂、中药等
   其他:重金属、化学毒素、农药、杀虫剂、生物毒素

1. 临床表现　由于病因不同,ATN 患者的临床特征不同。脱水和休克可同时出现,但尿量以及 AKI 在静脉补液后无改善,这与肾前性 AKI 不同。

不同于慢性肾衰竭的是,精神改变及胃肠道症状等尿毒症表现在 AKI 中并不常见。ATN 的临床表现及肾功能减退程度与其肾脏低灌注的程度和持续时间有关,其临床预后存在很大差异。目前倾向于将 ATN 的临床过程对应于其病理生理过程而分为 3 期:起始期、持续期和恢复期。

(1)起始期:又称肾前性氮质血症。由于肾的低灌注,肾小球滤过率下降致原尿减少、速度减慢,尿素氮、水和钠的重吸收相对增加,从而引起血尿素氮升高,尿量减少和尿比重增加。血肌酐水平轻微升高。此期患者无明显临床症状或者仅表现轻微的有效循环血容量不足。

(2)维持期:一般持续 $1\sim2$ 周,也可长达数月。肾中毒者所致急性肾小管坏死持续时间较短,缺血性因素所致者则持续时间较长。此期首先表现为尿量改变及氮质血症,血肌酐升高,肾小球滤过率下降,逐渐出现水、电解质和酸碱平衡紊乱及各种并发症,出现消化道症状、贫血、高血压、心力衰竭和心律失常,神经系统症状如意识淡漠、嗜睡等。其中水过多、高钾血症和代谢性酸中毒如果处理不及时可能带来致命性后果。

(3)恢复期:此期患者尿量开始进行性增多。一般少尿或无尿患者尿量超过 500ml/d 时,即进入临床上的恢复期。部分患者尿量大于 2500ml/d,并可持续数周或更长时间。恢复期患者尿毒症症状逐渐改善,但仍可出现水、电解质紊乱及各种并发症,少数患者仍有体质虚弱、乏力等表现。

2. 诊断　ATN 的诊断依据需要在确诊 AKI 的基础上进行,并排除肾小球、肾间质和肾血管疾病所致的肾性 AKI。一般可找到引起 ATN 的病因,如肾缺血或者中毒。静脉滴注甘露醇或生理盐水并不能增加尿量,有时应用呋塞米或小剂量多巴胺 $[1\sim5\mu g/(kg\cdot min)]$ 可使少尿转为多尿(少尿型肾衰竭转为多尿型肾衰竭)。尿液检查时尿比重常偏低或固定于 $1.005\sim1.015$ 。可见肾小管细胞及颗粒管型。尿渗透压也降低($<350mOsm/L$),尿/血浆渗透压比值 $<1:1$ 。如果尿潜血阳性必须考虑到血红蛋白尿或肌红蛋白尿的可能。超声检查双肾增大或者大小正常。中心静脉压常常正常至轻度升高。

3. 治疗　ATN 的治疗主要强调维持机体的水、电解质和酸碱平衡,保证重要脏器如肾的血液灌注,防治并发症,促进肾功能恢复。

(1)支持治疗

1)尽早纠正可逆病因:积极处理创伤、出血、

心血管疾病等病因;控制感染;纠正血容量不足;及时停用影响肾血流灌注或肾毒性药物。

2) 维持水、电解质和酸碱平衡:如果静脉补液或滴注甘露醇并无效果,则应立即减少液体入量。补液遵循量出为入的原则。每日液体入量=前一日的显性失水量+不显性失水量-内生水量。必须密切监测血钾,以及早发现高血钾。发生高血钾症时可给予以下措施:①静脉滴注 5% 碳酸氢钠 200~250ml,促进钾离子向细胞内转移。②10% 葡萄糖酸钙 10~20ml 静脉缓慢注射(大于 5 分钟)。③50% 葡萄糖溶液 50ml 加普通胰岛素 6U 缓慢静脉注射。④口服离子交换树脂(15~30g,每日 3 次)。

3) 肾的替代治疗:AKI 时肾功能在短时间内快速减退,机体无法产生足够代偿反应,有时会出现威胁生命的严重并发症。肾的替代指征包括:严重高钾血症,$K^+>6.5mmol/L$ 或及出现严重心律失常,急性肺水肿且利尿效果不好,严重代谢性酸中毒,动脉血 $pH<7.2$,且由于急性左心衰竭和体液容量过多而不能给予足量碱剂时。血液透析或腹膜透析的及时应用可预防或纠正酸中毒、高钾血症或液体超负荷等。血液透析可间断或持续进行(连续性动静脉血液滤过或连续性静静脉血液滤过技术)。一般可用经皮中心静脉插管建立血管通路。在重症监护病房持续透析治疗更适用于血流动力学不稳定的患者。与血液透析相比,腹膜透析有更好的安全性和易操作性,不需抗凝药。在心、胸、血管等手术后并发AKI,患者存在血流动力学不稳定状态、又不宜全身抗凝的情况下,可选择腹膜透析作为过渡。但腹膜透析对水和溶质的清除可能不足,引起高血糖,并有较多的蛋白质丢失。

(2) 营养治疗:AKI 时应补充足够营养保证能量需要[20~30kcal/(kg·d)],促进受损细胞的修复和再生。可静脉补充葡萄糖、脂肪乳、必需氨基酸、维生素等,从而纠正和降低伴有急性肾小管坏死的机体分解代谢的严重性。危重病患者的血糖控制要求 6.1~8.3mmol/L。

(二) 肾小球和肾微血管疾病、急性间质性肾炎

原发或继发性肾小球疾病都可能导致 AKI 发生,如急性或急进性肾小球肾炎、狼疮性肾炎、ANCA 相关性小血管炎、过敏性紫癜性肾炎、溶血尿毒症综合征等。血栓性血小板减少性紫癜、弥散性血管内凝血等微血管病变也会导致 AKI 发生。急性间质性肾炎是一种以肾间质的急性炎症和水肿为病理特征,伴有急性肾小管功能障碍的肾损伤。引起急性间质性肾炎的病因包括:药物、感染特发性自身免疫性疾病,其中药物是最主要的病因。

1. 临床表现与诊断

(1) 症状和体征:详细的询问病史可获得非常重要的诊断信息。肾小球及微血管疾病多有前驱感染或者系统性疾病史。如咽喉痛和上呼吸道感染、腹泻等。急性过敏性间质性肾炎多有明确的用药史,可引起急性间质性肾炎的常用药物包括:非甾体类抗炎药、青霉素、头孢菌素、环丙沙星、利福平、乙胺丁醇、异烟肼、磺胺类、大环内酯类、四环素、万古霉素、雷尼替丁、利尿药等。部分患者可出现发热、皮疹等药物过敏反应。引起 AKI 的系统性疾病如过敏性紫癜、系统性红斑狼疮等,多有其他系统损害,体格检查需注意相关体征。人类免疫缺陷病毒(HIV)感染也可以出现 HIV 肾病导致的 AKI。一般来说,肾盂肾炎很少出现 AKI,除非伴有脓毒血症、梗阻或孤立肾患者。

(2) 实验室检查

1) 血液检查:急进性肾小球肾炎的免疫学检查异常主要有抗-GBM(抗肾小球基底膜抗体,I型)和 ANCA(抗中性粒细胞胞质抗体,Ⅲ型)阳性,Ⅱ型患者的血循环免疫复合物及冷球蛋白可呈阳性,血清 C3 降低。急性间质性肾炎可有血嗜酸粒细胞升高、红细胞沉降率加快、IgE 升高等。特异血清免疫学检查可以提示某些系统性疾病,如系统性红斑狼疮。在溶血性尿毒症综合征中,外周血涂片中常出现血小板减少和红细胞的形态结构变异。

2) 尿液分析:在肾小球及微血管性 AKI 时,尿沉渣分析可见变形红细胞、红细胞管型,尿蛋白多大于 1~3g/d,尿钠大多<20mmol/L。间质性肾炎时,尿沉渣可见白细胞、嗜酸粒细胞及管型,尿蛋白可呈阳性,尿钠大多>30mmol/L。

3) 肾活检:可以显示肾小球肾炎、急性间质性肾炎或肾小球毛细血管血栓(溶血性尿毒症综合征)分别所特有的变化。对于急进性肾小球肾炎,光镜下以广泛(50%以上)的肾小球囊腔内有大新月体形成(占肾小球囊腔 50% 以上)为主要特征。急性间质性肾炎光镜下可见肾间质水肿,弥漫性淋巴细胞和单核细胞浸润,散在嗜酸粒细胞浸润,偶见肉芽肿,而肾小球及肾血管正常。

(3) X 线表现:造影剂检查应尽量避免,因其造成肾损伤。基于上述原因,超声显像最适合排除梗阻问题。

2. 治疗　总的来说，治疗目的在于控制感染，清除体内抗原、毒性物质和药物，抑制自身免疫、清除自身免疫性抗体，降低炎症应答。对于急进性肾小球肾炎，需要针对急性免疫介导性炎症病变进行强化治疗。强化治疗包含药物（甲泼尼龙、环磷酰胺）或短时间应用血浆置换。对于 AKI 达到透析指征者，需要肾的替代治疗。

（三）肾血管性疾病

常见的肾血管疾病导致的急性 AKI 包括：动脉血栓性疾病、夹层动脉瘤、恶性高血压、肾静脉血栓等。对于 60 岁以下的患者，如果没有接受过经血管的操作或造影检查，一般很少出现血栓性疾病。夹层动脉瘤和恶性高血压通常临床诊断比较清楚。快速评估肾动脉血流情况的方法需要动脉造影或其他非造影血流检查（如磁共振或多普勒超声）。急性肾静脉血栓多发生于肾病综合征、肾细胞癌、肾外伤的肾病患者，常伴有下腔静脉血栓形成，出现下腔静脉阻塞综合征、严重腰痛和血尿。对导致 AKI 的血管性因素及早治疗是必要的。

（四）肾移植排斥反应

见肾移植章节。

四、肾后性急性肾损伤

肾后性 AKI 是指急性尿路梗阻，双侧尿路梗阻或孤立肾单侧尿路梗阻均可致肾后性 AKI，约占 AKI 的 5%。由于男性老年患者前列腺疾病及肿瘤疾病的高发，肾后性 AKI 在该类人群中较多见。患者可有血尿、腰痛、腹痛和尿毒症的症状。患者可能有既往腹部、盆腔手术史，肿瘤病史和局部放疗病史等。

下腹部手术后的 AKI 应考虑尿道与输尿管梗阻的可能性。双侧输尿管梗阻的原因有：①腹膜或腹膜后肿瘤侵犯，伴有肿块或结节；②腹膜后纤维化；③结石；④术后或创伤后的尿路梗阻。对于孤立肾，输尿管结石可产生整个尿路梗阻而引起 AKI。

（一）诊断

1. 症状和体征　肾区疼痛和紧张感经常出现。如果手术导致输尿管损伤，可发生尿液自伤口渗出。由于液体超负荷，水肿也可出现。腹胀及呕吐可由肠梗阻引起。

2. 实验室检查　尿检查无重要意义。如果插管后出现大量尿液，则可以诊断并治疗下尿路梗阻。

3. X 线表现　放射性核素检查可显示尿液渗漏现象，对于梗阻患者，可见同位素在肾盂的蓄积。超声检查常可发现肾盂积水的上部集合系统扩张现象。

4. 器械检查　膀胱镜与逆行肾盂造影可显示输尿管梗阻。

（二）治疗

治疗原则为尽快解除梗阻。

（李强　张小东）

第二节　慢性肾衰竭

各种原因导致的慢性肾的结构与功能障碍（美国肾病基金会 2002 年公布肾损害时间超过 3 个月），或者不明原因的 GFR<60ml/（min·1.73m²）超过 3 个月，称之为慢性肾疾病（chronic kidney disease, CKD）。慢性肾衰竭（chronic renal failure, CRF）是指由各种慢性肾疾病引起的进行性肾功能减退及与此相关的临床症状和代谢紊乱组成的综合征。慢性肾疾病的干预治疗一般参考 GFR 指标进行，见表 19-5。

表 19-5　慢性肾疾病的临床处理原则

分期	肾的状态	GFR 水平（ml/min）	措　施
	危险性增加	≥90	系统性检查，去除危险因素
1	肾损害，GFR 正常或增加	≥90	诊断和治疗，治疗伴随疾病，减缓疾病的进展，降低心血管危险因素
2	肾损害，GFR 轻度降低	60~89	评估进展状态，延缓 CKD 的进展
3	GFR 中度降低	30~59	减慢 CKD 进展，检查和治疗并发症
4	GFR 严重降低	15~29	综合治疗，检查和治疗并发症
5	肾衰竭	<15	肾的替代治疗

我国慢性肾疾病的患病率为 10.8%，预计慢性肾疾病患者为 1.195 亿人。随着人口老龄化和高血压、糖尿病等患病率增加，慢性肾疾病的患病率将进一步上升，估算我国目前 ESRD 患者在 100 万~200 万人。慢性肾疾病发展的严重与快慢往往很难预测，目前已是人类生存的重要威胁之一。

一、病因与发病机制

多种疾病与终末期肾病有关，包括原发性肾疾病（如肾小球肾炎、肾盂肾炎、先天发育不良）及继发性肾疾病(如糖尿病性肾病或系统性红斑狼疮)。继发于脱水、感染及高血压等综合因素,常使慢性肾疾病患者病情迅速进展。在美国,慢性肾疾病的首要病因为糖尿病,其次是高血压、肾小球疾病。根据以往对我国接受透析治疗的终末期肾疾病患者登记显示,我国慢性肾疾病的首位病因是肾小球肾炎。2016年9月北京大学发表在《新英格兰医学杂志》的一篇论文评估了我国CKD在2010—2015年的变化趋势。研究表明,随着糖尿病患病率在我国的不断攀升,糖尿病已成为我国慢性肾疾病的首要病因。

慢性肾疾病的发病机制,目前认为与肾小球高滤过、肾单位高代谢、肾组织上皮细胞表型转化作用及一些细胞因子(如TGF-β、白细胞介素-1、单个核细胞趋化蛋白-1、血管紧张素Ⅱ、内皮素-1)等多种因素相关。多种因素的作用下肾小球硬化不断发展,肾小管萎缩,肾间质纤维化,而最终出现尿毒症症状。

在慢性肾疾病时,肾对物质的清除率降低,许多物质包括外源性(如食物)或内源性代谢终产物(如组织的分解代谢)在体内潴留。尿毒症患者体内超过200种物质的水平较正常人明显升高。其中部分物质与尿毒症代谢紊乱或临床表现密切相关,称为尿毒症毒素。对于尿毒症症状和机体多系统损害,目前认为主要与尿毒症毒素有关。通常根据尿毒症毒素分子量的大小,将尿毒症毒素分为小分子物质(分子量<500Da)、中分子物质(分子量为500~10 000Da)和大分子物质(分子量>10 000Da)。主要的小分子物质包括尿素、酚类、胍类、胺类、吲哚类等。主要的中大分子物质包括甲状旁腺激素、核糖核酸酶、β_2-微球蛋白、脂质氧化终产物修饰的蛋白质等。此外,慢性肾疾病时肾分泌内分泌激素如红细胞生成素(erythropoietin,EPO)、骨化三醇缺乏,将导致肾性贫血和肾性骨病。某些营养素如蛋白质、元素铁、L-肉碱等的缺乏,可加重营养不良、贫血、消化道症状、免疫力低下等。

二、临床表现

由于残存肾功能的适应作用,在80%的肾单位丧失之前或者GFR小于25ml/min以前,慢性肾疾病患者可无任何临床表现或仅仅出现轻度的生化异常。慢性肾疾病中期以后常出现的症状有瘙痒、全身不适、疲劳、健忘、性欲下降、恶心及易疲劳感等等,这些症状往往轻重不一。而到了晚期尿毒症阶段,患者将出现严重酸中毒、贫血、消化道出血、急性

心力衰竭等严重临床症状。有肾疾病家族史且青春期前发病的患者,往往主诉发育不良。多个系统损害的症状可同时出现(系统性红斑狼疮)。多数患者出现容量依赖性或肾素依赖性高血压。但是,如果患者有明显尿钠丢失倾向(如髓质囊肿病),血压可以正常或偏低。由于贫血与代谢性酸中毒,呼吸和脉搏可加快。临床表现还有尿毒症臭味、心包炎、扑翼样震颤的神经系统症状表现、精神改变及周围神经病变等。触诊可及的肾,常提示多囊肾。眼底镜检查常显示高血压或糖尿病性视网膜病变。一些遗传性肾脏病如Alport综合征除肾的表现外,多伴有感音神经性耳聋,眼部病变(前圆锥形晶状体、黄斑周围点状和斑点状视网膜病变、视网膜赤道部病变)。

三、诊　断

(一)实验室检查

1. 血液检查　多表现为正红细胞性贫血。出血时间的异常,常反映出血小板机能异常。当GFR降至30ml/min以下时,血电解质及矿物质代谢异常变得很突出。体内缓冲碱储备减少及肾泌酸功能下降可引起进展性酸中毒,表现为血碳酸氢盐下降,以及代偿性呼吸过度通气。在轻至中度慢性肾衰竭患者,可表现为肾小管性酸中毒(正常阴离子间隙的高氯血症性代谢性酸中毒)。当GFR<25ml/min时,磷酸、硫酸等酸性代谢产物因肾排泄障碍而潴留,可发生高氯血症性(或正氯血症性)高阴离子间隙性代谢性酸中毒。除非GFR<5ml/min,一般高钾血症并不常见。在间质性肾疾病、尿酸肾病及糖尿病性肾病中,伴有高钾血症的高氯性代谢性酸中毒(Ⅳ型肾小管酸中毒)会经常出现。多种因素可引起高磷血症与低钙血症。高磷血症是由于肾排磷减少引起的。肾衰竭时由于$1,25(OH)_2$维生素D_3减少,肠道吸收钙的能力下降,参与了低钙血症的发生。导致低钙血症的其他因素还包括磷的潴留、骨骼对PTH的高钙血症作用发生抵抗等。高血磷、低血钙和活性维生素D_3缺乏是引起继发性甲状旁腺功能亢进的3个重要环节。在慢性肾疾病中,尿酸可升高,但很少引起尿酸结石或痛风。

2. 尿常规检查　不同种类的肾疾病表现出不同的尿量。尿中水和盐丢失与多囊性肾病和肾间质病变类型有关。当GFR低于正常的50%时,尿量通常有减少。每日盐丢失倾向较固定,尿量减少很快会出现钠潴留。尿检查可见单核细胞(白细胞),有

时可见宽的蜡样管型,但通常尿检查并不见有特异性。蛋白尿多少不一。

(二)影像学表现

对肾功能减退的患者应避免造影剂的检查。超声检查在肾的大小及皮质厚度测量及肾穿刺定位中有重要作用。双肾明显缩小支持慢性肾疾病的诊断。骨骼 X 线可显示生长延迟、骨软化(肾性佝偻病)或纤维化骨炎,并可出现软组织或血管钙化。

(三)肾活检

除了非特异性间质纤维化及肾小球硬化外,肾脏活检并无重要意义。中膜增厚、弹性纤维断裂、内膜增厚等血管改变可能继发于尿毒症高血压或由于原发的肾小动脉硬化所致。由于出血风险较大,经皮或开放肾活检的死亡率较高。

四、治 疗

(一)内科治疗

慢性肾疾病患者在进展至终末期肾衰竭之前,应重视内科治疗,尽量延缓病程的进展速度。非手术治疗方法包括:低蛋白饮食、限钾、限磷及饮食中维持钠平衡,防止体内低钠或高钠。因此应经常密切监测体重变化。在中度酸中毒时,应用碳酸氢钠是有效的。贫血的治疗是应用重组红细胞生成素。保持钙磷平衡是防止尿毒症骨病和继发甲状旁腺功能亢进的关键。磷结合剂、钙剂和维生素 D 的使用有助于维持此种平衡。表 19-6 列出肾脏保护的综合措施。

(二)透析治疗

慢性肾衰竭建议开始透析的标准:①少尿(<200ml/12h);②无尿(<50ml/12h);③高钾血症(>6.5mmol/L);④严重酸中毒(pH<7.1),⑤氮质血症(BUN>30mmol/L);⑥明显的脏器水肿(特别是肺);⑦尿毒症性脑病;⑧尿毒症性心包炎;⑨尿毒症性神经病变/肌肉病变;⑩严重血钠异常(Na$^+$>160mmol/L 或者<115mmol/L)。

1. 腹膜透析 是可选择的一种透析方式,在不能进行血液透析的情形下(如血管通路不能建立)可选择该方式。不断改进的、柔软的腹膜透析管可反复灌洗腹腔。相对于血液透析,腹膜透析对小分子物质(如肌酐和尿素)的清除少于血液透析,但对于大分子物质清除较充分,因此,可达到良好的治疗效果。间歇性腹膜透析(intermittent peritoneal dialysis,IPD)、持续循环式腹膜透析(continuous cyclic peritoneal dialysis,CCPD)及持续性不卧床腹膜透析(continuous ambulatory peritoneal dialysis,CAPD)等透析技术都是可行的。CAPD 是目前全世界最常应用的腹膜透析方式,需用 1~2L 的透析液每天交换 3~5 次,24 小时不间断透析,其对中大分子物质的清除要优于 IPD。随着腹膜透析连接管路的改进,细菌污染及腹膜炎的发生率大幅度下降。

腹膜透析的相对禁忌证:①腹部大手术后早期,或术后有肠粘连、肠梗阻者;②腹腔内脏外伤;③隔疝和腹内疝;④腹壁置管区及其附近皮肤感染;⑤腹腔内恶性肿瘤、多囊肾、妊娠;⑥严重肺部病变伴有肺功能不全;⑦不合作或精神病患者。

2. 血液透析 目前利用半透膜原理的维持性血液透析治疗在临床得到了广泛应用。血液透析时将患者动脉血由透析器的动脉端引进透析器,经透析膜作用后净化的血液由透析器静脉端流出,进入静脉再返回机体。血流速为 200~300ml/min,每次透析约 4 小时。维持性血液透析的血管通路主要有自体动静脉内瘘、移植内瘘(包括大隐静脉或人工合成材料血管)及带袖套的中心静脉插管(通过外科手术置入或放射线下插入)。自体动静脉内瘘是目前最理想的永久性血管通路,一般多采用桡动脉和其邻近的头静脉在腕关节上方做血管吻合。带袖套的中心静脉导管的应用及皮下导管池系统的出现是近年来血管通路技术的重要进展,这种设计明显延长了导管使用寿命,平均使用寿命为 18~24 个月。

透析器是血液透析治疗的关键部分,由透析膜及其支持结构构成。透析器有不同的形状,目前以中空纤维型透析器最为常用。在透析过程中,通过弥散、对流和超滤等作用,血液中各种可通过溶质进行交换或排出,达到清除体内代谢废物和纠正水、电解质和酸碱平衡的目的。

血液透析的相对禁忌证:①休克或收缩压低于 80mmHg;②大手术后 3 天内或有严重出血倾向;③严重贫血(HGB<50g/L);④冠心病合并严重心功能不全、心律失常;⑤晚期肿瘤患者;⑥不合作或精神病患者。

慢性透析常见并发症包括:感染、骨病、操作失误、贫血及心理障碍等。长期透析的患者易发生动静脉粥样硬化性疾病。目前认为,慢性尿毒症患者尽管接受了透析治疗,仍可发生失用性综合征、心肌病变、多发神经病变、继发性透析相关性淀粉样变。因此,应及时进行肾移植,同时尽量避免双侧肾切除,因为手术可增加患者输血的机会。对于透析患

表 19-6　肾保护的综合措施

重点	目标	措施
血压控制	<130/80mmHg（尿蛋白<1.0g/d） <125/75mmHg（尿蛋白>1.0g/d）	ACEI 血管紧张素受体阻滞剂 Ca^{2+}通道拮抗剂 袢利尿药 β受体阻滞剂 血管扩张药
减少尿蛋白	<0.5g/d	ACEI 血管紧张素受体阻滞剂
控制血糖	HbA_{1C}<7%	控制饮食 口服降糖药 注射胰岛素
限制蛋白摄入	0.6~0.8g/(kg·d)	饮食指导
降血酯	LDL-C≤100mg/dl	他汀类类药 降三酰甘油药物
贫血治疗	Hb>12g/dl	促红细胞生成素 铁剂
生活方式	保持合适体重 忌烟 加强运动	抗抑郁药
钙磷代谢控制	血清钙(2.1~2.5mmol/L) 血清磷（CKD3~5期0.87~1.45mmol/L） 血清磷（CKD5d期1.131.78mmol/L）	限制磷的摄入 磷结合剂（碳酸钙、醋酸钙、盐酸思维拉姆、碳酸镧） 补充维生素D

者的肾切除，只有当患者出现顽固性高血压、感染性逆流、多囊肾出血及疼痛时才考虑进行。透析患者，有时会患透析获得性肾囊肿病。这些患者需密切监视，以防肾细胞癌发生。

（三）肾移植

随着免疫抑制技术与基因匹配技术的发展，肾移植有逐渐取代血液透析的趋势。由于免疫抑制剂的发展，肾移植的效果有目共睹（具体内容详见下一节）。

（李强　张小东）

第三节　肾　移　植

肾移植是治疗终末期肾病最理想的肾替代疗法。成功的肾移植可显著提高终末期肾病患者的生活质量，减少并发症的发生，并降低终末期肾病患者的死亡率。中国肾移植科学登记系统数据中心（Chinese Scientific Registry of Kidney Transplantation Data Center，CSRKT）统计数据表明，2015 年我国共完成肾移植手术 7131 例，仅次于美国居世界第 2 位。随着供肾保存技术的提高，经腹腔镜行活体供肾摘取的采用及特异性更高的免疫抑制方法的发展，肾移植的成功率将进一步提高，所以每年肾移植的例数也会继续增多。本章内容总结了有关肾移植供受者的手术和药物处理方法及其最新进展。

随着手术技术的成熟和新型免疫抑制剂的应用，肾移植的近期存活率得到显著提高，国内大中心1 年移植肾存活率已普遍超过 95%。移植肾丢失的主要原因是慢性排斥和患者死亡，肾功能正常患者死亡占移植肾丢失原因的第 2 位。术后第 1 年肾功能正常患者死亡原因主要是原有的心血管疾病。术后 10 年，尸体供肾移植肾功能仍正常的不到 40%~50%。

一、受者的选择和准备

目前还没有明确认定哪些患者因肾移植后并发症发生率与死亡率增高而不能行肾移植手术。除了活动性感染与恶性肿瘤外，现已很少有肾移植绝对禁忌者。随着供受者存活率的提高，对肾移植的限制已越来越少。一般肾移植受者年龄的上限是 70 岁，但肾移植的选择需个体化，如患者的预期存活时间小于 5 年，则应继续维持透析治疗。是否行肾移植手术取决于移植风险的评估，包括死亡率与移植物丢失是否增加。肾移植受者选择时，下列危险因素有助于确定高危患者并在诊治方面加以特殊考虑。

（一）心脏状况

待移植患者既往如有冠心病或糖尿病史，或属高龄，即认为有冠心病危险因素，应行冠状动脉造影。Doppler 超声心动等非侵袭性检查也有帮助，但这些检查不能有效区分哪些患者适于外科手术治疗，哪些患者属高风险或不适于外科治疗。对于前一种情况，在移植前行冠状动脉旁路移植手术可有效降低肾移植死亡率。

（二）恶性肿瘤

活动性恶性肿瘤是肾移植的绝对禁忌证。当前的免疫抑制药物可促进肿瘤微小转移灶的生长。各种肿瘤在实体瘤切除后再行肾移植的安全等待期并不相同，这取决于当时肿瘤的分级和分期及转移的相关风险。等待时间从低转移风险肿瘤的 1~2 年到高转移风险肿瘤的 5~6 年。有报道大部分肿瘤在移植后2年内复发。肿瘤切除后经密切随访并对其转移和复发风险进行评估后,有些患者也可安全进行肾移植手术。

(三)感染

活动性感染是肾移植的绝对禁忌证。对于膀胱炎、肾盂肾炎和前列腺炎等尿路感染,应区别仅是表面细菌增殖还是组织侵入性感染。如是前者,在肾移植膀胱打开前,采用留置三腔Foley尿管,抗生素膀胱冲洗并全身应用抗生素治疗即可控制细菌感染。待移植患者如有复发性尿路感染,则应在移植前行全面的泌尿系统检查,以明确感染的原因。人类免疫缺陷病毒(human immunodeficiency virus,HIV)感染被认为是一种活动性感染,由于此类患者终将发展为获得性免疫缺陷综合征,故均不考虑行肾移植手术。

(四)全身性与代谢性疾病

病毒性肝炎(HCV抗体阳性和HBV抗原阳性)可导致进展性肝硬化的发生率和死亡率增加2~3倍。病毒性肝炎属移植的相对禁忌证,但如组织学证据显示无活动性肝功能不全,告知患者移植后可能出现的问题并获其同意的情况下,仍可行肾移植。与此类似,对于活动性和广泛性的全身性疾病,如Fabry病、胱氨酸病、脉管炎、系统性红斑狼疮、淀粉样变性病和草酸盐沉着症等,在确定移植前,亦应对每一个体进行具体分析和详细评估。其基本原则是移植后患者所获益处超过发生术后并发症的相对风险。

(五)胃肠道疾病

患者如有活动性消化性溃疡,应在移植前予以治疗直至完全缓解。在移植前如怀疑有消化性溃疡,则需行内镜检查以明确诊断,必要时,甚至需推迟肾移植手术。当症状和大便隐血提示下消化道疾病时,应行泛影酸钠(泛影钠)灌肠造影或结肠镜检以了解是否有炎性肠疾病或潜在恶性肿瘤的可能。有憩室炎病史的患者在移植后应密切观察。

(六)泌尿生殖系疾病

有泌尿系功能障碍或复发性尿路感染病史患者应行排泄性膀胱尿道造影,以排除膀胱输尿管反流并评估下尿路功能。如有较多的残余尿,可进一步行尿动力学检查,以排除膀胱或膀胱颈痉挛,以及尿道括约肌和尿道梗阻。有时,3度以上的膀胱输尿管反流(肾积水)需行双侧肾切除。当3度以上反流而又伴有膀胱缩小和无顺应性时,则需行膀胱扩大术以形成一个压力低的贮尿器官。尽管膀胱扩大

术后的生活质量要高些,但如膀胱不可修复或不可利用时,也可采用回肠代膀胱作为肾移植后的尿液引流。尿液内引流一般要优于外引流。此外,膀胱以上的尿液引流可导致20%的男性患者发生脓性膀胱炎。胃、回肠和结肠已用于膀胱扩大术,以增加贮尿容积。这些方法有其各自特殊的并发症,也有人对常规使用这些方法提出疑问。自身扩张的输尿管也曾用于膀胱扩大术。神经源性膀胱患者肾移植前就可采用这种自身输尿管膀胱成形扩大术。神经源性膀胱患者多由于重度膀胱输尿管反流引起反复化脓性肾盂肾炎,在肾移植前须行患肾切除,故自身输尿管膀胱扩大术正适合于这种情况,而避免了采用消化道扩大膀胱所带来的并发症。

(七)远端尿路梗阻

不完全尿道狭窄和前列腺增生可以在肾移植后通过外科手术得以矫正。这些患者在移植前多由于肾衰竭而无尿,肾移植后产生的尿液常可减轻膀胱颈挛缩及由此所致的尿道狭窄。此外,大部分患者在肾移植后膀胱逼尿肌功能可得以完全恢复,但需一段时间,在此期间,患者可采用间歇性清洁直接导尿或耻骨上膀胱造瘘。

(八)获得性肾囊性疾病和肾细胞癌的危险

慢性肾衰竭是获得性肾囊性疾病(acquired cystic kidney disease,ARCD)和肾细胞癌(renal cell carcinoma,RCC)的高危因素。ARCD是一种双侧性和癌前病变,其中45%以上发生于肾衰竭超过3年者。20%的ARCD患者将发生肾肿瘤,其中1%~2%发生全身转移。终末期肾病患者在肾移植前需行超声检查以筛除RCC。具有单个高危因素(腰痛、既往有肾肿瘤病史或肉眼血尿)或2个中等危险因素(ARCD增大、透析4年以上、男性或可疑肾肿瘤)的患者应进行这项检查。怀疑肾肿瘤时,应定期行放射学检查(最好行CT检查)随访,一旦确定肾肿瘤时,应行根治性肾切除。

(九)腹膜透析

大部分活体亲属供肾的移植受者在移植手术完成后,在麻醉状态下,可同时拔除腹膜透析(peritoneal dialysis,PD)导管。对于尸体供肾移植受者,由于肾功能恢复较晚及高免疫排斥风险,PD导管拔除可稍晚些。一旦需要腹膜透析,移植术后也可立即进行。当肾功能恢复后,PD导管的拔除也相当容易(一般在术后1~8周,局部麻醉下拔除)。

(十)移植前双侧自身肾切除

移植前自身肾很少需要切除。自身肾切除的适

应证主要有：化脓性肾盂肾炎、药物难控制的肾素介导的高血压、恶性疾病和肾病综合征。其他少见的原因有巨大多囊肾。经腹腔镜双侧肾切除明显优于开放手术。对于伴有双侧重度膀胱输尿管反流患者，应彻底检查膀胱功能以确定是否需行膀胱扩大术。如有需要，可采用双侧自身扩张的输尿管作为扩大术的修补组织。由于人工合成促红素的出现，过去有关是否保留有问题的或有症状自身肾的争论已无意义。

（十一）同种异体移植肾的切除

对于再次移植患者，如果对侧可容纳移植肾，切除慢性排斥并失功的无症状移植肾并不是必需的。再次移植患者的预后与初次移植肾丢失的时间有密切相关性。初次移植6个月内即失功患者，再次移植的成功率将大大低于初次移植6个月以上失功患者的成功率。同种异体移植肾切除的指征有：需透析的急性排斥、发热、肉眼血尿、长期的全身炎症和反应引起的肌肉疼痛、乏力、移植肾疼痛、感染和不能控制的高血压。包膜下移植肾切除是最安全的方法，可以避免髂血管的损伤。

二、供肾的选择

（一）供肾的种类

1. 活体亲属供肾（living related donor，LRDs）供者必须没有增加手术并发症风险，以及降低留存肾功能或改变其基本生活质量的影响因素存在。直系亲属活体供肾的移植成功率显著高于尸体供肾移植。对经严格规定的，医学上确认合适的活体供肾移植的长期研究（随访45年以上）显示，活体供肾摘取的手术并发症发生率是可以接受的，不危及供者肾功能，死亡率也是极低。

目前，LRD移植的移植物半数生存期已超过尸体供肾移植半数生存期10年以上（13.4年 *vs* 8.2年）。在环孢素治疗下，人类白细胞抗原（histocompatibility leukocyte antigen，HLA）错配的活体亲属肾移植的移植物和患者存活率已接近于HLA相配的活体亲属肾移植。由于LRD肾移植的高成功率及尸体供肾的紧缺，活体亲属供肾仍是肾移植的有效方法和重要来源。

2. 活体无关供肾（LURDs）　活体无关供肾是指无基因相关供者的肾，在我国仅限于夫妻关系（要求婚姻时间>3年或者婚后已育有子女），因帮扶等形成亲情关系（仅限于养父母和养子女之间的关系、继父母与继子女之间的关系）。近年来，由于腹腔镜活体供肾摘取术的进展，活体供肾已成为增长最快的移植供体来源。此外，由于当前世界范围的器官短缺，LURDs也成为移植的重要方法，并不断增多。文献报道，活体无关供肾的移植物1年存活率为83%～93%。但供者的选择并无一定的标准。不发达国家的医生曾从完全陌生的人那里购买肾进行移植，据报道，供者和移植物的存活期很差，前者的1年存活率为71%～85%，后者的1年存活率为63%～82%。在这项研究中，还发现有5例受者因此获得HIV感染。因此，公开的商业化的器官组织买卖和移植是不可接受的。LURDs只有在医学和伦理均许可的情况下才可考虑。医学上，应认为LURDs移植效果优于尸体供肾移植才可接受，伦理上，供受者间应有密切关系，如夫妻关系时，LURDs才是合适的。任何违背上述最基本原则的LURDs，都将损害器官捐献的利他主义精神，并破坏肾移植事业的各个方面。采用以上原则进行的活体无关供肾移植的移植肾和患者存活率将仍继续优于尸体供肾移植，并接近于活体亲属供肾移植的效果。由于无须保存，也没有缺血性损伤，LURDs生理功能良好，这是LURDs移植效果突出的主要原因之一。

3. 尸体供肾　近5年来我国公民逝世器官捐献移植发展迅速，心脏死亡器官捐献（donation of cardiac death，DCD）供肾已成为我国肾移植供肾来源的主要渠道。尸体供者应没有影响肾血管完整性和肾灌注的全身性疾病，如慢性高血压、糖尿病、恶性疾病（潜在转移可能）或感染。对于大于60岁的老年供者，有全身性疾病可能者或具轻度全身性疾病者（如高血压），对供肾应行活检。当活检显示明显的肾小球硬化（>10%～20%）、内膜增生、间质纤维化、肾小管萎缩或播散性血管内凝血病变时，这种供肾不能用于移植。HIV高危人群的供肾也不可使用。取自血流动力学稳定、仍有心跳供者的肾不容易发生低血压引起的少尿，以及由此所致的ATN。年轻成人的供肾较少发生ATN，所以如有可能，尽量利用这类供肾。2～60岁供者的肾移植成功率最高。如果采用免疫抑制诱导治疗，供受者间体形接近的情况下，2岁以下供者的尸肾移植也可获得成功。经采用特殊的免疫抑制方案，整体或单肾儿童供肾移植（供者<2岁或体重<14kg）均取得了良好效果。

（二）供肾的处理

1. 供者的预处理　尸肾供者的预处理原则虽

简单,但难以作明确规定,其困难之处在于呼吸机支持的"脑死亡"患者在被判断为不可逆的大脑脑死亡之前,需进行神经科方面的处理。此时,为避免脑水肿,液体入量被严格限制。此外,大部分中枢神经系统病变患者(74%)伴发尿崩症,这导致利尿效果,引起全身性低血压,进而引起肾功能丧失。全世界肾移植受者发生ATN差异极大(5%~50%),故摘取供肾前对供者适量输液和维持一定血容量有重要意义。这也反映了供者取肾前状态和供者预处理方案并没有如取肾和移植技术那样有一致认识。

2. 输血　历史上,受者接受血液输注曾被认为有利于移植物的存活;但在环孢素后和人工合成促红素时代,有证据显示输注供者血或第三者血的效果取决于移植后免疫抑制方案作用。除了输血可能感染病毒性肝炎和巨细胞病毒,输血还可能导致过敏,使受者匹配机会降低。所以无论是在尸体供肾移植,还是活体供肾移植,输血在免疫抑制方案中的作用将越来越小。

3. HLA组织配型　在活体亲属供肾移植中,移植物存活与A、B和DR位点抗原组织相容匹配密切相关的观点已被广泛接受。在直系亲属中(兄弟姐妹、父母和子女),位于第6对染色体的组织相容性复合物抗原具有稳定的遗传同质性,故直系亲属间,如这些位点相配,则提示整条染色体的大部分也是相配的。

与活体亲属供肾移植相比,HLA配型在尸体供肾或无关供肾移植中的意义相对较小。尸体肾移植中,上述位点相配与否对移植效果的影响并不突出,对同种异体肾移植物存活的临床意义仍在争议中。单中心研究结果有支持HLA配型(A、B、DR)的,也有认为其没有意义的。但大多数经验认为6个抗原(6-AG)相配的肾移植要优于其他相配结果较差的肾移植。美国的器官分享联合网(UNOS)6-AG相配或零错配研究显示相配者的移植物1年存活率为87%,半数生存期是13年,而对照组的存活率为79%,半数生存期是7年。此外,相配组的排斥发生率也较低。

(三) 体外肾保存

1. 单纯低温保存和直接灌注　移植供肾保存方法有单纯低温保存和持续低温脉冲式灌注保存。这些方法和适用情况已有详细描述。最常用的方法是单纯低温保存。该方法是当供肾离体后立即用冷保存液灌注。对于大多数活体供肾,由于冷缺血时间(cold ischemia time,CIT)很短(1~3小时),可以

采用细胞外液类溶液(乳酸林格液)作为灌注液。当CIT较长时,需以细胞内液类溶液作为灌注液以避免细胞肿胀。自由水进入细胞内将导致细胞肿胀,高渗溶液可以对抗这种效应。目前,最常用的冷灌注保存液是UW-1液(University of Wisconsin solution)。正是UW-1液的出现,供肝的保存质量得以显著提高。由于大部分器官供者同时提供多个器官(如肝、肾和胰腺),UW-1液现在是腹部器官灌注和保存的首选溶液,也是大多数尸体供肾的首选。

HLA相配与排斥反应发生率呈负相关。对于每位患者发生排斥反应的平均次数,6-AG相配($P<0.008$)组和2-DR相配($P<0.03$)组显著少于1-DR和0-DR相配组(图19-1)。HLA对移植物的存活率有显著的正性影响($P<0.04$)(图19-2)。

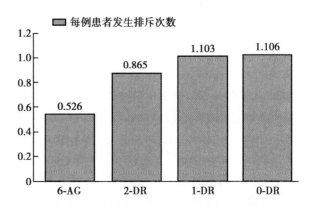

图 19-1　HLA 匹配对排斥反应发生率的影响

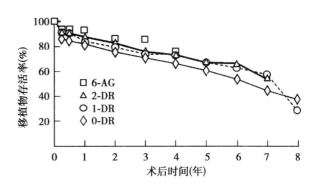

图 19-2　HLA 匹配对移植物存活率的影响

2. 脉冲式灌注　对活性可疑供肾,脉冲式灌注是最常用的方法,但因为与供肾分享相关的分配和运输方面的困难,以及这种技术需要笨重的仪器,所以其应用受到了限制。如果在冷缺血24小时内完成移植,无论采用何种方法,供肾活性将得以良好保持。如果保存时间超过48小时,ATN和肾功能延迟恢复的发生率将显著增加。功能延迟恢复的肾容易发生隐性排斥,临床肾功能参数通常用于监测肾功能以评估并及时治疗排斥反应,但此时却不能获得

这方面数据。24小时内完成的尸体供肾移植存活率显著高于冷缺血时间超过24小时者($P<0.04$)(图19-3)。这经验来自于1984—1992年环孢素时代,1420例尸体供肾移植的结果。除单纯低温保存方法外,更多的新的肾保存方法也在研究和尝试之中。我们希望这些进展既能减少移植肾功能延迟恢复的发生,又可以提高移植肾的存活率。

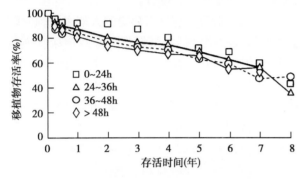

图19-3 冷缺血时间对移植物存活率的影响

(四)供肾摘取

如前所述,经严格筛选的健康活体供肾的肾移植效果最好。但由于供肾的长期短缺,在全世界,尸体供肾不仅是一种可取途径,而且还占移植供肾的很大部分(>50%)。

1. 活体供肾 2016年中华医学会器官移植学分会更新了《中国活体供肾移植临床指南》,使我国活体肾移植得到进一步规范。

(1)告知内容:应当指出,活体器官移植实际上从根本上违背了医学伦理学的基本原则。决定捐献器官的人必须是有能力的(有决定能力)、自愿的、没有被强迫的,从医疗和社会心理学方面是适合的,供者完全被告知器官捐献的利弊。另外,对于供者来说捐献过程必须是自愿的,且可以随时终止捐献。

(2)活体供肾的评估

1)必需的检查:活体供肾者术前必查项目包括全面病史及体格检查;心理学评估;测量体重指数;X线胸片、心电图;全面的血细胞计数、凝血酶原时间、活化部分凝血活酶时间、生化检查、尿液分析、24小时尿蛋白;血糖、胆固醇和三酰甘油;定时收集尿液测量肌酐清除率或利用放射性标志物检测肾小球滤过率(GFR);肾螺旋CT,CT血管造影或磁共振血管造影;病毒血清学检测:艾滋病(HIV),乙肝和丙肝,嗜人T淋巴细胞病毒I型(HTLV-I),巨细胞病毒(CMV),EB病毒,梅毒快速血浆反应素试验(RPR)或性病研究实验室试验(VDRL)。

2)选择性检查:动态血压监测、超声心动图、心脏应激试验;24小时尿蛋白定量或尿蛋白/肌酐比;结肠镜检查、膀胱镜检、乳房X线照片;前列腺特异性抗原;2小时口服糖耐量试验;血液高凝性检查;结核菌素皮肤试验;有特殊接触史时,要筛查传染病(如疟疾、锥形虫症、血吸虫病、类圆线虫病);供肾活检。

3)供者的选择:原则上,若家族中有多个供体可供选择,理论上应仔细评估谁的基因位点匹配的最好(如两个位点相配比一个位点相配)。若供体的匹配位点相同的话(如双亲和同胞都有一个基因位点相配),应该先选择双亲作为供体,因为考虑到如果第一次肾移植失败,年轻的兄弟姐妹可作为二次移植的供体。

4)社会心理学评估:在供者起始评估时是非常重要的。它能为正确进行评估提供有力保证,揭示供者动机,以除外强迫因素。严重的精神疾病,不仅可影响供者评估进行,还会由于手术应激引起负面影响,这是活体供肾的禁忌证。对于那些所谓的利他主义者或非血缘关系的供者来说,心理测试就显得格外重要,因为他们对这种利他行为所造成的放大效应并不感兴趣。

5)活体供肾的排除标准

绝对禁忌证:严重认知障碍,不能了解供肾的危险性;有明显的精神疾患者;吸毒和酗酒者;明显肾疾病(肾小球滤过率低,蛋白尿,不明原因血尿或脓尿);严重肾动脉畸形;复发性尿石症或双侧肾结石;胶原血管病;糖尿病;高血压;曾患有心肌梗死或经治疗的冠状动脉疾病者;中至重度肺疾病;目前患有肿瘤,不包括已经治愈的无转移癌症,如结肠癌(Dukes A,>5年),宫颈原位癌,低度恶性非黑色素皮肤癌;有癌症家族史(肺,乳腺,肾或泌尿系统,黑素瘤,胃肠系统,血液系统);肾细胞癌家族史;活动性感染;慢性活动性病毒感染(乙型或丙型肝炎,HIV,HTLV);明显慢性肝疾病;明显神经系统疾病;需要抗凝治疗的疾病;妊娠;有血栓病史,未来存在危险因素(如抗心磷脂抗体、因子V莱顿变异)。

相对禁忌证:ABO血型不符;年龄<18岁或>65岁;过度肥胖[特别是体重指数(BMI)>35kg/m²];轻度或中度的高血压;尿路结石症状发作1次;轻度尿路畸形;年轻供者其一级亲属中有多人患糖尿病或家族性肾疾病史;有妊娠期糖尿病病史;吸烟。

6)供者年龄:供者年龄没有绝对要求,但是,从伦理学角度考虑,至少要在18岁以上(含18岁)。

年龄上限没有严格界定,应当在供者的利益得到保证的情况下,考虑肾捐献的可行性。通常,供体年龄过大会增加围术期的风险,大多数移植中心都有一个供体年龄上限,超过此标准的人不能成为供者,但各中心标准相差很大。据美国器官分享网(UNOS)统计有资质的移植中心报告:27%的移植中心无年龄限制,6%以55岁为上限,13%以60为上限,70%以70岁为年龄上限,3%以75~80岁为上限。使用这些年龄较大供者的肾脏其远期效果要比那些年轻供者的肾效果差。

7)肾功能评价

肾小球滤过率:多数移植中心收集24小时尿计算肌酐清除率或碘酞酸盐、二亚乙三胺五乙酸(DTPA)清除率以此来更准确的计算肾小球滤过率。允许供肾的肾功能下限不仅要考虑供肾后其肾小球滤过率至少应为75%,还要考虑随着年龄的增长肾小球滤过率降低的问题。肾小球滤过率(GFR)是评估供者肾功能的重要指标之一。测定GFR的标准方法为测定菊粉清除率,而临床常用方法为收集24小时尿液检测肌酐清除率或者放射性核素扫描。指南推荐供者的GFR应$\geqslant 80 ml/(min \cdot 1.73 m^2)$,单侧肾的GFR均应$\geqslant 40 ml/(min \cdot 1.73 m^2)$。

蛋白尿:蛋白尿一般来说是肾疾病的一个现象。因此若存在明显的蛋白尿,则不能成为供体。24小时尿蛋白>150mg者禁忌捐献。

血尿:血尿的定义为红细胞每高倍镜视野多于5个,代表尿路系统中存在异常。尿沉渣镜检发现管型或异形红细胞伴有或不伴有蛋白尿均暗示存在肾疾病。存在病理性或者不明原因镜下血尿的供者不宜捐献。

高血压:一般来说,患有严重高血压的人不能成为供者。因高血压一般都伴有进展性慢性肾疾病,切肾后的孤肾高滤过状态会加大孤肾损伤的风险,使高血压更不易控制。但目前对于轻度高血压患者供肾后孤肾功能的长期风险尚无结论。因只有很少一部分轻度高血压患者其肾疾病变会进展,故一些移植中心将那些无导致肾疾病进展因素的人列为供者。轻度高血压患者不应有微白蛋白尿或其他终末期器官损害。

糖尿病:指南推荐明确诊断为糖尿病的患者不能捐献。对空腹血糖受损者,如一级亲属有2型糖尿病病史,不适合捐献,如一级亲属没有2型糖尿病病史,需行OGTT,如为糖尿病则禁忌捐献,如为糖耐量降低,可根据情况综合评估。

肥胖:肥胖者的手术并发症危险增加。肥胖者更易发展为糖尿病,高血压或无高血压、糖尿病伴有蛋白尿的肾小球肾病。此外,也有单侧肾切除后的肥胖者易患蛋白尿或肾功能不全的报道。在此人群中,其他因素如心血管疾病、睡眠呼吸暂停综合征、脂肪肝等的影响也应考虑。肥胖者在减肥后可进行供肾。指南推荐供者的理想BMI应$<30 kg/m^2$,BMI$>35 kg/m^2$通常不适合供肾。

尿石症:对既往有结石病史的人群来说,必须考虑供肾后若残余肾结石复发将会导致输尿管梗阻,甚至肾功能受损。然而,对于那些10年前有过单一结石发作、近期未发作,且没有代谢性疾病(如高钙血症、代谢性酸中毒)的患者来说,可进行供肾。

遗传性肾病:预备供者,特别是亲属供者,应评估遗传性肾病的可能。一级亲属有肾病的患者,增加了其患肾病的风险,若其一级亲属中有多人患肾病,则其风险大大增加。对供者应着重检查受体所患的肾病。

奥尔波特综合征(家族性出血性肾炎):绝大多数奥尔波特综合征是X连锁隐性遗传病。有15%的患者是常染色体隐性遗传。有多种不同变异可引起奥尔波特综合征,但它们都是引起肾小球基底膜IV胶原α_5糖链的缺陷,此可导致肾小球硬化症和肾衰竭。这种变异可合并眼和听觉系统内感觉神经的基底膜损伤,可导致视觉障碍如圆锥形晶状体或耳聋。对有奥尔波特综合征家族史的人群进行供肾评估,应仔细检查血尿、高血压、听力和视力。若奥尔波特综合征患者的男性亲属尿检正常,则认为其无基因变异,可供肾。奥尔波特综合征患者的女性亲属若尿检正常,则其患病概率小,可供肾。若女性亲属有持久血尿,则其很可能是患病基因携带者。其患进展性慢性肾衰竭的可能性会升高至10%~15%,不能作为供者。

8)活体供肾者的外科评估:外科评估在这里狭义的定义为对供者肾的解剖特征进行评价,以确定肾切除是否能顺利进行,应切除哪一侧肾及应采取何种手术方式。术前行泌尿系螺旋CT检查可发现绝大多数极动脉,提供功能及充足的解剖学信息。目前这种无创检查在绝大多数中心已代替静脉肾盂造影。一般选取左肾进行移植,因左肾静脉较长,便于手术操作,特别是在进行腹腔镜手术时。若左肾有多支动脉而右肾只有一支动脉,可选右肾进行移植。若双肾都有两支动脉,仍可选取一侧肾进行移植。

（3）活体供肾的外科技术：腹腔镜技术及内镜辅助的活体肾移植是器官摘取的一大进步。从最初20世纪90年代中期只在一小部分中心谨慎的开展，到目前已发展到绝大多数中心都在开展。腹腔镜技术兴起的主要原因是因传统开放手术后的疼痛与不适。因康复时间不断缩小，越来越快的恢复工作，腹腔镜手术已成为推动活体肾移植的动力。两种手术方式，肾的远期存活率无差异。腹腔镜手术推动了活体供肾数量的增加。

传统供肾切除采用开放式改良胁腹切口。多数医生均采用第12肋下或第11肋间，胸膜外，腹膜外手术切口。需仔细分离肾，保护所有肾脏动脉、静脉及输尿管周围血管。避免过多牵拉血管以防止血管痉挛。供者必须水化良好，术中给予甘露醇保证利尿。当肾血管安全结扎切断后，将肾取出并置于冰水混合物中以降低肾代谢。肾动脉插管灌注冰肝素化的生理盐水或乳酸林格氏液以代替供者全身肝素化。

1）外科技术：活体供肾摘取方法有多种，目前最常用的是腹膜外经腹腔镜摘取的方法，这一方法最近已取代原先标准的经第11肋或第12肋缘上腰切口摘取的方法。由于大部分（>60%）供者至少在一侧只具有单支肾动脉，结合术前肾动脉造影，大部分血管损伤得以避免。有时会遇到双侧多支肾动脉的情况，这需要受者手术医生在低温条件下对供肾进行血管重建，以方便最后供受者动脉的原位吻合。2支或3支动脉重建时，较小支可以端侧方式吻合于最大支动脉。小的上极动脉（<2mm）可弃之不用，但下极动脉则需保留，以免危及输尿管血供。

2）肾切除后远期问题：肾切除后，因残留肾的高滤过率导致 GFR 代偿升高至原有双肾的75%～80%。代偿程度直接取决年龄依赖的肾脏储备功能。一项肾切除后长达35年的随访证实了该手术的安全性。肾功能的降低与那些同龄健康人的肾功能下降有相同趋势。伴随肾的高滤过率，尿白蛋白分泌可升高，但幅度小，不会引起肾功能的损害。肾切除后高血压的发生，随着年龄增大有所增高，但多数研究表明其发生率在不同年龄群体中有差异。活体供肾者远期存活率并无明显降低，实际上还较正常死亡率低。造成这一结果最可能的原因是只有那些身体健康的人才能成为供者。

2. 尸体供肾 一般由相关医院指定的两位独立内科医师宣布供者脑死亡，此外须获得供者亲属的同意。供者往往捐献多个器官，除了肾外，还包括肝、心脏和胰腺。器官摘取常由肝和心脏摘取人员完成。

三、肾移植技术

双侧髂窝均可用于肾移植，但由于右侧髂窝的髂外血管更加平行，有利于血管吻合，所以右侧髂窝是更好的选择。取下腹弧形切口，经腹膜后径路暴露髂血管。

首先采用 5-0 号永久单纤维丝线以端侧方式完成供肾静脉和髂静脉吻合。肝素并不需要。游离切断髂内动脉，再行供肾动脉与髂内动脉的端-端吻合。对双侧髂内动脉功能受损的男性患者，如糖尿病患者，采用上述方法后，由于阴茎海绵体血供不足加重，术后阳痿较常见。所以如受者有这方面的危险因素，应避免端端吻合方式。正因如此，我们更乐于采用供肾动脉髂外动脉端侧吻合方式。

移植输尿管再植时，常采用膀胱外输尿管膀胱再吻合术（多用 Gregoir-Lich 技术）。与传统的 Politano-Leadbetter 输尿管再植技术相比，该技术并不需要大的膀胱切开，不仅手术时间缩短，术后梗阻的发生率也较低。

四、肾移植前后的近期处理

术前、术后处理可分为外科和免疫抑制两方面。在患者收入院拟行尸体肾移植之前，术前外科评估应已完成，即经广泛的门诊检查以确定患者是否可行肾脏移植。术后中心静脉压应保持在正常值的高限，保证有合适的前负荷，尿液排出应以等毫升量液体及时补充。应保证术后尿量大于 $1ml/(kg \cdot h)$，一般常规使用低剂量多巴胺 $[2～3g/(kg \cdot min)]$。如已达上述要求，但尿量仍不满意时，应考虑是否存在其他因素。冷缺血时间或热缺血时间过长易导致术后近期发生 ATN。此外，手术技术问题亦应考虑。多普勒超声检查是最方便的检查方法，可通过移植肾血流情况间接证明有无吻合口缺口，也能确定有无输尿管扩张。体液负荷过大可导致肺水肿，为避免这种情况，应在术后中心静脉压过高（>14cmH_2O）时，即限制液体入量，并给予呋塞米。

五、移植免疫生物学和排斥反应

移植相关抗原是表达于细胞表面的糖蛋白。每位个体都有一套各自遗传的移植相关性抗原——人类白细胞抗原（human leukocyte antigens，HLA）——其编码基因位于第6号染色体上。父母各提供一条编码 HLA 的染色体，并共同表达于子代。这些抗原的作用在于帮助机体识别自我与非我。通过这种方法,细菌和其他有害病原体被认为是非我部分,并被免疫系统破坏。当在两位没有关系的人之间进行器官移植(同种异体移植)时,由于不能识别 HLA,移植器官会被认为非自身器官而被破坏,这种现象称为排斥反应。以同样的方式,在双胞胎间移植的器官则被认为是自身器官而不发生排斥。第 1 例成功的人类器官移植就是利用这一机理,在一对双胞胎间进行了肾移植。

临床上根据排斥反应发生的时间,肾移植排斥反应分为 4 种类型:超急性排斥反应(hyperacute rejection,HAR)、加速性排斥反应(accelerated rejection,AAR)、急性排斥反应(acute rejection,AR)和慢性排斥反应(chronic rejection,CR)。HAR 与输血反应类似,是由受者预存抗体介导的体液免疫反应,这些抗体攻击表达于供肾血管内皮细胞表面的 HLA。受者只有通过既往输血、妊娠或移植致敏后,才能产生这些预存抗体。移植前常规进行交叉配型、补体依赖淋巴细胞毒性试验(complement-dependent cytotoxicity,CDC)和群体反应性抗体(panel reactive antibody,PRA)检测可有效降低 HAR 的发生风险。临床上,HAR 多发生在移植后数分钟至数小时内,一般发生在 24 小时内。当供肾重新恢复血供时,移植肾饱满,呈深红色,数分钟后变为花斑色,体积增大,乃至呈紫褐色并失去光泽,移植肾由饱胀变柔软,体积缩小;肾动脉搏动有力,肾静脉塌陷,肾搏动消失,泌尿停止。

AAR 多发生在移植术后 2~5 天,是介于 HAR 和 AR 之间的一种排斥反应。病因与 HAR 类似,多由体内预存或新产生的抗体所致。临床表现主要为术后移植肾功能恢复过程中突然出现少尿或无尿,体温上升,血压升高,移植肾肿胀、疼痛,并出现明显的血尿,原已下降的肌酐水平又迅速升高。排斥反应程度剧烈,病程进展快,严重时可致移植肾破裂出血,移植肾功能常迅速丧失。

AR 是最常见的排斥反应类型,多发生于肾移植后前 3 个月内。主要鉴别诊断有 ATN 和输尿管梗阻。IL-2(inerleukin-2)抑制剂(环孢素和普乐可复)可造成移植肾中毒,在诊断急性排斥之前应予以排除。肾移植后,有 25%~55% 的患者发生急性排斥,5%~12% 的患者发生 2 次或 2 次以上。急性排斥时,T 淋巴细胞是主要的参与细胞。在同种异体移植 T 淋巴细胞表面发现可被外来移植抗原(HLA)激活的受体。T 细胞其他表面抗原有 CD2、

CD4、CD8 和 CD25 受体。T 细胞激活后,启动了排斥的级联反应。在这一级联反应的开始,由供体或受者的抗原递呈细胞产生 IL-1,受者的 CD4$^+$T 辅助淋巴细胞产生 IL-2。这时,MHC-Ⅱ型抗原激活的 CD4$^+$细胞克隆扩增。受外源性 MHC-I 型抗原的刺激,受者 CD8$^+$细胞在 IL-2 存在情况下,对移植物进行破坏。典型的 AR 患者在临床上为局部表现加上全身反应。局部表现为移植肾的肿胀、疼痛,或伴发血尿,全身反应为无特殊原因的尿量减少和体质量增加,突发的不可解释的血压升高,发热、乏力、关节疼痛等。虽然许多患者通过临床表现就可诊断为 AR,但诊断的"金标准"还是肾活检。在进一步激素治疗无效的急性排斥时,大部分患者需行肾活检。

CR 是移植肾远期功能衰竭的最主要原因。CR 是移植器官或组织功能逐渐而缓慢恶化的一种排斥反应,至少发生在移植术后 3 个月之后,持续 6 个月以上,并且有特征性组织学和影像学变化。做出 CR 诊断之前,需排除其他造成肾功能不全的原因,如急性排斥、感染或尿路梗阻性病变。与超急性排斥和急性排斥不同,慢性排斥的免疫机制还不很清楚。尸体肾移植 1 年后,每年有 5%~7% 的移植肾因此而丢失。结果显示,尸体供肾移植的 1 年肾存活率大于 80%,但 5 年肾存活率却降至 60%。影响 CR 发生的因素包括供肾来源、急性排斥发生的时间和次数、术后感染、缺血性肾损伤、免疫抑制不适当和不遵医嘱用药。目前对 CR 还没有有效的治疗方法,许多患者在后期仍不得不恢复透析治疗。有关 CR 的原因、发病机制和治疗是当今移植研究的前沿领域。

六、免疫抑制剂的种类和应用

如前所述,超急性排斥是通过抗体介导的,由于当前筛查技术(交叉配对)的应用,现已很少发生。对慢性排斥的研究正在增多,但仍未清楚阐明其发病机理。所以免疫抑制主要针对预防和逆转急性排斥反应。虽然很大部分患者在免疫抑制状态下,仍将发生 1 次以上的急性排斥,但一般情况下,这些急性排斥可以得到逆转。

免疫抑制剂主要应用于以下 3 个方面:①作为免疫抑制诱导剂,在移植后立即使用;②用以免疫抑制维持治疗,在血肌酐正常后开始使用;③治疗急性排斥。

硫唑嘌呤是一种嘌呤类似剂,在 1960 年早期发现具有免疫抑制作用。与激素联合使用,是过去大

部分免疫抑制方案中的主要药物。近来,已逐步为霉酚酸酯取代。硫唑嘌呤及其代谢产物与 DNA 结合,抑制细胞有丝分裂和增殖。这种药物的主要不良反应是骨髓抑制,如白细胞减少。硫唑嘌呤可用于免疫抑制诱导和维持治疗,但对急性排斥无治疗作用。

皮质类固醇类药物自 1960 年早期即已应用。这类药物有多种免疫抑制和抗炎症作用,包括抑制抗原递呈细胞产生 IL-1。因此,皮质类固醇类药物的作用是非特异性的,继发的不良反应也很常见,尤其是在长期大剂量的情况下。类固醇类药物用于免疫抑制的诱导和维持,以及急性排斥的治疗。

环孢素 A 大约在 1978 年进入临床应用。环孢素对实体器官移植领域具有革命性的影响,引入环孢素后,尸体供肾移植的 1 年肾存活率从 50% 提高至将近 90%。

抗淋巴细胞/抗胸腺细胞球蛋白(ALG/ATG)是一类异种蛋白,通过人淋巴细胞免疫致敏的实验动物制备所得。抗淋巴细胞/抗胸腺细胞球蛋白可用于免疫诱导和逆转急性排斥。由于其严重的不良反应,ALG/ATG 不是治疗的主流药物。

OKT3 是针对 T 淋巴细胞受体复合物 CD3 的鼠源性单克隆抗体。属针对 T 淋巴细胞的特异性免疫抑制药物。

新的抗体免疫治疗:新的 DNA 技术的应用有助于解决如前所述的单克隆抗体(OKT3)和多克隆抗体(ALG/ATG)相关的临床问题。如发明了嵌合型(Basiliximab,舒莱 Simulect)或人源化(Daclizumab,赛尼哌 Xenapac)的特异针对 T 细胞表面蛋白(CD3 受体)的单克隆抗体。由于异种表位的减少,异种抗体产生及由此所致的血清病的发生率也得以降低。这些新的单克隆抗体既减少急性排斥反应的发生而又没有毒副作用,因此目前已取代大部分多克隆抗体,应用于序贯的免疫治疗中。

FK506(他克莫司 Tacrolimus,普乐可复 Pro-Graft)是最近才发现的免疫抑制药物。它与环孢素的特性及作用机制类似,也能抑制 $CD4^+T$ 细胞产生 IL-2。FK506 在肾移植的临床应用结果显示其与环孢素 A 有疗效相似。与环孢素一样,FK506 也用于免疫抑制维持治疗。作为环孢素的替代药物,FK506 可避免移植肾发生排斥。

西罗莫司(Sirolimus,Rapamune)是另一种阻断 IL-2 作用的免疫抑制剂。与 FK506 和环孢素不同,西罗莫司似没有肾毒性。西罗莫司与环孢素有协同作用,故两者可以联合应用。

霉酚酸酯(MMF)(骁悉 Cellcept)是一种抑制嘌呤合成的抗代谢药物。其作用不同于硫唑嘌呤,有更强的淋巴细胞特异性,因此,在当前的大部分免疫抑制方案中已取代硫唑嘌呤。霉酚酸酯在免疫抑制诱导和维持治疗中的疗效良好,使高达 50% 的术后第 1 年急性排斥发生率得以降低。

当前的免疫抑制方案因各移植中心习惯和临床研究进展而有所不同。美国大多数医疗机构的免疫诱导方案采用联合使用泼尼松和一种抗代谢药,用或不用抗 CD3 或 CD25 抗体。该方案避免了环孢素或 FK506 在移植早期对移植肾的毒性作用。对亲属活体供肾移植,一般在术中给予受者甲强龙 7mg/kg。术后次日,开始口服环孢素[5mg/(kg·12h)]或他克莫西[0.1mg/(kg·12h)],并分别使治疗浓度维持于 200~250μg/L 和 10~15μg/L;此外,还予以 MMF。进行尸体供肾移植时,对于可能发生 ATN、移植肾功能延迟恢复或高免疫风险者[再次移植者或群体反应性抗体(panel reactive antibodies,PRA)>15%)],术中给予 OKT3(5mg)或术前给予赛尼哌(1mg/kg)。这些药物的使用直至患者血清肌酐正常(<2.5mg/dl),一般需要 5~14 天。然后开始给予环孢素[5mg/(kg·12h)]或他克莫西[0.1mg/(kg·12h)],当环孢素血清浓度合适后,停止抗体类药物。逐步调整患者的个体用药剂量,患者开始联合维持治疗后即可出院回家。这种方案称为序贯 IL-2 抑制四联方案。对于急性排斥患者,通常给予大剂量类固醇药物(7mg/kg)3 天,如患者对类固醇药物无反应,则行移植肾活检,根据活检结果予以相应处理。对于中度至重度排斥者,一般使用 OKT3(5mg)7~14 天。同时监测 CD3 细胞水平,如绝对数大于 50 个/mm³,需加大用药剂量。

七、并发症的预防与处理

(一)手术相关性并发症

移植术后可发生各种手术相关性并发症,包括肾动脉或肾静脉闭塞、肾动脉狭窄、输尿管尿漏、输尿管闭塞和淋巴囊肿。

移植肾动脉突然闭塞少见(发生率<1%),但可造成术后尿突然减少或没有。如已排除 Foley 尿管堵塞,术后多尿期肾脏突然没有尿液排出,需紧急再手术探查。这时,正确的诊断和处理是挽救移植肾的唯一机会。

对远期移植肾动脉狭窄的认识较为深入,最近

3

的回顾性研究显示这种并发症的发生率为 1.5%~8%。原因既与手术相关，也有免疫因素。患者可表现为难以控制的高血压、移植肾部杂音或肾功能逐步恶化。出现上述情况时，虽然排斥或环孢素中毒的可能更大，但需考虑动脉狭窄的可能。双相和彩色多普勒超声是非侵入性的有效检查方法，也能提供准确的报告，但确诊依赖于肾动脉造影。治疗包括手术矫正或经皮腔内血管成形。尽管有争议，一般认为经皮腔内血管成形更适于小的节段性或壁内动脉狭窄，以及进一步手术风险高的患者。

尿路并发症不多见，大部分报道其发生率是 2%~5%。特异性的手术相关性并发症包括：吻合口漏、输尿管或吻合口狭窄、输尿管梗阻和输尿管膀胱破裂。临床表现为尿量减少或移植肾功能不全。大多数此类并发症可通过超声肾扫描得以诊断。淋巴囊肿也是一种术后并发症，认为由于游离髂血管时，淋巴管破坏所致。其发生率为 6%~18%。大部分无症状并在数月后自行消失。临床表现取决于盆腔受压程度，有伤口肿胀、同侧下肢水肿和移植肾功能不全。超声检查可对此做出诊断。最近一项多变量分析研究显示，急性排斥可能是有症状淋巴囊肿形成的主要因素。治疗方法是经腹腔镜囊肿开口并引流入腹腔。经皮囊肿引流只用于诊断，而无治疗作用。

早期急性肾衰竭或 ATN 可见于 5%~40% 的尸体供肾移植。这种情况多由于冷缺血时间或吻合时间过长所致。年龄较大或不稳定供肾更易发生这种并发症。超声扫描显示肾血流良好，肾小管功能差，并经双相超声排除其他尿路梗阻等原因后，ATN 可得以确诊。

ATN 可采用等待和支持治疗，有时需数周时间才可缓解。形态学上，移植肾 ATN 与原肾 ATN 不同，前者的间质渗透压和肾小管坏死细胞增加。ATN 与远期移植肾功能预后及更易发生急慢性排斥是否相关仍存在争议。ATN 期间的免疫抑制方法包括序贯应用 ALG/ATG 或抗 CD25（antitac）单克隆抗体，密切监测 IL-2 抑制剂（环孢素或他克莫西）浓度，移植肾活检以发现可能存在的排斥反应。

（二）非手术相关性并发症

非手术相关性并发症主要有感染和肿瘤。最近研究显示，移植术后感染是造成移植后患者死亡的第 2 位常见原因。围术期预防性应用抗生素有效降低了肾移植患者伤口感染的发生率（约占 1%）。甲氧苄啶-磺胺甲基异噁唑（trimethoprim-sulfamethox-azole，TMP-SMX）可减少尿路感染和卡氏肺囊虫感染 4 倍以上，术后常规使用。如对磺胺药物过敏，吸入喷他脒替代亦有效。虽还没有抗生素/抗真菌药物膀胱灌注的随机研究，但许多移植中心常规采用此方法。

术后 2~6 个月，机会性感染最常见。由于免疫抑制剂抑制了机体的免疫反应，移植后患者最易发生病毒和细胞内病原体感染。这一时期，最常见的致病病毒是巨细胞病毒（cytomegalovirus，CMV），可造成 35% 的患者出现有症状感染，以及 2% 的移植受者死亡。受体血清 CMV 抗体阴性而供者血清阳性时，发生有症状 CMV 感染的概率最高（50%~60%）。最初的临床表现是流感样症状，如发热、乏力、不适、肌痛和关节疼痛。如未治疗，可出现特异器官的感染，主要影响呼吸系统、泌尿系统和消化系统。早期常见的实验室检查表现有血清转氨酶升高和不典型的淋巴细胞增多，白细胞减少和血小板减少也常见。细胞培养是目前最常用的检测活动感染的方法。确定 CMV 感染后，治疗方法有减少免疫抑制药物用量，支持治疗（如补液、退热）和给予更昔洛韦等抗病毒药物。对于 CMV 感染的肾移植患者，更昔洛韦可减少病毒的扩散、缓解症状及抑制 CMV 病的进展。术后前 6 个月，预防性口服阿昔洛韦可有效抑制病毒感染。使用 OKT3 患者预防性应用更昔洛韦能减少 CMV 感染。

免疫抑制的另一影响是增加肿瘤的发生率。环孢素应用于临床后，对恶性肿瘤的发生情况进行研究显示淋巴瘤和 Kaposi 肉瘤的发病率增加了。尸体供肾移植者发生移植后淋巴增殖性疾病（post-transplant lymphoproliferative disorders，PTLD）的概率是 2.5%。环孢素使用者开始出现 PTLD 的平均时间是 15 个月，其中 32% 在同种异体移植后 4 个月内即发生。术后早期 Epstein-Barr 病毒感染可能是主要的危险因素。患者的移植肾可被累及，也可不被累及。采用免疫组化方法，如有单克隆或多克隆的 B 淋巴细胞增殖，则可确定病变。减少或停止免疫抑制治疗可能恢复机体免疫系统，而使 PTLD 得以控制。单克隆 PTLD 的预后更差，但如及早停止免疫抑制治疗，也有得以缓解的报道。

（李强 张小东）

参 考 文 献

1. 王海燕. 肾脏病学. 第 3 版. 北京：人民卫生出版社，2008：862-869，1813-1816.

2. 王海燕. KDIGO 急性肾损伤临床实践指南. 北京：人民卫生出版社，2013：20-21.

3. 陈灏珠. 实用内科学. 第 14 版. 北京：人民卫生出版社，2013：2078-2094.

4. Zhang L, Long J, Jiang W, et al. Trends in chronic kidney disease in China. N Engl J Med, 2016, 375(9): 905-906.

5. 王莉, 李贵森, 刘志红. 中华医学会肾脏病学分会《慢性肾脏病矿物质和骨异常诊治指导》. 肾脏病与透析肾移植杂志，2013，22(6)：555.

6. 陈香美, 孙雪峰, 蔡广研. 我国慢性肾脏病防治的公告健康政策思考. 中华医学杂志，2014，94(4)：241.

7. 石炳毅. 中国活体供肾移植临床指南（2016 版）. 器官移植，2016，7(6)：417-425.

8. 石炳毅. 中国肾移植排斥反应临床诊疗指南（2016 版）. 器官移植，2016，7(5)：332-337.

9. 王彩纹, 王小中. sHLA-I 对肾移植排斥反应的研究进展. 实验与检验医学，2008，26(4)：406，417-418.

3

第二十章

肾血管性疾病

3

第一节 肾血管性高血压

世界卫生组织定义为在成人中收缩压高于 140mmHg 和（或）舒张压高于 90mmHg。12～15 岁少年血压正常值是 130/80mmHg。仅仅发现肾动脉病变并不能充分证明其导致了患者的高血压，这种病变必须引起显著的功能改变（即它必须降低肾的供血，以致能激活肾素的释放，产生肾血管性高血压）。因此，一个更具实际意义的肾血管性高血压的定义是：高血压由肾动脉病变引起并可在修补血管病变后或者切除病变肾后而缓解。

一、病 因

引起肾动脉疾病的两种主要病理类型是动脉粥样硬化（ASO）、纤维肌性发育不良（FMD）。而在我国，大动脉炎是年轻患者肾动脉狭窄（renal artery stenosis，RAS）的重要原因之一，占 40.5%～66.6%。

大约 70% 的肾血管病变是由动脉粥样硬化造成。这种疾病可能局限于肾动脉但更常见的是全身动脉粥样硬化的表现，可累及腹主动脉、冠状动脉、脑血管和下肢血管。粥样硬化的狭窄常发生于肾动脉近端 2cm 处，远端动脉或者分支累及并不常见。由于这些病变位于血管近端，主动脉的斜位观常常可以充分地显露狭窄部位。病变累及动脉内膜，在 2/3 的病例中有偏心性的斑块。血管环状受累，管腔变窄，内膜被破坏。脱落的血块常常使疾病变得复杂，有时会栓塞整个血管。在肾动脉粥样硬化的患者中，有 42%～53% 将发生进展的动脉阻塞，常常是在影像学随访的前 2 年内发生。研究中，进展为完全肾动脉阻塞的发生率为 9%～16%，在一开始就存在高度狭窄的动脉中其发生率更高。

发生于儿童和年轻人中的原发内膜纤维组织增生大约占了纤维性病变总数的 10%。这种病变以内弹性层被胶原沉积为特征。原发的内膜纤维组织增生的血管造影显示出平滑但相当局限的狭窄，常常累及血管的近端或中部或它的分支。其血肿可能扭曲狭窄区域。进行非手术治疗时，病变会进展为肾动脉梗阻和肾的缺血性萎缩。严重的内膜纤维组织增生可能随之在对侧肾动脉出现。尽管原发内膜纤维组织增生最常见于肾动脉，但它也可能累及全身如颈动脉、上下肢血管及肠系膜血管。

中层纤维组织增生是最常见的纤维病变，占总数的 75%～80%。它往往发生于 25～50 岁的女性并常累及双侧肾动脉。它也可能累及其他血管，最常见的是颈动脉、肠系膜动脉和髂动脉。在非常严重的病变中，可以看到巨大的动脉瘤。

中层外纤维组织增生主要发生于 15～30 岁年轻女性。它占纤维化病变总数的 10%～15%，仅发生于肾动脉。这是一种严重的狭窄病变，病理学上由高密度的胶原环组成，以不同的长度和厚度包裹肾动脉。还可形成继发性内膜纤维组织增生，使动脉内腔进一步被压缩。

纤维肌性增生是一种非常罕见的疾病，仅占纤维病变的 2%～3%，常发生于儿童和年轻人。它是唯一一种平滑肌细胞真性增生的肾动脉疾病。增厚的肾动脉血管壁可见大量增生的平滑肌和纤维组织。血管造影上，纤维肌性增生可见肾动脉及其分支平滑狭窄，但无法与内膜纤维组织增生相区分。

大动脉炎，如高安动脉炎（takayasu arteritis）主要侵犯主动脉及其大分支，造成血管狭窄或闭塞。此种病变的炎性改变累及动脉壁全层，中层受累最为严重。动脉壁呈弥漫性不规则增厚及纤维化改变。血管造影以多发性狭窄为主，少数可呈节段性扩张或动脉瘤形成,亦可有继发性血栓形成。多为青年女性,近90%病例在30岁以下。大动脉炎侵犯肾动脉者约占60%以上,87%病变侵犯肾动脉起始部和近心端,肾动脉多为向心性局限狭窄。

二、病理生理

(一) 肾素-血管紧张素-醛固酮系统生理学

肾素-血管紧张素-醛固酮系统对于维持动脉血压和细胞外液容量有着重要作用。该系统的主要成分是血管紧张素原、肾素、血管紧张素转化酶和不同的血管紧张素,其中最重要的是血管紧张素Ⅱ。血管紧张素Ⅱ是一种通过增高外周血管阻力从而增高血压的强效血管收缩剂。而且,血管紧张素Ⅱ通过刺激醛固酮的合成进而直接刺激钠的重吸收。肾素-血管紧张素-醛固酮系统的首要作用是维持组织灌流,尤其是在低血压的情况下。血管紧张素转化酶作用于血管紧张素Ⅰ产生血管紧张素Ⅱ,血管紧张素Ⅱ产生广泛多样的对血管和肾的即刻和延迟作用并刺激肾上腺皮质产生醛固酮。

(二) 肾血管性高血压的病理生理学

在动物模型中证实,一个肾的肾动脉被钳夹将导致肾缺血。由于肾低灌注导致肾素-血管紧张素-醛固酮系统活化,导致广泛的血管收缩和全身性高血压。肾上腺皮质同样被激活,导致继发性的高醛固酮血症并通过血管狭窄的肾脏增加钠潴留。这是肾血管性高血压的早期反应并完全由高循环水平的血管紧张素Ⅱ介导。对侧正常的肾受到高于正常的灌注压作用使肾素分泌减少及"压力性"尿钠增多,排出比正常水平更高的水和钠。来自对侧正常肾的肾静脉肾素(RVR)与动脉中的肾素量相等,表明没有肾分泌肾素。在这种方式下,两肾作用互相对抗,正常的肾阻止全身性血压和钠容量增高到足以抑制血管狭窄肾肾素分泌的程度。单侧缺血的肾肾素释放增加而对侧正常的肾肾素释放受抑制,血管狭窄的肾导致钠潴留,而对侧正常的肾钠排出增多;依赖血管紧张素Ⅱ诱导血管收缩产生高血压。因此,松开被钳夹的缺血肾的血管,或使用血管紧张素转化酶抑制剂(ACEI)、血管紧张素Ⅱ拮抗剂都会引起显著的血压下降。

人体中单侧肾动脉狭窄引起肾素-血管紧张素-醛固酮系统活化时,一系列相似的事件跟着发生,包括导致高血压和继发性醛固酮增高症,有时还能导致低钾血症。慢性期时血压增高由对侧肾的肾实质损害造成,在进入慢性期前通过血管再造或肾切除

术解除狭窄病变,可以使缓解高血压的机会明显增加。

由肾动脉狭窄引起的第2个同样重要的问题是肾功能恶化,称之为缺血性肾病。这是一种通过不同的病理生理学机制发生的临床综合征,在血压不高的情况下也能发生。缺血性肾病是所有有功能的肾组织长期低灌注的结果。它发生于双侧严重的动脉狭窄及功能上或解剖上的孤立肾脏的动脉狭窄。作为慢性缺血结果的肾损伤的病理生理学机制现在我们还知之甚少。这种损伤不是简单的由于缺乏氧和营养物质引起的细胞死亡,因为肾的需氧量从来不会超过它的供应量。研究急性肾缺血效应的实验不能用来解释慢性缺血性肾损伤。缺血性损伤要发生,肾血流量的减少必须超过肾的代偿能力。当肾灌注压降低至70~80mmHg以下时,肾的自我调节不能维持正常的肾小球滤过。这种情况发生于肾动脉管腔狭窄程度达到原管腔直径的70%以上时。此时,狭窄变得具有血流动力学的显著性意义,引起GFR的逐渐衰退并伴有血清肌酐水平增高。

肾血流量减少使RAAS活化产生血管紧张素Ⅱ,后者通过使出球小动脉收缩来维持毛细血管静水压和肾小球滤过。肾血流量减少同样可以导致血流在肾内重新分配,即减少肾皮质的血流量以防止肾髓质缺氧。

肾的慢性缺血性损伤发生的确切机制还不清楚,但肾的慢性缺血导致肾结构的改变已有所认识。肾小管改变常常比较显著,表现为斑片样的小管坏死和萎缩。肾小球体积变小及皱缩和Bowman帽增厚,常可见局部或整体的肾小球硬化及肾小球旁器细胞增多。另外,像高血压、糖尿病和高脂血症都可以引起血管病变,出现小动脉壁增厚和透明变性。

三、临床表现

高血压发病年龄在30岁以前或者在55岁以后更常见与肾血管性疾病相关,典型的是年轻患者出现FD和年龄>55岁患者出现ASO。

高血压突然发病和持续时间短常常和肾血管性高血压相关;它们可能同样与治疗后更容易痊愈相关。使用了2~3种药物后高血压仍难以控制更可能与肾血管性疾病相关。高血压突然加重或者以前轻度或易控制的高血压突然变得难以控制同样提示在已有的原发性高血压的基础上产生了肾血管性高血压。进展性的、恶性高血压或者高血压危象更常与肾血管性高血压而不是与原发性高血压相关。高

血压伴发肺水肿发作,有全身性的粥样硬化性疾病的证据或肾功能逐渐受损同样提示肾血管性高血压。

体格检查时,提示肾血管性高血压的线索包括严重的高血压,上腹部杂音(包括收缩期和舒张期的双相杂音),严重的高血压性视网膜病(Ⅲ级或Ⅳ级)。

四、诊　断

肾动脉狭窄的诊断应该根据主要的临床特征。强烈怀疑肾动脉疾病的患者应该直接进行动脉血管造影(碘化造影剂或者二氧化碳)。而轻度或者中度可疑肾动脉狭窄的患者应该进行非侵入性影像学检查,如多普勒超声,MRA 或者 CTA。诊断程序的选择应根据患者肾功能的水平(氮质血症患者多普勒超声比 CTA 更合适)和不同中心各种检查方法的费用。对非侵入性检查的阳性发现应该进行确定性的检查,并通过动脉血管造影得出治疗方案。对阴性结果应该用各种技术方法的局限性来解释,如果怀疑是技术性原因那么再选择进一步的非侵入性检查,但临床上轻度可疑的患者如果检查方法非常完善,就无须进一步的检查。

怀疑肾血管性高血压患者有不同的诊断方法,对肾素-血管紧张素-醛固酮系统(RAAS)的功能性评估是可行的,并通常作为在解剖学诊断之前的第一步。这些用来筛查或选择需要进一步检查的步骤根据不同的中心而不同,这些年来检查步骤已经发生了改变,主要是归功于可靠的非侵入性影像学检查的出现。

根据临床发现,怀疑有肾血管性高血压的患者应该分为低、中和高度怀疑。像缺血性肾病患者,如果高度怀疑肾血管性高血压应该直接进行血管造影检查,即使其他检查结果阴性也需要进行血管造影检查。在双侧病变的情况下,肾静脉肾素分析能够用来定位更加缺血的一侧。

轻度或中度怀疑肾血管性高血压的患者较为复杂,在这种情况下,进行卡托普利肾图检查作为初步检查应该是合理的。阳性结果就应该进一步检查,通过血管造影来做最后诊断。临床上低度怀疑并且技术也很满意的阴性结果就无须进一步检查。如果技术上不满意,就应该采用另一种无创的检查(如多普勒超声)。这些检查(多普勒超声、MRA、CTA)不提供功能上的信息和介入治疗后能否治愈的预测。目前,对病变解剖上的证实和治疗方案的制订仍需要动脉血管造影。

肾素分析的作用已经显著下降。卡托普利试验几乎很少用于肾血管性高血压的诊断。在非侵入性检查显示出狭窄所在之前,肾静脉肾素分析几乎不用来诊断肾血管性高血压,其作用是当双侧病变时定位那一侧肾更加缺血。

(一)实验室检查

轻度蛋白尿的存在也常见于肾血管性高血压。在全身性 ASO 中氮质血症伴有或不伴有高血压时都强烈提示肾动脉原因。低钾血症(血清钾<3.4mEq/L)尤其是在缺乏利尿药时强烈提示肾血管性高血压导致的继发性高醛固酮血症。16%的肾血管性高血压患者可发现有低钾血症。

(二)特殊检查

常用的检查包括:静脉肾盂造影,超声,外周肾素活性测定,卡托普利试验,放射性核素肾扫描(用或不用 ACEI)。目前出现了一些新的非侵袭性的检查方法,很大程度上可以替代上述提到的方法,包括多普勒超声成像、磁共振血管成像、CT 动脉成像,但主动脉和肾血管造影仍然是诊断肾动脉狭窄的"金标准"。

对怀疑肾血管性高血压患者的诊断性评价是不同的,有一些方法可以对肾血管性高血压提供功能性的诊断,这些检查(血浆肾素活性、卡托普利试验、肾静脉肾素分析)可以诊断肾素-血管紧张素-醛固酮系统的高活性,但对于肾动脉的受损不能提供解剖上的信息。通过动脉造影得到肾动脉受损程度的信息可以指导治疗方案的制订。一些非侵袭性的检查(多普勒超声、磁共振动脉成像和螺旋 CT 动脉成像)对于那些怀疑肾血管性高血压而功能性检查没有异常的患者可以在血管造影之前使用。

1. 外周血浆肾素活性　外周血浆肾素活性(PRA)检测是一项用来诊断 RAAS 活性的功能性检查。最初用来筛查肾血管性高血压,但是它不提供解剖学信息并对诊断缺血性肾病没有价值。为了从这项检查中得到有用的信息,所有的抗高血压药物都应该停止使用 2 周,并且应该标注出患者的摄钠量。患者早晨起床活动 4 小时后中午采血。当这项检查如上述标准化后,它的灵敏度和特异度分别可以达到80%和84%。这项检查的有着很大的局限性,限制了它的广泛运用,16%原发性高血压的患者PRA 是增高的,而 20%有肾血管性高血压的患者PRA 却是正常的。

卡托普利试验:在口服卡托普利前后测量外周

血浆肾素活性即为卡托普利试验。这个检查的原理是：在服用 ACEI 类药物后，肾血管性高血压的患者比原发性高血压的患者有着更高的 PRA。患者可以继续服用 β 受体阻滞剂类药物，但是所有的利尿药和 ACEI 类药物在试验前必须停服 1 周，同时需要正常或者高盐饮食。在测量血压稳定后，在服用卡托普利前后抽血位置要相同。通常使用 25mg 卡托普利口服，服用药物 1 小时后再抽一次血。

符合以下所有标准作为阳性结果：服用卡托普利后 PRA>12ng/（ml·h），绝对增高值>10ng/（ml·h），并且比基线增高 4 倍［如果基线 PRA>3ng/（ml·h），那么增高 150%］。这个检查通常是安全的，最大的危险是那些高肾素血症同时又血容量不足的患者可能会出现血压的骤降。总的灵敏度和特异度为 74% 和 89%。由于该试验的低灵敏度使得它不能作为肾血管性高血压的筛查试验。卡托普利主要的作用是用来排除肾血管性高血压，适用于临床上需要排除此类疾病的患者。

2. 肾静脉肾素 肾血管性高血压功能性诊断最初的标准是患侧肾与对侧相比肾素分泌较多，而对侧肾素分泌则被抑制。任何一侧肾净肾素的计算是肾静脉肾素减去肾动脉肾素含量。因为主动脉和下腔静脉内肾素的含量是一样的，因此下腔静脉肾素的含量被用来代替肾动脉的含量。在单侧或双侧肾动脉狭窄中肾静脉肾素分析对确定缺血或者相对缺血严重的肾有帮助。在采集血样时要采用仰卧位，并保持中等程度的钠摄入量，双肾静脉和下腔静脉同时采集血样。缺血肾的肾素分泌>外周肾素的 50% 即可诊断肾血管性高血压。对侧肾的肾素抑制（肾静脉-下腔静脉=0）是正常肾对血压增高的适当反应，并可预测血管复通后高血压可以治愈。

3. 多普勒超声 肾动脉多普勒超声是一种非侵入性并能够提供解剖信息的检查，能够很好地诊断肾动脉狭窄。联合实时肾 B 型超声和彩色脉冲多普勒可以得到腹腔内主要血管的血流速度。肾门处和肾实质内的血流速度也可以测量。肾动脉收缩期流速峰值>180cm/s 提示肾动脉狭窄（正常收缩期流速峰值平均在 100±25cm/s）。收缩期流速峰值（PSV）被认为是提示肾动脉狭窄最重要的指标。肾动脉和主动脉收缩期流速峰值之比称为肾-主动脉比（RAR）。比值>3.5 提示重度狭窄（>60%）。通过多普勒超声得到的诊断分级为：正常，轻度狭窄（<60%），重度狭窄（>60%）及观察欠满意（不能看到肾动脉等）。

随着多普勒超声仪器和技术的不断进步，诊断的准确性和实用性也将随之提高。这些进步包括能量多普勒成像、三维成像、谐波成像及超声造影剂。能量多普勒成像更加敏感，特别在探查低血流速度时。三维成像使用了计算机技术对于感兴趣的区域形成三维图像。谐波成像能提高那些正在移动的结构的成像，如近端肾动脉。在血液循环中使用可以生物降解的微泡可以提高回声也能增强肾血管的可视性。

4. 磁共振血管成像 磁共振血管成像（MRA）是一种非侵入性的能为肾动脉狭窄提供解剖学诊断的方法。MRA 使用的技术为飞行时间和相差。钆-DTPA 可以增强血流信号，从而可以提高主动脉和近端肾动脉的成像。MRA 的优势：非侵入性、非放射性、技术上失败率很低、不使用碘化造影剂，这使得 MRA 也适合于肾功能不全的患者，它可以获得多个方向的影像，还能评估肾的大小和功能上的信息，如个体的肾血流和肾小球滤过率。

MRA 成像的质量仅次于血管造影，主要是肾动脉的近端显影而远端却不能成像。身体内有磁性植入物和幽闭恐惧症的患者禁忌该项检查。由于所使用的仪器精密昂贵，它还没有广泛应用。

随着 MRA 技术的进步和经验的积累，准确性和实用性也在不断提高。时间解析成像的运用减低了人工伪影和静脉重叠，增加了空间解析度，反差增强也有所提高。为了增加血管的可视性，钆被尝试着注射入血管。据报道 MRA 的多回波阶梯技术降低了肠管的干扰，提高了血管在三维成像中的对比度。

5. CT 血管成像（CTA） 螺旋 CT 技术的应用使得肾动脉成像成为可能。在注射造影剂后的动脉期，嘱患者屏气，用 2mm 的层厚扫描肾动脉区域，然后进行轴位三围重建，显示腹主动脉和它的主要分支。主动脉和肾动脉的粥样硬化病变、肾脏外观以及实质的损伤都可以看到。螺旋 CT 不具备确定肾动脉主干远端病变的能力，并且一次操作需要大量的碘化造影剂。但是，相对于 MRA，CTA 在费用、便利及广泛应用上更有优势。

6. 动脉血管造影 血管造影血管造影仍然是肾动脉血管疾病诊断的"金标准"，其他各种检查方法都与之比较。现代介入技术（血管成形和动脉内支架）的使用使得血管造影成为一项把诊断与治疗结合起来的操作。但是，血管造影不适宜作为怀疑有肾动脉狭窄患者的初步筛查方法。它费用昂贵，并且不能在门诊实施。它是一项有创性检查，有电离辐射,需要动脉穿刺、动脉导管操作和注射碘化造影剂。

动脉穿刺和操作的并发症包括出血、血肿、夹层、血栓形成、远端动脉粥样硬化斑块栓塞和胆固醇栓塞。碘化造影剂的使用可以增加过敏反应和血容量负荷过重的危险。造影剂还可以引起一过性的肾功能损害,特别是在先前存在肾功能不全和糖尿病的患者。

7. DSA(数字减影血管造影) 具有造影剂用量少,导管直径减小的优势。虽然 DSA 的空间解析度不如传统造影,但是相差解析度是有优势的。可以减去骨组织和软组织是一个重要的优势,使 DSA 成为目前最常用的技术。

为了尽量减少碘化造影剂的肾毒性,二氧化碳被用来作为造影剂。静脉一次推注二氧化碳替换了需要成像血管里的血液,使用 DSA 技术和后期增强处理,二氧化碳可以为恰当的成像提供足够的相差。静脉推注的二氧化碳没有毒副作用,可以被肺清除。二氧化碳对肾功能没有影响,对于肾功能不全的患者是一个理想的选择。二氧化碳没有过敏反应,价格便宜,不会加重液体容量负荷。更细更软的导管就能用来注射,使得导管对动脉的创伤更小。这项技术还能看到标准碘化造影剂看不到的信息,包括小的动静脉瘘,小的肿瘤血管,微小的动脉出血。虽然二氧化碳通常被认为是一种良性的造影剂,但报道在使用二氧化碳血管造影后可能会出现一种致命的并发症(横纹肌溶解症和小肠梗死)。

五、治 疗

继发于纤维增生不良的肾血管性高血压患者,通过血管造影发现病变的类型和相应发展过程来指导治疗方案的确定。血管中膜纤维增生的患者更偏向于选择药物控制高血压作为首选,因为由这种疾病逐渐发展引起梗阻而导致肾衰竭的很少见。血管成形术适用于那些使用多种药物都不能控制高血压的患者。相反,继发于血管内膜或中层外纤维增生的肾动脉狭窄一般会逐步发展并常常最终引起缺血性肾脏萎缩。而且,这些病变更好发于年轻的患者,出现药物难以控制的高血压。因此,为了保护肾功能和减少使用降压药物的需要,这些患者早期进行干预治疗是必要的。

在挑选的纤维增生不良患者准备手术行肾血管成形术时,也需考虑经皮腔内血管成形术(PTA)的效果。对主要的肾动脉,纤维增生不良的血管成形术效果非常好,可以和手术血管成形术的效果媲美。因此,在这些患者中,血管成形术可以作为治疗的首选,但是由于有 30% 的纤维增生不良患者有肾动脉分支病变,增加了手术的难度。

在有肾血管性高血压的患者中,可以使用更积极的药物治疗,因为这些患者常常都是年老并有肾血管外的血管病变。因此,可以选择能控制血压的多种药物联用的治疗方法。新的 β 受体阻滞剂和转化酶抑制剂增加了药物降压的效果。对于药物不能很好控制血压的患者或者肾功能被晚期的血管疾病所威胁时,可以考虑手术或者经皮腔内血管成形术治疗。

在血管造影诊断动脉粥样硬化性肾动脉狭窄后,并对该病自然的发展过程有所了解时,就能确定本病对整个肾功能有严重威胁的患者。这项检查适用于那些动脉狭窄>75%,影响到整个肾实质,或者这些狭窄存在于双侧肾或者孤立肾。在这些患者中,肾动脉完全闭塞的危险性是相当大的,如果一旦发生,临床结局是肾功能逐渐下降,并最终导致肾衰竭。为了保持正常的肾动脉血流,保护肾功能,对这些患者进行干预是必要的。

对于只有单侧动脉粥样硬化性肾血管狭窄和未闭塞的肾动脉,为了保护肾功能,实行外科血管成形术的价值还未确定。如果对侧肾在解剖和功能上都是正常的,不适合行血管成形术。如果对侧肾有功能但是有某种实质性病变,缺血肾血管成形术可能使某些患者受益,但是这种方法具体的指征还没有被很好的确定。

(一) 外科血管成形术

当肾动脉疾病需要做外科血管成形术时,准确掌握患者基本的内科情况非常重要,因为它决定了患者进行大的血管手术的风险。大多数肾动脉纤维增生不良的患者很年轻,其他方面较为健康,这样的患者手术风险较小。有动脉粥样硬化性肾血管疾病的患者,术前评价应该包括全面的冠状动脉疾病的检查,因为它是术后患者死亡的首要原因。

有肾动脉疾病的患者,外科肾血管重建和抗血压药物已经使很多患者不必行肾全切和次全切除手术。只有在严重小动脉性肾硬化、严重的肾萎缩、不能纠正的肾血管损害及肾梗死时才偶尔使用。

治疗有严重肾动脉疾病的患者,可以使用的外科血管成形术很多。有健康完好的腹主动脉的患者,使用自身的腹壁下动脉或者大隐静脉来行主-肾动脉旁路移植术是一个很流行的方法。当自身的移植物不能利用时,一些学者采用聚四氟乙烯主-肾动脉搭桥移植物成功地进行了手术。肾动脉内膜切除术偶尔会被采用来治疗动脉粥样硬化性肾动脉疾病。有复杂肾动脉分支病变的患者可以采用体外微血管重建和自体肾移植。

老年患者,严重的腹主动脉粥样硬化致使主-肾动脉旁路移植术或者动脉内膜切除在技术变得非常困难。这种情况下,一些学者更倾向于采用使手术能安全有效地完成同时又避免在糟糕的主动脉上手术的其他手术方法。最有效的旁路移植术方法是左肾采取脾-肾动脉搭桥和右肾采取肝-肾动脉搭桥,这种手术的先决条件是腹腔干起始处无闭塞性疾病。

腹主动脉及其主要腹腔分支有严重粥样硬化的患者,采用腹腔动脉上段或者胸主动脉下段来进行肾血管重建术是近期出现的另一种手术方式。这些患者,腹腔动脉上方的主动脉会受病变累及,可以通过植入大隐静脉来达到肾血管重建。如果同期行主动脉置换和肾血管重建术会增加手术的死亡率,该方法最好仅仅选择于有主动脉置换适应证的患者,如严重的主动脉动脉瘤,或者有症状的腹主动脉与髂动脉闭塞的疾病。

外科肾血管成形技术有很高的成功率。纤维增生不良的患者其他方面常常很健康,这类患者术后的死亡率和发病率都是最低的。动脉粥样硬化性肾动脉疾病行肾血管成形的手术死亡率为 2.1% ~ 6.1%。当双侧同时进行肾血管重建或者肾血管重建与另一个大的血管手术如主动脉置换联合进行时,手术死亡率明显增加。大多数的研究显示外科血管重建术的成功率高,术后血栓形成或者血管狭窄率小于 10%。

在评价外科血管成形术对肾血管性高血压的治疗效果时,大多数的研究认为,若患者术后血压≤140/90mmHg 即为治愈。若患者舒张压下降>10 ~ 15mmHg 或者使用降压药物后血压正常都被认为是有所改善。若不具备以上任何一项即是失败。手术治疗肾血管性高血压的效果根据病理结果的不同而不同。纤维增生不良的患者,50%~60%的患者可以治愈,30%~40%有所改进,失败率小于 10%。对动脉粥样硬化性肾血管性高血压患者失败率大致相同,但是更少的患者被治愈,相对多的患者有所改善。对该现象的解释是肾血管性高血压通常是在原发性高血压的患者基础上添加的。

外科血管成形术后复发肾动脉狭窄是典型的晚期并发症,可发生于术后数周,数月甚至数年。如果受累肾的功能还能挽救,有进行另一次恢复肾正常血供手术尝试的指征。在这种情况下,经皮腔内动脉成形术或者支架术缺乏足够的经验。再次手术常常需要在纤维瘢痕组织影响的手术野里进行解剖,避开原手术部位进行二次血管重建在技术上是最有效的。腹腔主-肾动脉旁路移植术术后复发肾动脉狭窄的患者,可供选择的二次重建手术方法有肝-肾动脉旁路移植术,脾-肾动脉旁路移植术,胸主-肾动脉旁路移植术,髂-肾动脉搭桥和自体肾移植。

(二) 经皮腔内血管成形术

1964 年,Dotter 和 Judkins 最先介绍了动脉狭窄的经皮扩张术(血管成形术)。1978 年,由 Gruntzig 和他的同事们对球囊式导管的发展改进使得血管成形术在肾动脉、冠状动脉及几乎所有其他内脏动脉扩张方面得到了广泛应用。自从该项技术发明以来,随着人们对技术的不断改进,目前可通过多种入路实施肾血管的经皮腔内血管成形术经皮腔内血管成形术(PTA)。

为了对病变进行准确评估并且对所需设备和操作入路进行准确判断,所有的血管成形术在行扩张术前都需要行血管造影。根据在血管造影上测得的肾动脉原始直径来选择合适大小的球囊导管。因为在血管造影片上血管直径有 15%～20%的放大效应,所以有可能造成 1mm 左右的过度扩张。血管成形术时,要随时监控球囊导管的扩张。扩张术后的血管造影片可以用来评估扩张效果及诊断并发症的发生。目前随着对技术及球囊导管的不断改进,我们现在可以利用 5F 的股动脉穿刺针,应用 Seldinger 技术,5F 的诊断性导管可通过穿刺处到达肾动脉。选用与病变部位相适应的导丝,5F 的球囊导管就可以替换诊断性导管,实施血管成形术。

对于闭塞性动脉硬化症(ASO)的患者,经皮腔内血管成形术(PTA)后动脉管径增加的主要机制是动脉粥样硬化斑块的破裂。由于动脉管壁中层及外膜的撕裂而引起的动脉壁的伸展同样起到一定作用,但相对于 FD 患者,这种效应在 ASO 患者中小得多。这种伸展效应可能发生于动脉粥样硬化斑块破裂之后,并且可能随着斑块周径的不断增加和未受累管壁区周径的不断减小而更加显著。

PTA 的并发症包括标准血管造影术的并发症(与动脉穿刺及应用碘化造影剂有关的并发症)及涉及肾动脉有关操作的特殊并发症。一过性肾功能恶化是最常见的并发症,这一并发症可能与术中使用造影剂有关。充分的水化,尽量减少造影剂的用量,将诊断过程与 PTA 分开进行(相隔数天)以及尽可能地应用二氧化碳或无肾毒性的造影剂可能减少这一并发症的发生。

在 PTA 术中的技术性失误可导致肾动脉内膜剥脱甚至肾动脉血栓形成。小的内膜剥离瓣不会引起后遗症,一般可自愈。但较大的内膜剥离瓣会影响血流,一般需在剥离处放置动脉支架。肾动脉血栓可以通过经肾动脉注射溶栓药物或急诊手术来处理。肾动脉破裂,是一种较少见的并发症,可在球囊导管再次扩张控制腹膜后出血后急诊手术处理。总体上来说,并发症发生率在 5% ~ 10%。

纤维性结构不良 PTA 的技术性成功率已超过 90%。80% ~ 100% 的患者在术后高血压得到控制(包括高血压的治愈和改善)。在纤维性结构不良患者中 PTA 的主要并发症发生率≤6%。在中短期的随访中,大约 1/3 的病例出现了经治动脉的再次狭窄,绝大部分患者成功地实施了再次扩张。

在闭塞性动脉硬化症(ASO)的患者中,动脉粥样硬化性肾动脉狭窄不同于 FD。在 ASO 患者中,肾动脉狭窄通常是双侧的,并且在肾动脉开口处或非常接近开口处。在大多数开口处狭窄的患者中,这是原发于腹主动脉的动脉粥样硬化斑块侵及肾动脉开口处的表现而不是原发于肾动脉的疾病。ASO 患者通常年龄较大并且有许多并发疾病,而且全身性的动脉粥样硬化还会累及冠状动脉、颈动脉或者外周血管网。通常会表现出与其相关的特发性高血压和肾硬化。由于上述因素以及 ASO 患者全身性动脉粥样硬化栓塞的危险倾向,使 PTA 在 ASO 患者中的治疗效果较 FD 患者差,并且有较高的并发症(或死亡率)发生率。较多 ASO 患者存在肾功能不全或临界正常肾功能,这也使造影剂肾毒性的发生率大为增加。

PTA 治疗:ASO 的治愈率较 FD 低,一般在 15% 左右,并且在双侧行 PTA 的患者中更低。在不同的报道中,有 15% ~ 85% 的患者未能改善高血压。血管成形术的技术成功率为 57% ~ 92%。在关于肾动脉开口处狭窄的单独报道中显示血管成形术的成功率更低(62% ~ 72%)。需要外科手术干预的主要并发症发生率为 5% ~ 24%,死亡率为 1% ~ 2%。越来越多的近期报道显示越来越高的技术成功率以及越来越低的并发症发生率,反映了设备的改进及经验的不断增加。尽管如此,主要并发症发生率和死亡率还是反映了 PTA 治疗 ASO 是一种需要严格选择

的操作,具有显著的伴发危险。肾动脉支架在肾动脉 PTA 中的应用提高了 PTA 对 ASO 患者的治疗效果。

(三) 血管内支架

随着 PTA 经验的不断增加,这种技术的局限性,尤其是考虑到动脉粥样硬化斑块时的局限性已得到明确的认识。这些局限性主要涉及由于主动脉动脉粥样硬化斑块侵及肾动脉开口处的病变。这些病例代表了 ASO-RAS 病例中的一大部分,斑块的弹性回缩及频繁地发生再狭窄导致了较差的初期治疗效果。肾动脉支架是 PTA 术的有效补充,它可以对抗病变的弹性回缩,从而使 PTA 得到更好的治疗效果,尤其在肾动脉开口处的病变。在文献报道中,几乎所有的肾动脉支架均在治疗肾动脉粥样硬化闭塞症时被放置(大约 97%),少量的支架被放置在 FD 患者、移植肾动脉及其他肾动脉异常。

动脉支架是一种放射学可显影的、可扩张的金属线圈管,被广泛地应用于外周血管。支架可从传输导管挤出的同时自动撑开(自动撑开型)或者由于支架预置在球囊型导管上随着球囊的膨胀撑开(球囊撑开型)。

血管影像学资料对每一个患者都是必需的,血管造影可以精确地描述病灶并且可以估计球囊和支架的长度和直径。术中用到的支架应该足够长,以通过整个病变部位,并且还应考虑支架在扩张过程中长度会有一定的缩短。也不必超过病灶太多,因为支架会刺激血管内膜增生反应,从而使正常的血管存在狭窄的风险,同时也会堵塞以后用来实施外科分流手术的血管的合适位置。肾动脉开口狭窄的病例,动脉支架的放置应有 1 ~ 2mm 突出于主动脉内腔,用来预防由于主动脉斑块回缩引起的再狭窄。

目前动脉支架置入的适应证为 PTA 术中即时治疗效果差及 PTA 术后的再狭窄。动脉支架同样可用于治疗血管成形术的并发症(动脉内膜剥脱及内膜瓣形成)。对于仅行 PTA 术治疗效果可能不理想的病例,一期支架置入越来越流行(尤其是开口处病变)。

支架置入术成功率超过 95%,并且大部分研究甚至达 100%。短期随访显示支架置入术后的再狭窄率在 6% ~ 38%。支架区发生再狭窄主要因为内膜增生反应。放置支架的动脉内膜大约有 1mm 厚的内膜层覆盖支架。被扩张及支撑的内腔直径低于 6mm 的肾动脉更易形成再狭窄。

肾动脉支架置入术的并发症与肾动脉 PTA 的

并发症相同,但增加了与支架有关的并发症。由于需要更粗的动脉穿刺,穿刺点并发症的发生率高于 PTA 术。支架置入术内膜损伤及内膜剥离的发生率较低。因为支架置入术需要更大剂量的造影剂负荷,因此造影剂肾毒性发生率更高,但随着二氧化碳作为造影剂应用的不断增加,这种并发症会逐渐减少。主要并发症(包括死亡)发生率为 0~20%。次要并发症发生率为 0~40%。在绝大多数的报道中,与操作直接相关的死亡发生率在 3% 左右。这些均证明联合支架置入的 PTA 术并不是一个绝对安全的操作,它存在一定的风险。

(四) 肾动脉交感神经消融术(transluminal ablation of the renal arterial sympathetic)

肾交感神经系统与高血压关系密切,对诱发和保持系统性高血压起着决定性作用,因此,对于药物治疗无效的持续性顽固高血压患者,肾去交感化(renal denervation,RDN)正成为降压治疗新的理想靶点,有广泛应用前景,但尚存在诸多问题亟待解决。

肾动脉射频消融手术的适应证是顽固性高血压的患者,即在规律口服 3 种或 3 种以上的降压药物(包含利尿药)的情况下,患者血压仍不能控制在正常范围。这项手术的具体操作是让患者在麻醉状态下,通过股动脉的穿刺,将特殊的射频消融导管送入肾动脉开口处,利用 8W 左右低能量对肾动脉上 4~6 个位点进行消融,从而实现去交感神经治疗。

最早将肾动脉交感神经消融在患者身上进行尝试的临床实验是 Symplicity HTN-1。该试验中,45 例患者接受治疗性肾交感神经消融,以特制的 F8 消融导管经股动脉置入肾动脉,沿肾动脉长、短轴 6 个部位以小于或等于 8W 能量,分别消融肾交感神经 2 分钟。结果发现,在术后 1 个月、3 个月、6 个月、9 个月和 12 个月,这些患者的平均血压由基线的 177/101mmHg 分别下降 -14/-10mmHg, -21/-10mmHg,-22/-11mmHg,-24/-11mmHg 和 -27/-17mmHg,且未见肾动脉瘤或肾动脉狭窄等并发症。随后的 Symplicity HTN-2 试验中也取得了相似的结果。然而,2014 年的 Symplicity HTN-3 试验在进行严格的随机双盲对照后,却并未取得如前期相似的效果。这项试验结果虽然再次验证了这项手术的安全性,但却否定了其在顽固性高血压患者中的降压疗效。

由于肾动脉交感神经消融术尚处于探索阶段,技术本身不是很成熟,仅作为难治性高血压的一种新治疗方式,不建议所有高血压患者都接受这种治疗。该技术临床应用务必谨慎,还需要更大的患者群体以及更长时间的数据来确定其有效性及安全性。同时也需要国家制定严格的准入及操作规范。

第二节 肾动脉瘤和动静脉瘘

一、肾动脉瘤

肾动脉瘤是肾动脉或其分支或两者均出现局限性的扩张。这种扩张是由于动脉壁弹性组织和动脉中层强度减弱造成的。在普通人群中,这种病变发生率为 0.09%~0.3%。它可以导致高血压,并可能出现相关的局部症状,在特定情况下有发生破裂导致死亡的风险。

(一) 病因与分类

根据 Poutasse 的分类,肾动脉瘤有 4 种:位于肾动脉主干分支的囊状动脉瘤;肾动脉主干狭窄病变远端的梭形动脉瘤;肾动脉分支的剥脱性动脉瘤;肾内型动脉瘤。

囊状动脉瘤是最常见的类型,占肾动脉瘤的 75%,一般发生于肾动脉分叉处,可能与这些位点动脉壁先天性薄弱有关。由于这种特点,分支动脉受累较常见。双侧或多发动脉瘤的发生率约为 25%。这些动脉瘤可继发于肾动脉粥样硬化或动脉壁内钙化或两者皆有的病变。不全钙化的动脉瘤会变得又薄又软,并且在钙化区域之间形成溃疡,极易破裂。除了自发性的破裂,囊性动脉瘤可能会侵蚀肾静脉或肾盂。囊性动脉瘤内可形成附壁血栓,偶尔会出现肾栓塞。

梭形动脉瘤是肾动脉整段均等性扩张至正常直径的 3~4 倍。这些动脉瘤长度在 1~3cm,并且一般没有钙化。这种动脉瘤常见于有狭窄性纤维性肾动脉疾病的年轻高血压患者。梭形动脉瘤实际上是狭窄后扩张,肾动脉及其分支均可受累。这种病变的主要并发症是受累动脉段的血栓形成。

剥脱性动脉瘤是因为肾动脉内弹力膜的撕裂,当血流通过缺口处时,肾动脉内膜与动脉壁的其他部分分离。在一些患者中,这种剥脱可能会在肾动脉远端重新通入血管腔而维持肾功能。另外,可能会出现伴有肾梗死的动脉血栓形成或伴有出血的血管破裂。剥脱性动脉瘤大多数为肾动脉出现 ASO、内膜纤维增生或中层纤维增生后的并发症。较为少见的是这种动脉瘤可能为剥脱性主动脉瘤的延伸。

肾内型动脉瘤是多种来源的,可能与先天性的,创伤后的,医源性的,肿瘤性的或者结节性多动脉炎相关。这种动脉瘤可呈囊状或梭状,可以钙化也可以不钙化。肾内型动脉瘤约占所有肾动脉瘤的17%,并且有易破裂的特性。发生于钝性创伤或闭合性肾活检后的肾内型动脉瘤通过保守治疗大多是可以自愈的。

（二）临床表现

大部分肾动脉瘤较小并且没有症状。最常见的临床表现是高血压,肋缘下或腰部疼痛,血尿,腹部杂音及比较少见的可触及的搏动性的包块。一般来说,在腹部平片上肾门或肾门附近发现了环状钙化后就应该考虑肾动脉瘤的诊断。这种钙化发生于50%的肾动脉瘤患者。

（三）诊断

据报道肾血管性高血压发生于15%~75%的病例中,可能是由于动脉瘤内血流紊乱及相关的动脉狭窄、内膜剥脱、动静脉瘘形成、血栓栓塞或较大的动脉瘤对邻近动脉分支的压迫造成的。肾动脉瘤的并发症包括外周血管内膜剥脱,伴有肾梗死的动脉血栓、动脉瘤内附壁栓子形成,阻塞性尿路疾病,侵入静脉而形成动静脉瘘及伴有出血的自发性破裂。动脉瘤破裂的高危因素包括:没有或有不全钙化,动脉瘤直径>2cm,合并高血压及处于妊娠期。

（四）治疗

没有症状、血压正常且钙化完全的小动脉瘤（直径<2cm）不需手术处理。这种动脉瘤可通过定期的腹部平片复查监测其大小变化。不论大小,下述情况下的肾动脉瘤均应手术切除:①引起肾缺血及高血压的动脉瘤;②剥脱性动脉瘤;③与局部症状如腰痛或血尿相关的动脉瘤;④发生于生育期并打算妊娠的女性动脉瘤;⑤引起显著肾动脉狭窄的动脉瘤;⑥在影像学监测下有明确继续扩大的动脉瘤;⑦血管造影检查发现有血栓形成迹象的肾动脉瘤。

若不符合上述的任意一条标准,无症状、无钙化或不全钙化的小动脉瘤（直径<2cm）可通过非手术方法治疗。这类患者应通过定期的 CT 或 MRI 监测动脉瘤的大小变化。对于直径>2cm 的动脉瘤并且不符合上述任意标准的无症状的肾动脉瘤患者,很难定义严格的手术适应证。目前的数据倾向于对不完全钙化或肾内型的肾动脉瘤实施手术切除,因为这些情况下有较高的自发破裂倾向。手术方法包括动脉瘤切除原位修复或补片血管成型、自体大隐静脉或人造血管旁路术、离体肾动脉瘤切除及自体肾移植术等。

针对肾动脉瘤的患者,目前有两种血管内治疗的方法。第 1 种方法是动脉瘤栓塞法,方法是在不影响肾血流的情况下通过线圈闭合肾动脉瘤。第 2 种方法是在肾动脉瘤起源的肾动脉或其分支处放置动脉支架,通过支架维持血流并有效地防止动脉瘤形成。跨过动脉瘤放置动脉支架也被认为是处理破裂的肾动脉瘤的有效而快速的方法。肾动脉内膜剥离也可通过放置跨越剥离区域的动脉支架的血管内治疗方法处理。这种情况下放置的动脉支架不仅可以保持动脉内腔的开放,也可以使剥离内膜与动脉外层间保持固定。

二、肾动静脉瘘

肾动静脉瘘（renal arteriovenous fistula, RAVF）是相对少见的病变,经常在对可疑肾或肾血管性疾病进行血管造影时发现。

（一）分类

肾动静脉瘘分为先天性、原发性及获得性 3 类。

1. **先天性动静脉瘘**　具有曲张的或血管瘤样的结构,在动静脉间有多发的交通。先天性动静脉瘘多由正常大小的肾动脉分支供血。在血管造影片上表现为出现可以使远端肾实质血供受损并可使肾静脉早期灌注的多发的小的动静脉交通支。这种先天性动静脉瘘占所有肾动静脉瘘的 22%~25%,男女发病率相同,通常在成年后发病。

2. **原发性动静脉瘘**　是单发、非曲张的,没有明显诱因。仅占所有肾动静脉瘘的 3%~5%。这些病变被称为原发性是因为其血管造影表现与获得性动静脉瘘相似,但其病因不明。

3. **获得性动静脉瘘**　是最常见的类型,占 70%~75%。在血管造影片上表现为动静脉间单发的交通。目前,最常见的病因是由肾细针穿刺活检所致的医源性损伤。其他病因包括肾癌,肾钝性或锐性创伤,炎症及肾外科手术（如肾切除术,肾部分切除术或肾切开取石术）。

（二）临床表现

肾动静脉瘘的临床表现取决于瘘的大小。

1. **严重高血压**　为持久性高血压,血压可在170/130mmHg 以上,伴有头晕、心慌等表现,症状可进行性加重。若动静脉瘘孔较大,收缩压明显增高,脉压增宽。

2. **腹痛**　可表现为突然发作性疼痛,伴有恶心、呕吐等症状。

3. 血尿 可为肉眼血尿,也可为镜下血尿,活动或劳累加重。

4. 上腹部血管杂音 在上腹部及肾区可闻及粗糙的连续性血管杂音,局部可触及震颤。

5. 左精索静脉曲张 若病变位于左侧,可见左精索静脉曲张。

6. 心功能不全 晚期可出现心慌、气短及下肢水肿等症状。

7. 眼底检查 可见动脉变细、反光增强及动静脉交叉现象。

(三) 诊断

诊断上要重视病史和临床表现外,主要依靠辅助检查明确诊断。心电图检查显示心肌肥厚及劳损。

1. X 线检查

(1) X 线胸片:可见肺纹理增加,心脏扩大。

(2) 肾动脉造影:动脉期显示瘘孔近心侧肾动脉增粗和不规则弯曲;如病变在肾内 3 级以下血管者,出现迂曲扩张的静脉血管;在动脉期早期即可见肾静脉主干及下腔静脉显影,肾静脉增粗,左侧病变者,显示扩张的精索内静脉。实质期显现患肾造影剂密度明显变低。

2. 两肾静脉血含氧量测定 于一侧腹股沟部做大隐静脉切开或经皮股静脉穿刺,然后插入 8 号肾静脉导管,分别取两侧肾静脉血作血氧分析,对确定诊断有重要意义。

3. 放射性核素肾图检查 因肾动脉灌注量多不受影响,故呈现正常肾图曲线。

4. 鉴别诊断

(1) 原发性高血压:也呈持续性高血压表现。但无肾损伤史;血压呈慢性进行性增高,病程较长,应用降压药物效果较差;上腹部无血管杂音;两肾静脉血氧含量无明显差异。

(2) 肾血管性高血压:也表现为持续性高血压。但无肾损伤史,静脉尿路造影两肾长轴长度相差在 1.5cm 以上,两肾静脉血氧含量无明显差异;放射性核素肾图血管段及分泌段降低;肾动脉造影可见肾动脉狭窄及狭窄后扩张。

(四) 治疗

对肾动静脉瘘患者的治疗依赖于其病因以及相关的临床表现。对于肾癌患者,应该及时手术切除患肾。大约 70% 的细针穿刺肾活检术后形成的动静脉瘘可在 18 个月内自行闭合,较少数的肾创伤后动静脉瘘也可以自行愈合。因此,在此类患者中,若

无明显的临床症状,初期的等待观察是较为合适的。

对肾动静脉瘘的治疗适用于存在高血压、心脏衰竭、严重血尿、通过一系列的血管造影证实不断扩大的病灶、血管破裂或进行性肾衰竭的患者。一旦对这些病变实施了特殊治疗,就应该开始维持肾治疗。

随着介入技术的进步,血管造影下经导管动脉栓塞术(transcatheter arterial embolization,TAE)已成为 RAVF 首选的治疗方法。一般使用微导管超选择置入供血动脉,在行动脉造影发现病变的同时对瘘的多支供血血管进行栓塞,栓塞材料包括弹簧圈、吸收性明胶海绵颗粒、聚乙烯醇颗粒等。TAE 的优势在于对正常肾组织的血供影响小,可以最大程度保留正常肾单位,创伤小、恢复快、复发少,主要并发症为栓塞物脱落,引起异位栓塞,以及瘘再通术等。

对于高流量、巨大的 RAVF,因瘘口大、血流量大,介入栓塞较为困难,复发率高,且易造成异位栓塞,应选择外科手术治疗,如全肾或肾部分切除术。

第三节 肾动脉栓塞性疾病

肾动脉血栓栓塞性疾病可表现为威胁生命的突发性临床综合征,也可能毫无症状,仅在死后的尸检时才被发现。肾动脉血栓形成原因有:钝性或锐性创伤,主动脉或肾动脉血管造影后,主动脉或肾动脉粥样硬化,肾动脉纤维增生不良,真性红细胞增多症,肾动脉炎症,梅毒,多发性动脉炎及血栓性静脉炎。肾动脉栓塞的病因有:细菌性心内膜炎、无菌性心脏瓣膜赘生物、开放的心外科手术、房颤、囊状肾动脉瘤、心脏肿瘤、急性心肌梗死及室壁瘤。

一、病 理

肾动脉血栓形成一般累及中近 1/3 的肾动脉主干,而肾动脉栓塞则通常累及周围肾动脉分支。由于左肾动脉与主动脉间形成的夹角更为锐利,急性肾动脉闭塞更常见于左侧。创伤后肾动脉闭塞同样更常见于左侧。这大概是因为较短的左肾动脉与主动脉间形成的角度较锐利,这使运动中的肾在减速时更易造成内膜的破裂。

二、临床表现

这些疾病的临床症状表现各异。双侧急性肾动脉闭塞表现为迅速的进行性加重的少尿性肾衰竭,而单侧肾动脉的慢性闭塞则可能由于侧支循环的建

立而不被发觉。最常见的症状是伴有恶心、呕吐或发热的腹部钝痛或腰痛。其他的表现包括高血压、蛋白尿、镜下血尿、白细胞增多及血清乳酸脱氢酶水平增高。

三、治　疗

单侧肾动脉血栓性闭塞的患者多伴有严重的潜在肾外疾病，最好通过系统的抗凝或经导管的血栓栓子切除术等非手术方式治疗。单侧创伤性肾动脉血栓形成的患者也经常伴有严重的相关创伤，并且血管再通的治疗效果一般不甚满意，除非是在创伤后数小时内即实施血管再通术。当对侧肾正常时，在这类患者中外科治疗经常被错误地选择。目前，经皮穿刺动脉内注入纤溶剂(如链激酶)是急性肾动脉血栓形成的一种很好的非手术治疗方法。

肾血管再通术通常适用于双侧或孤立肾的肾动脉血栓形成或栓塞。作为手术以外的一种选择，如果在此类患者中存在经血管造影及核素扫描证实的足以维持肾活力的侧支循环，可以利用上述非手术疗法行试验性治疗。

第四节　中主动脉综合征

中主动脉综合征是发生于儿童或年轻人的一种少见疾病，以累及主动脉和包括肾动脉在内的主动脉的主要分支的非特异性狭窄为特征。中主动脉综合征被认为是Takayasu病的一种形式，并且被认为有自身免疫性发病机制。这种疾病可以广泛地累及膈下的主动脉或者不累及主动脉而主要累及肾或内脏血管。由于大多数病例被诊断时，疾病已造成了显著的肾动脉狭窄并且需要行血管成形手术，所以对此病的自然病程还不甚了解。因为炎症病变很少累及髂动脉，所以自体肾移植是外科治疗的很好选择。

（李昕　那彦群）

第五节　胡桃夹现象

胡桃夹现象(nutcracker phenomenon，NCP)亦称左肾静脉压迫综合征，为左肾静脉在腹主动脉与肠系膜上动脉夹角处受压狭窄引起反复性、发作性血尿或体位性蛋白尿。1972年Schepper首先报道该疾病。胡桃夹现象多见于13~16岁青少年，男女发病率之比为24∶5。

正常情况下，肠系膜上动脉与腹主动脉呈45°~60°，其内充满脂肪、淋巴结、腹膜等，使走行于此夹角间的左肾静脉免受挤压。当青春期身高迅速增长、椎体过度伸展、体形急剧变化时，左肾静脉易受到挤压，淤积血液经静脉窦与肾盏间形成的异常交通支排出而发生血尿。

一、临 床 表 现

（一）血尿

胡桃夹现象的临床症状中以血尿最多见，一般为无症状镜下血尿。左肾静脉内高压状态通常以左肾静脉和下腔静脉间的压力差来表示，当压差>0.4kPa(正常人压差<0.13kPa)时即可发生血尿。不过，血尿是否发生还与肾盏穹隆部黏膜有无炎症、水肿、侧支循环是否形成等有关。剧烈运动可加重或诱发血尿，可伴有左腰部不适、腹痛等。

（二）体位性蛋白尿

胡桃夹现象引起的体位性蛋白尿多见于学龄儿或青少年，尤其是瘦长体形或短期内身体迅速增高者，发生率达10%。体位性蛋白尿就是立位时排出超出常量的蛋白，而卧位时正常，直立时出现蛋白尿，而平卧位时消失，尿蛋白量一般不超过1g/d。体位性蛋白尿发生机制可能是直立位时内脏下垂，使腹主动脉与肠系膜上动脉间的夹角变小，引起左肾静脉受压致肾充血，使肾小球的蛋白滤过增加，并超过肾小球重吸收能力而出现蛋白尿。

体位性蛋白尿的诊断方法很多，比如分别于直立16小时和睡觉8小时后留尿，比较蛋白尿程度。只要8小时卧床期间的蛋白尿不超过50mg就可以诊断。体位性蛋白尿并不是胡桃夹现象的必然结果，应该每隔1年检查蛋白尿变化情况，以便排除其他肾病。

（三）其他伴发症状

胡桃夹现象伴发直立调节障碍(orthostatic dysregulation，OD)，表现为患儿晨起或直立后头晕、心慌、恶心、胸闷，症状严重者可影响正常生活和学习。

由于睾丸和卵巢静脉内血液回流入左肾静脉，胡桃夹现象时，这些静脉回流受阻引起淤血，表现为左侧腹痛(立位或行走时加重)、精索静脉曲张或左侧卵巢静脉反流，引起盆腔静脉淤血征，又称卵巢静脉综合征。

二、诊　断

本病好发于青少年男性。诊断要点是明确左肾静脉被压迫，同时排除其他引起血尿的原因。对于非肾小球性血尿或体位性蛋白尿患者，排除肿瘤、炎症、结石、高尿钙和肾实质损伤等病因时，应考虑胡桃夹现象。

起血尿者，很少伴发体位性蛋白尿；反之，体位性蛋白尿者很少会看到血尿。对此，可能解释是卧位时，左肾静脉压迫缓解者发生体位性蛋白尿，卧位压迫不缓解者则引起血尿。

（一）尿常规

尿中红细胞（++~+++），位相差显微镜下观察到90%以上的红细胞形态正常，为非肾小球源性；无蛋白尿及白细胞尿。休息卧位时尿蛋白阴性，直立后或活动后尿蛋白（+~++）。

（二）超声检查

是诊断胡桃夹现象的重要方法之一，但对该病的诊断标准尚未完全统一。仰卧位左肾静脉狭窄前扩张部位近端内径比狭窄部位内径宽2倍以上；脊柱后伸位15~20分钟后，扩张部位内径比狭窄部位内径宽4倍以上，且扩张近端血流速度≤0.09m/s，即可诊断。

（三）CT扫描

近年来应用多层螺旋CT动态扫描或血管成像技术来诊断胡桃夹现象。CT可见扩张的左肾静脉，还可在腹主动脉水平看到血管倾斜成角，造影剂呈小片状浓缩聚集于左肾窦和下极区域。

（四）膀胱镜检查

确定血尿来源于左侧输尿管开口，但多数患儿不宜采取该有创伤性的检查。

（五）选择性左肾静脉造影

同时测压，适合于静脉尿路造影看到肾盂输尿管有"切迹"现象的患者。典型表现为肾静脉跨过肠系膜上动脉附近出现造影剂充盈中断，而左肾静脉位于肾动脉上方。

鉴别诊断：临床上儿童诊断为胡桃夹现象时，应排除肾炎，尤其是IgA肾病。IgA肾病是一种免疫性疾病，病理上表现为单纯的IgA或IgA为主的免疫球蛋白在肾小球系膜区弥漫沉积。当患儿有以下表现时应考虑为IgA肾病：反复发作性肉眼或镜下血尿，且多出现在呼吸道感染后1~3天；伴有或不伴有蛋白尿；不典型的急性肾炎或肾病表现。不过，近年来有胡桃夹现象合并肾小球肾炎的病例报道。

三、治　疗

胡桃夹现象的治疗主要有非手术治疗和手术治疗两种方法。

（一）非手术治疗

镜下血尿或间断、短时、无痛肉眼血尿者，不伴有贫血，应严密随访，不必进一步治疗。长期持续肉眼血尿者如无贫血也可以观察病情发展，因为随着患儿年龄的增长，一方面可以等待侧支循环的建立，另一方面肠系膜上动脉起始部周围脂肪结缔组织增加，能够缓解梗阻程度，因此最好保守观察。

由于某些诱因（如剧烈运动、感冒）可诱发血尿或使血尿反复发作，所以应该避免剧烈运动及预防感冒。

（二）手术治疗

胡桃夹现象的外科适应证是经2年以上观察或内科对症治疗症状无缓解或加重者，或有肾功能损害者及出现并发症，如腰酸、头晕、乏力者。手术目的是解除左肾静脉压迫，因而手术方式并不固定，包括肠系膜上动脉与腹主动脉端侧吻合术、自体肾移植术、左肾静脉下移术等。

由于肠系膜上动脉与腹主动脉端侧吻合术具有创伤大、需动脉吻合和易引起肠系膜上动脉吻合口出血、狭窄等缺点，目前报道很少。左肾静脉下移术相对自体肾移植具有创伤小、肾缺血时间短、无须动脉吻合及并发症少等优点。左肾静脉下移与下腔静脉端侧吻合术治疗或左肾静脉离断再植术是治疗胡桃夹现象有效、安全的手术方式。

1. 左肾静脉移位术　经腹正中切口，探查左侧肾，暴露左肾静脉和下腔静脉，分离并结扎左侧肾上腺静脉及腰静脉，以保证左肾静脉下移时无张力。显露左肾静脉后，以血管钳暂时阻断左肾动脉，分别在左肾静脉入下腔静脉部位和拟重建部位的下腔静脉以心耳钳行半阻断，迅速离断肾静脉，并于下腔静脉壁欲与左肾静脉吻合处剪开一与肾静脉直径相等的卵圆形切口，管腔用肝素盐水冲洗，然后将肾静脉下移3~5cm，与下腔静脉作端侧吻合。肾血流阻断时间<25分钟，手术在常温下进行，必要时术中肾周降温，术中应用尿胰蛋白酶抑制剂静脉缓慢滴注，保护肾功能，减少肾损害。

2. SMAT　是指切断肠系膜上动脉后下移至左肾静脉下方与腹主动脉端侧吻合。该方法认为左肾静脉狭窄并非单纯由肠系膜上动脉压迫引起，在肠系膜上动脉根部增厚的腹腔神经纤维丛也可紧紧地束缚左肾静脉，应将此处神经纤维丛完全离断才能解除左肾静脉受压迫。

上述两种术式的主要并发症为腹膜后血肿及血

管栓塞。

（三）介入治疗

介入治疗主要为左肾静脉内支架置入术（endo-vascular stenting，ES）。该方法仅通过腹股沟皮肤穿刺经股静脉放置血管内支架管扩张左肾静脉受压段，具有损伤小、康复快、并发症少等优点，且易被患儿及家属接受。不过，该治疗有支架脱落或变形、再次狭窄、血栓形成等并发症，当左肾静脉严重狭窄时难于插入导管和球囊，而且需要较长时间的抗凝治疗，价格昂贵，故目前限于个例报道。

（陈卫国 蔡宗强）

参 考 文 献

1. 石美鑫. 实用外科学. 第 2 版. 北京：人民卫生出版社，2002：2539-2555.

2. Smith A，Gaba RC，Bui JT，et al. Management of Renovascular Hypertension. Tech Vasc Interv Radiol，2016，19（3）：211-217.

3. Murata S，Onozawa S，Nakazawa K，et al. Endovascular embolization strategy for renal arteriovenous malformations. Acta Radiol，2014，55（1）：71-77.

4. Gulleroglu K，Gulleroglu B and Baskin E. Nutcracker syndrome. World J Nephrol，2014；3（4）：277-281.

5. Hulsberg PC，McLoney E，Partovi S，et al. Minimally invasive treatments for venous compression syndromes. Cardiovasc Diagn Ther，2016，6（6）：582-592.

6. Zucker EJ，Ganguli S，Ghoshhajra BB，et al. Imaging of venous compression syndromes. Cardiovasc Diagn Ther，2016，6（6）：519-532.

第二十一章

肾脏其他疾病

肾 下 垂

正常情况下肾在改变体位和呼吸运动时上下活动度的距离不超过 1 个椎体,活动度超过此范围者即称为肾下垂。此病多见于 20~40 岁的青壮年,女性多于男性,好发于右侧,患者多为瘦长体型。

一、病因及发病机制

1. 体内结缔组织松弛脆弱　肾由肾周筋膜所包围,肾周筋膜在解剖学上下端是开放的,这是引起肾下垂的根本原因。肾可以在腹膜后维持较高的位置主要是依靠肾周脂肪中的结缔组织将肾悬吊在肾周筋膜上,如果结缔组织脆弱松弛,肾的活动度就会增大。

2. 消瘦　肾周脂肪减少,肾四周的衬托力降低。

3. 腹腔内压力降低　女性在妊娠分娩后,腹壁肌肉松弛,腹腔压力降低,容易诱发肾下垂。

4. 肾窝浅　肾窝越浅对肾的衬托力越小。一般右侧肾窝比左侧浅,且在呼吸运动时右肾受肝的冲击,故右侧肾下垂较多见。

5. 损伤　由高处跌落或者躯体受到剧烈振荡,有时可以使固定肾的结缔组织撕裂而发生肾下垂。

二、临床表现

1. 泌尿系统症状　肾下垂最常见的症状(92% 的患者)是劳累后或长时间站立后出现患侧腰部酸痛,而平卧休息后腰痛可以缓解。血尿也是较常见的症状,表现为肉眼血尿或镜下血尿。肾下垂血尿

与肾的活动度大导致肾静脉回流障碍有关:肾淤血导致肾小球毛细血管通透性增加,使红细胞滤过;也可能由于肾的活动度大使输尿管迂曲梗阻,肾盂内压增加,形成肾盂-静脉通路而出现血尿。50%的患者出现慢性尿路感染的症状,表现为尿频、尿急等膀胱刺激征。1/3 的病例可伴有低热或反复发热的病史。偶有下肢水肿等表现。

2. 消化系统症状　由于肾的活动对腹腔神经丛的牵拉常会导致消化道症状,多为腹胀、恶心、呕吐、食欲缺乏等。

3. 神经症方面的症状　此类患者常较紧张,伴有失眠、头晕、乏力、记忆力减退等,其发生率约为 20%。

4. Dietl 危象　典型的症状包括突然发作的剧烈腰部绞痛伴有恶心、寒战、心动过速、血尿、蛋白尿等。这一症状主要是由于下垂的肾缺乏周围组织支持发生急性肾蒂和输尿管扭转引起肾积水和肾绞痛。

上述症状轻重与肾下垂的程度不一定呈正比。有时虽然下垂程度不重,但可以引起较明显的症状。

三、诊　断

结合典型的临床病史及体格检查,实验学检查和影像学检查是肾下垂的主要诊断方法。

1. 体格检查　部分患者可有患侧肾区叩击痛,部分消瘦的患者可在第 12 肋尖下扪及肾下极。

2. 实验学检查　尿常规常提示尿中红细胞、蛋白质,若合并尿路感染可见较多白细胞。

3. 静脉尿路造影(IVU)　IVU 的典型表现包括由卧位改为站立位时肾脏位置下移超过 3~5cm,肾

的排空延迟,或伴有肾盂扩张。

4. B超 先头低足高位半小时,做B超定位好肾的位置;改站立半小时后再次做B超定位肾,可得出肾的活动度。上海华山医院泌尿院一组39例肾下垂患者,超声检查与静脉肾盂造影完全符合率74.3%,有8例静脉造影阴性而超声检查阳性,总的诊断符合率为94.8%。

5. 核素肾功能显像检查 可以明确下垂肾的功能状况,从而指导治疗。

四、肾下垂分级

1. 轻度 一般有典型的腰酸痛症状,未扪及或仅触及肾下极。静脉肾盂造影中肾活动度为1个椎体,超声检查见肾活动度小于3cm,可合并血尿(多为镜检)或尿路感染的并发症。

2. 中度 有明确的腰酸痛症状伴消化系统和神经官能方面的症状,可扪及肾。静脉肾盂造影中肾的活动度在2个椎体之内,超声检查有3~6cm的活动度。大多伴有血尿或尿路感染的并发症。

3. 重度 有明确的症状体征,造影中见肾的活动度超过2个椎体以上,或超声检查肾的活动度在6cm以上。

五、治 疗

大多数肾下垂患者症状轻微或无症状,不需要特殊治疗。如疼痛较重,或有反复血尿、蛋白尿、感染时可考虑治疗,包括非手术治疗与手术治疗。

1. 非手术治疗 诊断肾下垂后,不论程度如何,均宜先行非手术治疗,尤其是仅有临床症状而无并发症者。非手术治疗包括高热量饮食,增加肾周脂肪;多卧床休息,卧床时大腿抬高;加强锻炼,增加胸腹壁张力;腹部按摩;电刺激;使用抗生素消除尿路感染;调理神经衰弱;使用腹带及腰托。

硬化剂注射:肾周脂肪囊内注射硬化剂后,产生化学性、无菌性炎症,肾与周围组织发生粘连固定。常用药物有奎宁明胶、醋酸酚、自体血液等。适应证是症状严重,影响工作和生活者。患侧肾盂输尿管交界处狭窄,迷走血管或纤维束带压迫输尿管等机械性梗阻为其禁忌证。注射硬化剂后建议低头卧位1周及平卧1周后可起床活动。失败者可重复注射1次。

2. 肾下垂固定术 手术适应证是严重疼痛超过3个月,需要长期服用镇痛药;立位肾功能下降或肾积水;1年内泌尿感染超过3次;合并肾结石、肾性高血压。手术禁忌证为严重神经衰弱、全内脏下垂,平卧时症状不缓解者也不宜手术治疗。

1881年Eugen Hahn在柏林成功地进行了第1例肾下垂固定术,他将肾包膜缝合固定于腰部切口边缘。George Edebohls将手术方式改良,他切开肾包膜并沿外侧缘剥离,然后经过皮肤、脂肪及腹部的肌腱缝5~6针于包膜边缘和肾实质上。Kelly设计了最简单及最常用的肾下垂固定术,缝线经过肾包膜,有时到达肾实质,肾上极固定于第12肋上,下极固定于腰肌上。Deming设计的肾下垂固定术不损伤肾及其包膜,他将肾周筋膜与腰肌缝合起来,形成一个脂肪与筋膜"吊篮",将肾固定。

Urban于1993年首次报道了腹腔镜下肾下垂固定术,由于创伤小、术后疼痛轻、恢复快、住院时间短,因此很快推广。手术方式包括两种径路:经腹腔和腹膜后腔径路。由于腹后腔较小,体内缝合困难,另外患者处于侧卧位时,下移肾前移,造成操作不便,因此多采取经腹腔途径。先沿外侧缘从上到下,将包膜与腰肌筋膜缝合固定,然后切开三角韧带,将韧带与邻近的肾包膜水平缝合。这样就有垂直与水平两排缝线,而形成双重固定。

聚丙烯网带经第12肋悬吊术:由于上述手术方法稳定性差,术后复发率高,近来较多使用聚丙烯网带将肾悬吊于第12肋上。手术方法:参考IVU片,按照复位后肾的位置与动12肋间的距离,确定聚丙烯网带长度,将网带两端剪成宽为1.0~1.5cm,中间部分(即用于托衬肾下极的部分网带)剪成宽为2.0~3.0cm,并用丝线将此部分缝束成兜状,大小以刚好容纳肾下极为宜。于肾纤维囊与脂肪囊之间,选择好角度和方向,用脑膜剥离器,自肾下极前后两侧分别向中上极钝性分离出隧道,并引出网带,使网兜托住肾下极。将网带两端穿过第12肋近尖部的隧道,调整好长度,将两端用7号丝线缝扎固定。聚丙烯网带强度大,稳固性强,生物相容性好,异物反应轻微,有报道聚丙烯网带经第12肋悬吊术临床效果满意,术后随访平均24个月,均无复发。

无论采取何种术式,术中松解肾与输尿管周围的纤维结缔组织,切断迷走血管,矫治肾盂输尿管连接部畸形均很重要,另外也可切断肾交感神经。术后绝对卧床 2~4 周。

（李　纲）

参 考 文 献

1. 吴阶平.吴阶平泌尿外科学(2013 版).北京:人民卫生出版社,2013:1465-1467.
2. 张大宏,丁国庆,陈岳兵,等.腹腔镜肾固定术的初步经验.中华泌尿外科杂志,2004,25(3):207-208.
3. 郑军华,彭波,徐丹枫,等.后腹腔镜下肾固定术(附28 例报告).第二军医大学学报,2007,28(10):1059-1063.

3

第 四 篇

输尿管疾病

第二十二章

输尿管概述

一、输尿管应用解剖

输尿管是 1 对扁而细长的肌性管道,位于腹膜后间隙。左右各一,起自肾盂末端(约平第 2 腰椎上缘水平),终于膀胱。成人输尿管长 25~30cm,两侧长度大致相等。其管径粗细不一,平均 0.5~1cm。位于肾动、静脉的后方。随后沿腰大肌的前缘向下走行。在前方,右输尿管与升结肠、盲肠、结肠系膜和阑尾有关。左侧输尿管与降结肠、乙状结肠及相应的肠系膜密切相关。

输尿管可分为腹段、盆段和壁内段 3 部分。腹段与盆段以骨盆上口平面为界。临床上常将其分为 3 段,上段从肾盂至骶髂关节上缘,中段为骶髂关节上下缘间,下段为骶髂关节下缘至膀胱入口处。从解剖学角度来讲,输尿管被髂血管分为两段,髂血管上方为腹腔段(或称近端),下方为盆腔段(或称远端)。

腹段输尿管位于腹膜后面,为腹膜外器官。自肾盂末端起始后其沿腰大肌前面斜向外下行走,周围有疏松结缔组织包绕,形成输尿管周围鞘。约在腰大肌中点的稍下方处,男性的输尿管经过睾丸动脉的后方,与之成锐角交叉,而女性的输尿管与卵巢血管交叉。左侧输尿管的上部位于十二指肠空肠曲的后面,左结肠血管由其前方跨过;在骨盆上口附近时,经过乙状结肠及其系膜的后方,于乙状结肠间隐窝的后壁内下降;进入骨盆腔后,经过左髂总血管(主要是髂总动脉)下端的前面。右输尿管上部在十二指肠降部的后面,沿下腔静脉右侧下降,右结肠和回肠的血管从其前方跨过;于骨盆上口附近,经过肠系膜根的下部和回肠末端的后方下降,入骨盆后经过髂外动脉的前方。

盆段输尿管长度较腹部稍短,在腹膜外结缔组织内、沿盆腔侧壁经过,首先向下后外方,经过髂内血管、腰骶干和骶髂关节的前方或前内侧,然后在脐动脉起始部、闭孔神经及闭孔血管等结构的内侧跨过,约至坐骨棘平面,转向前内方,经盆底上方的结缔组织到达膀胱底。在盆腔,男性输尿管接近膀胱时,有输精管跨过其前方,以后输尿管经精囊前方进入膀胱。女性输尿管在跨越髂血管时,行经卵巢悬韧带(内藏卵巢血管)的后内侧,输尿管进入盆腔后,行经卵巢的后方,在接近膀胱时,有子宫动脉经它的前上方与它交叉,在该处附近结扎子宫动脉时易伤及输尿管,是妇科手术时输尿管容易受损的部位。

膀胱壁内段斜穿膀胱壁,长约 1.5cm。当膀胱充盈时,壁内段的管腔闭合,加之输尿管的蠕动,因此有阻止尿液从膀胱反流到输尿管的作用。如果壁内段过短,则可发生尿液反流。该段输尿管在儿童时期较短,因此也有尿液回流现象。

输尿管全段直径粗细不一。狭窄部位可分上、中、下 3 处:上狭窄部,在肾盂与输尿管的移行处(在第 1~2 腰椎);中狭窄部在骨盆上口,输尿管跨过髂血管处;下狭窄部在输尿管进入膀胱处,是输尿管的最狭细之处。输尿管的走行并非垂直下降,全长有 3 个弯曲:第一个弯曲在输尿管上端,为肾曲,位于肾盂与输尿管的移行处;第 2 个弯曲在骨盆上口处,为界曲,呈 S 形,由向下的方向斜转向内,过骨盆上口后再转向下方;第 3 个弯曲在骨盆内,输尿管壁内段与盆段的移行处,为骨盆曲,由斜向内下转向前下方,为凸向后下方的弯曲。

输尿管的血运丰富。输尿管腹段血供主要由肾动脉供给,每侧有 3~9 条,右侧稍多于左侧。输尿管盆段的血供较腹段更多,除来自髂内动脉和膀胱下动脉外,在男性还来自精索动脉及睾丸动脉,在女性则来自卵巢动脉和子宫动脉的分支。膀胱下动脉分支还分布至输尿管壁内段和膀胱三角的大部分。

输尿管动脉进入管壁后,外膜下相互吻合,并穿入肌层,在黏膜下形成血管网,然后集合成静脉离开输尿管。输尿管的静脉汇入上述动脉的同名静脉后,经髂总静脉或汇入腹主静脉回流。在输尿管外膜完整的情况下,正是这种纵行的血管网使得输尿管可以在腹膜后组织的包绕下安全的蠕动。对于外科医生最重要的是腹段输尿管的动脉血供来自于内侧,而盆段输尿管的动脉血供来自外侧。

输尿管的淋巴管起始于黏膜下、肌肉和外膜淋巴管丛,互有交通。输尿管上段淋巴液引流至肾蒂淋巴结或直接注入主动脉旁淋巴结;部分输尿管腹段及盆段淋巴液注入髂总、髂外或髂内淋巴结;壁间段淋巴液注入膀胱或腹下淋巴结。

肾丛、主动脉丛、肠系膜上丛和肠系膜下丛发出的神经纤维构成输尿管丛。这些纤维的中枢在 $T_{10} \sim T_{12}$、L_1 及 $S_2\text{-}S_4$。输尿管的正常蠕动不需要自主传入神经,而蠕动从固有平滑肌起搏点发源并传播,其位置在肾集合系统的肾小盏。自主神经系统可能在这个过程中发挥某种调节效应。

二、输尿管组织学和生理学

光镜下,输尿管管壁结构可分为 4 层。管壁收缩时黏膜有许多纵行皱襞,使管腔横断面呈星状。黏膜表面为移行上皮,有 4~5 层细胞。基膜不明显。固有层由细密的结缔组织构成,内含胶原纤维和少量弹性纤维。上皮有时向固有层凹陷形成囊状结构,囊内充满胶样液。固有层内常见散在分布的淋巴细胞,偶有淋巴滤泡形成。输尿管肌层主要由内纵和外环两层平滑肌组成。在上 2/3 段输尿管只有内纵和外环两层,而输尿管下 1/3 段环层肌外面,还可见一纵行肌层,但 3 层界限并不清楚。肌层的

收缩和松弛,可促使尿液送入膀胱。输尿管穿入膀胱时,环肌消失,纵肌继续穿过膀胱壁达膀胱黏膜。纵肌收缩协助管口开放。外膜为疏松结缔组织,营养血管由外膜进入输尿管。

输尿管的生理功能是传输尿液,在壁间段处与膀胱逼尿肌构成抗反流结构。输尿管的蠕动是平滑肌层电位变化引起肌肉收缩的结果。肾盂输尿管连接部是蠕动的起始点。当尿液从肾乳头汇集在肾盏内后,肾盏会出现有节律的收缩与舒张,将尿液挤入肾盂内。正常肾盂容量为 5ml 左右。随着尿液积聚,肾盂开始扩张,接着肾盂输尿管连接部及输尿管随之充盈,肾盂输尿管呈圆锥充盈。蠕动由上向下传递,尿液被排入膀胱。

输尿管的蠕动频率为每分钟 2~10 次,每次收缩时间为 2~3 秒,有时可达 7 秒,每次松弛时间为 1~3 秒,蠕动间隔时间为 7~9 秒,蠕动速度约每秒 3cm。输尿管蠕动的频率和幅度与尿量有关。尿量多时,输尿管蠕动的频率和幅度也较大,反之则降低。肾造瘘及逆行输尿管插管时,由于尿液通过导管流出体外,肾盂及输尿管圆锥失去尿液充盈扩张的刺激,输尿管蠕动基本停止。

(郭小林　李家贵)

参 考 文 献

1. Wein AJ, Kavoussi LR, Pamn Aw, et al. Campbell-Walsh urology. 11 th Edition. Philadelphia: Elsevier, 2015: 967-1007.

2. 邹仲之. 组织学与胚胎学. 第 8 版. 北京: 人民卫生出版社, 2013: 186-187.

3. 郭应禄, 李学松主译. Smith 腔内泌尿外科学. 第 2 版. 北京: 人民卫生出版社, 2011: 291-294.

第二十三章

输尿管畸形

第一节　输尿管数目异常

一、输尿管重复畸形

输尿管重复畸形(ureteral duplication)是输尿管先天性畸形中最常见的一种。重复输尿管通常引流重复肾,偶尔引流自附加肾,故常将这种畸形称为重复肾输尿管畸形,分为完全性和非完全性两种。重复肾输尿管畸形可发生于一侧,也可双侧同时发生,左右侧无明显差异,女性多于男性。在重复输尿管中,输尿管的两个开口特征性的表现为与其引流的集合系统相反,下肾输尿管开口位于上外侧,上肾输尿管开口位于下内侧,这种关系的一致性被称为Weigert-Meyer规则。

(一)病因

重复肾输尿管畸形与胚胎发育过程有关。胚胎第4周时,输尿管芽迅速增长,近端形成输尿管,远端进入生肾组织,并且发育成肾盂、肾盏以及集合管等。如在输尿管与生肾组织汇合前过早发出分支,则形成不完全性重复肾输尿管畸形;如中肾管多发出一输尿管芽,与正常输尿管并列走行,进入生肾组织,则形成完全性重复肾输尿管畸形。

(二)临床表现

约60%的患者无明显临床症状,出现临床症状多与其并发其他尿路畸形有关。

1. 尿路感染　最常见症状。表现为膀胱刺激征、腰痛、发热等,可能和重复输尿管本身及其重复肾特别是上位肾盂易发生淤积、梗阻或反流有关,也可能由膀胱输尿管反流或输尿管间反流所致。

2. 肾积水　重复输尿管远端梗阻可导致肾输尿管严重积水,在腹部可摸到囊性肿块,此时应与肾囊肿相鉴别。

3. 排尿困难　重复肾输尿管畸形常合并输尿管口膨出,当膨出的囊肿逐渐增大,阻塞尿道内口时可出现排尿困难。

4. 漏尿　重复肾输尿管畸形常合并输尿管开口异位,当异位输尿管开口于尿道括约肌以下尿路或膀胱外可出现漏尿,表现为患者除了正常分次排尿外,内裤常潮湿,漏尿呈点滴状。

5. 腹痛　巨大肾积水或合并结石、输尿管反流等时可出现腹痛。

(三)诊断

根据症状、体征及相应的影像学检查,能做出正确诊断。

1. B超　能够发现并发的肾积水、输尿管扩张及输尿管口膨出。

2. 排泄性尿路造影　是确诊的主要依据。IVP可见上肾盂为小肾盂,肾盏数目少,类似发育不全,管型或杵状,肾积水时呈囊状扩张;下肾盂特点为肾盏数目减少,约为正常的2/3,位置偏外下方,上肾盏短宽,指向外下侧,类似凋谢花朵,肾盂位置居全肾的外下方。

3. 磁共振泌尿系水成像(MRU)　与IVP相比,MRU具有无创伤、无须造影剂等优点,但价格相对昂贵,多用于造影剂过敏或不能配合行逆行肾盂造影者。

4. 膀胱镜检查　如果发现膀胱内有两个以上输尿管开口,则可确诊为重复肾输尿管畸形。

(四)治疗

对体检或偶尔发现的重复肾输尿管畸形,如无尿路感染、梗阻或尿失禁等症状,以及无严重肾盂及输尿管积水、尿液反流等并发症者,一般不需治疗,可定期复查泌尿系B超以观察。若出现明显临床症状及肾盂输尿管严重积水、反复感染、尿液反流等,则应手术治疗。

根据肾脏功能及合并畸形情况,可采用开放或后腹腔镜下手术方式。

1. 输尿管膀胱吻合术　如上半肾功能良好,出现梗阻、反流及临床症状者,可行输尿管膀胱吻合术。

2. 输尿管肾盂吻合术　对于非完全性重复肾输尿管畸形者,如上半肾功能好,无膀胱输尿管反流并有症状时,可行输尿管肾盂吻合术。

3. 上半肾及上输尿管切除术　适用于上肾部功能丧失、上输尿管迂曲扩张、异位输尿管膨出引起尿路梗阻及感染等临床症状者。

4. 重复肾输尿管畸形常合并输尿管口膨出、输尿管异位开口等畸形,具体手术参照相关章节。

输尿管膨出中80%来源于重复的上半肾,切除上肾部分及相应的大部分输尿管,输尿管膨出瘪缩,从而解除下尿路梗阻及继发的泌尿系感染。如术前无输尿管反流,上尿路手术后需再手术者约为20%,主要原因包括上输尿管残端及输尿管膨出残余感染、下输尿管反流等。术后少数患者肾上极局限性积水合并感染时,可以在超声引导下经脊肋角穿刺抽液;无感染者则随访,3个月后多自行吸收。

二、输尿管发育不全

先天性输尿管发育不全临床极为罕见,病因迄今未明确。

双侧输尿管发育不全伴双肾不发育时,患儿多不能存活,因此临床上很难见到。单侧输尿管发育不全常伴同侧肾不发育,同侧膀胱三角区缺如,因为中肾管或输尿管芽胚胎期未被吸收进入尿生殖窦内所致。若同侧膀胱三角区有一定程度的发育,可出现输尿管不发育或闭锁,临床上可出现一侧膀胱三角区完全缺如,同侧输尿管不发育,但实际上常见患侧输尿管异位。

先天性输尿管发育不全患者一般无明显临床症状,有时腹部可触及囊性包块,可合并感染。

以往本症的术前诊断较难,常易误诊为腹部囊性肿瘤。以下检查有助于诊断:①IVP检查示患侧肾及输尿管不显影;②B超和CT检查显示膀胱后囊性占位,边界清晰,囊壁薄而均匀,尤其IVP后CT检查常能很好地显示囊肿与膀胱不通,其成因主要是积水首先发生在患侧输尿管下端;③CT连续层面上常可见扩张的患侧输尿管与囊肿相连。

第二节　输尿管位置异常

一、下腔静脉后输尿管

下腔静脉后输尿管(retrocaval ureter)为胚胎期下腔静脉发育异常所致,又称为输尿管前下腔静脉(preureteral vena cava)。其特点是右侧输尿管绕过下腔静脉的后侧面走向中线,再从内向外沿正常途径至膀胱。本病发病率较低,临床罕见。

(一)病因

胚胎时期,有3对静脉与下腔静脉的发育有关,即后主静脉、下主静脉、上主静脉,形成环状。胚胎第12周时,后肾从盆骨上升,穿越静脉环达腰部,故此环称为肾环。肾环分为前、后两部分,输尿管从中经过。正常情况下,后主静脉萎缩,下腔静脉由肾环后部组成,因此输尿管在下腔静脉前面。如后主静脉不萎缩,肾环前面组成下腔静脉,则输尿管位于下腔静脉后,即下腔静脉后输尿管。如静脉环的腹侧不消失,则形成双下腔静脉,导致右输尿管位于双下腔静脉之间。

(二)临床表现

下腔静脉后输尿管是先天性畸形,但大部分患者都在成年后才开始出现症状。由于下腔静脉与输尿管交叉(在L_3-L_4水平)导致尿流通过障碍,引起右肾、输尿管上段积水。患者可出现腰部胀痛不适、泌尿系感染、血尿和结石等症状。

(三)诊断

下腔静脉后输尿管的诊断主要依靠影像学检查。

1. 排泄性尿路造影　右肾功能好时,可见上段输尿管向中线移位,在第3~4腰椎处形成一S形弯曲,弯曲以上尿路扩张积水,弯曲以下输尿管正常。

2. 逆行肾盂造影　可使肾盂输尿管全程显影,显示输尿管于中线第3~4腰椎水平呈S形或反J畸形,然后又回到脊柱外侧下行而形成镰刀状或S形弯曲。

3. 下腔静脉造影加逆行尿路造影　如上述检查仍不能明确诊断,可在右输尿管插管同时经股静脉行下腔静脉插管,拍摄平片和造影片,可最直观地显示下腔静脉后输尿管及下腔静脉,从而明确诊断。因其有创性,不作为常规检查。

4. 磁共振泌尿系水成像　可清晰显示输尿管的走行及其与下腔静脉的关系,是较好的无创性检查。

5. 多层螺旋 CT 三维尿路成像 对下腔静脉后输尿管诊断也有较高的准确率。

6. 彩色超声 对下腔静脉后输尿管的诊断有一定的辅助作用。

腹膜后肿块也可致输尿管移位,但输尿管移位形态各异,一般不呈 S 形弯曲,且腹膜后肿块可同时压迫及刺激胃肠道,产生相应的消化道症状。CT 及 MRI 等检查可发现肿块,并可明确肿块和输尿管、周围脏器的关系。

(四)治疗

1. 非手术治疗 部分患者仅有轻度积水,无明显症状,可随诊观察。症状及肾积水加重时才考虑手术治疗。

2. 输尿管复位术 肾盂及上 1/3 输尿管积水较明显,症状较重者应行输尿管复位术,即切断输尿管,将输尿管移至下腔静脉前,再做肾盂输尿管吻合或输尿管端端斜行吻合。吻合后均应放置输尿管支架管,1 个月后膀胱镜下拔除。术后吻合口狭窄与闭锁的发生率一般在 2% 以下,仅少数患者需要再次手术。

3. 肾输尿管切除术 部分患者就诊时已经出现右肾功能完全丧失,需行右肾输尿管切除术。

4. 后腹腔镜手术治疗 后腹腔镜输尿管成形术目前被认为是一种安全、有效的微创手术方式,并且可以作为腔静脉后输尿管手术治疗的第一选择。

二、髂动脉后输尿管

髂动脉后输尿管(retroiliac ureter)又称输尿管前髂动脉(preureteral iliac artery)。髂动脉后输尿管由于受位于前方的髂动脉压迫,使其产生梗阻,故梗阻多发生在第 5 腰椎或第 1 骶椎水平。本病罕见,常并发其他畸形,其中 10% ~ 15% 的男性患者合并生殖器畸形。

(一)病因

迄今尚未阐明,可能和胚胎发育时髂动脉发生异常及肾在髂动脉后上升有关。

(二)临床表现

临床往往表现为输尿管下段梗阻及继发的上尿路梗阻症状或尿路感染症状。

(三)诊断

本病临床表现无特异性,诊断困难,主要依靠影像学检查。

尿路造影显示腹段输尿管及肾盂肾盏扩张、积

水,输尿管弯曲下降,梗阻部位一般在第 5 腰椎外侧数厘米,梗阻以下输尿管管径正常。CT 及 MRI 对于该病的诊断有较高的价值。

髂动脉后输尿管应与下腔静脉后输尿管及腹膜或盆腔占位引起的输尿管移位相鉴别,下腔静脉后输尿管梗阻部位较高,位于第 3 ~ 4 腰椎水平,输尿管呈 S 形,腹膜后占位时超声、CT 及 MRI 多可发现。

(四)治疗

治疗原则及手术方法与下腔静脉后输尿管大致相同。

第三节 输尿管开口异位

输尿管开口异位(ectopic ureteral orifice)是指输尿管开口不在膀胱三角区两侧角。女性输尿管可异位开口于尿道、子宫、子宫阔韧带、阴道壁、处女膜、外阴等处,男性可开口于后尿道、射精管、精囊等处。个别患者可开口于直肠。此症为小儿常见的泌尿系畸形,女性多见,且在女性中 80% 以上伴有重复肾输尿管畸形,而在男性则多为单一输尿管。

一、病 因

异位输尿管口为先天性异常,在胚胎发育过程中,中肾管下段向膀胱延伸形成膀胱三角之左右底角。由于膀胱迅速发育,输尿管被牵引向上方,若输尿管没有随膀胱向上移动,则形成异位输尿管口。

二、临床表现

临床表现因开口部位不同而异,女性多表现为尿失禁,男性则多因泌尿系感染及上尿路梗阻症状就诊。

1. 女性患者 女性输尿管异位开口多位于膀胱颈或尿道括约肌以下的阴道壁、尿道壁或前庭部,所以多数患者既有正常的分次排尿,也有持续性滴尿,内裤或尿垫常被尿液浸湿,外阴及大腿内侧潮红,甚至出现尿疹和溃烂。通常平卧时症状轻,白天直立位时滴尿更加明显。有的患者患侧肾功能很差,仅能分泌少量尿液,夜间睡眠时尿液存储于扩大的输尿管中,可暂时没有滴尿。有的患者因输尿管口梗阻而引起上尿路梗阻症状及尿路感染。

2. 男性患者 男性患者一般无尿失禁,多表现为梗阻和尿路感染症状。若输尿管异位开口于尿道,尿液进入后尿道常有尿频、尿急等症状。异位开

口于射精管时,患者多无临床症状,性生活时可出现症状。少数患者还可继发前列腺炎、精囊炎、附睾炎等。

三、诊　断

有正常分次排尿的女性患者出现持续滴尿,一般应考虑输尿管异位开口;男性患者输尿管异位开口常不易诊断,但出现梗阻或感染的临床症状后较易诊断。对于输尿管开口异位患者,重要的是明确异位开口的部位及是否合并其他畸形。

1. 体格检查　对外阴部进行仔细的检查,往往可以发现从尿道口、阴道口或前庭部尿道与阴道间的小孔间断流出尿液。可向膀胱内注入亚甲蓝,若尿道、阴道等处流出的尿液为无色,说明所流出的尿液不是来自膀胱,而另有异位开口。

2. 静脉尿路造影　是重要的诊断方法,既可以了解输尿管的走行、异位输尿管口的位置及肾功能,也有利于手术方法的选择。因重复肾发育不良、肾积水及功能受损等原因,一般采取大剂量延迟拍片。

3. B 超　可了解患侧肾的大小、位置和形态、肾皮质厚度及积水程度,特别是对于 IVP 不显影患者更有意义。

该病需与真性尿失禁相鉴别,后者常有神经系统病史或颅脑外伤史,无正常的分次排尿,尿路造影无肾、输尿管重复畸形,膀胱以外找不到异位的输尿管开口。难产及盆腔手术后输尿管损伤也可引起漏尿及尿失禁,根据病史及超声、IVP 等检查一般较易鉴别。

四、治　疗

应根据输尿管异位开口类型及其引流肾病变的严重程度进行综合考虑,以决定手术方法。有开放手术和后腹腔镜两种方法。

1. 肾、输尿管切除术　适用于单一输尿管开口异位并肾发育不良无功能或肾功能丧失者。对术前影像学未能定位的发育不良肾的切除手术,腹腔镜既能检查又能操作极具优越性。

有时肾的发育极差,甚至仅约花生米大小,术中在腹膜后脂肪内先找到输尿管,然后沿输尿管向上剥离找到肾。合并交叉异位肾或融合肾时,沿输尿管向上探寻所引流的肾脏更为安全,可有效避免损伤健侧肾。

2. 上半肾及上输尿管切除术　适用于重复肾双输尿管、上输尿管口开口异位并上半肾发育不良无功能者。

3. 输尿管膀胱吻合术　适用于单一输尿管口异位、肾功能良好者。如果输尿管下段扩张严重,末端需做鼠尾样裁剪,便于形成黏膜下隧道,起抗反流作用。

输尿管膀胱吻合术后最常见并发症是梗阻和反流。梗阻常引起腰痛和反复感染,需做肾穿刺造瘘引流。3~6 个月后经造瘘管造影证实吻合口通畅,拔除造瘘管;梗阻仍存在时,则再次行输尿管膀胱吻合术。膀胱输尿管反流可引起反复泌尿系感染,需口服预防剂量抗生素,3~6 个月后复查排尿性膀胱造影,多数反流消失。如果感染难以控制,则保留膀胱造瘘管或导尿管,3~6 个月后复查。反流消失、感染控制方能拔出造瘘管,否则需再次输尿管膀胱吻合抗反流。

4. 膀胱颈重建术　适用于双侧单一输尿管口异位、膀胱三角区及底盘未形成、膀胱颈肌肉未发育、膀胱颈宽大而无括约能力或膀胱容量小者。这类患者若行输尿管膀胱吻合术,术后易出现完全性尿失禁,应行膀胱颈重建术。有的患者需同时行用肠管膀胱扩大术。如仍不能控制排尿,可考虑做以阑尾为输出道的可控性尿路改建术。

第四节　先天性输尿管狭窄

一、先天性肾盂输尿管连接部梗阻

肾盂输尿管连接部梗阻(uretero pevie junction obstruction,UPJO)是泌尿生殖系畸形中较常见的一种先天性疾病,发生率仅次于隐睾和尿道下裂。男性多于女性,左侧多于右侧,双侧者占 10% 左右,偶可见孤立肾肾积水。

(一) 病因

1. 肾盂输尿管连接处狭窄　最常见的原因,约占 85% 以上。狭窄段长度多在 0.5~2cm,少数病例可达 3~4cm,个别病例出现多段狭窄。一般认为,狭窄是由于肾盂输尿管连接处或输尿管起始阶段肌层增厚或纤维组织增生,并无明显炎性变化;但有些标本则显示为肌肉发育不全,甚至缺如,而妨碍正常蠕动波的传递。

2. 高位输尿管　正常情况下输尿管起始于肾盂最低位,形成漏斗状,有利于尿液引流。若输尿管起始部位偏高造成折角或活瓣样作用,则尿液排流不畅,最终导致肾积水。

3. 迷走血管压迫　肾动脉过早发出供应肾下极的分支或来自腹主动脉的供应肾下极的副肾动脉常横跨输尿管而造成梗阻。由于迷走血管的长期压迫,使该段输尿管壁的发育也有障碍,因而手术仍应切除肾盂输尿管连接部才能解除梗阻。

4. 肾盂输尿管连接处瓣膜　肾盂输尿管连接处形成一个内在性活瓣样结构引起尿液从肾内排出受阻,导致肾积水。临床较少见。

5. 输尿管起始部扭曲或粘连折叠　如在胚胎期有发育障碍或纤维有异常覆盖或粘连,使输尿管起始部折叠、扭曲致尿液引流不畅而造成肾积水。

6. 其他原因　肾盂本身缺乏张力或输尿管起始部缺陷而影响其蠕动也可造成肾积水。

（二）临床表现

1. 腹部包块　是多数病例中的早期表现,尤其是新生儿及婴幼儿,常因发现腹部包块就诊,有时仅表现为全腹部膨隆。包块多呈囊性感,表面光滑,无压痛。

2. 腰腹部疼痛　多以钝痛为主。大量饮水后出现腹痛是本病的一大特点,是肾盂因利尿突然扩张所致。另外,还可因合并结石活动或血块堵塞而引起绞痛。

3. 消化道症状　由于肾盂、肾盏扩张所引起的反射作用或内脏神经受压所致,表现为胃肠道功能紊乱,如恶心、呕吐、厌食、体重不增、发育迟缓等。

4. 尿路感染　尿路感染多见于儿童,一旦出现,病情重且不易控制,常伴有全身中毒症状,如高热、寒战和败血症。

5. 血尿　血尿的发生率为 10%~30%。原因包括肾盂内压力增高、肾髓质血管断裂、感染或结石等。

6. 高血压　可能是因为肾内血管受压,使肾素分泌增多所致。

7. 尿毒症　双肾积水或孤立肾积水,如未及时治疗,晚期可出现肾衰竭表现。

（三）诊断

对于反复出现不规则腰腹部疼痛及消化道症状,又难以用消化道疾病或急腹症解释时;反复尿路感染、药物治疗效果不佳时;腹部触及时大时小的囊性包块时均应考虑到肾积水的可能,需进一步检查。常用的检查方法有以下几种。

1. 超声检查　是肾积水诊断的首选检查方法。

B 超既可以判断包块的性质(囊性或实性),又可判断包块的位置和大小。B 超能观察到肾盂、肾盏扩大的程度及肾实质的厚度,如肾盂扩大,而输尿管不扩张,可初步诊断为肾盂输尿管连接部梗阻性肾积水。

2. 静脉肾盂造影　为主要的诊断方法,IVP 检查不仅可以了解肾盂、肾盏扩张的程度,还可了解肾功能及梗阻的部位。肾不显影可能是因肾实质长期受压功能严重受损或肾发育不良、孤立肾等,也可能是因肾积水较大,造影剂被稀释。

3. 排泄性尿路造影　可判断肾积水是否因膀胱输尿管反流所致,及了解肾盂输尿管连接部梗阻是否合并膀胱输尿管反流。

4. 肾穿刺造影　对于 IVP 不显影,梗阻部位不能明确时可采用此法。因为该检查有创性,现已被 CT 和 MRU 等无创性检查所替代。

5. CT　可以确定包块的具体解剖位置、范围、形态大小及性质,还可了解肾实质的厚度初步判断肾功能,有较高的价值。

6. MRI　为诊断肾积水最新的无创检查方法之一,尤其适用于婴幼儿等不能配合造影、严重肾功能不全或造影剂过敏患者。

7. 放射性核素检查　可显示肾发热形态,了解梗阻部位及肾功能代偿情况。

（四）治疗

1. 治疗原则　对于肾盂输尿管连接部梗阻患者的治疗应解除梗阻并尽可能地保留肾,以最大限度保护患者肾功能。

2. 手术时机的选择

（1）对于没有症状的轻度肾积水可暂不行手术治疗,做严密观察、定期复诊。若肾积水加重或出现临床症状者应考虑积极手术。

（2）对于中度以上的肾积水或出现临床症状者应积极手术。

（3）大部分幼小婴儿轻、中度肾积水不需手术,在随访观察中可自行好转。重度肾积水患儿都需手术,在肾积水减轻程度,肾盂排空改善等方面明显优于保守观察病例。

3. 手术方法的选择

（1）肾盂成形术:肾盂成形术的术式很多,术式的选择应依病变及每个患者的具体情况而定,但各种术式均应达到以下基本要求:①重塑管径要超过正常管径;②吻合口宽广、低位、呈漏斗状,密闭而无张力;③切除多余无张力的肾盂壁;④尽量减少输尿管周围的纤维增生,以免术后广泛粘连而再度肾积水。

1)离断性肾盂成形术(Anderson-Hynes术):因切除了肌细胞发育异常的部位,效果最好而被广泛采用。凡肾盂输尿管连接部狭窄,该部肌肉发育不良、肾盂扩张明显者均可采用此术式。

2)Y-V成形术(Foley术):适用于输尿管高位附着或肾盂输尿管连接部狭窄较短,肾盂扩大不明显,无须行肾盂部分切除者。

3)异位血管致肾盂输尿管连接部梗阻矫治术:可切断输尿管上端,切除肾盂输尿管连接部及狭窄的上输尿管,移位至血管之前,再行吻合术;若异位血管有替代血供,也可将异位血管结扎,再行Y-V成形术。

4)肾盂瓣肾盂成形术(Culp成形术):适用于低位狭窄者。

5)插管式输尿管切开术(Davis术):适用于UPJ的长段瘢痕性狭窄者,因术后输尿管内支架管需要长时间放置,极少使用。

6)肾盏输尿管吻合术:肾盂成形术失败后,肾周围有广泛粘连纤维化。将受压变薄的下极肾实质部分切除,下极肾盏与正常输尿管吻合。

7)经皮肾盂内切开术:经皮肾盂内切开术只限于无异常血管压迫,输尿管狭窄段较短。通过经皮肾镜,用冷刀在肾盂输尿管连接部的后外侧切开至正常口径的输尿管,然后留置支架管。

8)后腹腔镜下肾盂离断成形术:后腹腔镜肾盂成形术作为治疗UPJ梗阻的微创手术有其明显的优势。

9)经腹腔机器人辅助腹腔镜肾盂离断成形术:与后腹腔镜下离断式肾盂成形术相比,两者手术时间、术中吻合时间无明显差异,但前者留置引流管及尿管时间短,术后恢复快,临床疗效无明显差异。经腹腔机器人辅助腹腔镜手术可能更适合儿童,可以进行更精细的操作,避免不必要的并发症的发生。

(2)肾切除术:小儿肾处于发育期,解除梗阻后恢复的潜力大,年龄越小,肾功能恢复能力越强,故对肾积水患儿原则上仅考虑保留肾手术。仅以下情况才考虑行肾切除术:①巨大单侧肾积水患肾功能基本丧失,肾实质极薄,色泽灰白、厚度小于

2mm;②肾实质有多处溃疡或形成脓肾;③发育不良的肾盏合并肾积水;④对侧肾功能正常者。

(3)肾造瘘术:当肾积水合并严重感染时,药物治疗不能控制,应先行肾造瘘,待感染控制后再行进一步手术。

(4)双侧肾积水的处理:应分期行肾盂成形术,一般不做肾切除术,两次手术时间间隔一般不少于1周,最好不要超过1个月;若患儿情况及技术许可也可同时完成。

4. 术后处理和随访　UPJO患者较多为婴幼儿,术后难以配合治疗,术后稳妥固定各种引流管极为重要,特别是肾造瘘管。肾造瘘管拔出指征为夹管后,多次连续夹管12～24小时,松夹后残余尿量很少且恒定,或者自肾造瘘管内注入亚甲蓝,观察尿颜色,有蓝色尿液排出,证实通畅。成人术后1个月左右膀胱镜下取出输尿管内支架。

术后3～6个月做IVP了解肾盏恢复情况,并定期复查B超,了解患肾积水情况。

二、输尿管瓣膜

输尿管瓣膜(ureteral valves)是输尿管黏膜过多形成皱褶,内含平滑肌,可发生在输尿管任何一段,输尿管中1/3段及UPJ处最少见。输尿管瓣膜可以是单片状,也可是横膈状。

(一)病因

目前关于输尿管瓣膜病因公认的有3种学说:有胚胎皱襞残留学说、膜形成学说和输尿管胚胎发生畸形学说,但均不能全面解释各种现象。

(二)临床表现

多无特异性症状,常有肾区疼痛和继发感染症状,可出现血尿,后期可造成患侧肾功能损害。

(三)诊断

此病虽可出现梗阻及泌尿系感染等症状,但这些症状为泌尿系常见症状,无特异性。故很难在手术前做出诊断,确诊必须依靠输尿管镜活检或术后病理检查。

Wacher提出输尿管瓣膜症的诊断依据为:①输尿管黏膜内含平滑肌纤维束;②瓣膜以上部分的输尿管扩张,以下的则正常;③无其他机械性或功能性梗阻原因存在。

1. B超　常能发现肾积水及梗阻以上部位输尿管扩张,但不能确诊。

2. IVP 与逆行输尿管造影检查　输尿管有膜状充盈缺损,呈"腊肠"样,是诊断本病最有价值的 X 线征象,同时可以了解积水程度及肾功能情况。

3. 输尿管镜检查　能直接观察到病变形态,同时取组织块活检,以明确有无平滑肌束的存在,并且同时切除瓣膜,是最佳的诊治方法。

（四）治疗

1. 若输尿管瓣膜致患肾基本无功能,可行肾、输尿管切除术。

2. 若肾功能较好或双侧肾功能均较差者,则尽可能切除瓣膜保留患肾,手术方法有单纯瓣膜切除、病变段输尿管切除断端斜行吻合和经输尿管镜瓣膜切除手术。术中应放置输尿管支架管,利于输尿管尿路上皮生长,防止吻合口粘连和再次出现狭窄,并能维持尿液引流通畅。

对于输尿管环形瓣膜、多发瓣膜及局部管腔狭小者,若单纯行开放或输尿管镜下瓣膜切除,管壁和黏膜会出现大片环形缺损,局部血运易受破坏,易发生输尿管穿孔甚至断裂、尿外渗等并发症,且术后易引发输尿管瘢痕狭窄,故这类患者不应首选经输尿管镜瓣膜切除,应行病变段输尿管切除断端斜行吻合术。

三、输尿管口膨出

输尿管口膨出（ureterocele）又称输尿管口囊肿,是指输尿管末端向膀胱内呈囊性扩张。膨出外层为膀胱黏膜,内层为输尿管黏膜,中间为残缺不全的肌肉和胶原纤维。膨出大小不一,小者为 1~2cm,大者可几乎占满整个膀胱。

此病的原因目前尚不十分清楚。输尿管口膨出约 80% 来自于重复肾输尿管的上输尿管,女性多于男性,可发生于单一输尿管,也可双侧性同时发生。

Ericsson 将输尿管口膨出分为两型:①单纯型,又称原位型输尿管口膨出,多见于成人及男性,膨出一般较小,常无症状,故不易发现;②异位型,女性多见,膨出一般较大,但开口小,多位于膀胱基底部,近膀胱颈部或尿道内,甚至脱出尿道,因而造成尿路梗阻。

（一）临床表现

1. 排尿困难　输尿管口膨出位置异常时,常可阻塞尿道内口而出现排尿费力、排尿中断。女性患儿在用力排尿时可有淡红色包块从尿道外口脱出,呈球形,大小不一,安静后多能自行复位,偶尔可发生嵌顿,引起急性尿潴留。

2. 尿路感染　主要表现为尿频、尿急和尿痛等膀胱刺激征,有时可有反复发热及脓尿。感染与尿液引流不畅及反复膀胱黏膜脱出有关。

3. 上尿路梗阻症状　长期梗阻可导致肾积水及输尿管扩张,患者可有腰部隐痛,有时可因腹部肿物就诊。合并结石时可出现血尿及腰腹部疼痛。

（二）诊断

本病多见于儿童,尤以女孩多见。大多数患者临床表现无特异性,诊断主要依靠影像学检查和膀胱镜检查来明确。

1. B 超　可发现 1cm 以上的输尿管膨出。

2. 静脉尿路造影　单纯性输尿管口膨出时,若肾功能良好,输尿管连同膨出呈蛇头状伸入膀胱;若来自功能不良的重复肾上肾部时,显示为膀胱内有一球形充盈缺损。

3. 膀胱造影　可补充静脉尿路造影的不足,还可显示有无输尿管反流。

4. 膀胱镜检　膨出较小时可看到膨出全貌,有时可看到膨出随喷尿而增大;膨出较大时难以看到膨出全貌,仅可看到大片有血管分布的膨出壁。

（三）治疗

应根据输尿管膨出的大小、有无合并其他泌尿系统畸形及相应肾功能制订个体化的治疗方案。治疗原则是解除梗阻、防止反流及处理并发症。

1. 非手术治疗　若膨出较小,无临床症状,无明显肾积水,一般不需治疗。

2. 膀胱镜下输尿管口膨出的微创手术　适用于以下情况:①出现相应临床症状或对应肾积水,对应肾功能良好者;②严重尿路感染,药物未能控制,一般情况较差患者,可先行开窗引流术以控制和缓解症状,2~3 个月后根据膀胱尿道造影及相关影像学检查结果决定下一步治疗。

常用的手术方式有两种:①经尿道囊肿切开术,采用针式电极将囊肿从管口处切开直到囊肿根部,使引流通畅;②囊肿低位开窗去顶术,采用环状电极切除远侧低位的部分囊肿壁,在囊肿表面开一圆窗,其大小以引流通畅为度,使剩余的近侧囊肿成一活瓣样结构,以防止膀胱输尿管反流。

3. 上半肾及上肾大部分输尿管切除术　适用于重复肾输尿管畸形合并上肾段输尿管口膨出,已发生严重输尿管扩张,上肾部功能丧失。

243

4. 输尿管口膨出部切除、输尿管膀胱吻合术适用于重复肾上肾部功能良好者。

患者术后每 3 个月常规复查尿常规、B 超及膀胱造影,1 年后每年复查 1 次,以了解输尿管口膨出是否缩小,有无膀胱输尿管反流等。

第五节 原发性巨输尿管

原发性巨输尿管(primary megaureter)又称先天性巨输尿管,是一种较为少见的输尿管畸形,其主要特点是全程输尿管扩张,但无机械梗阻和反流性病变。

一、病 因

病因目前尚未完全阐明。目前存在多种解释:①近膀胱 0.5~4cm 节段的输尿管缺乏蠕动而不能使尿液以正常速度排入膀胱;②末端输尿管壁内纵肌缺乏(环肌正常),因而造成功能性梗阻;③末段输尿管肌层和神经均是正常的,当肌层内存在异常的胶原纤维干扰了融合细胞层排列,阻碍了蠕动波传送而产生功能性梗阻。

二、临 床 表 现

1. 尿路感染 反复出现尿频、尿急、尿痛、脓尿,有时可合并血尿,重者可有全身中毒症状,如高热等。

2. 腰腹部疼痛 患者可有反复的腹部疼痛,尤其是合并感染时。

3. 腹部包块 有时在腹部一侧可触及长条状囊性包块。

4. 肾功能受损 小儿病例常常肾损害较重,故症状较明显。

5. 其他 部分患者可出现消化道症状,如恶心、呕吐、食欲缺乏等,患儿常发育迟缓。

三、诊 断

对有以上临床表现的患者,通过进一步的影像学检查,多不难诊断。诊断为原发性巨输尿管必须包括以下 3 点:①输尿管有不同程度的扩张;②无器质性输尿管梗阻;③无膀胱输尿管反流、输尿管膀胱连接部梗阻和继发性原因的扩张。临床常用的检查方法如下。

1. B 超 可显示扩张的输尿管,同时可了解双肾及膀胱的情况。

2. 静脉尿路造影 可见病变侧巨大输尿管,未见扭转,输尿管排空时间延长,但肾积水症状较轻。

3. 排泄性膀胱尿道造影 可显示膀胱外形正常,无膀胱输尿管反流。

4. 逆行造影 显示全程输尿管扩张,但无梗阻性病变。

5. 磁共振尿路成像(MRU) 可显示输尿管增粗扭曲的情况和肾积水,并可了解肾脏皮质的厚度。适合婴幼儿、严重肾功能不良及碘过敏患者。

本病需与继发性梗阻性巨输尿管和反流性巨输尿管相鉴别。

四、治 疗

原发性巨输尿管的治疗,目前存在较多分歧,特别是在小儿,近十多年来保守治疗的趋势增加。

1. 非手术治疗 对于症状不重,扩张较轻者,可采取非手术治疗,定期复查,严密观察病情变化。

2. 输尿管膀胱移植术 将有梗阻作用的末段输尿管切除,做抗反流的输尿管膀胱移植术,对于过大的输尿管应做裁剪和折叠。若患者肾功能差,合并感染,全身状况差,可先行肾穿刺造瘘,待肾功能恢复、全身情况好转后可行输尿管再植。指征:临床症状反复发作,有肾积水、肾功能不全或输尿管扩张逐渐加重者。术前常规尿培养检查,根据药敏选择用药。先天性巨输尿管症的患者只要肾功能没有丧失,无反复尿路感染,一般手术治疗效果良好。

3. 腹腔镜下输尿管裁剪和输尿管膀胱再植术 对于熟练掌握腹腔镜技术的术者,可以应用腹腔镜技术完成输尿管裁剪和输尿管膀胱再植,成功率与开放手术相似。

第六节 其他输尿管畸形

一、膀胱输尿管反流

正常情况下,尿液只能自输尿管进入膀胱,不能自膀胱反流进入输尿管,如某些原因影响了膀胱输尿管连接部的生理功能,导致这种瓣膜作用受损,将产生膀胱输尿管反流(vesico ureteric reflux,VUR),是反复尿路感染的常见原因。

VUR 在健康儿童中的发病率为 1%～2%,而在尿路感染患儿中的发病率可高达 20%～50%,膀胱输尿管反流也常在出生前即被诊断肾积水的患儿中发现。部分轻度 VUR 可自行缓解,但持续性严重 VUR 在慢性肾损伤的进展中扮演了重要角色,由于在 VUR 患儿中膀胱内压力持续高于肾盂处压力,反流的尿液使肾长期暴露于高压力下,使肾实质受到损害,表现为肾的瘢痕形成、高血压和反流性肾病,最终导致慢性肾衰竭。

(一) 病因

膀胱输尿管反流的原因主要是黏膜下端输尿管纵行肌纤维有缺陷,致使输尿管口外移,黏膜下输尿管缩短,从而失去抗反流的能力。输尿管口形态异常、输尿管旁憩室、输尿管开口于膀胱憩室内、异位输尿管口、膀胱功能紊乱等也可导致膀胱输尿管反流。

1. 反流的影响

(1) 肾小球和肾小管功能:反流对肾功能的影响与尿路不全性梗阻对肾的影响相似。反流时上尿路内压升高,远端肾单位首先受损,因此肾小管的损伤早于肾小球。无菌反流影响肾的浓缩功能,在反流消失后可改善。但损伤及肾实质后可影响肾小球的功能,并且肾小球的损伤与肾实质的损伤呈正比。

(2) 高血压:反流可能是儿童及青壮年严重高血压的常见原因,北美儿童肾移植协作组 1996 年度报道在儿童高血压患者中 20% 的病因为膀胱输尿管反流继发的反流性肾病。高血压的发生与肾素有关。肾的瘢痕越少,发生高血压的危险性越小,在肾已形成瘢痕时,解除反流不能降低血压。

(3) 肾不生长:Ibsen 等发现长期反流的患者肾不生长,反流影响肾的生长发育的因素有:与反流相关的先天性畸形、尿路感染,以及由其所造成的肾病,对侧肾功能及代偿性增生所致的并发症,以及在患肾中的反流程度。

(4) 肾功能降低和肾衰竭:肾衰竭不是膀胱输尿管反流的常见并发症,主要发生在双侧肾瘢痕伴有高血压的患者。

2. 反流的分级　在过去的 30 年曾提出了几套膀胱输尿管反流分级方案,但目前得到公众认可的为国际反流研究委员会提出的分类法,根据排尿期泌尿系造影下输尿管及肾盏的影像学形态改变将原发性膀胱输尿管反流分为 5 度(图 23-1),VUR 的级别与肾损害成正相关。

Ⅰ度:存在反流,反流达输尿管。

Ⅱ度:反流至肾盂、肾盏,但无扩张。

Ⅲ度:输尿管有轻度扩张或弯曲,肾盂轻度扩张和穹隆轻度变钝。

Ⅳ度:输尿管有中度扩张或弯曲,肾盂肾盏中度扩张,但多数肾盏仍维持乳头状形态。

Ⅴ度:输尿管有严重扩张或迂曲,肾盂肾盏严重扩张,多数肾盏失去乳头形态。

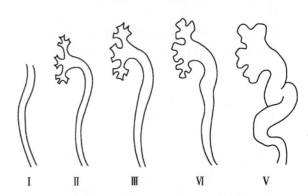

图 23-1　国际膀胱输尿管反流分类

(二) 临床表现

1. 反复尿路感染　膀胱输尿管反流的患者常有尿路感染症状,表现为尿频、尿急、尿痛,可伴发热、脓臭尿等。

2. 腰腹部疼痛　肾盂肾炎常可导致腹部不确定性疼痛,部分患者在膀胱充盈或用力排尿时感觉腰肋部胀痛。

3. 其他症状　患者可有恶心、呕吐、厌食等消化系统症状,部分患者可有生长缓慢、嗜睡、高血压等症状,少数患者出现肾功能不全相关症状。

(三) 诊断

患儿反复出现尿路感染,特别是合并高血压、肾功能受损时应考虑该病可能,诊断主要靠排尿期泌尿系造影。临床常用的辅助检查如下。

1. 实验室检查　感染时,尿常规检查常显示白细胞明显增多,对于尿路感染特别是伴发高热的患者应做中段尿细菌培养及药敏试验,肾功能受损时,血肌酐和尿素氮增高,酚红试验显示酚红分泌总量显著下降。

2. 超声检查　可以提示肾的总体大小,有无瘢痕的存在,以及对侧肾、输尿管的异常。彩色超声下可以发现尿液通过膀胱输尿管连接处呈喷水样改变。可作为怀疑有膀胱输尿管反流时的首选检查,以及膀胱输尿管反流患者的复查项目。

3. 静脉尿路造影　可显示肾的形态,可估计肾

4

功能和肾的生长情况,肾盏变钝和输尿管扩张可能是膀胱输尿管反流的表现。肾实质损害时,往往患儿存在高级别(Ⅲ~Ⅴ级)VUR,故对于有肾实质损害的患儿建议早期行排泄性膀胱尿道造影检查,以早期明确 VUR 诊断。

4. 排尿期泌尿系造影　在荧光屏监视下的排尿期尿道、膀胱及输尿管造影,可确定诊断及反流分级。目前排泄性膀胱尿道造影仍为诊断 VUR 的第一选择。

5. 膀胱镜检查　在诊断反流中的作用有限,主要用于了解输尿管口的形态、位置、膀胱黏膜下输尿管的长度、输尿管口旁憩室、输尿管口是否开口于膀胱憩室内或异位输尿管口等。

本病尚需和可引起上尿路积水的输尿管肿瘤、输尿管狭窄、输尿管结石等疾病相鉴别,但这些病各有自己的特殊的临床表现或影像学表现或细胞学表现,应能和输尿管反流相鉴别。

(四) 治疗

根据反流程度,尿路感染是否易于控制及患者年龄来决定行非手术治疗还是手术治疗。

1. 非手术治疗　年龄≤2 岁 VUR 患儿较>2 岁的 VUR 患儿更易发生高级别(Ⅲ~Ⅴ级)的 VUR,原发性反流的儿童有较大可能自愈而不需手术,对于尿路造影示上尿路正常和膀胱镜检查显示膀胱输尿管交界基本正常,膀胱造影剂显示有暂时或仅在高压时反流的患者,可行非手术治疗。

非手术治疗宜根据尿培养结果选用抗菌谱广、尿内浓度高、肾毒性小,对体内正常菌群影响小的抗菌药,感染控制后,使用最小剂量以预防感染。可多次及定时排尿,减少膀胱内尿量,可使反流至输尿管和肾盂的尿液减少,排尿时肾盂内压力减轻。对于女婴如有明显上尿路扩张可留置导尿管,目的是使扩张的输尿管、肾盂缩小,保护肾功能。

每个月一次尿常规检查后,3 个月一次尿细菌培养检查,如保持阴性则是预后良好的指征,可每4~6 个月行膀胱造影检查一次。

2. 手术治疗　常用的为输尿管膀胱成形术,手术指征:①反流程度达到Ⅳ度以上者;②Ⅲ度以上的反流经一段时间非手术治疗无效,程度加重者;③反流与输尿管膀胱连接处畸形有关,如输尿管呈洞穴状、输尿管旁囊性病变(Hutch 憩室)、输尿管开口于膀胱憩室内;④经长期药物治疗而感染不能控制者,或无法坚持保守治疗者。抗膀胱反流手术可经膀胱内或膀胱外,术前应常规做尿培养及药物敏感试验,

并使用有效抗生素 1~2 周。但有文献指出手术治疗 VUR 患儿只是纠正了解剖异常,并不能降低患儿发生肾瘢痕的形成和改善肾功能。

其他手术:①单侧反流且同侧肾已严重损害,对侧肾正常时可行肾切除;②重复肾半肾已无功能者,可行半肾及输尿管切除;③单侧反流时可将反流的输尿管下端与正常侧输尿管吻合。

二、输尿管扭转

输尿管扭转(spiral twists of ureter)发病极为罕见,Compbell 在 12 080 例的儿童尸检中仅发现 2 例输尿管扭转,他把这种畸形的原因归于输尿管没有伴随肾脏旋转。但这种解释过于简单,因为有实例显示输尿管扭转多在一圈以上。输尿管扭转常继发梗阻及肾积水。

三、输尿管憩室

输尿管憩室(ureteral diverticula)是输尿管壁局部突出形成的囊腔,憩室有一小开口和输尿管相通。先天性输尿管憩室少见,可发生在输尿管的任何部位,但多发生在输尿管膀胱连接部附近。

(一) 临床表现

本病一般无特殊症状,部分患者可表现为腹痛、肾绞痛和肾区可触及的囊性包块。

(二) 诊断

本病在临床上主要症状为腰痛和尿路感染,无特异性,但在尿路造影中有其特有征象,因此,诊断多无困难。

X 线检查:排泄性尿路造影在肾功能正常时,可显示输尿管有一突出的囊腔,若憩室巨大,伴有肾功能不佳,可行逆行造影。超声、CT 及 MRI 有助于确诊。

临床上亦应注意和输尿管囊肿、输尿管肿瘤、膀胱憩室相鉴别,但这些疾病有自己的临床特征和影像学表现,因此,通过尿路造影和其他辅助检查,应不难鉴别。

(三) 治疗

对于无明显上尿路梗阻,症状较轻者可行非手术治疗,选用敏感抗生素控制感染,不需手术。大的憩室应做手术切除而不必切除肾,但若肾有反复发作性严重感染应一并切除。

(胡志全)

参 考 文 献

1. 董瑜,卫敏江,陈慧敏,等. 原发性膀胱输尿管返流患儿肾

实质损害评估. 中华实用儿科临床杂志, 2013, 28(17):
1327-1330.

2. 贾亮花, 崔林刚, 张松, 等. 膀胱输尿管返流应首选保守治疗. 现代泌尿外科杂志, 2014, 19(3):198-199.

3. Mao L, Xu K, Ding M, et al. Comparison of the efficacy and safety of retroperitoneal laparoscopic and open surgery for the correction of retrocaval ureter. Therapeutics and Clinical Risk Management, 2017, 13:697-701.

4. Oderda M, Calleris G, Allasia M, et al. Robot-assisted laparoscopic pyeloplasty in a pediatric patient with horseshoe kidney: surgical technique and review of the literature. Urologia, 2017, 84(1):55-60.

5. Lopez M, Gander R, Royo G, et al. Laparoscopic-Assisted Extravesical Ureteral Reimplantation and Extracorporeal Ureteral Tapering Repair for Primary Obstructive Megaureter in Children. Journal of Laparoendoscopic & Advanced Surgical Techniques, 2017, 27(8):851-857.

6. Wein AJ, Kavoussi LR, Pamn Aw, et al. Campbell-Walsh urology. 11th Edition. Philadelphia: Elsevier, 2015: 3066-3074.

4

第二十四章

输尿管肿瘤

第一节 输尿管癌

近 20 年,输尿管移行细胞癌的发病率有升高的趋势。50%~73% 发生在输尿管下 1/3。与膀胱移行细胞癌和肾盂移行细胞癌的生物学特性相似。

输尿管鳞状细胞癌少见,占输尿管原发癌的 4.8%~7.8%,多为男性,60~70 岁多见。25% 的患者有输尿管或肾盂结石。左右侧输尿管受累概率相同。65% 发生在输尿管下 1/3。一般认为与尿路上皮鳞状化生有关。发现的病例大多已经是临床 Ⅲ~Ⅳ 期。有报道最长存活期为 3 年,大多数患者 1 年内死亡。

输尿管腺癌更少见,多见于 60~70 岁。72% 是男性,常合并肾盂或输尿管的其他恶性上皮成分,40% 合并结石。

一、临床表现

输尿管癌输尿管癌最常见的症状是肉眼或镜下血尿,占 56%~98%。其次是腰部疼痛,占 30%,典型为钝痛,如果有血凝块等造成急性梗阻,可出现绞痛。另有约 15% 没有症状,在体检时发现。晚期还会出现消瘦、骨痛和厌食等症状。

二、诊 断

输尿管癌临床表现缺乏特异性,早期诊断较困难,低分期输尿管癌早期较难发现,后期主要表现为无痛性肉眼或镜下血尿。诊断主要依靠辅助检查。

(一)尿细胞学检查

1. 尿脱落细胞学检查 阳性率低,诊断输尿管癌不如膀胱癌敏感。而原位细胞学检查的敏感性更高。

2. 荧光原位杂交(FISH) 诊断输尿管癌特异性和敏感性与膀胱癌相似,但对输尿管癌的监测价值有限。

3. 核基质蛋白 22(NMP22) 对上尿路移行细胞癌诊断的敏感性高于尿脱落细胞学(分别为 87.5% 和 58.3%),同时具有较好的特异性。

(二)影像学表现

临床对于 >50 岁、偶然发现肾积水的患者要高度重视。B 超检查对诊断肾积水敏感,应作为首选检查。传统的方法是静脉肾盂造影,现在 CT 尿路造影的应用越来越广泛。CT 尿路造影三维成像,在泌尿系统成像的效果与静脉造影相同。

输尿管移行细胞癌静脉造影主要表现为充盈缺损和梗阻。这要与血凝块、结石、肠气、压迫,脱落的肾乳头鉴别。结石可以通过超声或 CT 鉴别。其他的充盈缺损需要进一步行逆行尿路造影或输尿管镜来鉴别。评估对侧肾功能是重要的,因为存在双侧受累的可能,而且可以判断对侧肾功能,以选择治疗方法。

CT 和 MRI 可以帮助确定侵犯程度,是否存在淋巴结和远处转移,以判断临床分期。有研究显示,CT 判断 TNM 分期的准确度是 60%。

(三)输尿管镜检

输尿管镜检查被认为是诊断输尿管癌最可靠的手段,可直观检查,并可获取病理。但是,输尿管镜检查对于肿瘤准确的分期、分级帮助不大,有时也可能出现活检组织过小而病理无法明确诊断。另外,术前输尿管镜检查及活检有可能提高输尿管肿瘤种植转移的风险。因此,对于 B 超、CT 及逆行造影检查能明确诊断的患者并非一定行输尿管镜检查。病变较小(0.5~1.0cm),术前难以明确诊断,予以输尿管镜检查,发现输尿管肿瘤并取活检明确诊断。

尿脱落细胞学检查对于低级别肿瘤阳性率较低,价值不大。

三、治　疗

(一) 保肾手术

低风险输尿管癌(单发肿瘤、肿瘤小于1cm、细胞学检查为低级别尿路上皮癌)的保肾手术与根治性手术相比可以减少并发症,而不影响肿瘤结局和肾功能。在低风险癌症中,保肾手术与根治性手术的结果和生存率相似。因此,不管对侧肾的状况如何,应该在所有低危病例中应考虑这一选择。在高风险肿瘤中,在必要的情况下(即肾功能不全或孤立功能肾)亦可以考虑。

1. 输尿管镜　输尿管下段肿瘤可以通过硬镜逆行治疗,而上段肿瘤可以选择逆行或顺行,软镜更适合逆行治疗。对于单发、低分期、低分级及输尿管下端肿瘤,可进行输尿管镜下钬激光切除术。输尿管镜治疗的优点是保留了患侧肾功能,避免了非浸润性肿瘤开放手术带来的过度治疗,缩短了住院时间。但输尿管镜下治疗有局限性,多适用于肿瘤直径<1.5cm,尤其是带蒂的肿瘤;输尿管镜下操作空间有限,所取标本有可能使病理分级降低,分期也欠准确,影响对预后的判断;输尿管镜下肿瘤切除后局部复发率高于开放手术,术后多建议定期输尿管镜检查,增加了患者的负担,需要患者有良好的依从性。

2. 经皮肾镜　主要治疗输尿管上段肿瘤,可以切除较大的肿瘤,能够获得更多的标本以使分期更准确,经皮肾通道还可以用于辅助治疗。准确的穿刺是关键,穿刺中盏或上盏能顺利到达肿瘤位置。术后4~14天,再次通过造瘘口观察是否有残余肿瘤,如果没有,则在基底部再次取材,并用激光烧灼。没有肿瘤,则拔除肾造瘘管。如果需要进一步的辅助治疗,则更换8F的造瘘管。经皮通道破坏了泌尿系的闭合性,有肿瘤种植的风险,并发症也比输尿管镜多,主要有出血、穿孔、继发性肾盂、输尿管交界处梗阻等。

3. 输尿管部分切除术　适应证:①输尿管中上段非浸润性1级/2级肿瘤;②通过内镜不能完全切除的肿瘤;③需要保留肾单位的3级肿瘤。

通过影像学和输尿管镜确定肿瘤的大体位置,距离肿瘤1~2cm切除病变输尿管,然后端-端吻合。

4. 末端输尿管切除　适应证:不能通过内镜完全切除的输尿管下段肿瘤。

方法:接近膀胱的下段和壁内段的输尿管可以通过膀胱外、膀胱内或内外联合的方式切除。整个下段切除,如果不能直接吻合膀胱,首先选择膀胱腰肌悬吊。如果缺损过长,可行膀胱翻瓣。

(二) 根治性肾输尿管切除术

1. 开放式根治性肾输尿管切除术　适应证:体积大、级别高的浸润性输尿管上段肿瘤。多发、体积较大、快速复发中等级别,非浸润性输尿管上段肿瘤的肿瘤也可以行根治性全切。范围包括:肾、输尿管全长和输尿管口周围膀胱黏膜。

(1) 肾、肾周脂肪和肾周筋膜完全切除:传统上还包括同侧的肾上腺。如果肾上腺在术前影像学和手术中观察是正常的,可以保留。

(2) 输尿管下段切除:包括壁内段,输尿管口和周围的膀胱黏膜。输尿管残端的肿瘤复发的风险是30%~75%。需要牢记:移行细胞癌可能种植在非尿路上皮表面,所以保持整个系统闭合是重要的,尤其对于级别高的肿瘤。

1) 传统末端切除术:可以经膀胱、膀胱外或膀胱内外相结合。经膀胱对于完整的输尿管切除是最可靠的,包括输尿管口周围1cm的膀胱黏膜。

2) 经尿道切除输尿管口:用于低级别的上段肿瘤中。患者截石位,经尿道切除输尿管口和壁内段输尿管,直到膀胱外间隙,这样避免再做一个切口。如果是腹腔镜手术就不用这种方法,因为需要另做一切口取出标本。这种方法破坏了尿路的完整性,有局部复发的可能。

3) 脱套法:术前输尿管插管,输尿管尽量向远侧游离后切断,远端输尿管与导管固定,患者改为截石位,输尿管被牵拉脱套到膀胱,然后切除,但输尿管有被拉断的可能。

4) 淋巴结切除术:根治性肾输尿管切除术应该包括局部淋巴结切除。对于中上段输尿管肿瘤,同侧的肾门淋巴结和主动脉旁和腔静脉旁淋巴结需要清除。是否进行局部淋巴结清除仍有争议,但这样做并不增加手术时间,也不会带来更多的并发症,还可能对患者的预后有利。

2. 腹腔镜根治性肾输尿管切除术　开放式根治性肾输尿管切除术是上尿路上皮癌的"金标准",但现在腹腔镜根治术被认为更适合。指征与开放手术相同,可以经腹腔、经腹膜后或手助式。与开放手术相比,术后恢复快、疼痛轻、住院时间短并且美观。所有的腹腔镜手术包括肾切除和输尿管切除两部分。始终需要注意肿瘤种植的风险。切口的选择也很重要,不仅只是取出标本还要满足末端输尿管的切除。近年来,不少研究报道应用后腹腔镜或腹腔镜一个体位行肾输尿管全切+膀胱部分切除。有机器人辅助腹腔镜的单位,亦可以应用机器人辅助腹腔镜行肾输尿管切除。

第二节　输尿管其他肿瘤

一、输尿管乳头状瘤

输尿管乳头状瘤输尿管乳头状瘤较少见,一般蒂窄,镜下观察,细长的绒毛状突起,表面被覆5~10层移行上皮,层次和细胞大小、形状与正常移行上皮无明显差异,核分裂少见。乳头中央为纤维血管轴心,乳头细长,一般无分支,乳头相互见无融合。开放或内镜手术治疗为主。

二、输尿管息肉

输尿管息肉是输尿管原发的良性病变,病因不清,可能与炎症、损伤、慢性刺激、激素失调、致癌物质等有关。肉眼呈灰白色,菊花瓣状,分支状如肉柱样悬垂在输尿管腔内,分支长短不一,最长者可达20cm。可发生于肾盂到输尿管的任何部位,但多发生于输尿管上段(62%),特别是肾盂输尿管连接处,中下段相对较少(38%)。静脉肾盂造影通常表现为输尿管内境界清楚,边缘光滑的条状充盈缺损,呈"蚯蚓状"。病变之上可见肾积水征象。输尿管逆行插管造影可显示病变区充盈缺损。手术多采用保留肾的方法,根据息肉部位、大小及肾受累情况选择不同的术式。对单发局限的息肉可行局部切除术或电灼术。若息肉多发、蒂宽,累及输尿管的周径与长度范围较广,单纯息肉切除加基底电灼术可能造成治疗不彻底或输尿管狭窄。根据部位及范围不同,可行肾盂成形、输尿管端-端吻合及输尿管膀胱吻合术,以及回肠代输尿管或自体肾移植术。术中需送冰冻切片检查,如有恶变,应行根治术。

三、输尿管炎性假瘤

炎性假瘤是组织炎性增生形成的境界清楚的肿瘤样团块,发病机制不明确,可能与细菌或病毒感染、创伤、炎症后修复及变态反应物作用下间质细胞过度增生等有关。输尿管炎性假瘤少见,主要表现为梗阻。脱落细胞学检查有助于鉴别病变性质,确诊需要病理检查,其性质的明确对决定治疗方案有重要意义。术前难以明确肿物性质,同时发病隐匿,发现时肿物往往较大,以手术治疗为主。

四、输尿管肾源性腺瘤

输尿管肾源性腺瘤多为单灶,呈息肉样或乳头状,由黏膜固有层内类似肾小管的细长小管组成,成群分布,表面被覆单层立方或"钉头"样细胞。有的腺管扩张成小囊状。电镜下:腺管外包绕基底膜,上皮细胞胞质内有多量线粒体,腔面有微绒毛。被覆细胞和管腔内分泌物用胭脂红、PAS和阿森蓝染色阳性。免疫组织化学检查具有植物凝血素连接特征,类似胚胎肾小管。超微结构无成人肾小管上皮的特征。肾源性腺瘤可见于肾盂、输尿管、膀胱、尿道及憩室腔内等部位,可发生于任何年龄,男性多见,常无典型的临床症状,可有血尿、尿频或尿痛等。本病肉眼与癌难以区别,所以均应完整切除和定期随访。

五、子宫内膜输尿管异位症

子宫内膜异位症可累及输尿管,引起尿路梗阻,导致输尿管扩张及肾盂积水,严重者可致肾衰竭。但发病率低,起病隐袭,临床上常缺乏典型症状,不易确诊,导致漏诊误诊。子宫内膜输尿管异位症的症状主要有两类:盆腔子宫内膜异位症本身的症状及输尿管受累引起的尿路症状,包括与月经有关的症状、腰部疼痛、肉眼血尿及盆腔包块等。输尿管梗阻通常起病隐袭,可由广泛的或微小的病变所致,也可由输尿管内或其周围的病灶引起。广泛的盆腔子宫内膜异位症合并外在型输尿管子宫内膜异位症以痛经和性交困难为主,尿路症状常不明显。既往有盆腔子宫内膜异位症病史,出现与月经周期有关的症状如腰痛、血尿等或尿路梗阻症状,应高度怀疑输尿管子宫内膜异位症。输尿管子宫内膜异位症合并肾盂积水的患者,建议首选手术治疗,解除输尿管梗阻,手术包括输尿管松解术、输尿管部分切除术或肾切除术。

(张　旭)

参 考 文 献

1. 张继伟,王海涛,阎乙夫,等.低分期和低分级原发性输尿管癌的临床特点分析.中华泌尿外科杂志,2013,34(10):742-745.
2. 雷钧皓,魏强.局限性输尿管癌的外科治疗进展.国际泌尿系统杂志,2014,34(4):555-558.

3. 朱再生,叶敏,施红旗,等.肾盂输尿管癌区域淋巴结清扫的临床意义.中华泌尿外科杂志,2013,34(12):916-920.

4. 刘鹏,吴长利,胡海龙.尿脱落细胞学检查在原发性输尿管癌诊断中的意义.中国肿瘤临床,2009,14:795-797.

5. Rouprêt M, Babjuk M, Compérat E. EAU guidelines on urothelial carcinomas of the upper urinary tract. EAU Guidelines,2017:8-17.

6. 刘锋,毛祖杰,张琦,等.完全腹腔镜肾盂输尿管癌根治术治疗上尿路肿瘤 32 例报告.中国微创外科杂志,2011,11(11):989-991.

7. 张保,司马晋,高强,等.改良三孔法完全后腹腔镜下肾输尿管全长及膀胱袖状切除术的临床研究.中华泌尿外科杂志,2017,38(1):15-18.

4

第二十五章

输 尿 管 炎

第一节　输尿管非特异性炎症

各种输尿管炎症很少单独发生，多为肾盂感染或输尿管周围感染的一部分。

一、急性输尿管炎

急性输尿管炎（acute ureteritis）多伴发于急性下尿路感染或急性肾盂肾炎累及输尿管。病理改变表现为黏膜下大量嗜酸粒细胞浸润。临床主要表现为两侧腹肋部酸胀，可有血尿，并可引起输尿管狭窄。

（一）病因

病原菌多为杆菌，也有厌氧菌感染的报道。有国外文献报道厌氧菌感染可引起输尿管的急性化脓性炎症并且可导致输尿管的急性坏死，若炎症破坏输尿管壁，则可引起输尿管周围积脓和尿外渗。临床上单纯的输尿管急性炎症比较罕见，在免疫缺陷人群如接受器官移植患者、AIDS 患者等，有文献报道 BK 病毒复活引起的输尿管炎和 CMV 病毒感染引起的输尿管炎，且症状多无特异性。嗜酸性输尿管炎多发生于有过敏体质或过敏遗传背景人群。

（二）诊断

临床上很少做出单纯急性输尿管炎的诊断，因其多伴发于急性肾盂肾炎和膀胱炎，其临床表现多为肾盂肾炎或膀胱炎的症状，可出现腰部酸胀、尿频、尿急及发热、无力等局部症状和全身症状。影像学资料对诊断有帮助，尤其是炎症累及输尿管周围组织或穿孔引起尿外渗时。病毒感染性输尿管炎的诊断主要依赖血清免疫学检查，并结合患者的特殊既往史，由于发病罕见，因此常常不能早期诊断。

（三）治疗

急性输尿管炎的治疗主要是针对病因的治疗，

如有输尿管梗阻则应及时采取措施引流肾盂积水，在有输尿管坏死穿孔的情况下，采取手术探查和外科治疗是有必要的。对于嗜酸性输尿管炎，据文献报道，糖皮质激素治疗效果比较好。

二、慢性输尿管炎

慢性输尿管炎（chronic ureteritis）分为原发性和继发性两大类。继发性输尿管炎多为梗阻的结果，临床上相对比较常见。这类输尿管炎多继发于输尿管结石、放射治疗、输尿管肿瘤、腹腔炎症等，且治疗多针对原发病的治疗，不作为本节重点介绍内容。原发性输尿管炎，是一种原因不十分清楚的节段性非特异性输尿管炎症，文献仅见 20 余例报道，且以女性下尿路易感人群为多见。

（一）病因与病理

原发性输尿管炎的病因目前尚不清楚，可能与既往的下尿路感染有关。有报道患有慢性前列腺炎和膀胱炎的病例，均可导致该病的发生。也有研究证实尿路上皮下层解剖学上的连续性可以阻止细菌从膀胱黏膜到肾脏黏膜下层的通路这一作用。有作者认为其病因可能与机体的免疫功能有关。资料显示，男女发病比例为 1∶1，发病机会均等。

原发性非特异性输尿管炎多发于输尿管中下段，上段比较少见。Mininberg 将肉眼观察病变分为 3 型：①带蒂或无蒂的炎症组织突入输尿管腔内；②管腔内出现结节状肿块；③管壁出现弥漫性浸润，其长度为 2.5~13cm。光镜下观察输尿管壁呈深浅不一的炎性细胞浸润，以淋巴细胞、成纤维细胞为主，毛细血管丰富，黏膜常充血或溃疡；病变早期即可在黏膜下层，平滑肌层和输尿管周围出现钙化。此外，还可有黏膜上皮增生或非典型增生，Brunn 卵巢形成，平滑肌、血管、纤维组织增生。依增生特点有几个特殊类型：①囊性输尿管炎；②滤泡性输尿管炎；③肉芽肿性输尿管炎；④腺性输尿管炎。

（二）诊断

非特异性输尿管炎临床无特异性表现。可表现为腰肋部疼痛、尿频、血尿等。因此，临床极易误诊。临床上有腰肋部疼痛、尿频、血尿等，在排除结核、结石及肿瘤后，可结合影像学资料和输尿管镜检考虑本病的可能性，输尿管镜下取组织活检或通过手术探查和病理切片可确诊。尚需与继发性非特异性输尿管炎、输尿管结核、输尿管阴性结石和输尿管癌等进行鉴别。

（三）治疗

非特异性输尿管炎的治疗目前多主张手术治疗。如有条件，建议在输尿管切片或冷冻切片活检鉴别基础上决定手术方式。病变比较局限的，多主张节段性切除。切除后可行输尿管端-端吻合、输尿管膀胱吻合、膀胱肌瓣代输尿管吻合术等；狭窄较长者，可考虑用阑尾、小肠代替治疗；若病变累及全长、炎症轻者，可考虑长期留置双J形管，定期更换，辅以抗炎激素治疗，必要时可考虑终身肾造瘘，梗阻重者，可考虑自体肾移植，但应慎重。慢性输尿管炎是输尿管癌的重要诱因，术后应定期随访观察，及时发现可能的癌变。

第二节　输尿管特异性炎症

一、输尿管结核

输尿管结核（tuberculosis of ureter）多继发于肾结核，并且与肾结核合并存在，并可导致输尿管纤维化和狭窄，最常见的受累部位时膀胱输尿管连接部（UVJ）。很少累及肾盂输尿管连接部（UPJ），发生在输尿管中间1/3者则更为少见。一般较容易明确诊断。单纯输尿管结核罕见，且起病隐匿，早期诊断困难。

（一）病理

输尿管感染结核菌后，输尿管黏膜、黏膜固有层及肌层首先被侵犯，结核结节在黏膜上形成表浅、潜行的溃疡。溃疡基底部为肉芽组织，纤维化反应最明显，使输尿管管壁增粗、变硬，逐渐变为条索状，最终输尿管完全闭锁。

（二）诊断

继发性输尿管结核的诊断主要在诊断肾结核的同时获得诊断，而单纯性输尿管结核的早期诊断关键是要重视泌尿系结核这一常见病。除对有持续性、进行性加重的尿路刺激征患者要高度警惕外，对症状轻微、尿常规有持续异常者（常规抗生素治疗无效的尿液中白细胞增多）也要考虑到泌尿系结核的可能。单纯性输尿管结核一般没有明显的尿路刺激征，但细心询问病史常有轻微的尿频、尿急、尿痛、血尿等症状合并或单独存在。

尿常规检查是一重要的诊断线索，"无菌性脓尿"是结核典型的常规尿液检查和培养结果。如尿中有持续性红细胞和白细胞增多，酸性尿，普通抗感染治疗无效者，要考虑输尿管结核的可能，应留晨尿找抗酸杆菌、尿结核分枝杆菌PCR检查和结核菌培养等，不能漏诊。由于结核菌是间断性的由体内排出，在做细菌学培养时，应该连续留取晨尿标本送培养，至少连续3次，最好是5次。

X线检查是泌尿系结核的重要诊断措施。单纯性输尿管结核早期X线检查因缺乏特异性影像学变化而不易被诊断，静脉肾盂造影常仅表现为病变段输尿管无造影剂滞留，呈"激惹"现象。有报道，诊断性抗结核治疗前后静脉肾盂造影的改变是诊断输尿管结核的最佳方法，而且治疗2周后是复查静脉肾盂造影合适的时机。

膀胱镜检查和逆行肾盂造影对诊断早期输尿管结核有帮助。由于并发膀胱慢性炎症导致膀胱黏膜充血水肿、糜烂出血等造成观察和插管困难，诊断价值不大。

（三）鉴别诊断

1. 泌尿系慢性非特异性感染　肾输尿管结核患者的尿常规检查和慢性下尿路非特异性感染时都可有红细胞和白细胞增多，常常都合并有尿频尿急，临床上容易混淆。但是，慢性下尿路感染一般不伴有全身症状，且不会有酸性尿，尿沉渣抗酸染色阴性，而泌尿系结核可有腰部酸胀、盗汗等全身症状，影像学检查能提供重要帮助。

2. 输尿管结石　输尿管结石常引起明显的腹部疼痛，并可放射至腹股沟和大腿内侧，患者可有呕吐，不难鉴别。静脉肾盂造影或CT平扫可见输尿管扩张，并可见输尿管里有高密度影。

（四）治疗

1. 早期获得诊断的输尿管结核患者，如病变范围不大，病变轻微，可考虑置双J形管后行抗结核治疗，有可能免于手术。

2. 大部分输尿管结核需要手术治疗，切除病变段输尿管：①对于输尿管缺损在10cm以下者，可行膀胱悬吊或膀胱壁瓣成形术;②输尿管缺损大于10cm 时,可采用回肠代输尿管术。

手术时要充分切除病变的输尿管,保证吻合口的血供和无张力。适当延长输尿管支架管的留置时间是防止术后尿漏和再狭窄的重要措施。术后常规抗结核治疗半年,并定期随访。

二、念珠菌性输尿管炎

念珠菌性输尿管炎(monilial ureteritis)是指念珠菌经各种途径到达并定居、繁殖于输尿管而引起的输尿管炎症。念珠菌中,白色念珠菌和热带念珠菌的致病力最强,也是最常见的致病菌。由于多种念珠菌要在一定条件下才能致病,故念珠菌又称条件致病菌。

(一) 病因

念珠菌性输尿管炎的病因主要是肾真菌感染后蔓延输尿管所致。一般情况下,念珠菌无法在输尿管定居、繁殖,只有在输尿管存在梗阻,或大量使用抗生素和长期使用免疫抑制剂,继发全身抵抗力低下或免疫缺陷时才发病的。

(二) 临床表现

继发于肾源性的念珠菌性输尿管炎患者,主要表现为肾感染的症状,如高热、寒战、尿频、尿急、尿痛、脓尿,甚至气血尿等,尿中还可有胶冻样物或血色组织碎片,其中以尿中排出白色"真菌球"为特征。肾绞痛可以是"真菌球"堵塞输尿管引起的,也可以是输尿管上繁殖的真菌引起堵塞导致的。若两侧输尿管同时被念珠菌堵塞,则表现为无尿。

(三) 诊断

提高念珠菌性输尿管炎的诊断关键在于对本病提高警惕性。凡存在真菌感染的易感因素(如长期用抗生素或免疫抑制剂、糖尿病等),出现尿感症状或尿中白细胞增多,而细菌培养阴性时,均应考虑真菌性尿路感染存在的可能。诊断主要依据临床表现及反复血、尿标本真菌培养。其他的放射影像技术有超声和 CT 检查,能够显示在集合系统的真菌物质,并能对尿路梗阻进行评估。肾脏集合系统的 CT检查,真菌性增生物密度比结石低。MRI 在真菌性感染诊断上没有临床意义。

(四) 治疗

1. 消除易感因素 这是预防和治疗真菌性尿感的最好方法,如避免长期使用抗生素、免疫抑制剂,解除尿路梗阻,控制糖尿病等使机体抵抗力下降的疾病,尽量减少输尿管内长期置管。

2. 碱化尿液 因真菌在酸性尿中繁殖迅速,故应给予碳酸氢钠口服,每次 1.0g,每日 3 次,以碱化尿液,造成抑制真菌生长的环境。

3. 药物治疗 常用有效药物是两性霉素 B、氟胞嘧啶、氟康唑、伊曲康唑。

轻症病例可口服氟胞嘧啶,剂量为 150mg/(kg·d),连服 1~3 个月。也可以用氟康唑(200mg/d)或伊曲康唑(400mg/d)。

对于重症、感染持续不消退的念珠菌性输尿管炎患者,可用两性霉素 B,静脉滴注从 0.1mg/(kg·d)开始,渐增加至 1mg/(kg·d),耐受性差者可酌减剂量;临床疗效差者可酌加剂量;病情严重者,每日剂量可用至 60mg,病情稳定后再改用 25~35mg/d。本药有肾损伤作用,在肾衰竭时,宜按肌酐清除率减量使用。

4. 支持治疗 如纠正贫血、低蛋白血症等,改善营养,提高抵抗力。

三、血吸虫性输尿管炎

血吸虫性输尿管炎(bilharzial ureteritis)是由于血吸虫感染后引起的输尿管损害,其主要危害是输尿管狭窄和硬化,进而继发肾积水,时间长久则可破坏患侧肾功能。我国血吸虫患者中,虽然日本血吸虫感染占多数,但侵犯泌尿生殖系的主要是埃及血吸虫。

(一) 病理

血吸虫病的基本病理变化是形成虫卵肉芽肿。输尿管感染血吸虫后,虫卵沉积于其黏膜下和肌层内,引起嗜酸性粒细胞性肉芽肿,可导致输尿管狭窄。慢性感染阶段时,输尿管黏膜增厚和管壁纤维化,其周围可形成纤维脂肪瘤病,加重输尿管梗阻。输尿管口则可因膀胱纤维化狭窄或扩张而失去活瓣功能,引起尿反流或梗阻,使患侧肾积水加重。约10%的患者由于梗阻和感染合并尿石症。

(二) 临床表现

1. 前期有尾蚴穿透皮肤侵入人体时出现局部皮肤红斑、瘙痒等过敏反应;其后,童虫发育阶段可引起明显的全身症状,如咳嗽、哮喘、胸痛、长期高热伴有出汗、寒战,甚至萎靡、反应迟钝等。

2. 泌尿系统多个器官可有改变。输尿管主要是膀胱壁段受侵犯。输尿管硬化狭窄后,其上部扩张、迂曲、反流和钙化,常伴发感染和结石,引起肾盂肾炎,甚至脓肾。

（三）诊断

1. 病史 有疫水接触史和前期症状。

2. 实验室检查 可在尿中见到红细胞和白细胞。24 小时尿或中午终末尿离心，沉渣中可找到虫卵。

3. 若膀胱同时被累及，膀胱镜和膀胱黏膜活检可明确诊断。

4. 影像学检查

（1）平片：输尿管线性钙化是本病特征性改变。

（2）排泄性尿路造影：常显示输尿管迂曲、扩张，增粗如小肠，下段常有狭窄或梗阻。

（3）B 超可显示输尿管管壁有钙化斑或线条样钙化。

（4）CT、MRI 也对本病的诊断有帮助，可选择使用。

（四）治疗

1. 杀灭体内血吸虫 可使用吡喹酮或美曲磷脂。吡喹酮每次 10mg/kg，每日 3 次，连服 2 天。或每次 20mg/kg，每日 3 次，服 1 天。在服首剂 1 小时后可出现头晕、头痛、乏力、腹痛、期前收缩等，一般无须处理，于停药数小时至 1~2 天内即消失。

2. 并发症的外科治疗

（1）早期输尿管壁段狭窄，主张行输尿管膀胱再吻合术，伴有输尿管下段狭窄时，可将狭窄段切除再行输尿管膀胱瓣再植术。

（2）一侧输尿管中段以下狭窄较长，可行回肠代输尿管术。

（3）输尿管狭窄伴同侧脓肾，可先行肾造瘘引流，待肾功能恢复后再考虑是否保留或切除患肾。

（4）双侧输尿管梗阻而突发无尿，应行急诊膀胱镜或输尿管镜检查，并插管引流。如果插管失败，则行经皮肾造瘘引流术。

（杜广辉 曾进）

参 考 文 献

1. Wein AJ, Kavoussi LR, Pamn Aw, et al. Campbell-Walsh urology. 11th Edition. Philadelphia：Elsevier，2015：223-484.

2. 李汉忠，崔全才. 原发性非特异性输尿管炎的诊断与治疗. 中华外科杂志，2000，38（10）：761-763.

第二十六章

输尿管损伤

一、病　因

输尿管是位于腹膜后间隙的细长管状器官，输尿管位于后腹膜腔深处，很好地被腰大肌、椎骨和骨盆等邻近组织所保护，因此外伤引起的损伤发生率很低。临床上所见的输尿管损伤主要为医源性损伤，其中50%以上发生于妇科腹腔镜手术中，89%发生在下段输尿管。

（一）外伤损伤

1. 开放性损伤　外界暴力所致输尿管损伤率约为4%，主要是由刀伤、枪伤、刃器刺割伤引起。损伤不仅可以直接造成输尿管的穿孔、割裂或切断，而且继发感染，导致输尿管狭窄或漏尿。

2. 闭合性损伤　多发生于车祸、高处坠落及极度减速事件中，损伤常造成胸腰椎错位、腰部骨折等。损伤机制有两方面：一方面由于腰椎的过度侧弯或伸展直接造成输尿管的撕脱或断裂；另一方面由于肾有一定的活动余地，可以向上移位，而相对固定的输尿管则被强制牵拉，造成输尿管的断裂，最常见的就是肾盂输尿管连接处断裂。

（二）手术损伤

医源性损伤是输尿管损伤最常见的原因，常见于外科、妇产科的腹膜后手术或盆腔手术，如子宫切除术、卵巢切除术、剖宫产、髂血管手术、结肠或直肠的肿瘤切除术等。临床上尤以子宫切除术和直肠癌根治术损伤输尿管最为常见。

（三）器械损伤

随着腔内泌尿外科的发展及输尿管镜技术的不断进步，输尿管镜引起输尿管损伤率也由7%下降至1%~5%。

1. 输尿管插管损伤　在逆行肾盂造影、PCNL术前准备、留置肾盂尿标本等检查或操作时需行输尿管插管，若输尿管导管选择不当、操作不熟练会引起输尿管损伤，尤其是在狭窄段和交界段。轻者黏膜充血水肿，重者撕裂穿孔。

2. 输尿管镜检查损伤　输尿管扭曲成角或连接、交界处处于弯曲时，行硬性输尿管镜检查，如果操作不当或输尿管镜型号选择不当，就会损伤输尿管，形成假道或穿孔，甚至输尿管完全断裂。

3. 输尿管碎石损伤　无论是选择取石钳、套石篮还是输尿管镜下钬激光碎石，较大的结石长期嵌顿刺激，结石周围黏膜水肿，甚至形成息肉，对于这种情况如果强制通过输尿管镜或导丝可能损伤输尿管。

4. 其他碎石损伤　腔镜下使用激光或体外冲击波碎石治疗输尿管结石，可能会发生不同程度的管壁损伤。

（四）放疗损伤

宫颈癌、前列腺癌等放疗后，输尿管管壁易水肿、出血、坏死，进而形成纤维瘢痕或尿瘘。

二、临床表现

输尿管损伤的临床表现复杂多样，有可能出现较晚，也有可能不典型或者被其他脏器损伤所掩盖。常见的临床表现如下。

1. 尿外渗　开放性手术所致输尿管穿孔、断裂，或其他原因引起输尿管全层坏死、断离者，都会有尿液从伤口中流出。尿液流入腹腔会引起腹膜炎，出现腹膜刺激征；流入后腹膜，则引起腹部、腰部或直肠周围肿胀、疼痛，甚至形成积液或尿性囊肿。

2. 血尿　在部分输尿管损伤中会出现，可表现为镜下或肉眼血尿，具体情况要视输尿管损伤类型而定。输尿管完全离断时，可以表现为无血尿。

3. 尿瘘　溢尿的瘘口1周左右就会形成瘘管。

瘘管形成后常难以完全愈合,尿液不断流出,常见的尿瘘有输尿管皮肤瘘、输尿管腹膜瘘和输尿管阴道瘘等。

4. 感染症状 输尿管损伤后,自身炎症反应、尿外渗及尿液聚集等很快引起机体炎症反应,轻者局部疼痛、发热、脓肿形成,重者发生败血症或休克。

5. 无尿 如果双侧输尿管完全断裂或被误扎,伤后或术后就会导致无尿,但也要与严重外伤后所致休克、急性肾衰竭引起的无尿相鉴别。

6. 梗阻症状 放射性或腔内器械操作等所致输尿管损伤,由于长期炎症、水肿、粘连等,晚期会出现受损段输尿管狭窄甚至完全闭合,进而引起患侧上尿路梗阻,表现为输尿管扩张、肾积水、腰痛、肾衰竭等。

7. 合并伤表现 表现为受损器官的相应症状,严重外伤者会有休克表现。

三、诊　断

输尿管损伤可引起严重后果,输尿管损伤确诊延迟可导致更多有效肾单位丧失。可见早期诊断和治疗的重要性。对于术中发现的输尿管损伤,应立即进行修复。

（一）病史

外伤、腹盆腔手术及腔内泌尿外科器械操作后,如果出现而当患者术后出现术后发热、侧腹疼痛、白细胞增多、腹腔引流液增多、少尿及腹膜刺激征等情况时,应考虑输尿管损伤可能。

（二）辅助检查

1. 静脉尿路造影 是诊断的首选方法,部分输尿管损伤可以通过静脉尿路造影显示。

（1）输尿管误扎:误扎的输尿管可能完全梗阻或者通过率极低,因而造影剂排泄障碍,出现输尿管不显影或造影剂排泄受阻。

（2）输尿管扭曲:输尿管可以表现为单纯弯曲,也可以表现为弯曲处合并狭窄引起完全或不完全梗阻。前者造影剂可以显示扭曲部位,后者表现为病变上方输尿管扩张,造影剂排泄受阻。

（3）输尿管穿孔、撕脱、完全断裂:表现为造影剂外渗。

2. 逆行肾盂造影 表现为在受损段输尿管插管比较困难,通过受阻。造影剂无法显示,自破裂处流入周围组织。该检查可以明确损伤部位,了解有无尿外渗及外渗范围,需要时可以直接留置导管引流尿液。

3. 膀胱镜检查 膀胱镜不仅可以直视下了解输尿管开口损伤情况,观察有无水肿、黏膜充血,而且可以观察输尿管口有无喷尿或喷血尿,判断中上段输尿管损伤、梗阻的情况。

4. CT 可以良好地显示输尿管的梗阻、尿外渗范围、尿瘘及肾积水等,尤其配合增强影像可以进一步提高诊断准确率。

5. B超 简易方便,可以初步了解患侧肾、输尿管梗阻情况,同时发现尿外渗。

6. 放射性核素肾图 对了解患侧肾功能及病变段以上尿路梗阻情况有帮助。

（三）术中辨别

手术中,如果高度怀疑输尿管损伤时,可以应用亚甲蓝注射来定位诊断。方法是将 1~2ml 亚甲蓝从肾盂注入,仔细观察输尿管外是否有蓝色液体出现。注射时不宜太多太快,因为过多亚甲蓝可以直接溢出或污染周围组织,影响判断。当行剖腹探查时应当记录患者的血流动力学水平,如果患者的血流动力学稳定,那么输尿管损伤应该在术中被修复。对于不稳定的患者,临时的输尿管引流后再行 2 期手术。

四、治　疗

输尿管损伤的处理既要考虑输尿管损伤的部位、程度、时间及肾和膀胱情况,又要考虑患者的全身情况,了解有无严重合并伤及休克。

（一）急诊处理

1. 首先抗休克治疗,积极处理引起输尿管损伤的病因。

2. 术中发现的新鲜无感染输尿管伤口,应一期修复。

3. 如果输尿管损伤 24 小时以上,组织发生水肿或伤口有污染,一期修复困难时,可以先行肾脏造瘘术,引流外渗尿液,避免继发感染,待情况好转后再修复输尿管。

（二）手术治疗

1. 输尿管支架置放术 对于输尿管小穿孔、部分断裂或误扎松解者,可放置双 J 形管或输尿管导管,保留 2 周以上,一般能愈合。

2. 肾造瘘术 对于输尿管损伤所致完全梗阻不能解除时,可以肾造瘘引流尿液,待情况好转后再修复输尿管。

3. 输尿管成形术 对于完全断裂、坏死、缺损的输尿管损伤者,或非手术治疗失败者,应尽早手术

4

修复损伤的输尿管,恢复尿液引流通畅,保护肾功能。同时,彻底引流外渗尿液,防止感染或形成尿液囊肿。对于髂静脉以上的损伤,如有可能应行输尿管吻合术并置入支架。髂静脉以下的损伤通常行腰大肌膀胱悬吊修复术或 Boari 膀胱瓣修复术。

手术中可以通过向肾盂注射亚甲蓝,观察术野蓝色液体流出,来寻找断裂的输尿管口。输尿管吻合时需要仔细分离输尿管并尽可能多保留其外膜,以保证营养与存活。

(1)输尿管-肾盂吻合术:上段近肾盂处输尿管或肾盂输尿管连接处撕脱断裂者可以行输尿管-肾盂吻合术,但要保证无张力。若吻合处狭窄明显时,可以留置双 J 形管作支架,2 周后取出。近年来,腹腔镜下输尿管-肾盂吻合术取得了成功,将是一个新的治疗方式。

(2)输尿管-输尿管吻合术:若输尿管损伤范围在 2cm 以内,则可以行输尿管端端吻合术。输尿管一定要游离充分,保证无张力的吻合。双 J 形管留置 2 周。

(3)输尿管-膀胱吻合术:输尿管下段的损伤,如果损伤长度在 3cm 之内,尽量选择输尿管-膀胱吻合术。该手术并发症少,但要保证无张力及抗反流。双 J 形管留置时间依具体情况而定。

(4)交叉输尿管-输尿管端侧吻合术:如果一侧输尿管中端或下端损伤超过 1/2,端端吻合张力过大或长度不足时,可以将损伤侧输尿管游离,跨越脊柱后与对侧输尿管行端侧吻合术。尽管该手术成功率高,但也有学者认为不适合泌尿系肿瘤和结石的患者,以免累及对侧正常输尿管,提倡输尿管替代术或自体肾移植术。

(5)输尿管替代术:如果输尿管损伤较长,一侧或双侧病变较重,无法或不适宜行上述各种术式时,可以选择输尿管替代术。常见的替代物为回肠,也有报道应用阑尾替代输尿管取得手术成功者。近年来,组织工程学材料的不断研制与使用,极大地方便并降低了该手术的难度。但 AUA 不推荐在急性期行输尿管替代术。

4. 放疗性输尿管损伤 长期放疗往往会使输尿管形成狭窄性瘢痕,输尿管周围也会纤维化或硬化,且范围较大,一般手术修补输尿管困难,且患者身体情况较差时,宜尽早行尿流改道术。

5. 自体肾移植术 当输尿管广泛损伤,长度明显不足以完成以上手术时,可以将肾移植到髂窝中,以缩短距离。手术要将肾缝在腰肌上,注意保护输尿管营养血管及外膜。不过需要注意的是,有 8% 的自体移植肾者术后出现移植肾无功能。

6. 肾切除术 损伤侧输尿管所致肾严重积水或感染,肾功能严重受损或肾萎缩者,如对侧肾正常,则可施行肾切除术。另外,内脏严重损伤且累及肾无法修复者,或长期输尿管瘘存在无法重建者,也可以行肾切除术。

(王少刚)

参 考 文 献

1. Wein AJ, Kavoussi LR, Pamn Aw, et al. Campbell-Walsh urology. 11 th Edition. Philadelphia: Elsevier, 2015, 1282-1292.

2. Bryk DJ, Zhao LC. A Review of Urologic Trauma Guidelines. BJU Int, 2016, 117(2): 24-34.

3. Burks FN, Santucci RA. Management of iatrogenic ureteral injury. Ther Adv Urol, 2014, 6(3): 115-124.

4. 陈达,白焱,夏溟. 输尿管镜手术中医源性损伤的诊治体会. 中华泌尿外科杂志, 2013, 34(12): 921-923.

5. 唐晨野,傅强. 泌尿系统损伤 10 年 162 例回顾性分析. 中华泌尿外科杂志, 2014, 35(8): 606-610.

第二十七章

输尿管结石

输尿管结石是泌尿系统结石中的常见疾病,发病年龄多为 20~40 岁,男性略高于女性。其发病率约占上尿路结石的 65%。其中 90% 以上是继发性结石,即结石在肾内形成后降入输尿管。原发于输尿管的结石较少见,通常合并输尿管梗阻、憩室等其他病变。所以输尿管结石的病因与肾结石基本相同。从形态上看,由于输尿管的塑形作用,结石进入输尿管后常形成圆柱形或枣核形,亦可由于较多结石排入,形成结石串俗称"石街"。

解剖学上输尿管的 3 个狭窄部将其分为上、中、下 3 段:①肾盂输尿管连接部;②输尿管与髂血管交叉处;③输尿管的膀胱壁内段,此 3 处狭窄部常为结石停留的部位。除此之外,输尿管与男性输精管或女性子宫阔韧带底部交叉处及输尿管与膀胱外侧缘交界处管径较狭窄,也容易造成结石停留或嵌顿。过去的观点认为,下段输尿管结石的发病率最高,上段次之,中段最少。但最新的临床研究发现,结石最易停留或嵌顿的部位是输尿管的上段,约占全部输尿管结石的 58%,其中又以第 3 腰椎水平最多见;而下段输尿管结石仅占 33%。在肾盂及肾盂输尿管连接部起搏细胞的影响下,输尿管有节奏的蠕动,推动尿流注入膀胱。因此,在结石下端无梗阻的情况下,直径 ≤0.4cm 的结石约有 90% 可自行降至膀胱随尿流排出,其他情况则多需要进行医疗干预。

第一节 输尿管结石的临床表现

一、症 状

(一)疼痛

1. 中、上段输尿管结石 当结石停留在一个特定区域而无移动时,常引起输尿管完全或不完全性

的梗阻,尿液排出延迟引起肾脏积水,可出现腰部胀痛、压痛及叩痛。随着肾脏"安全阀"开放引起尿液静脉、淋巴管或肾周反流,肾内压力降低,疼痛可减轻,甚至完全消失。而当结石随输尿管蠕动和尿流影响,发生移动时,则表现为典型的输尿管绞痛。上段输尿管结石一般表现为腰区或胁腹部突发锐利的疼痛,并可放射到相应的皮肤区及脊神经支配区,如可向同侧下腹部、阴囊或大阴唇放射。值得注意的是,腰背部皮肤的带状疱疹经常以单侧腰胁部的疼痛出现,在疱疹出现前几乎无法确诊,因此常与肾或输尿管上段的结石相混淆,需要仔细询问病史以排除可能性。中段的输尿管结石表现为中、下腹部的剧烈疼痛。这种患者常以急腹症就诊,因此常需与腹部其他急症相鉴别。例如,右侧需考虑急性阑尾炎、胃、十二指肠溃疡穿孔;左侧需考虑急性肠憩室炎、肠梗阻、肠扭转等疾病。在女性还需要注意排除异位妊娠导致输卵管破裂、卵巢扭转、卵巢破裂等疾病,以免造成误诊。

2. 下段输尿管结石 下段输尿管结石引起疼痛位于下腹部,并向同侧腹股沟放射。当结石位于输尿管膀胱连接处时,由于膀胱三角区的部分层次由双侧输尿管融合延续而来,因此可表现为耻骨上区的绞痛,伴有尿频、尿急、尿痛等膀胱刺激征,排尿困难。在男性还可放射至阴茎头。牵涉痛产生于髂腹股沟神经和生殖股神经的生殖支神经。因此在排除泌尿系统感染等疾病后,男性患者需要与睾丸扭转或睾丸炎相鉴别。在女性则需要与卵巢疾病相鉴别。

(二)血尿

约 90% 的患者可出现血尿,而其中 10% 为肉眼血尿,还有一部分患者由于输尿管完全梗阻而无血尿。输尿管结石产生血尿的原因有:结石进入输尿

4

管引起输尿管黏膜受损出血或引起感染。因此一般认为,先出现输尿管绞痛而后出现血尿的患者应首先考虑输尿管结石;而当先出现大量肉眼血尿,排出条索状或蚯蚓状血块,再表现为输尿管绞痛的患者则可能是由于梗阻上端来源的大量血液排入输尿管后未及时排出,凝固形成血块引起绞痛,因此需要首先排除肾的出血性疾病,如肾盂恶性肿瘤或者肾小球肾炎等肾内科疾病。

(三) 感染与发热

输尿管结石可引起梗阻导致继发感染引起发热,其热型以弛张热、间歇热或不规则发热为主。严重时还可引起中毒性休克症状,出现心动过速、低血压、意识障碍等症状。产脲酶的细菌感染(如变形杆菌、铜绿假单胞菌、枯草杆菌、产气肠杆菌等)还可形成感染性结石进一步加重梗阻。尽管抗生素治疗有时可以控制症状,但许多情况下,在解除梗阻以前,患者的发热不能得到有效的改善。

(四) 恶心、呕吐

输尿管与胃肠有共同的神经支配,因此输尿管结石引起的绞痛常引起剧烈的胃肠症状,表现出恶心、呕吐等症状。这一方面为其诊断提供了重要的线索,但更多情况下往往易与胃肠或胆囊疾病相混淆,造成误诊。当与血尿等症状同时出现时,有助于鉴别。

(五) 排石

部分患者以排尿过程中发现结石为主诉就诊,其中有部分患者已确诊患有结石,行碎石治疗后,结石排出;还有部分患者既往无结石病史。排石的表现不一,从肉眼可见的结石颗粒到浑浊的尿液,常与治疗方式及结石的成分有关。

(六) 其他

肾移植术后输尿管结石的患者,由于移植物在手术过程中神经、组织受到损伤,发生结石后一般无明显症状,多在移植术后随访过程中通过超声探查发现。妊娠后子宫增大,压迫输尿管,导致尿液排出受阻可并发结石,其发病率<0.1%,其中又以妊娠中、晚期合并泌尿系结石较多见。临床表现主要有腰腹部疼痛、恶心呕吐、膀胱刺激征、肉眼血尿和发热等,与非妊娠期症状相似,且多以急腹症就诊,但需要与妇产科急症相鉴别。尽管输尿管结石的患者多由于上述主诉而就医,但不可忽视少数患者可无任何临床症状,仅在体检或者治疗结石后随访中发现输尿管结石。

二、体　征

输尿管绞痛的患者,表情痛苦,卧位、辗转反复变换体位。输尿管上段结石常可表现为肾区、胁腹部的压痛和叩击痛。输尿管走行区域可有深压痛,但除非伴有尿液外渗,否则无腹膜刺激征,可与腹膜腔内的脏器穿孔、感染相鉴别。有时经直肠指诊可触及输尿管末端的结石,是较方便的鉴别手段。

第二节　输尿管结石的诊断

与肾结石一样,完整的输尿管结石诊断应包括:①结石自身的诊断,如结石部位、体积、数目、形状、成分等;②结石并发症的诊断,如感染、梗阻的程度、肾功能损害等;③结石病因的评价。对通过病史、症状和体检后发现,具有泌尿系统结石或者排石病史,出现肉眼或镜下血尿和(或)运动后输尿管绞痛的患者,应进入下述诊断过程。

一、实验室检查

1. 尿液检查　尿液常规检查可见镜下血尿,运动后血尿加重具有一定意义。伴感染时有脓尿。结晶尿多在肾绞痛时出现。尿液 pH 可为分析结石成分提供初步依据。尿液培养可指导尿路感染抗生素的使用。

2. 血液常规检查　剧烈的输尿管绞痛可导致交感神经高度兴奋,机体发生应激反应,出现血白细胞升高;当其升到 $13×10^9/L$ 以上则提示存在尿路感染。血电解质、尿素和肌酐水平是评价总肾功能的重要指标,当由于输尿管梗阻导致肾积水、肾功能损害时,常需要结合上述指标指导制订诊疗方案。

3. 结石分析及尿液分析　详见第十七章。

二、影像学检查

影像学检查是确诊结石的主要方法。目的在于明确结石的位置、数目、大小、可能的成分、可能的原因、肾功能、是否合并肾积水、是否合并感染、是否合并尿路畸形、既往治疗情况等。所有具有泌尿系结石临床症状的患者都应该行影像学检查,其结果对于结石的进一步检查和治疗具有重要的参考价值。

1. B 超　超声检查是一种简便、无创伤的检查,是使用最广泛的输尿管结石的筛查手段。它可以发现 2mm 以上非 X 线透光结石即通常所称"阳性"结石及 X 线透光结石即"阴性"结石。超声检查还可以了解结石以上尿路的扩张程度,间接了解肾皮质、实质厚度和集合系统的情况。超声检查能同时观察膀胱和前列腺,寻找结石形成的诱因和并发症。但输尿管壁薄,缺乏一个良好的"声窗"衬托结石的背景,因此输尿管结石检出率低于肾结石。不过一旦输尿管结石引起上尿路积水,则可沿积水扩张的输尿管下行,扫查到输尿管上段的结石或提示梗阻的部位。由于受肠道及内容物的影响,超声检查诊断输尿管中段结石较困难。而采用充盈尿液的膀胱作为"声窗",则能发现输尿管末端的结石。此外,经直肠超声检查(TRUS)也能发现输尿管末端的结石。尽管超声检查存在一定的缺陷,但其仍是泌尿系结石的常规检查方法,尤其是在肾绞痛时可作为首选方法。

2. 尿路平片(KUB 平片)　尿路平片可以发现90%左右非 X 线透光结石,能够大致地确定结石的位置、形态、大小和数量,并且通过结石影的明暗初步提示结石的化学性质。因此,可以作为结石检查的常规方法。在尿路平片上,不同成分的结石显影程度依次为草酸钙、磷酸钙和磷酸铵镁、胱氨酸、含尿酸盐结石。单纯性尿酸结石和黄嘌呤结石能够透过 X 线,胱氨酸结石的密度低,后者在尿路平片上的显影比较淡。最近还有研究者采用双重 X 线吸光度法(dual X-ray absorptiometry)检测结石矿物质含量(stone mineral content,SMC)和密度(stone mineral density,SMD)。并在依据两者数值评估结石脆性的基础上,为碎石方法的选择提供重要依据。他们认为当结石 SMC > 1.27gm 时,应采用 PCNL 或 URSL 等方法,而不宜选择 ESWL。

与肾或膀胱结石相比,输尿管结石一般体积较小,同时输尿管的走形区域有脊椎横突及骨盆组织重叠,因此即使质量优良的 KUB 平片,尽管沿输尿管走形区域仔细寻找可能增加结石检出的概率,但仍有约 50% 急诊摄片的结石患者无法明确诊断。腹部侧位片有助于胆囊结石与输尿管结石的鉴别,前者结石影多位于脊柱的前侧;后者多位于脊柱的前缘之后。钙化的淋巴结、静脉石、骨岛等也可能被误认为结石,需仔细鉴别。可插入输尿管导管拍摄双曝光平片,如钙化影移动的距离和导管完全一致,则表明阴影在导管的同一平面。另外,由于输尿管的走行不完全位于一个冠状平面,因此 KUB 片上结石影存在不同的放大倍数,输尿管中段放大率最大,下段最小。因此,中段结石下移,结石影会缩小,此时不应认为结石溶解。

3. 静脉尿路造影(IVU)　静脉尿路造影应该在尿路平片的基础上进行,其价值在于了解尿路的解剖,发现有无尿路的发育异常,如输尿管狭窄、输尿管瓣膜、输尿管膨出等。确定结石在尿路的位置,发现尿路平片上不能显示的 X 线透光结石,鉴别 KUB 平片上可疑的钙化灶。此外,还可以初步了解分侧肾功能,确定肾积水程度。在一侧肾功能严重受损或者使用普通剂量造影剂而肾不显影的情况下,采用加大造影剂剂量或者延迟摄片的方法往往可以达到肾显影的目的。在肾绞痛发作时,由于急性尿路梗阻往往会导致肾排泄功能减退,尿路不显影或显影不良,进而轻易诊断为无肾功能。因此建议在肾绞痛发生 2 周后,梗阻导致的肾功能减退逐渐恢复时,再行 IVU 检查。

IVU 的禁忌证主要包括:①对碘剂过敏、总肾功能严重受损、妊娠早期(3 个月内)、全身状况衰竭者为 IVU 绝对禁忌证;②肝功能不全、心功能不全、活动性肺结核、甲状腺功能亢进、有哮喘史及其他药物过敏史者慎用;③总肾功能中度受损者、糖尿病、多发性骨髓瘤的患者肾功能不全时避免使用。如必须使用,应充分水化减少肾功能损害。

4. CT 扫描　随着 CT 技术的发展,越来越多复杂的泌尿系统结石需要做 CT 扫描以明确诊断。CT 扫描不受结石成分、肾功能和呼吸运动的影响,而且螺旋 CT 还能够同时对所获取的图像进行二维及三维重建,获得矢状或冠状位成像,因此,能够检出其他常规影像学检查中容易遗漏的微小结石(如直径 0.5mm 的微结石)且能显示在 KUB 上不显影的尿酸结石和胱氨酸结石。关于 CT 扫描的厚度,有研究者认为,采用 3mm 厚度扫描可能更易发现常规 5mm 扫描容易遗漏的微小的无伴随症状的结石,因而推荐这一标准。而通过 CT 扫描后重建得到的冠状位图像能更好地显示结石的大小,为结石的治疗提供更为充分的依据,但这也将增加患者的额外费用。CT 诊断结石的敏感性比尿路平片及静脉尿路造影高,尤其适用于急性肾绞痛患者的确诊,可以作为 B 超、X 线检查的重要补充。CT 片下,输尿管结石表现为结石高密度影及其周围水肿的输尿管壁形成的"框边"现象。近期研究发现,双侧肾 CT 值相差 5.0Hu 以上,CT 值较低一侧常伴随输尿管结石导致的梗阻。另外,结石的成分及脆性可以通过不同的 CT 值(Hu 单位)改变进行初步的评估,从而对治疗方法的选择提供参考。对于碘过敏或者存在其他 IVU 禁忌证的患者,增强 CT 能够显示肾积水的

4

程度和肾实质的厚度,从而反映肾功能的改变情况。有的研究认为,增强 CT 扫描在评价总肾和分肾功能上,甚至可以替代放射性核素肾扫描。

5. 逆行(RP)或经皮肾穿刺造影　属于有创性的检查方法,不作为常规检查手段,仅在静脉尿路造影不显影或显影不良及怀疑是 X 线透光结石、需要作进一步的鉴别诊断时应用。逆行性尿路造影的适应证包括:①碘过敏无法施行 IVU;②IVU 检查显影效果不佳,影响结石诊断;③怀疑结石远端梗阻;④需经输尿管导管注入空气作为对比剂,通过提高影像反差显示 X 线透光结石。

6. 磁共振水成像(MRU)　磁共振对尿路结石的诊断效果极差,因而一般不用于结石的检查。但是,磁共振水成像(MRU)能够了解上尿路梗阻的情况,而且不需要造影剂即可获得与静脉尿路造影同样的效果,不受肾功能改变的影响。因此,对于不适合做静脉尿路造影的患者(如碘造影剂过敏、严重肾功能损害、儿童和妊娠妇女等)可考虑采用。

7. 放射性核素显像　放射性核素检查不能直接显示泌尿系结石,但是,它可以显示泌尿系统的形态,提供肾的血流灌注、肾功能及尿路梗阻情况等信息,因此对手术方案的选择及手术疗效的评价具有一定价值。此外,肾动态显影还可以用于评估体外冲击波碎石对肾功能的影响情况。

8. 膀胱镜、输尿管镜检查　输尿管结石一般不需要进行膀胱镜检查,其适应证主要有:①需要行 IVU 或输尿管插管摄双曝光片;②需要了解碎石后结石是否排入膀胱。输尿管镜检查详见本章第三节。

第三节　输尿管结石的治疗

一、治疗方法的选择

目前治疗输尿管结石的主要方法有非手术治疗(药物治疗和溶石治疗)、体外冲击波碎石(ESWL)、输尿管镜(URSL)、经皮肾镜碎石术(PCNL)、开放及腹腔镜手术。大部分输尿管结石通过微创治疗如体外冲击波碎石和(或)输尿管镜、经皮肾镜碎石术治疗均可取得满意的疗效。输尿管结石位于输尿管憩室内、狭窄段输尿管近端的结石及需要同时手术处理先天畸形等结石病因导致微创治疗失败的患者往往需要开放或腹腔镜手术取石(表 27-1)。

表 27-1　输尿管结石治疗的选择(摘自 2017 年 EAU 泌尿系结石诊断治疗指南)

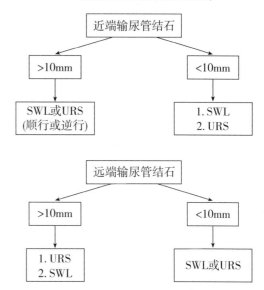

对于结石体积较小(一般认为直径<0.6cm)可通过水化疗法,口服药物排石。较大的结石,除纯尿酸结石外,其他成分的结石,包括含尿酸铵或尿酸钠的结石,溶石治疗效果不佳,多不主张通过口服溶石药物溶石。对于 X 线下显示低密度影的结石,可以利用输尿管导管或双 J 管协助定位试行 ESWL。尿酸结石在行逆行输尿管插管进行诊断及引流治疗时,如导管成功到达结石上方,可在严密观察下行碱性药物局部灌注溶石,此方法较口服药物溶石速度更快。

最新研究发现,近 20 年来世界范围内泌尿系结石治疗方法中输尿管镜增长了 17%,而体外冲击波碎石下降了 14.5%。对于输尿管结石而言,ESWL 和输尿管镜的总的结石清除率相当,但是输尿管镜可以通过单次治疗即获得较好的结石清除。不过,必须说明的是输尿管镜具有较高的手术并发症。

二、非手术治疗

(一)药物治疗

临床上多数尿路结石需要通过微创的治疗方法将结石粉碎并排出体外,少数比较小的尿路结石可以选择药物排石。排石治疗的适应证包括:①结石直径<0.6cm;②结石表面光滑;③结石以下无尿路梗阻;④结石未引起尿路完全梗阻,局部停留少于 2周;⑤特殊成分(尿酸结石和胱氨酸结石)推荐采用排石疗法;⑥经皮肾镜、输尿管镜碎石及 ESWL 术后的辅助治疗。

排石方法主要包括:①每日饮水 2000~3000ml,

保持昼夜均匀。②双氯芬酸钠栓剂塞肛,双氯芬酸钠能够减轻输尿管水肿,减少疼痛发作风险,促进结石排出,推荐应用于输尿管结石,但对于有哮喘及肝肾功能严重损害的患者应禁用或慎用。③口服α受体阻滞剂(如坦索罗辛)或钙离子通道拮抗剂。坦索罗辛是一种高选择性α肾上腺素能受体阻滞剂,使输尿管下段平滑肌松弛,尤其可促进输尿管下段结石的排出。此外,越来越多的研究表明口服α受体阻滞剂作为其他碎石术后的辅助治疗,有利于增加结石清除率,特别是位于输尿管下段的结石,同时可缩短排石时间,减轻疼痛,减少石街的形成。④中医中药,治疗以清热利湿,通淋排石为主,佐以理气活血、软坚散结。常用的成药有尿石通等;常用的方剂如八正散、三金排石汤和四逆散等。针灸疗法无循证医学的证据,可以作为辅助疗法。包括体针、电针、穴位注射等。常用穴位有肾俞、中脘、京门、三阴交和足三里等。⑤适度运动,根据结石部位的不同选择体位排石。

(二)溶石治疗

近年来,我国在溶石治疗方面处于领先地位。其主要应用于纯尿酸结石和胱氨酸结石。尿酸结石:口服别嘌醇,根据血、尿的尿酸值调整药量;口服枸橼酸氢钾钠或碳酸氢钠片,以碱化尿液维持尿液pH在6.5~6.8。胱氨酸结石:口服枸橼酸氢钾钠或碳酸氢钠片,以碱化尿液,维持尿液pH在7.0以上。治疗无效者,应用青霉胺,但应注意药物的不良反应(详见第十七章)。

三、体外冲击波碎石术

体外冲击波碎石术(ESWL)可使大多数输尿管结石行原位碎石治疗即可获得满意疗效,并发症发生率较低。但由于输尿管结石在尿路管腔内往往处于相对嵌顿的状态,其周围缺少一个有利于结石粉碎的液体环境,与同等大小的肾结石相比,粉碎的难度较大。因此,许多学者对ESWL治疗输尿管结石的冲击波能量和次数等治疗参数进行了有益的研究和探讨。以往的观点认为冲击波能量、次数越高治疗效果越好。但最近,有研究表明,当结石大小处于1~2cm时,低频率冲击波(SR 60~80次/分)较高频率(FR 100~120次/分)效果更好。这样一来,相同时间下冲击波对输尿管及周围组织的损伤总次数减少,因而出现并发症的概率随之降低。

ESWL疗效与结石部位、长径、短径、碎石前肾绞痛、CT值有关,大而致密的结石再次治疗率比较高;有典型肾绞痛患者碎石成功率高于无肾绞痛患者。肾绞痛的存在说明结石新近发生或处于活动期,没有被周围组织机化包裹,或与输尿管黏膜粘连较轻,肾盂内积水压力较高,术后尿液可对粉碎的结石进行冲刷,使其容易排出体外。大多数输尿管结石原位碎石治疗即可获得满意的疗效。有些输尿管结石需放置输尿管支架管通过结石或者留置于结石的下方进行原位碎石;也可以将输尿管结石逆行推入肾盂后再行ESWL治疗。但ESWL的总治疗次数应限制在3次以内。而对于直径≤1cm的输尿管结石,尤其是输尿管上段结石,ESWL为治疗的首选方案。当结石嵌顿后刺激输尿管壁,引起炎症反应,导致纤维组织增生,常可引起结石下端输尿管的梗阻,影响ESWL术后结石排出。因此对于结石过大或纤维组织包裹严重,需联合应用ESWL和其他微创治疗方式(如输尿管支架或输尿管镜、经皮肾镜碎石术)。对于多个结石病例,ESWL治疗输尿管结石的成功率显著下降,有时甚至不适合行ESWL。下端和上段输尿管结石ESWL成功率高于中段。可能与中段结石碎石时容易受肠气干扰而与骨骼重叠、能量传递差、进而影响碎石效果有关;相比而言,上、下段结石较易避开骨骼遮挡而成功定位,故碎石效果较好。

随着计算机技术和医学统计学及循证医学的发展,研究者在计算机软件对输尿管结石ESWL术预后的评估方面进行了有益的探索。Gomha等将结石部位、结石长度、宽度、术后是否留置双J形管等数据纳入了人工神经网络(artificial neural network, ANN)和logistic回归模型(logistic regression model, LR)系统,对比两者在输尿管结石ESWL术后无结石生存情况方面的预测能力。结果显示,两者在ESWL有效患者的评估中均具有较高价值,两者无明显差别。但对于ESWL碎石失败的输尿管结石患者ANN的评估效果更好。

四、输尿管镜

自20世纪80年代输尿管镜应用于临床以来,输尿管结石的治疗发生了根本性的变化。新型小口径硬性、半硬性和软性输尿管镜的应用,与新型碎石设备如超声碎石、液电碎石、气压弹道碎石和激光碎石的广泛结合,以及输尿管镜直视下套石篮取石等方法的应用,极大地提高了输尿管结石微创治疗的成功率。甚至在处理上输尿管结石时,也比ESWL有着更高的结石清除率。

（一）适应证及禁忌证

1. 输尿管镜取石术的适应证　①直径≥1cm或合并有输尿管息肉、狭窄的输尿管结石，尤其是中下段输尿管结石；②ESWL 失败后的输尿管上段结石；③ESWL 术后产生的"石街"；④结石并发可疑的尿路上皮肿瘤；⑤X 线透光的输尿管结石；⑥停留时间超过 2 周的嵌顿性结石；⑦输尿管结石合并肥胖或病理性肥胖患者。

2. 输尿管镜取石术的禁忌证　①不能控制的全身出血性疾病；②严重的心肺功能不全，手术耐受差；③未控制的泌尿道感染；④腔内手术后仍无法解决的严重尿道狭窄；⑤严重髋关节畸形，摆放截石位困难。

（二）操作方法

1. 输尿管镜的选择　输尿管镜下取石或碎石方法的选择，应根据结石的部位、大小、成分、合并感染情况、可供使用的仪器设备、泌尿外科医生的技术水平和临床经验及患者本身的情况和意愿等综合考虑。目前使用的输尿管镜有硬性、半硬性和软性 3 类。硬性和半硬性输尿管镜适用于输尿管中、下段输尿管结石的碎石取石，而软输尿管镜则多适用于肾、输尿管中、上段结石，特别是上段的碎石及取石。特别适合中上段结石在硬镜手术过程中结石逃逸到肾内，可以一期行软性输尿管镜碎石术（RIRS）。

2. 手术步骤　患者取截石位，先用输尿管镜行膀胱检查，然后在安全导丝的引导下，置入输尿管镜。输尿管口是否需要扩张，取决于输尿管镜的粗细和输尿管腔的大小。输尿管硬镜或半硬性输尿管镜均可以在荧光屏监视下逆行插入上尿路。软输尿管镜需要借助 1 个 10F~13F 的输尿管镜镜鞘或通过接头导入 1 根安全导丝，在其引导下插入输尿管。在入镜过程中，利用注射器或者液体灌注泵调节灌洗液体的压力和流量，保持手术视野清晰。经输尿管镜发现结石后，利用碎石设备（激光、气压弹道、超声、液电等）将结石粉碎成 0.3cm 以下的碎片。对于小结石及直径≤0.5cm 的碎片也可用套石篮或取石钳取出。为预防结石上移至肾内，提高碎石的成功率，应用输尿管镜治疗输尿管上段结石过程中，要注意以下几点：①采取头高臀低位，输尿管镜快要接近结石时，应适当降低灌注压，以视野清晰为度；②可适当应用利尿药；③碎石前留置 1 根 3F 输尿管导管跨越结石置于结石上方；④应用钬激光尽量选用低能量、低频率的激光参数进行碎石；应用气压弹

道碎石时，用碎石杆压住结石碎石，结石不易上移。一旦结石上移至肾内，应常规留置双 J 形管，术后行体外冲击波碎石。有条件者，还可以用输尿管软镜处理上移肾内结石。

3. 术后留置双 J 形管　输尿管镜下碎石术后是否放置双 J 形管，目前尚存在争议。有研究者认为，放置双 J 形管会增加术后并发症，而且并不能通过引流而降低泌尿系统感染的发病率。但下列情况下，建议留置双 J 形管：①较大的嵌顿性结石（>1cm）；②输尿管黏膜明显水肿或有出血；③术中发生输尿管损伤或穿孔；④伴有输尿管息肉形成；⑤术前诊断输尿管狭窄，有（无）同时行输尿管狭窄内切开术；⑥较大结石碎石后碎块负荷明显，需待术后排石；⑦碎石不完全或碎石失败，术后需行 ESWL 治疗；⑧伴有明显的上尿路感染，一般放置双 J 形管 1~2 周。如同时行输尿管狭窄内切开术，则需放置 4~6 周。如果留置时间少于 1 周，还可放置输尿管导管，一方面降低患者费用，另一方面有利于观察管腔是否通畅。

留置双 J 形管常见的并发症及其防治主要有以下几点：①血尿，留置双 J 形管可因异物刺激，致输尿管、膀胱黏膜充血、水肿，导致血尿。就诊者多数为肉眼血尿。经卧床、增加饮水量、口服抗生素 2~3 天后，大部分患者血尿可减轻，少数患者可延迟至拔管后，无须特殊处理。②尿道刺激症状，患者常可出现不同程度的尿频、尿急、尿痛等尿路刺激征，还可能同时伴有下尿路感染。这可能与双 J 形管膀胱端激惹膀胱三角区或后尿道有关，口服解痉药物后，少部分患者症状能暂时缓解，但大多患者只能在拔管后完全解除症状。③尿路感染，输尿管腔内碎石术可导致输尿管损伤，留置双 J 形管后肾盂输尿管蠕动减弱，易引起膀胱尿液输尿管反流，引起逆行性上尿路感染。术后可给予抗感染对症处理。感染严重者在明确为置管导致的前提下可提前拔管。④膀胱输尿管反流，留置双 J 形管后，膀胱输尿管抗反流机制消失，膀胱内尿液随着膀胱收缩产生与输尿管的压力差而发生反流，因此，建议置管后应持续导尿约 7 天，使膀胱处于空虚的低压状态，防止术后因反流导致上尿路感染或尿瘘等并发症。⑤双 J 形管阻塞引流不畅，如术中出血较多，血凝块易阻塞管腔，导致引流不畅，引起尿路感染。患者常表现为发热、腰痛等症状，一旦怀疑双 J 形管阻塞应及时予以更换。⑥双 J 形管移位，双 J 形管放置正确到位，很少发生移动。双 J 形管上移者，多由于管末端圆环未放入

膀胱内,可在预定拔管日期经输尿管镜拔管;管下移者,多由于上端圆环未放入肾盂,还可见到由于身材矮小的女性患者双J形管长度不匹配而脱出尿道的病例,可拔管后重新置管,并酌情留置导尿管。⑦管周及管腔结石生成,由于双J形管制作工艺差别很大,部分产品的质量欠佳,表面光洁度不够,使尿液中的盐溶质易于沉积。此外,随着置管时间的延长,输尿管蠕动功能受到的影响逐渐增大。因此,医生应于出院前反复、详细告知患者拔管时间,有条件的地区可做好随访工作,置普通双J形管时间一般不宜超过6周,如需长期留置可在内镜下更换或选用质量高的可长期留置型号的双J形管。术后适当给予抗感染、碱化尿液药物,嘱患者多饮水,预防结石生成。一旦结石产生,较轻者应果断拔管给予抗感染治疗;严重者可出现结石大量附着,双J形管无法拔除。此时可沿双J形管两端来回行ESWL粉碎附着结石后,膀胱镜下将其拔出。对于形成单发的较大结石可采用输尿管镜碎石术后拔管,还可考虑开放手术取管,但绝不可暴力强行拔管,以免造成输尿管黏膜撕脱等更严重的损伤。

4. 输尿管镜碎石术失败的原因及对策 与中、下段结石相比,输尿管镜碎石术治疗输尿管上段结石的清除率最低。手术失败的主要原因如下。

(1)输尿管结石或较大碎石块易随水流返回肾盂,落入肾下盏内,输尿管上段结石返回率可高达16.1%。一般认为直径≥0.5cm的结石碎块为碎石不彻底,术后需进一步治疗。对此应注意:①术前、术中预防为主,术前常规KUB定位片,确定结石位置。手术开始后头高臀低位,在保持视野清楚的前提下尽量减慢冲水速度及压力。对于中下段较大结石(直径≥1cm)可以采用较大功率和"钻孔法"碎石以提高效率,即从结石中间钻洞,贯穿洞孔,然后向四周蚕食,分次将结石击碎。然而对于上段结石或体积较小(直径<1cm)、表面光滑、质地硬、活动度大的结石宜采用小功率(<1.0J/8~10Hz,功率过大可能产生较大碎石块,不利于结石的粉碎,而且易于结石移位),细光纤,"虫噬法"碎石,即用光纤抵住结石的侧面,从边缘开始,先产生一个小腔隙,再逐渐扩大碎石范围,使多数结石碎块<0.1cm。必要时用"三爪钳"或套石篮将结石固定防止结石移位。结石松动后较大碎块易冲回肾内,此时用光纤压在结石表面,从结石近端向远端逐渐击碎。②如果手术时看不到结石或发现结石已被冲回肾内,这时输尿管硬镜应置入肾盂内或换用软输尿管镜以寻找结

石,找到后再采用"虫噬法"碎石,如肾积水严重或结石进入肾盏,可用注射器抽水,抬高肾,部分结石可能重新回到视野。

(2)肾和上段输尿管具有一定的活动性,受积水肾和扩张输尿管的影响,结石上、下段输尿管容易扭曲、成角,肾积水越重,角度越大,输尿管镜进镜受阻。具体情况有:①输尿管开口角度过大,若导管能进入输尿管口,这时导管尖一般顶在壁内段的内侧壁,不要贸然入镜,可借助灌注泵的压力冲开输尿管口,缓慢将镜体转为中立位,常可在视野外侧方找到管腔,将导管后撤重新置入,再沿导管进镜;无法将导管插入输尿管口时,可用电钩切开输尿管口游离缘,再试行入镜。②输尿管开口、壁内段狭窄且导丝能通过的病例,先用镜体扩张,不成功再用金属橄榄头扩张器进行扩张,扩张后入镜若感觉镜体较紧,管壁随用力方向同向运动,不要强行进镜,可在膀胱镜下电切输尿管开口前壁0.5~1.0cm扩大开口,或者先留置输尿管导管1周后再行处理。③结石远端输尿管狭窄,在导丝引导下保持视野在输尿管腔内,适当增加注水压力,用输尿管硬镜扩张狭窄处,切忌暴力以防损伤输尿管壁。如狭窄较重,可用钬激光纵向切开输尿管壁至通过输尿管镜。④结石远端息肉或被息肉包裹,导致肾积水、肾功能较差,术后结石排净率相对较低。可绕过较小息肉碎石,如息肉阻挡影响碎石,需用钬激光先对息肉进行汽化凝固。⑤输尿管扭曲,选用7F细输尿管和"泥鳅"导丝,试插导丝通过后扭曲可被纠正;如导丝不能通过,换用软输尿管镜,调整好角度再试插导丝,一旦导丝通过,注意不可轻易拔除导丝,若无法碎石可单纯留置双J形管,这样既可改善肾积水,又能扩张狭窄和纠正扭曲,术后带双J形管ESWL或1个月后再行输尿管镜检。中、上段迂曲成角的病例,可等待该处输尿管节段蠕动时或呼气末寻找管腔,并将体位转为头低位,使输尿管拉直便于镜体进入,必要时由助手用手托起肾区;若重度肾积水造成输尿管迂曲角度过大,导管与导丝均不能置入,可行肾穿刺造瘘或转为开放手术。

(三)并发症及其处理

并发症的发生率与所用的设备、术者的技术水平和患者本身的条件等因素有关。目前文献报道并发症的发生率为5%~9%,较为严重的并发症发生率为0.6%~1%。

1. 近期并发症及其处理

(1)血尿:一般不严重,为输尿管黏膜挫伤造

成,可自愈。

(2) 胁腹疼痛:多由术中灌注压力过高造成,仅需对症处理或不需处理。

(3) 发热:术后发热≥38℃者,原因有:①术前尿路感染或脓肾;②结石体积大、结石返回肾盂内等因素增加了手术时间,视野不清加大了冲水压力。体外研究表明压力大于35mmHg会引起持续的肾盂-静脉、淋巴管反流,当存在感染或冲洗温度较高时,更低的压力即可造成反流。处理方法:①针对术前尿培养、药敏结果应用抗生素,控制尿路感染。如术前怀疑脓肾,可先行肾造瘘术,二期处理输尿管结石以避免发生脓毒症;②术中如发现梗阻近端尿液呈浑浊,应回抽尿液,查看有无脓尿并送细菌培养和抗酸染色检查,呋喃西林或生理盐水冲洗,必要时加用抗生素。尽量缩短手术时间,减小冲水压力。

(4) 黏膜下损伤:放置双J形支架管引流1~2周。

(5) 假道:放置双J形支架管引流4~6周。

(6) 穿孔:为主要的急性并发症之一,小的穿孔可放置双J形管引流2~4周,如穿孔严重,应进行输尿管端端吻合术等进行输尿管修复。

(7) 输尿管黏膜撕脱:为最严重的急性并发症之一,应积极手术重建(如自体肾移植、输尿管膀胱吻合术或回肠代输尿管术等)。

2. 远期并发症及其处理　输尿管狭窄为主要的远期并发症之一,其发生率为0.6%~1%,输尿管黏膜损伤、假道形成或者穿孔、输尿管结石嵌顿伴有息肉形成、多次ESWL致输尿管黏膜破坏等是输尿管狭窄的主要危险因素。远期并发症及其处理如下。

(1) 输尿管狭窄:输尿管狭窄内(激光)切开或狭窄段切除端-端吻合术。

(2) 输尿管闭塞:狭窄段切除端-端吻合术,下段闭塞,应行输尿管膀胱再植术。

(3) 输尿管反流:轻度者随访每3~6个月进行B超检查,了解是否存在肾积水和(或)输尿管扩张;重度者宜行输尿管膀胱再植术。

五、经皮肾镜取石术

经皮肾镜取石术(PCNL)能快速去除结石,但术后康复时间较长及手术并发症相对较高。其主要适应证有:①上段输尿管体积巨大的结石(第3腰椎水平以上);②远段输尿管狭窄;③行各种尿流改道

手术的输尿管上段结石患者。

对于伴有肾积水的嵌顿性输尿管上段结石,PCNL具有明显的优势,理由如下:①对于伴有肾积水的输尿管上段结石,积水的肾进行穿刺、扩张简单,不容易造成肾损伤,只要从肾中、上盏进针,即能进入输尿管上段进行碎石,部分肾重度积水患者,无须超声或X线引导,盲穿即可进行。术中处理完肾脏结石后将扩张鞘推入输尿管,使其紧靠结石,可避免碎石块随水流冲击返回肾盂,引起结石残留。②结石被息肉包裹的患者,逆行输尿管硬镜碎石需先处理息肉后才能发现结石,可能造成输尿管穿孔,导致碎石不完全或者需转为其他手术方式;PCNL在内镜进入输尿管后可直接窥见结石,碎石过程直接、安全。③结石取净率高,无须考虑肾功能及输尿管息肉对术后排石的影响,短期内就可以达到较好的疗效。④对结石体积大的患者,与URSL相比PCNL手术时间较短。⑤可同时处理同侧肾结石(手术方法详见第十七章)。

六、开放手术、腹腔镜手术

输尿管结石的开放手术常用在需要同时进行输尿管自身疾病的手术治疗,如输尿管成形术、输尿管上端的大结石或者ESWL和输尿管镜碎石、取石治疗失败的情况下。此外,开放手术还可应用于输尿管镜取石或ESWL存在着禁忌证的情况下。后腹腔镜下的输尿管切开取石可以作为开放手术的另一种选择(视频6)。这种更具有侵袭性的手术比PCNL和输尿管镜碎石术获得了更高结石清除率和手术成功率,且术后并发症少,而URS失血量少。

视频6　腹腔镜输尿管切开取石术

七、双侧上尿路结石的处理原则

双侧上尿路同时存在结石约占泌尿系结石患者的15%,传统的治疗方法一般是对两侧结石进行分期手术治疗,随着体外碎石、腔内碎石设备的更新与泌尿外科微创技术的进步,对于部分一般状况较好、结石清除相对容易的上尿路结石患者,可以同期微创手术治疗双侧上尿路结石。

双侧上尿路结石的治疗原则:①双侧输尿管结

石,如果总肾功能正常或处于肾功能不全代偿期,血肌酐值<178.0μmol/L,先处理梗阻严重一侧的结石;如果总肾功能较差,处于氮质血症或尿毒症期,先治疗肾功能较好一侧的结石,条件允许,可同时行对侧经皮肾穿刺造瘘,或同时处理双侧结石;②双侧输尿管结石的客观情况相似,先处理主观症状较重或技术上容易处理的一侧结石;③一侧输尿管结石,另一侧肾结石,先处理输尿管结石,处理过程中建议参考总肾功能、分肾功能与患者一般情况;④双侧肾结石,一般先治疗容易处理且安全的一侧,如果肾功能处于氮质血症或尿毒症期,梗阻严重,建议先行经皮肾穿刺造瘘,待肾功能与患者一般情况改善后再处理结石;⑤孤立肾上尿路结石或双侧上尿路结石致急性梗阻性无尿,只要患者情况许可,应及时外科处理,如不能耐受手术,应积极试行输尿管逆行插管或经皮肾穿刺造瘘术,待患者一般情况好转后再选择适当治疗方法;⑥对于肾功能处于尿毒症期,并有水电解质和酸碱平衡紊乱的患者,建议先行血液透析,尽快纠正其内环境的紊乱,并同时行输尿管逆行插管或经皮肾穿刺造瘘术,引流肾,待病情稳定后再处理结石。

八、"石街"的治疗

"石街"为大量碎石在输尿管与男性尿道内堆积没有及时排出,堆积形成"石街",阻碍尿液排出,以输尿管"石街"为多见。输尿管"石街"形成的原因有:①一次粉碎结石过多;②结石未能粉碎为很小的碎片;③两次碎石间隔时间太短;④输尿管有炎症、息肉、狭窄和结石等梗阻;⑤碎石后患者过早大量活动;⑥ESWL引起肾功能损害,排出碎石块的动力减弱;⑦ESWL术后综合治疗关注不够;⑧肾内血块或渗出物未及时清除及术中输尿管有损伤。如果"石街"形成3周后不及时处理,肾功能恢复将会受到影响;如果"石街"完全堵塞输尿管,6周后肾功能将会完全丧失。

在对较大的肾结石进行ESWL之前常规放置双J形管,"石街"的发生率明显降低。对于有感染迹象的患者,给予抗生素治疗,并尽早予以充分引流。通过经皮肾穿刺造瘘术放置造瘘管通常能使结石碎片排出。对于输尿管远端的"石街",可以用输尿管镜碎石以便将其最前端的结石击碎。总之,URSL治疗为主,联合ESWL、PCNL是治疗复杂性输尿管"石街"的好方法(表27-2)。

表27-2　"石街"的治疗方案

结石的位置	无梗阻	有梗阻	和(或)有症状
上段输尿管	ESWL	1. PCNL* 2. 支架管 3. ESWL	1. PCNL 2. ESWL
中段输尿管	ESWL	1. PCNL 2. 支架管 3. ESWL	1. PCNL 2. ESWL
下段输尿管	1. ESWL 2. URSL	1. PCNL 2. ESWL 3. URSLPCNL	

*数字表明治疗方案选择顺序

九、妊娠合并输尿管结石的治疗

妊娠合并输尿管结石临床发病率不高,但由于妊娠期的病理、生理改变,增加了治疗难度。妊娠期间体内雌、孕激素的分泌大量增加,雌激素使输尿管等肌层肥厚,孕激素则使输尿管扩张及平滑肌张力降低导致蠕动减弱,尿流减慢。孕期膨大的子宫压迫盆腔内输尿管而形成机械性梗阻,影响尿流,并易发生尿路感染。

妊娠合并结石首选非手术治疗,应根据结石的大小、梗阻的部位、是否存在着感染、有无肾实质损害及临床症状来确定治疗方法。原则上对于结石较小、没有引起严重肾功能损害者,采用综合排石治疗,包括多饮水、补液、解痉、止痛和抗感染等措施促进排石。

对于妊娠的结石患者,保持尿流通畅是治疗的主要目的。通过局部麻醉下经皮肾穿刺造瘘术、置入双J形管或输尿管支架等方法引流尿液,可协助结石排出或为以后治疗结石争取时间。妊娠期间麻醉和手术的危险很难评估,妊娠前3个月(早期)全身麻醉会导致畸胎的风险增加。提倡局麻下留置双J形管,并且建议每4周更换1次,防止结石形成被覆于双J形管。肾积水并感染积液者,妊娠22周前在局部麻醉及B超引导下进行经皮肾造瘘术为最佳选择,引流的同时尚可进行细菌培养以指导治疗。与留置双J形管一样,经皮肾穿刺造瘘也可避免在妊娠期进行对妊娠影响较大的碎石和取石治疗。还要强调的是,抗生素的使用应谨慎,即使有细菌培养、药敏作为证据,也必须注意各种药物对胎儿的致畸作用。

约30%的患者因非手术治疗失败或结石梗阻

而并发严重感染、急性肾衰竭而最终需要手术治疗。妊娠合并结石不推荐进行 ESWL、PCNL 与 URSL 治疗。但也有报道对妊娠合并结石患者进行手术,包括经皮肾穿刺造瘘术、置入双 J 形管或输尿管支架管、脓肾切除术、肾盂输尿管切开取石术、输尿管镜取石或碎石甚至经皮肾镜取石术。但是,如果术中一旦出现并发症则较难处理。

(杨为民　李凡)

参 考 文 献

1. 那彦群,叶章群,孙颖浩,等.中国泌尿外科疾病诊断治疗指南.北京:人民卫生出版社,2013:184-213.

2. Geraghty RM,Jones P,Somani BK. Worldwide Trends of Urinary Stone Disease Treatment over the last two Decades:A Systematic Review. J Endourol,2017,31(6):547-556.

3. Türk C,Petřík A,Sarica K,et al. EAU Guidelines on Interventional Treatment for Urolithiasis. Eur Urol,2016,69(3):475-482.

4. Masselli G,Derme M,Laghi F,et al. Imaging of stone disease in pregnancy. Abdom Imaging,2013,38(6):1409-1414.

5. Türk C,Knoll T,Seitz C,et al. Medical expulsive therapy for ureterolithiasis:the EAU recommendations in 2016. Eur Urol,2017,71(4):504-507.

6. Ishii H,Couzins M,Aboumarzouk O,et al. Outcomes of Systematic Review of Ureteroscopy for Stone Disease in the Obese and Morbidly Obese Population. J Endourol,2016,30(2):35-45.

7. Drake T,Grivas N,Dabestani S,et al. What are the Benefits and Harms of Ureteroscopy Compared with Shock-wave Lithotripsy in the Treatment of Upper Ureteral Stones? A Systematic Review. Eur Urol,2017,pii:S0302-2838(17)30324-X.

8. Türk C,Petřík A,Sarica K,et al. EAU Guidelines on Interventional Treatment for Urolithiasis. Eur Urol,2016,69(3):75-82.

9. 李天敏,兰卫华,王洛夫,等.三种不同术式治疗输尿管结石的 meta 分析.临床泌尿外科杂志,2014,29(3):234-238.

10. 陈波特,张小明,杨槐,等.输尿管镜钬激光碎石术与体外冲击波碎石术治疗输尿管结石的临床比较.临床泌尿外科杂志,2014,29(2):99-102.

第二十八章

上尿路梗阻

本章重点讨论输尿管梗阻的病因、诊断和治疗。由于输尿管肠吻合口狭窄和腹膜后纤维化有其各自的临床特点,将在本章第二节和第三节分别具体论述。

第一节 输尿管梗阻

一、病 因

引起输尿管梗阻输尿管梗阻的常见原因详见表28-1。在人群中确切的输尿管梗阻的发病率尚不清楚,但是存在输尿管结石和针对结石的治疗均为输尿管梗阻的危险因素。Roberts 等对 21 例有输尿管结石嵌顿的患者进行研究,发现结石嵌顿时间超过 2 个月,输尿管梗阻发生率为 24%。任何针对输尿管的腔内操作都有可能引起输尿管梗阻。随着输尿管镜技术的进步,现在临床上应用的输尿管镜内径越来越小,可以弯曲且有良好的成像效果,在应用输尿管镜进行操作时对输尿管的损伤越来越小。目前,由于输尿管镜的检查和治疗造成输尿管损伤的发生率已降至 1% 以下。此外,颈部、乳腺、大肠、前列腺和卵巢的恶性肿瘤的转移病变也可引起输尿管梗阻。其他可造成输尿管梗阻的良性病变包括感染性疾病(结核、血吸虫感染等),创伤(包括在腹部或盆腔手术过程中发生的医源性损伤),腹主动脉瘤,子宫内膜异位症,放射治疗后等。如果考虑患者的输尿管梗阻是特发性的,应进一步行 CT 检查,明确是否有输尿管恶性肿瘤或外源性压迫引起的损害。

二、临床表现

1. 症状 主要是上尿路梗阻引起的症状,如腰腹部疼痛,多为不同程度的持续性钝痛,大量饮水后

表 28-1 可能引起输尿管梗阻的原因

先天性疾病	脓肿
输尿管狭窄输尿管囊肿	子宫内膜异位症
输尿管瓣膜	囊性输尿管炎
异位肾	其他疾病
腔静脉后输尿管	创伤
梨状腹综合征	妊娠
输尿管膀胱反流	尿性囊肿
肿瘤	囊性淋巴管瘤
原发输尿管肿瘤	放射治疗后
转移性恶性肿瘤	主动脉瘤
炎症:输尿管结核	盆腔脂肪增多症
血吸虫感染	腹膜后纤维化

可使症状加重。长时间的梗阻可使肾盂、肾盏和输尿管积水。同时,易合并尿路感染、结石和血尿,严重者可引起肾实质损害。继发感染时,可出现寒战、高热、腰痛、尿路刺激征等。此外,部分患者还伴有原发疾病的症状,如泌尿系结石引起的肾绞痛、血尿和膀胱刺激征等。少数患者可有肾性高血压、贫血等症状。

2. 体征 一般较少出现。在输尿管梗阻引起严重的肾积水时,可在患者腹部触及囊性肿块,为积水增大的肾。

三、诊 断

根据病史,结合影像学检查一般可以明确诊断,主要内容为梗阻原因和梗阻部位,同时评估患侧肾功能情况。

(一)实验室检查

慢性感染或双侧输尿管梗阻导致肾积水晚期,出现尿毒症的患者可出现贫血。急性感染期白细胞升高。白细胞升高不明显通常提示慢性感染。

一般情况下不会出现大量蛋白尿,很少出现管

型。镜下血尿提示可能为结石、肿瘤、炎症。尿液中可有细菌和脓细胞。

严重的双侧肾积水时,尿液流经肾小管变缓,尿素被大量重吸收,但是肌酐没有被吸收。血生化检查提示尿素/肌酐比值大于正常。尿毒症期,血肌酐和尿素氮水平明显增高。

(二)影像学诊断

输尿管梗阻的诊断主要依靠影像学检查。输尿管梗阻影像学检查的目的在于确定梗阻的部位、程度、原因、并发症及肾功能状态等。一般情况下确定有无梗阻并不困难,但应注意早期梗阻的征象,证实尿流受阻。影像学检查应明确梗阻的平面,梗阻的部位位于扩张的尿路的远端。并确定梗阻的程度、原因和性质。输尿管梗阻的影像学表现可分为直接和间接征象。直接征象是指梗阻端的影像学表现。间接征象是指梗阻病变导致的继发改变,如肾盂的扩张积水、梗阻近端的输尿管扩张等。常用于输尿管梗阻诊断的影像学方法包括 B 超、排泄性尿路造影、逆行尿路造影、磁共振水成像、放射性核素检查等。

1. **B 超检查** 是一种简单、无创的检查方法。可以发现患侧肾积水、输尿管在梗阻段上方的扩张,并了解输尿管梗阻的大致位置,同时,B 超检查是输尿管梗阻患者治疗后随访的重要手段。输尿管梗阻的超声表现取决于梗阻的部位和程度。如果梗阻的部位在肾盂输尿管交界处,则主要表现为肾的集合系统的扩张。如果梗阻发生在输尿管壁内段,肾的集合系统和输尿管全程明显扩张。输尿管扩张在 B 超上表现为输尿管的增宽,宽度多在 1cm 以上,重度积水可在 2cm 以上。输尿管的结石、肿瘤、结核等均可引起输尿管积水,在声像图上除表现输尿管梗阻、积水的特征外,还有各自原发疾病的不同表现,在此不详述。输尿管积水可引起肾积水,肾窦回声分离、肾形增大和肾实质变薄是肾积水超声显像的 3 个特点。

超声检查在诊断输尿管梗阻上也有其局限性。由于肾和充盈膀胱的声窗作用,对邻近肾盂的输尿管起始段和邻近膀胱的终末段输尿管显示较好,对这两个部位梗阻的定位诊断准确率比较高。而位于中间部位的输尿管由于位置较深,且腹部探查时易受肠道内容物和气体的干扰,常使输尿管显示不清,不易确定梗阻的部位,定位准确性较差。尽管腔内超声检查在临床很少使用,但是它有助于明确梗阻的部位、特性,并指导治疗。

2. **排泄性尿路造影和逆行尿路造影** X 线尿路造影是临床诊断输尿管梗阻常用的检查方法。如果患者肾功能较好,排泄性尿路造影显影满意,不但可以明确显示梗阻的部位,而且可以直接显示梗阻的形态及患肾积水的程度,对输尿管梗阻的定位定性诊断符合率高。造影检查还可以观察对侧肾和输尿管及膀胱的形态、功能。此外,可以根据对侧肾代偿情况评估患侧肾积水的程度及功能状态。对于肾功能差,排泄性尿路造影输尿管显影不满意或不宜做静脉肾造影的患者,建议行逆行尿路造影。逆行尿路造影对输尿管狭窄定位定性诊断符合率达 94.4%。

将超声和 X 线尿路造影两种检查方法结合应用,各取所长,可提高输尿管梗阻的诊断符合率。超声具有简便、无痛苦、易重复和不受肾功能影响的特点,可以判断有无肾积水及积水的严重程度。对于超声提示肾积水较轻,估计肾功能无明显损害,可采用常规静脉肾盂造影;对于超声提示有重度肾积水者,应采用大剂量静脉肾盂造影和(或)适当延长造影时间,尽量使输尿管显影。对输尿管仍未显影者行逆行尿路造影,以显示输尿管梗阻的部位及病因。对于严重肾积水,肾功能严重损害者,可考虑采用超声引导下经皮肾盂穿刺造影,不但可以明确诊断,而且可以引流积水,减轻肾盂压力,改善肾功能。

3. **磁共振尿路成像** 如果患者梗阻严重,肾无法显影,输尿管梗阻导致逆行插管失败,可考虑磁共振尿路成像(MRU)以明确诊断。MRU 技术是近年来磁共振成像技术的重大进展之一。这一新技术无放射性损伤,不需要插管和注射造影剂,安全可靠,患者无任何痛苦。输尿管良性梗阻多见于输尿管结石、结石取石术后、肉芽肿性炎症、结核和外伤等。MRU 可满意地显示输尿管全程和梗阻段的特征,狭窄段梗阻端一般呈光滑的锥形。MRU 还可同时显示间隔的两段以上的输尿管梗阻。结核、原发输尿管癌引起的输尿管梗阻在 MRU 上均有其特征性表现,相关章节将具体讨论,在此不详述。泌尿系统外的病变常可导致输尿管梗阻,包括盆腔肿瘤放疗后、转移性肿瘤、子宫内膜异位症和卵巢囊肿等。这些病变均可压迫输尿管,引起输尿管的梗阻。盆腔肿瘤放疗后的放射性反应和纤维化,导致输尿管梗阻,在 MRU 上表现为输尿管受压移位,发生狭窄。狭窄段附近有不规则的混杂信号的软组织影。腹膜后是恶性肿瘤转移的好发部位之一。恶性肿瘤腹膜后转移引起输尿管梗阻,在 MRU 上可表现为不同程度的肾盂、输尿管扩张。部分情况下，梗阻段较长，粗细不均，有时可见弧形压迹。梗阻附近的输尿管周围有片状、分叶状或多纹状软组织影。有的表现为输尿管梗阻端受牵拉和压迫征象。结合原发肿瘤可做出正确的诊断。卵巢囊肿、子宫内膜异位症时，MRU 除可显示输尿管狭窄，还可显示输尿管腔外的病理情况。囊肿发生粘连时，可见梗阻的输尿管周围有片状混杂的信号，有时可见囊性区。

4. 放射性核素检查　肾图是应用放射性核素检查分侧肾功能最简单且常用的方法，肾图检查常用于各种疾病状态下总肾及分肾功能的监测。由于输尿管腔内治疗需要治疗侧肾功能不低于正常的50%，才能保证治疗的成功率。因此，输尿管梗阻治疗前利用肾图对分侧肾功能的评估是十分重要的。利尿肾图有助于鉴别机械性上尿路梗阻与单纯肾盂扩张。

（三）输尿管镜检查

任何病因不明的输尿管梗阻的患者建议行输尿管镜检查，必要时活检以明确诊断。

四、治　疗

对于输尿管梗阻的患者，应在寻找病因的基础上解除梗阻，最大限度保护肾功能，控制感染，防止并发症的发生。慢性不完全性输尿管梗阻，如果患者肾功能在正常范围内，应尽快明确梗阻的原因和部位，解除梗阻和病因治疗同时进行。如果解除梗阻和病因治疗不能同时进行，先解除梗阻，待梗阻解除病情稳定后再进一步针对病因治疗。如果患者肾功能已有明显损害，应立即解除梗阻，治疗并发症，恢复肾功能，然后再针对病因进一步治疗。慢性不完全性输尿管梗阻一般并不需要急诊处理，但是在下列情况下需要急诊解除梗阻：①反复的泌尿系感染；②有明显症状（如腰痛）；③反复进行性肾功能损害。一侧急性完全性输尿管梗阻，应尽快解除梗阻，尽可能保护患侧肾功能。急性完全性输尿管梗阻引起的无尿需要急诊治疗，解除梗阻。如无法接受手术治疗的患者可经皮肾穿刺留置造瘘管或逆行插管暂时解除梗阻，待病情稳定后再针对病因治疗。对于一时无法解除梗阻的重症患者，可考虑行血液透析治疗。

通常情况下，对局部病变严重，肾功能有进展性损害，肾的形态学上变化明显，出现并发症的患者，应积极手术治疗。输尿管梗阻的手术治疗方式主要根据患肾受损的程度而定。如果患者患侧肾积水不

重，肾功能尚可，常用腔内方法或外科修复治疗输尿管梗阻。

（一）腔内治疗

1. 输尿管支架置入术　置入输尿管支架能够迅速有效地治疗大多数的输尿管梗阻，尤其是输尿管内在病变引起的梗阻。一般情况下，内在病变引起的输尿管梗阻适于腔内治疗，而外部病变压迫输尿管造成的梗阻，可考虑经皮穿刺造瘘缓解肾积水或手术治疗。如果患者其他治疗方法都无效或本身疾病预后很差，如恶性肿瘤全身多处转移，可考虑置入输尿管支架，并定期更换输尿管支架，缓解由于梗阻引起的积水对肾功能的损害。Yohannes 等针对 1根输尿管支架引流不畅的输尿管梗阻的患者留置 2根输尿管支架，可保证良好的内引流作用。但长期放置输尿管支架的并发症包括患者不适，支架移位，感染，结壳，堵塞和更换困难。

2. 球囊扩张术

（1）逆行球囊扩张术：逆行球囊扩张术曾经是泌尿外科医生治疗输尿管梗阻的重要方法。这项技术没有明显的局限性，只是需要定期扩张。在 20 世纪 80 年代，在血管造影中应用的球囊被引进应用于泌尿外科的临床治疗中。随后，应用球囊扩张后暂时置入输尿管支架的方法成为大多数泌尿外科医生和输尿管梗阻患者均可以接受的治疗方法。对于输尿管梗阻的患者，如果已引起明显的梗阻，都可接受逆行球囊扩张治疗。下列情况被视为禁忌：活动期感染、输尿管狭窄长度超过 2cm。因为在上述情况下，单独应用球囊扩张治疗梗阻很少能取得成功。

应用经尿道逆行技术在临床中较容易通过输尿管梗阻段。首先，应用逆行造影明确输尿管梗阻的部位和长度。然后在输尿管导管引导下置入 1 根柔软的金属导丝，通过梗阻处，在肾盂处盘绕。在导丝引导下置入带球囊的导管，在 X 线动态监视下，调整球囊的位置在输尿管梗阻处，使 X 线可以监测到球囊的位置。接着，使球囊膨胀扩张，对梗阻段进行扩张。球囊膨胀达到的程度为在球囊膨胀前，X 线可见金属导丝，随着球囊膨胀，最终无法看见金属导丝。经过 10 分钟治疗后退出球囊导管。用于引导的金属导丝仍留在输尿管内，引导留置输尿管支架。输尿管支架留置时间一般为 2～4 周。拔除输尿管支架大约 1 个月后，复查排泄性尿路造影、B 超和利尿肾图，了解治疗效果。随后，每 6～12 个月复查一次。少数情况下，X 线无法准确定位，可借助输尿管镜直视下置入金属导丝后再置入球囊。部分球囊扩

4

张术可在输尿管镜下直视操作。

（2）顺行球囊扩张术：当逆行插管失败时，可考虑顺行球囊扩张术。经皮肾穿刺建立顺行通道。应用 X 线或联合输尿管镜引导金属导丝到达输尿管梗阻处，其余步骤与逆行球囊扩张类似，在此不详述。只是在放置完输尿管支架后，应留置肾造瘘管。在术后 24~48 小时行 X 线片检查，了解输尿管支架的位置是否正确。如果输尿管支架位置无问题，可拔除肾造瘘管。如果患者术前有明显感染或肾功能明显受损，可先留置肾造瘘管引流，待感染控制、肾功能明显改善后，再治疗输尿管梗阻。

顺行和逆行球囊扩张术治疗梗阻长度和持续时间短的输尿管狭窄有良好的效果。应用球囊扩张治疗输尿管梗阻的总有效率为 50%~76%，治疗效果最好的是非吻合口狭窄造成的医源性损伤（如输尿管镜检查），有效率可达到 85%。Ravery 等对输尿管炎症引起的输尿管梗阻进行逆行球囊扩张治疗，随访 16 个月，发现总有效率为 40%。Richter 等对 114 例输尿管梗阻患者进行球囊扩张治疗，随访 2 年以上，发现球囊扩张对梗阻段较短的患者有较好的疗效。良好的输尿管血供是手术成功的重要条件。对于长段的输尿管梗阻和输尿管血供不太好的患者，建议行腔内狭窄段切开术。在实验动物模型中，由于球囊扩张可以形成纵行裂纹，可能可以解释为什么球囊扩张可用于治疗输尿管梗阻。

3. 腔内输尿管切开术　是球囊扩张术微创治疗输尿管梗阻的延伸，方法类似于球囊扩张术。在输尿管镜直视下或借助 X 线定位，应用逆行或顺行的方法通过输尿管梗阻段，施行梗阻段切开。因为创伤较小，一般建议应用逆行方式。患者在术后 3 年内应定期随访，行利尿肾图检查，了解是否存在远期并发症。

（1）逆行腔内输尿管切开术：最早借助 X 线定位，应用带有软尖端的引导导丝通过输尿管梗阻段。假如导丝在 X 线定位下无法通过梗阻段，可联合应用半硬性或软性输尿管镜引导。通过梗阻段后，输尿管镜退出，导丝仍留在输尿管内。

输尿管切开的部位应根据输尿管梗阻的部位而定。一般情况下，低位的输尿管梗阻选择前内侧切口，避免损伤髂血管。高位的输尿管梗阻选择侧方或后外侧切口，避免损伤大血管。

输尿管切开可选用冷刀、电刀或钬激光，切开的范围从输尿管管腔一直切到脂肪组织。无论近端还是远端输尿管切开，切开范围应包括正常 2~3mm

输尿管。在特定的情况下，输尿管梗阻段可先用球囊扩张，再行内切开术。同样，也可以先内切开，再应用球囊扩张。完成内切开后，通过留置金属导丝引导置入输尿管支架。一般情况下，置入的支架直径最好在 12F，利于提高治疗效果。Wolf 等发现在内切开后应用肾上腺皮质激素注射到梗阻段输尿管有利于提高疗效。糖皮质激素和其他生物反应调节剂可能在未来治疗输尿管梗阻方面发挥重要的作用。

（2）顺行腔内输尿管切开术：通过逆行途径无法使输尿管镜到达梗阻处时，可考虑顺行的方法。建立经皮通道，留置造瘘管，缓解肾积水和控制感染后，扩大通道至能通过输尿管镜，剩下步骤与逆行方法基本一致。始终留置安全导丝在输尿管内，远端盘绕在膀胱内。

（3）联合应用逆行和顺行腔内输尿管切开术：在少数情况下，输尿管梗阻的部位已完全闭锁，金属导丝无法通过输尿管闭锁段，无法施行球囊扩张或内切开术。这种情况下可以考虑联合应用逆行和顺行的方法行输尿管闭锁段的切开。在治疗前，同时施行逆行造影和顺行肾盂造影，了解闭锁段的情况。通过经皮顺行通道和逆行输尿管途径同时插入输尿管镜，输尿管闭锁的两端借助输尿管镜和 X 线尽量在一条直线上靠近。然后关闭一侧的输尿管镜的光源，让对侧的输尿管镜光源透过闭锁段照到关闭光源侧，从关闭光源侧应用金属导丝沿着光源的指引通过闭锁段，或应用钬激光、小的电刀边切边通过闭锁段，使输尿管再通。一旦输尿管再通，扩大通道，置入输尿管支架 8~10 周。与其他腔内治疗输尿管梗阻方法类似，该方法的成功率与输尿管闭锁的长度密切相关。Knowles 等报道 10 例远端输尿管闭锁的患者，其中 3 例用该方法，总的有效率达到 90%。

（二）外科修复

在施行任何类型的外科修复之前，必须仔细评估患者的肾功能，输尿管梗阻的部位、长度和程度。术前评估包括排泄性尿路造影（或顺行肾盂造影）、逆行尿路造影（必要时）、放射性核素检查、输尿管镜检查+活检等。完成上述术前评估后，才开始为患者制订相应的手术治疗方案（表 28-2）。

1. 输尿管-输尿管吻合术

（1）开放输尿管-输尿管吻合术：输尿管上段和中段的梗阻，如果梗阻长度在 2~3cm，首选输尿管-输尿管吻合术。由于吻合口的张力会影响输尿管的血供，导致术后再发梗阻。因此，输尿管-输尿管吻

表28-2 不同输尿管狭窄的长度选择的外科修复方式

狭窄长度（cm）	外科修复方式
2~3	输尿管-输尿管吻合术
4~5	输尿管膀胱吻合术
6~8	肾移位术
6~10	膀胱腰肌悬吊术
12~15	膀胱瓣修复术

合术适于短的输尿管梗阻。对于输尿管长度是否满足输尿管-输尿管吻合要求，只有在手术中才能最终做出决定。

开放输尿管-输尿管吻合术的手术成功率很高，可达90%以上。假如出现吻合口漏，首先行腹部平片了解输尿管支架的位置，出现移位，调整支架位置。如果吻合口处正在使用负压装置，应停用。因为吻合口部位的负压吸引不利于吻合口的愈合。尿液反流及膀胱痉挛也可能影响吻合口愈合，可延长尿管留置时间和使用抗胆碱药物对症处理。吻合口漏持续时间较长，可留置肾造瘘管，引流尿液。

（2）腹腔镜下输尿管-输尿管吻合术：Nezhat等于1992年首次报道应用腹腔镜行输尿管-输尿管吻合术治疗由于子宫内膜异位症导致输尿管梗阻的患者。该作者于1998年系统回顾了8例接受腹腔镜下输尿管-输尿管吻合术的患者，其中7例患者术后吻合口通畅。总体而言，临床上对腹腔镜下输尿管-输尿管吻合术应用例数较少，在这方面的临床经验不多。但是，对于有经验的腹腔镜泌尿外科医生，该项技术仍不失为一种治疗长度较短的输尿管狭窄的微创方法。

2. 输尿管膀胱吻合术

（1）开放输尿管膀胱吻合术：输尿管下段短的狭窄首选输尿管膀胱吻合术。用于治疗膀胱输尿管反流的输尿管膀胱吻合术在此不讨论。单纯开放输尿管膀胱吻合术不同时行膀胱腰肌悬吊术或膀胱瓣修复术适用于输尿管下段长4~5cm的输尿管梗阻。假如术后的膀胱输尿管反流是可以接受的，可直接吻合输尿管膀胱，不需要抗反流。否则，应行远端隧道再植术抗反流。对成年患者接受输尿管膀胱吻合术的回顾性研究发现输尿管膀胱吻合口是否抗反流并不影响患者术后肾功能的恢复，输尿管再发梗阻的危险性也无差异。但是，目前尚不清楚在成年患者直接行输尿管膀胱吻合术是否能减少肾盂肾炎的发生。

（2）腹腔镜下输尿管膀胱吻合术：已有多位学者报道成功施行腹腔镜下输尿管膀胱吻合术。对于输尿管下段的梗阻，腹腔镜下输尿管膀胱吻合术通常应用经腹腔联合体内缝合技术，常规放置输尿管支架。目前该手术的例数报道仍较少，经验尚欠缺。但是，从已有的文献报道来看，该手术方式较开放手术对患者的创伤要小，术后恢复时间短。

3. 膀胱腰肌悬吊术

（1）开放膀胱腰肌悬吊术：膀胱腰肌悬吊术能有效治疗输尿管下段较长的梗阻、缺损以及输尿管膀胱吻合术后持续反流或梗阻的患者，一般推荐输尿管梗阻的长度在6~10cm施行该手术。膀胱腰肌悬吊术也被应用于断离的输尿管两端与对侧输尿管做端侧吻合术，治疗复杂的输尿管梗阻。如果膀胱容积小，不易游离，则不适合施行膀胱腰肌悬吊术。术前除了行排泄性尿路造影、输尿管镜检查外，应加做尿流动力学检查，了解膀胱容积和顺应性。一旦发现膀胱出口梗阻或神经源性膀胱，应先治疗，再行膀胱腰肌悬吊术。相比简单的输尿管膀胱吻合术，膀胱腰肌悬吊术可提供大约5cm的额外长度。而相比膀胱瓣修复术，膀胱腰肌悬吊术操作更简单，减少了血管损伤和排尿困难的危险。该手术对于成人和儿童的成功率均在85%以上，并发症很少见，主要包括输尿管再发梗阻、肠管损伤、髂静脉损伤、吻合口漏和尿脓毒症。

（2）腹腔镜下膀胱腰肌悬吊术：Nezhat等于2004年报道成功应用腹腔镜行输尿管膀胱吻合+腰肌悬吊术。术前常规放置输尿管支架，手术过程经腹腔完成。该手术的例数报道很少，经验欠缺。但是从短期和中期随访的结果看，临床的疗效令人满意。

4. 膀胱瓣修复术

（1）开放膀胱瓣修复术：当输尿管梗阻的部分太长或输尿管游离比较困难，输尿管-输尿管吻合术和输尿管膀胱吻合术无法保证吻合口无张力的情况下，可考虑施行膀胱瓣修复术。Boari于1894年在犬上成功应用该项技术。膀胱瓣可以替代10~15cm长的输尿管，在一定的条件下，螺旋形膀胱瓣一直可以连接到肾盂，尤其在右侧。与膀胱腰肌悬吊术相似，术前患者需接受排泄性尿路造影、输尿管镜检查及尿流动力学检查，了解膀胱容积和顺应性。发现膀胱出口梗阻或神经源性膀胱，应先治疗，再行膀胱瓣修复术。膀胱容积过小，不宜行膀胱瓣修复术。接受膀胱瓣修复术的患者数目较少，但只要膀

4

胱瓣的血供良好,术后效果令人满意。最常见的并发症为术后再发梗阻,梗阻复发的原因大多为缺血或吻合口张力过大。偶有假性憩室形成。

(2)腹腔镜下膀胱瓣修复术:腹腔镜下膀胱瓣修复术已有成功的报道,但手术例数很少。Kavoussi等报道了3例远端输尿管梗阻成功经腹腔施行腹腔镜下膀胱瓣修复术。手术过程与开放手术类似,制成膀胱瓣,与输尿管行无张力吻合。手术持续时间为120~330分钟,术中出血量为400~600ml。2名患者术后3天恢复出院,1名患者因术后出现难治性芽孢杆菌结肠炎,住院13天。患者随访时间超过6个月,影像学检查吻合口通畅。在该报道中未提及腹腔镜下膀胱瓣修复术适合治疗的输尿管梗阻长度。在另一项研究报道中认为腹腔镜下膀胱瓣修复术适合治疗的8~12cm的输尿管梗阻。

5. 肾移位术　肾移位术最早于1964年由Popescu报道。该手术能为输尿管上段缺损提供额外的长度,同时可以减少输尿管修复的吻合口张力。该手术方式可提供额外的8cm长度。在这类手术中,肾的血管尤其是肾静脉限制肾游离的范围。作为解决的方法,可将肾静脉切断,重新吻合在更低位置的腔静脉。该方法现在已很少使用。

6. 输尿管切开插管术　由于其他外科手术的发展,该技术已很少使用。该手术一般用于传统的输尿管-输尿管吻合术和输尿管膀胱吻合术无法施行的10~12cm长的输尿管梗阻。目前,该方法有新的改进,即联合口腔黏膜移植于梗阻处。

7. 断离的输尿管两端与对侧输尿管作端侧吻合术　断离的输尿管两端与对侧输尿管做端侧吻合术在1934年由Higgins首次报道。该术式适于输尿管长段梗阻,剩余正常的输尿管无法吻合到膀胱上。对于残留的正常输尿管长度无法与对侧输尿管吻合,为本术式的绝对禁忌证。相对禁忌证包括既往有肾结石病史、腹膜后纤维化、输尿管恶性肿瘤、慢性肾盂肾炎和腹部-盆腔放疗史。如果接受移植的输尿管存在反流,应进一步证实并纠正。应在术前完成排尿期膀胱 X 线检查、其他相关影像学检查、输尿管镜检查,以评估双侧输尿管的功能。

多位学者报道断离的输尿管两端与对侧输尿管作端侧吻合术的治疗效果,结果令人满意。腹腔镜下施行该手术尚未见报道。

8. 机器人下颊黏膜移植输尿管成形术　近期有研究报道使用颊黏膜移植物替代输尿管成形术,并应用机器人辅助腹腔镜完成,并发症相对较低,是治疗复杂的上段和中段输尿管狭窄的有效方法。

9. 回肠代输尿管术　对于长段的输尿管梗阻或缺损,尤其是近段的输尿管,外科治疗始终具有挑战性。应用膀胱尿路上皮替代输尿管,重建输尿管是目前认为最理想的方法。因为尿路上皮不吸收尿液,而且可以抵抗尿液的腐蚀及致癌作用。在无法应用膀胱尿路上皮替代输尿管的情况下,才考虑应用其他组织替代输尿管。回肠代输尿管术被认为是一种令人满意的治疗复杂的输尿管长段狭窄的方法。而输卵管和阑尾并非可靠的输尿管替代物。

(1) 开放回肠代输尿管术:Shoemaker 等于1909年首次报道为1例患泌尿系结核的女性患者施行回肠代输尿管术。之后,有学者应用犬对回肠输尿管的代谢和生理功能进行研究。当一段回肠直接吻合到膀胱上,膀胱输尿管反流及肾盂的压力增高只在排尿时出现。比较犬逐渐变细和没有逐渐变细的替代肠管发现肾脏内压力及相关代谢无差异。膀胱内压力的逆行传导取决于替代输尿管的回肠长度及排尿时压力。Waldner 等报道如果替代输尿管的回肠长度大于 15cm,无尿液反流到肾盂。

Boxer 等对 89 例接受回肠代输尿管的患者进行随访,发现术前肾功能正常的患者仅有 12% 术后出现明显的代谢问题,因此认为术前患者的肾功能是评估预后的重要因素。在另一项研究中,接近一半的术前血肌酐水平在 2mg/dl 之上的患者,术后发展为代谢性酸中毒,需要再插管引流尿液。在该项研究中,同时发现膀胱功能障碍或出口梗阻的患者术后并发症明显增高。尚无研究资料表明抗反流的吻合口、肠代输尿管的长度缩短优于标准的肠代输尿管术。综上所述,肠代输尿管术的禁忌证包括患者基础的血肌酐水平在 2mg/dl 之上,膀胱功能障碍或出口梗阻,炎症性肠炎,放射性肠炎。

在围术期,与替代输尿管的回肠有关的并发症包括早期尿外渗或尿性囊肿、肠壁水肿引起的梗阻、黏液栓、肠管扭转。尤其是肠管缺血坏死应引起临床医师的高度重视。如果患者术后出现急性腹痛,应排除肠坏死。患者术前肾功能正常,一般术后很少出现肾功能不全、电解质紊乱。假如患者术后出现明显的代谢异常,合并替代输尿管的肠管膨胀、扩张,应考虑存在膀胱尿道功能障碍。远期并发症主要是可能使替代输尿管的肠管恶变概率升高。推荐患者接受定期术后随访,手术后 3 年开始行输尿管镜检查,以利于早期发现恶变。但是,Bonfig 等对 43 例接受开放回肠代输尿管术的患者进行平均长达

40.8个月的随访,未发现恶变。

（2）腹腔镜下回肠代输尿管术:Gill等报道成功施行腹腔镜下回肠代输尿管术。整个手术过程包括吻合口缝合和打结均在腹腔镜下完成。尽管整个手术持续的时间比较长,达到8小时,但是手术创伤小,患者术后第5天就出院。

10. 自体肾移植　1963年,Hardy首次应用自体肾移植治疗了1例近端输尿管损伤的患者。之后,自体肾移植手术被逐渐应用于治疗多种疾病,包括严重的输尿管损伤及缺损。通常情况下,自体肾移植主要适用于患侧输尿管严重梗阻,对侧肾缺如或丧失大部分功能,其他方法如肠代输尿管手术无法施行的情况下使用。由于肾有较长的血管,适于自体移植术。近年来,腹腔镜下自体肾移植手术已被成功应用于严重的输尿管缺损和梗阻。腹腔镜下自体肾移植一般采用经腹途径,也有学者尝试经腹膜后途径,均取得较好的疗效。首先将待移植的肾切除,方法同腹腔镜下供体肾切除术,然后将移植的肾置于髂窝处,吻合血管,近端正常的输尿管吻合于膀胱,也可以直接将肾盂与膀胱吻合。腹腔镜下自体肾移植较常规的开放自体肾移植,术后应用镇痛药物的剂量明显减少,恢复明显较开放手术快,具有微创的优势。

如果患者病情较重,输尿管梗阻暂时无法解除,可行经皮肾穿刺造瘘,引流尿液,以利于感染的控制和肾功能的改善;待患者一般情况好转后,再治疗输尿管梗阻。如果输尿管梗阻无法解除,则永久保留肾造瘘。如果患者患肾积水严重,肾实质显著破坏、萎缩或合并严重的感染,肾功能严重丧失。同时,对侧肾功能正常,可考虑施行肾输尿管切除术。否则,应尽可能保留肾,尤其是儿童和年轻患者。

第二节　输尿管肠吻合口狭窄

一、输尿管肠吻合口狭窄的病因

多种因素可引起输尿管肠吻合口狭窄,包括输尿管解剖分离技术、应用于替代输尿管的肠管类型、吻合口的类型等。由于输尿管局部缺血是导致输尿管肠吻合口狭窄的主要原因,因此手术中对输尿管的解剖、分离至关重要。尽管在手术过程中需要将输尿管游离,使输尿管和准备吻合的肠管尽量靠近,但是不宜过分剥离输尿管外膜。因为输尿管的血供与输尿管外膜平行,过分剥离输尿管外膜可能引起

远侧输尿管缺血及狭窄形成。当使用回肠代左侧输尿管时,输尿管应置于乙状结肠系膜的下方,主动脉上方。在左侧输尿管解剖分离后,多余的输尿管长度和可能形成的成角弯曲围绕肠系膜下动脉可能导致吻合口狭窄的发病率升高。

使用哪一段肠管来替代输尿管目前尚有争议。部分学者认为应用结肠替代输尿管能够形成抗反流的吻合口。但是,近来的文献报道应用抗反流的吻合口与未抗反流的吻合口在对肾功能的损害方面无明显优势。尽管缺乏客观的大宗随机研究结果,但越来越多的研究结果认为抗反流的吻合口术后引起狭窄的概率高于未抗反流的吻合口。Pantuck等对60例行抗反流的输尿管肠吻合患者和56例直接吻合的患者随访41周,发现两者发生吻合口狭窄的比例分别为13%和1.7%。引起术后肾积水、肾盂肾炎、肾结石、肾功能不全的概率无统计学差异。Roth等发现,抗反流的吻合口引起狭窄的概率高于未抗反流的吻合口5倍,而且认为引起吻合口狭窄的原因与手术经验无关。Studer等报道了一项随机研究抗反流的吻合口与未抗反流的吻合口术后吻合口狭窄的研究结果。他们认为两者发生吻合口狭窄的比例分别为13%和3%。尽管没有足够证据证明尿液反流入成人的肾是有害的,但是梗阻造成肾功能的损害是明确的。上述研究结果均支持使用未抗反流的吻合技术。

输尿管肠吻合口狭窄好发于左侧,发病率在4%~8%。

二、输尿管肠吻合口狭窄的评估

对于接受任何类型尿流改道的患者术后了解上尿路情况最简单、微创的检查就是B超检查。如果患者B超检查提示肾积水,应行排泄性尿路造影了解狭窄的部位、长度及程度。假如发现结石或肿瘤复发,可考虑行CT或MRI检查。慢性肾积水的患者应用利尿肾图可了解单侧肾功能,明确是否存在功能性梗阻。如果患者肾功能不全,不宜行排泄性尿路造影和利尿肾图检查,可考虑做经皮肾穿刺造影并留置造瘘管,这样既可明确诊断又可以缓解肾积水。该项检查也可用于内镜治疗吻合口狭窄的术前评估,利于手术计划制订。此外,如果患者存在肾绞痛、复发性泌尿系感染、肾功能损害等情况,也应该进一步检查。

三、治　　疗

并非所有接受输尿管肠吻合的患者术后出现肾

4

积水均需要接受外科干预。大多数接受输尿管肠吻合术的患者术后出现慢性肾积水的原因并非梗阻，这类患者不需要手术治疗。只有那些出现疼痛、感染、由于功能性梗阻导致肾功能不全的患者需要外科治疗。尽管在吻合口处出现恶性肿瘤复发的情况不多见，但是如果在狭窄部位出现不规则肿块，迅速增大，导致梗阻，明显影响肾功能，则需要积极评估和外科手术。

妇科恶性肿瘤接受盆腔脏器剜除+尿流改道的患者，术后出现肾积水及吻合口狭窄，治疗比较棘手。Penalver 等报道了 66 例这一类患者，95% 在术前接受盆腔放射治疗。输尿管肠吻合术的早期和晚期并发症的发生率分别为 22% 和 10%。85% 的患者通过非手术治疗（如肾穿刺造瘘）使术后并发症得到有效缓解。

（一）内镜治疗

内镜治疗输尿管肠吻合口狭窄的技术发展类似于内镜治疗输尿管梗阻的过程。最初的内镜治疗方法包括简单的球囊扩张、留置支架。由于上述方法的治疗效果，尤其是远期疗效不理想，内镜下应用电烧灼和激光对狭窄段进行内切开技术逐渐发展起来。目前，可弯曲的软性输尿管镜下应用钬激光切除输尿管肠吻合口狭窄正成为内镜治疗输尿管肠吻合口狭窄的先进技术。

内镜治疗输尿管肠吻合口狭窄与输尿管狭窄之间的不同之处在于治疗输尿管肠吻合口狭窄更倾向应用顺行的方法。首先建立经皮通道，缓解梗阻引起的肾积水以及可能同时合并的感染。一旦患者病情稳定，积水得到明显缓解，感染得到控制，球囊借助内镜通过经皮通道到达吻合口狭窄处，进行狭窄部位的扩张，直至狭窄环消失。或同样的方法置入支架，扩张狭窄环。由于支架容易出现黏液堵塞，导致治疗失败，多个治疗中心为避免上述情况发生，支架的留置时间一般为 4~8 周。

内镜下球囊扩张是最早用于治疗输尿管肠吻合口狭窄的内镜方法。该治疗方法近期的疗效尚可，远期疗效不理想。Ravery 等报道该方法治疗输尿管肠吻合口狭窄的近期有效率可达 61%。而 Shapiro 等对 37 例良性输尿管肠吻合口狭窄患者行球囊扩张术，术后进行 1 年以上的随访，认为总的有效率只有 16%，而重复扩张可提高疗效。Kwak 等对球囊扩张术后患者进行 9 个月随访，认为有效率低于 30%。最近，DiMarco 等对 52 例接受球囊扩张术的输尿管肠吻合口狭窄的患者进行 3 年的随访，仅有 5% 的有

效率。

有学者报道了应用电烧灼的方法治疗输尿管肠吻合口狭窄。对于良性狭窄，该方法长期的有效率仅为 30%。Meretyk 等回顾了腔内电切治疗输尿管肠吻合口狭窄的长期疗效，15 例输尿管肠吻合口狭窄的患者接受平均长达 2.5 年的随访，结果发现总的有效率达到 57%。Cornud 等对接受经皮电切治疗输尿管肠吻合口狭窄的患者进行长期随访，重点比较内镜和 X 线引导的治疗效果。27 例患者拔除输尿管支架后进行超过 1 年的随访，总的有效率为 71%。研究发现直接应用内镜引导或联合 X 线引导的治疗效果好于只用 X 线引导。有 1 例单用 X 线引导的患者术后出现右侧髂血管的损伤。因此，在内镜直视下行输尿管肠吻合口狭窄电切术是相对安全、有效的方法。随着激光技术的发展，钬激光越来越多地应用于泌尿外科的临床治疗。钬激光是一种有效的切割工具，可应用于吻合口狭窄的切开。

左侧输尿管肠吻合口狭窄的腔内治疗较右侧难度大，大多数治疗失败的病例集中于左侧。左侧输尿管肠吻合口狭窄的腔内治疗的主要风险在于出血，可能与该侧输尿管与乙状结肠系膜邻近，手术过程中容易造成乙状结肠系膜损伤有关。因此，对于左侧输尿管肠吻合口狭窄的治疗应慎重考虑腔内治疗，开放手术可能是一种安全的选择。

（二）开放手术

在腔内治疗失败后，才考虑开放手术。开放手术治疗输尿管肠吻合口狭窄在技术上更具有挑战性，同时术后需要更长的时间恢复。但是开放手术的成功率较腔内手术高，尤其相对球囊扩张术。开放手术的远期成功率可达 80%。但是，如果狭窄段的长度大于 1cm，术后复发率明显增加。左侧手术成功率要低于右侧。术后的并发症发生率约为 11%。

第三节　腹膜后纤维化

腹膜后纤维化的确切发病率尚不明确，据估计每年的发病率在 1/500 000~1/200 000。该病好发于 40~60 岁的成人，但老年人和儿童也可患此病，van bommel 等报道 30 例年龄在 18 岁以下的腹膜后纤维化患者。腹膜后纤维化好发于男性，男性∶女性为（2~3）∶1。其中，特发性腹膜后纤维化约占腹膜后纤维化总发病率的 70%。

一、病　因

腹膜后纤维化又称输尿管周围炎，是指由于腹膜后的炎症引起纤维化过程，导致腹膜后的结构包括输尿管出现压迫的一类疾病。引起腹膜后纤维化的原因比较多，临床上分为两大类。一类是有明确诱因引起的腹膜后纤维化；另一类是指未找到明确诱因的腹膜后纤维化，又称特发性腹膜后纤维化。常见引起腹膜后纤维化的诱因见表28-3。

表28-3　引起腹膜后纤维化的诱因

药物：二甲麦角新碱及其他麦角生物碱
β肾上腺阻滞剂
解热镇痛药：非那西丁
恶性肿瘤：淋巴瘤
多发性骨髓瘤
类癌
前列腺癌
胰腺癌
肉瘤
腹膜后恶性肿瘤放疗后
腹主动脉瘤
感染性疾病：结核
放线菌感染
淋病
血吸虫感染
其他：膜性肾小球肾炎
强直性脊柱炎
肉芽肿性病

目前认为二甲麦角新碱及其他麦角生物碱是一种半抗原，长期服用后可激发机体的过敏反应或自身免疫性反应，表现为脉管炎和血管周围炎，最后出现纤维化。

特发性腹膜后纤维化病因尚不清楚，可能与过敏性免疫反应有关的多灶性或系统性纤维化性或硬化性炎症有关，是免疫介导的少见的炎症性疾病。有的病例与免疫球蛋白IgA沉着有关。

二、病　理

肉眼观：位于腹膜后光滑、扁平、褐色的无包膜的纤维包块，包绕在腹膜后正中结构的表面，其厚度一般为数厘米。纤维包块有明显边缘，一般局限于第3腰椎和骶骨岬之间，两侧一般不超过输尿管径路外侧2cm，病变中央一般位于$L_4 \sim L_5$的腹主动脉远端。病变常累及双肾、肾盂、膀胱及尿道，包绕输尿管后形成尿路梗阻。

镜下观：表现为亚急性、非特异性炎症过程，随病程的变化而发生改变。在疾病早期，病变组织主要由胶原纤维束构成，伴有淋巴细胞、浆细胞和成纤维细胞等炎性细胞浸润和毛细血管增生。免疫组织化学染色显示大量组织细胞及浆细胞，并有较明显的多克隆免疫球蛋白，其中IgA较多。在疾病晚期，病变组织内炎性细胞越来越少，主要为淋巴单核细胞，而纤维化越来越明显，胶原纤维逐渐增多，最后可以完全成为致密纤维组织增生性病变，且有结缔组织玻璃样变。一般纤维组织的中线或中心部位较边缘部成熟，边缘部尚有炎症，组织较为稀疏，而中心部分已成为无明显炎症的致密胶原纤维组织。少数病例病变可累及主动脉和大静脉，可见血管炎病变，多为增生闭塞性血管炎，常无典型的坏死性血管炎。恶性肿瘤继发的腹膜后纤维化与特发性腹膜后纤维化在组织学上不易区分，仅能通过在腹膜后纤维组织中形成的岛状肿瘤细胞分辨。

三、临床表现

1. 疼痛　约90%的患者在早期有典型的疼痛，为钝痛。开始发生在两侧下腹部或腰骶部，可放射到两侧外阴部，有时疼痛会沿着骨盆环绕状传播。疼痛不因体位变动、排便而改变性质。偶尔疼痛非常剧烈，阿司匹林可缓解，但麻醉药通常无效。

2. 梗阻症状　随着病情进展，纤维组织收缩，压迫腹膜后的脏器，可引起各种不同的梗阻症状，最常见的是输尿管梗阻症状。如果双侧输尿管同时受到压迫，引起完全性梗阻，临床上表现为无尿。长期的不完全性梗阻可引起肾功能严重受损，出现尿毒症症状。

3. 全身症状　患者可出现疲乏、体温升高、体重下降、食欲缺乏、恶心、呕吐等全身症状，这些全身症状与慢性炎症活动有关。

4. 大血管受累症状　纤维组织延伸到肾门，压迫肾静脉，可引起肾性高血压和肉眼血尿。如果病变累及下腔静脉及髂静脉，则发生单侧或双侧下肢水肿或下肢静脉曲张。病变累及腹主动脉及髂总动脉，可引起栓塞性脉管炎症状如间歇性跛行、勃起功能障碍等。由于纤维化病变发展缓慢，容易建立侧支循环，上述症状少见。

5. 继发性腹膜后纤维化　患者有明确的诱因导致腹膜后纤维化，这部分患者通常有与诱因相关的临床表现。如前列腺癌引起的排尿障碍等。

6. 其他　有时纤维化病变发生的位置较低，位于盆腔底部,累及直肠,可出现严重的便秘或便秘与腹泻交替症状。少数患者可合并硬化性纵隔炎、硬化性胆管炎、硬化性甲状腺炎、眼眶炎性假瘤等,通常称为多灶性纤维硬化病。

四、诊 断

1. 病史 继发性腹膜后纤维化通常有相关疾病的病史,如服用麦角生物碱,接受腹膜后恶性肿瘤放疗等既往史。

2. 临床表现 已如前述。尽管有上述临床表现,但这些表现通常是非特异性的,在其他疾病也存在,需要注意与其他疾病鉴别。

3. 体征 通常无特异性阳性体征。部分患者由于输尿管梗阻引起肾积水,可出现肾区叩击痛,触及肿大的肾。肾静脉受压后出现高血压、血尿。晚期可出现下肢水肿、下肢静脉曲张、阴囊水肿等。

4. 实验室检查

(1)血常规检查:白细胞数升高,其中嗜酸粒细胞百分率增高。血红蛋白减低。红细胞沉降率加速。

(2)尿常规检查:一般无明显异常。如合并尿路感染,尿中白细胞升高,出现菌尿。部分患者出现血尿,尿中可见红细胞。

(3)肾功能检查:病变早期,肾功能通常无明显变化。病变晚期,长期的双侧肾积水严重破坏肾功能,出现血肌酐和尿素氮升高。

(4)血浆蛋白:白蛋白和球蛋白比例可倒置,球蛋白中 α 和 γ 球蛋白增高。

5. 影像学检查

(1)排泄性尿路造影:总肾功能正常的患者,建议行排泄性尿路造影。典型的病变为双侧肾积水,近段和中段输尿管向内侧偏斜,输尿管在梗阻水平管腔变细,管腔内光滑。通常情况下,腹膜后纤维化引起双侧肾积水,但也有仅引起单侧肾积水的报道。罕见的情况是患者有明显梗阻症状,而造影检查肾积水不明显。

(2)逆行尿路造影:当患者肾功能不全,或排泄性尿路造影显示肾、输尿管不清时,可考虑逆行尿路造影。逆行尿路造影的表现与排泄性尿路造影相似。

(3)B超检查:了解肾积水和输尿管扩张的情况,同时可以显示腹膜后腹主动脉周围低回声不规则实性肿块。B超检查还可作为随访治疗效果和测定肾积水变化的手段。

(4)CT:是目前确诊腹膜后纤维化的最重要方法,检出率可达 88.9%。典型的 CT 表现为肾积水,同时合并明显的腹膜后软组织团块,包绕大血管和输尿管(图 28-1)。但在疾病不同阶段,CT 的表现可有所不同。在纤维化开始形成时,CT 表现为腹膜后软组织密度影,密度均匀,也可不对称。前缘境界多较锐利,后缘边界不甚清楚。病变可局限或广泛,团块的大小不等,病变 CT 值与肌肉或实质性脏器密度相近似。因此,在 CT 上与新生物或肿大的淋巴结不易区别。薄扫 CT 扫描有利于观察组织结构。静脉注射造影剂后,软组织密度影增强表现不一,多为小片状增强,其程度取决于纤维化的分期、炎症的程度及血管数目的多少。病变早期增强多较明显,成熟期几乎无强化。一般认为增强程度与其良恶性无关。CT 可以很好地显示纤维团块的解剖位置与外形,但不能区别良恶性病变。随着 CT 三维重建技术的发展,采取 CT 三维重建技术,可以观察到软组织影与受累大血管之间的毗邻关系,借此与腹膜后的原发性肿瘤、转移瘤、腹主动脉瘤鉴别,提高诊断的准确率。

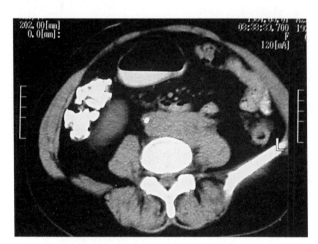

图 28-1 腹膜后纤维化典型的 CT 表现
(箭头显示压迫输尿管,三角显示纤维化组织)

(5)MRI:对腹膜后纤维化的发现及确定作用也很明显。通过多平面图像能完整确定病变形态,通过流空效应可确定病变与血管结构的关系。T1 和 T2 加权相,病变均表现为低到中等信号,增强后不均匀强化。如果 T2 加权信号高于 T1 加权信号,呈高或不均匀信号,常提示为恶性病变引起的腹膜后纤维化。而 T1 和 T2 加权相均为低信号,则提示纤维化斑块为成熟期。

(6)放射性核素检查:对于肾功能不全的腹膜后纤维化患者,建议术前行放射性核素检查,了解分侧肾功能的情况,对手术治疗有指导意义。

（7）淋巴造影:有助于鉴别输尿管梗阻的原因,借此与恶性肿瘤区别。

6. 膀胱镜检查　膀胱内一般正常。逆行插管常无困难,当输尿管导管通过梗阻部位后,可见尿液快速滴出。如果将输尿管导管退到梗阻部位下方,可见尿液停止滴出。

7. 穿刺活检　在 B 超或 CT 引导下行腹膜后肿块的针吸细胞学检查或穿刺活检,可有助于病变性质尤其是良恶性病变的诊断。对于是否需要在治疗前行活检术,尚有一定争议。部分学者认为应常规行活检术,明确良恶性病变。也有学者认为如果有典型的腹膜后纤维化病变特点的 CT 或 MRI 结果,没有原发恶性肿瘤病史,没有淋巴结病,在治疗前的活检无必要。

五、治　疗

腹膜后纤维化治疗的目的在于及时解除梗阻,恢复肾功能,防止炎症进一步发展,避免再次梗阻。有学者报道部分腹膜后纤维化患者能自行缓解,无须特殊处理。

（一）紧急处理

对于腹膜后纤维化的患者,如果出现双侧输尿管完全梗阻,导致无尿、急性肾衰竭,应急诊行输尿管插管或经皮肾穿刺造瘘,解除梗阻。一般主张先行输尿管插管,因为通常情况下这类患者较容易行输尿管插管,难度不大。而且,通过输尿管插管还可以行逆行造影检查,了解上尿路的解剖情况,输尿管管腔内的通畅和排尿的情况。一旦输尿管插管失败,再行经皮肾穿刺造瘘术。暂时解除梗阻后,应注意定期监测患者的尿量、肾功能恢复的情况,补充水和电解质,保持内环境的稳定。

（二）病因治疗

如果是因为服用麦角生物碱等药物发生纤维化,应立即停用造成纤维化的药物。对于恶性肿瘤引起的腹膜后纤维化,如果能手术切除肿瘤,应积极手术治疗。如果无法手术切除肿瘤,可行经皮肾穿刺永久留置造瘘管,或者行输尿管插管留置输尿管支架,定期更换输尿管支架。对于其他病因引起的腹膜后纤维化,也应首先针对病因治疗后再行输尿管松解术。

（三）药物治疗

特发性腹膜后纤维化确诊后,首选的治疗方法是激素治疗。由于该病的发病率较低,激素治疗的效果目前尚无大宗的报道。有报道 140 例特发性腹膜后纤维化的患者,经肾上腺糖皮质激素治疗后,约有 80% 的患者有临床效果,包括纤维肿块体积缩小、输尿管梗阻和腔静脉压迫的改善,疼痛缓解,尿量增多及红细胞沉降率下降。激素的用量、疗程及对激素的耐受,文献报道并不一致。但大多数治疗方案推荐激素的疗程在 6 个月以上。也有文献报道疗程达 2 年以上,可明显缓解临床症状。尽管激素治疗无法逆转腹膜后已形成的纤维化,但是可以明显减轻由于炎症引起的纤维化和与纤维化相关的症状,以及由此引起的后遗症。对于那些有明显活动性炎症的腹膜后纤维化的患者,激素的治疗效果尤为理想。除了激素治疗外,还有一些免疫抑制剂也被用于特发性腹膜后纤维化的治疗。其中包括硫唑嘌呤、环磷酰胺、环孢素、霉酚酸酯、醋酸甲羟孕酮、黄体酮和他莫昔芬等。其中他莫昔芬在多篇文献中均报道对特发性腹膜后纤维化有效。上述药物对特发性腹膜后纤维化的作用机制目前尚不清楚,认为可能是通过抑制炎症反应,进而抑制纤维组织的增殖,最终缓解临床症状。

（四）手术治疗

1. 开放手术　开放的输尿管松解术被认为是标准的手术治疗腹膜后纤维化引起的输尿管梗阻的方法。术前行输尿管插管留置导管,以利于术中输尿管的辨认和解剖。即使患者术前的临床评估认为肾积水仅位于一侧,也应按照双侧输尿管松解术进行。对于术前无法明确诊断或药物治疗无效的患者,在手术中应多处取活检,进一步明确病变的性质。

将双侧输尿管松解后,应将松解后的输尿管重新放置,以避免再次被纤维组织包绕。一种方法是将游离的输尿管置于腹腔内,使输尿管腹腔化。另一种方法是将输尿管向侧方移位,在输尿管和纤维组织之间填入腹膜后脂肪或用大网膜将其包裹。Barbalias 等比较上述两种方法治疗的特发性腹膜后纤维化的患者,术后疗效无明显差异。对于极其严重的特发性腹膜后纤维化的患者,可以考虑使用大网膜将其包裹后,置于腹腔内。术后可进行激素治疗,目的在于预防复发。如果术中未发生输尿管损伤,可在术后拔除输尿管导管。

对纤维化累及输尿管肌层长度不足 4cm 的患者,可考虑施行输尿管狭窄段切除加端端吻合术,吻合后将输尿管置于新的位置。

如果由于广泛的输尿管周纤维化,导致输尿管松解术无法施行,可考虑自体肾移植,前提是该侧的肾功能正常。如果患侧肾功能完全丧失,在对侧肾功能正常的情况下,可考虑患肾切除。但应慎重,即使对侧肾功能正常也不保证对侧不存在梗阻或以后发生梗阻的可能。

2. 腹腔镜下输尿管松解术 1992 年 Kavoussi 和 Clayman 首次报道成功施行腹腔镜下输尿管松解术。最近,Kavoussi 等对 13 例特发性腹膜后纤维化的患者接受腹腔镜下输尿管松解术进行回顾性分析。其中,7 例为双侧病变,6 例为单侧病变。所有患者术前均双侧留置输尿管导管。每侧输尿管均打 4 孔进行手术操作,进入腹腔后,游离结肠,打开后腹膜,暴露并将输尿管从纤维化组织中游离出来,置于腹腔内。多处病变组织的活检在术中进行,以明确病变的良恶性。11 例手术成功,2 例中途改为开放手术。改开放手术的原因分别为:1 例术中损伤髂静脉,另 1 例腹膜后纤维化太严重,无法在腹腔镜下游离输尿管。双侧手术平均手术时间 381 分钟,单侧手术平均手术时间 192 分钟。术中麻醉药吗啡的平均使用剂量为 59mg,平均住院时间为 4 天。手术后有 4 例患者出现并发症,包括附睾炎、肠梗阻、尿潴留、脐孔红斑等。术后病理提示纤维组织合并淋巴细胞、浆细胞、巨噬细胞和成纤维细胞增生,未发现恶性病变。平均随访 30 个月,影像学检查提示 92% 的患者上尿路梗阻解除。

(刘继红)

参 考 文 献

1. Lee Z, Waldorf B T, Cho E Y, et al. Robotic Ureteroplasty with Buccal Mucosa Graft for the Management of Complex Ureteral Strictures. J Urol, 2017, DOI: 10. 1016/j. juro. 2017. 06. 097.

2. Fiuk J, Bao Y, John G, et al. The Use of Internal Stents in Chronic Ureteral Obstruction. J Urol, 2015, 193 (4): 1092-1100.

3. 龙清志, 李翔, 贺大林, 等. 输尿管镜碎石术治疗肾和输尿管结石 2150 例的并发症分析. 现代泌尿外科杂志, 2016, 21 (8): 606-609.

第 五 篇

膀 胱 疾 病

第二十九章

膀 胱 概 述

一、膀胱胚胎学

胚胎第4~7周时，尿直肠隔（urorectal septum）将泄殖腔（cloacal）分隔为腹、背两部分。背侧部分为直肠，腹侧部分为尿生殖窦（urogenital sinus），中肾管（Wolff管）开口于此窦的两侧。尿生殖窦可分为3部分（图29-1）：①膀胱部，与尿囊延续且在窦结节（Müller结节）中肾管入口处远端延伸部的部分形成膀胱尿道管；②尿道部，较狭窄的中间部参入构建成尿生殖窦的尿道部，呈管状，演变为女性尿道和男性尿道前列腺部和膜部；③初阴部，又称真尿生殖窦：即较宽的远端部分的尿生殖窦的阴茎部，其延伸到尿生殖膜，与外界相隔，在男性逐渐发育成尿道海绵体部；在女性，小部分形成尿道下段，大部分演变为阴道前庭。

膀胱主要由尿生殖窦上部内胚层发育而来，其顶端与尿囊相连，两侧下部有中肾管开口，向下为尿生殖下部。当膀胱迅速扩大时，输尿管起始部以下的中肾管尾段被吸收为膀胱背侧壁。中肾管和输尿管分别独自开口于膀胱。

近端尿管及三角区由在中肾管末端合并时的中胚层形成。这部分平滑肌开始独立发育、增厚，尤其在膀胱顶及三角区下面，发育更快，肌层特别丰富。同时，肌层在膀胱颈部形成环行肌层，逐步形成膀胱内括约肌。膀胱逐渐扩大时，中肾管靠近膀胱的一小段也参入形成膀胱壁的一部分，两侧输尿管直接开口于膀胱。两开口与尿道内口之间，于膀胱背侧壁上，形成膀胱三角。膀胱三角区的黏膜最初由中肾管的中胚层细胞构成，但随之由尿生殖窦的内胚层上皮所取代。

二、膀胱应用解剖

膀胱是储存尿液的肌性囊性空腔脏器。新生儿膀胱容量约50ml，成人男性为350~500ml，最大容量800ml左右，女性为250~550ml。膀胱大部分位于腹膜外。新生儿膀胱的位置较成人的高。

膀胱空虚时，完全位于盆腔内，充盈则向前上部膨胀至腹腔。成人膀胱呈四面锥形体，分为底、体、尖及颈4部分和上面、两个下外侧面。膀胱底（fundus of bladder）为三角形，朝向后下方；女性膀胱底紧贴阴道前壁，男性膀胱底上部间隔着直肠膀胱凹陷，下部有精囊腺和射精管壶腹与直肠相邻。膀胱尖（apex of bladder）朝向耻骨联合上部，由脐正中韧带与脐相连；膀胱体（body of bladder）上面呈三角形，前角为膀胱尖，后方二角为输尿管进入膀胱部，两侧边缘有脐外侧韧带；位置最低的膀胱颈（neck of bladder）位于耻骨联合下部后方3~4cm处，也是最固定的部位，位于骨盆下口稍上方水平，其间有尿道

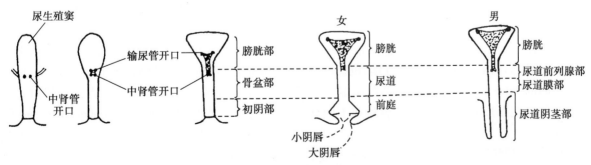

图29-1 膀胱与尿道的发生

5

内口穿过。

（一）膀胱周围的结构、间隙及筋膜

膀胱周围的盆筋膜和韧带对膀胱起到支持和固定作用。膀胱颈前方至耻骨有一对由胶原纤维和平滑肌构成的结缔组织束，男性称为耻骨前列腺前韧带（anterior puboprostatic ligament）或耻骨前列腺韧带，将前列腺连接固定于耻骨，女性称为耻骨膀胱前韧带（anterior pubovesical ligament）或耻骨膀胱韧带（pubovesical ligament）。此韧带上方附着于耻骨联合两侧的耻骨背侧骨膜上，其胶原纤维与骨膜纤维混合；韧带向后下行走与膀胱前列腺接合部连接（女性为膀胱尿道接合处），其胶原纤维与膀胱平滑肌及近端前列腺纤维相混合。两条韧带间有一中线裂孔，数支小静脉通过。该裂孔的宽度，成人男性为1~2mm，成年女性可达15mm，可能与女性分娩有关。

耻骨前列腺韧带构成耻骨后间隙的底。女性为耻骨膀胱外侧韧带，它附着于盆筋膜腱弓的前端，向下内与前列腺鞘上部或尿道上部相混合。膀胱尖与脐之间有脐正中韧带（median umbilical ligament）相连接。脐尿管下部的腔可终生保留并与膀胱相通。若脐尿管的下部闭锁，而中部的空腔保留，则形成脐尿管囊肿。

膀胱底外两侧缘，由前向后的膀胱静脉丛（向后连于髂内静脉）、膀胱下动脉、膀胱神经丛，被周围的一束纤维蜂窝组织所包裹，形成膀胱后韧带（posterior ligament of bladder）。在膀胱外侧面的腹膜下结缔组织中有膀胱外侧（真）韧带，此韧带由膀胱基底部向外跨过盆底，延伸至盆侧壁，内含膀胱血管和神经丛、输尿管下端和射精管。上述韧带起着固定膀胱的作用。

腹膜在膀胱的上面形成多条皱襞，称为膀胱"假"韧带（false ligaments）。在前面前行有3条，即在中线膀胱尖的脐正中襞（medial umbilical fold）和在两侧的脐内侧襞（medial umbilical fold），前者襞内为脐正中韧带，后者内为闭锁的脐动脉。3个皱襞之间的凹陷为膀胱上窝（supravesical fossa），腹膜自膀胱向两侧反折至盆壁形成假外侧韧带（lateral false ligament），向后上与尿生殖襞相连续，也称假后韧带（posterior false ligament）。膀胱筋膜由盆腔脏层筋膜包绕膀胱而形成，筋膜中脂肪含量在不同部位多寡不一。

在膀胱底、精囊腺、输精管壶腹和前列腺后方与直肠之间有一层较厚的筋膜将上述结构分隔，称为直肠膀胱筋膜，也称Denonvilliers筋膜。此隔膜两侧与盆底和盆侧壁的盆壁筋膜连接。Denonvilliers筋膜分为前、后两叶，前叶连于膀胱底、输精管壶腹、精囊和前列腺，称为腹膜前列腺隔，即直肠膀胱隔；后叶是直肠筋膜在直肠方增厚而成。直肠膀胱筋膜两叶间有潜在的疏松间隙，称直肠膀胱间隙。女性的膀胱与阴道之间的疏松结缔组织称为膀胱阴道隔，直肠与阴道之间的筋膜隔称为直肠阴道隔。在膀胱与耻骨后面之间有膀胱前间隙或称耻骨后间隙，又称Retgius间隙，其中充满脂肪等疏松结缔组织，称为耻骨后垫，在此垫中有膀胱阴部静脉丛。在膀胱下外侧面与盆壁肌及其筋膜之间的结缔组织称为膀胱旁组织，为膀胱筋膜的一部分。直肠膀胱隔较坚韧，除可限制尿外渗范围外，也可限制肿瘤局部扩散。另外，在切除膀胱时，沿此隔前面（或前、后两叶之间）分离，可不伤及周围脏器（图29-2）。

（二）膀胱壁结构

有腹膜覆盖的膀胱壁处可分为5层，由外向内依次为浆膜层、浆膜下层、肌层、黏膜下层及黏膜层。无腹膜覆盖处膀胱壁可分为膀胱外膜、膀胱肌层、膀胱黏膜3层，膀胱三角区的黏膜层紧贴肌层，其下缺少黏膜下层，因而三角区相对固定。

1. 浆膜层（serous layer） 即腹膜，仅限于膀胱顶部，在男性还包括部分背侧表面，以此层将膀胱与腹腔隔开，使膀胱成为腹膜外器官。

2. 浆膜下层（subserous layer） 由浆膜下厚薄不一的疏松结缔组织延续成。膀胱顶部浆膜下层较致密且薄，不易分离；膀胱两侧及膀胱尖部的浆膜下层较厚且较疏松，易于分离。

3. 肌层（muscular layer） 由较大的平滑肌束相互交织而成，呈复杂的网状结构（图29-3）。除膀胱三角区外，肌纤维多属束状的逼尿肌（detrusor muscle）。肌层按肌纤维行走方向大致分为3层，但界线并不分明，相互延续并彼此交错，混合成网状。

（1）外层：即外纵层，肌纤维大体呈纵行排列。在背侧，肌纤维沿膀胱下外侧面向前绕过膀胱尖到上面，然后向后降入膀胱底并穿越膀胱基底部与前列腺的被膜或与阴道的前壁相融合。部分肌束行至直肠前方形成直肠膀胱肌（rectovesical muscle）；在腹侧，部分肌束穿过耻骨前列腺内侧韧带附着于耻骨盆面下部形成耻骨膀胱肌（pubovesical muscle），参与其中肌性成分的构成。外纵行肌束至膀胱颈时，向下延续到尿道内，部分纵行肌束参加膀胱颈的构成，另由前后左右的多束肌纤维分别绕过输尿管

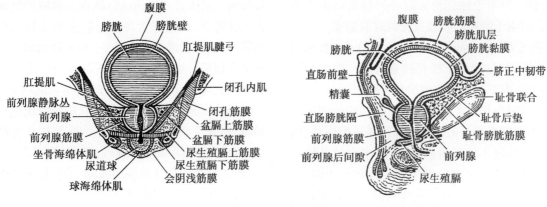

图 29-2　膀胱的筋膜

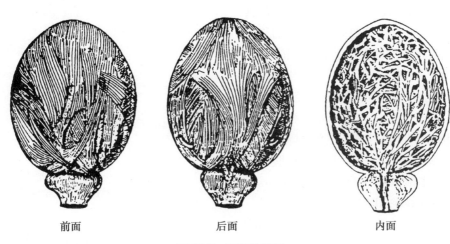

前面　　　　　　　　后面　　　　　　　　内面

图 29-3　膀胱的肌层

形成肌袢套入膀胱颈,起到部分的膀胱颈括约作用。

（2）中层:即中环层,肌纤维较薄,从膀胱顶到膀胱底形成环绕膀胱壁的环。这些环行的肌纤维呈斜行并向不规则的方向移行,相互混合排列。在膀胱颈周围排列呈环状,围绕尿道内口形成膀胱括约肌（sphincter vesical）,也称为尿道内括约肌（internal sphincter of urethra）。同时,该肌束向前下斜行环绕输尿管口并加入外层纵肌束的深层。这层呈不对称的同心环,形成所谓的基底环或三角区环。但也有学者认为不存在解剖学概念的括约肌,起到关闭尿道作用的是位于女性尿道和男性尿道前列腺部呈环形排列的弹力纤维和胶原纤维。

（3）内层:即内纵肌,纤维较薄,呈内纵行网状排列,止于膀胱三角区外侧缘,少量进入浅三角区深面,同时呈放射状汇聚于膀胱颈并进入尿道,形成尿道内纵行肌。

膀胱三角区的肌层可分为浅层及深层三角区肌（deep regional muscles）。

（1）浅层:浅层三角区肌由相对较细的外纵行肌束构成,这些肌束的近端与膀胱壁内的输尿管内纵行肌相延续,在三角区上缘增厚形成输尿管间嵴（interureteric crest）,同时形成三角的外侧边界。浅层三角区肌与尿道近端平滑肌相延续,在男性可沿尿道嵴一直延伸至射精管开口处。

（2）深层:深层三角区由相对较粗的内纵行肌束构成,其行走方向与浅层三角肌大致相同。深层三角肌止于尿道内口的肌纤维形成膀胱颈的后缘,成为位于后下方的逼尿肌的一部分,其肌细胞与逼尿肌的肌细胞几乎无差别。

最近有新观点,认为三角区平滑肌有两种不同的肌性结构。一种是输尿管间肌（musculus intermuscular）,来源于两侧输尿管肌系统,形成输尿管间嵴肌性成分;另一种是三角区括约肌（musculus sphincter triangular）或称膀胱括约肌（musculus sphincter vesical）,环绕在尿道内口周围,并不进入尿道及其周围组织。在男性,三角区括约肌的下面混有前列腺组织,提示这些肌肉可能具有双重功能,即参加排尿的控制及促进前列腺分泌物排放并防止其逆射。

4. 黏膜下层（submucous layer）　由大量疏松结

285

缔组织组成,分布于除三角区以外的膀胱黏膜层的下方。它适应于膀胱的收缩及充盈时的膨胀。

5. 黏膜层(mucous layer)　呈粉红色,由移行上皮细胞组成,布满整个膀胱的最里层。向上与输尿管黏膜层、向下与尿道黏膜层相延续。

膀胱黏膜由移行上皮及具有支持作用的固有层构成,而固有层由疏松的纤维弹性结缔组织构成,固有层内有少许细小的平滑肌束,形成不完整且发育不全的黏膜肌层。固有层内还广泛存在血管网,更增加了固有层的厚度。在膀胱底和侧下方的固有层厚度为 500μm,在膀胱三角区为 100μm。

膀胱三角区的移行上皮由 2~3 层细胞构成,其他部位可多达 6~8 层。膀胱充盈时,三角区的移行上皮层次不变,而其他部位的移行上皮则因挤压、牵拉而变为 2~3 层。非膀胱三角区的移行细胞有 3 种类型:高度分化的表层细胞或称腔面细胞(luminal cell)、一层或多层较小的中间细胞及一层未分化的基底细胞。人类膀胱颈及三角区除具有上述 3 种细胞外,还混杂烧瓶状细胞,具有贮存胺的功能,可能属于胺前体摄取及脱羧(amine-precursor-uptake and decarboxylation,APUD)细胞系列。

正常膀胱黏膜也会出现某些变异,不属于病理状态,如最常见的 Brunn 巢(Brunn's nest)。膀胱黏膜化生多发于膀胱三角区上方,常见于成年女性,男性及儿童偶见。膀胱肿瘤多在膀胱黏膜层内形成。

6. 输尿管膀胱连接部(ureterovesical junction)是指输尿管穿入膀胱至膀胱三角的输尿管口的一段,也称输尿管壁内段,长 1.5~2cm,内径约为 3.2mm。输尿管末端的纵行肌束由膀胱的后面斜行穿入膀胱壁,在输尿管口处与膀胱的浅层三角区肌相移行,输尿管进入膀胱前 3~4cm 段也属于输尿管膀胱连接部。输尿管远端 1~2cm 处由不完全领状的逼尿肌环绕,形成 Waldeyer 鞘(Waldeyer sheath),该鞘与输尿管肌层间有一层筒状的结缔组织构成的间隙,称为 Waldeyer 间隙。此特殊结构在膀胱充盈变化时可使连接部运动加长,随膀胱内压增高而闭锁,加上膀胱三角区的肌肉收缩,从而控制尿液向输尿管逆流(图 29-4,图 29-5)。

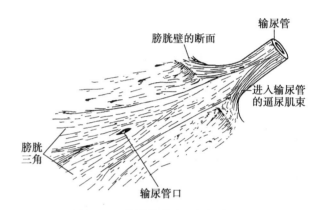

图 29-4　输尿管膀胱结合部的肌层

7. 膀胱颈平滑肌　在组织学、组织化学和药理学方面均与固有逼尿肌不同,因此膀胱颈为一独立的功能单位。膀胱外纵行肌的前后左右 4 束肌束行至膀胱颈时,四方各有一绳索(肌袢)呈领状结构套着膀胱颈,这种结构在收缩时可闭锁膀胱颈而起到括约作用,即所谓的逼尿肌弓。薄层的中环肌层在膀胱颈部周围呈不对称的环状排列,在尿道内口构成

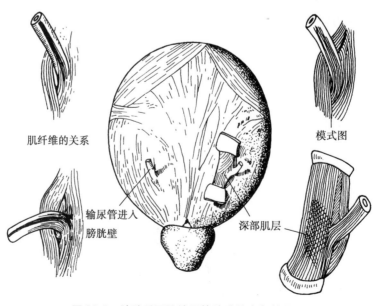

图 29-5　膀胱后面及输尿管膀胱结合部的肌层

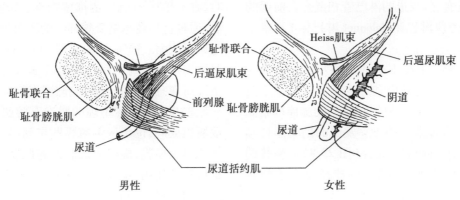

图 29-6 膀胱颈及尿道主要肌层（模式图）

膀胱括约肌（sphincter vesicae）。在男性称为尿道近端内括约肌（internal proximal urethral sphincter）或尿道前列腺前部括约肌（prostate urethral sphincter），在远侧端膀胱颈的肌肉与前列腺基质和被膜中的肌肉相互混合，其结构无差别；在女性该部位的肌束较细小。膀胱底部括约肌并非完全性的肌性环状结构，其顶部及两侧为环绕尿道内口前方和两侧的弓形肌束，其肌纤维占整个括约肌的 2/3，并向后与膀胱三角区深层的肌纤维相延续，两者合并成一基底板（base plate），为弹性纤维结缔组织，呈斜行或纵行穿入尿道壁，故女性膀胱颈并不存在平滑肌括约肌。该部位的主动肌性收缩并不具备尿控作用（图 29-6）。

（三）膀胱的动脉、静脉及淋巴回流

1. 动脉 膀胱的血供主要来自由髂内动脉前干分出的膀胱上动脉和膀胱下动脉，闭孔动脉和臀下动脉也有小支动脉发出至膀胱，在女性有少许动脉来自子宫动脉和阴道动脉（图 29-7）。

2. 静脉 膀胱静脉不与动脉伴行，其在膀胱下部形成网状结构的膀胱静脉丛（vesical venous plex-us）。它向下与前列腺周围的前列腺静脉丛相连，形成膀胱前列腺静脉丛（vesical prostate venous plex-us），引流输尿管旁外侧静脉丛、阴茎背深静脉及海绵体静脉。此丛向后在膀胱后韧带内形成 2~3 条膀胱静脉或再汇合成单干注入髂内静脉。

3. 淋巴回流 膀胱壁的淋巴引流由黏膜丛、肌内丛（肌层）及肌外丛（膀胱周）组成，共同构成淋巴网络系统，并有 3 组输出管道。第一组起源于男性输精管之间的膀胱壁及女性输尿管之间的膀胱壁，位于膀胱三角区，穿出膀胱底后向上外行，止于髂内淋巴结（internal iliac nodes），引流膀胱颈、三角区及膀胱底的淋巴。第二组位于膀胱上面，汇集于后外侧角，然后向上外侧行，沿脐外侧韧带到髂外淋巴结（external iliac nodes），再到髂总淋巴结（common ili-ac nodes），其中个别的淋巴管可先到髂内淋巴结或直接到髂总淋巴结，膀胱颈部的一些淋巴结可直接引流到骶淋巴结。第三组在输尿管前，有 2~3 条淋巴干向上行，与膀胱上面的淋巴管同行，跨过脐（闭）动脉后到达髂内淋巴结，收集膀胱前壁的淋巴

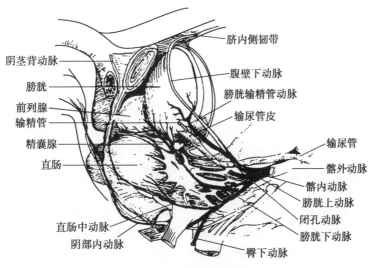

图 29-7 膀胱的双重血供

并与前列腺、精囊、后尿道的淋巴管相混合。前壁的交替引流位点为股淋巴结（cloquet 淋巴结）和髂内或髂总淋巴结。

4. 神经支配　下腹下丛的两侧发出左右两支下腹神经纤维，下行达髂内动脉内侧及骶交感干前面，然后进入左右下腹下丛的盆丛，与动脉伴行紧靠膀胱底、前列腺及精囊。由 S_{1-3} 发出的副交感神经纤维在此丛与交感神经相混合（图 29-8）。膀胱的神经支配包括交感神经、副交感神经及内脏感觉神经。

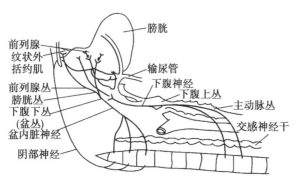

图 29-8　膀胱的神经支配

（1）交感神经：由 T_{12} ~ L_2 发出，为节前神经纤维，穿过交感神经干，经灰交通支进入腹腔神经节并行走到下腹下（盆）处，与 S_{2-4} 发出的盆内脏神经（副交感神经）共同组成下腹下丛（superior hypogastric plexus）。下腹下丛再分出膀胱丛（vesical plexus）进入膀胱壁。膀胱丛发出抑制纤维支支配膀胱颈，通过前列腺丛支配前列腺前括约肌和前列腺，与副交感神经的突触交换产生调节作用。

（2）副交感神经：由 S_{2-4} 发出，由节前纤维组成，进入膀胱神经丛。由膀胱神经内的盆神经节（pelvic ganglion）再发出节后神经纤维，其运动纤维支配逼尿肌，抑制纤维支配膀胱括约肌。

（3）内脏感觉神经：膀胱有痛觉及本体感觉（即膨胀感觉）两种感觉神经纤维。痛觉纤维多行于副交感神经内，少部分行走于交感神经内，脊髓内的痛觉纤维经脊髓丘脑束上行。本体感觉纤维经盆腔内脏神经、脊髓后根，位于脊髓薄束后索内。

三、膀胱尿控生理

排尿过程可分为储尿期、排尿期两个阶段，一次储尿和排尿的过程，为 1 个排尿周期。当膀胱内尿液充盈到一定程度时，兴奋骶髓中枢及脊上脑干和大脑皮质排尿中枢，产生排尿欲。当环境允许排尿时，脊上排尿中枢下达排尿指令，指令冲动到达骶髓，通过盆神经丛副交感神经的传出神经兴奋，产生逼尿肌收缩。同时，下腹神经和阴部神经受到抑制，膀胱出口处括约肌和盆底肌松弛，在较低的排尿压下即可在意识控制下顺利排出尿液。

参与正常尿控生理的肌肉有膀胱逼尿肌，由横纹肌组成的，位于尿生殖膈两层筋膜之间的尿道外括约肌及横膈、腹壁肌肉。盆底肌及肛提肌也有辅助尿控的作用。

与尿控有关的神经有 3 组及相关的神经中枢。3 组神经是指交感神经、副交感神经及体（躯干）神经，均有感觉支与运动支。副交感神经的运动支发自脊髓 S_{2-4} 段灰质中外侧细胞柱内，经盆神经及其神经丛到达膀胱及后尿道。其感觉神经进入脊髓 S_{2-4} 段。交感神经的运动支发自脊髓 T_{11}-L_2 段灰质中外侧细胞柱内，经椎旁交感神经节、主动脉神经丛、骶前神经丛，并由此分成左、右两支腹下神经与盆神经节相连，再由此发出神经纤维支配膀胱三角区、膀胱颈、后尿道、前列腺及精囊腺，其感觉神经纤维支后根进入脊髓 T_9-L_2 段。躯干神经的运动支发自脊髓 S_{2-4} 周边的 Onuf 核区，经阴部神经支配尿道外括约肌、肛提肌、坐骨海绵体肌、球海绵体肌及肛门外括约肌，其感觉神经进入 S_{2-4} 段。一般认为副交感神经为控制排尿过程的主要神经，躯干神经有参与排尿控制的功能。

交感神经与逼尿肌的运动无关，无控制排尿的作用，但交感神经对排尿过程有一定的负反馈作用：当膀胱内的尿液逐步充盈，膀胱内压逐步上升时，交感神经产生兴奋而抑制逼尿肌的收缩，从而增加了膀胱贮存尿液的顺应性。当膀胱充盈到接近阈值而有一定的尿意时，交感神经的兴奋则停止，而阴部运动神经元被触发而兴奋，使尿道关闭压增高，增加尿道阻力，并直接关闭膀胱出口或反馈性抑制膀胱的节前冲动，促进尿液的进一步贮存而不至于发生尿液外溢，起到保护性的尿控作用。与尿控有关的神经中枢包括脊髓反射中枢和脊髓上反射中枢，脊髓反射中枢位于脊髓 S_{2-4}，对排尿起主导作用，当脊髓以上的中枢支配排尿能力失去控制时，骶部的脊髓中枢仍能完成一定的排尿功能。脊髓上反射中枢包括大脑皮质、下丘脑和低位脑干。大脑皮质和下丘脑主要起抑制排尿的作用，低位脑干的主要功能为使膀胱在排尿时能产生持久而有效的收缩。当大脑皮质及下丘脑失去控制时，膀胱则易受到刺激而无节制地异常兴奋；当低位脑干失去控制后，则排尿时膀胱的收缩失去节律且收缩时间短促,造成尿液排空障碍。

膀胱体部受体主要为胆碱能受体,少许为 α 肾上腺素能受体;膀胱底部及三角区主要受体为 β 肾上腺素能受体,也有部分为 α 肾上腺素能受体;膀胱颈部及后尿道主要受体为 α 肾上腺素能受体及部分 β 肾上腺素能受体。

总之,正常膀胱的生理特征为:①随着膀胱的逐步充盈,冲动信息经传入神经传至中枢,再经传出神经反映出膀胱区的充盈膨胀感而产生尿意;②男性正常膀胱容量为 350~750ml,女性为 250~550ml,有排尿感时膀胱容量为 150~300ml;③膀胱充盈期至最大容量时的压力仍可保持稳定,压力值 < 15cmH$_2$O,膀胱也因脊髓上反射中枢对脊髓中枢的抑制作用而不会产生强烈收缩。充盈期时改变体位,膀胱压力可以增加,但不会超过 40cmH$_2$O;④排尿期时膀胱压力增加,有利于尿液的排出,压力值为 30~40cmH$_2$O;⑤尿液排空后,膀胱无残余尿或因回流作用残余尿量<10ml。

(周四维)

参 考 文 献

1. 周四维,杨为民,李家贵. 现代膀胱肿瘤学. 北京:人民军医出版社,2005:1-25.
2. 吴阶平. 吴阶平泌尿外科学. 济南:山东科学技术出版社,1993:45-64.
3. 梅骅. 泌尿外科手术学. 第 2 版. 北京:人民卫生出版社,1996:236-240.
4. 梅骅,苏泽轩,郑克立. 泌尿外科临床解剖学. 济南:山东科学技术出版社,2001:34-35.

第三十章

膀 胱 畸 形

第一节　脐尿管异常

连接脐与膀胱顶部有一细管,即脐尿管。至胚胎晚期脐尿管全部闭锁,退化为纤维索带,即脐正中韧带。如脐尿管仅在脐部未闭,则形成脐窦;若脐尿管在近膀胱处未闭则形成膀胱顶部憩室;若脐尿管两端闭锁,仅中段管腔残存则形成脐尿管囊肿;若脐尿管完全不闭锁,脐部有通道与膀胱相通则形成脐

尿管瘘(图 30-1)。

脐尿管畸形较为罕见,发生率约为 1/30 万,多见于男性,可合并下尿路梗阻,也可由于长期慢性炎症刺激而发生脐尿管癌。

一、脐尿管囊肿

脐尿管囊肿(urachal cyst)临床少见,多见于男性。囊肿位于脐下正中腹壁深处,介于腹横筋膜与腹膜之间。囊肿内液体为囊壁上皮的渗出物,多在

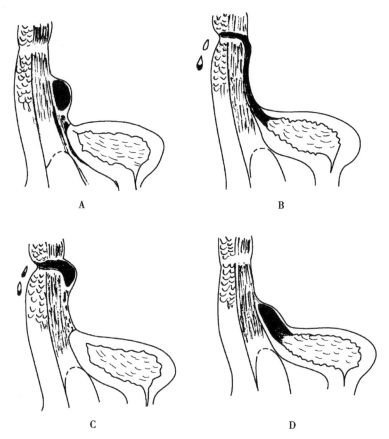

A　　　　　　　　　　　B

C　　　　　　　　　　　D

图 30-1　脐尿管异常类型
A.脐尿管囊肿;B.脐尿管瘘;C.脐尿管窦;D.脐尿管憩室

儿童期发现。

（一）临床表现

脐尿管囊肿大小不等,小者多无临床症状,大者可引起腹痛及肠道压迫症状,并可在脐部正中触及囊性肿块。继发感染时,则形成脓肿,可向腹外穿破,自脐部有脓性分泌物流出,并可形成脐部窦道。偶见囊肿穿破入腹腔、膀胱,引起腹膜炎、尿路感染。

（二）诊断

对于下腹正中线深部肿块应考虑脐尿管囊肿可能性。B超、CT检查可以协助诊断,提示下腹部、腹横筋膜与腹膜间有囊性肿块,与膀胱不相通。膀胱造影可显示肿块影位于腹膜外,与膀胱上部相连,但不相通。

本病需与阑尾脓肿、卵巢囊肿、卵黄管囊肿、梅克尔憩室等疾病相鉴别。

（三）治疗

对未感染的囊肿应手术切除囊肿,做脐下正中切口,分离囊肿直至膀胱,并缝合膀胱以避免复发,手术时应尽量避免切开腹膜,以免发生腹膜炎;但如果病变与腹膜粘连,应同时检查腹腔,并予以处理。如有感染则先切开引流,控制感染,待炎症消退后,再切除囊肿。对脐尿管恶变者将整个脐尿管包括肿瘤、部分腹膜、腹横筋膜及膀胱顶部切除,亦有主张作脐尿管膀胱根治性切除术,以提高治愈率。

二、脐尿管瘘

脐尿管瘘(urachal fistula)临床上较少见,多见于男性,黄澄如报道在1000例小儿泌尿系统疾病住院病例中仅有1例。

（一）临床表现

脐部有液体漏出,其程度视瘘管大小而定。较大者脐部不断有液体流出,增加腹压时漏出增多,若合并下尿路梗阻则尿液漏出更多;瘘管细小时脐部仅有潮湿,脐部瘘口由皮肤或黏膜覆盖,合并感染时脐部可出现红、热、痛,并流出脓性分泌物。

（二）诊断

从导尿管向膀胱内注射亚甲蓝,可见蓝色尿液自脐孔流出,可以明确诊断。从脐部瘘口注入造影剂或行排泄性膀胱尿道造影,可显示瘘管。膀胱尿道造影可见造影剂从膀胱顶部自脐部漏出。膀胱镜检查亦可发现膀胱顶端有一瘘孔。

本病需与卵黄囊未闭、脐尿管未闭等鉴别。卵黄囊未闭脐部漏出物为肠内容物,膀胱内注入亚甲蓝,脐部无蓝色液体流出;经脐部瘘口造影,造影剂

进入肠道。脐尿管未闭为靠近脐部一端未闭合,可出现脐部渗液,但膀胱内及脐部瘘口造影显示窦道与膀胱不通。

（三）治疗

主要治疗方法为手术切除脐尿管,缝合膀胱顶部瘘口。术后应留置导尿管或膀胱造瘘管。需要注意的是,部分患者可同时存在下尿路梗阻,应予以解除梗阻。

三、脐尿管窦

脐尿管窦(urachal sinus)为脐尿管顶部靠近脐的一段长期不能闭合,与外界相通,常有分泌物流出且易发生感染。脐尿管窦可发生于任何年龄,术前应做探针探查及窦道造影,与脐肠系膜残留导管不一样,脐尿管窦多位于脐下方。治疗方法以手术切除为主。

四、脐尿管憩室

脐尿管憩室(urachal diverticulum)是脐尿管靠近膀胱的一端未闭合形成与膀胱相通的憩室。憩室与膀胱的开口大小不等。当开口较小时易在憩室内形成结石,开口较宽敞的脐尿管憩室常见于典型的梨状腹综合征(prune belly syndrome)。对于已有结石形成的脐尿管憩室应做憩室切除术,对梨状腹综合征,若憩室是大量残余尿的来源也应做憩室切除。

第二节　膀　胱　外　翻

膀胱外翻(bladder exstrophy)是以膀胱黏膜裸露为主要特征的综合畸形,包括腹壁、脐、耻骨及生殖器畸形,表现为下腹壁和膀胱前壁缺损,膀胱后壁向前外翻,输尿管口显露,可见尿液喷出。膀胱外翻发生率为1/4万~1/3万,男性3~4倍于女性。

由于泄殖腔膜的异常发育,阻碍中胚层细胞向中间部移位,从而影响下腹部发育,使膀胱后壁暴露。膀胱外翻可发生从泄殖腔外翻到远段尿道上裂等一系列异常,包括泌尿系统、肌肉骨骼系统及肠道等。其中由于膀胱和尿道在胚胎发育中具有同源性,所以最常见的复合畸形为膀胱外翻-尿道上裂。

一、临　床　表　现

1. 外翻膀胱黏膜鲜红、异常敏感、易出血,常

伴有尿道上裂,尿液不断从输尿管口外流浸渍下腹部、会阴和大腿内侧皮肤,发恶臭。紧贴外翻膀胱黏膜的头侧为脐带附着处,以后不能形成肚脐。外翻黏膜长期暴露可变厚,形成息肉及鳞状上皮化生,尤以膀胱顶部明显,最终可使逼尿肌纤维化,导致膀胱变为厚的硬块。外翻膀胱的大小差异较大,小者直径仅有 6~7cm,视耻骨分离的分离距离大小而定。

2. 由于腹壁肌肉发育异常,患者可合并有腹股沟斜疝或股疝,因骨盆发育异常,耻骨联合分离,耻骨支外翻及两侧股骨外旋,所以患儿常有摇摆步态。

3. 膀胱外翻患儿的上尿路一般正常,但随着年龄增长,外露的膀胱纤维化可造成膀胱输尿管开口梗阻,从而引起肾输尿管积水,即使手术愈合后,大多数病例也因输尿管位置过低,其背侧缺乏肌肉支持,没有膀胱壁段输尿管作用而发生反流。

4. 男性典型膀胱外翻常伴有尿道上裂,阴茎短小,背屈,海绵体发育差,阴茎头扁平,包皮堆于腹侧,阴茎基底及阴囊分离加宽。约 40% 的病例合并隐睾,肛门正常,但多向前移位,而且由于盆底肌薄弱及肛提肌复合体前部肌力不足,加之患儿常有下坠感及暴露膀胱的刺激,引起腹压增加,故常伴有脱肛。女性可见阴蒂分离,阴唇在腹侧中线上分为两侧,阴道口前移并可能狭窄,有些病例 Müller 管组织是重复的。

5. 膀胱外翻亦可合并肠异位,但较罕见。完全型膀胱外翻中片状肠异位,位于外翻膀胱黏膜边缘;部分型膀胱外翻中位于闭合部膀胱前壁的前上方管状肠异位(管腔长达 5cm);隐性膀胱外翻位于膀胱前壁和顶部的前上方管状肠异位(管腔最长达 10cm)。由于异位肠组织多位于外翻膀胱黏膜的周边,同为翻出黏膜组织,尤其婴儿期外翻的肠黏膜与膀胱黏膜在肉眼下很难区别,易被忽略,且术中异位肠组织常影响膀胱内翻关闭,所以应引起重视。

二、诊　断

根据典型的临床表现和体征可以明确诊断,但应注意是否合并其他畸形,如肛门-直肠畸形、脊柱裂、马蹄肾、腹股沟斜疝、隐睾、肠异位等。B 超检查有助于排除其他的合并畸形,骨盆 X 线片可观察耻骨间距离。静脉尿路造影可了解有无肾输尿管畸形和积水等上尿路情况。

鉴别诊断主要为假性膀胱外翻,即有膀胱外翻时的骨、肌肉缺损,其脐孔位置低,腹直肌从脐上分裂,附着于分离的耻骨上,膀胱从分裂的腹直肌突出似股疝,但尿路是正常的。

三、治　疗

治疗目的是保护肾功能,控制排尿,修复膀胱、腹壁及外生殖器,多主张分期完成。具体有关治疗方式的选择见表 30-1。

1. 修复膀胱　膀胱内翻缝合术是保护膀胱功能的主要手段。由于膀胱壁纤维化和膀胱壁长期暴露而有水肿及慢性炎症,故应尽早完成,可在出生后 72 小时内进行。术前应了解心肺功能是否正常,B 超检查双肾、输尿管是否有畸形,行肾放射性核素扫描,了解肾功能、肾血流情况。

2. 修复骨盆环　关闭骨盆环或行髂耻骨切开融合术,使骨盆恢复正常解剖状态,减低膀胱腹壁修复后的张力,术后可应用 Bryant 牵引以防伤口裂开,从而有利于愈合。

3. 修复尿道生殖器　包括膀胱颈重建术及尿道上裂成形术,从而恢复正常排尿,可作为二期手术。于 1.5~2.5 岁时测定膀胱容量,若膀胱容量>60ml,可同时修复膀胱颈和尿道上裂;若容量<40ml,则仅修复尿道上裂,以便增加容量,至 3~5 岁时再修复膀胱颈。在修复尿道上裂前 5 周肌内注射丙酸睾酮 2mg/kg,可使阴茎增大。这种作用于术后 4 周消失。

4. 尿流改道手术　若患儿膀胱容量小、手术时患儿年龄大或术后仍不能控制排尿等功能性修复手术失败后,可考虑行尿流改道手术。

术后需随诊上尿路情况,有无反流、梗阻及尿排空情况。术后 4 个月复查静脉尿路造影及排尿性膀胱造影,以检测有无上尿路扩张、反流及有无残余感染。尿流率检查有助于诊断膀胱颈修复术后膀胱尿液排空有无梗阻。

预后:如不治疗 2/3 病例于 20 岁前死于肾积水及尿路感染。术后短期并发症包括尿道瘘、尿道狭窄及皮肤裂开等。Yerkes 等对 53 例(其中 35 例典型膀胱外翻及 18 例尿道上裂)术后长期随访结果表明,18 例能良好控制排尿,但其中 72% 均有膀胱排空差引起的一系列并发症,包括尿路感染 10 例,附睾炎 2 例及膀胱结石 4 例。

表 30-1　膀胱外翻患者不同年龄时期的临床特征及处理办法

年龄	临床特征	处理办法
0~72 小时	典型膀胱外翻,适当膀胱容量,轻度骨联合分离,长的尿道管道,轻度痛性勃起	Ⅰ.在中线关闭膀胱、筋膜和耻骨联合直至后尿道水平,不做骨切开术
0~72 小时	具有上述特征,但尿道过短,并有严重的痛性勃起	Ⅱ.做上述处理,并加做外翻膀胱邻近皮肤成形代尿道延长背侧尿道
0~72 小时或稍迟些	上述特征,但耻骨分离过宽,或就诊时间过晚	做骨切开融合术,再做上述处理(Ⅰ、Ⅱ)
0~2 周	男性,阴茎重复或阴茎过短	考虑矫形为女性,再如Ⅰ或Ⅱ方法关闭外翻膀胱
0~2 周	膀胱过小,无膀胱腔	在麻醉下检查证实后,等待有条件时做内或外分流术
1 个月至 3 岁(已做关闭手术后)	①尿道出口狭窄引起尿潴留、感染 ②出口弹性狭窄,输尿管Ⅲ级反流,感染 ③膀胱颈部分裂开或部分脱垂但膀胱容量增加	尿道扩张,偶尔做尿道口切开术,膀胱颈切开术 抗感染,准备做膀胱输尿管成形术 若 1 岁以后,做耻骨融合,尿道上裂修补和膀胱颈关闭手术
2.5~5 岁	膀胱关闭后有尿失禁,静脉肾盂造影正常,膀胱容量 60ml 以上,阴茎大小适当,尿道袖套较长	准备做双侧膀胱输尿管开口切开术,膀胱颈重建,耻骨上膀胱引流 3 周后做尿道上裂修复术,术前 2~5 周肌内注射睾酮,2mg/kg
2.5~5 岁	具有上述特征,但膀胱容量<60ml 尿道上裂修复后,膀胱容量>60ml 尿道上裂,阴茎短小,严重痛性勃起,膀胱颈重建术前后	充足量睾酮后,做尿道上裂修复术,术后膀胱容量可有恢复 做膀胱颈成形术和膀胱输尿管口切开术 消除痛性勃起,延长尿道,修复尿道上裂,给予睾酮,可考虑行耻骨切开融合以利延长尿道
3 岁以上	膀胱、膀胱颈、尿道上裂已做完整的修复手术 具有上述特征,但有明显的尿失禁,膀胱容量尚大 膀胱容量小而无变化 尿道上裂已修复或曾做膀胱颈重建术	耐心等待,生物反馈调节训练,应用丙嗪类药物观察 2 年以上 观察,也可行膀胱颈矫形,或腔镜下膀胱颈注射,或人工括约肌 做膀胱扩大成形术,膀胱颈重建术间断行耻骨上或经尿道插管导尿术
3~7 岁	膀胱关闭后容量很小,不适合做膀胱颈重建扩大术	考虑做永久性内引流或外引流手术,根据白天肛门括约肌的功能和夜间渗液情况,选择做输尿管乙状结肠造口术或做结肠造口术
3~7 岁	就诊时太晚,未做过治疗,现已不适合做关闭手术	暂时先做结肠管分流术及用膀胱瓣形成尿道做分流术 7 岁以后做人工括约肌或可控性分流手术
5~15 岁	膀胱已关闭,尿道上裂已修补,伴有不可控制的压力性或滴沥状尿失禁	考虑做:①膀胱颈重建修复;②膀胱镜下注射;③膀胱颈扩大或修补;④网膜包裹的人工括约肌;⑤可控性分流
10~12 岁	膀胱关闭,但阴茎过小	延长阴茎手术,游离皮瓣尿道成形术,带蒂皮瓣和组织转移尿道成形术
10~20 岁	膀胱外翻已作分流手术,阴茎过小	做上述阴茎延长术,但不作尿道成形术

第三节　重复膀胱

重复膀胱(duplication of the bladder)可分为完全性重复膀胱及不完全性重复膀胱。完全性重复膀胱,每一膀胱均有发育良好的肌层和黏膜,各有一侧输尿管和完全重复的尿道,经各自尿道排尿;不完全性重复膀胱,则仅有一个尿道共同排尿,其他还有膀胱内矢状位分隔或额状位分隔,以及多房性分隔或葫芦状分隔(图 30-2)。

5

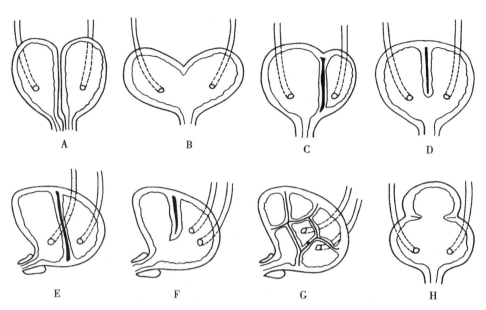

图 30-2　重复膀胱

A. 完全性重复,伴有重复尿道;B. 不完全性重复;C. 完全性矢状分隔;D. 不完全性矢状分隔;
E. 完全性额状分隔;F. 不完全性额状分隔;G. 多房性分隔;H. 葫芦状分隔

重复膀胱主要是由于胚胎发育期出现矢状位或额外的尿直肠隔将膀胱始基进一步分隔所致,常合并其他重复畸形,在男性 90% 有双阴茎,在女性则有双子宫双阴道,40%~50% 有肠重复,腰骶椎也可能重复。此外,还可合并膀胱外翻、输尿管口异位等其他尿路畸形。

一、临床表现

本病多因合并上尿路或其他器官畸形而致死产或生后不久死亡,但也有重复膀胱长期无症状被偶然发现或因合并其他严重尿路畸形继发感染、结石经尿道造影而被诊断。临床上表现为尿频、尿急、尿痛等尿路刺激症状及其他畸形的相应症状。

二、诊　断

B 超检查、CT 检查、静脉尿路造影、排泄性膀胱尿道造影、尿道膀胱镜检查是诊断本病的有效方法。

本病主要应与膀胱憩室相鉴别。膀胱憩室多存在下尿路梗阻,多不伴有其他畸形,斜位或侧位排泄性膀胱尿道造影可发现憩室位于膀胱轮廓外,排尿时憩室不缩小,反而扩大,B 超、CT 检查憩室壁较正常膀胱壁薄。

三、治　疗

如无尿路梗阻和感染可不做任何处理。如存在梗阻或反复尿路感染可行手术治疗。治疗包括切除

膀胱中隔,解除梗阻,有异位输尿管口或狭窄者可行输尿管膀胱再植术,如一侧肾无功能,可行肾切除术,同时还应注意治疗其他畸形。

第四节　膀胱憩室

膀胱憩室(bladder diverticulum)是由于先天性膀胱壁肌层局限性薄弱而膨出,或继发于下尿路梗阻后膀胱壁自分离的逼尿肌之间突出而形成的(图 30-3)。多见于男性,常为单发性。

病因有先天性病变和后天性病变两种。在先天性病变中,膀胱壁肌层局限性发育薄弱而膨出,憩室含有膀胱黏膜及肌层,为真憩室;而后天性病变多继发于下尿路梗阻病变,如尿道狭窄、后尿道瓣膜、膀胱颈挛缩和脐尿管末端未闭等,自膀胱壁有分离的逼尿肌之间突出,憩室由黏膜和结缔组织组成,称假性憩室。即使先天性病变中,梗阻仍是主要因素。儿童多为先天性,成人多因梗阻而继发。

憩室多数位于膀胱底部和两侧壁,以输尿管口附近最多见,发生于膀胱顶部的憩室一般是脐尿管残留。憩室壁薄弱,为膀胱移行上皮及纤维组织组成,而先天性憩室壁含有肌纤维,此点可与后天性相区别。

一、临床表现

一般无特殊症状,若合并有梗阻、感染,可出现

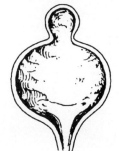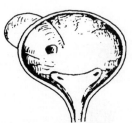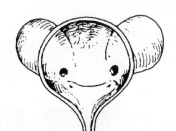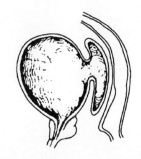

图 30-3　膀胱憩室

排尿困难、尿频、尿急、尿痛、血尿等症状。巨大憩室由于憩室壁肌纤维很少,排尿时巨大憩室内尿液不能排出,从而出现两段排尿症状,此为本病的特征性表现。少数位于膀胱颈后方的巨大憩室可压迫膀胱出口产生尿潴留,压迫直肠壁而致便秘,压迫子宫而致难产。

二、诊　断

临床上有两段排尿这一特征性表现,诊断主要依靠影像学检查和膀胱镜检查。静脉尿路造影可显示憩室或输尿管受压、移位,斜位或侧位排泄性膀胱尿道造影,并于膀胱排空后再次摄片可明确诊断,平时小的膀胱憩室于排尿时显著增大。膀胱镜检查可看到憩室的开口及输尿管开口的关系,可伸入憩室内观察有无结石、肿瘤。B 超、CT 及 MRI 检查都可清楚显示憩室,多位于膀胱后方、两侧,大小不同,单发或多发。

本病主要应与输尿管憩室、尿道憩室、重复膀胱等疾病相鉴别,静脉尿路造影、排泄性膀胱尿道造影及尿道膀胱镜检查可予以鉴别。

三、治　疗

继发性憩室治疗主要是解除下尿路梗阻,控制感染。如憩室较小,可不必行憩室切除;如憩室巨大,输尿管口邻近憩室或位于憩室内,存在膀胱输尿管反流,则需作憩室切除,输尿管膀胱再植术;经常

感染、并发结石、肿瘤的憩室也需行憩室切除术。先天性憩室多位于膀胱基底部,较大,常造成膀胱出口梗阻,膀胱输尿管反流和继发感染,有症状时需手术切除。

（庄乾元）

参 考 文 献

1. 庄乾元,韩见知. 先天性泌尿生殖系疾病. 武汉:湖北科技出版社,2001:17-22.

2. 吴阶平. 吴阶平泌尿外科学. 济南:山东科学技术出版社,2004:23-42.

3. 吴宏飞,现代泌尿外科诊疗指南. 南京:东南大学出版社,2005:10-12.

4. Gleason JM,Bowlin PR,Bagli DJ,et al. A comprehensive review of pediatric urachal anomalies and predictive analysis for adult urachal adenocarcinoma. J Urol,2015,193（2）:632-636.

5. Khemchandani SI. The long-term outcomes after staged repair of exstrophy-epispadias complex. J Indian Assoc Pediatr Surg,2016,21（4）:158-163.

6. Sack BS,Kryger JV,Mitchell ME,et al. Clinical pathway for early discharge after complete primary repair of exstrophy and epispadias by using a spica cast. J Pediatr Urol,2015,11（4）:212 e211-214.

7. Celebi S,Sander S,Kuzdan O,et al. Current diagnosis and management of primary isolated bladder diverticula in children. J Pediatr Urol,2015,11（2）:61 e61-65.

5

第三十一章

膀 胱 肿 瘤

第一节 膀 胱 癌

膀胱癌是人类常见恶性肿瘤之一。据美国癌症协会统计,在男性,膀胱癌是继前列腺癌、肺癌和直肠癌之后排名第4位的恶性肿瘤,占男性恶性肿瘤的6.6%;在女性,膀胱癌占所有恶性肿瘤的2.4%,排名第9位。在欧洲,意大利北部、西班牙和瑞士日内瓦男性发病率最高,为30/10万。我国膀胱癌的发病率也较高,居男性全身恶性肿瘤的第7位,且呈逐年最高趋势,近15年平均增长速度为68.29%,2009年全国膀胱癌的发病率为6.61/10万。

一、病　　因

膀胱癌病因还不清楚,比较明确的因素为接触化学致癌物质与内源性色氨酸代谢异常。

1. 化学致癌物质　一些芳香胺类的化学物质,如β-萘胺、4-氨基联苯、联苯胺和α-萘胺,经皮肤、呼吸道或消化道吸收后,自尿液中排出其代谢产物如邻羟氨基酚作用于尿路上皮而引起肿瘤,因尿液在膀胱中停留时间最长,故膀胱发病率最高。约20%的膀胱癌由职业因素引起,多见于纺织、染料工业、皮革业、金属加工及橡胶化学、药物制剂、油漆等相关工作,致癌力强度按前述顺序递减,人与该类物质接触后致发生癌的潜伏期为5~50年,多在20年左右。

2. 内源性色氨酸代谢异常　色氨酸正常的最终代谢产物为烟酸,当有代谢障碍时则出现中间代谢产物积聚,如3-羟犬尿氨酸原、3-羟邻氨基苯酸及3-羟-2-氨基-苯乙酮等,这些中间产物均属邻羟氨基酚类物质,已在动物实验中证实诱发小鼠膀胱肿瘤。

3. 其他　近年发现吸烟与膀胱肿瘤有明显关系,1/3~1/2的膀胱癌由吸烟引起,吸烟者比不吸者膀胱癌发病率高2~4倍;人工甜味品如糖精等可能有膀胱致癌作用,另外长期服用镇痛药非那西丁,或肾移植患者长期服用环孢素A等免疫抑制剂亦能增加发生膀胱肿瘤危险。

患埃及血吸虫病后,由于膀胱壁中血吸虫卵的刺激容易发生膀胱肿瘤。我国血吸虫病由日本血吸虫病所致,不引起这种病变。膀胱黏膜白斑病、腺性膀胱炎、结石、长期尿潴留、某些病毒感染及药物环磷酰胺等也可能诱发膀胱肿瘤。

二、病　　理

(一)病理类型

尿路被覆的上皮统称为尿路上皮(urothelium)。传统上将尿路上皮称为移行上皮(transitional epithelium),但当前更多的文献主要采用尿路上皮的概念。

膀胱癌包括尿路上皮(移行细胞)癌、鳞状细胞癌和腺细胞癌,其次还有较少见的转移性癌、小细胞癌、混合型癌和癌肉瘤等。其中,膀胱尿路上皮癌最为常见,占膀胱癌的90%以上。膀胱鳞状细胞癌比较少见,占膀胱癌的3%~7%。膀胱腺癌更为少见,占膀胱癌的比例<2%。生长方式一种是向膀胱腔内生长成为乳头状瘤或乳头状癌;另一种在上皮内浸润性生长,形成原位癌、内翻性乳头状瘤和浸润性癌。

1. 上皮组织发生的肿瘤　主要包括尿路上皮性肿瘤,腺癌及鳞状上皮癌,98%的膀胱肿瘤来自上皮组织,其中尿路上皮性肿瘤占95%,故非特指情况下,膀胱肿瘤即为尿路上皮性肿瘤。

(1)尿路上皮性肿瘤:主要包括原位癌、乳头状瘤、乳头状癌及实体性癌。后两者可在一个肿瘤同时出现,称为乳头状实体性癌。

1) 原位癌:是一个特殊的尿路上皮性肿瘤,开始时局限于尿路上皮内,形成稍突起的绒毛状红色片块,不侵犯基底膜,但细胞分化不良,细胞间的黏附性丧失,故细胞容易脱落而易于从尿中检查。原位癌的自然过程难以预测,有些长期无症状,不出现浸润,有些发展很快,从原位癌发展为浸润癌一般需1~5 年,有长达 20 年的,因此有学者认为原位癌存在两种形式,一种代表有浸润能力的实体性癌的前身,另一种却无浸润的能力,称为矛盾性癌,是良性的。

2) 乳头状瘤:是一种良性肿瘤,组织学上可见肿瘤源起于正常膀胱黏膜,像水草样突入膀胱内,具有细长的蒂,其中可见清楚的纤维组织及血管的中心束。乳头状瘤有复发的特点,5 年内复发率为 60%,其中 48.6% 复发两次以上。

3) 乳头状癌:在移行上皮性肿瘤中最常见。病理特点是各乳头粗短融合,瘤表面不光洁,坏死或有钙盐沉着,瘤基底宽或蒂粗短。有时乳头状癌长如小拳,但仍保留一蒂,对其他部位无浸润。此情况虽不多见,但应注意,以免做不必要的全膀胱切除术。

4) 实体性癌:在移行上皮性肿瘤中最为恶性,表面不平,无明显乳头形成,肿瘤表面有破溃物,破溃物边缘高起,表面呈结节状,早期向深处浸润,故又称浸润性癌。

(2) 腺癌:又称腺样癌、黏液腺癌,属较少见的膀胱肿瘤。腺癌多见于膀胱三角区、侧壁及顶部。膀胱三角区的腺癌常起源于腺性膀胱炎或囊性膀胱炎。位于膀胱顶部的腺癌多起源于脐尿管残余,位置隐蔽,出现症状时往往已到晚期。膀胱也可以出现转移性腺癌,可来自直肠、胃、子宫内膜、卵巢、乳腺或前列腺等原发腺癌,比较罕见,有报道 5000 例尸检中占 0.26%。

(3) 膀胱鳞状细胞癌:亦不多见,国内近年 12 篇膀胱肿瘤报道中占 0.58%~5.55%。膀胱的尿路上皮在各种刺激下能化生为鳞状上皮。有报道指出局灶性鳞状上皮化生可达 60%,但主要仍属尿路细胞癌,只有在肿瘤各部出现一致的病理改变时,才能诊断为鳞状细胞癌。国内有不少膀胱结石伴发膀胱癌的报道。一般说来,膀胱鳞状细胞癌比尿路上皮性癌恶性度高,发展快,浸润深,预后不良。

2. 非上皮性膀胱肿瘤　为来自间叶组织的肿瘤,占全部膀胱肿瘤 2% 以下,包括血管瘤、淋巴管瘤、恶性淋巴瘤、平滑肌瘤或肉瘤、肌母细胞瘤、横纹肌肉瘤、嗜铬细胞瘤、恶性黑色素瘤、息肉、类癌、浆细胞瘤、纤维瘤、纤维肉瘤、黏液性脂肪肉瘤、癌肉瘤、组织细胞瘤、神经鞘瘤、软骨瘤、恶性畸胎瘤及皮样囊肿等。其中恶性淋巴瘤可能是全身性疾病;血管瘤可能与毗邻器官的血管瘤同时发生并有相连,使手术困难。横纹肌肉瘤起源于膀胱三角区或膀胱黏膜下组织,一方面向黏膜下层扩展,另一方面,肿瘤推顶着膀胱黏膜向膀胱内生长,形成小分叶状肿物,状如葡萄串,故又称葡萄状肉瘤,但少数也可形成实块性肿瘤。显微镜下可见横纹肌样纤维及幼稚的胚样间叶细胞。

(二) 分级

膀胱肿瘤的恶性程度以分级(Grade)表示,目前普遍采用 WHO 分级法(WHO 1973,WHO/ISUP 1998,WHO 2004)。

1. WHO 1973 分级法　1973 年 WHO 的膀胱癌组织学分级法是根据癌细胞的分化程度,将其分为高分化、中分化和低分化 3 级,分别用 Grade Ⅰ、Ⅱ、Ⅲ级表示。Ⅰ级肿瘤的分化好,移行上皮层多于 7 层,其结构及核的异型与正常稍有差异,偶见核分裂。Ⅱ级除上皮增厚外,细胞极性消失中等度核异型性出现,核分裂常见。Ⅲ级为不分化形,与正常上皮毫无相似之处,核分裂多见。膀胱癌的分级与膀胱癌的复发、浸润性呈正比,Ⅰ、Ⅱ、Ⅲ级膀胱癌发展为浸润癌的可能性为 10%、50%、80%。

2. WHO/ISUP 分级法　1998 年 WHO 和国际泌尿病理协会(International Society of Urological Pathology,ISUP)提出了非浸润性尿路上皮癌新分类法,2004 年 WHO 正式公布了这一新的分级法。新分类法中肿瘤的分类主要基于光镜下的显微组织特征,相关形态特征的细胞类型和组织构型(详细描述可参见 www. pathology. jhu. edu/bladder)。此分级法将尿路上皮肿瘤分为低度恶性倾向尿路上皮乳头状肿瘤(papillary urothelial neoplasms of low malignant potential,PUNLMP)、低分级和高分级尿路上皮癌。

低度恶性倾向尿路上皮乳头状瘤是指乳头状尿路上皮损害,乳头状肿瘤细胞排列有序、结构轻度异常、细胞核轻度间变,可不考虑细胞层次的数目。低度恶性倾向尿路上皮乳头状瘤细胞层次明显多于乳头状瘤和(或)细胞核轻微增大、染色质增多,有丝分裂相偶见,通常限于基底层。此种尿路上皮肿瘤虽然进展的风险很小,但不完全属于良性病变,仍有复发的可能。

我国《膀胱肿瘤诊疗指南 2014 年版》建议使用 WHO 2004 分级法,以便采用统一的标准诊断膀胱肿瘤,更好地反映肿瘤的危险倾向。

(三) 分期

膀胱癌的分期是指肿瘤浸润深度及转移情况。是判断膀胱肿瘤预后的最有价值的指标之一。

目前主要有两种分期方法,一种是美国的 Jewett-Strong-Marshall 分期法,另一种为国际抗癌联盟 (UICC) 的 TNM 分期法。目前普遍采用国际抗癌联盟的 2009 年第 7 版 TNM 分期法(表 31-1,图 31-1)。膀胱乳头状瘤限于其细胞和正常移行细胞无区别者,较少见,未列入临床和病理分期。

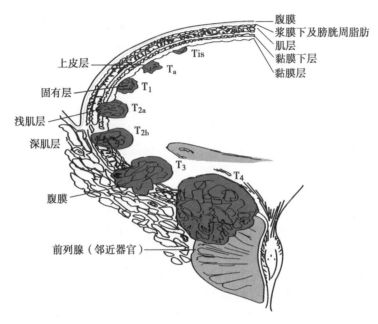

图 31-1　膀胱肿瘤 TNM 分期

表 31-1　2009 年膀胱癌 TNM 分期

T_a:非浸润性乳头状癌	N_1:单一,≤2cm 淋巴结转移
T_{is}:原位癌	N_2:>2~5cm,或者是≤5cm 多发淋巴结转移
T_1:肿瘤侵及上皮下结缔组织	N_3:有>5cm 淋巴结转移
T_2:肿瘤侵及浅肌层	M_0:无远处转移
T_3:肿瘤侵及深肌层或膀胱周围脂肪	M_1:有远处转移
T_{3a}:侵及深肌层	0 期 $T_a N_0 M_0$
T_{3b}:侵及膀胱周围脂肪	Ⅰ 期 $T_1 N_0 M_0$
T_4:侵及邻近组织	Ⅱ 期 $T_2 N_0 M_0 / T_{3a} N_0 M_0$
T_{4a}:侵犯前列腺,子宫	Ⅲ 期 $T_{3a} N_0 M_0 / T_{3b} N_0 M_0$
T_{4b}:侵犯盆壁,腹壁阴道	Ⅳ 期 $T_{4b} N_0 M_0 / TN_1 M_0 / TN_2 M_0 / TN_3 M_0 /$ 任何 T 任何 NM_1

膀胱癌可分为非肌层浸润性膀胱癌(T_{is},T_a,T_1)和肌层浸润性膀胱癌肌层浸润性膀胱癌(T_2 以上)。局限于黏膜($T_a \sim T_{is}$)和黏膜下(T_1)的非肌层浸润性膀胱癌(以往称为表浅性膀胱癌)占 75%~85%,肌层浸润性膀胱癌占 15%~25%。而非肌层浸润性膀胱癌中,大约 70% 为 T_a 期病变,20% 为 T_1 期病变,10% 为膀胱原位癌。原位癌虽然也属于非肌层浸润性膀胱癌,但一般分化差,属于高度恶性的肿瘤,向肌层浸润性进展的概率要高得多。因此,应将原位癌与 T_a、T_1 期膀胱癌加以区别。

肿瘤分布在膀胱侧壁及后壁多见,三角区和顶部次之。膀胱肿瘤的转移途径包括经淋巴道、经血行、经直接扩散及瘤细胞直接种植等。

淋巴道转移是最常见的一种途径,膀胱癌可转移到髂内、髂外、闭孔淋巴结群,或可到髂总淋巴结。髂内及闭孔淋巴结或许是膀胱癌转移的第一站淋巴结。

经血行转移,常见于晚期病例,最多见于肝,其次为肺及骨骼,皮肤、肾上腺、肾、胰腺、心脏、睾丸、涎腺、卵巢、肌肉及胃肠均曾有报道,但均占少数。

直接扩散常出现于前列腺或后尿道。膀胱癌可延伸至膀胱外与盆腔粘连形成固定块,或蔓延至膀胱顶部的黏膜。

肿瘤细胞直接种植可以出现于手术过程中,术后在膀胱切口处或皮肤切口下发生肿块。膀胱内肿瘤的复发或出现多发性的肿瘤,有一部分也是由于肿瘤细胞种植所致。膀胱全切除术后尿道残端出现肿瘤也可能是手术种植的结果。

三、临床表现

1. 血尿　绝大多数膀胱肿瘤患者的首发症状是间歇性无痛性血尿,如肿瘤位于三角区或其附近,血尿常为终末出现。如肿瘤出血较多时,亦可出现全程血尿。血尿可间歇性出现,常能自行停止或减轻,容易造成“治愈”或“好转”的错觉。血尿严重者因血块阻塞尿道内口可引起尿潴留。血尿程度与肿瘤大小、数目、恶性程度可不完全一致,非上皮肿瘤血尿情况一般不很明显。血尿可分为肉眼血尿和镜下血尿,表现为肉眼血尿占膀胱肿瘤的 17% ~ 18.9%,表现为镜下血尿占 4.8%~6%。

2. 膀胱刺激症状　部分膀胱肿瘤患者表现为膀胱刺激症状,往往发生在肿瘤坏死、溃疡、合并炎症及形成感染时,患者可出现尿频、尿急、尿痛等膀胱刺激症状。

3. 其他　当肿瘤浸润达肌层时,可出现疼痛症状,肿瘤较大影响膀胱容量或肿瘤发生在膀胱颈部,或出血严重形成血凝块等影响尿流排出时,可引起排尿困难甚至尿潴留。膀胱肿瘤位于输尿管口附近影响上尿路尿液排空时,可造成患侧肾积水,甚至肾功能不全。晚期膀胱肿瘤患者有体重减轻、贫血、水肿、下腹部肿块等症状,盆腔淋巴结转移可引起腰骶部疼痛和下肢水肿。

四、诊　　断

出现无痛性肉眼血尿,特别是全程血尿者,都应想到泌尿系肿瘤,而首先应考虑膀胱肿瘤的可能。查体时注意膀胱区有无压痛,直肠指诊检查双手合诊注意有无触及膀胱区硬块及活动情况。膀胱肿瘤

未侵及肌层时,此项检查常阴性,如能触及肿块,即提示癌肿浸润已深,病变已属晚期。

下列检查有助于筛选或明确诊断。

1. 尿常规　有较长时间镜下血尿,相差显微镜分析提示血尿来源于下尿路者,应该警惕有无膀胱肿瘤的发生。由于膀胱肿瘤导致的血尿可为间歇性,故 1~2 次尿常规正常不能除外膀胱癌。

2. 尿液脱落细胞检查　尿细胞学(UC)检查是膀胱癌的重要检测手段,特别是检出高级别肿瘤[包括原位癌(Cis)]。细胞体积增大、胞核-胞质比例增高、核多形性、核深染和不规则及核仁突起等是高级别膀胱癌的特征性所见。为了防止肿瘤细胞的自溶漏诊及增加阳性率,一般连续检查 3 天的尿液,留取尿液标本后应及时送检。

尿标本可取自患者自解尿液或膀胱冲洗液,多数资料证明自解尿液的阳性率要比膀胱冲洗液的阳性率低 20%,但前者无创,取材方便;后者有创,但可获取更多的肿瘤细胞,细胞的保存亦较完好。尿细胞学检查对高级别肿瘤的敏感度为 60%~90%,特异度为 90%~100%。对低级别肿瘤敏感度仅为 30%~60%,但特异度仍在 85% 以上。

总的来说,尿细胞学检查的敏感性随膀胱癌细胞分级、临床分期的增高而增高。尿细胞学检查对诊断 Cis 尤为重要,因 Cis 癌细胞黏附力差,易于脱落,膀胱镜检查不易发现。

3. 肿瘤标志物检测　虽然有许多文献报道尿液中的肿瘤标志物可用于诊断膀胱癌,目前美国 FDA 批准用于检测膀胱肿瘤的肿瘤标志物有:BT-Astat、BTAtrak、NMP22、FDP 及尿荧光原位杂交技术(fluorescence in situ hybridization, FISH)。目前为止,仍然没有一种理想的瘤标可以取代膀胱镜和尿脱落细胞学检查。尽管如此,它们以快速、简便、非侵袭性及较敏感等优点在临床上仍有广阔的应用空间。

(1) 以尿液中物质为检测对象的肿瘤标志物

1) 膀胱肿瘤抗原:膀胱肿瘤抗原(bladder tumor antigen, BTA)是膀胱肿瘤在生长过程中释放的蛋白水解酶降解基底膜的各种成分形成的胶原片段、糖蛋白和蛋白多糖等释放进入膀胱腔内形成的复合物。

有两种检测 BTA 方法:BTA stat 和 BTA-TRAK,前者为定性试验,后者为定量试验,均检测患者尿中补体因子 H-相关蛋白。由于所定阈值不一,其敏感度和特异度文献报道分别为 50%~80% 和 50%~

5

75%,随肿瘤级、期的增高而升高。膀胱有炎症和血尿时可出现假阳性。

2) 核基质蛋白:核基质是充盈于细胞核内,除了核膜、染色质和核仁以外的三维网状结构,是细胞内部的结构支架,其主要成分为 RNA 和蛋白质。核基质蛋白(nuclear matrix proteins,NMPs)是核基质的主要组成部分,NMP22 属于 NMPs 的一种,又称有丝分裂器蛋白,在细胞死亡后被释放,以可溶性复合物或片段的形式存在于人尿液中。采用酶联免疫吸附试验(ELISA)测定其浓度,敏感度为 60%~70%,特异度为 60%~80%。由于 NMP22 由已死亡和濒死尿路上皮细胞释放而来,故在尿路结石、炎症、血尿时可出现假阳性。

3) 存活素:存活素(survivin,SV)也称尿液凋亡抑制蛋白,是一个具有潜在价值的肿瘤标志物。SV 在成人健康组织中不能被检测到,但在许多人类肿瘤中却表达丰富。据报道采用斑点印迹试验检测尿中存活素,敏感度为 64%~100%,特异度为 78%~93%,可用于膀胱癌的辅助诊断。

(2) 以尿脱落细胞为检测目标的肿瘤标记物

1) 端粒酶:端粒酶(telomerase)是真核细胞染色体末端的一段特殊的 DNA 结构,在细胞分裂时,该区的端粒酶能复制 40~200 个碱基对的 DNA 序列,随着每个细胞的分裂,体细胞的端粒进行性缩短,停止分化并衰老,端粒酶失活。许多恶性肿瘤细胞的无限增殖中端粒酶被激活以维持肿瘤细胞不断合成 DNA,其端粒酶活性远高于那些高度增殖的正常细胞的酶活性,正常体细胞内端粒酶无活性可测及。

各级膀胱上皮细胞癌患者尿中均有端粒酶活性表现,故检测端粒酶的 RNA 水平有助于诊断膀胱癌,但端粒酶活性与肿瘤的分期分级无关。本试验特异度较高,但敏感度和重复性差,结合细胞学检查,可以提高膀胱肿瘤的诊断准确率。

2) 流式细胞光度术:流式细胞光度术(FCM)是测量细胞 DNA 含量异常的检查膀胱肿瘤细胞学方法。正常尿液内应没有非整倍体干细胞系,超二倍体细胞应少于 10%,非整倍体细胞超过 15% 则可诊断为肿瘤。非整倍体细胞增多与肿瘤恶性度呈正比,采用 FCM 方法,能比较早期的诊断膀胱肿瘤。

3) UroVysion 试验:采用多色荧光原位杂交(fluorescence in situ hybridization,FISH)探针,检测尿脱落细胞染色体异常,又称 FISH 试验。本试验可与尿细胞学检查相结合,除了保持很高的特异度之外,还大大提高了敏感度,用于诊断膀胱癌具有很好的前景,但费用昂贵,目前仅用于少数大的研究单位。

4. 膀胱镜检查 膀胱镜检查和活检对诊断具有决定性意义。膀胱镜检查应包括全程尿道和膀胱,检查膀胱时应边观察边慢慢充盈,对膀胱壁突起要区分真正病变还是黏膜皱褶。应避免过度充盈以免掩盖微小病变,如 Cis。绝大多数病例可通直接看到肿瘤生长的部位、大小、数目,以及与输尿管开口和尿道内口的关系,并可在肿瘤附近及远离之处取材,以了解有无上皮变异或原位癌,对决定治疗方案及预后很重要。取活检时需注意同时从肿瘤根部和顶部取材,分开送病检,因为顶部组织的恶性度一般比根部的高。若未见肿瘤,最后做膀胱反复冲洗,收集冲洗液连同检查前自解尿液送细胞学检查。

(1) 移行上皮细胞肿瘤。

1) 乳头状瘤:乳头状瘤生长于膀胱黏膜上,初期可能仅仅表现为一红色小点,或有轻微隆起。逐渐长大后成为带有长蒂的肿瘤,顶端有数目不等的细长绒毛,像水草一样在膀胱冲洗液中飘动,呈橘黄色外观,可清晰地看到乳头内的血管分布。

2) 乳头状癌:表浅乳头状癌呈深红色或灰色,蒂粗而短,限于固有膜或浅肌层,表面的乳头短而粗,充水时活动性差。浸润性乳头状癌呈团块状或结节状,暗红或褐色,表面无乳头或乳头融合,中间有坏死组织,基底部宽广,不活动,周围黏膜呈充血水肿、增厚等浸润表现(图 31-2)。少数肿瘤表面可有钙盐沉着,是恶性度高的表现。在膀胱镜下分化较好的乳头状癌与乳头状瘤不易鉴别,确诊需靠病理检查。

3) 浸润癌:呈褐色或灰白色,可覆盖有灰绿色脓苔或磷酸盐沉淀,表面有坏死、凹陷、溃疡、周边隆起、边缘不清、周围膀胱壁增厚、僵硬或有卫星灶(图 31-3)。

4) 原位癌:表现为局部黏膜发红,与黏膜充血和增生相似。

(2) 腺癌:腺癌常位于膀胱的顶部,与其起源于脐尿管的残端有关。腺癌一般倾向于向膀胱外生长,故早期较难发现。进展期腺癌穿破膀胱黏膜后,特别是形成溃疡后才可被膀胱镜检发现。癌性溃疡边缘隆起,中心凹陷,周围有肿瘤浸润和炎性水肿,并伴有出血坏死,腺癌含有分泌黏液的细胞,故癌性溃疡底部常有黏液和炎性分泌物覆盖。

(3) 鳞状细胞癌:鳞状细胞癌可呈现团块状、

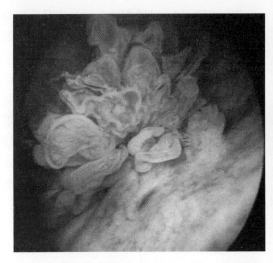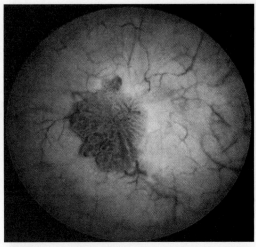

图 31-2 乳头状癌

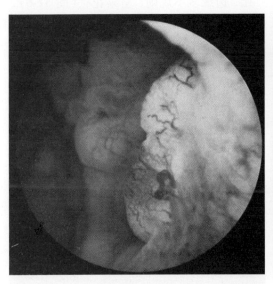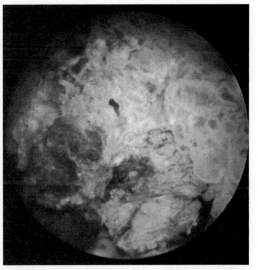

图 31-3 浸润癌

溃疡型、菜花状或广基乳头状肿块,表面不光滑,可有出血坏死。周围有充血水肿等炎症表现。伴有结石时可见结石区膀胱壁片状隆起或溃疡。

(4)非上皮细胞性肿瘤:这些肿瘤在临床上均少见,且表现各异。如畸胎瘤可表现为隆起的膀胱内肿块上长有毛发;血管瘤表现为膀胱壁上深红色或紫蓝色的肿块。

5. 超声检查 超声作为一线检查方法,在诊断膀胱癌中应用越来越广泛,经腹部超声诊断膀胱肿瘤的敏感性为 63%~98%,特异性为 99%。超声检查能在膀胱适度充盈下清晰显示肿瘤的部位、数目、大小、形态及基底宽窄等情况,能分辨出 0.5cm 以上的膀胱肿瘤,同时还能检测上尿路是否有积水扩张,是目前诊断膀胱癌最为简便、经济、具较高检出率的一种诊断方法。

超声检查有经腹(TABUS)、经直肠(TRUS)和经尿道(TUUS)3 种路径,其中 TABUS 最为简便易行,检查迅速,患者无痛苦,短时间内可多次重复检查,是膀胱癌术前诊断和分期、术后复查的首选方法(图 31-4),但 TRUS 和 TUUS 能更清晰显示膀胱癌部位及浸润程度,可对膀胱癌进行更为准确的分期。

超声诊断术前分期主要根据肿瘤侵入膀胱壁的深度及是否有盆腔转移而定。浸润与肿瘤生长方式或形态及基底部宽窄有一定关系,如乳头状向腔内凸出、蒂细小的肿瘤浸润浅,多属于 T_1 期;广基状肿瘤浸润深,多为 T_3 或 T_4 期。

彩色多普勒超声检查还可显示肿瘤基底部血流信号,但膀胱肿瘤血流征象对术前肿瘤分期、分级帮助不大。

超声检查漏诊、误诊的原因,多与肿瘤大小和发

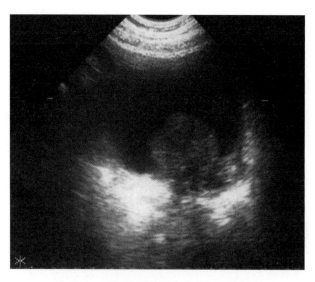

图 31-4 B 超显示膀胱内单个占位性病变

生部位有关,如小的隆起性病灶及直径小于 0.5cm 的肿瘤,超声难以发现;位于膀胱顶部及前壁的肿瘤易受肠腔气体或腹壁多重反射等伪差干扰而遗漏,位于颈部的肿瘤不易与前列腺增生和前列腺癌相鉴别,故超声诊断多需与膀胱镜、CT 等其他检查相结合。

6. X 线 尿路平片(KUB 平片)不能用于膀胱肿瘤的诊断,但可以了解有无伴发的泌尿系结石。静脉肾盂造影(IVU)可以了解有无上尿路同时发生的肿瘤,较大的膀胱肿瘤可见膀胱内的充盈缺损(图 31-5)。

7. CT CT 检查能清晰地显示 5mm 以上的膀胱肿瘤,肿块较小时,常为乳头状,密度多均匀,边缘较光整。较大肿块者密度不均,中央可出现液化坏死,边缘多不规则,呈菜花状(图 31-6)。CT 薄层扫描能增加肿瘤的检出率。CT 平扫 CT 值 24.6~

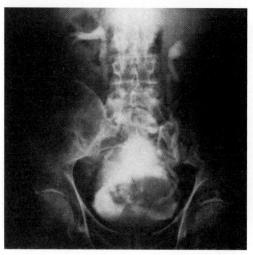
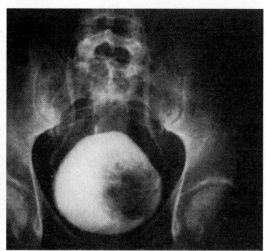

图 31-5 IVU 片显示膀胱内充盈缺损

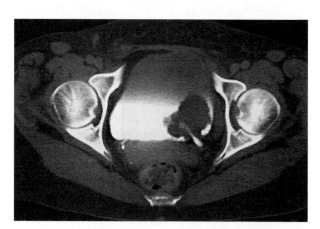

图 31-6 CT 显示膀胱腔内一个乳头状突起,有蒂,并显示其滋养血管

CT 扫描可分辨出肌层、膀胱周围的浸润,用于膀胱癌的分期诊断。CT 对壁内浸润程度的区分不够满意,即对癌肿早期(T_1-T_{3a})分期的准确性受到一定限制,但当肿瘤突破膀胱向外侵犯时(T_{3b} 期以上),能清晰显示周围脂肪层中的软组织块影,进一步侵犯前列腺及精囊时,可使膀胱精囊角消失,前列腺增大密度不均。输尿管内口受累时可出现输尿管扩张积水。CT 还可清晰显示肿大淋巴结,大于 10mm 者被视为转移可能,但肿大淋巴结不能区分是转移还是炎症,有时需结合临床分析。采用多层螺旋 CT 容积扫描可进行三维重建从而可以多方位观察膀胱轮廓及肿块情况,对膀胱上下两极多方位观察膀胱轮廓及肿块情况,对膀胱上下两极的病变的分期具有明显的优越性。

46.4Hu,增强后 CT 值为 33.8~81.5Hu,呈轻至中度强化,强化无显著特异性。

CT 对早期局限于膀胱壁内的<5mm 的肿块不易显示,易漏诊,需结合膀胱镜检查。另外,CT 平扫有时因尿液充盈不够,也易掩盖病灶的检出,故若临床有血尿病史而平扫未发现问题者,需做增强扫描。在检查前必须让膀胱充盈完全并清洁肠道,若膀胱未完全充盈则很难判断膀胱壁是否有增厚。

CT 仿真膀胱镜可获取与膀胱镜相似的视觉信息,是膀胱镜较好的替代和补充方法。施行 CT 仿真膀胱镜时,一种方法是将尿液引出,用气体充盈膀胱,然后进行扫描,将所获数据进行三维重建。采用 CT 仿真膀胱镜检查准确率为 88%,CT 仿真膀胱镜对>5mm 的肿块能准确识别,并可以显示小至 2mm 的黏膜异常。CT 仿真膀胱镜检查还可经静脉或经膀胱注入造影剂进行对比。

8. MRI MRI 诊断原则与 CT 相同。凸入膀胱的肿块和膀胱壁的局限性增厚在 T1WI 上呈等或略高信号,T2WI 上呈低于尿液的略高信号,但小肿瘤有时被尿液高信号掩盖显示不满意。

MRI 对肿瘤的分期略优于 CT,判断膀胱肌壁受侵程度较 CT 准确(图 31-7)。MRI 虽不能区分 T_1 期和 T_2 期,但可区分 T_2 期与 T_{3a} 期,即可较好显示肌层的受累情况,对膀胱壁外受累及邻近器官受累情况亦优于 CT。若 T2WI 表现为肿瘤附着处膀胱壁正常低信号带连续性中断,表示肿瘤侵犯深肌层。若膀胱周围脂肪受侵,则 T1 或 T2 像上可见脂肪。

信号区内有低信号区,并可见膀胱壁低信号带已经断裂。但 MRI 显示淋巴结转移情况并不优于 CT。

应用造影剂进行 MRI 检查,可更好区分非肌层浸润性肿瘤与肌层浸润性肿瘤及浸润深度,也可发现正常大小淋巴结有无转移征象。例如,应用铁剂作为增强剂可鉴别淋巴结有无转移:良性增大的淋

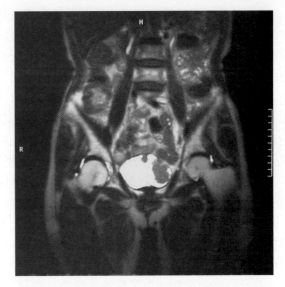

图 31-7 MRI 轴位图显示膀胱顶部两个乳头状占位性病变

巴结可吞噬铁剂,在 T2 加权像上信号强度降低,而淋巴结转移则无此征象。最近有学者评价钆增强 MRI 对膀胱癌分期的准确程度,MRI 分期准确率为 62%,32% 出现分期过高,但在区分非肌层浸润性肿瘤与肌层浸润性肿瘤或区分肿瘤局限于膀胱与否方面,MRI 分期准确率则分别提高到 85% 和 82%。

9. 5-氨基乙酰丙酸荧光膀胱镜检查(PDD) 5-氨基乙酰丙酸(5-ALA)荧光膀胱镜检查是通过向膀胱内灌注 5-ALA 产生荧光物质特异性地积聚于肿瘤细胞中,在激光激发下产生强烈的红色荧光,与正常膀胱黏膜的蓝色荧光形成鲜明对比,能够发现普通膀胱镜难以发现的小肿瘤、不典型增生或原位癌,检出率可以增加 20%~25%。损伤、感染、化学或放射性膀胱炎、瘢痕组织等可以导致此项检查出现假阳性结果(图 31-8)。

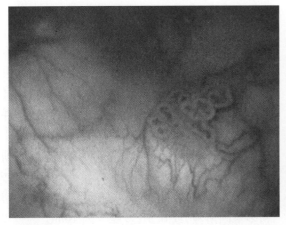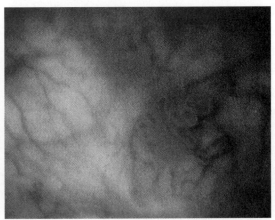

图 31-8 荧光膀胱镜检查
膀胱镜下表浅膀胱肿瘤,左图为白光下表现,右图为蓝光下表现

10. 诊断性经尿道电切术　诊断性经尿道电切术(transurethral resection, TUR)作为诊断膀胱癌的首选方法,已逐渐被采纳。如果影像学检查发现膀胱内有肿瘤病变,并且没有明显的膀胱肌层浸润征象,可以酌情省略膀胱镜检查,在麻醉下直接行诊断性 TUR,这样可以达到两个目的,一是切除肿瘤,二是对肿瘤标本进行组织学检查以明确病理诊断、肿瘤分级和分期,为进一步治疗及判断预后提供依据。

如果肿瘤较小,可以将肿瘤连带其基底的膀胱壁一起切除送病理检查;如果肿瘤较大,先将肿瘤的表面部分切除,然后切除肿瘤的基底部分,分别送病理检查,基底部分应达到膀胱壁肌层。肿瘤较大时,建议切取肿瘤周边的膀胱黏膜送病理检查,因为该区域有原位癌的可能。为了获得准确的病理结果,建议 TUR 时尽量避免对组织烧灼,以减少对标本组织结构的破坏,也可以使用活检钳对肿瘤基底部及周围黏膜进行活检,这样能够有效地保护标本组织不受损伤。

五、治　疗

膀胱癌复发或进展的倾向与分期、分级、肿瘤多发病灶、肿瘤大小和早期复发率有关。肿瘤分期分级高、多发、体积大和术后早期复发的患者,肿瘤复发和浸润进展的可能性大,因此需要根据肿瘤复发或进展的风险制订治疗方案。一般将膀胱肿瘤按肿瘤浸润深度分为非肌层浸润性膀胱癌(non muscle-invasive bladder cancer, NMIBC)包括 T_{is}、T_a、T_1 和肌层浸润性膀胱癌,包括 T_2 及以上,不同肿瘤的生物学行为有较大差异,因此治疗上应该区别对待(表31-2)。

(一)非肌层浸润性膀胱癌的治疗

非肌层浸润性膀胱癌(non muscle-invasive bladder cancer, NMICB)又称之为表浅性膀胱癌(superficial bladder cancer),占全部膀胱肿瘤的 75%~85%,其中 T_a 占 70%、T_1 占 20%、T_{is} 占 10%。T_a 和 T_1 虽然都属于非肌层浸润性膀胱癌,但两者的生物学特性有显著不同,由于固有层内血管和淋巴管丰富,因此 T_1 容易发生肿瘤扩散。

1. 手术治疗

(1)经尿道膀胱肿瘤切除术:经尿道膀胱肿瘤切除术(transurethral resection of bladder tumor, TURBT)既是非肌层浸润性膀胱癌的重要诊断方法,同时也是主要的治疗手段,逐渐成为治疗浅表膀胱肿瘤的"金标准",具有创伤小、恢复快的特点。

经尿道膀胱肿瘤切除术有两个目的:一是切除肉眼可见的全部肿瘤;二是切除组织进行病理分级和分期。TURBT 术应将肿瘤完全切除直至露出正常的膀胱壁肌层。在肿瘤切除后,最好进行基底部组织活检,以便于病理分期和下一步治疗方案的确定。

TURBT 手术应注意以下几个问题。

1)闭孔神经反射及处理:膀胱肿瘤好发于膀胱侧壁。闭孔神经通过盆腔时与膀胱侧壁相连,支配着骨盆、膀胱、大腿内侧区域,电切时电流刺激闭孔神经,常出现突发性大腿内侧内收肌群收缩的神经反射,是膀胱穿孔的主要原因。一般 TURBT 手术中采用的腰麻或硬膜外麻醉不能防止闭孔神经反射的发生,若将手术区受刺激部位的闭孔神经远端加以阻滞,可以有效阻滞其受到刺激后引起的兴奋传导,减弱或避免闭孔神经反射的发生。因此,全身麻醉是首选的方法,有利于肌松,减少闭孔反射。

在切除膀胱侧壁肿瘤时,应警惕闭孔反射的发生,膀胱不要充盈过多,采用最小有效的切割电流进行切割。肿瘤较小时,改用电凝摧毁肿瘤。手术时电切环稍伸出电切镜鞘,进行短促电切,以便发生闭孔反射时及时回收电切环。

必要时可行闭孔神经封闭,具体方法:①经闭孔法,于患侧耻骨水平支下缘,耻骨结节外侧 2cm 处进针,针尖斜向患侧盆壁,缓慢进针,待针尖碰到盆壁后回抽无血即可注入局部麻醉药。②耻骨上法(经腹壁法),在耻骨结节外上方 2~2.5cm 处,耻骨水平支上缘进针,针尖亦斜向骨盆壁,碰到盆壁回抽无血即可注射局部麻醉药。③膀胱内直接注射法,该方法需有专用的注射针头,或自制一个能在膀胱镜下使用的注射针头。麻醉后置入膀胱镜,经膀胱镜置入膀胱注射针头,在肿瘤附近或在膀胱侧壁刺入针头 0.5~0.8cm,或碰到骨头感,回抽无血即可注入麻醉药。前两种方法患者取膀胱截石位,患侧小腿轻度外展,导尿排空膀胱。选用采用 7 号 10cm 注射针头或腰椎麻醉针头穿刺,其中耻骨上法因进针方向与闭孔神经行走方向垂直不易准确定位,效果较差,临床上很少用;经闭孔法进针方向与神经走行方向一致,阻滞效果相对较好。若有脉冲针麻仪则可刺入针头后接通电流,同侧下肢有抽动,则表明针刺点准确;若无下肢抽动,需重新调整穿刺方向,直至下肢有抽动。麻醉药一般可选用 0.5%~1% 的利多卡因溶液,或 0.5% 罗哌卡因 10ml。

2)膀胱肿瘤的再次电切:有些学者认为首次 TURBT 时往往有 9%~49% 的肿瘤分期被低估,而再

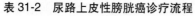

表 31-2　尿路上皮性膀胱癌诊疗流程

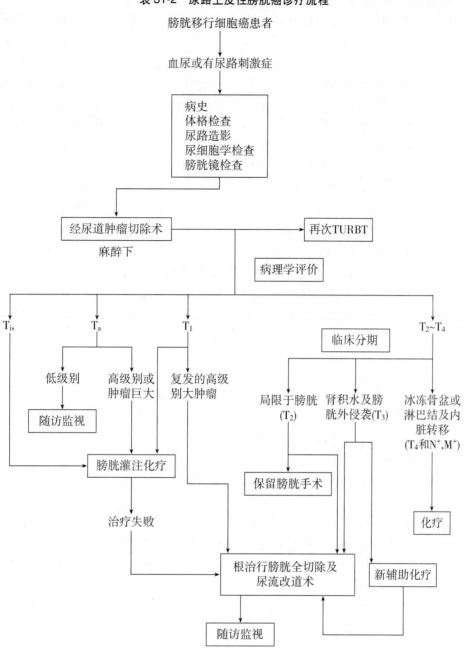

次电切可以纠正分期错误,亦可发现残存肿瘤,尤其是对于高复发和进展风险的肿瘤,如 T_1 肿瘤。

再次电切与首次电切的理想间隔时限尚未明确。大多数作者认为最好在首次电切后 2~6 周行再次电切,主要是经此间隔时间后,首次电切导致的炎症已消退。但也有少数作者认为不必等待 2 周以上。对于再次电切的手术部位并无一致意见。但大家公认应在首次电切部位进行,而且切除标本中应包含膀胱肌层组织。外观正常的膀胱黏膜不常规活检,仅当存在可疑的病变区域或尿细胞学检查为阳性时需行随机活检。

3）膀胱肿瘤合并良性前列腺增生症的同期手术:对于膀胱肿瘤合并良性前列腺增生症患者是否能同时开展电切手术,临床医师主要有两个方面的顾忌:一是患者能否耐受手术,这个问题需结合患者的内科情况及膀胱肿瘤大小、前列腺大小等综合考虑,大多数患者能够耐受同期施行手术。另一个更为关注的顾忌为同期手术是否会导致前列腺窝的肿瘤种植。国外曾有作者报道同期开放手术导致前列腺手术创面肿瘤种植,前列腺窝的复发占复发的34.8%,建议分期手术。但多数学者认为同期的 TUR 是安全的,前列腺电切创面表面覆有 1~4mm 厚的凝固层,无血液循环,肿瘤细胞不易种植。

但同期手术应由腔内操作技术熟练、经验丰富的医师施行。因同期手术风险大，高压下施行 TURP 手术时间不宜过长；切除膀胱肿瘤时谨慎操作，尽量避免膀胱穿孔，过早的膀胱穿孔会影响下一步的手术操作；术中密切观察下腹部变化，及时放液，避免压力过高导致膀胱内电切创面穿孔；中叶突入膀胱影响操作时，先切除部分中叶腺体，再切除肿瘤，这有利于膀胱肿瘤的彻底切除；TURP 结束后应常规再次检查膀胱肿瘤创面及膀胱颈部，警惕肿瘤被遗漏。施行 TURBT 时采用蒸馏水灌洗，肿瘤切除完成后反复冲洗，吸净组织块，尽可能减少肿瘤种植。

（2）经尿道激光手术：激光手术可以凝固，也可以汽化，其疗效及复发率与经尿道手术相近。但术前需进行肿瘤活检以便进行病理诊断。激光手术对于肿瘤分期有困难，一般适合于乳头状低级别尿路上皮癌，以及病史为低级别、低分期的尿路上皮癌。目前临床上常用的激光有钬激光和绿激光等。

钬激光的脉冲时间极短（0.25ms），组织穿透深度限制在 0.5~1.0mm，热弥散少，对周围组织的热损伤范围小，汽化切割效应较好，止血效果明显，使手术操作几乎在无血视野下进行。其切割、汽化肿瘤过程中无电流产生，释放热量少，其手术过程中可达到较精确解剖层次，其止血及电凝效果被认为优于电切。切除肿瘤时，应先将肿瘤周围 1cm 范围黏膜及基底封闭，以减少术中肿瘤转移机会。

绿激光渗透组织深度仅 800μm，使热能被限制在表浅组织中很小的范围内，组织汽化效果确切（组织温度达 100℃时，其内部会形成小气泡，气泡膨胀使组织基质分裂）。除汽化作用，激光束在留下的组织上产生一条很薄的凝固带，深 1~2mm，可限制热能向深层组织扩散，防止损伤深层组织。绿激光对组织的汽化切割、切开、止血同时完成，可达到非常精确的解剖层次。因为绿激光光束是侧向发射的，只要旋转光纤就可以做到使激光从组织上扫过，因此创面或周围无焦灼样外观，创面新鲜，无意外损伤。

（3）光动力学治疗：光动力学治疗（photodynamic therapy，PDT）的机制是光照射后，光敏剂与分子氧反应，生成具有细胞毒性的自由基和活性单态氧，破坏细胞，并引起局部非特异性免疫反应和强烈的炎症反应，从而破坏肿瘤组织。PDT 主要适用于肿瘤多次复发，对化疗及免疫治疗无效的难治性膀胱癌及原位癌，或不能耐受手术行姑息治疗者。

最初用于膀胱癌光动力学治疗的光敏剂是

HPD，需做皮肤划痕试验，排泄较慢，易发生光毒反应，用药后需避光 1 个月以上。后来又有了 Porphines 等光敏剂，这些光敏剂均需经静脉或口服给药，无法克服皮肤光毒反应。新一代光敏剂 5-ALA 可膀胱局部灌注给药，避免皮肤光敏反应等不良反应的出现。

5-ALA 膀胱灌注的肿瘤光动力学治疗方法：将浓度为 3% 的 5-ALA 溶液 50ml 经尿管注入膀胱，尽量保留较长时间（4 小时以上），经尿道置入球形激光散射装置，激光功率设置为 3.9W，以波长为 633nm 激光行膀胱内照射 20 分钟左右。照射时一般采取全膀胱照射，以达到根治效果，必要时需辅助以 B 超来定位。为防止照射不均匀，还可用导光介质来充盈膀胱以使膀胱各区获得较一致的光量达到更好的治疗效果。照射过程中需保持膀胱容量的恒定及避免膀胱出血，否则容量改变及血液吸收激光均对照射量产生影响。在照射时可用激光测量器测量光的强度，总光量应为直射光量的 5 倍。膀胱照射后通常留置 Foley 导尿管，使膀胱松弛，有膀胱痉挛者可使用解痉药物。患者术后不需避光。

2. 术后辅助治疗　非肌层浸润性膀胱癌在 TURBT 术后具有很高的复发率，一部分甚至进展为肌层浸润性膀胱癌。因此，需要对 NMIBC 进行术后辅助膀胱灌注治疗。

（1）术后膀胱灌注化疗：TURBT 术后有 10%~67% 的患者会在 12 个月内复发，术后 5 年内有 24%~84% 的患者复发，以异位复发为主。复发的主要原因有：①原发肿瘤未切净；②术中肿瘤细胞脱落种植；③来源于原已存在的移行上皮增殖或非典型病变；④膀胱上皮继续受到尿内致癌物质的刺激。

非肌层浸润性膀胱癌 TURBT 术后复发有两个高峰期，分别为术后的 100~200 天和术后的 600 天。术后复发的第 1 个高峰期同术中肿瘤细胞播散有关，而术后膀胱灌注治疗可以大大降低由于肿瘤细胞播散而引起的复发。尽管在理论上 TURBT 术可以完全切除非肌层浸润的膀胱癌，但在临床治疗中仍有很高的复发概率，而且有些病例会发展为肌层浸润性膀胱癌。单纯 TURBT 术不能解决术后高复发和进展问题，因此建议所有的非肌层浸润性膀胱癌患者术后均进行辅助性膀胱灌注治疗。

1）TURBT 术后即刻膀胱灌注化疗：即 TURBT 术后 24 小时内完成化疗药物膀胱腔内灌注。对于低危非肌层浸润性膀胱癌患者可以术后行即刻灌注表柔比星（epirubicin）或丝裂霉素（mitomycin）等化疗药物,肿瘤复发的概率很低,因此即刻灌注后可以不再继续进行膀胱灌注治疗。即刻灌注能够杀灭术中播撒的肿瘤细胞和创面残留的肿瘤细胞,但化疗药物对肿瘤细胞的杀伤作用都遵循一级动力学原理,即只能杀死(伤)大部分肿瘤细胞,而不是全部,故对相对高危的膀胱肿瘤患者,仍推荐采用维持膀胱灌注化疗的方案。另外,对于术中有膀胱穿孔,或多发膀胱肿瘤手术创面大的患者,为避免化疗药物吸收带来的不良反应,不主张行即刻膀胱灌注化疗。

2）术后早期膀胱灌注化疗及维持膀胱灌注化疗:对于中危和高危的非肌层浸润性膀胱癌,术后24小时内即刻膀胱灌注治疗后,建议继续膀胱灌注化疗,每周1次,共4~8周,随后进行膀胱维持灌注化疗,每月1次,共6~12个月。研究显示,非肌层浸润性膀胱癌维持灌注治疗6个月以上时不能继续降低肿瘤的复发概率,因此建议术后维持膀胱灌注治疗6个月。但也有研究发现表柔比星维持灌注1年可以降低膀胱肿瘤的复发概率。灌注期间出现严重的膀胱刺激症状时,应延迟或停止灌注治疗,以免继发膀胱挛缩。

3）膀胱灌注化疗的药物:20世纪60年代即有膀胱内灌注噻替哌可降低非肌层浸润性膀胱癌术后复发率的报道。此后新药不断出现,常用的包括:羟喜树碱(HCPT)、表柔比星(EPI)、阿霉素(ADM)、丝裂霉素(MMC)等,均有大量的文献报道。但这些药物临床应用的最佳剂量、灌注的频率、维持治疗的时间目前仍无最佳方案。化学药物灌注能降低肿瘤的复发率,但尚无研究表明其能阻止肿瘤的进展。不同于系统化疗,膀胱内灌注化疗药物的疗效与局部药物浓度呈正比而不是与药物剂量,同时还依赖于药物与膀胱壁的接触时间,灌注药物的最佳pH、局部的浓度也尤为重要。

非肌层浸润性膀胱癌术后膀胱灌注方案的选择应根据具体情况而定。这些用药依据包括药物作用特点、细胞对化疗药物耐药性的特点及膀胱肿瘤的生物学性状等,如ADM、MMC等属于细胞周期非特异性(CCNSA)药物,其疗效呈剂量依赖性,因此,要求在患者能够耐受的前提下,药物浓度应足量。而HCPT、足叶乙苷(VP-16)等属细胞周期特异性药物(CCSA),其疗效呈时机依赖性,单次用药只能杀灭对药物较敏感的生长期细胞,不可能杀死全部肿瘤群细胞,因此,要求多次用药,而单次药物剂量不一定需要达到患者所能耐受的最大剂量,但要注意保证一定的用药时间,最好是与CCNSA药物联合应用。

关于化疗次数,多次灌注优于单次灌注。因为无论是CCNSA还是CCSA,对癌细胞的杀伤都服从于一级动力学原理,即只能按一定比例而不能全部杀死恶性肿瘤细胞。此外,还可能存在药物耐药性问题。单次灌注不可能达到消灭全部残留细胞的目的,虽然机体自身免疫能消除部分化疗后残留肿瘤细胞,但多一份残留细胞毕竟多一分复发的概率。所以,采用联合用药和重复用药,可以消灭不同生长周期的肿瘤细胞,也可逐次杀灭增殖不活跃的肿瘤细胞,提高化疗效果。

膀胱灌注化疗常用药物包括阿霉素、表柔比星、丝裂霉素、吡柔比星、羟喜树碱等。尿液的pH、化疗药的浓度与膀胱灌注化疗效果有关,并且药物浓度比药量更重要。化疗药物应通过导尿管灌入膀胱,膀胱内保留时间需依据药物说明书可选择0.5~2小时。灌注前不要大量饮水,避免尿液将药物稀释。表柔比星的常用剂量为50~80mg,丝裂霉素为20~60mg,吡柔比星为30mg,羟喜树碱为10~20mg。其他的化疗药物还包括吉西他滨等。膀胱灌注化疗的主要不良反应是化学性膀胱炎,程度与灌注剂量和频率相关,TURBT术后即刻膀胱灌注更应注意药物的不良反应。多数不良反应在停止灌注后可以自行改善。

4）化疗药物的耐药性:虽然可供选择的膀胱腔内化疗药物较多,但并非每一患者都对这些药物敏感。那彦群使用肿瘤细胞原代培养技术和MTT比色法测定了24例膀胱癌组织对灌注化疗药物的敏感性,结果显示不同个体对化疗药物的敏感性存在明显差异,如ADM、MMC、HCPT和顺铂对不同个体膀胱癌细胞的抑制率分别为0~95.1%、0~85.7%、0~99.0%和0~56.8%,相同的组织学类型和分化程度的膀胱癌对同一药物的敏感性差别也很大。

肿瘤细胞对化疗药物的耐受性有可能是固有的,亦有可能是在治疗过程中获得的,后者往往为多药耐药性(MDR)。MDR是指肿瘤细胞接触一种抗肿瘤药物后,不仅对该药产生耐药性,而且对其他结构及作用机制不同的药物也产生交叉耐药性。

因而对不同个体应用同一种药物治疗具有一定的盲目性,为提高膀胱肿瘤的化疗效果,对不同患者应用采取个体化疗方案。有条件的单位可以直接用从患者机体取材的肿瘤细胞做原代培养,这种方法最大优点是肿瘤细胞刚刚离体,生物学性状尚未发

5

生很大变化,能较真实地反映整个肿瘤细胞群体的特性及不同供体的个体差异,在一定程度上能代表体内状态,检测结果能用于指导临床。在选择灌注药物时,选择肿瘤细胞最敏感的药物如同采用细菌学培养加药物敏感实验指导抗生素应用一样。有作者报道用 MTT 法测定膀胱癌对 4 种化疗药物的敏感性,并对据此进行的化疗效果进行随访,结果药敏组的单位时间复发率显著低于使用 MMC 的对照组($P<0.05$)。

肿瘤细胞对不同的化疗药物的耐受机制也是不一样的,可以充分利用这个特点选择合理的化疗药物。如 ADM 属抗生素类抗癌剂,对原位癌效果较好,但反复使用易诱导 P-gp、MRP 等表达,并产生经典的 MDR,许多原发性耐药现象也包括对 ADM 耐药。因此,治疗时要充分考虑耐药性问题,有条件者可通过免疫组织化学方法检测 P-gp 和 MRP 的表达情况,阳性者避免使用 ADM。治疗后复发者不宜再采用该药及经典耐药机制中耐药谱中的药物,如表阿霉素、长春新碱、VP-16 等。而 MMC 为烷化剂,对高分级和有肌层浸润的膀胱癌效果较好。膀胱肿瘤细胞对 MMC 亦可产生耐药性,其耐药机制多与谷胱甘肽 S-转移酶 π 活性增强、DT 黄递酶和 P450 还原酶减少等有关,不同于 P-gp 等介导的经典耐药机制。因此,对 MMC 治疗失败的病例,再次治疗必须更换治疗方案。但在经典的 MDR 现象中,MMC 仍敏感,故用 ADM 等治疗失败的患者亦可考虑选用 MMC 治疗。

由于肿瘤细胞对药物耐药具有不确定性,因此,为提高治疗效果,许多学者提倡采用联合用药行膀胱腔内灌注。联合用药的依据可根据肿瘤细胞增殖周期动力学特点、药物作用机制及常见的耐药谱特点等建立。Sekine(1994)经临床观察,认为序贯采用 MMC 和 ADM 行膀胱腔内灌注是治疗膀胱原位癌的首选方案。对反复化疗失败的患者,可以采用 BCG 治疗。笔者单位采用 MMC 和 HCPT 联合序贯膀胱灌注治疗,也取得了较好的疗效。

5)膀胱内化疗药物的作用及不良反应:膀胱内化疗是治疗 T_a 和 T_1 期膀胱癌的重要方法。最常用的药物是丝裂霉素(mitomycin C,MMC)、表柔比星,多柔比星和戊柔比星。使用大分子量的药物化疗,全身吸收的风险较低,因此,全身性不良反应比 BCG 膀胱灌注治疗少见。使用膀胱内化疗药物也不会发生 BCG 治疗所致的败血症及死亡。

丝裂霉素(mitomycin C,MMC):MMC 是烷基类化疗药物,其主要作用是抑制 DNA 的合成。由于其分子量较大,MMC 不容易被吸收,因此全身不良反应较少发生。一般使用 MMC 20~60mg 维持 8 周的膀胱灌注治疗,大多数研究者使用 40mg MMC 稀释到 40ml 盐水每周 1 次膀胱灌注,维持 8 周,之后每月 1 次,维持 1 年。

MMC 灌注治疗最常见的不良反应是化学性膀胱炎,发生率为 3%~33%。可使用非那吡啶和抗胆碱药物治疗,少于 3% 的患者因严重的膀胱炎需要停药。常见症状包括排尿困难、耻骨上不适、尿频和尿急。在考虑停药,减少药物剂量之前需要排除患者尿路感染。这种不良反应往往是剂量依赖性的,但是低剂量的 MMC 治疗也会发生化学性膀胱炎。

手掌、足底、胸部、面部湿疹样皮肤脱屑是 MMC 治疗的另一不良反应。也有发生全身皮疹的报道。皮肤不良反应的发生率为 4%~12%。主要是药物直接接触皮肤或者迟发型超敏反应所致的接触性皮炎。

通过排尿后仔细洗手和生殖器能预防皮肤不良反应。局部使用激素可以充分抑制药物的持续作用。当皮疹出现后,一般考虑停用 MMC。在绝大多数患者,重复的膀胱灌注化疗将导致皮炎的反复复发。有研究者提出可以使用含有 0.1% MMC 的油布给予患者行皮肤试验明确患者是否发生全身应答,但这种方法没有得到广泛赞同。

多项研究表明 MMC 膀胱内灌注发生骨髓抑制是很少见的。一般来说,这些患者往往同时存在白细胞减少的危险因素,因此,难以明确这些患者骨髓抑制的原因。由于骨髓抑制较少发生,因此没有必要常规监测 MMC 所致的骨髓抑制。

MMC 灌注引起膀胱挛缩较为少见。尽管各种各样的研究发现 MMC 膀胱灌注会减少膀胱容量,但是由于绝大多数患者并不监测膀胱容量,因此,这种结论难以解释。在膀胱容量严重减少的病例,肿瘤电切后立即 MMC 膀胱灌注是其主要的危险因素,最可能的原因是灌注药物的外渗所致。基于膀胱电切的深度合理选择患者,避免对膀胱穿孔患者立即行膀胱灌注可以降低膀胱挛缩的发生。

如果电切时出现膀胱穿孔从而导致膀胱灌注液外渗,MMC 会引起腹膜炎、盆腔疼痛、纤维化和坏死。必须时刻警惕肿瘤电切的深度,如果发生膀胱穿孔,应该禁用 MMC 治疗,并且行膀胱造影明确是否发生膀胱穿孔。极其罕见的情况下,化疗药物外渗可能发生在 MMC 引起的膀胱平滑肌透壁性坏死的患者。

噻替哌:过去使用噻替哌治疗多灶性、高危的复发性浅表性膀胱肿瘤及反复复发、高级别非典型尿路上皮癌和原位癌。这类药物得到使用是因为其价格低廉。但是由于噻替哌属于蒽环类复合物,其全身吸收和骨髓抑制的不良反应发生率较高,所以目前已经不再使用。与 MMC 相比,噻替哌分子量较小,如果保留在膀胱内的时间超过 3 小时,多达 1/3 的药物会被吸收入血。由于分子量较小,较高的吸收率和潜在骨髓抑制的风险,使用噻替哌治疗膀胱肿瘤时应该非常谨慎。

多柔比星和表柔比星:多柔比星、表柔比星和戊柔比星是蒽环类抗生素。多柔比星最初用于 PT_a 和 PT_1 期肿瘤的预防和治疗。BCG 是治疗 CIS 的较好选择,但是可以使用多柔比星治疗不能耐受 BCG 的膀胱肿瘤患者。多柔比星分子量较大,膀胱灌注后不易被吸收入血,因此引起的全身不良反应少见。但是其局部不良反应还是非常常见的。

出现化学性膀胱炎的患者占 13% ~ 56%,表现为尿频、尿急、尿痛和耻骨上疼痛。主要治疗措施是对症治疗,但是需要事先行尿培养排除尿路感染。可以使用非那吡啶和抗胆碱药减轻和缓解患者的局部症状。全身不良反应少见,其发生率少于 5%。这些少见的全身不良反应包括胃肠道不适、发热和罕见的超敏反应,超敏反应表现为呼吸增快和支气管痉挛,可以使用苯海拉明治疗,据报道,1 例患者中使用皮下注射肾上腺素治疗。

表柔比星与多柔比星相似,但与多柔比星相比,其效果更好而不良反应更少,因此,在欧洲被广泛使用。不同的研究已经证实了表柔比星治疗表浅膀胱肿瘤的疗效较好。Theo 和他的同事在一项 168 例患者的随机临床试验中,使用 50mg 表柔比星或 81mg BCG 治疗 CIS,两组之间的临床效果的差别无显著统计学意义。然而,BCG 治疗组与表柔比星治疗组相比,肿瘤从初始治疗到复发的时间更长一些(5.1 年 *vs* 1.4 年)。表柔比星治疗组与 BCG 组相比,原位癌的复发更常见(45% *vs* 16%)。两组不良反应发生率相当。由于发生不良反应,BCG 治疗组 26 例患者停止治疗,而表柔比星组仅 8 例患者停止治疗。

戊柔比星是多柔比星的半合成类似物。在动物实验中,发现戊柔比星能够治疗浅表膀胱肿瘤,疗效较好,且心脏毒性及接触性皮炎较少发生。在治疗 BCG 难治性且不愿行根治性膀胱全切的 CIS 患者,

戊柔比星扮演重要角色。超过 90% 的患者在治疗期会发生膀胱刺激症状。大样本研究中发现,约 60% 的患者发生尿频、尿急和尿痛。绝大多数症状为轻至中度,一般不会导致患者中断治疗。其他少见的不良反应包括尿路感染,排尿乏力,尿潴留,尿液酸臭等。

膀胱内灌注是治疗表浅性膀胱肿瘤的主要辅助治疗措施。通过仔细灌注、选择合适患者、密切观察不良反应等措施,一般来说,膀胱内灌注还是比较安全的治疗膀胱肿瘤的方式,长期后遗症也比较少见。泌尿外科医师应该认识到不同患者对这些药物治疗的反应各异。同样,尽管各种药物引起不良反应的风险各异,但是应该牢记膀胱灌注的标准和治疗原则,这样才能将不良反应的发生降至最低。

(2)术后膀胱灌注免疫治疗。

1)卡介苗(BCG):BCG 为膀胱腔内灌注的常用生物制剂,是一种活的生物菌,具有一定的抗原性、致敏性和残余毒性,对表浅、无肌层浸润的膀胱肿瘤和原位癌效果较好。其抗肿瘤的机制仍不十分清楚,目前比较明确的有两点:BCG 与膀胱黏膜接触后引起膀胱黏膜的炎症反应,从而激发局部的细胞免疫反应,形成有胶原纤维包绕的成纤维细胞、巨噬细胞、淋巴细胞团,干扰肿瘤细胞生长;BCG 对黏膜上皮细胞及肿瘤细胞具有直接细胞毒作用。Michael 等(1991 年)通过体内外实验研究发现 BCG 黏附于移行上皮肿瘤细胞及体外培养的膀胱癌细胞株 T24、MBT22,并被这些细胞摄入,随后通过细菌增殖使细胞溶解,或生成某些有毒产物对细胞产生毒性作用。

BCG 膀胱灌注适合于高危非肌层浸润性膀胱癌的治疗,可以预防膀胱肿瘤的进展。但 BCG 不能改变低危非肌层浸润性膀胱癌的病程,而且由于 BCG 灌注的不良反应发生率较高,对于低危非肌层浸润膀胱尿路上皮癌不建议行 BCG 灌注治疗。对于中危非肌层浸润膀胱尿路上皮癌而言,其术后肿瘤复发概率 45%,而进展概率为 1.8%,因此,中危非肌层浸润膀胱尿路上皮癌膀胱灌注的主要目的是防止肿瘤复发,一般建议采用膀胱灌注化疗,某些情况也可以采用 BCG 灌注治疗。

BCG 膀胱灌注的剂量:BCG 治疗一般采用 6 周灌注诱导免疫应答,再加 3 周的灌注强化以维持良好的免疫反应。BCG 灌注用于治疗高危非肌层浸润膀胱尿路上皮癌时,一般采用常规剂量(120 ~ 150mg);BCG 用于预防非肌层浸润膀胱尿路上皮癌

5

复发时,一般采用低剂量(60~75mg)。研究发现采用1/4剂量(30~40mg)BCG灌注治疗中危非肌层浸润膀胱尿路上皮癌时,其疗效与全剂量疗效相同,不良反应却明显降低。不同BCG菌株之间的疗效没有差别。BCG灌注一般在TURBT术后2周开始。BCG维持灌注可以使膀胱肿瘤进展概率降低37%。需维持BCG灌注1~3年(至少维持灌注1年),因此有文献建议在3个月、6个月、12个月、18个月、24个月、36个月时重复BCG灌注,以保持和强化疗效。

总体而言,患者对BCG治疗的耐受性较好,局部或者全身不良反应可分为免疫介导的并发症或感染介导的并发症。局部不良反应是无法避免,但常常能够治疗,几乎所有患者均会发生。发热是最严重的并发症(2.9%)。其他全身并发症包括:肉芽肿性改变,败血症,肺炎,肝炎,关节炎和皮肤病变。BCG膀胱灌注的主要不良反应为膀胱刺激症状和全身流感样症状,少见的不良反应包括结核败血症、前列腺炎、附睾炎、肝炎等。因此,TURBT术后膀胱有开放创面或有肉眼血尿等情况下,不能进行BCG膀胱灌注,以免引起严重的不良反应。有免疫缺陷的患者,如先天性或获得性免疫缺陷综合征(AIDS)、器官移植患者或其他免疫力低下的患者,均不宜行BCG的治疗,因为不会产生疗效。活动性结核患者也不宜应用BCG灌注治疗,以免引起病情恶化。

2)免疫调节剂:一些免疫调节剂与化疗药物一样可以预防膀胱肿瘤的复发,包括干扰素(IFN)、白细胞介素-2(IL-2)、钥孔戚血蓝素(keyhole limpet hemocyanin,KLH)等。

IFN是一种糖蛋白,为膀胱内灌注最常采用的生物制剂,能够上调宿主的免疫反应,具有抗病毒、抗增生及免疫调节等作用。膀胱内应用重组IFN可以通过增加免疫细胞在膀胱壁内的浸润而增加NK细胞和细胞毒性T淋巴细胞的细胞毒性作用,即既有增强全身免疫系统的功能,又有增强膀胱内局部免疫的功能。目前国外多采用IFN-α进行膀胱内灌注,推荐使用剂量为每次$10^7 \sim 10^8$U。膀胱内应用IFN-α的毒副作用相对轻微,发生率为27%,主要是类似流感症状的发热、寒战、疲乏和肌肉疼痛等。

IL-2是另一种常用的免疫调节剂。通常采用腔内灌注或肿瘤部位注射的方式亦取得了较好的疗效,但是使用的剂量及方案还有待于规范。

(3)复发肿瘤的灌注治疗:膀胱肿瘤复发后,一般建议再次TURBT治疗。依照TURBT术后分级及分期,按上述方案重新进行膀胱灌注治疗。对频繁复发和多发者,建议行BCG灌注治疗。

(4)T_1G_3膀胱癌的治疗:T_1G_3膀胱癌通过BCG灌注治疗或膀胱灌注化疗,有50%可以保留膀胱。建议先行TURBT术,对术后病理诊断分级为G_3而标本未见肌层组织的病例,建议2~6周后再次行TURBT术获取肌层组织标本。无肌层浸润者,术后行BCG灌注治疗或膀胱灌注化疗药物。对于2个周期BCG灌注治疗或6个月膀胱灌注化疗无效或复发的病例,建议行膀胱根治性切除术。

（二）肌层浸润性膀胱癌的治疗

1. 根治性膀胱切除术 根治性膀胱切除术同时行盆腔淋巴结清扫术,是肌层浸润性膀胱癌的标准治疗,可以提高浸润性膀胱癌患者生存率,避免局部复发和远处转移。该手术需要根据肿瘤的病理类型、分期、分级、肿瘤发生部位、有无累及邻近器官等情况,结合患者的全身状况进行选择。文献报道浸润性膀胱癌患者盆腔淋巴结转移的可能性为30%~40%,淋巴结清扫范围应根据肿瘤范围、病理类型、浸润深度和患者情况决定。

(1)根治性膀胱切除术的指征:根治性膀胱切除术的基本手术指征为$T_2 \sim T_{4a}$,$N_{0 \sim x}$,M_0浸润性膀胱癌,其他指征还包括高危非肌层浸润性膀胱癌T_1G_3肿瘤,BCG治疗无效的T_{is},反复复发的非肌层浸润性膀胱癌,非手术治疗无法控制的广泛乳头状病变等,以及保留膀胱手术后非手术治疗无效或肿瘤复发者和膀胱非尿路上皮癌。

(2)根治性膀胱切除术的手术方法及范围:根治性膀胱切除术的手术范围包括膀胱及周围脂肪组织、输尿管远端,并行盆腔淋巴结清扫术;男性应包括前列腺、精囊,女性应包括子宫、附件和阴道前壁。如果肿瘤累及男性前列腺部尿道或女性膀胱颈部,则需考虑施行全尿道切除。对于性功能正常的年龄较轻男性患者,术中对周围神经血管的保护可以使半数以上患者的性功能不受影响,但术后需严密随访肿瘤复发情况及PSA变化情况。

手术过程中的淋巴结清扫为预后判断提供重要的信息。目前主要有局部淋巴结清扫、常规淋巴结清扫和扩大淋巴结清扫3种。局部淋巴结清扫仅切除闭孔内淋巴结及脂肪组织;扩大淋巴结清扫的范围包括主动脉分叉和髂总血管(近端)、股生殖神经(外侧)、旋髂静脉和Cloquet淋巴结(远端)、髂内血管(后侧),包括闭孔、两侧坐骨前、骶骨前淋巴结,清扫范围向上达到肠系膜下动脉水平;常规淋巴结清扫的范围达髂总血管分叉水平,其余与扩大清扫范围相同。有学者认为扩大淋巴结清扫对患者有益,可以提高术后的 5 年生存率,但该方法仍存在争议。阳性淋巴结占术中切除淋巴结的比例(淋巴结密度)可能是淋巴结阳性高危患者的重要预后指标之一。

目前根治性膀胱切除术的方式可以分为开放手术和腹腔镜手术两种。与开放手术相比,腹腔镜手术具有失血量少、术后疼痛较轻、恢复较快的特点,但手术时间并不明显优于开放性手术,而且腹腔镜手术对术者的操作技巧要求较高。近来机器人辅助的腹腔镜根治性膀胱切除术可以使手术更精确和迅速,并减少出血量。

(3) 根治性膀胱切除术的生存率:随着手术技术和随访方式的改进,浸润性膀胱癌患者的生存率有了较大的提高。根治性膀胱切除术围术期的死亡率为 1.8%~2.5%,主要死亡原因有心血管并发症、败血症、肺栓塞、肝衰竭和大出血等。患者的总体 5 年生存率为 54.5%~68%,10 年生存率为 66%。若淋巴结阴性,T_2 期的 5 年和 10 年生存率分别为89% 和 78%,T_{3a} 期为 87% 和 76%,T_{3b} 期为 62% 和61%,T_4 期为 50% 和 45%。而淋巴结阳性患者的 5年和 10 年生存率只有 35% 和 34%。

2. 保留膀胱的手术　对于身体条件不能耐受根治性膀胱切除术,或不愿接受根治性膀胱切除术的浸润性膀胱癌患者,可以考虑行保留膀胱的手术。施行保留膀胱手术的患者需经过细致选择,对肿瘤性质、浸润深度进行评估,正确选择保留膀胱的手术方式,并辅以术后放射治疗和化学治疗,且术后需进行密切随访。

浸润性膀胱癌保留膀胱的手术方式有两种:经尿道膀胱肿瘤切除术(TURBT)和膀胱部分切除术。对于多数保留膀胱的浸润性膀胱癌患者,可通过经尿道途径切除肿瘤。但对于部分患者应考虑行膀胱部分切除术:肿瘤位于膀胱憩室内、输尿管开口周围或肿瘤位于经尿道手术操作盲区的患者,有严重尿道狭窄和无法承受截石位的患者。近来有学者认为对于 T_2 期患者,初次 TURBT 术后 4~6 周内再次行TURBT 并结合化疗与放疗有助于保全膀胱。

浸润性膀胱癌患者施行保留膀胱手术的 5 年生存率为 58.5%~69%,T_2 期的 3 年生存率为 61.2%,T_3 期的 3 年生存率为 49.1%。

3. 尿流改道术　浸润性膀胱肿瘤患者行膀胱全切术后常需行永久性尿流改道术。目前尿流改道术尚无标准治疗方案,有多种尿流改道的手术方法在临床上应用,包括不可控尿流改道(non-continent diversion)、可控尿流改道(continent diversion)、膀胱重建(bladder reconstruction)等。手术方式的选择需要根据患者的具体情况,如年龄、伴发病、预期寿命、盆腔手术及放疗史等,并结合患者的要求及术者经验认真选择。保护肾功能、提高患者生活质量是治疗的最终目标。神经衰弱、精神病、预期寿命短、肝或肾功能受损的患者对于有复杂操作的尿流改道术属于禁忌证。

(1) 不可控尿流改道:即采取最直接的路径,将尿液引流至体外。常用的方法为回肠膀胱术(bricker operation),手术方式简单、安全、有效,主要缺点是需腹壁造口、终身佩戴集尿袋。经过长期随访,患者出现肾功能损害约为 27%,造瘘口并发症发生率约为 24%,输尿管回肠吻合口并发症发生率约为 14%,死亡率约为 1.0%。伴有短肠综合征、小肠炎性疾病、回肠受到广泛射线照射的患者不适于此术式。对预期寿命短、有远处转移、姑息性膀胱全切、肠道疾患无法利用肠管进行尿流改道或全身状态不能耐受其他手术者可采取输尿管皮肤造口术(cutaneous ureterostomy)。

(2) 可控尿流改道

1) 可控贮尿囊(continent reservoir):该术式繁多,但主要由相互关系密切的 3 部分组成。首先利用末段回肠及盲升结肠等,切开重组成大容量、低压力、顺应性及调节性强的贮尿囊;将输尿管与贮尿囊行抗逆流的吻合,形成输入道,这是防止上行性输尿管肾积水,上尿路感染及保护肾功能的重要步骤;最后是利用末端回肠或阑尾形成有足够长度和阻力的抗失禁输出道。除了需建成单向活瓣结构外,保持贮尿囊内低压是防止逆流的重要因素。在多种术式中值得推荐的是使用缩窄的末段回肠做输出道的回结肠贮尿囊(indiana pouch),使用原位阑尾做输出道的回结肠贮尿囊(Riedmiller technique)及去带盲升结肠贮尿囊。

可控贮尿囊适用于:预期寿命较长、能耐受复杂手术;双侧肾功能良好可保证电解质平衡及废物排泄;无上尿路感染;肠道未发现病变;能自行导尿。此术式适于男女患者,能自行插管导尿,不需佩戴腹壁集尿器,因此患者有较高的生活质量。

随访发现该术式早、晚期并发症发生率分别为12% 和 37%。晚期并发症主要有输尿管狭窄或梗阻、尿失禁、导尿困难和尿路结石,代谢并发症也比较常见。正确的病例选择、术前指导及选用合适的肠段和早期治疗,可以减少大多数患者的这些并发症。主要缺点是需要腹壁造口。

2)利用肛门控制尿液术式:利用肛门括约肌控制尿液的术式包括尿粪合流术,如输尿管乙状结肠吻合术、结肠直肠吻合术,由于这种术式易出现逆行感染、高氯性酸中毒、肾功能受损和恶变等并发症,现已很少用;尿粪分流术,比较常用的方法为直肠膀胱、结肠腹壁造口术,该方法简单,能建立一个相对低压、可控的直肠储尿囊,现在仍为许多医院所采用。采用肛门括约肌控制尿液的术式患者肛门括约肌功能必须良好。

(3)膀胱重建(bladder reconstruction)或原位新膀胱(orthotopic neobladder):原位新膀胱术由于患者术后生活质量高,近10年内已被很多的治疗中心作为尿流改道的首选术式。此术式主要优点是不需要腹壁造口,患者可以通过腹压或间歇清洁导尿排空尿液。缺点是夜间尿失禁和需要间歇性的自我导尿。早、晚期并发症发生率分别为20%～30%和30%,主要由输尿管与肠道或新膀胱与尿道吻合口引起。另一缺点是尿道肿瘤复发,为4%～5%,如膀胱内存在多发原位癌或侵犯前列腺尿道则复发率高达35%,因此术前男性患者需常规行前列腺尿道组织活检,女性行膀胱颈活检,或者术中行冰冻切片检查,术后应定期行尿道镜检和尿脱落细胞学检查。

原位新膀胱主要包括回肠原位新膀胱术(ileal neobladder)、回结肠原位新膀胱术(ilealcolon neobladder)、去带回盲升结肠原位新膀胱术(detina ceacal-rescending colon neobladder)。一些学者认为回肠收缩性少、顺应性高,可达到好的控尿率,黏膜萎缩使尿液成分重吸收减少,手术操作不甚复杂,比利用其他肠道行原位新膀胱术更为优越。乙状结肠原位新膀胱易形成憩室和有癌变的危险,因此不适合作为长期的尿流改道,在其他改道术失败时可选用。胃原位新膀胱仅见个案报道和小样本病例报道,远期疗效需要进一步观察,一般主张在肠道严重缺损、骨盆接受过放疗或其他疾病无法利用肠道时可选用。

原位新膀胱的先决条件是完整无损的尿道和外括约肌功能良好,术中尿道切缘阴性。一般来说,任何形式的可控性尿流改道,都要求患者有正常的肾功能。因为肾功能差的患者在无论使用小肠或结肠行可控性尿流改道术后均会出现严重的代谢紊乱。

而回肠膀胱术,则是在患者肾功能较差的情况下唯一可以考虑的尿流改道手术。前列腺尿道有侵犯、膀胱多发原位癌、骨盆淋巴结转移、高剂量术前放疗、复杂的尿道狭窄及不能忍受长期尿失禁的患者为原位新膀胱术的禁忌证。

4. 膀胱癌化疗　尽管在确诊时只有20%的患者属晚期,但大多数早期或浸润性膀胱癌患者最终都会复发或发生转移,其中50%左右的浸润性膀胱癌患者在2年内将发生远处转移,5年生存率为36%～54%。对于T_3～T_4和(或)$N+M_0$膀胱癌高危患者,5年生存率仅为25%～35%。化疗是唯一能延长这些晚期患者的生存时间并改善其生活质量的治疗方法,可使多数患者的预计生存时间由3～6个月延长至1年左右,少数患者可获得长期生存。

(1)新辅助化疗:对于可手术的T_2～T_{4a}期患者,术前可行新辅助化疗。新辅助化疗的主要目的是控制局部病变,使肿瘤降低分期,降低手术难度和消除微转移灶,提高术后远期生存率,其优点体现在:①在新辅助化疗期间如治疗有效可连续应用,而化疗无效或有进展的情况下可中断治疗或行膀胱切除术;②手术前的化学治疗可能降低肿瘤分期,从而降低手术的难度;③新的辅助化疗在应用系统的、足量的化学治疗而不需考虑影响膀胱切除术的术后恢复的困难,患者在术前经常能耐受较大剂量强度的和更多周期的化学治疗;④新辅助化疗对较早的微小转移有疗效,有可能减少后继的转移癌的发生率。

新辅助化疗后,患者死亡率可下降12%～14%,5年生存率提高5%～7%,远处转移率降低5%,对于T_3～T_{4a}患者,其生存率提高可能更明显。新辅助化疗还被用做保留膀胱的手段,但这一方法备受争议。新辅助化疗的疗程尚无明确界定,但至少要用2～3个周期基于顺铂的联合化疗。

(2)辅助化疗:是在手术后选择性给予化疗的策略,包括较早期的膀胱切除术及后继的化疗。通过病理检查膀胱切除术后标本而给患者危险度分层指导后继的辅助化疗,对于临床T_2或T_3期患者,根治性膀胱切除术后病理若显示淋巴结阳性或为pT_3,术前未行新辅助化疗者术后可采用辅助化疗。膀胱部分切除患者术后病理若显示淋巴结阳性或切缘阳性或为pT_3,术后亦可采用辅助化疗。对的低危险患者(T_a和T_1～T_2)不必行辅助化疗。辅助化疗可以推迟疾病进展,预防复发,但各项对于辅助化疗的研究由于样本量小、统计及方法学混乱,因此结果备受争议。

（3）对于临床 T_{4a} 及 T_{4b} 患者，若 CT 显示淋巴结阴性或发现不正常淋巴结经活检阴性，可行化疗或化疗+放疗，或手术+化疗（仅限于选择性 cT_{4a} 患者）。CT 显示有肿大淋巴结经活检阳性的，则行化疗或化疗+放疗。

（4）转移性膀胱癌应常规行全身系统化疗，尤其是无法切除、弥漫性转移、可测量的转移病灶。身体状况不宜或不愿意接受根治性膀胱切除术者也可行全身系统化疗+放疗。

（5）动脉导管化疗（intra-arterial chemotherapy）：通过对双侧髂内动脉灌注化疗药物达到对局部肿瘤病灶的治疗作用，对局部肿瘤效果较全身化疗好，常用于新辅助化疗。文献报道，动脉导管化疗+全剂量放疗的完全缓解率可达 78%～91%，动脉导管化疗作为辅助化疗效果不佳。化疗药物可选用 MTX/CDDP 或单用 CDDP 或 5-FU+ADM+CDDP+MMC 等。

（6）化疗方案：晚期膀胱癌的化疗始于 20 世纪 60～70 年代，早期多为单药化疗，其中以顺铂（DDP）和甲氨蝶呤（MTX）应用最多，有效率相对较高。DDP 单药治疗晚期膀胱癌的 II 期临床研究显示有效率（RR）为 35% 左右，但是大部分病例为部分缓解（PR），完全缓解（CR）只有 5%～16%。单药还包括长春碱（VLB）、阿霉素（ADM）、长春新碱（VCR）、5-氟尿嘧啶（5-FU）、环磷酰胺（CTX）及丝裂霉素（MMC）等，有效率一般在 10%～20%，CR 均小于 10%，但肿瘤缓解时间很少超过 3～4 个月。在过去几年中涌现出一些新的化疗药物，其中一些对尿路上皮细胞癌较敏感，如紫杉醇、多西紫杉醇、吉西他滨及异环磷酰胺等，但临床资料表明，其疗效仍不及联合化疗方案。

由于单药化疗的有效率并不高，而且肿瘤缓解时间、生存时间均较短，从 20 世纪 80 年代开始多已采用联合化疗方案来治疗晚期膀胱癌，一些新开发出的化疗药物亦用于联合化疗方案。

1）M-VAC（甲氨蝶呤、长春碱、阿霉素、顺铂）方案：是传统上膀胱尿路上皮癌标准一线治疗方案。甲氨蝶呤 30mg/m² 第 1、15、22 天静脉滴注，长春碱 3mg/m² 第 2、15、22 天静脉滴注，阿霉素 30mg/m² 第 2 天静脉滴注，顺铂 70mg/m² 第 2 天静脉滴注，每 4 周重复，共 2～6 个周期。两项随机前瞻性研究已经证实 M-VAC 方案效果明显好于单种药物化疗效果。多项研究显示此方案的 CR 为 15%～25%，有效率为 50%～70%，中位生存时间为 12～13 个月。

尽管 M-VAC 方案有效率较高，但是其毒性反应也较大，主要为骨髓抑制、黏膜炎、恶心、呕吐、脱发及肾功能损害等，粒细胞缺乏性发热的发生率为 25%，2/3 级黏膜炎为 50%，化疗相关死亡发生率高达 3% 左右。Saxman 等对接受 M-VAC 方案化疗的患者做了长期随访后发现，患者的长期存活率并不理想，6 年的无病存活率只有 3.7%。

2）GC（吉西他滨和顺铂）方案：此联合化疗方案被认为是目前标准一线治疗方案，可被更多患者选用。吉西他滨 800～1000mg/m² 第 1、8、15 天静脉滴注，顺铂 70mg/m² 第 2 天静脉滴注，每 3～4 周重复，共 2～6 个周期。研究显示 GC 方案的 CR 为 15%，PR 为 33%，中位疾病进展时间为 23 周，总生存时间为 54 周，较 M-VAC 方案耐受性好。

目前唯一已完成的将新联合化疗方案与传统标准化疗方案进行比较的 III 期临床研究由 von der Maase 等在 2000 年完成，该研究将 GC 方案与 M-VAC 方案进行了比较，共有来自 19 个国家 99 个中心的 405 例晚期膀胱癌患者入组，GC 组 203 例，M-VAC 组 202 例，两组分别接受标准剂量的 GC 方案和 M-VAC 方案化疗，两方案均为每 4 周重复 1 次，结果两组的 RR 分别为 49%、46%，CR 均为 12%，中位疾病进展时间均为 7.4 个月，中位总生存时间分别为 13.8 个月、14.8 个月，两组间的这些指标均无统计学意义。但毒性反应 M-VAC 组明显高于 GC 组，两组 3/4 级中性粒细胞减少分别为 82%、71%，粒细胞缺乏性发热分别为 14%、2%，3/4 级感染分别为 12%、1%，3/4 级黏膜炎分别为 22%、1%，脱发分别为 55%、11%，M-VAC 组的化疗相关死亡率高达 3%，而 GC 组只有 1%。由于严重的毒性反应，M-VAC 组需要住院的患者数、住院天数及治疗费用均要高于 GC 组。

该 III 期临床研究表明 GC 方案与 M-VAC 方案在有效率、疾病进展时间、总生存时间等方面均相近，但前者毒性反应及化疗相关死亡率明显低于后者，因此 GC 方案取代了 M-VAC 方案成为晚期膀胱癌新的标准化疗方案，并得以广泛应用。

3）其他化疗方案：TC（紫杉醇和顺铂）方案，TCa（紫杉醇和卡铂）方案，DC（多西紫杉醇和顺铂）3 周方案，GT（吉西他滨和紫杉醇）方案，以及 CMV（甲氨蝶呤联合长春碱和顺铂）方案和 CAP（环磷酰胺联合阿霉素和顺铂）方案。GCT（吉西他滨联合顺铂和紫杉醇）方案，GCaT（吉西他滨联合卡铂和紫杉醇）方案和 ICP（异环磷酰胺联合顺铂和紫杉醇）方案等 3 种化疗方案毒不良反应大,临床很少应用。

5. 膀胱癌放疗　肌层浸润性膀胱癌患者在某些情况下,为了保留膀胱不愿意接受根治性膀胱切除术,或患者全身条件不能耐受根治性膀胱切除手术,或根治性手术已不能彻底切除肿瘤及肿瘤已不能切除时,可选用膀胱放射治疗或化疗+放射治疗。但对于肌层浸润性膀胱癌,单纯放疗有效率只有 20%~40%,患者的总生存期短于根治性膀胱切除术。

(1) 根治性放疗:膀胱外照射方法包括常规外照射、三维适形放疗及强调适形放疗。单纯放射治疗靶区剂量通常为 60~66Gy,每天剂量通常为 1.8~2Gy,整个疗程不超过 6~7 周。目前常用的放疗日程为:①50~55Gy,分 25~28 次完成(>4 周);②64~66Gy,分 32~33 次完成(>6.5 周)。放疗的局部控制率为 30%~50%,肌层浸润性膀胱癌患者 5 年总的生存率为 40%~60%,肿瘤特异生存率为 35%~40%,局部复发率约为 305。

临床研究显示,基于顺铂的联合放化疗的反应率为 60%~80%,5 年生存率为 50%~60%,有 50% 的患者可能保留膀胱,但目前尚缺乏长期的随机研究结果。一项大规模的 Ⅱ 期临床研究提示联合放化疗与单纯放疗相比能提高保留膀胱的可能性。对于保留膀胱的患者应密切随访,出现复发时应积极行补救性的膀胱根治性切除术。

欧洲文献报道,T_1/T_2 期小肿瘤患者可通过膀胱切开(行或未行膀胱部分切除)显露肿瘤后置入放射性碘、铱、钽或铯行组织内近距离照射,再联合外照射和保留膀胱的手术,从而达到治疗目的。根据肿瘤分期不同,5 年生存率可达 60%~80%。

(2) 辅助性放疗:根治性膀胱切除术前放疗无明显优越性。膀胱全切或膀胱部分切除手术未切净的残存肿瘤或术后病理切缘阳性者,可行术后辅助放疗。

(3) 姑息性放疗:通过短程放疗(7Gy×3 天;3~3.5Gy×10 天)可减轻因膀胱肿瘤巨大造成无法控制的症状,如血尿、尿急、疼痛等。但这种治疗可增加急性肠道并发症的危险,包括腹泻和腹部痉挛疼痛。

第二节　膀胱非尿路上皮癌

一、鳞状细胞癌

膀胱鳞状细胞癌(squamous cell carcinoma,SCC)可分为非血吸虫病性膀胱 SCC 和血吸虫病性膀胱 SCC,诊断主要靠膀胱镜活检。单纯的膀胱 SCC 患者应选择根治性膀胱切除术,高分级、高分期肿瘤术前放疗有助于预防盆腔复发,在无有效化疗药物的情况下推荐根治性手术之前放疗。膀胱 SCC 的 5 年生存率约为 50%,血吸虫病性膀胱 SCC 的预后相对较好。

1. 非血吸虫病性膀胱鳞状细胞癌　细菌感染、异物、慢性下尿路梗阻或膀胱结石等引起的慢性炎症,以及膀胱黏膜白斑、长期留置导尿管等可能与膀胱 SCC 的发生有关。

非血吸虫病性膀胱 SCC 好发于膀胱三角区和侧壁,主要是溃疡和浸润,很少呈乳头样生长,可伴有膀胱憩室或膀胱结石。8%~10% 的膀胱 SCC 就诊时已发生转移。血尿是主要的临床表现,93% 的患者伴有泌尿系统感染。本病单纯放疗效果差,根治性膀胱切除术疗效优于放疗,术前放疗加根治性膀胱切除术比单纯根治性膀胱切除术效果更好。膀胱 SCC 是一种化疗抵抗的肿瘤,目前还未发现有效的化疗方案。

2. 血吸虫病性膀胱鳞状细胞癌　血吸虫病性膀胱 SCC 的发生可能与血吸虫存在导致的细菌和病毒感染有关,而非寄生虫本身。维生素 A 缺乏也可能是膀胱上皮鳞状化生及肿瘤发生的重要原因之一。

血吸虫病性膀胱 SCC 的平均发病年龄比非血吸虫病性膀胱 SCC 低 10~20 岁。主要症状是尿频、尿痛和血尿。肿瘤多发于膀胱后壁的上半部分或顶部,很少发生于三角区。确诊主要依靠膀胱镜检查活检及麻醉状态下仔细的双合诊。

根治性膀胱切除术是血吸虫病性膀胱 SCC 治疗的主要方法。研究显示术前放疗可改善高分级、高分期肿瘤患者的预后。

二、腺　　癌

膀胱腺癌(adenocarcinoma)是少见的肿瘤,在尿路肿瘤中,腺癌可以单独发生于膀胱,也可以与其他种类的肿瘤混合发生,如移行细胞癌、鳞状细胞癌或者癌肉瘤,纯膀胱腺癌约占膀胱上皮癌的 2%,生物学行为较特殊,有明显的浸润性、弥漫性和转移性,早期诊断困难,预后差。根据组织来源膀胱腺癌可分为 5 种类型:①起源于膀胱的原发性腺癌;②脐尿管腺癌;③印戒细胞癌;④转移性腺癌;⑤与移行细胞混合的腺癌。

腺癌诊断主要依靠膀胱镜活检,B 超、CT 及

MRI 等检查可显示肿瘤大小、侵犯范围及临床分期，特别是对脐尿管腺癌，当肿瘤未侵及膀胱黏膜时，膀胱镜检可无异常发现。

1. 原发性膀胱腺癌　多见于男性，可能因移行上皮腺性化生引起，常伴有腺性膀胱炎，并可见 Von Brunn 细胞巢，在膀胱腺癌组织病理中可见到分化较好的高柱状上皮细胞，并呈不规则腺腔样排列，也可见癌细胞不成腺腔，而成不规则团块。长期的慢性刺激、梗阻及膀胱外翻则是引起化生的常见原因。血吸虫感染也是腺癌发生原因之一，在血吸虫流行地区膀胱腺癌约占膀胱癌的 10%。

膀胱腺癌主要症状有血尿、尿痛、膀胱刺激症状、黏液尿。原发性膀胱腺癌发生于膀胱三角区及膀胱侧壁，病变进展较快，多为肌层浸润性膀胱癌。原发性腺癌的患者伴有腺性膀胱炎比原位癌更常见。

临床就诊时大多数已属局部晚期，宜行根治性膀胱切除术以提高疗效。经尿道切除或膀胱部分切除术的疗效差。术后辅以放射治疗，可以提高肿瘤无复发生存率。对于进展期和已有转移的腺癌可以考虑化疗，一般采用 5-氟尿嘧啶为基础的化疗，M-VAC 方案化疗无效。

2. 脐尿管腺癌　可能与脐尿管上皮增生及其内覆移行上皮腺性化生有关，占膀胱腺癌的 20%～39%。主要的临床症状为耻骨上的肿块伴有血尿，好发于 50～60 岁，多见于女性，也可以发生于年轻的群体。脐尿管腺癌只发生在膀胱顶部前壁，膀胱黏膜无腺性膀胱炎和囊性膀胱炎及肠上皮化生，肿瘤集中于膀胱壁，即肌间或更深层，而非黏膜层，可见脐尿管残留。脐尿管腺癌可浸润到膀胱壁深层、脐、Retzius 间隙及前腹壁。在 MRI 的矢状位成像上，肿瘤的范围清晰可见。

脐尿管腺癌的治疗主要为手术治疗，包括扩大性膀胱部分切除术和根治性膀胱切除术。放疗和化疗的效果不佳。近年来脐尿管腺癌采用的扩大性膀胱部分切除术受到重视，手术应尽可能地整块切除膀胱顶、脐尿管和脐，切除范围包括部分腹直肌、腹直肌后鞘、腹膜及弓状线。术后复发和转移是治疗失败的主要原因，一般在术后 2 年内发生。常见的转移部位是骨、肺、肝和盆腔淋巴结。脐尿管腺癌诊断时往往分期较高，有较高的远处转移风险。脐尿管腺癌的预后比非脐尿管腺癌差。美国 M. D. Anderson 肿瘤中心的经验：边缘阴性与否和淋巴结情况是影响预后的重要因素，总体 5 年生存率为 40%，平均生存 46 个月。

3. 印戒细胞癌　非常少见，发病年龄和性别差异与膀胱移行细胞癌相似，通常发生于 50 岁以上的男性，临床表现也与移行细胞癌相似，尿频、尿急、尿痛、肉眼血尿为常见的临床表现。它可以发生于膀胱的任何部位，但绝大多数位于膀胱三角区和后壁。膀胱镜检查：黏膜常见水肿，部分病例表面呈溃疡状，但有时通过膀胱镜检查并不能发现癌的病变。多数呈弥漫性纤维化和皮革样膀胱壁增厚。肿瘤常常侵及周围软组织。显微镜下见大量印戒状癌细胞弥漫浸润，癌细胞中等大小，圆形、卵圆形或多角形，胞质淡染，核偏位，呈印戒状。特殊染色：AB/PAS(+)；免疫表型：CK(AE1/AE3)、CK7、CK20、CEA、EMA 等上皮性标志物均阳性。电镜观察，癌细胞内有大量圆形黏液颗粒，中等电子密度，黏液多糖物质呈细颗粒状态。

其组织学起源不详，有文献报道 20% 的膀胱印戒细胞癌来自脐尿管残存上皮，也有学者认为起源于化生的尿路上皮，常与长期局部刺激有关。膀胱原发性印戒细胞癌专指几乎全部由印戒细胞组成，或由具有细胞内黏液，无丰富细胞外黏液的分化较差的圆形细胞组成的肿瘤。在诊断原发性膀胱印戒细胞癌时，必须排除直肠癌或前列腺的直接浸润，以及胃癌、卵巢黏液性癌等肿瘤的转移。

膀胱原发性印戒细胞癌浸润性非常强，常常广泛浸润周围软组织，病程进展快，预后差，复发率高，病死率高，仅靠手术切除不可能治愈，半数病例在诊断 1 年内死亡。

4. 转移性腺癌　是最常见的膀胱腺癌，原发病灶包括来自直肠、胃、子宫内膜、乳腺、前列腺和卵巢。治疗上采用以处理原发病为主的综合治疗。

三、未分化癌

未分化癌（小细胞癌，small cell carcinoma）少见，已报道有一种小细胞癌类型，组织学上类似肺小细胞癌。肿瘤好发于膀胱两侧壁和膀胱底部。膀胱小细胞癌瘤体直径往往较大，平均约 5cm。与尿路上皮癌相似，膀胱小细胞癌主要通过淋巴转移，不同点在于其更具侵袭性，转移的更早、更快。最常见的转移部位依次为淋巴结、肝、骨骼、肺和大脑。就诊时患者往往已有深肌层浸润。

膀胱小细胞癌膀胱小细胞癌的诊断同尿路上皮癌，但应考虑有无远处转移。膀胱小细胞癌与膀胱尿路上皮癌在 CT 上的区别是：膀胱小细胞癌广基、无

5

蒂、息肉样改变,向膀胱壁内浸润明显,在未出现膀胱邻近器官或淋巴结转移时往往已侵犯膀胱全层。

膀胱小细胞癌细胞病理学特征为零散的、相互孤立、圆形、大小均匀的小细胞,细胞学上相邻的肿瘤细胞缺乏巢状或腺状结构是膀胱小细胞癌最重要的特征。

治疗考虑采用小细胞肺癌的化疗方案做辅助化疗或者新辅助化疗,并联合局部治疗(手术或放疗)。研究认为新辅助化疗有助于提高生存率。手术治疗应选择根治性膀胱切除术,病理分期为 T_3、T_4 期考虑术后辅助化疗,化疗一般选用顺铂和依托泊苷。

四、混合细胞癌

膀胱混合癌是一种临床少见的膀胱恶性肿瘤,通常以鳞癌、腺癌或小细胞癌与移行细胞癌共生,病程进展快,恶性程度高,预后极差。其发病机制尚不清楚,研究表明膀胱鳞癌的发病与慢性膀胱炎、埃及血吸虫病、结石、膀胱憩室、长期留置尿管等有关。治疗上建议行根治性膀胱切除术。根治术后没有证据表明辅助化疗有效(小细胞癌除外)。如果含有小细胞癌的成分,根治性膀胱切除术后根据分期选择小细胞癌的辅助化疗方案。

五、膀胱肉瘤样癌

癌膀胱肉瘤样癌是一种发生于膀胱的、可能来源于同一克隆细胞的上皮性肿瘤,同时存在上皮与间叶(梭形细胞)等两种形态表现的少见类型的高度恶性的癌。可能与接触放射线等有关。发病率不足膀胱恶性肿瘤的 0.3%。多见于 60 岁以上的老年人,血尿、尿痛及尿路感染为最常见的症状。膀胱肉瘤样癌免疫组化染色可发现肉瘤样成分表达上皮组织标志物,如 CK、癌细胞成分;也表达间叶组织标志物,如 Vimentin,呈双相表达。但需与癌肉瘤、肉瘤等相鉴别。手术切除尤其根治性膀胱切除是治疗膀胱肉瘤样癌的首选方法。但由于膀胱肉瘤样癌常有肌层浸润及远处或淋巴结转移,临床上常采用经尿道肿瘤电切、膀胱部分切除、放疗及化疗等,预后较差。

第三节　膀胱癌预后及随访

一、影响膀胱癌预后的因素

膀胱癌的预后与肿瘤分级、分期、肿瘤大小、肿瘤复发时间和频率、肿瘤数目以及是否存在原位癌等因素密切相关,其中肿瘤的病理分级和分期是影响预后的最重要因素。

非肌层浸润性膀胱癌的预后因素主要有以下几个方面有关:①肿瘤的数目,肿瘤越多发,复发的概率越大;②既往曾复发或术后 3 个月内复发,则预后差;③肿瘤的大小,若肿瘤 >3cm 则预后差;④肿瘤的病理分级越高,预后越差,肿瘤病理分级是最重要的预后因素;⑤临床分期 T_1 期比 T_a 期预后差;⑥肿瘤的部位,高危区域如膀胱颈部尿道、后壁、三角区及顶壁,复发率明显高于其他区域。对于这类肿瘤,可以通过一个综合肿瘤数目、大小、复发率、分级、分期和有无伴发原位癌 6 项指标的评分系统来评估 TURBT 术后近期和远期复发及进展的概率(表 31-3～表 31-5)。

表 31-3　不同因素对非肌层浸润性膀胱癌
复发与进展影响的评分

影响因子	复发影响评分	进展影响评分
肿瘤数目		
单发	0	0
2～7	3	3
≥8	6	3
肿瘤大小		
≤3cm	0	0
>3cm	3	3
既往复发率		
原发	0	0
≤1	2	2
>1	4	2
T 分期		
T_a	0	0
T_1	1	4
原位癌		
无	0	0
有	1	6
分级		
G_1	0	0
G_2	1	0
G_3	2	5
总分	0～17	0～23

近年来随着对肿瘤分子机制认识的加深,许多肿瘤标志物相继被发现可用于膀胱癌的预后判断。

表 31-4 不同评分肿瘤复发的可能性(%)

评分	1 年复发概率	5 年复发概率
0	15(10~19)	31(24~37)
1~4	24(21~26)	46(42~49)
5~9	38(35~41)	62(58~65)
10~17	61(55~67)	78(73~84)

表 31-5 不同评分肿瘤进展的可能性(%)

评分	1 年进展概率	5 年进展概率
0	0.2(0.0~0.7)	0.8(0.0~1.7)
2~6	1.0(0.4~1.6)	6.0(5.0~8.0)
7~13	5.0(4.0~7.0)	17(14~20)
14~23	17.0(10~24)	45(35~55)

研究发现,核基质蛋白 22(NMP-22)、端粒酶(telomerase)、血管内皮生长因子(vascular endothelial growth factor, VEGF)、透明质酸酶(hyaluronidase, HAase)、增殖相关核抗原 Ki-67 及 p53 基因等均对膀胱癌的预后判断有一定价值。但必须指出的是,目前膀胱癌肿瘤标记物的研究尚处于实验室阶段,临床上尚没有一种标志物能准确估计膀胱癌的预后。

二、膀胱癌患者的随访

膀胱癌患者治疗后随访的目的是尽早发现局部复发和远处转移,如果有适应证且有可能,应及早开始补救治疗。膀胱癌的随访方案应该由预后评估和所采取的治疗方式(如 TURBT、膀胱切除术、尿流改道方式等)来决定。

1. 非肌层浸润性膀胱癌的随访 在非肌层浸润性膀胱癌的随访中,膀胱镜检查目前仍然是金标准,泌尿外科医师应该尽可能地帮助患者克服恐惧心理而接受膀胱镜检查。同时一旦发现异常则应该行病理活检。B 超、尿脱落细胞学及 IVU 等检查在非肌层浸润性膀胱癌的随访中亦有一定价值,但均不能完全代替膀胱镜检的地位和作用。

所有的非肌层浸润性膀胱癌患者都必须在术后 3 个月接受第 1 次膀胱镜检查,但是如果手术切除不完整、创伤部位有种植或者肿瘤发展迅速则需要适当提前。以后的随访应根据肿瘤的复发与进展的危险程度决定。一旦患者出现复发,则治疗后的随访方案须重新开始。

2. 根治性膀胱切除术后的随访 膀胱癌患者接受根治性膀胱切除术和尿流改道术后必须进行长期随访,随访重点包括肿瘤复发和与尿流改道相关的并发症。

根治性膀胱切除术后肿瘤复发和进展的危险主要与组织病理学分期相关,局部复发和进展及远处转移在手术后的前 24 个月内最高,24~36 个月时逐渐降低,36 个月后则相对较低。肿瘤复发通过定期的影像学检查很容易发现,但是间隔多长时间进行检查仍然存在着争论。有学者推荐 pT₁ 期肿瘤患者每年进行一次体格检查、血液生化检查、胸部 X 线片检查和 B 超检查(包括肝、肾、腹膜后等);pT₂ 期肿瘤患者 6 个月进行 1 次上述检查,而 pT₃ 期肿瘤患者每 3 个月进行 1 次。此外,对于 pT₃ 期肿瘤患者应该每半年进行 1 次盆腔 CT 检查。需要特别指出的是,上尿路影像学检查对于排除输尿管狭窄和上尿路肿瘤的存在是有价值的,上尿路肿瘤虽然并不常见,但是一旦发现往往需要手术治疗。

根治性膀胱切除术后尿流改道患者的随访主要涉及手术相关并发症(如反流和狭窄),替代物相关代谢问题(如维生素 B_{12} 缺乏所致贫血和外周神经病变),尿液贮存相关代谢问题(水电解质紊乱),泌尿道感染及继发性肿瘤问题(如上尿路和肠道)等方面。

(叶章群 黄健 陈忠)

参 考 文 献

1. 那彦群,叶章群,孙颖浩,等.中国泌尿外科疾病诊断治疗指南.北京:人民卫生出版社,2014:20-60.
2. 吴阶平.吴阶平泌尿外科学.济南:山东科学技术出版社,2004:959-980.
3. Alan J Wein,Louis R Kavoussl,Alan W Partin et,al. Campbell-Walsh Urology. 11th Edition. P ennsylvania:Elsevier Science,2016:2205-2292.
4. 周鹏,曾春明,李羽佳.经尿道激光气化术治疗浅表性膀胱癌的疗效观察.现代诊断与治疗,2015,26(16):3720-3721.
5. 张佳伟,祝清国.膀胱癌分子生物学标志物的研究进展.医学综述,2017,23(9):1742-1746.
6. 张开东,韩冬林,张涛.多层螺旋 CT 双期增强扫描结合仿真内镜成像对诊断膀胱癌术前分期的临床价值.中国实用医药,2017,12(19):56-57.
7. 涂门江,贺海清,艾凯,等.光动力学诊断与治疗在泌尿外科应用的研究进展.现代泌尿外科杂志,2016,21(9):721-726.
8. 程伟,刘修恒,陈明,等.再次经尿道膀胱肿瘤电切术治疗非肌层浸润膀胱肿瘤疗效观察.临床外科杂志,2015,23

（12）：888-889.

9. 滕志刚,李海波,乔宝民,等. 膀胱肿瘤合并前列腺增生手术治疗 82 例临床分析. 天津医科大学学报,2013,19(4)：326-328.

10. 薛松,夏术阶. 激光治疗表浅性膀胱肿瘤现状及进展. 中华泌尿外科杂志,2010,31(2)：138-140.

11. 王辉清,孙颖浩,许传亮. 非肌层浸润性膀胱肿瘤灌注治疗进展. 国际泌尿系统杂志,2009,29(1)：12-17.

12. Torre LA,Bray F,Siegel RL,et al. Global cancer statistics,2012. CA Cancer J Clin,2015,65(2)：87-108.

13. Blick CG,Nazir SA,Mallett S,et al. Evaluation of diagnostic strategies for bladder cancer using computed tomography (CT) urography,flexible cystoscopy and voided urine cytology：results for 778 patients from a hospital haematuria clinic. BJU Int,2012,110(1)：84-94.

14. Jaidane M,Bouicha T,Slama A,et al. Tumor recurrence in prostatic urethra following simultaneous resection of bladder tumor and prostate：a comparative retrospective study. Urology,2010,75(6)：1392-1395.

15. Packiam VT,Lamm DL,Barocas DA,et al. An open label,single-arm,phase II multicenter study of the safety and efficacy of CG0070 oncolytic vector regimen in patients with BCG-unresponsive non-muscle-invasive bladder cancer：Interim results. Urol Oncol,2017.

16. Kiesewetter B,Raderer M,Prager GW,et al. The European Society for Medical Oncology 'Magnitude of Clinical Benefit Scale' field-tested in infrequent tumour entities：an extended analysis of its feasibility at the Medical University of Vienna. ESMO Open,2017,2(3)：e000166.

17. Kang HW,Seo SP,Jeong P,et al. Long-term validation of a molecular progression-associated gene classifier for prediction of muscle invasion in primary non-muscle-invasive bladder cancer. Oncol Lett,2017,14(2)：2468-2474.

5

第三十二章

膀 胱 炎 症

第一节　间质性膀胱炎

间质性膀胱炎(interstitial cystitis, IC)是一种慢性非细菌性膀胱炎症,以尿频、尿急、夜尿和(或)盆腔疼痛为主要临床表现,尿培养无细菌生长。Hunner(1915年)最先报道间质性膀胱炎,所描述的膀胱壁上出血区后来称为 Hunner 溃疡。这种典型的溃疡只在少数患者中出现。随着对疾病的进一步认识,目前认为其发生率远高于过去的估计。美国间质性膀胱炎的发生率应为 52~67/10 万。

1987年 Holm-Bentzen 认为,有许多患者即使没有间质性膀胱炎的膀胱镜下典型变化,但其膀胱疼痛仍可能来自于膀胱壁的病变。近期研究提示,慢性无菌性前列腺炎、前列腺痛和慢性盆腔疼痛综合征可能是 IC 的不同形式。

间质性膀胱炎被认为是一种不知原因的综合病症,在诊断上相当困难,在治疗上也常常不能完全治愈。间质性膀胱炎可能是由不同原因所产生的一个共同结果。

一、病因及发病机制

尽管对 IC 的认识已有 1 个世纪,但对 IC 的病因及发病机制仍不清楚,根据目前的研究进展,大致有以下几种假说。

1. 隐匿性感染　虽然还没有从患者中检测出明确的病原体,但有证据表明 IC 患者尿中微生物(包括细菌、病毒、真菌)明显高于正常对照组。目前大多数人认为感染可能不是 IC 发病的主要原因,但它可能与其他致病因素共同作用。

2. 遗传因素　北美人 IC 发病率明显高于日本人,犹太女性发病率远高于其他种族,而黑种人很少患 IC,提示 IC 可能与种族有关。

3. 神经源性炎症反应　应激状态如寒冷、创伤、毒素、药物作用下,交感神经兴奋,释放血管活性物质,引起局部炎症和痛觉过敏;血管活性物质也可进一步活化肥大细胞,使血管扩张、膀胱黏膜损害引起炎症反应。

4. 肥大细胞活化　肥大细胞的活化与聚集是 IC 主要的病理生理改变。肥大细胞多聚集于神经周围,在急性应激状态下,肥大细胞活化并脱颗粒,释放多种血管活性物质如组胺、细胞因子、前列腺素、胰蛋白酶等,可引起严重的炎症反应。有 20%~65% 的患者膀胱中有肥大细胞的活化。

5. 自身免疫性疾病　IC 是一种自身免疫性疾病的理由有:①多见于女性;②患者同时患其他自身免疫性疾病的比例较高;③患者中对药物过敏的病例占 26%~70%,许多患者可检出抗核抗体;④组织学检查伴有结缔组织的病变;⑤应用免疫抑制剂治疗有一定疗效。

6. 膀胱黏膜屏障破坏　移行上皮细胞上的氨基多糖(glycosaminoglycans, GAG)具有保护层的作用,能够阻止尿液及其中有害成分损害黏膜下的神经和肌肉。膀胱黏膜屏障损害后上皮细胞功能紊乱,渗透性改变,结果尿中潜在的毒性物质进入膀胱肌肉中,使感觉神经去极化,引起尿频,尿急等临床症状。这种潜在的毒性物质中主要是钾离子,钾离子并不损伤或渗透正常尿路上皮,但对膀胱肌层有毒性作用。

7. 尿液的毒性作用　IC 患者尿液中有特殊的毒性物质对膀胱造成损害,如抗增殖因子(APF)。

二、病　　理

间质性膀胱炎的病理检查的作用只在于排除其

他疾病,包括原位癌、结核、嗜酸性膀胱炎等,而对于诊断间质性膀胱炎,病理检查并不能提供多少帮助。

IC患者膀胱的病理变化可以分为两个时期。早期在膀胱镜下少量充水可见黏膜外观正常或仅有部分充血,但是经过再次注水扩张后可见广泛膀胱黏膜下点状出血或片状出血。在组织学上无明显改变,黏膜与肌层内亦无明显肥大细胞增多。到后期黏膜与肌肉内可见多种炎性细胞浸润,如浆细胞、嗜酸粒细胞、单核细胞、淋巴细胞与肥大细胞,且有研究发现肥大细胞在黏膜与肌层内有所不同,前者较大,其内组胺成分增多,且具有迁移能力。电镜下可见典型血管内皮细胞受损伴有基底膜及弹力组织的新生,并可以看到嗜酸粒细胞及肥大细胞脱颗粒现象。炎性细胞可以浸润膀胱全层及肌肉神经组织,肌束及肌内胶原组织增多,严重的纤维化可以导致膀胱容量缩小。

三、临床表现

IC多发生于30~50岁的中年女性,小于30岁者约占25%,18岁以下罕见,亦可累及儿童。男性较少见,男、女患病比例为1:10。

本病发病较急,进展较快,但在出现典型症状后病情通常维持稳定而不会进一步加剧。即使不经治疗,有超过50%的患者会出现自然缓解的情况,但很快又会再次发作。

症状可分为膀胱刺激症状和疼痛症状两个症候群,主要表现为严重的尿频、尿急、尿痛等膀胱刺激症状和耻骨上区疼痛,也可有尿道疼痛、会阴和阴道疼痛,60%的患者有性交痛。疼痛十分剧烈,与膀胱充盈有关,排尿后症状可缓解。一些不典型的患者症状可表现为下腹坠胀或压迫感,月经前或排卵期症状加重。体格检查通常无异常发现,部分患者有耻骨上区压痛,阴道指诊膀胱有触痛。

患者膀胱刺激症状和疼痛症状两个症状群可同时具备,亦可只以一种为主。症状与其他的膀胱炎症相似但更顽固、持续时间更长。

四、诊断

间质性膀胱炎的诊断如上所述是一个排他性的诊断,需要排除很多症状相似的疾病。因而诊断比较困难。而不同的医生诊断的标准也可能不同,结果导致诊断上的混乱。基于此原因,美国NIADDK(national institute of arthritis, diabetes, digestive and kidney diseases)于1987年制定了IC的诊断标准,并于1988年进行了修订。

美国NIADDK的关于IC的诊断标准如下。

必需条件:①膀胱区或下腹部、耻骨上疼痛伴尿频;②麻醉下水扩张后见黏膜下点状出血或Hunner溃疡。

全身麻醉或硬膜外麻醉下膀胱注水至80~100cmH$_2$O压力,保持1~2分钟,共两次后行膀胱镜检,应发现弥漫性黏膜下点状出血,范围超过3个象限,每个象限超过10个,且不在膀胱镜经过的部位。

应排除的情况如下。

a. 清醒状态下膀胱容量大于350ml。

b. 以30~100ml/min注水至150ml时无尿意。

c. 膀胱灌注时有周期性不自主收缩。

d. 症状不超过9个月。

e. 无夜尿增多。

f. 抗生素、抗微生物制剂、抗胆碱能或解痉剂治疗有效。

g. 清醒时每天排尿少于8次。

h. 3个月内有前列腺炎或细菌性膀胱炎。

i. 膀胱或下尿路结石。

j. 活动性生殖器疱疹。

k. 子宫、阴道、尿道肿瘤。

l. 尿道憩室。

m. 环磷酰胺或其他化学性膀胱炎。

n. 结核性膀胱炎。

o. 放射性膀胱炎。

p. 良性、恶性膀胱肿瘤。

q. 阴道炎。

r. 年龄小于18岁。

该诊断标准过于严格,使得临床上60%的患者不能满足NIADDK的诊断标准。Hanno等对一组IC患者分析后发现,269例患者中只有32%~42%符合NIADDK的诊断标准。而Schuster则认为儿童IC患者并非罕见。常用的膀胱镜检查、麻醉下的膀胱水扩张,作为诊断的"金标准",亦非绝对。一项前瞻性研究显示,该项检查敏感性在IC中为42%,而在正常对照中阳性率高达45%。即使患者有典型IC症状,麻醉下膀胱水扩张也不一定能发现典型的瘀斑。

因而临床上诊断需依靠病史、体检、排尿日记、尿液分析、尿培养、尿动力学、膀胱镜检查及病理组织学检查来综合评估。

基于膀胱黏膜屏障破坏是间质性膀胱炎发病机制的假说,Parsons提出了一种筛选和诊断IC的方法——钾离子敏感试验钾离子敏感试验(PST),方法是分别用无菌水和 0.4mmol/L 钾溶液行膀胱灌注,并记录尿路刺激症状的程度。正常人由于有完整的 GAG 层保护不会出现症状,IC 患者因为 GAG 层缺陷,钾离子透过移行上皮,到达深层组织,产生刺激症状和毒性反应。PST 阳性率为 75%,操作简单且几乎无损伤,有较大应用价值,但仍有 25% 的患者不能检出,且假阳性率较高,因而其应用价值存在许多争议。急性膀胱炎和放射性膀胱炎患者其膀胱上皮的通透性均增加,可产生阳性反应。

人们还希望能找到类似肿瘤标志物样的 IC 标志物。Erickson 等在同一组人群中检测了多种尿的标志物,他们认为目前只有糖蛋白 51(GP51)和抗增殖因子(AFP)能完全区别 IC 和正常对照。对符合 NIDDK 诊断标准的 IC 患者,GP 51 和 AFP 具有较高的敏感性和较强的特异性,但是对于临床上不符合 NIDDK 诊断标准的患者,仍需做进一步的研究。GP51 和 AFP 有可能成为 IC 的诊断标志物。

Parsons 设计了盆腔疼痛(pelvic pain)与尿急(urgency)和尿频(frequency)症状评分系统(PUF),PUF 10~14 者 PST 阳性率 74%,PUF≥20 者 PST 阳性率达 91%,因此 PUF 也可作为 IC 筛选的有效工具。

五、治　疗

间质性膀胱炎的治愈非常困难,应向患者说明治疗的目的只是缓解症状,改善生活质量,很难达到完全缓解和根治。每一种治疗方法并非适用于所有的患者,几种方法联合应用可取得较好的效果。治疗间质性膀胱炎应该是越早越好。

(一)饮食调节

饮食调节是最基本的治疗方法,IC 患者应以清淡饮食为主,避免刺激性食物和饮料,对食物过敏的患者尤为重要。但并非所有的患者都有食物过敏史,且过于严格的饮食控制可能导致营养不良。因此饮食调节的治疗方案应该个体化。

(二)口服药物治疗

1. 抗组胺药物　由于间质性膀胱炎的膀胱壁上有肥大细胞增多趋势,释放炎症物质引起疼痛,因此可以使用抗组胺药物来加以抑制。抗组胺药物一般用于发病初期,或是严重的急性期,可以得到迅速解除疼痛的效果。

羟嗪(hydroxyzine,商品名 Atarax,Vistaril)是一种 H_1 受体阻滞剂,能够抑制肥大细胞和神经细胞分泌,有镇静与抗焦虑作用。开始剂量 25mg,睡前服用,1 周后增加至 50mg,1 个月后若无不良反应则白天另加服 25mg。不良反应有全身软弱、嗜睡、急性尿潴留。孕妇与精神抑郁者不用此药。症状消失后停药数日或 1 个月后可以复发,故应每晚服 25mg 作为维持量。

2. 抗抑郁药物　抗抑郁药物对于膀胱放松,减少膀胱的紧张有帮助,因此患者可以得到在情绪上及膀胱发炎反应上的缓解。

阿米替林(amitriptyline):是一种三环类抗抑郁药,用于治疗间质性膀胱炎,作用机制:①阻断触突前神经末梢对去甲肾上腺素及 5-羟色胺的再摄取,并阻滞其受体,可达到镇痛目的;②阻滞 H_1 受体有镇静抗炎作用;③对抗胆碱与兴奋 β 受体,可以降低膀胱逼尿肌张力。初始剂量为 25mg,睡前服,3 周内逐渐增加到 75mg(每晚 1 次),最大可至 100mg。

3. 钙通道阻滞剂　可以松弛膀胱逼尿肌及血管平滑肌,改善膀胱壁血供。

硝苯地平开始剂量为 10mg,每日 3 次;若能耐受,可缓慢增加到 20mg,每日 3 次。血压正常者服用缓释剂型,血压不易下降与波动,疗程为 3 个月,疗效约 1 个月后出现。

4. 阿片受体拮抗剂　盐酸钠美芬是一种新的阿片受体拮抗剂,可以抑制肥大细胞脱颗粒释放组胺、5-羟色胺、白三烯和细胞素等。初始剂量从 0.5mg,每日 2 次逐渐增加到 60mg,每日 2 次。初期每周增加 2mg,到 3 个月后可每周增加 10mg。服药初期都有不良反应,失眠最常见,有恶心,可自行消失。

5. 多硫戊聚糖钠(pentosan polysulfate sodium,PPS,商品名 Elmiron)是一种结构类似于 GAG 的药物,口服以后部分经尿中排出,有助于膀胱上皮结构与功能的恢复。推荐剂量 100mg,每日 3 次;最大可至 600~900mg/d。大多数服药 3 个月内症状明显改善,并可持续 3 年,研究表明服用时间越长则疗效越好,症状严重者比症状轻微者效果较好,治疗 3 年有 74%~88% 的症状和整体反应改善率。不良反应少,主要是肠胃道反应,约有 5% 的患者发生脱发、腹痛、腹泻和恶心,禁用于有出血倾向和有抗凝治疗的患者,

6. 甲磺司特(suplatast tosilate)　抑制辅助(性)T 细胞介导的过敏反应。每日 300mg,12 个月后明显增加膀胱容量,减少尿频和疼痛等症状。

5

7. 其他药物　还有糖皮质激素类药物、抗癫痫药物、抗胆碱药物、麻醉药、解痉镇静药等。一般联合使用,以增加疗效。

(三)膀胱扩张及膀胱药物灌注

1. 膀胱扩张　在硬膜外麻醉或全身麻醉下先行膀胱镜检查,然后向膀胱内以 $80 \sim 100 cmH_2O$ 压力注入盐水逐步扩张膀胱,持续 30 分钟。扩张之后,通常会有 $2 \sim 3$ 天的强烈膀胱不适感,之后膀胱疼痛消失,尿频、尿急的症状也有较为明显的改善。此种情形乃由于膀胱以水扩张后对于位在膀胱壁上之感觉神经末梢所造成之破坏。

此方法既有助于诊断又可同时治疗,可使 $30\% \sim 50\%$ 的患者症状缓解,因而可作为药物以外治疗的首选。对膀胱容量小的患者效果更好,但多次扩张并不能进一步改善症状。但经过几周之后此种神经又重新长出突触,患者便又恢复以前的下尿路症状。结合膀胱药物灌注,疗效会更好。

2. 膀胱内药物灌注　膀胱内灌注的优点有:直接作用于膀胱的药物浓度较高;不易经由膀胱吸收,全身不良反应少;且不经由肝、肠胃、肾的吸收或排泄,因而药物交互作用少。缺点是有导尿的并发症,如疼痛、感染等。常用药物有:

(1)二甲基亚砜与肝素:二甲基亚砜(DMSO)具有抗炎、镇痛、抑菌作用,可迅速穿透细胞膜。肝素(heparin)可增强 GAG 层的保护作用,同时有抑制细胞增殖和抗炎、抗黏附作用。ATP 是膀胱损伤性神经递质,由膀胱扩张后上皮细胞伸张时激活释放来传递膀胱感觉,在间质性膀胱炎时,ATP 释放增加,这个过程可以被二甲基亚砜与肝素阻断。故可以解释二甲基亚砜与肝素对间质性膀胱炎超敏症状的治疗作用,而且肝素比二甲基亚砜具有更加明显的剂量依赖效应。

以 50%二甲基亚砜 50ml 加生理盐水 50ml,每 2 周灌注 1 次,每次 15 分钟,疗程在 8 周以上。一组研究资料显示,经过治疗 2 个月后间歇 1 个月,试验组 93%表现客观好转,53%主观好转,相应地仅用盐水灌注的结果为 35%与 18%。停止治疗复发率为 $35\% \sim 40\%$,再继续治疗有效,应在尿路感染被控制及行膀胱活检间隔一段时间后进行,除了呼吸有大蒜味外没有其他不良反应。

肝素 25 000U 加入生理盐水 10ml 膀胱灌注,每周 3 次每次保留 1 小时。许多患者治疗 $4 \sim 6$ 个月后才出现疗效,没有出现不良反应,特别是没有出现凝血障碍。现在主张采用"鸡尾酒疗法",溶液由 50% DMSO 50ml、$NaHCO_3$ 10ml(浓度 75mg/ml)、曲安西龙 40mg、肝素 1 万 $\sim$ 2 万 U 配制而成。膀胱灌注 $30 \sim 50ml$ 溶液,保留 $30 \sim 60$ 分钟后排空。

(2)羟氯生钠(clorpactin):该药物以前是用来治疗膀胱结核,机制是通过其氧化作用使膀胱表面部分破坏。羟氯生钠灌注后所引起的膀胱表面愈合过程可以减轻患者的症状。0.4%溶液是常用浓度,宜用时配制,因为疼痛刺激常需在麻醉下进行治疗。方法是 0.4%羟氯生钠量约为膀胱容量的 50%,灌入后停留 $5 \sim 7$ 分钟后抽出,如此反复 $3 \sim 4$ 次,最后用生理盐水反复冲洗膀胱,灌注后数小时或数天患者尿痛与尿频症状会加重。不同作者建议治疗应间隔数周或数月。有效率为 $50\% \sim 70\%$,症状消失持续 $6 \sim 12$ 个月。

(3)卡介苗(BCG):BCG 造成明显黏膜剥落,作用机制仍尚未完全清楚,可能是经由强化免疫系统达成。BCG 目前尚未经 FDA 核准用于治疗 IC,但已进入临床试验。已有双盲及对照实验指出 6 个月时有 60%缓解率(对照组只有 27%),而且有反应的患者到 2 年时仍有 89%维持缓解。

(4)透明质酸(hyaluronic acid):透明质酸可用于暂时性修补缺陷的上皮黏膜(GAG),化学结构类似肝素。膀胱灌注的报告可解除 IC 的症状。目前正在美、加进行双盲对照实验,不良反应低。

(5)硝酸银:以其杀菌、收敛、腐蚀作用治疗 IC,禁用于有输尿管反流者与近期内膀胱活检者。浓度为 1/2000、1/1000、1/100、2/100 不等,1%以上需用麻醉,每次量为 $50 \sim 80ml$,停留 $2 \sim 10$ 分钟,间隔 $6 \sim 8$ 周。这种治疗随访 1 年仍有效的占 50%。

(6)辣椒辣素与肉毒杆菌毒素:近年来有作者认为使用辣椒辣素,或是 RTX 来抑制膀胱内 C 神经传入纤维,有助于减少膀胱内的发炎反应,进而使得膀胱肌肉的发炎及膀胱挛缩的症状得到改善。但由于辣椒辣素及 RTX 对于膀胱仍然具有相当程度的刺激作用,灌注时会有不舒适感,部分患者可能无法接受。因此在灌注时,可先在膀胱内灌注麻醉药来抑制膀胱的疼痛反应,再加上辣椒辣素或是 RTX 进一步进行 C 神经纤维的去过敏作用。使用的浓度以较低浓度($8 \sim 10mmol/L$)为好,但需要多次治疗。

肉毒杆菌毒素过去用在膀胱过度活动症,注射在膀胱的肌肉里面,可以抑制肌肉的不稳定收缩,使得膀胱容量增大。但有部分的患者逼尿肌的收缩力也会因此降低,因此也会产生排尿较为困难的短期后遗症。最近有报道使用肉毒杆菌毒素注射在膀胱黏膜下,发现这种治疗方法可以有效地抑制膀胱的感觉,使得膀胱容量增大。但对于逼尿肌的收缩力仍然有抑制的效果,使得患者在治疗之后仍然具有排尿困难的并发症。

（四）外科手术治疗

如果患者已经变成慢性间质性膀胱炎同时其膀胱容量已经缩小至 150ml 以下,患者的下尿路症状又因为膀胱挛缩而变得十分严重时,可以考虑行膀胱切除手术或肠道膀胱扩大整形术。

1. 经尿道电切、电凝及激光治疗或膀胱部分切除术 适用于膀胱壁病变局限,特别是洪纳病变,但是这种病变比较局限的病例很少见。尽管术后症状可以得到改善,但是复发率也高。

2. 膀胱神经切断术 起初的神经切断术包括髓交感神经链切断术,腹下神经节切除术,髓前神经切断术,髓前外侧束切断术,神经后根切断术。因这些手术常会有会阴感觉神经切除术的后果和影响括约肌的功能,而且也未产生明显效果,因而被放弃。

3. 膀胱松解术 优于其他神经切断术,是因为它不损伤膀胱底的感觉或括约肌的功能,可以安全地应用麻醉下能扩张膀胱到正常适当容量的患者。

4. 膀胱扩大成形术 不仅扩大了膀胱,而且置换了大部分病变的膀胱壁,膀胱病变部分切除应充分彻底,必须紧靠三角区与膀胱颈,使剩下的边缘仅够与肠管吻合。短期治疗效果较好,但有较高的复发率,最终需膀胱全切术。

5. 膀胱切除加尿流改道 在其他治疗方法失败后可应用膀胱全切及尿流改道术。

（郭小林）

第二节 非特异性膀胱炎

膀胱炎常伴有尿道炎,统称之为下尿路感染。许多泌尿系统疾病可引起膀胱炎,而泌尿系统外的疾病(如生殖器官炎症、胃肠道疾病和神经系统损害等)也可增加膀胱感染率。

一、急性膀胱炎

急性膀胱炎的高发人群包括 4 种:学龄期少女、育龄妇女、男性前列腺增生者、老年人。致病菌以大肠埃希菌属最为常见,其次是葡萄球菌、变形杆菌、克雷伯菌等。

（一）病因

膀胱炎由多种因素引起:①膀胱内在因素,如膀胱内有结石、异物、肿瘤和留置导尿管等,破坏了膀胱黏膜防御能力,有利于细菌的侵犯。②膀胱颈部以下的尿路梗阻,引起排尿障碍,失去了尿液冲洗作用,残余尿成为细菌生长的良好培养基。③神经系统损害,如神经系统疾病或盆腔广泛手术(子宫或直肠切除术)后,损伤支配膀胱的神经,造成排尿困难而引起感染。

膀胱感染的途径以上行感染最常见。发病率女性高于男性。因女性尿道短,常被邻近阴道和肛门的内容物所污染,即粪便-会阴-尿路感染途径。尿道口解剖异常,如尿道口后缘有隆起的处女膜(称为处女膜伞)阻挡或尿道末端纤维环相对狭窄,这些梗阻因素可引起尿道膀胱反流;女性尿道口与阴道口过于靠近,位于处女膜环的前缘(称为尿道处女膜融合)易受污染。性交时摩擦损伤尿道,性交时尿道口受压内陷,尿道远段 1/3 处的细菌被挤入膀胱;也可能因性激素变化,引起阴道和尿道黏膜防御机制障碍而导致膀胱炎。另外阴道内使用杀精子剂会改变阴道内环境,致使细菌易于生长繁殖,成为尿路感染的病原菌。男性前列腺精囊炎,女性尿道旁腺炎亦可引起膀胱炎。

（二）病理

在急性膀胱炎早期,膀胱黏膜充血水肿,有白细胞浸润,可有斑片状出血,以膀胱三角区和尿道内口处最明显。后期的膀胱黏膜脆性增加,易出血,表面呈颗粒状,局部有浅表溃疡,内含渗出物,但一般不累及肌层,经抗生素治疗后可不留痕迹。

（三）临床症状

急性膀胱炎可突然发生或缓慢发生,排尿时尿道有烧灼样疼痛、尿频,往往伴尿急,严重时类似尿失禁。尿液浑浊、尿液中有脓细胞,有时出现血尿,常在排尿终末时明显。耻骨上膀胱区有轻度压痛。单纯急性膀胱炎,无全身症状,无发热。

女性患者急性膀胱炎发生在新婚后,称之为"蜜月膀胱炎"。急性膀胱炎的病程较短,如及时治疗,症状多在 1 周左右消失。

（四）诊断

急性膀胱炎的诊断,除根据病史及体征外,需做中段尿液检查,尿液中常有大量脓细胞和红细胞。将尿液涂片行革兰染色检查,初步明确细菌的性质,同时行细菌培养、菌落计数和抗生素敏感试验,为以后治疗提供更准确的依据。急性膀胱炎的患者血液中白细胞可升高。急性膀胱炎时忌行膀胱镜检查。

急性膀胱炎需与急性肾盂肾炎区别,后者除有膀胱刺激症状外,还有寒战、高热等全身症状和肾区叩痛。

少数女孩患急性膀胱炎伴有膀胱输尿管反流,感染可上升而引起急性肾盂肾炎,成人中比较少见。

（五）治疗

急性膀胱炎,需卧床休息,多饮水,避免刺激性食物,热水坐浴可改善会阴部血液循环,减轻症状。用碳酸氢钠或枸橼酸钾等碱性药物,可降低尿液酸度,缓解膀胱痉挛。黄酮哌酯盐（泌尿灵）,可解除痉挛,减轻排尿刺激症状。

根据致病菌属,选用合适的抗菌药物。喹诺酮类抗菌药为广谱抗菌药,对多种革兰阴性、阳性菌均有效,耐药菌株低,是目前治疗单纯性膀胱炎的首选药物。单纯性膀胱炎国外提倡单次剂量或3天短疗程法,目前采用最多的治疗方案是3天短程疗法,避免不必要的长期服药而产生耐药细菌和增加不良反应,但要加强预防复发的措施。若症状不消失,尿脓细胞继续存在,培养仍为阳性应考虑细菌耐药或有感染的诱因,要及时调整更换合适的抗菌药物,延长应用时间以期早日达到彻底治愈。

预防和预后:要注意个人卫生,使致病细菌不能潜伏在外阴部。由于性生活后引起女性膀胱炎,建议性交后和次日早晨用力排尿;若同时服磺胺药物1g或呋喃妥因100mg,也有预防作用。

二、慢性膀胱炎

（一）病因

常为上尿路慢性感染的继发病,同时也是某些下尿路病变,如前列腺增生、尿道狭窄、膀胱内结石、异物等的继发病。在女性,如有处女膜伞、尿道口处女膜融合、尿道旁腺积脓等也是诱发本病的重要因素。

（二）病理

慢性膀胱炎的病理变化与急性膀胱炎大致相似,但黏膜充血较轻,出血和渗出较少,化脓性变化较广泛,黏膜苍白变薄,有的呈颗粒状或束状,表面不平,有小结节和小梁形成。黏膜溃疡较浅,边缘不规则,基底呈肉芽肿状,可有假膜样渗出物覆盖,或有尿盐附着。少数病例因膀胱壁纤维化致膀胱容量缩小。

（三）临床症状

慢性膀胱炎有轻度的膀胱刺激症状,且经常反复发作。通常无明显体征,或出现非特异性体征。

（四）诊断

对慢性膀胱炎的诊断,需详细进行全面的泌尿生殖系统检查,以明确有无慢性肾脏感染。男性患者需除外阴茎头包皮炎、前列腺精囊炎,女性患者除排除尿道炎、尿道憩室、膀胱膨出外,还应作妇科检查,排除阴道炎、宫颈炎和尿道口处女膜伞或处女膜融合等情况。尿液浑浊,尿液分析可发现有意义的菌尿症,尿培养一般为阳性,但脓尿少见。膀胱镜检查表现为膀胱黏膜失去其正常的浅橘黄色光泽,变成暗红色。较严重的水肿呈高低不平外观。更严重时黏膜僵硬,失去弹性。慢性膀胱炎症引起的溃疡底部较浅,表面有脓性分泌物覆盖,溃疡周围有明显充血。

鉴别诊断:①结核性膀胱炎发展缓慢,呈慢性膀胱炎症状,对抗菌药物治疗的反应不佳,尿液中可找到抗酸杆菌,尿路造影显示患侧肾有结核所致改变。②间质性膀胱炎,患者尿液清晰,极少部分患者有少量脓细胞,无细菌,膀胱充盈时有剧痛,耻骨上膀胱区可触及饱满而有压痛的膀胱。③嗜酸性膀胱炎的临床表现与一般膀胱炎相似,区别在于前者尿中有嗜酸性粒细胞,并大量浸润膀胱黏膜。慢性膀胱炎与腺性膀胱炎的鉴别诊断,主要依靠膀胱镜检查和活体组织检查。

（五）治疗

选择有效、敏感的抗生素进行抗感染治疗。保持排尿通畅,增加营养,提高机体免疫力。对久治不愈或反复发作的慢性膀胱炎,在感染控制后则需要做详细全面的泌尿系检查,对有尿路梗阻者应解除梗阻、控制原发病灶,使尿路通畅。对神经系统疾患所引起的尿潴留和膀胱炎,根据其功能障碍类型,进行治疗。针对妇科疾病如阴道炎、宫颈炎和尿道口处女膜伞或处女膜融合等进行有效治疗。

预防和预后:基本预防措施同急性膀胱炎。预防和治疗原发病甚为重要。如能清除原发病灶,解除梗阻,并对症治疗,大多数病例能获得痊愈,但需要较长时间。

（郭辉　陈志强）

第三节　特异性膀胱炎

一、结核性膀胱炎

结核性膀胱炎是结核分枝杆菌所致的膀胱特异性炎症,多继发于肾结核,由肾内结核分枝杆菌下行感染致病,少数病例可由前列腺结核蔓延所致。

（一）病理

膀胱结核病变初始表现为膀胱黏膜充血水肿,结核结节形成,以患侧输尿管周围最为明显。以后逐渐蔓延到三角区和对侧输尿管口附近,甚至累及整个膀胱。随着病变的逐渐发展,结核结节相互融合、干酪样化,并形成溃疡。溃疡表面可有坏死、出血,其边缘不规则成潜行性,与正常黏膜膜之间界限清楚。

（二）临床表现

结核性膀胱炎的症状实际上代表了泌尿系统结核的典型症状,其症状的轻重程度与病变本身的性质、侵犯的部位及组织损害的程度有关。

1. **膀胱刺激症状** 结核性膀胱炎的主要症状和早期症状,表现为尿频、尿急、尿痛。一般以尿频为初发症状,患者排尿次数逐渐增加,以夜间为甚,夜尿可由每晚 3~5 次逐渐增多到 10~20 余次。在尿频的同时亦有尿急,必须立即排尿,否则难以忍受。尿频、尿急症状的发生早期主要是由于病肾侧的输尿管口或三角区有轻度的结核病变,以及由病肾排出带有结核分枝杆菌或脓细胞的尿液刺激膀胱所致。随着病变逐渐加重,如广泛形成黏膜溃疡、结核结节形成等时,尿频也随之加重,有时每小时需排尿数次,排尿终末尿道或耻骨上膀胱区有灼热感或疼痛感,以及排尿不净感。

2. **血尿** 一般发生于尿频、尿急、尿痛之后,主要是由于膀胱收缩排尿引起黏膜溃疡出血所致。多为镜下血尿或隐约可见的肉眼血尿,严重肉眼血尿并混有大量血凝块者比较少见。终末血尿多见,有时亦可表现为全程血尿。

3. **脓尿** 尿液镜检可见大量的脓细胞。严重者尿液中可混有干酪样物质,呈现米汤样浑浊。有时还可混有血丝或脓血尿。

4. **全身症状** 当伴有全身性活动结核时,可出现结核中毒症状,如乏力、低热、盗汗和红细胞沉降率加快等。若病情发展到一侧肾结核和对侧肾严重积水时,可出现慢性肾功能不全症状。50%~80%的男性患者可能合并生殖系统结核。

（三）诊断

膀胱结核患者大多数有肺结核或其他部位结核感染病史。若出现迁延不愈、常规抗生素治疗效果欠佳或症状加重的慢性膀胱炎患者,尿液检查有脓细胞且难以消除,而普通尿细菌培养阴性,尿 pH 提示酸性尿者,均应考虑是否存在膀胱结核。

结核性膀胱炎是泌尿生殖系统结核的一部分,因此诊断时除应了解膀胱结核本身的情况外,更应该对泌尿生殖系统进行全面的检查,同时还应了解肾外结核感染状况。

1. **实验室检查** 持续脓尿,普通培养无细菌生长或涂片亚甲蓝染色未见细菌,应首先考虑结核病。应用抗酸染色对 24 小时尿沉渣进行检查,至少 60% 的病例可找到抗酸杆菌,但结果必须用阳性培养来加以确认。用晨尿进行结核菌培养,可以获得较高的阳性率。如果临床表现强烈提示结核病的存在,而培养结果为阴性,应重复进行尿液培养。血常规一般正常,重症患者可出现贫血。血沉常增快。

2. **影像学检查**

（1）X 线检查:KUB 可显示肾、输尿管、膀胱区的钙化灶,但需与泌尿系统结石相鉴别。IVU 对诊断典型的肾结核及了解双侧上尿路积水情况和分侧肾功能有重要作用。膀胱造影可了解膀胱结核性挛缩的情况。

（2）CT 检查:CT 能清楚显示扩大的肾盏、肾盂空洞和钙化等集合系统的破坏以及膀胱缩小的情况,同时还观察到肾盂、输尿管和膀胱壁纤维化增厚。膀胱结核早期 CT 表现为病变位于肾结核同侧的输尿管口及其附近,多累及输尿管内口、输尿管间嵴和输尿管口皱襞,有时可见膀胱壁结节、膀胱壁局部僵硬和略增厚,膀胱体积多无变化。中晚期膀胱结核 CT 扫描见患侧膀胱壁较大范围增厚、僵硬、平直,膀胱挛缩甚至膀胱腔闭塞等。CT 还可观察到膀胱周围的病变情况。

（3）磁共振成像（MRI）:临床上采用的磁共振尿路成像（MRU）不仅能反映出尿路梗阻的部位,还能反映两侧肾功能。晚期泌尿系统结核 MRI 表现为肾盏、肾盂变形,肾盏排列乱,肾实质内可有高信号脓腔,输尿管有扩张,膀胱腔缩小。

3. **膀胱镜检查** 膀胱镜是确诊结核性膀胱炎的重要方法。膀胱镜可以观察膀胱黏膜病变程度,测量膀胱容积,发现膀胱挛缩,还可获得清洁尿液标本以进行检查。

膀胱镜下典型的结核性膀胱炎病变表现为黏膜上形成结核结节或暗红色大小不等的溃疡面。这些病变开始在患侧输尿管口附近,但很快蔓延至膀胱三角区和其他部位。膀胱溃疡处肉芽组织偶被误诊为肿瘤,应取组织活检进一步确诊。输尿管病变严重时可以缩短、管口僵硬、被拉向外上方、管口的正常活动消失、出现高尔夫球洞样形状,这也是膀胱结

5

核的一种典型改变。有时可见输尿管口喷出浑浊的尿液,或半固体状脓液。

（四）治疗

对于绝大多数早期泌尿系结核患者,当肾结核得到有效治疗后,结核性膀胱炎多能得以恢复;但如果结核病变晚期已经引起膀胱挛缩、对侧肾积水、膀胱瘘等并发症,则需根据不同病情改变相应的治疗措施。

1. 一般治疗治疗　时应注意保持充分的营养摄入和休息。

2. 药物治疗　药物治疗适应证包括:①临床检查提示为早期肾结核合并结核性膀胱炎者;②其他部位有活动性结核暂不宜手术者;③手术治疗前后的抗结核药物治疗。

药物选择及使用方法具体可参见肾结核治疗。药物治疗期间,应定期做血尿常规、肝肾功能、红细胞沉降率及相应的影像学检查。

3. 手术治疗　随着有效抗结核药物的联合应用,结核性膀胱炎需行手术治疗的病例越来越少。

手术治疗包括结核肾的处理及挛缩膀胱和对侧肾积水的处理。前者主要有病肾切除术、肾部分切除术和病灶清除术等;而后者主要有膀胱扩大术和输尿管膀胱再植术等。上述各种手术都必须等到抗结核药物治疗后确认膀胱结核痊愈时方可进行。

一般来说,肾功能正常、患者全身情况尚好者,则在抗结核药物配合下先行结核肾切除,待病情改善后再治疗膀胱挛缩、对侧肾积水。如肾积水严重,已发生肾功能不全或继发感染难以控制者,特别是对输尿管梗阻造成无尿者,则应先积极处理对侧积水肾,待肾功能好转或感染控制后再行病肾切除术。

附：膀胱挛缩

膀胱挛缩是结核性膀胱炎晚期的严重并发症。膀胱结核性溃疡如果广泛侵犯膀胱肌层,引起膀胱肌层广泛纤维组织增生,使膀胱肌肉丧失舒缩能力,容量显著减少,形成膀胱挛缩,即小膀胱。

少数病例结核性溃疡严重时,可穿透膀胱全层,侵入及穿透其他器官组织,形成结核性膀胱阴道瘘、膀胱直肠瘘等。也有在膀胱顶部穿孔,尿液流入腹腔,形成急腹症。膀胱结核挛缩后,由于容量缩小,失去调节膀胱内压的能力,膀胱内压力经常处于相对增高的状态,因此易造成肾输尿管的积水和扩张。另外,膀胱结核形成的瘢痕组织可导致输尿管口狭

窄;还有膀胱肌层纤维化,失去括约肌作用而使输尿管口张大和闭合不全,亦可使尿液回流到对侧肾引起积水或结核感染。这些情况可在膀胱病变的活动期出现,亦可在应用抗结核治疗,膀胱的结核病变趋向痊愈出现膀胱壁组织纤维化之后发生。

1. 临床表现　患者膀胱容量可缩小到50ml以下。尿频明显,每日数十次,或伴发急迫性尿失禁。夜间不能休息,严重影响生活质量。

2. 诊断　需要对全身情况及泌尿系结核情况进行全面评估,具体参见结核性膀胱炎的诊断。对膀胱容量过小或有严重膀胱刺激症状者,避免膀胱镜检查。

3. 治疗　在全身抗结核治疗的基础上,改善患者营养状况和肾功能,待病情改善后,再进行膀胱挛缩、对侧肾积水的治疗。

膀胱挛缩治疗方法目前主要采用膀胱扩大成形术。手术目的是为了增加膀胱容量及顺应性,降低膀胱内压,避免上尿路功能损害,并获得良好的贮尿功能,提高患者的生活质量。

1899年Mikulicz已经将膀胱扩大术应用于临床。目前膀胱扩大成形术的方法包括肠道膀胱扩大成形术、输尿管膀胱扩大成形术(enlargement of ureteral bladder)和膀胱自体扩大成形术(bladder autoplasty)。

膀胱扩大成形术可以扩大膀胱的容量和增加其顺应性,因此任何一段胃肠段均可作为扩大膀胱的材料。有学者推荐首选回肠用来增加膀胱的容量和顺应性,认为其行二次手术的发生率低于结肠和胃,同时回肠发生致命的并发症穿孔的概率也小于结肠和胃。但因回肠壁薄,如需经黏膜下隧道行输尿管再植术时,则结肠和胃是更佳选择。

Cartwright和Snow最先在临床上应用膀胱自体扩大成形术。该手术方式操作简单、并发症少,能够有效扩大膀胱容量,而且一旦效果欠佳也可再次行其他方式的膀胱扩大术。不过,术后膀胱内膜易纤维化,膀胱容量减小,远期效果差。由于膀胱内膜表面无肌层覆盖,易发生插管所致的膀胱穿孔。

膀胱扩大成形术的并发症是主要包括酸碱及电解质紊乱、结石形成、穿孔和肿瘤形成等。

（余虓　陈志强）

二、放射性膀胱炎

放射治疗是恶性肿瘤的主要治疗方法之一。放射性膀胱炎是盆腔恶性肿瘤放射治疗后的一种常见

并发症。

（一）病因

放射性膀胱炎的发生与放疗剂量和持续时间密切相关。多数学者认为膀胱组织对射线的耐受量为60Gy,超过此剂量易发生膀胱炎。此外,后装治疗腔内放射源位置不当、多盆野外照射同时行腔内治疗及部分患者的膀胱对放射线耐受量偏低等也是导致放射性膀胱炎发生的原因。

放射性膀胱炎的发病时间差异较大,可能与设备剂量大小、个人膀胱敏感性不同及防护措施的差异等有关。发生时间短者为放疗后数月,长者可到放疗后10~20年,但一般多发于放射治疗结束后2~3年。

（二）病理

放射性膀胱炎可分为急性和慢性两种类型。急性型出现于放疗后4~6周,慢性型发生于放疗后3个月至10年。由于放射损伤防护的增强,近年来急性型放射性膀胱炎的发病率逐年降低。

放射性膀胱炎病变部位常见于膀胱后壁、三角区及其周围组织,因其靠近照射部位及血液供应较少。膀胱黏膜表现为上皮脱落,浅表溃疡形成,表面被覆血性纤维素性炎性渗出物,其下方可见少许坏死和薄层肉芽组织;深部为大量增生的纤维组织伴玻璃样变,并累及肌层和外膜。部分血管内血栓形成,并有大量嗜酸性粒细胞、中性粒细胞、淋巴细胞及浆细胞浸润。

放射线所致急性黏膜水肿将导致毛细血管扩张、黏膜下出血、间质纤维化和完全平滑肌纤维化,进而弥漫性动脉内膜炎,使膀胱发生急性和慢性缺血。晚期膀胱壁纤维化可导致膀胱容量严重减少,出现膀胱挛缩。

（三）临床表现

放射性膀胱炎的主要临床表现为突发性、持续或反复无痛性血尿,多伴有尿频、尿急等膀胱刺激症状。尿中带有大小不等的凝血块,少数患者可因膀胱内血凝块堵塞尿道而出现排尿困难乃至尿潴留,患者可有明显下腹耻骨上膀胱区触痛。反复出血者可出现不同程度贫血,严重者出现双下肢凹陷性水肿,伴有细菌感染者可出现膀胱刺激症状加重、发热及白细胞计数升高等。

晚期形成溃疡后,由于膀胱过度膨胀和机械作用可引起穿孔,可导致腹膜炎。膀胱壁溃疡破溃或肿瘤侵犯膀胱与邻近器官形成瘘管,如膀胱阴道瘘或直肠瘘。此即放射性膀胱炎后期三大并发症:膀胱出血、溃疡穿孔、膀胱阴道/直肠瘘。晚期可出现膀胱挛缩和输尿管狭窄,如若输尿管远端受侵,发生狭窄可导致肾积水,两侧受侵且积水严重者可发展至尿毒症并导致死亡。

放射性膀胱炎按临床表现可分3度:①轻度,有膀胱刺激症状,膀胱镜见黏膜充血水肿;②中度,黏膜毛细血管扩张,血尿且反复发作,膀胱壁黏膜有溃疡形成;③重度,膀胱壁溃疡破溃穿孔形成膀胱阴道/直肠瘘。

（四）诊断

患者有明确的照射史,照射剂量在60Gy以上,放疗后发生膀胱刺激症状及血尿等。膀胱镜检查可见膀胱后壁三角区及周围黏膜明显充血水肿,病灶区黏膜血管扩张紊乱,走行迂曲可呈怒张或团簇状,部分患者见坏死灶、弥漫性出血点及溃疡,少数患者可有团状隆起新生炎性肉芽组织。膀胱内充满絮状物、膀胱三角区后及侧壁可见小结节。通过尿液细胞学检查、膀胱镜及影像学检查可以与膀胱肿瘤复发、转移相鉴别。

（五）治疗

20世纪70年代以前,对于严重的出血性放射性膀胱炎多采用激光、冰冻或髂内动脉栓塞术等治疗方法。但因膀胱损伤病灶弥漫,故上述疗法的效果均不确切。现在多选择甲醛膀胱灌注、高压氧疗法治疗、超选择髂内动脉栓塞术等新疗法,取得了一定疗效。

1. 一般疗法　饮食中不摄入辣椒、茶、酒等刺激膀胱的食物。补充液体以增加尿量并碱化尿液,可有效防止膀胱内血块形成堵塞膀胱。积极止血(如每日静脉给予巴曲亭1~2支)、抗感染等对症及支持治疗。轻度放射性膀胱炎患者采用支持疗法的有效率可达70%以上。

2. 清除膀胱内血块　膀胱出血较重者可留置导尿管进行间断或持续性膀胱冲洗,预防膀胱内血块形成。冲洗液中可加入:①纤维蛋白溶解抑制剂6-氨基己酸,控制难治性膀胱出血;②10%巴曲亭加入生理盐水100ml膀胱保留灌注15分钟,或行膀胱冲洗,每日给药2~4次,直到出血停止;③更为严重者,可用1%~2%明矾溶液、硝酸银、凝血酶和前列腺素等进行膀胱灌注,有一定止血作用;④1%铝铵溶液或铝的钾盐溶液持续冲洗膀胱可减轻局部水肿、炎症和渗出。

膀胱内血块形成后,多可通过管腔较粗的导尿管冲洗排出;若出血持续时间较长、出血量较大,已在膀胱内形成较大质韧或陈旧血凝块,可在局部麻醉或硬膜外麻醉状态下经尿道粉碎血凝块并用 Ellick 膀胱冲洗器冲净。

3. 甲醛膀胱灌注　是控制放射性膀胱炎局部出血的一种有效治疗方法。其作用机制主要根据放射性膀胱炎为膀胱黏膜浅表性炎症,局部血管内皮细胞增生、管腔狭窄或闭塞导致供血不足而发生黏膜的糜烂出血,当甲醛溶液灌注膀胱时,可使黏膜收缩、蛋白质变性凝固,形成一层保护膜,使糜烂的膀胱黏膜得以修复,从而达到止血的目的。此外,甲醛自身还具有较强的抗炎杀菌作用,亦有利于膀胱黏膜的再生修复。治疗时可选用 1%~10% 的甲醛溶液进行膀胱灌注,常用浓度为 4%~5%。

甲醛溶液灌注时对膀胱黏膜创面具有刺激作用,会使患者感觉较为剧烈的下腹痛和膀胱刺激症状,这将影响甲醛溶液在膀胱内的保留时间,如应用膀胱黏膜表面麻醉和加强镇静镇痛作用可使甲醛灌注发挥更好的疗效。

4. 高压氧治疗　是治疗严重出血性放射性膀胱炎的一种较新的方法。自 1985 年该疗法应用于出血性放射性膀胱炎的治疗以来,其疗效已得到广泛认可。高压氧治疗就是将患者置于高压氧舱内,在压力为 1.4~3.0ATM 的条件下,吸入 100% 的氧,针对组织缺氧而进行的治疗。高压氧治疗放射损伤作用在于高氧介导的神经血管再生、健康肉芽组织的生长、血管收缩控制出血及免疫功能和伤口愈合能力的提高。高压氧治疗放射性膀胱炎的另一优点就是对膀胱的结构和功能没有明显的破坏作用。

一般认为,活动性病毒感染、顺铂或阿霉素治疗史和活动性肿瘤者是高压氧治疗的禁忌证。

5. 血管栓塞治疗　超选择性动脉栓塞能有效抑制膀胱难治性出血,有效率达 92%。栓塞疗法是应用吸收性明胶海绵等材料完全阻塞髂内血管来控制膀胱内出血的一种方法,但是长时间后由于侧支循环建立后可再次出血,因此远期疗效欠佳。如果能明确出血点,就可以用吸收性明胶海绵高选择性阻断髂内血管的分支血管以止血。若能直接栓塞一侧的膀胱上极或下极血管,则可获得更好的止血效果。

栓塞治疗最常见的并发症是臀部疼痛,还可能出现栓子回流入主动脉则可发生下肢动脉远端的栓塞和肢体障碍。此外还有报道一侧或双侧的髂内动脉栓塞可能引起膀胱壁坏死。因此,栓塞疗法仅用于一些出血严重经非手术治疗失败而不能手术的患者。

6. 外科治疗　首选经尿道电切镜下膀胱电灼止血治疗,同时清除膀胱内的血凝块,保持膀胱空虚以缓解病情。对于某些严重病例,其他方法治疗无效、大出血无法控制危及患者生命,必要时可行膀胱全切术。

（余虓　陈志强）

三、腺性膀胱炎

腺性膀胱炎(cystitis glandularis,CG)是一种特殊类型的膀胱移行上皮化生性和(或)增殖性病变,由 Von limbeck 于 1887 年首次描述。腺性膀胱炎发病率为 0.1%~1.9%,大多数为乳头状瘤型或滤泡样型。

(一) 病因

目前对腺性膀胱炎的病因、发病机制仍不完全清楚。多数学者认为腺性膀胱炎是膀胱移行上皮在慢性刺激因素长期作用下发生化生(转化为腺上皮)的结果。

1. 下尿路感染　膀胱的慢性细菌感染尤其是革兰阴性杆菌感染与腺性膀胱炎密切相关。临床上腺性膀胱炎好发于女性,与女性下尿路感染的高发病率相一致。长期、频繁的细菌感染可能是慢性膀胱炎发展为腺性膀胱炎的一个重要因素。有报道腺性膀胱炎也可能与人类乳头瘤病毒(HPV)感染相关。

2. 下尿路梗阻或功能异常　各种原因引起的下尿路梗阻和功能异常是尿路感染最重要的易感因素,如膀胱颈肥厚、前列腺增生及神经源性膀胱等,均可引起尿流不畅或易于反流,减弱尿液的冲洗作用,同时残余尿量增加则成为细菌生长的良好培养基。

3. 其他　膀胱内结石、息肉、肿瘤、泌尿系置管(双 J 形管、造瘘管)和异物等的长期慢性刺激,可破坏膀胱黏膜的防御能力,有利于细菌感染。

腺性膀胱炎的发生可能还存在着维生素缺乏、变态反应、毒性代谢产物、激素调节失衡或特殊致癌物等因素的作用,共同导致腺性膀胱炎的发生和发展。而有学者认为腺性膀胱炎只是一种尿路上皮的正常变异现象。

(二) 病理

腺性膀胱炎可能起源于 Brunn 细胞巢。Brunn 细胞巢中心的细胞发生囊性变后可形成囊腔,管腔面被履移行上皮,称为囊性膀胱炎(CC)。最后在囊腔内出现与肠黏膜相似的可分泌黏液的柱状或立方上皮,即称为腺性膀胱炎。囊性与腺性膀胱炎上皮有差异,前者含细胞外黏蛋白,后者含有细胞内黏蛋白。大多数病例中可见 Brunn 细胞巢、囊性化和腺性组织转化同时存在。囊性与腺性膀胱炎实质上是同一病变的不同发展阶段,可统称为腺性膀胱炎或囊腺性膀胱炎。腺性膀胱炎的发生与发展是一个渐变的慢性过程:从正常膀胱黏膜→移行上皮单纯增生→Brunn 细胞芽→Brunn 细胞巢→CC→CG。

腺性膀胱炎可分为 4 种组织学类型:①经典型(移行上皮型),以 Brunn 细胞巢为特征;②肠上皮型,膀胱黏膜移行上皮的基底细胞呈慢性增生,并伸展至固有膜形成实心的上皮细胞巢,最后分化为颇似富含杯状细胞的肠黏膜上皮,其下通常没有泌尿上皮细胞;③前列腺上皮型,腺腔较大,内常含有 PSA 阳性的浓缩分泌物,类似于前列腺腺泡,腺上皮与间质之间有胶原样基膜;④混合型,可为尿路-腺上皮混合,或泌尿-前列腺上皮混合。此外,可同时出现鳞状上皮化生、数量不等的 Brunn 细胞巢及不同程度的炎细胞浸润。

(三) 临床表现

腺性膀胱炎好发于女性,成人和儿童均可发病。临床表现无特征性,主要表现为尿频、尿痛、下腹及会阴痛、排尿困难和肉眼(或镜下)血尿。部分患者在抗感染治疗后肉眼血尿和尿白细胞可消失,但镜下血尿及尿频仍持续存在,常反复发作。由于久治不愈,患者生活质量下降,多伴有焦虑、抑郁、失眠等。体征可有耻骨上膀胱区压痛。

(四) 诊断

成年女性,出现顽固性的尿频、尿痛和血尿时,应想到腺性膀胱炎的可能。应详细询问病史,了解发病原因或诱因;疼痛性质和排尿异常等症状;治疗经过和复发情况等情况。下列检查有助于明确诊断或查找病因。

1. 体格检查　体格检查的重点是泌尿生殖系统。男性直肠指诊偶可发现膀胱后壁质地变硬,同时前列腺按摩可获得前列腺液(EPS)。女性应检查尿道外口有无解剖异常,有无妇科疾病(如宫颈糜烂)等。

2. 尿液检查　进行中段尿的镜检、细菌培养和药敏试验。若普通细菌培养呈阴性,可采用 L 型菌高渗培养。必要时常规作尿沉渣细菌计数及尿沉渣细菌镜检,可明显提高腺性膀胱炎患者尿路感染的检出率。尿细菌需重复多次。

3. 邻近器官感染的检查　男性应做 EPS 常规检查,了解是否有前列腺炎。特异性病原体的检查包括沙眼衣原体、溶脲脲原体、淋病耐瑟球菌、真菌、滴虫和病毒。女性应检查宫颈分泌物中是否有上述病原体。

4. 尿流动力学检查　尿流率检查可大致了解患者的排尿状况。若在临床上怀疑有排尿功能障碍,或尿流率及残余尿有明显异常时,可选择侵入性尿动力学检查以明确是否有下尿路梗阻或功能异常(如神经源性膀胱)。

5. 膀胱镜检查　膀胱镜检查及黏膜活检对诊断具有决定性意义。病变多位于膀胱三角区、膀胱颈和输尿管开口周围。肉眼观察可见病灶处膀胱黏膜粗糙不平、增厚、充血水肿,可呈较小的、多发性的及不规则的乳头状(或结节状)凸起,少数形成较大的孤立性肿块。重者可累及整个膀胱壁。

腺性膀胱炎在膀胱镜下可表现为:①乳头状瘤型,带蒂的乳头状增生物,表面充血水肿,蒂大小不等;②滤泡样(或绒毛样)水肿型,片状浸润型的滤泡状水肿隆起或绒毛状增生;③慢性炎症型,局部黏膜粗糙、血管纹理增多或模糊不清;④红润型,亦称肠腺瘤样型,呈鲜红色占位性病变,有时外观疑为血凝块;⑤黏膜无显著改变型,黏膜大致正常。还有报道表现为孤立性息肉样腺性膀胱炎或肿块很大的"假瘤型囊性腺性膀胱炎"。

应注意与膀胱肿瘤相鉴别。腺性膀胱炎的乳头状肿物末端透亮,且无血管长入,表面光滑,蒂宽,且不呈浸润性生长,活检不易出血;而肿瘤则相反,乳头状瘤的末端不透亮,并常可见有血管长入。但最终确诊仍依赖活检。另外,可同时发现是否有膀胱颈抬高、膀胱憩室或前列腺增生等病变。

6. 流式细胞学检查　包括组织中的 DNA 含量,免疫组织化学检测分子指标(如 P53)的表达,可为腺性膀胱炎的病理诊断及临床分型提供参考。

7. 影像学检查　B 超和 CT 检查可显示膀胱内占位性病变或膀胱壁增厚等非特异性征象,与膀胱肿瘤很难区别。但 B 超作为非侵入性检查可提高腺性膀胱炎的早期诊断率和进行随访。静脉肾盂造影(IVP)可了解膀胱内占位对肾功能的影响。

(五) 鉴别诊断

腺性膀胱炎容易发生误诊或诊断困难,还需与慢性膀胱炎、膀胱软斑病、间质性膀胱炎、化学性膀胱炎等相鉴别。

1. 膀胱腺癌　肠上皮型腺性膀胱炎(特别是旺

盛性或弥漫性)易与肠型腺癌相混淆。鉴别要点：①腺性膀胱炎的间质黏液湖一般是局灶性的,其内一般没有漂浮细胞,腺癌的黏液湖多为广泛性的,常有漂浮的癌细胞；②腺性膀胱炎累及肌层为浅层局灶性和推挤式,而腺癌常浸润深肌层,为分割破坏式；③腺性膀胱炎的细胞异型性常为局灶性,程度亦比较轻,结构异型性不十分明显,腺癌结构和细胞异型性更明显；④腺性膀胱炎缺乏核分裂,腺癌核分裂多,亦可见病理性核分裂象；⑤腺癌可出现印戒样细胞,腺性膀胱炎无此表现；⑥腺性膀胱炎一般没有坏死,腺癌常有坏死；⑦腺性膀胱炎除肠型腺上皮外,还可见到泌尿上皮型腺样结构,腺癌通常没有。

2. Mullerian源性腺性增生性病变　包括子宫内膜异位症、宫颈内膜异位症和输卵管内膜异位症,常发生在生育期妇女,膀胱壁全层内有形态上呈良性的宫颈内膜腺体广泛浸润。Mullerian腺异位主要发生在膀胱后壁,病变主要在肌层内,甚至可累及膀胱周围组织,腺性结构有柱状纤毛上皮。而腺性膀胱炎主要位于膀胱三角区和颈部,病变局限在固有层内,一般不累及肌层,腺性细胞巢周围可见泌尿上皮。

3. 肾源性腺瘤　又称中肾样化生,是慢性炎症、结石或长期放置导管引起的一种局灶性或弥漫性化生性病变,常与腺性膀胱炎并存。其组织学特点是腺样结构通常小而一致,被覆单层立方状或鞋钉状上皮细胞,成小管状结构,与中肾小管很类似。而腺性膀胱炎的腺体一般比较大,常有囊状扩张,被覆上皮为复层尿路上皮。

4. 腺性膀胱炎与膀胱肿瘤的关系　目前大多数学者仍认为虽然腺性膀胱炎本身是良性病变,但是一种具有恶变潜能的癌前病变,可能进展为癌。

从文献资料来看,确有腺性膀胱炎恶变的报道,但多发生于广泛肠上皮转化型、团块状、乳头状瘤样型或红润型等少见类型,而临床上更为常见的慢性炎症型及黏膜无显著改变型却罕见有发生恶变报道,这与腺癌的低发病率是相一致的(仅占膀胱肿瘤的0.5%~2%)。因此有学者提出了将腺性膀胱炎根据膀胱镜下表现进行分型(低危型和高危型)的概念：低危型包括慢性炎症型、小滤泡型和黏膜无显著改变型。膀胱黏膜呈颗粒状凸凹不平、单个或数个小滤泡、小片绒毛样水肿、黏膜充血或血管纹理增粗增多。高危型包括乳头状瘤样型、大片绒毛样水肿型、实性团块瘤状、红润型(肠腺瘤样型)和广泛肠化生型。低危型基本没有癌变可能,不应视为癌前病变,但若慢性刺激因素持续存在,也可能发展为高危型；而高危型则存在较短时间内恶变的可能,应视为癌前病变。

(六) 治疗

腺性膀胱炎病因复杂,病理改变多样,单一治疗方案效果差。应将病因治疗放在首位。对于低危型或是高危型腺性膀胱炎,应首先明确病因并消除相应的慢性刺激因素。低危型者去除病因后,膀胱内的局部病变可能自行消失；高危型者去除病因后才能防止复发。

低危型腺性膀胱炎基本没有恶变可能,但患者大多存在下尿路感染、梗阻等慢性刺激因素,应积极寻找并清除病因。单纯针对局部病灶的手术干预不仅不能改善患者的症状,且有可能使症状加重,复发率高,因此局部病变可暂不处理,但需定期随访。高危型腺性膀胱炎属于癌前病变,应积极进行手术治疗和化疗药物灌注,并密切随访。这种治疗方案可避免治疗不足与过度治疗,符合腺性膀胱炎的发病学及病理学特点。

1. 抗感染治疗　根据细菌培养及特检结果选择应用敏感药物,足量足疗程用药,控制膀胱慢性感染。有排尿不畅者可同时给予α受体阻滞剂(多沙唑嗪)缓解尿道内括约肌痉挛。

2. 病因治疗　去除引起下尿路感染的慢性刺激因素：根治慢性前列腺炎或妇科炎症；解除下尿路梗阻(膀胱颈肥厚、尿道肉阜、前列腺增生等)；治疗下尿路功能异常如神经源性膀胱(逼尿肌无收缩、逼尿肌外括约肌协同失调)；截瘫和尿流改道(耻骨上膀胱造瘘术)患者应充分引流尿液,及时更换引流管；矫正尿路畸形(处女膜伞、尿道口处女膜融合)；取出尿路结石或尽早去除泌尿系统内留置导管等。

3. 手术治疗　膀胱内局部病变的处理要根据患者的临床症状,病变部位、大小、形状及所引起的并发症等采取不同的方法。

(1) 腔内手术：对于乳头状瘤样型、滤泡型、绒毛样水肿型,如果病变范围<2cm,可经尿道行电切、电灼、气化、激光烧灼等处理。切除范围应超过病变部位1cm,深度达黏膜下层,术后药物膀胱灌注减少复发。手术注意事项同膀胱肿瘤电切术。

(2) 开放性手术：手术指征如下。①膀胱多发性肿物,病变广泛、严重和弥散,且症状明显,非手术治疗或腔内治疗效果不好,仍多次复发者；②病变累及膀胱颈部,双输尿管开口或同时合并起源于双输尿管下段的肿物,引起明显的排尿困难,双肾积水,双肾功能减退者;③膀胱病变致膀胱容量明显变小,似结核样膀胱挛缩者;④高度怀疑或已有癌变者。可考虑做膀胱部分切除术或全膀胱切除术。

4. 膀胱内灌注药物治疗　适应证:①病变范围小,黏膜无显著改变,无梗阻的患者;②行电切、电灼、激光、手术切除不彻底的患者或术后预防治疗者;③多发性、范围广泛,膀胱容量尚可的患者。

所有用于表浅性膀胱癌术后膀胱灌注的药物均可用于腺性膀胱炎的灌注,主要有 3 类:①增加机体免疫力的药物,如卡介苗、白细胞介素-2、干扰素等;②抗肿瘤类药物,如丝裂霉素、噻替哌、羟喜树碱、5-FU、咪西林等;③其他,如 1:5000 高锰酸钾溶液、2% 硼酸溶液、类固醇等。手术方式配合药物膀胱灌注的综合治疗效果要明显优于单一治疗。

5. 其他治疗　有报道对腺性膀胱炎患者进行放射治疗(直线加速器),或行膀胱三角区和膀胱颈部注射药物治疗,确切疗效有待进一步验证。

（陈志强）

四、膀 胱 白 斑

膀胱白斑是膀胱黏膜变异现象,可能为癌前病变。1861 年由 Rokitansky 首次报道此病。以往被认为是罕见病,多见于男性。近年来,随着腔内泌尿外科的发展、活检意识增强及病理检查技术的提高,膀胱白斑病例数明显增多,一些学者发现其发病率较高,可能是常见病,且更多见于女性。

（一）病因

膀胱白斑的病因尚不明确,但与下尿路感染、梗阻及增生性病变关系紧密。膀胱白斑由膀胱移行上皮细胞化生而来。膀胱移行上皮细胞化生的原因有3 种学说:①胚胎时期外胚层细胞残留;②对不适应刺激的反应;③细胞自身转化。

（二）病理

1. 光镜病理检查　膀胱黏膜鳞状上皮化生,可见细胞间桥,表面可见红色透明不全角化或角化物质。

传统病理分型将膀胱白斑分为增生型、萎缩型、疣状型。

（1）增生型:绝大部分为此型;鳞状细胞可达10 余层,深层棘细胞增生。棘细胞钉突伸长,表层细胞角化异常活跃。

（2）萎缩型:较少见;其鳞状细胞仅 2~3 层,棘细胞减少,无钉突或钉突明显缩短,可与增生型同时

存在。

（3）疣状型:此型更少;膀胱黏膜鳞状上皮棘细胞钉突延长,可见明显角化不全、角化过度。临床所见萎缩型、疣状型极少。

近期研究发现,膀胱白斑病理表现可分为 4 种类型:①0 型,膀胱黏膜尿路上皮、鳞状上皮化生交错或单纯鳞状上皮化生,无角化层,基膜平直。上皮细胞 2~18 层。②Ⅰ型,膀胱黏膜鳞状上皮化生,可见角化层或不全角化层,基膜平直或稍弯曲;上皮细胞为 10~25 层。③Ⅱ型,膀胱黏膜鳞状上皮化生,有角化层,基膜明显弯曲。深入固有层上皮细胞为14~45 层。④Ⅲ型,鳞状上皮化生,细胞层数明显增多,细胞增生活跃、排列紊乱、细胞核轻度异形。角化层明显,基膜乳头状弯曲,深入固有层;上皮细胞为 20~50 层。

2. 电子显微镜检查　表面由多层鳞状上皮细胞组成。胞核较幼稚,核仁明显,胞质内张力原纤维丰富,上皮细胞胞质内可见糖原储积,有的糖原颗粒散在分布,上皮细胞之间的间隙较宽,细胞表面均有丰富的指状突起,相邻细胞以指状突起相连,连接部位可见桥粒结构上皮基底部形成乳头状结构。

光镜及电镜分型病理形态、病变上皮厚度、细胞变异程度、基膜弯曲伸入固有层深度的上述变化情况客观反映了膀胱白斑的发生、发展过程。

（三）临床表现

膀胱白斑多见于中年女性,常因尿频、尿急、尿痛、血尿、下腹部不适就诊,常伴有焦虑、失眠、精神抑郁、全身不适。可反复出现泌尿系感染、膀胱炎、尿道炎、阴道炎等,经抗感染治疗后症状缓解,但经常复发,可持续数十年。

膀胱白斑常与腺性膀胱炎、膀胱颈部炎性息肉、慢性膀胱炎、尿道处女膜融合症、尿道肉阜等合并存在,也可合并慢性滤泡性膀胱炎、膀胱癌等,需仔细检查确诊。

（四）诊断

膀胱白斑患者的临床表现缺乏特异性,与膀胱炎、尿道炎等无明显区别,常被误诊为泌尿系感染、结核、精神病等。尿常规可见镜下血尿,白细胞增多。尿细菌培养常为阴性。诊断主要依靠膀胱镜筛检和病理检查确诊。

膀胱镜检查对诊断具有决定性意义。膀胱容量正常时,膀胱内尿液中可见大量脱落的上皮及角质蛋白碎片游动,呈现雪暴（snow storm）景象。膀胱内壁可见灰白或灰色斑状隆起,大小不等,单发或散在

5

多发。病变主要位于膀胱三角区及膀胱颈部或两处相连成片,也可位于输尿管开口,但输尿管开口清晰,喷尿正常,很少引起梗阻。病变广泛者可波及膀胱大部乃至全部。单纯膀胱白斑为不规则的成片的白斑,病灶稍隆起,边界清楚,表面粗糙,外形不规则,呈海星样向周围延伸,表面有时可见活动性出血点,白斑部血管纹理随着角化层厚度增大逐渐减少或消失。常见膀胱颈部及尿道充血,可合并腺性膀胱炎、膀胱颈部炎性息肉等。合并腺性膀胱炎时,为散在粒状及小片状直径 3~5mm 的白色斑点。

根据膀胱镜影像系统显像特点可将膀胱白斑分为以下 4 型。

(1) 充血型:膀胱黏膜表面粗糙、间有小红点,血管纹理增多、增粗,呈膀胱炎样改变。

(2) 斑点型:膀胱黏膜表面粗糙,间有白点或小片状白斑,白斑边界不清,血管隐约可见,白斑旁 1~2cm 的膀胱黏膜间有小红点。

(3) 薄斑型:膀胱黏膜表面粗糙,覆盖薄层白斑,其边界欠清,血管纹理消失,白斑旁 1~2cm 的膀胱黏膜粗糙,间有有小红点。

(4) 厚斑型:膀胱黏膜表面覆盖厚层白斑,表面明显凹凸不平,边界清晰,血管纹理消失。白斑旁 1~2cm 的膀胱黏膜粗糙,间有红点。

应取病灶组织做常规病理检查,有条件者进一步做电子显微镜检查。

膀胱白斑的诊断标准如下。①临床表现:间断反复出现尿频、尿急,或伴有尿痛、血尿,下腹部不适、疼痛。②膀胱镜检:发现边界清晰的膀胱黏膜白色斑块,其上血管纹理明显减少或消失。③病理检查:膀胱黏膜鳞状上皮化生,表层上皮不全角化或出现角化。④病理检查:膀胱黏膜鳞状上皮化生,表层上皮无角化。⑤电子显微镜检查:膀胱黏膜鳞状上皮化生,胞核幼稚,胞质内张力原纤维较丰富,连接部位可见丰富的桥粒结构。同时符合上述 5 条,或符合②③条,或符合②④条,符合②⑤条者,即可确诊。

(五) 治疗

根据有无明确的诱发因素,膀胱镜检查、病理检查、电子显微镜检查分型,伴发的基础疾病及病变的部位、范围等选择合适的治疗手段。

根据膀胱白斑病理分型、电子显微镜检查分型不同可考虑选择下列治疗方式:0 型膀胱白斑细胞变异程度较轻,可随访观察;Ⅰ型可考虑抗感染,对症处理,定期复查;Ⅱ型可手术治疗;Ⅲ型患者鳞状

上皮细胞增生活跃,可见细胞核轻度异形,需及时手术,术后可进行单次膀胱灌注化疗。

1. 一般治疗　控制膀胱刺激征,可用 M 受体拮抗剂、α 受体阻滞剂等。对明显神经衰弱、睡眠差及夜间尿频较重者可用镇静、抗焦虑药物。

2. 病因治疗　祛除诱发因素,治疗基础疾病。积极抗感染治疗,处理泌尿系结石,解除尿路梗阻。手术矫正尿道外口畸形,切除尿道肉阜,经过这些治疗后,病理分型 0 型、Ⅰ型患者经上述治疗部分可自愈。

3. 手术治疗　膀胱内局部病变的处理要根据患者的临床症状,病变部位、大小,病理分型及所引起的并发症等采取不同的方法。

(1) 腔内手术:经尿道膀胱白斑电切术是病理分型 Ⅱ 型、Ⅲ 型膀胱白斑局部病变的主要治疗方法。电切的范围为可见膀胱白斑及其周围 2cm 正常的膀胱黏膜,由于膀胱白斑病理改变限于黏膜层,所以切除的深度达到黏膜下层即可。

(2) 开放手术:膀胱黏膜病变广泛、症状严重、病变增生活跃、高度怀疑恶变或有恶变的患者,可行膀胱部分切除术或者膀胱全切术,但应慎重。

4. 膀胱灌注化疗　病理分型 Ⅲ 型患者膀胱病变电切术后可进行单次膀胱灌注化疗。

所有患者应该注意监测,定期随访,发现复发需及时治疗,如发现恶变则按照膀胱癌处理。

(唐秀英)

五、膀胱淀粉样变性

淀粉样变性是多种因素诱发糖蛋白复合体沉着于组织中的一种代谢疾病。膀胱淀粉样变性病多见于老年人,常为全身性淀粉样变性病的一部分,仅 25% 的患者为原发性膀胱淀粉样变性。

(一) 病因

淀粉样变性系一种嗜伊红、透明均质、无细胞结构的糖蛋白复合物(称为淀粉样蛋白)。泌尿系淀粉样变性 50% 发生于膀胱,肾盂及输尿管各占 25%。原发性膀胱淀粉样变性的病因尚不清楚,可能与机体免疫功能异常有关。泌尿系长期的慢性感染或反复的黏膜及黏膜下层的炎症导致浆细胞的逆流,浆细胞分泌产生免疫球蛋白,通过蛋白水解作用的变性形成不溶性纤维,沉着于膀胱肌层中。

(二) 病理

病理特点主要是病灶部位黏膜固有层及黏膜下结缔组织内有 HE 染色均匀或不均匀红染的无结构

物质,有时可累及血管壁和膀胱肌层,刚果红染色阳性。

(三) 临床表现

临床表现常与膀胱移行上皮肿瘤相似,首发症状为无痛性肉眼血尿或不同程度的间歇性血尿,其次是膀胱刺激症状。这与病变部位淀粉样物质沉着,血管壁僵硬,弹性差,不宜收缩止血及膀胱黏膜灶性坏死有很大关系。

(四) 诊断

膀胱淀粉样变性发病年龄 60~80 岁,其临床表现与膀胱肿瘤非常相似。B 超检查对了解病变的部位和范围有一定帮助。膀胱镜检查可见病变多在两侧壁及后壁,膀胱黏膜局灶性隆起、广基无蒂的肿块或多发花蕾样改变,中央部可呈灰白色或淡黄色,质地较硬,弹性差,可伴有渗血及膀胱黏膜灶性坏死。有学者认为病变界限清楚,周围黏膜光滑,无血管怒张和充血对该病的诊断有一定的意义。

本病无论在发病年龄、临床表现和影像学检查及内腔镜检查上都极易与膀胱肿瘤相混淆,故最后需经病理及特殊染色确定诊断。病理检查若出现刚果红染色阳性,偏振光显微镜呈苹果绿双折光即可确诊。

(五) 治疗

原发性膀胱淀粉样变性是一种良性病变,未见恶变或伴发膀胱肿瘤者,但易复发。治疗方法有经尿道电灼、经尿道电切除、部分膀胱切除和全膀胱切除术。治疗目的是清除病灶,止血和防止复发。

1. 手术治疗 经尿道电切是本病首选的治疗方法,对于局限性病灶(直径<2.5cm)尤其适合。对范围较大的局限性病变及经尿道电切除术十分困难的部位(如膀胱顶部)可行膀胱部分切除术;对直径<1.5cm 的多发性病变者可采用激光治疗;尽量避免行全膀胱切除术。如经过上述方法出血还难以控制,则可行全膀胱切除、尿流改道或代膀胱术以达到根治的目的,但全膀胱切除对患者生活质量影响较大,因谨慎考虑。

2. 药物治疗 二甲基亚砜(dimethyl sulfoxide, DMSO)具有镇痛、抗感染、利尿、膜渗透和降解淀粉样纤维蛋白的作用,可用 50% DMSO 对患者进行每次 50ml,总疗程 3~6 个月的隔周膀胱灌注治疗。除长期膀胱灌注后排出液有大蒜气味外,目前尚未发现其他严重的不良反应。DMSO 膀胱灌注是目前治疗膀胱内广泛膀胱淀粉样变及预防复发较为理想的治疗方案,如有条件,可以作为经尿道电切以后的辅助治疗方案。

原发性膀胱淀粉样变性是一种良性病变,未见恶变或伴发膀胱肿瘤者,但易复发。患者无论进行何种治疗,都要进行长期的随访。

六、出血性膀胱炎

出血性膀胱炎(hemorrhagic cystitis)是指因各种损伤因素对膀胱产生的急性或慢性损伤,导致膀胱弥漫性出血。出血性膀胱炎是肿瘤患者接受抗癌治疗过程中较常见的并发症,多由抗癌药物的毒性或过敏反应、盆腔高剂量照射引起的放射性损伤及病毒感染等引起。

(一) 病因

1. 药物毒性反应 部分抗癌药物可直接或间接刺激膀胱黏膜上皮,引起出血性膀胱炎。这种毒性作用不但与药物作用时间和浓度呈正相关,而且与给药途径及方法关系密切。环磷酰胺(CTX)和白消安(BUS)联合化疗引起膀胱炎的危险性相对更高。甲喹酮、乌洛托品、避孕栓、苯胺和甲苯胺等长期或过量使用或接触也可以直接或间接地引起出血性膀胱炎。

2. 放射性损伤 盆腔全量放疗时约有 20% 的患者膀胱受累。放射线对膀胱的急性损伤首先是膀胱黏膜的炎症改变,引起黏膜糜烂、溃疡或坏死出血。

3. 药物过敏反应 如青霉素类、达那唑(又称炔睾唑,是一种人工合成的类固醇)。

4. 病毒感染 Ⅱ型腺病毒感染可以引发膀胱刺激症状及肉眼血尿。

5. 全身疾病 类风湿关节炎和 Crohn 病可并发系统性淀粉样变,膀胱的继发性淀粉样变可引起明显血尿。

(二) 临床表现

血尿是出血性膀胱炎的典型临床表现,可分为以下两类:①突发性血尿,血尿突然发生,并伴有尿频、尿急、尿痛等膀胱刺激症状,严重者又伴有贫血症状。膀胱镜检查可见膀胱容积变小,黏膜充血、水肿、溃烂或变薄,血管壁变脆,部分患者可见出血部位。②顽固性血尿,反复发作性血尿,或血尿持续,经久不愈。并常伴有尿频、尿急、尿痛等症状。

有时因反复出血、膀胱内形成凝块,或阻塞输尿管口,引起急性或慢性尿潴留。膀胱镜检查可见膀胱容积缩小,膀胱挛缩,膀胱壁弹性消失,黏膜充血水肿,溃疡坏死或血管扩张出血。

（三）诊断

出血性膀胱炎确诊前应做一系列基本检查,要注意排除肾、输尿管和膀胱结石、膀胱肿瘤等常见疾病。儿童出现膀胱刺激症状而尿培养阴性时,则应考虑到病毒感染或误服对泌尿系统有毒性的药物,青年人出现血尿则要考虑到工作是否常接触有害的化学品,老年人出现血尿则要排除泌尿系统肿瘤或前列腺增生症。

一般情况下,为明确诊断,出现膀胱、尿道刺激症状的患者,均需进行以下检查。①尿液检查:可有镜下血尿,甚至肉眼血尿。②膀胱镜检查:膀胱镜检查及活检是确定诊断最可靠的方法,可看到膀胱内有不同程度炎症改变,甚至可以看到出血部位,而两侧输尿管口却排出清亮的尿液。③肾功能指标检查:如肌酐、尿素氮、尿酸等的检查。

（四）治疗

不同原因引起的出血性膀胱炎治疗方法基本相同,首先是要制止出血,根据血尿的程度可选用下列方法。

1. 清除血块　这是治疗出血性膀胱炎的首要任务。若血块松软,可在病床旁进行,可留置管腔较大的多孔导尿管,用蒸馏水或盐水冲洗抽吸。若血块坚韧,大而多,则需行电切镜清除血块,电凝止血,膀胱内灌注药物止血。

2. 止血药的应用

（1）局部用药:①凝血酶,1000～4000U用蒸馏水或生理盐水20～30ml配成溶液,每2～4小时膀胱内注射1次。多数患者经2～3次灌注后,出血即可得到控制。②10%巴曲亭加入生理盐水100ml膀胱保留灌注15分钟,或行膀胱冲洗,每日给药2～4次,直到出血停止。③硝酸银:用蒸馏水配成0.5%～1%溶液,每10～20分钟向膀胱内灌注1次,有些患者需多次灌注,疗效优于6-氨基己酸,能使68%膀胱出血停止。④去甲肾上腺素:用8mg/100ml去甲肾上腺素冲洗膀胱可制止出血,冲洗后血压可增高,脉搏加快,但不影响治疗,不损伤黏膜。⑤明矾:可用1%明矾持续滴注冲洗膀胱,达到最大效果的用量为3～12L（平均6L）,治疗平均需要21小时。明矾不被膀胱黏膜吸收,活检证明它不损伤移行上皮,其止血的机制是使毛细血管上皮的黏着物质（cement）硬固,因而血细胞和蛋白不会经毛细血管渗出,可减轻炎症。1%明矾的pH约为4.5,若增加到7,则会发生沉淀。对铝过敏的患者不能用此药冲洗。冲洗后血清铝不会增高,也不致因而引

起脑病变。

（2）全身用药:药物包括巴曲亭、6-氨基己酸、酚磺乙胺、卡巴克络、维生素K等,通过增强血小板黏附功能,或增强毛细血管对损伤的抵抗力,减少毛细血管通透性,使受伤的毛细血管端回缩而止血等来发挥作用。加压素0.4U/min的速度静脉滴注治疗膀胱大出血,曾收到明显的效果。

3. 冰水灌注或冷冻治疗　用冰水连续冲洗24～48小时,可以治疗放射性膀胱炎的出血。据报道,此法成功率92%。冰水有收敛作用,可使血管收缩,蛋白凝固,故可止血。另外也可用冷冻探头在窥视下止血。

4. 动脉栓塞　膀胱和前列腺的严重出血可用髂内动脉分支栓塞加以控制,适用于病情危重者。放射和药物引起的膀胱出血常为弥漫性的,要栓塞一侧或双侧髂内动脉前支。最常见的并发症是臀肌缺血引起的间歇性跛行,常立即发生,数日后可自行消失。

5. 手术止血　只限于切开膀胱清除血块,电凝或用化学药品烧灼止血。若不能达到目的,则可行双侧髂内动脉结扎。

6. 高压氧治疗　由于高压氧可以提高血管损伤组织的修复能力,促使血尿停止。因此,最近有人采用高压氧来治疗因放、化疗引起的出血性膀胱炎。方法:在高压氧舱中3kPa压力下,吸入100%氧气90分钟为1次治疗,每周5～6次,共20次。

7. 外部加压器　这是一种可缠于骨盆区进行充气压迫止血的器械,适用于血流动力学不稳定的盆腔急性大出血,曾用来治疗难于控制的膀胱大出血。据报道,该疗法的临床治疗效果较好。

对出血性膀胱炎的预防,要注意以下几方面:①避免因尿路梗阻而引起尿潴留（如前列腺肥大、膀胱结石等）,减少环磷酰胺和异环磷酰胺对尿道的长期刺激。②化疗期间,注意水化及利尿,24小时最少补液2～3L及静脉注射呋塞米等利尿药。③在化疗过程中,注意选用泌尿系统保护剂巯乙基磺酸钠（mesna）辅助治疗。推荐方法为开始化疗时给药1次,按80mg/kg计算,化疗后4小时和8小时各给药1次。④在放疗前或放疗期间应用对膀胱黏膜有保护作用的戊聚糖多硫酸钠（sodium pentosan polysulfate）,即使在膀胱炎出现以后应用,也可减轻症状和出血。⑤避免使用对膀胱黏膜有刺激的药物。

七、其他类型特异性膀胱炎

（一）皮革性膀胱炎

皮革性膀胱炎属罕见疾病，是一种由尿素裂解细菌引起的膀胱和集合系统黏膜皮革化的慢性炎症。棒状杆菌 D2 是目前公认的最主要的致病菌。长时间的泌尿系插管和继发的膀胱损害也是导致皮革性膀胱炎的一个重要因素。

病理学特征主要为溃疡坏死组织，含有钙化的斑块、斑块处 von Kossa 染色阳性。更深层可见炎性肉芽组织，内含有细菌集落、淋巴细胞、多形核细胞及小脓肿。肉芽肿性高碘酸-碱性复红染色无 Michaelis-Gutmann 小体。

临床主要包括排尿困难，尿道不适和肉眼血尿。患者尿中包含黏液、脓液或血液，发热只存在于 $1/4 \sim 1/2$ 的患者。血尿、脓尿和结晶尿大多数呈碱性，在这种尿液中棒状杆菌 D2 培养的阳性率比较高。

诊断主要依靠膀胱镜和病理检查。膀胱镜下皮革性膀胱炎的膀胱黏膜呈弥漫性或局灶性的炎症改变，伴有溃疡及白色斑块形成；病变好发于膀胱三角区、膀胱颈及有过损伤的部位。

本病需与其他膀胱钙化疾病相鉴别。血吸虫性或结核性膀胱炎钙化主要位于肌层，黏膜表面钙化不明显。膀胱软斑症病变主要分布于膀胱的两侧壁，病理可见 Michaelis-Gutmann 小体。

本病的治疗主要为抗感染治疗，膀胱镜下清除钙化斑；酸化尿液或化学溶解法。抗生素和尿液酸化的联合治疗需要持续数周。

（二）坏疽性膀胱炎

坏疽性膀胱炎病因尚未完全明了。外伤、全身感染及放射线照射均可引起本病。主要原因是膀胱内持久性反复严重的感染，而又未得到合理的治疗所造成。常见的坏疽性膀胱炎致病菌有梭形杆菌、产气荚膜杆菌和奋森螺旋体等。

坏疽性膀胱炎的诊断：①病史上通常有外伤、强烈的化学刺激、放射性照射、全身感染等。特别是膀胱内有持久性的严重感染并有排尿不畅者应考虑此病；②临床症状如有并发上尿路感染或膀胱周围炎常有寒战高热及血像增高；③尿内常可见絮状物；④尿液有腐臭味和氨气味；⑤CT 显示膀胱腔缩小，膀胱形态固定；整个膀胱壁均匀增厚，内外侧壁毛糙，表示病变累及膀胱全层；增强显示 CT 值无明显增高，说明膀胱血供极差；⑥尿细菌培养多为阴性杆菌、链球菌；⑦因男性下尿路梗阻原因较多，致排尿困难使感染不易痊愈，导致膀胱引起坏疽性改变的机会较多。

急性坏疽性膀胱炎的患者应与腹膜炎相鉴别，出现膀胱壁改变的患者应注意排除膀胱肿瘤。

坏疽性膀胱炎的治疗主要以手术治疗为主，并发有腹膜炎的患者更应及时手术，延迟处理可加重病情。

（三）气肿性膀胱炎

气肿性膀胱炎是指以膀胱壁组织内出现气泡为特征，是膀胱急、慢性炎症罕见的特殊类型。发病年龄多为青年以上，以女性多见。本病临床症状轻重不一，以感染症状合并气尿为特征。

1. 病因　各种原因致细菌酵解葡萄糖或蛋白质产生的气体聚积于膀胱黏膜下，当气体量大时可溢至膀胱内或膀胱外周的浆膜下，膀胱腔内出现游离气体。导致气肿性膀胱炎的细菌类型有大肠埃希菌、肺炎克雷伯菌、产气肠杆菌、奇异变形杆菌、金黄色葡萄球菌、链球菌、产气荚膜梭状芽孢杆菌和白色念珠菌等。以产气杆菌感染多见，常发生于膀胱外伤后，特别是糖尿病患者。

发病诱因：①导尿操作时致尿道黏膜破损引起细菌感染最多见，老年糖尿病患者尤为常见，因低血糖昏迷后尿潴留留置导尿也可诱发。②继发于糖尿病神经源性膀胱、饮食紊乱及精神分裂症等。③继发于手术病变，如膀胱癌、膀胱部分切除术后、子宫全切术后卵巢转移癌、化脓性睾丸炎行切除术后、刮宫术后等。

2. 临床表现　本病表现为血尿、气尿、排尿困难、尿潴留、下腹部不适等，有的表现为压力性尿失禁。其症状多变，合并其他疾病时可以意识障碍、腹泻等伴随疾病的症状为首发症状。若膀胱穿孔可有相应症状，感染加重时可引起败血症，合并结石或上尿路积水时可出现相应影像学改变。基本体征为下腹部膨隆、触痛、叩诊鼓音。

3. 诊断　气肿性膀胱炎的诊断主要依据影像学检查。B 超检查早期可见膀胱壁改变，之后可能因为气体较多而不能显示下腹部结构；X 线腹部平片可见膀胱气液积聚现象；MRI 检查对于伴上尿路积水或与其他情况鉴别时有重要意义；CT 检查较其他影像检查敏感，应作为首选。CT 检查可见膀胱体积增大，有液气平面，膀胱壁有泡状气体影，膀胱壁外周可有气体带。膀胱镜检查可见全膀胱黏膜有弥漫性脓苔附着，黏膜层布满小气泡，以镜挤压气泡可呈"沼泽样"释放气体。另外，血白细胞升高，尿常规检查有白细胞及红细胞,尿细菌培养阳性,均对诊断有提示意义。

4. 治疗 气肿性膀胱炎的早诊断、早治疗十分重要。引流尿液、控制感染是治疗的基本环节。可行尿液细菌培养及药敏试验,根据结果给予细菌敏感的抗生素;应密切观察患者生命体征,预防败血症或毒血症的发生;注意尿糖、尿酮体和血糖水平,预防糖尿病酮症酸中毒;冲洗膀胱对引流膀胱、减轻毒素吸收非常有效,注意防治膀胱穿孔等并发症;若出现其他相关腹泻等并发症时,应积极处理。膀胱黏膜下及周围气体不需要特殊处理,等血糖和感染控制后自然会消失,但要保持尿管通畅。

(四) 黄色肉芽肿性膀胱炎

黄色肉芽肿性膀胱炎(xanthogranulomatous cystitis,XC)是一种病因不明的罕见的慢性非特异性炎性疾病,因病变内含有黄色瘤细胞(泡沫细胞)而得名。1985 年 Walther 等做了首例报道。本病发病可能与脐尿管病变有关。XC 可发生于任何年龄,成人多见,女性多于男性。

1. 病理 病理改变可表现为弥漫型或局限型。典型表现:①肿块表面因溃疡使膀胱黏膜上皮部分缺如或完全消失;②膀胱壁层有明显破坏,基膜下血管扩张,间质水肿;③肌层内可见大量黄瘤细胞、多核巨细胞、非特异性炎性细胞(淋巴细胞、浆细胞、嗜酸粒细胞及少许中性粒细胞),并见出血及浆液渗出。

2. 诊断 本病临床表现缺乏特异性,可表现为下腹部持续性钝痛,伴有尿频,尿急,尿痛,有或无肉眼血尿。体检可以在膀胱区偏右侧可触及肿块,表面多光滑,有压痛。患者既往常有尿路感染史,常存在着结石、尿路梗阻或内分泌的改变。

尿液培养可找到大肠埃希菌或变形杆菌,以变形杆菌多见。

影像学检查缺乏特异性。B 超的主要声像特点:①肿块好发于膀胱顶部及侧壁;②肿块较大,表面欠平滑,基底部宽,周边累及面广,与膀胱壁界线模糊,局部膀胱壁层次不清;③肿块呈实性中等或略高回声,较均质;④CDFI 示肿块内血流丰富,认为与基膜下毛细血管扩张的病理改变有关。

CT 或 MRI 检查,表现为膀胱顶壁和(或)侧壁实性较均质肿块,边界模糊,形态不规则,液化坏死较少见;与膀胱壁界线模糊,局部膀胱壁增厚、层次不清;增强扫描呈轻度强化。

本病注意与膀胱癌、腺性膀胱炎及脐尿管病变

鉴别。①膀胱癌好发于三角区及侧后壁,顶部极少见,结合典型的临床表现和 B 超声像图特征不难鉴别。②腺性膀胱炎病理上表现为病变局限于黏膜层及黏膜下层,不引起肌层改变,临床上分为弥漫型和局限型,B 超声像图较易做出鉴别,而黄色肉芽肿性膀胱炎可累及肌层,使膀胱壁层次模糊或显示不清,可作为两者鉴别的依据,膀胱镜活检加以明确诊断。③间质性膀胱炎和黄色肉芽肿性膀胱炎均好发于膀胱顶部,三角区极少见,临床表现亦相似,两者经病理组织学可以区分。

治疗上,以针对病因的非手术治疗为主,并且积极对症处理。孤立性膀胱肿块时,可以行膀胱部分切除术。由于本病属炎性病变,故预后良好。

(五) 血吸虫性膀胱炎

血吸虫性膀胱炎主要是埃及血吸虫(S. haematobium)病导致。本病可能诱发癌变,长期不愈或反复发生的膀胱黏膜溃疡可以形成息肉状病变、囊性或腺性膀胱炎的病变,最终可转化为膀胱黏膜的恶性病变(鳞状上皮癌)。患者年龄在 40 岁左右。

1. 病理 病变多见于膀胱三角区。血吸虫虫卵沉积在膀胱壁后首先引起肉芽肿损害,随后发生纤维化。发生在膀胱颈时,引起膀胱颈阻塞和膀胱壁病变,导致膀胱变形,产生憩室,亦可形成息肉。膀胱颈部或输尿管阻塞可引起肾盂积水,继发细菌感染。

2. 临床表现 早期症状为无痛性终末血尿,持续数月至数年,以后逐渐出现尿频、尿急等症状,继而可出现排尿困难。晚期患者可因膀胱挛缩、输尿管狭窄积水、肾功能低下而出现尿毒症。

3. 诊断 根据患者有接触埃及血吸虫病流行区疫水史与随之出现的血尿、膀胱刺激症状及其他泌尿、生殖系统症状体征时,应警惕本病的可能并需做进一步的检查。确诊本病是在尿液或患者体内的病变组织活检或病理切片检查时查到埃及血吸虫虫卵。

(1) 尿液检查:可在离心沉淀的尿液沉渣中检查到超过正常的红、白细胞,若检查到椭圆形带有端刺的虫卵时即可确诊此病。

(2) X 线检查:腹部平片有时可显示输尿管管壁和膀胱壁的线条状钙化,病变严重者呈现膀胱蛋壳状钙化和输尿管管壁的管条状钙化,偶尔钙化病变可累及肾脏。由于膀胱输尿管病变而引起梗阻时,平片上可因肾输尿管积水而显示肾脏肿大阴影与继发肾、输尿管、膀胱腔内的结石阴影。

静脉肾盂造影有时可因病变造成的肾功能损害而显影不良或延迟显影。在逆行或肾穿刺造影时可显示肾盂、肾盏扩张、积水,输尿管迂曲、扩张,下段输尿管有狭窄、梗阻发生,常常为膀胱壁内段狭窄,严重者可同时有输尿管下 1/3 段与输尿管膀胱壁段的狭窄梗阻。

膀胱造影时可呈现膀胱容量缩小;膀胱壁不整齐而出现结节状充盈缺损,膀胱壁僵硬。膀胱造影剂注射压力增大时可出现输尿管反流(由于膀胱挛缩致输尿管管口扩张呈洞穴状所致)。若有膀胱癌并存时可显示膀胱腔内较大的充盈缺损,此时可借助 B 超与 CT 检查进一步明确膀胱内占位病变的大小与浸润深度。

(3)膀胱镜检查:早期可见膀胱黏膜的血吸虫虫卵损害,表现为膀胱黏膜与黏膜下层沉积的虫卵结节,呈灰白色沙粒状结节,结节周围的黏膜充血或苍白,多数结节聚集呈现膀胱黏膜与黏膜下的沙粒状斑块。病变早期好发在输尿管口、三角区与膀胱底部,严重时可波及整个膀胱壁,结节表面的黏膜破溃后可形成溃疡,溃疡的边缘不整齐,多数可合并感染而呈现周围黏膜充血水肿。晚期时,膀胱镜检查发现黏膜肥厚而形成小梁与假性憩室,膀胱壁僵硬、膀胱颈口缩窄、输尿管口缩窄而呈针孔状或向四周扩张而呈洞穴状,在排尿时可有尿液向病变的输尿管管口反流。

(4)免疫诊断:应用 1:8000 血吸虫成虫作为抗原的皮内试验液 0.03ml 做皮内试验,15 分钟后若皮试处形成的丘疹直径大于或等于 0.8cm 时可称为阳性反应,说明患过血吸虫病,因为药物治愈血吸虫病多年后的患者,其皮内试验仍可阳性,因此皮内试验不能作为评价治疗效果的检查。

此外,由于感染血吸虫病患者体内存在特异性循环抗原、循环抗体与免疫复合物,因此可以应用检测免疫性疾患的方法检查患者体内的特异性循环抗原与抗体来诊断血吸虫病和判断血吸虫的治疗效果。

4. 治疗

(1)药物治疗:病原治疗主要采用吡喹酮,总剂量为 60mg/kg,一日疗法,分 3 次口服。敌百虫具抑制胆碱酯酶作用,可使埃及血吸虫麻痹,因其价廉,在非洲仍在应用,剂量为 5~15mg/kg 口服,每 2 周 1 次,连服 2 剂,不适合于普治。尼立达唑(niridazole),对埃及血吸虫病疗效好,成人日服 25mg/kg,分 3 次服,5~7 天为 1 个疗程,治愈率可达 90%

以上。不良反应较多,主要有头痛、头晕、腹痛、厌食、恶心、呕吐、腹泻等,少数患者可出现局部或全身抽搐及精神失常,葡萄糖-6-磷酸脱氢酶(G-6-PD)缺乏者可出现溶血。

(2)外科治疗:若发生膀胱颈口缩窄和输尿管开口处针孔状狭窄或输尿管膀胱壁段内狭窄时,可在电切镜下施行膀胱颈口切开术与输尿管管口切开术。对输尿管狭窄病变较广泛时,施行输尿管膀胱再植术有困难者,可施行回肠代输尿管术。若发生挛缩膀胱时,应施行回肠或结肠膀胱扩大术和回肠或结肠代膀胱术。发生恶变时按膀胱癌治疗。

预防:加强宣传教育。并做好水源、粪便、尿液管理和个人防护。

(六) 弓形虫性膀胱炎

本病的病原体是刚地弓形虫(toxoplasma gondii)原虫,因其滋养体的形状而得名。以猫和猫科动物为其终末宿主和传染源,而中间宿主是人等。

1. 临床表现

(1)全身表现:全身感染时,多有发热、贫血、呕吐、肝脾大、淋巴结肿大等。

(2)膀胱病变:病原体侵犯膀胱黏膜后可导致常见的尿频、尿急、排尿困难及尿失禁等症状。

(3)其他:中枢神经系被累及时,引起脑膜脑炎、脑积水和各种脑畸形,表现为抽搐、肢体强直、脑神经瘫痪、运动和意识障碍。一般累及两侧眼球,导致眼球变小,畸形及失明。

2. 诊断 有宠物接触病史的患者发生上述临床表现者应考虑此病。CT 及 MRI 等影像学检查可见膀胱及精囊壁假性增厚。膀胱镜检可见到膀胱内壁黏膜增生以致出现假性肿瘤样病变,结合活检可以确诊此病。

血清学检查是目前最常用的方法。常用的方法有:①亚甲蓝染色试验,在感染早期(10~14 天)即开始阳性,第 3~5 周效价可达高峰,可维持数月至数年。低效价一般代表慢性或过去的感染。②间接免疫荧光试验,所测抗体是抗弓形虫 IgG,其出现反应及持续时间与亚甲蓝染色试验相仿。③IgM-免疫荧光试验,是改良的间接免疫荧光试验,感染 5~6 天即出现阳性结果,可持续 3~6 个月,适于早期诊断。如新生儿血清中含有抗弓形虫 IgM,则可考虑先天性弓形虫病的诊断。④直接凝集反应,主要用于测抗弓形虫 IgM,以 1:16 凝集作为阳性,感染后 5~6 天则能测得阳性。

3. 治疗 先天性弓形虫病的预后的较严重,无

5

论有无症状，都必须治疗。后天性感染凡有症状者也都需要治疗。目前的治疗主要以药物治疗为主。

目前常用药物有 3 种：①磺胺嘧啶和乙胺嘧啶并用，急性期可合并应用。磺胺嘧啶 50 ~ 150mg/(kg·d)，分 4 次口服，乙胺嘧啶 1mg/(kg·d)，分 2 次口服，经 2 ~ 4 天后将剂量减半，每天最大剂量不超过 25mg。两种药合用疗程为 2 ~ 4 周。乙胺嘧啶排泄极慢，易引起中毒，发生叶酸缺乏及骨髓造血抑制现象，故用药时给叶酸 5mg 口服，每日 3 次，或醛氢叶酸 5mg 肌内注射，每周 2 次，并可给酵母片口服以减少毒性反应。②螺旋霉素（spiromycin）有抗弓形虫作用，且能通过胎盘，孕妇每日口服 3g，脐带血中浓度高出 3 ~ 5 倍。有认为应用螺旋霉素可使胎儿先天感染减少 50% ~ 70%。本药对胎儿无不良影响，适用于妊娠期治疗。治疗方法常与磺胺嘧啶和乙胺嘧啶交替使用，20 ~ 30 天为 1 个疗程。先天性弓形虫病需用乙胺嘧啶-磺胺嘧啶 2 ~ 4 个疗程，每疗程间隔期为 1 个月，这时换用螺旋霉素治疗，剂量为 100mg/(kg·d)，1 岁以后可停止用药，待有急性发作时再重复治疗。③近来有报道复方磺胺甲噁唑对细胞内弓形虫特别有效，并容易通过胎盘，对胎儿弓形虫感染的疗效优于螺旋霉素。

预防：宜对免疫缺陷的小儿和血清学阴性孕妇进行预防。主要措施是做好人、畜的粪便管理，防止食物被囊合子污染。不吃未煮熟的肉、蛋、乳类等食物，饭前洗手。

（七）嗜酸细胞性膀胱炎

嗜酸细胞性膀胱炎（eosinophilic cystitis，EC）是一种少见的与变态反应有关的膀胱炎，以膀胱黏膜大量嗜酸粒细胞浸润为特征。EC 由 Brone 于 1960 年首次报道。EC 发病无性别差异，但男性发病率高于女性。

1. 病因　一般认为该病病因属于一种泌尿道过敏性疾病，如食物过敏、寄生虫、药物等所致。一些相关的危险因素有支气管哮喘、遗传性过敏性疾病、环境中的过敏原；某些化疗药物亦可致病，如丝裂霉素 C、噻替哌。常与泌尿道某些疾病伴发（如膀胱癌），少数可独立发生。

2. 病理　病变呈现多样性。尽管光镜下均表现为膀胱黏膜及肌层有大量的嗜酸细胞浸润，但肉眼或膀胱镜下则表现为红斑、水肿、溃疡、天鹅绒样改变，当发生增殖性损害时，可类似乳头状瘤或葡萄状瘤，病损类似胃肠道的嗜酸性肉芽肿。

3. 临床表现　EC 起病可为急性或亚急性，通常为慢性，其临床表现多种多样。患者多有血尿、脓尿，有时类似间质性膀胱炎、结核性膀胱炎或膀胱肿瘤的临床症状；也有尿常规正常，仅有膀胱刺激症状，少见症状还有尿潴留、肾盂积水，少数并发于膀胱癌者可无症状。

4. 诊断　有过敏和哮喘病史，反复发作的慢性膀胱刺激症状的患者应考虑此疾病。外周血检查可以发现嗜酸粒细胞增多，尿检可有蛋白尿、血尿或脓尿。EC 患者膀胱镜检查为膀胱黏膜水肿、溃疡、红斑形成，并可伴有与肿瘤相似的广基息肉。其病理检查具有特征性改变，为富含嗜酸粒细胞的炎性细胞浸润、纤维化、平滑肌坏死，有时伴有巨细胞出现。

嗜酸细胞性膀胱炎常易误诊断为膀胱肿瘤，单凭肉眼观察难以鉴别，活组织检查是唯一能鉴别的方法。

5. 治疗　大多数学者认为 EC 确诊后均应治疗。为了控制继发性感染，适当应用抗生素。可在病史中仔细寻找过敏原，并进行评价，在消除过敏原后进行脱敏疗法。口服或膀胱内灌注皮质醇以及应用抗组胺药也有效果。必要时给予中药协助治疗。

手术方法主要是经尿道息肉电切，切除息肉深度通常达肌层。若有严重肾积水、输尿管扩张、反流，可行膀胱全切术，尿流改道。

EC 为良性病变，治疗效果佳，预后好，但可复发，偶尔亦可发展为恶性病变。

（八）巨细胞性膀胱炎

巨细胞性膀胱炎是指由巨细胞病毒（cytomegalovirus，CMV）侵犯膀胱黏膜上皮而引起的一系列排尿功能病变。巨细胞膀胱炎的患者不常见，多见于合并 HIV 感染及移植术后使用免疫抑制剂的患者。巨细胞病毒主要侵犯上皮细胞，可通过性接触传播，在人体内引起多种疾病，并可能与致癌有关，因而受到人们的重视。

1. 临床表现　巨细胞病毒感染者的临床表现因感染途径不同而异。巨细胞性膀胱炎患者除有一般巨细胞病毒感染者的全身表现，如发热和疲乏、血液中淋巴细胞绝对值增多，且有异型性变化、脾大和淋巴结炎、偶可发生间质性肺炎、肝炎、脑膜炎、心肌炎、溶血性贫血及血小板减少症等。泌尿系统症状包括膀胱区疼痛、出血性膀胱炎等相关表现，严重者甚至出现膀胱壁破裂。

2. 诊断　仅靠临床表现尚不能确诊。巨细胞病毒主要是侵犯膀胱深肌层，因而膀胱镜下无特异性改变，结合活检可在一定程度上辅助诊断。各种实验室手段,如病毒分离、电镜检查、抗体测定、免疫荧光或免疫过氧化物酶染色、瑞特-吉姆萨染色或帕氏染色(检查胞质或核内有无包涵体)等可在一定程度上有助于确诊本病。

3. 治疗 丙氧鸟苷(ganciclovir)有防止 CMV 扩散作用。如与高滴度抗 CMV 免疫球蛋白合用,可降低骨髓移植的 CMV 肺炎并发症死亡率,如出现耐丙氧鸟苷的 CMV 感染可选用膦甲酸钠,虽能持久地减少 CMV 扩散,但效果比前者差。国外研制 CMV 病毒活疫苗,能诱导产生抗体,但在排除疫苗的致癌潜能的问题上有待于进一步解决。

当出现需要外科介入的情况时(如膀胱破裂)则需行相关的外科干预。

(刘冠琳 郭辉 陈志强)

参 考 文 献

1. 李琦,付科,胡敏霞.出血性放射性膀胱炎的治疗体会.山西医科大学学报,2010,41(1):69-70.

2. 邵静波,金泳海,倪才方,等.选择性膀胱动脉栓塞与髂内动脉栓塞治疗重度出血性膀胱炎的效果比较.介入放射学杂志,2016,25(3):253-256.

3. 何家扬.泌尿系梗阻性疾病.上海:上海科学技术文献出版社,2005:223-229.

4. 崔志刚,何平,马惠珍,等.出血性放射性膀胱炎的临床疗效观察.现代泌尿外科杂志,2012,17(2):188-190.

5. 李海涛,屈明伟,高平生,等.膀胱白斑的治疗方法研究.现代诊断与治疗,2015,(6):1344-1346.

6. 张占学,岳霄.经尿道钬激光治疗膀胱黏膜增生性病变215 例临床分析.现代泌尿外科杂志,2010,15(2):141-142.

7. 曾宇,孔垂泽,朱玉焱,等.膀胱软结石合并气肿性膀胱炎.中华泌尿外科杂志,2003,24(7):466-468.

8. Kawasaki Y,Katayama H,Kato S. [Effectiveness of DMSO intravesical therapy for lower urinary symptoms of primary amyloidosis localized in the urinary bladder:a case report]. Hinyokika Kiyo,2013,59(7):453-456.

9. Cunha BA. Oral doxycycline for non-systemic urinary tract infections (UTIs) due to P. aeruginosa and other Gram negative uropathogens. Eur J Clin Microbiol Infect Dis,2012,31(11):2865-2868.

10. Takano K,Fukushima H,Kawai Y,et al. A case of emphysematous cystitis diagnosed by exploratory laparotomy. Infect Dis Rep,2013,5(2):e9.

11. Ahsaini M,Kassogue A,Tazi MF,et al. Emphysematous cystitis and emphysematous pyelitis:a clinically misleading association. Pan Afr Med J,2013,16:18.

12. Van Glabeke E,Obadia E,Dessolle L,et al. Emphysematous cystitis complicating nonconservative total hysterectomy for ovarian cancer. Prog Urol,2004,14(2):221-223.

13. Nagasaki K,Gomi H. Emphysematous Cystitis. Intern Med,2017,56(17):2379.

14. Taktak A,Acar B,Gur G,et al. Cytomegalovirus-related hemorrhagic cystitis in an immunocompetent child. Ren Fail,2014,36(7):1148-1150.

5

第三十三章

膀 胱 损 伤

一、病　　因

膀胱位于盆腔深部,耻骨联合后方,周围有骨盆保护,通常很少发生损伤。究其受伤原因大体分为以下 3 种。

1. 外伤性　最常见的原因为各种因素引起的骨盆骨折,如车祸、高处坠落等;其次为膀胱在充盈状态下突然遭到外来打击,如下腹部遭受撞击、摔倒等;少见原因尚有火器、利刃所致穿通伤等。

2. 医源性　最常见于妇产科、下腹部手术,以及某些泌尿外科手术,如 TURBT、TURP 及输尿管镜检查等均可导致膀胱损伤。尤其是近年来随着腹腔镜手术的日益开展,医源性损伤更加不容忽视。

3. 自身疾病　比较少见,可由意识障碍引起,如醉酒或精神疾病;病理性膀胱如肿瘤、结核等可致自发性破裂。

二、临 床 表 现

无论何种原因,膀胱损伤病理上大体分为挫伤及破裂两类。前者伤及膀胱黏膜或肌层,后者根据破裂部位分为腹膜外型、腹膜内型及两者兼有的混合型,从而有不同的临床表现。

轻微损伤仅出现血尿、耻骨上或下腹部疼痛等;损伤重者可出现血尿、无尿、排尿困难、腹膜炎等。

1. 血尿　可表现为肉眼或镜下血尿,其中肉眼血尿最具有提示意义。有时伴有血凝块,大量血尿者少见。

2. 疼痛　多为下腹部或耻骨后的疼痛,伴有骨盆骨折时,疼痛较剧。腹膜外破裂者,疼痛主要位于盆腔及下腹部,可有放射痛,如放射至会阴部、下肢等。膀胱破裂至腹腔者,表现为腹膜炎的症状及体征:全腹疼痛、压痛及反跳痛、腹肌紧张、肠鸣音减弱

或消失等。

3. 无尿或排尿困难　膀胱发生破裂,尿液外渗,表现为无尿或尿量减少,部分患者表现为排尿困难,与疼痛、恐惧或卧床排尿不习惯等有关。

4. 休克　常见于严重损伤者。由创伤及大出血所致,如腹膜炎或骨盆骨折。

三、诊　　断

膀胱损伤的病理类型关系到治疗效果,因而应尽量做出准确诊断。和其他疾病一样,需结合病史(如外伤、手术史等)及症状、体征,以及辅助检查,综合分析,做出诊断。

膀胱损伤常被腹部、骨盆外伤引起的症状干扰或被其所掩盖。当患者诉耻骨上或下腹部疼痛,排尿困难,结合外伤、手术史,耻骨上区触疼,腹肌紧张,以及肠鸣音减弱等,应考虑膀胱损伤的可能。

1. 导尿检查　一旦怀疑膀胱损伤,即应马上给予导尿,如尿液清亮,可初步排除膀胱损伤;如尿液很少或无尿,应行注水试验:向膀胱内注入 200～300ml 生理盐水,稍待片刻后抽出,如出入量相差很大,提示膀胱破裂。该方法尽管简便,但准确性差,易受干扰。

2. 膀胱造影　是诊断膀胱破裂最有价值的方法,尤其是对于骨盆骨折合并肉眼血尿的患者。导尿成功后,经尿管注入稀释后的造影剂(如 15%～30% 的复方泛影葡胺),分别行前后位及左右斜位摄片,将造影前后 X 线片比较,观察有无造影剂外溢及其部位。腹膜内破裂者,造影剂溢出至肠系膜间相对较低的位置或到达膈肌下方;腹膜外破裂者可见造影剂积聚在膀胱颈周围。亦有人采用膀胱注气造影法,向膀胱内注气,观察气腹症,以帮助诊断。需要指出的是,由于 10%～29% 的患者常同时出现

膀胱和尿道损伤,故在发现血尿或导尿困难时,尚应行逆行尿道造影,以排除尿道损伤。

3. CT 及 MRI 检查　临床应用价值低于膀胱造影,不推荐使用。但患者合并其他伤需行 CT 或 MRI 检查,有时可发现膀胱破口或难以解释的腹部积液,应想到膀胱破裂的可能。

4. 静脉尿路造影　在考虑合并有肾或输尿管损伤时,可行 IVU 检查,同时观察膀胱区有无造影剂外溢,可辅助诊断。

四、治　疗

除积极处理原发病及危及生命的并发症外,对于膀胱损伤,应根据不同的病理损伤类型,采用不同的治疗方法。

(一) 膀胱挫伤

一般仅需非手术治疗,卧床休息,多饮水,视病情持续导尿数天,预防性应用抗生素。

(二) 腹膜外膀胱破裂

钝性暴力所致下腹部闭合性损伤,如患者情况较好,不伴有并发症,可仅予以尿管引流。主张采用大口径尿管(22F),以确保充分引流。2 周后拔除尿管,但拔除尿管前推荐行膀胱造影。同时应用抗生素持续至尿管拔除后 3 天。

以下情况应考虑行膀胱修补术:①钝性暴力所致腹膜外破裂,有发生膀胱瘘、伤口不愈合、菌血症的潜在可能性时;②因其他脏器损伤行手术探查时,如怀疑膀胱损伤,应同时探查膀胱,发现破裂,予以修补;③骨盆骨折在行内固定时,应对破裂的膀胱同时修补,防止尿外渗,从而减少内固定器械发生感染的机会。而对于膀胱周围血肿,除非手术必需,否则不予处理。

(三) 腹膜内膀胱破裂

腹膜内膀胱破裂其裂口往往比膀胱造影所见要大得多,往往难于自行愈合,因而一旦怀疑腹膜内破裂,即应马上手术探查,同时检查有无其他脏器损伤。术中发现破裂,应用可吸收线分层修补,并在膀胱周围放置引流管。根据情况决定是单纯行留置导尿,还是加行耻骨上膀胱高位造瘘,但最近观点认为后者并不优于单独留置导尿。术后应用抗生素。有时,膀胱造影提示膀胱裂口很小,或患者病情不允许,可暂时行尿管引流,根据病情决定下一步是否行手术探查或修补。

以下两点需注意:①术中在修补膀胱裂口前,应检查输尿管有无损伤,通过观察输尿管口喷尿情况,静脉注射亚甲蓝或试行逆行插管来判定。输尿管壁内段或邻近管口的损伤,放置双 J 管或行膀胱输尿管再植术。②术中如发现直肠或阴道损伤,应将损伤的肠壁或阴道壁游离,重叠缝合加以修补,同时在膀胱与损伤部位之间填塞有活力的邻近组织,或者在修补的膀胱壁处注入生物胶,尽量减少膀胱直肠(阴道)瘘的发生;但结肠或直肠损伤时,如粪便污染较重,应改行结肠造瘘,二期修补。

(四) 膀胱穿通伤

应马上手术探查,目的有:①观察有无腹内脏器损伤;②观察有无泌尿系损伤。发现膀胱破裂,分层修补;同时观察有无三角区、膀胱颈部或输尿管损伤,视损伤情况做对应处理。当并发直肠或阴道损伤时,处理同上。

对于膀胱周围的血肿,应予以清除。留置的引流管需在腹壁另外戳洞引出。术后应用抗生素。

(王超　宋晓东)

参 考 文 献

1. 杨元芬.妇产科手术损伤膀胱的原因分析及预防对策.医学信息,2013,13;396.

2. 郭建勇.膀胱损伤的临床诊断与治疗.医学美学美容,2013,8;89-90.

3. 汪雅洁,王树全,孙延水.CT 逆行膀胱造影诊断创伤性膀胱破裂的应用价值.承德医学院学报,2016,33(2);164-165.

4. 许晓源.医源性输尿管损伤的诊断和治疗.浙江中医药大学学报,2012,36(3);271-272.

第三十四章

膀胱结石及异物

第一节 膀 胱 结 石

膀胱结石是较常见的泌尿系结石,好发于男性,男女比例约为10∶1。膀胱结石的发病率有明显的地区和年龄差异。总的来说,在经济落后地区,膀胱结石以婴幼儿为常见,主要由营养不良所致。随着我国经济的发展,膀胱结石的总发病率已显著下降,多见于50岁以上的老年人。

一、病 因

膀胱结石分为原发性和继发性两种。原发性膀胱结石多由营养不良所致,现在除了少数发展中国家及我国一些边远地区外,其他地区该病已少见。继发性膀胱结石主要继发于下尿路梗阻、膀胱异物等。

(一)营养不良

婴幼儿原发性膀胱结石主要发生于贫困饥荒年代,营养缺乏,尤其是动物蛋白摄入不足是其主要原因。只要改善婴幼儿的营养,使新生儿有足够的母乳或牛乳喂养,婴幼儿膀胱结石是可以预防的。

(二)下尿路梗阻

一般情况下,膀胱内的小结石以及在过饱和状态下形成的尿盐沉淀常可随尿流排出。但当有下尿路梗阻时,如良性前列腺增生、膀胱颈部梗阻、尿道狭窄、先天畸形、膀胱膨出、憩室、肿瘤等,均可使小结石和尿盐结晶沉积于膀胱而形成结石。

此外,造成尿流不畅的神经性膀胱功能障碍、长期卧床等,都可能诱发膀胱结石的出现。尿液潴留容易并发感染,以细菌团、炎症坏死组织及脓块为核心,可诱发晶体物质在其表面沉积而形成结石。

(三)膀胱异物

医源性的膀胱异物主要有长期留置的导尿管、被遗忘取出的输尿管支架管、不被机体吸收的残留缝线、膀胱悬吊物、由子宫内穿至膀胱的 Lippes 环等,非医源性异物如发夹、蜡块等。膀胱异物可作为结石的核心而使尿盐晶体物质沉积于其周围而形成结石。此外,膀胱异物也容易诱发感染,继而发生结石。

当发生血吸虫病时,其虫卵亦可成为结石的核心而诱发膀胱结石。

(四)尿路感染

继发于尿液潴留及膀胱异物的感染,尤其是分泌尿素酶的细菌感染,由于能分解尿素产生氨,使尿 pH 升高,使尿磷酸钙、磷酸铵和磷酸镁盐的沉淀而形成膀胱结石。这种由产生尿素酶的微生物感染所引起、由磷酸镁铵和碳磷灰石组成的结石,又称感染性结石。

含尿素酶的细菌大多数属于肠杆菌属,其中最常见的是奇异变形杆菌,其次是克雷伯菌、假单孢菌属及某些葡萄球菌。少数大肠埃希菌、某些厌氧细菌及支原体也可以产生尿素酶。

(五)代谢性疾病

膀胱结石由人体代谢产物组成,与代谢性疾病有着极其密切的关系,包括胱氨酸尿症、原发性高草酸尿症、特发性高尿钙、原发性甲状旁腺功能亢进症、黄嘌呤尿症、特发性低枸橼酸尿症等。

(六)肠道膀胱扩大术

肠道膀胱扩大术后膀胱结石的发生率高达36%~50%,主要原因是肠道分泌黏液所致。

(七)膀胱外翻-尿道上裂

膀胱外翻-尿道上裂患者在膀胱尿道重建术前因存在解剖及功能方面的异常,易发生膀胱结石。在重建术后,手术引流管、尿路感染、尿液滞留等又增加了结石形成的危险因素。

5

二、病　　理

膀胱结石的继发性病理改变主要表现为局部损害、梗阻和感染。由于结石的机械性刺激，膀胱黏膜往往呈慢性炎症改变。继发感染时，可出现滤泡样炎性病变、出血和溃疡，膀胱底部和结石表面均可见脓苔。偶可发生严重的膀胱溃疡，甚至穿破到阴道、直肠，形成尿瘘。晚期可发生膀胱周围炎，使膀胱和周围组织粘连，甚至发生穿孔。

膀胱结石易堵塞于膀胱出口、膀胱颈及后尿道，导致排尿困难。长期持续的下尿路梗阻可使膀胱逼尿肌出现代偿性肥厚，并逐渐形成小梁、小房和憩室，使膀胱壁增厚和肌层纤维组织增生。长期下尿路梗阻还可损害膀胱输尿管的抗反流机制，导致双侧输尿管扩张和肾积水，使肾功能受损，甚至发展为尿毒症。肾盂输尿管扩张积水可继发感染而发生肾盂肾炎及输尿管炎。

当尿路移行上皮长期受到结石、炎症和尿源性致癌物质刺激时，局部上皮组织可发生增生性改变，甚至出现乳头样增生或者鳞状上皮化生，最后发展为鳞状上皮癌。

三、临床表现

膀胱结石的主要症状是排尿疼痛、排尿困难和血尿。疼痛可为耻骨上或会阴部疼痛，由结石刺激膀胱底部黏膜而引起，常伴有尿频和尿急，排尿终末时疼痛加剧。如并发感染，则尿频、尿急更加明显，并可发生血尿和脓尿。排尿过程中结石常堵塞膀胱出口，使排尿突然中断并突发剧痛，疼痛可向阴茎、阴茎头和会阴部放射。排尿中断后，患者须晃动身体或采取蹲位或卧位，移开堵塞的结石，才能继续排尿，并可缓解疼痛。

小儿发生结石堵塞，往往疼痛难忍，大声哭喊，大汗淋漓，常用手牵扯阴茎或手抓会阴部，并变换各种体位以减轻痛苦。结石嵌顿于膀胱颈口或后尿道，则出现明显排尿困难，尿流呈滴沥状，严重时发生急性尿潴留。

膀胱壁由于结石的机械性刺激，可出现血尿，并往往表现为终末血尿。尿流中断后再继续排尿亦常伴有血尿。

老年男性膀胱结石多继发于前列腺增生症，可同时伴有前列腺增生症的症状；神经性膀胱功能障碍、尿道狭窄等引起的膀胱结石亦伴有相应的症状。

少数患者，尤其是结石较大，且有下尿路梗阻及残余尿者，可无明显的症状，仅在做 B 超或 X 线检查时发现结石。

四、诊　　断

根据膀胱结石的典型症状，如排尿终末疼痛、排尿突然中断，或小儿排尿时啼哭牵拉阴茎等，可做出膀胱结石的初步诊断。但这些症状绝非膀胱结石所独有，常需辅以 B 超或 X 线检查才能确诊，必要时做膀胱镜检查。

体检对膀胱结石的诊断帮助不大，多数病例无明显的阳性体征。结石较大者，经双合诊可扪及结石。婴幼儿直肠指检有时亦可摸到结石。经尿道将金属探条插入膀胱，可探出金属碰击结石的感觉和声音。目前此法已被 B 超及 X 线检查取代而很少采用。

实验室检查可发现尿中有红细胞或脓细胞，伴有肾功能损害时可见血肌酐、尿素氮升高。

超声检查简单实用，结石呈强光团并有明显的声影。当患者转动身体时，可见到结石在膀胱内移动。膀胱憩室结石则变动不大。

腹部平片亦是诊断膀胱结石的重要手段，结合 B 超检查可了解结石大小、位置、形态和数目，还可了解双肾、输尿管有无结石（图 34-1）。应注意区分平片上的盆部静脉石、输尿管下段结石、淋巴结钙化影、肿瘤钙化影及粪石。必要时行静脉肾盂造影检查以了解上尿路情况，作膀胱尿道造影以了解膀胱及尿道情况。纯尿酸和胱氨酸结石为透 X 线的阴性结石，用淡的造影剂进行膀胱造影有助于诊断。

尿道膀胱镜检查是诊断膀胱结石最可靠的方

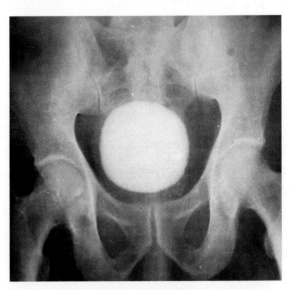

图 34-1　膀胱结石

法,尤其对于透 X 线的结石。结石在膀胱镜可一目了然,不仅可查清结石的大小、数目及其具体特征,还可明确有无其他病变,如前列腺增生、尿道狭窄、膀胱憩室、炎症改变、异物、癌变、先天性后尿道瓣膜及神经性膀胱功能障碍等。膀胱镜检查后,还可同时进行膀胱结石的碎石治疗。

五、治　疗

膀胱结石的治疗应遵循两个原则:一是取出结石;二是祛除结石形成的病因。膀胱结石如果来源于肾、输尿管结石,则同时处理;来源于下尿路梗阻或异物等病因时,在清除结石的同时必须祛除这些病因。有的病因则需另行处理或取石后继续处理,如感染、代谢紊乱和营养失调等。

一般来说,直径小于 0.6cm,表面光滑,无下尿路梗阻的膀胱结石可自行排出体外。绝大多数的膀胱结石均需行外科治疗,方法包括体外冲击波碎石术、内腔镜手术和开放性手术。

(一) 体外冲击波碎石术

小儿膀胱结石多为原发性结石,可首选体外冲击波碎石术;成人原发性膀胱结石≤3cm 者亦可采用体外冲击波碎石术。膀胱结石进行体外冲击波碎石时多采用俯卧位或蛙式坐位,对阴囊部位应做好防护措施。由于膀胱空间大,结石易移动,碎石时应注意定位。较大的结石碎石前膀胱需放置 Foley 尿管,如需做第 2 次碎石,两次治疗间断时间应大于 1 周。

(二) 腔内治疗

几乎所有类型的膀胱结石都可以采用经尿道手术治疗。在内镜直视下经尿道碎石是目前治疗膀胱结石的主要方法,可以同时处理下尿路梗阻病变,如前列腺增生、尿道狭窄、先天性后尿道瓣膜等,亦可以同时取出膀胱异物。

相对禁忌证:①严重尿道狭窄经扩张仍不能置镜者;②合并膀胱挛缩者,容易造成膀胱损伤和破裂;③伴严重出血倾向者;④泌尿系急性感染期;⑤严重全身性感染;⑥全身情况差不能耐受手术者;⑦膀胱结石合并多发性憩室应视为机械碎石的禁忌证。

一般采用蛛网膜下腔麻醉、骶管阻滞麻醉或硬膜外麻醉均可,对于较小、单发的结石亦可选择尿道黏膜表面麻醉。小儿患者可采用全身静脉麻醉。手术体位取截石位。

目前常用的经尿道碎石方式包括机械碎石、液电碎石、气压弹道碎石、超声碎石、激光碎石等。

1. **经尿道机械碎石术**　经尿道机械碎石是用器械经尿道用机械力将结石击碎。常用器械有大力碎石钳(图 34-2)及冲压式碎石钳(图 34-3),适用于 2cm 左右的膀胱结石。如同时伴有前列腺增生,尤其是中叶增生者,最好先行前列腺切除,再行膀胱碎石,两种手术可同时或分期进行。

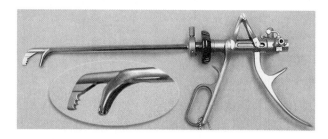

图 34-2　大力碎石钳

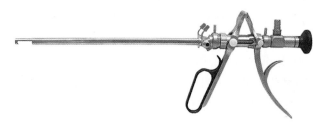

图 34-3　冲压式碎石钳

机械碎石有盲目碎石和直视碎石两种,盲目碎石现已很少使用,基本上被直视碎石所取代。直视碎石是先插入带内镜的碎石钳,充盈膀胱后,在镜下观察结石的情况并在直视下将碎石钳碎。操作简便,效果满意且安全。

由于膀胱结石常伴有膀胱黏膜的充血水肿,若碎石过程中不慎夹伤黏膜或结石刺破黏膜血管,有可能导致膀胱出血。因此,碎石前必须充盈膀胱,使黏膜皱褶消失,尽量避免夹到黏膜;碎石钳夹住结石后,应稍上抬离开膀胱壁,再用力钳碎结石。术后如无出血,一般无须留置导尿管。如伴有出血或同时做经尿道前列腺切除手术,则需留置导尿管引流,必要时冲洗膀胱。

膀胱穿通伤是较严重的并发症,由碎石钳直接戳穿或钳破膀胱壁所致。此时灌注液外渗,患者下腹部出现包块,有压痛,伴有血尿。如穿通至腹膜外,只需停留导尿管引流膀胱进行非手术治疗和观察即可;如出现明显腹胀及大量腹水,说明穿通至腹腔内,需行开放手术修补膀胱。

2. **经尿道液电碎石术**　液电碎石的原理是通过置入水中的电极瞬间放电,产生电火花,生成热能制造出空化气泡,并进一步诱发形成球形的冲击波来碎石。

液电的碎石效果不如激光和气压弹道,而且其热量的非定向传播往往容易导致周围组织损伤,轰击结石时如果探头与膀胱直接接触可造成膀胱的严重损伤甚至穿孔,目前已很少使用。

3. 经尿道超声碎石术　超声碎石是利用超声转换器,将电能转变为声波,声波沿着金属探条传至碎石探头,碎石探头产生高频震动使与其接触的结石碎裂。超声碎石常用内含管腔的碎石探头,其末端接负压泵,能反复抽吸进入膀胱的灌注液,一方面吸出碎石,另一方面使视野清晰并可使超声转换器降温,碎石、抽吸和冷却同时进行。

在膀胱镜直视下,将碎石探头紧触结石,并将结石压向膀胱壁而可进行碎石。注意碎石探头与结石间不能有间隙。探头不可直接接触膀胱壁,以减少其淤血和水肿。负压管道进出端不能接错,否则会使膀胱变成正压,导致膀胱破裂。

超声碎石的特点是简单、安全性高,碎石时术者能利用碎石探头将结石稳住,同时可以边碎石边吸出碎石块。但由于超声波碎石的能量小,碎石效率低,操作时间较长。

4. 经尿道气压弹道碎石术　气压弹道碎石于1990年首先在瑞士研制成功,至今已发展到第三代、同时兼备超声碎石和气压弹道碎石的超声气压弹道碎石清石一体机。

气压弹道碎石的原理是通过压缩的空气驱动金属碎石杆,以一定的频率不断撞击结石而使之破碎。气压弹道能有效击碎各种结石,整个过程不产生热能及有害波,是一种安全、高效的碎石方法。其缺点是碎石杆容易推动结石、结石碎片较大,常需取石钳配合使用。膀胱结石用气压弹道碎石时结石在膀胱内易移动,较大的结石需要时间相对比较长,碎石后需要用冲洗器冲洗或用取石钳将结石碎片取出膀胱。

使用超声气压弹道碎石清石一体机可同时进行超声碎石和气压弹道碎石,大大加快碎石和清石的速度,有效缩短手术时间。

5. 经尿道激光碎石术　激光碎石是目前治疗膀胱结石的首选方法,目前常用的激光有钕-钇铝石榴石(Nd:YAG)激光、Nd:YAG 双频激光(FREDDY 波长 532nm 和 1064nm)和钬-钇铝石榴石(Ho:YAG)激光,使用最多的是钬激光。

钬激光是一种脉冲式近红外线激光,波长为2140nm,组织穿透深度不超过 0.5mm,对周围组织热损伤极小。有直射及侧射光纤,365μm 的光纤主要用于半硬式内镜,220μm 的光纤用于软镜。钬激光能够粉碎各种成分的结石,碎石速度较快,碎石充分,出血极少,其治疗膀胱结石的安全性、有效性和易用性已得到确认,成功率可达 100%。同时,钬激光还能治疗引起结石的其他疾病,如前列腺增生、尿道狭窄等。

膀胱镜下激光碎石术只要视野清晰,常不易伤及膀胱黏膜组织,术后无须做任何特殊治疗,嘱患者多饮水冲洗膀胱即可。

(三) 开放手术治疗

耻骨上膀胱切开取石术不需特殊设备,简单易行,安全可靠,但随着腔内技术的发展,目前采用开放手术取石已逐渐减少,开放手术取石不应作为膀胱结石的常规治疗方法,仅适用于需要同时处理膀胱内其他病变时使用。

开放手术治疗的相对适应证:①较复杂的儿童膀胱结石;②大于 4cm 的大结石;③严重的前列腺增生、尿道狭窄或膀胱颈挛缩者;④膀胱憩室内结石;⑤膀胱内围绕异物形成的大结石;⑥同时合并需开放手术的膀胱肿瘤;⑦经腔内碎石不能击碎的膀胱结石;⑧肾功能严重受损伴输尿管反流者;⑨全身情况差不能耐受长时间手术操作者。

开放手术治疗的相对禁忌证:①合并严重内科疾病者,先行导尿或耻骨上膀胱穿刺造瘘,待内科疾病好转后再行腔内或开放取石手术;②膀胱内感染严重者,先行控制感染,再行手术取石;③全身情况极差,体内重要器官有严重病变,不能耐受手术者。

第二节　膀　胱　异　物

膀胱异物在临床上并不少见,以青少年为多,偶见壮年及儿童。绝大多数膀胱异物是通过尿道外口进入的,且多为患者自行放入。

异物进入膀胱的途径有:①经尿道进入,这是最常见的方式,任何小的物体均可从尿道进入膀胱,塞入的物品种类繁多,包括有发夹、胶管、液状石蜡、药丸、竹签、圆珠笔、头发丝、眉笔、沥青、体温计、电线等;②手术进入,属医源性异物,如手术缝线、射频头端电极、膀胱造瘘管断裂等;③外伤创口,如外伤时弹片或碎木屑刺入膀胱;④从邻近脏器进入,如宫内节育环移位进入膀胱。

异物可成为结石的核心,诱发晶体物质在其表

5

面沉积而逐渐形成膀胱结石。异物也容易诱发尿路感染,继而出现鸟粪石。

一、病 因

造成膀胱异物的原因,主要与精神心理因素,特别是好奇、手淫、性变态有关,少数由医源性、外伤等引起。

1. 好奇 青少年时期,生殖系统发育很快,出于好奇心理,玩弄外生殖器时置入异物,不慎自尿道口滑进膀胱。

2. 手淫 青壮年患者,大多有手淫习惯,性欲强烈,多因性冲动时,处于对生理需要的满足而置入异物刺激尿道。

3. 性变态 出于某种性欲怪癖,为寻求刺激自行将异物放入尿道,以达到获取性兴奋、甚至达到性快感与性满足的目的。这是一种变态心理驱使下进行的变相手淫行为。

4. 自我治疗 因尿道或阴道瘙痒不适,患者用各种细条状刺激尿道,想缓解痛苦。或因排尿困难用各种细管状物自行导尿造成。或为了达到流产的目的,奢望通过异物对膀胱、尿道的刺激来促使流产发生。这种情况以非婚姻妊娠的女性为多。

5. 医源性 多因盆腔或疝手术时误将丝线缝入膀胱;也有因膀胱造瘘管久置老化,拔管时断入膀胱;或治疗用的导尿管头端金属电极片脱入膀胱;或留置导尿管因固定欠佳而脱入膀胱;或宫内节育环穿透子宫壁而进入膀胱等。

6. 避孕 为了达到避孕目的,错误地认为异物塞入尿道有避孕作用,男性可阻止精液射出,女性阻止精子进入,结果在性交过程中异物被推入膀胱。

7. 精神异常 患者因精神异常或酒醉后意识蒙眬自行将异物塞入膀胱。

8. 外伤 子弹或弹片、骨折碎片经腹壁或后尿道进入膀胱。

9. 其他 化脓性髋关节炎坏死的股骨头骺经内瘘进入膀胱,水蛭进入膀胱等均有报道。

二、临床表现

膀胱异物引起的症状基本上与膀胱结石类似。异物可损伤膀胱,并发感染、结石及梗阻,其症状可由异物直接引起,也可由异物所致的并发症而产生。患者常常表现为尿频、尿急、尿痛、血尿、排尿困难等,且因异物的种类、膀胱尿道黏膜有无损伤及是否合并感染而有所不同。临床上曾有膀胱异物引发破伤风的报道。

三、诊 断

大多数膀胱异物是因变态心理下的性行为而发生,患者大多有手淫习惯或不同程度的性心理障碍,就诊时往往羞于启齿甚至隐瞒事实或伪造病史,使主诉含糊,给诊断带来一定的困难。对形状怪异的膀胱结石,要考虑到膀胱异物的可能。获得真实的病史对膀胱异物的诊断和治疗非常重要,尤其是异物存留于膀胱内时间过长形成结石、合并感染者。因此,必须仔细询问,耐心诱导,以了解真相,明确诊断。

对疑有膀胱异物者,重要的是充分利用影像学(X 线、B 超)等检查手段,查明异物的性质、形状及大小。X 线可显示金属等不透 X 线的物体,异物形成的结石也能显示。B 超可见膀胱内异常回声漂浮,并可随患者的体位变化而移动,声像图所见与异物的质地、形状相符。膀胱镜检查是最可靠的诊断方法,可发现各种类型的异物,并明确膀胱尿道有无损伤,同时还可进行相应的治疗。

四、治 疗

异物在膀胱内长期存留必然会导致膀胱损害,并发尿路梗阻、结石或泌尿系感染,甚至可能诱发癌变,因此要积极处理,且对于不同的情况应区别对待。

1. 经尿道膀胱镜取异物 多数膀胱异物能用内镜取出,操作前要先根据术前检查判断异物能否取出,并且肯定不会伤及膀胱及尿道。手术除需要准备膀胱尿道镜及异物钳外,必要时还需高频电刀、剪刀、碎石机等。

膀胱异物以长条形或条索状物多见,术中可以先将膀胱灌满水,调整异物位置后,用异物钳夹住异物的一端,顺势将其从操作通道内取出或连同镜鞘一同拔除。已形成结石者,碎石后再取出异物;对外科手术留下的缝线结石,可直接用异物钳将其取出,有时需剪断缝线才能拔除;对异物造成膀胱内损伤出血者可以进行电凝止血;对于异物造成膀胱轻度穿孔者可以保留导尿管,1 周后穿孔多基本愈合。术后常规使用抗生素。

2. 膀胱切开取异物 主要适用于下列情况:①异物穿破膀胱或造成周围脏器损伤者;②异物过大、过长、打结或形状特殊,无法经尿道取出者;③异物圆滑,异物钳难于抓牢又无法粉碎者;④异物并发结石,尤其是因缝线缝入膀胱引起结石者;⑤异物在膀胱内难以改变方向者;⑥合并严重的膀胱尿道炎者;⑦内镜钳取失败者。

（钟红兴　叶章群）

参 考 文 献

1. Alan J Wein,Louis R Kavoussl,Alan W Partin,et al. Campbell-WalshUrology. 11th Edition. P ennsylvania:Elsevier Science,2016:1170-1299.

2. Bjurlin MA, Berger AD. Herniorrhaphy mesh as nidus for bladder calculi. Urology,2011,78(2):329-330.

3. Bjurlin MA, Berger AD. Herniorrhaphy mesh as nidus for bladder calculi. Urology,2011,78(2):329-330.

4. Szymanski KM, Misseri R,Whittam B, et al. Bladder stones after bladder augmentation are not what they seem. J Pediatr Urol,2016,12(2):e91-96.

5. Chae JY,Kim JW,Yoon CY,et al. Bladder stone due to accidentally intravesically inserted intrauterine device. Urol Res,2012,40(4):429-430.

6. Kim JH,Doo SW,Yang WJ,et al. Laparoscopic transvesical excision and reconstruction in the management of mid-urethral tape mesh erosion and stones around the bladder neck:initial experiences. BJU Int,2012,110(11Pt C):E1009-1013.

7. Hashmi SH,Khan I. Foreign Body in Urinary Bladder:An Unusual Presentation. J Ayub Med Coll Abbottabad,2015,27(2):494-495.

8. Philippou P,Moraitis K,Masood J,et al. The management of bladder lithiasis in the modern era of endourology. Urology,2012,79(5):980-986.

9. Mahdavi A,Mostafavi H. Hanging Bladder calculi Secondary to Misplaced Surgical Suture. Iran J Radiol,2015,12(2):e11303.

5

第三十五章

膀胱功能障碍

第一节 神经源性膀胱

神经源性膀胱(neurogenic bladder)是一类由于神经系统病变导致膀胱和(或)尿道功能障碍[即储尿和(或)排尿功能障碍],进而产生一系列下尿路症状及并发症的疾病总称。

一、病　因

所有可能累及储尿和(或)排尿生理调节过程的神经系统病变,都有可能影响膀胱和(或)尿道功能。诊断神经源性膀胱必须有明确的相关神经系统病史。

1. 中枢性神经系统疾病　几乎所有的中枢性神经系统疾病,如脑血管意外、帕金森病、多系统萎缩、脊髓损伤、脊髓神经管闭合不全等,都可影响正常排尿生理过程,表现出各种类型的排尿功能障碍,对人体的危害性也最大。

2. 外周性神经系统疾病　主要影响外周神经的传导功能,以膀胱排空障碍为主要临床表现。糖尿病可导致末梢神经纤维营养障碍,盆腔手术导致的支配膀胱尿道功能神经损伤,带状疱疹等病毒可侵犯腰骶神经,导致盆丛及阴部神经受损等。

3. 医源性因素　脊柱外科手术后出现排尿困难者可高达38%~60%,如颈椎或腰椎的椎板减压术、椎间盘切除术、椎管肿瘤摘除术等,手术牵拉、压迫或切割等对神经的刺激,术后可能产生不同类型和程度的排尿异常。

1990年国际尿控学会将排尿功能分为充盈/储尿期和排尿/排空期两部分,并基于所获得的尿动力学资料对患者不同期的功能逐一描述。该分类系统能较为详尽而准确描述患者膀胱尿道功能的病理生理特征(表35-1)。

表35-1　国际尿控学会排尿功能障碍分类

储尿期	排尿期
膀胱功能	膀胱功能
逼尿肌活动性	逼尿肌活动性
正常或稳定	正常
过度活动	活动低下
不稳定	收缩不能
反射亢进	尿道功能
膀胱感觉	正常
正常	梗阻
增加或过敏	过度活动
减少或感觉低下	机械梗阻
缺失	
膀胱容量	
正常	
高	
低	
顺应性	
正常	
高	
低	
尿道功能	
正常	
不完全	

二、临床表现

神经源性膀胱并非单病种疾病,所有可能影响有关储尿和(或)排尿神经调节过程的神经源性病变(包括中枢性、外周性),都有可能影响膀胱和(或)尿道功能,如膀胱壁的顺应性可以从高顺应性到低顺应性,膀胱逼尿肌收缩力的改变可以从无收缩力到反射亢进,膀胱逼尿肌和尿道内、外括约肌间的协调性也可从协调到不同程度的不协调。神经源性膀胱临床症状及严重程度的差异,并不总是与神经系统病变的严重程度相一致,因此神经源性膀胱的症状也没有特异性。

按照排尿周期的变化,可以将症状分为储尿期症状和排尿期症状。储尿期主要表现为尿频、尿急、尿失禁,伴有或不伴有膀胱感觉异常(感觉低下或感觉过敏)或膀胱疼痛;排尿期的主要表现是排尿前等待、尿线细、排尿费力、间断性排尿、腹压排尿、终末尿滴沥等,伴有或不伴有排尿感觉异常或排尿疼痛,可出现急、慢性尿潴留。

采用问卷调查、排尿日记和尿垫记录漏尿量等方法,对排尿异常症状进行量化评价,能为疾病的诊断和治疗前后疗效的评判提供更为客观的依据。目前常用的有关下尿路症状的问卷调查表为国际前列腺症状评分(IPSS)和生活质量评估(QOL)。

三、诊　　断

神经源性膀胱的诊断应包括导致膀胱尿道功能障碍的神经系统病变的诊断,下尿路功能障碍及泌尿系并发症的诊断,以及其他相关器官、系统功能障碍的诊断三大方面。诊断神经源性膀胱需具有明确的神经系统病因。进行全面的病史采集和全面而有重点的体格检查,体格检查中应重视神经系统检查,尤其是会阴部/鞍区感觉及肛诊检查。

(一)神经系统病史

在接诊神经源性膀胱患者时要详细了解患者的神经系统状况,如有无先天性疾病、外伤、帕金森病和脑血管意外等病史,并进行神经学的相关检查。此外还需了解患者有无与神经性疾病相关的性功能及排便功能异常,如阴茎勃起功能障碍、便秘等。

(二)体格检查

除了必要的全身系统检查外,着重进行泌尿外科专科检查和全身神经系统检查。

1.泌尿系专科检查　除了常规专科检查外,与神经源性膀胱相关的重点检查应加以注意,如检查腰背部皮肤有无色素沉着、毛细血管扩张、皮肤凹陷、局部多毛、皮赘和皮下囊性包块等现象,以间接了解有无先天性脊柱发育畸形的存在;女性患者进行双合诊检查,了解有无阴道壁萎缩或盆腔脏器脱垂的表现;直肠指诊除了解前列腺和直肠内情况外,还应仔细感触肛门括约肌的张力和肛周感觉。

2.全身神经系统检查

(1)精神状态:通过简单的检查可以大致了解患者的精神状态,还需进一步评估患者的感知能力、

定位能力、记忆、语言表达和理解能力等。有些神经系统疾病,如多发性硬化症、老年性痴呆和颅内肿瘤等,对患者的神志和排尿功能都有影响。

(2)运动功能检查:主要用于评价相应部位肌力的大小,一般情况下,肌力减弱表示相应的支配外周神经损伤;而肌力亢进多见于对应脊髓节段以上部位的中枢神经系统损伤。

(3)感觉功能检查:某个区域皮肤的感觉缺损可以定位于相应的一个或多个脊髓节段,往往能提示脊髓损伤的部位。几个比较重要的皮肤区域对应的脊髓节段为:T_{10},脐平面;L_3,前膝;$S_{3\sim5}$,会阴和肛周皮肤。比较特殊的是阴囊或阴唇前部的皮肤感觉神经纤维来源于胸腰部脊神经根,而后部及会阴部皮肤的感觉神经则来自于骶神经。

(4)神经反射检查:神经反射可以客观地证实神经损伤的存在和定位,最常用的检查方法:①球海绵体反射(bulbocavernosus reflex,BCR),为双侧性的、脊髓和躯体性的神经反射。这种反射弧的传入和传出神经纤维均来自阴部神经,其反射中枢位于$S_{2\sim4}$。当用针刺阴茎头的背部时或轻捏阴茎头施以少许压力时,就可以引出这一反射,它表现为球海绵体肌和肛门外括约肌的收缩。这一反射也能通过更为可靠的电刺激和肌电图记录来定量测量。②提睾反射,是一个同侧的、表浅的躯体性反射。利用大头针的钝头轻划大腿内侧皮肤,便可引起这一反射。反应为同侧睾丸的升高。该反射由髂腹股沟和生殖肌神经调节,其反射中枢位于L_1、L_2。这种激发的提睾反射的出现是较缓慢的,就像在性唤起过程中所见到的那样。无论外周反射弧的任何部分的损伤或中枢神经元的损伤,这一反射都会消失。

(三)实验室检查

尿常规检查了解有无泌尿系的感染及血尿、蛋白尿的存在;血清肌酐和尿素氮检查可以监测肾功能的状态。

(四)特殊检查

可以借助X线、CT、MRI及电生理学等手段检查原发的神经系统性疾病,相对泌尿系统而言,应该采取一定的手段在疾病的不同阶段动态了解泌尿系的形态和功能。

1.上尿路功能检查　对存在上尿路功能损害风险的患者,如在储尿期和排尿期膀胱内压较高、逼尿肌-括约肌协同失调和输尿管反流的患者,可以通过B超、排泄性静脉尿路造影和肾图等手段评价肾输尿管的形态和功能。

2. 下尿路检查　膀胱尿道造影可以了解膀胱解剖形态、有无膀胱-输尿管反流，以及有无膀胱内结石、憩室和膀胱输出道梗阻等。在女性还可判断尿道的活动性及有无膀胱后壁及尿道膨出。尿道膀胱镜并非神经源性膀胱的必要检查手段，可用于怀疑有膀胱尿道内肿瘤，或需了解有无膀胱、尿道解剖和结构异常的患者。

（五）尿动力学检查

目前为止，尿动力学检查是唯一一种能同时准确评价膀胱尿道功能和形态的方法，并能提供下尿路状况对上尿路功能变化的潜在影响。同时，尿动力学检查结果是神经源膀胱分类的重要依据。

1. 常规尿动力学检查

（1）尿流率：最大尿流率最有临床价值，正常情况下男性 $\geq 15ml/min$，女性 $\geq 25ml/min$。该指标受膀胱内初始的尿量、逼尿肌收缩力和（或）尿道阻力的影响。完成尿流率检测后立即测量残余尿量，能更全面准确反映膀胱、尿道功能。

（2）储尿期的膀胱尿道功能检查。

1）膀胱感觉异常：通过询问膀胱充盈过程中患者的排尿感觉，以及相对应的膀胱容量加以判断和描述。可分为以下几种异常表现：膀胱感觉过敏，常见于各种膀胱炎及特发性感觉过敏；膀胱感觉减退或缺失，常见于骶髓损伤、糖尿病性、盆腔手术后等因素造成的膀胱尿道功能障碍，也可见于膀胱出口梗阻所致的慢性尿潴留等疾病。

2）逼尿肌活动性异常：正常情况下，膀胱充盈时，逼尿肌松弛、舒展以允许膀胱容积增大，逼尿肌稳定，不出现无抑制性逼尿肌收缩，并可以抑制由激惹试验诱发出的逼尿肌收缩，而始终保持膀胱内低压状态。由于神经控制机制的异常所导致的逼尿肌过度活跃，称之为逼尿肌反射亢进（DHR）。在诊断DHR时必须具备神经系统病变的客观证据，常见于中枢神经系统的多发性硬化症、脑血管疾病、脑脊膜肿瘤和骶上脊髓损伤等病变。由于盆腔手术，或糖尿病等导致支配膀胱的神经末梢功能损坏，可能导致逼尿肌收缩力明显减弱，甚至缺失。

3）膀胱顺应性（BC）异常：正常膀胱，从空虚到充盈状态逼尿肌压力仅经历较小的变化（$10 \sim 15cmH_2O$）。一些神经性病变可以影响BC，如骶髓上神经损伤的神经源性膀胱，逼尿肌失去上中枢的抑制，因而导致膀胱壁张力增高，BC下降；而盆腔手术后，或糖尿病性神经源性膀胱，膀胱失去神经支配，因而BC增大。

4）功能性膀胱容量（FCC）改变：FCC即为膀胱充盈过程中所能达到的最大充盈液体量。一般正常男性的FCC为 $300 \sim 750ml$，正常女性FCC为 $250 \sim 550ml$。神经源性膀胱因病因的不同，FCC也可有较大差异，并常伴有膀胱感觉的异常。

5）漏尿点压（leak point pressures）：是指尿液从尿道口流出时的膀胱压力。根据驱使尿液流出的膀胱压力产生机制的差异，将其分为两种，即膀胱漏尿点压力（bladder leak point pressures，BLPP）和腹压漏尿点压（abdominal stress leak point pressures，ALPP）。

BLPP又称之为逼尿肌漏尿点压（detrusor leak point pressure，DLPP），定义为在缺乏逼尿肌收缩的前提下，膀胱充盈过程中出现漏尿时的最小膀胱压。一般认为，当BLPP大于 $40cmH_2O$ 时，发生输尿管反流和肾积水等上尿路功能损坏的可能性远大于BLPP小于 $40cmH_2O$ 的患者。

尿动力学检查时，在缺乏逼尿肌无抑制性收缩及腹压改变的前提下，灌注过程中实时膀胱压在减去膀胱压的基础值后，达到 $40cmH_2O$ 时的膀胱容量为相对安全膀胱容量（relative safe bladder capacity）。相对安全膀胱容量越小，意味着膀胱内处于低压状态的时间越短，上尿路扩张发生越早扩张程度也越严重；BLPP相对应的膀胱容量称为漏尿点压时的膀胱容量，若BLPP大于 $35 \sim 40cmH_2O$，则漏尿点压膀胱容量于相对安全膀胱容量之差越大，意味着膀胱内压高于 $35 \sim 40cmH_2O$ 时间越长，而且病变的隐蔽性亦越大，因而发生上尿路损害的危险性越大。

ALPP又称应力性漏尿点压（stress leak point pressures，SLPP），其主要用以反映尿道括约肌的关闭能力，特别是能够量化反映随腹压增加时的尿道括约肌关闭能力，多用于压力性尿失禁的诊断和分型。

（3）排尿期的膀胱尿道功能检查：排尿期压力-流率测定是目前对于排尿功能进行定量分析的最好方法。相对神经源性膀胱而言，主要有两个方面的问题，即各种神经性疾病导致逼尿肌收缩力减弱，如糖尿病、盆腔脏器手术等；或导致逼尿肌内和（或）外括约肌协同失调造成的排尿阻力增加，如骶髓上的脊髓病变等，两者的最终后果都是导致尿流率减低，排尿困难，甚至丧失自主排尿能力，并可导致不同程度的残余尿量，乃至尿潴留。

（4）尿道压力测定：用于反映储尿期尿道各点

控制尿液的能力,较少用于神经源性膀胱功能的诊断。

(5)肌电图:正常情况下,随着膀胱充盈肌电活动逐渐增强。咳嗽用力使腹压突然增加的同时肌电活动也突然增加。排尿时,肌电活动消失且肌电活动变化稍早于逼尿肌收缩。排尿结束,肌电活动再次出现。若排尿时肌电活动不消失或消失不全,应考虑逼尿肌尿道外括约肌协调失调,如见于脊髓发育不良患者。

2. 影像尿动力学检查 更能精确评估所存在的尿动力学危险因素,明确神经源性膀胱产生症状的原因,还可以观测膀胱输尿管反流出现的时间和程度。

3. 尿动力学检查过程中的特殊问题 在尿动力学检查及分析结果的过程中,有些问题应该特别关注。

(1)自主神经反射:对高位脊髓完全性损伤患者,在检查过程中要预见到自主神经反射的发生,并做好防范措施。

T_5 及其以上的脊髓横断性损伤可导致位于胸腰段的调节心、血管系统的交感神经元失去血管运动中枢的控制,容易受逼尿肌的兴奋诱发自主神经反射亢进。后者是高位截瘫最严重的并发症,轻者出现头痛、恶心、皮肤潮红、出汗及血压升高,重者可发生高血压脑病和高血压危象,甚至出现颅内出血、心律失常和心力衰竭等严重后果,进而威胁患者的生命。

在对高位截瘫患者进行尿动力学检查时,在膀胱充盈过程中,应采用低速缓慢灌注,同时密切观察自主神经反射亢进的临床表现,注意血压的变化。头痛、出汗、恶心等症状是自主神经反射亢进的信号,应加以警惕。如果发现血压急剧升高,立即停止灌注,排空膀胱,并给予 α 受体阻滞剂等药物降低血压,以防止脑出血等并发症的发生。

(2)原发性神经病变与尿动力学检查结果间的关系:大多数神经源性膀胱患者,依原发性神经病变导致神经源性膀胱机制,其尿动力学检查结果可能会有一定的规律性,但并非所有情况都是如此。以脊髓损伤导致的神经源性膀胱为例,许多文献报道脊椎损伤的部位与尿动力学的改变并无严格的对应关系,甚至无法用现有的理论推测为什么这个部位的脊髓损伤会导致这样的临床症状及尿动力学检查结果。因此不能单纯性根据原发神经病变的性质来臆断排尿功能异常的类型,对该类患者的排尿功能准确评价,取决于及时和动态的尿动力学检查。

四、治 疗

神经源性膀胱治疗目标包括首要和次要目标:①文献表明肾衰竭是脊髓损伤导致神经源性膀胱患者死亡的首要原因。因此,首要目标是保护上尿路功能(保护肾功能),通过将膀胱储尿期和(或)排尿期膀胱压力控制于安全的范围内来达到的。②次要目标为恢复/部分恢复下尿路功能,提高控尿/排尿能力,减少残余尿量,预防泌尿系感染,提高患者生活质量。

(一)神经源性膀胱治疗原则

1."平衡膀胱"的概念及神经源膀胱治疗目的 在对神经源膀胱处理过程中,保护上尿路功能是治疗的重点,其中建立及维持对上尿路无损害威胁的"平衡膀胱"(balanced bladder)是治疗的最主要目标。在很多情况下,神经源性膀胱患者不能恢复正常的排尿功能,但必须在治疗的基础上建立"平衡膀胱"。其基本的要求为膀胱能低压储尿并有较大的膀胱容量,能在不用尿管下排空膀胱,无尿失禁,上尿路功能不受损害,方法如降低尿道阻力以适应逼尿肌收缩无力,获得膀胱排空;用人工尿道括约肌替代关闭不全或功能亢进的尿道括约肌;某些治疗后继发的残余尿量增多问题可以由间歇导尿解决等。

2. 尿动力学检查结果作为选择治疗方案依据 尽管神经源膀胱的临床表现都是排尿功能障碍,但因神经损伤的部位及病程的差异,膀胱尿道解剖及功能的病理变化迥异。因而神经源性膀胱的治疗必须依照实时尿动力检查的结果,而不是仅仅参考神经系统的病史及检查。制订治疗方案时还要综合考虑患者的性别、年龄、身体状况、社会经济条件、生活环境、文化习俗、宗教习惯、潜在的治疗风险与收益比,结合患者个体情况制定治疗方案。

3. 积极治疗原发病,定期随访 因为导致神经源性膀胱的神经性疾病往往是动态变化的,因此需要对每一个神经源性膀胱患者进行严格的追踪随访,以根据患者的当时情况决定是否需要相应更改治疗方案,或了解是否有新出现的需要治疗的并发症。在原发的神经系统病变未稳定以前应以非手术治疗为主,选择治疗方式应遵循逐渐从无创、微创、再到有创的原则。

4. 预防和治疗并发症 改善患者生活质量保护逼尿肌功能,积极预防和治疗尿路感染、肾积水、膀胱输尿管反流和泌尿系结石等并发症,采用合理的排尿或集尿等辅助装置,减轻痛苦,提高患者生活质量。神经源性膀胱患者的病情具有临床进展性,因此对神经源性膀胱患者治疗后应定期随访,随访应伴随终身,病情进展时应及时调整治疗及随访方案。

(二)非手术治疗

各类非手术治疗的手段和理念应终身贯穿于神经源性膀胱患者的各个治疗阶段,但应严格掌握指征。

1. 行为疗法(behavioral therapy)　即通过患者的主观意识活动或功能锻炼来改善膀胱的储尿和排尿功能,从而达到下尿路功能的部分恢复,以便减少下尿路功能障碍对机体功能的损害。行为疗法包括盆底锻炼、生物反馈和膀胱训练等。

盆底锻炼(pelvic floor exercises,PFEs),又称"Kegel锻炼",指患者有意识地对以提肌为主的盆底肌肉进行自主收缩以便加强控尿能力,可作为基本锻炼方法或作为其他治疗的辅助锻炼方法。

生物反馈(biofeedback)方法,即采用模拟的声音或视觉信号来反馈提示正常及异常的盆底肌肉活动状态,以使患者或医生了解盆底锻炼的正确性,可以加强盆底锻炼的效果。

2. 排尿功能的管理

(1)手法辅助排尿:最常用的手法是Valsalva法(腹部紧张)和Crède法(手法按压下腹部)。这两种方法通过腹部按压能促进膀胱排尿,但大部不能排空。对于盆底肌完全弛缓性瘫痪的患者,这些手法可诱发机械性梗阻。长期的Valsalva或Crède手法排尿还可能导致后尿道的压力增高,尿液向前列腺和精囊的流入诱发前列腺炎或附睾炎及其他并发症。这些非生理性的高压力亦能造成上尿路的反流,应慎重掌握指征。

膀胱按压只可用于逼尿肌活动功能下降伴有括约肌活动功能降低的患者。需强调的是括约肌反射亢进和逼尿肌-括约肌协调失调禁忌做膀胱按压。此外,膀胱-输尿管-肾反流、男性附件反流、各种疝和痔、有症状的尿路感染及尿道异常也均属于禁忌。

对于膀胱颈及近端尿道α受体兴奋性增高的患者,可考虑服用α受体阻滞剂,或行膀胱颈内口切开术,以减低尿道阻力,减少残余尿量。

(2)反射性触发排尿:膀胱反射触发包括患者和陪护人员用各种手法刺激外感受器诱发逼尿肌收缩。定期触发排空的目的是恢复对反射性膀胱的控制,即患者需要排尿时就能触发膀胱收缩。这种治疗方法多用于骶髓以上部位脊髓损伤患者,但临床效果并不十分理想。

反射性排尿是骶髓的非生理性反射,必须通过每天数次的触发才能诱发出,具有潜在的危险性,有报道称可出现膀胱形态改变、功能减退、肾盂积水和肾功能破坏。

因此,在触发性排尿的起始和实施过程中都应做尿动力学及其他相关检查。必须符合下列条件者才能进行这种训练:①患者膀胱容量和顺应性能维持4小时不导尿;②尿液镜检白细胞≤10个/HPF;③无发热;④无持续菌尿出现。

该方法最适合于括约肌或膀胱颈切开术后的骶髓上脊髓损伤患者,以维持和改善自发反射性排尿。若患者伴有下列情况:逼尿肌收缩不良(收缩太弱、太强,收缩时间过短、过长),引发非协调性排尿,膀胱-输尿管-肾盂反流,男性患者流向精囊和输精管反流,不可控制的自发性反射障碍或复发性尿路感染持续存在,则不宜采用触发性排尿法。

(3)辅助导尿器具治疗

1)留置导尿及膀胱训练:脊髓损伤早期膀胱功能障碍主要表现为尿潴留,许多患者接受留置导尿的方式处理,但要注意保持尿管朝向正确的方向和夹放导尿管的时间。膀胱贮尿在300~400ml时有利于膀胱自主功能的恢复。因此,要记录水的出入量,以判断放尿的时机。留置导尿时每天进水量需达到2500~3000ml,定期冲洗膀胱,每周更换导尿管。

长期经尿道留置导尿管可导致反复的泌尿系感染和尿管堵塞、膀胱挛缩、继发性结石等并发症。在高位截瘫的患者,导管阻塞、尿潴留可能会诱发自主神经性反射。在男性还很容易导致尿道狭窄、男生殖系统的并发症,如阴囊脓肿、尿道瘘、尿道狭窄、尿道憩室和附睾炎等。即使采用经耻骨上膀胱造瘘引流的方法,也只能减少男性生殖系统的并发症。由于造瘘管的持续引流,久而久之膀胱失用性萎缩,造成换管困难而容易损伤膀胱引起出血;另外造瘘管不能与腹壁组织紧密粘贴,容易从造瘘管旁溢尿,导致患者生活不便。

2)阴茎套集尿:阴茎套集尿的目的是男性患者把漏出的尿液收集到一个容器中,防止了尿液溢出,使小便管理更卫生,减少难闻的气味,改善了生活质量。

采取此种方法管理排尿的患者一定要行尿动力

学检查,了解尿失禁的原因。若患者为小容量低顺应性膀胱,由于逼尿肌无抑制性收缩,或膀胱内持续高压导致的漏尿,长期用此方法管理排尿是一种非常危险的处理措施。不解决膀胱内高压的问题最终会导致膀胱输尿管反流,及肾功能损坏,进而威胁患者的生命。

因而这种方法只能用于有一定的膀胱安全容量及足够低的膀胱逼尿肌漏尿点压的患者。该疗法实际上是对尿失禁的姑息治疗,尽管阴茎套明显优于尿垫,但能引发很多问题和并发症。阴茎套固定太紧,时间过长会引起皮肤的机械性损伤,从而继发阴茎损伤。皮肤对阴茎套过敏也是引起皮肤损伤的常见原因。此外,阴茎长期浸泡在阴茎套内,潮湿的环境有可能导致阴茎皮肤的感染,进而诱发逆行尿路感染。

(4)间歇性导尿术(intermittent catheterization,IC):IC 系指定期经尿道或腹壁窦道插入导尿管以帮助不能自主排尿的患者排空膀胱或储尿囊的治疗方法。无菌性间歇性导尿术(aseptic intermittent catheterization,AIC)在医院内由医务人员操作,多用于需要短期进行间歇性导尿以排空膀胱,和(或)促进膀胱功能恢复的患者,如由于神经性、梗阻性或麻醉后的种种原因所引起的暂时性尿潴留或排空不完全,或脊髓损伤早期的脊髓休克期,或用于长期需要间歇性导尿患者早期,以帮助患者建立个体化的间歇性导尿方案。

自我间歇性清洁导尿(clean intermittent self-catheterization,CISC)多用于需要长期接受间歇性导尿的患者,在医生的指导下,患者在医院外自己操作,或由家属辅助完成导尿。CISC 能够有效地降低神经源性膀胱患者泌尿系感染的发生率,改善患者的尿动力情况,提高了患者的生存质量,有利于神经源性膀胱患者的治疗康复。

间歇性导尿能够达到膀胱完全排空而下尿道没有持续留置的异物,因而有很多优点:①降低感染、膀胱输尿管反流、肾积水和尿路结石的发生率,是目前公认的最有效的保护肾功能的方法;②可以使膀胱周期性扩张与排空,维持膀胱近似生理状态,促进膀胱功能的恢复,重新训练反射性膀胱;③减轻自主神经反射障碍;④阴茎、阴囊并发症少;⑤对患者生活、社会活动影响少,男女患者均能继续正常的性生活。在不同脊髓损伤部位和程度的患者中,间歇性导尿是保护膀胱顺应性,减少与之相关上尿路并发症的最好方法。与间歇性导尿相比,经尿道或耻骨

上径路留置导尿管、反射性排尿、尿垫处理尿失禁等方法有更多更严重的并发症和更差的预后。

(5)经尿道留置支架术:该方法主要用于治疗尿道括约肌张力增高而膀胱容量及顺应性尚可的脊髓损伤性神经源性膀胱患者,能显著降低平均排尿压和残余尿量,改善膀胱自主性反射失调症状,提高排尿节制能力,使患者从尿管治疗的负担中解脱,获得良好的社会心理益处。

3. 药物治疗 因神经源性膀胱的发病机制及类型不同,药物的选择需要根据患者的具体尿动力学表现类型,如选用 α 受体阻滞剂盐酸坦索罗辛、特拉唑嗪、多沙唑嗪等降低尿道内括约肌张力;选用 M 受体阻滞剂奥昔布宁、托特罗定、曲司氯铵等减低膀胱逼尿肌兴奋性。此外对神经源性损伤和疾病所致的逼尿肌活动亢进患者,口服药物疗效不佳者,可采取膀胱内药物破坏去神经性治疗,主要方法有辣椒辣素或 RTX 膀胱内灌注、膀胱壁卡尼汀注射等。

(1)辣椒辣素和 RTX:辣椒辣素对膀胱的作用机制还没有完全了解,一般认为其临床疗效是阻断膀胱感觉传入神经的结果。辣椒辣素刺激膀胱感觉神经无髓鞘 C 纤维,通过释放 P 物质使初级传入神经纤维丧失活性而增加膀胱容量。RTX 是从一种从大戟色素体(类似仙人掌的植物)中提取的辣椒辣素类似物。与辣椒辣素分子结构和药理作用类似,但 RTX 辣度为辣椒辣素的 1000 倍,而局部刺激作用明显小于辣椒辣素。

(2)A 型肉毒杆菌毒素:A 型肉毒杆菌毒素(botulinum-A toxin,BTXA)系由肉毒梭状芽孢杆菌(clostridium botulinum)产生的一种神经毒物,其能阻止神经肌肉接头处胆碱能神经末梢乙酰胆碱的释放。研究表明逼尿肌局部注射 BTXA 可造成神经肌肉传导阻滞,可用于高张力神经源性膀胱,使逼尿肌失去神经支配后松弛,降低膀胱储尿期压力和增加膀胱容量;亦可经尿道行尿道外括约肌注射 BTXA,用于伴有明显的逼尿肌-外括约肌协同失调的患者,再配合各种手法诱发排尿反射,也能显著降低患者尿道阻力,减少残余尿量。

4. 电、磁刺激治疗 电刺激在治疗神经源性膀胱方面有一定的疗效。它主要是通过刺激盆腔组织器官或支配它们的神经纤维和神经中枢,从而对效应器产生直接作用,或对神经通路的活动产生影响,最终改变膀胱尿道的功能状态,改善储尿或排尿功能。

(1)骶神经前根电刺激:1976 年英国 Brindley

5

和美国 Tanagho 利用横纹肌与平滑肌的收缩特性不同，即前者的收缩、舒张反应远较后者为快的特点，将骶神经前根电刺激（sacral anterior root stimulation，SARS）技术应用于人体，并配合进行骶神经后根切断去传入（deafferentation），以扩大膀胱容量和减轻括约肌的不协调收缩，获得了良好的排尿效果，被认为是治疗 SCI 患者排尿功能障碍的最理想方法。

进行 SARS 排尿必须具备两个先决条件：①患者的骶髓-盆腔副交感传出通路完整；②患者的膀胱未发生纤维化，具有较好的收缩功能。Brindley 认为下列患者可供选择：①反射性尿失禁的女性，因为女性缺乏合适的体外集尿装置，且女性骶神经后根切断后对性功能影响很小；②不存在反射性阴茎勃起的男性，或明确表示对性功能无要求的男性；③反复发生尿路感染的患者；④由膀胱或直肠激发存在自主神经反射亢进的患者；⑤截瘫患者较四肢瘫者为好，这类患者手部功能不受影响，可自己操作体外无线电刺激器。

（2）骶神经调节（sacral neuromodulation）：骶神经调节又称骶神经刺激（sacral nerve stimulation，SNS），作为排尿功能障碍的一种治疗手段，近年来在欧美非常流行，被誉为对传统治疗方法的革新。骶神经调控的机制是通过"电发生器"发出短脉冲刺激电流连续施加于特定的骶神经，以此剥夺神经细胞本身的电生理特性，干扰异常的骶神经反射弧，进而影响与调节膀胱、尿道括约肌及盆底等骶神经支配的效应器官，起到"神经调节作用"，不仅对排尿异常有调节作用，同时对"排便障碍"同样亦有效。目前 SNS 治疗急迫性尿失禁、尿急尿频综合征和慢性尿潴留通过了美国 FDA 的批准。

在既往 SNS 多中心临床试验中，神经源性疾患及以疼痛作为原发症状者被排除在外，但包括了尿频尿急合并疼痛的患者。已有少量的临床研究表明，SNS 在部分神经源性疾患引发的排尿功能障碍，如多发性硬化症、隐性脊柱裂等也有较好疗效。

（3）功能性磁刺激（functional magnetic stimulation，FMS）：磁刺激是根据法拉第原理设计的，即利用一定强度的时变磁场刺激可兴奋组织，从而在组织内产生感应电流。研究人员发现，利用高速功能性磁刺激器刺激骶部神经有助于排尿，可用于 SCI 后神经源性膀胱的治疗，其确切机制目前尚不十分清楚。SCI 后神经源性膀胱常与逼尿肌的过度兴奋有关，通过刺激盆底神经的肛门直肠分支、阴部神经和下肢肌肉的神经可以抑制逼尿肌的过度活动，刺激 S_3 传入神经根也可以激活脊髓的抑制通路。另外，刺激盆底的感觉传入神经通路也可能直接在脊髓水平或经其他神经旁路抑制逼尿肌运动神经元的冲动，从而抑制排尿反射或逼尿肌不稳定收缩和反射亢进。

（4）针灸治疗：针灸是中医学灿烂的瑰宝，与西医相比有着其自身的优越性和独特之处。针灸治疗主要是以中医的基本理论为指导，通过针灸刺激人体一定的部位，从而调理人体的各个脏腑、经络、气血的功能，以达到治疗疾病的目的。有报道，常规康复联合矩阵取穴结合"三阴穴"针灸治疗脊髓损伤神经源性膀胱患者疗效显著。临床工作中，针灸为临床治疗神经源性膀胱提供了新的思路和方法，再配合其他的治疗方法，往往能起到积极的治疗效果。

（三）神经源性膀胱的手术治疗

1. 膀胱扩大术 由先天性脊髓发育不良、脊髓脊膜膨出和高位脊髓损伤等原因所致的神经源性膀胱，膀胱容量小，逼尿肌反射亢进伴有或不伴有低顺应性膀胱，药物或神经刺激治疗改善不明显的患者，可以考虑行肠膀胱扩大术，或自体膀胱扩大术，以建立一个低压大容量的储尿囊。目前手术方式向大容量、低压和可控方向发展，同时保留了膀胱三角区和正常的排尿途径，避免了尿流改道引起的并发症和生活不便。具体术式可采取自体膀胱扩大术（bladder auto-augmentation）、回肠膀胱扩大术（ileocystoplasty）、结肠膀胱扩大术等，对于术后仍不能自主排空膀胱的患者，仍需要配合采用间歇性导尿。对于反射亢进型神经源性膀胱患者，采用回肠浆肌层补片代膀胱扩容术配合术后排尿功能训练，必要时联合锥状肌膀胱颈悬吊术和髂腰肌盆底肌悬吊加强术，可获得满意疗效。若患者不适合做膀胱扩大术，如肠道粘连，或一般情况差，不能耐受长时间的手术，可单纯采取尿流改道术，如输尿管皮肤造口，以避免高压膀胱对肾功能的影响。

2. 人工尿道括约肌（AUS）置入术 人工尿道括约肌可用于各种原因导致尿道括约肌功能丧失，并出现真性尿失禁的患者。一般认为置入 AUS 的指征有：①上尿路正常；②无膀胱输尿管反流；③肾功能正常；④无难以治疗的尿路感染；⑤有足够的膀胱容量；⑥无逼尿肌无抑制性收缩，或药物能控制逼尿肌的不稳定性收缩；⑦必须具有使用人工尿道括约肌装置的智力和操纵能力。

对于神经源性膀胱而言，还有许多特殊之处，这些问题在选择安置 AUS 之前必须和患者进行充分的交流。由于神经源性膀胱患者尿道内、外括约肌的完整性尚在，在膀胱颈和尿道膜部仍保留一定的张力。在逼尿肌收缩力不足，或无收缩力的情况下，很难将膀胱内的尿液排空，因此神经源性膀胱患者在人工括约肌置入前需进行经内镜括约肌切开术，以变为完全性尿失禁。但这种破坏性手术是一种不可逆的操作，必须向患者及其家属介绍手术必要性，以及安置 AUS 不成功后导致的真性尿失禁后果。

对于下列神经源性膀胱患者：①伴有严重逼尿肌反射亢进尿失禁；②合并原发性膀胱挛缩；③严重膀胱输尿管反流尿失禁；④尿道内梗阻；在考虑接受 AUS 置入治疗前，必须采用各种形式的手术或神经阻断治疗，扩大储尿囊容量，增加储尿囊顺应性，解决膀胱输尿管反流等问题。

（陈忠　周惜才）

第二节　膀胱过度活动症

膀胱过度活动症（overactive bladder，OAB）是一种以尿急症状为特征的症候群，通常伴有尿频和夜尿症状，可以伴有或不伴有急迫性尿失禁，没有尿路感染或其他明确的病理改变。尿动力学检查时可表现为逼尿肌过度活动，也可为其他形式的尿道-膀胱功能障碍。OAB 仅指下尿路症状（lower urinary tract symptoms，LUTS）中的储尿期症状。

OAB 在人群中发病率很高，但是准确的流行病学调查并不容易，这是由于人群的变异、定义的差异以及诊断方法和标准的不同所致。OAB 的发生率随年龄而增加，而在性别之间无显著差异（男性 15.6%，女性 17.4%）。虽然特发性的尿频和尿急症状在男女两性的发生率很接近，急迫性尿失禁在女性要更为常见。

一、病因及发病机制

目前对 OAB 的了解还很不完整。OAB 的发生与神经通路的损害、逼尿肌结构的改变以及膀胱感觉神经的敏感性等有密切关系。OAB 患者具有相似的症状，这提示其发病机制有相似之处。研究显示，不稳定膀胱的动物模型和 OAB 患者常有膀胱平滑肌的自发性收缩活动增加、弥散的痉挛性收缩、应激反应的改变和膀胱平滑肌纤维超微结构的特征性改变。

中国泌尿外科学会发布的指南认为，OAB 的病因主要可归纳为以下 4 种：①逼尿肌不稳定，由非神经源性因素所致的储尿期逼尿肌异常收缩引起的相应的临床症状；②膀胱感觉过敏，在较小的膀胱容量时即出现排尿欲；③尿道及盆底肌功能异常；④其他原因，如精神行为失常、激素代谢失调等。

二、诊　断

（一）筛选性检查

1. 病史

（1）典型症状：尿频、尿急及急迫性尿失禁等。应尽可能详细准确地询问每一种症状的状况，例如：白天和夜里排尿的次数、两次排尿间的时间间隔、为什么会如此频繁的排尿？是因为强烈的尿意还是仅仅因为要避免尿失禁？每次排尿前都有一种强烈的尿意吗？如果有，那么排尿的行为能被延迟多长时间？发生尿失禁了吗？尿失禁的严重程度、患者漏尿的量、患者意识到自己的尿失禁行为了吗？

（2）相关症状：排尿困难、尿失禁、性功能、排便情况等。

（3）排尿日记及尿垫试验：可以记录尿失禁的一般状况及评估其严重程度。①排尿日记应记录下列内容，每日摄入液体的种类、时间、数量、排尿次数及排尿量，漏尿量多少，是否有急迫的尿意，在什么情况下出现漏尿；②尿垫试验，即在给定的时间段内对漏尿进行的半客观的测量。

（4）相关病史：泌尿及男性生殖系统疾病及治疗史；月经、生育、妇科疾病及治疗史；神经系统疾病及治疗史。

2. 体格检查

（1）一般体格检查。

（2）特殊体格检查：泌尿及男性生殖系统、神经系统、女性生殖系统检查。

3. 实验室检查　尿常规、尿培养、血生化、血清 PSA（男性 40 岁以上）。

4. 泌尿外科特殊检查

（1）尿流率：尿流率低可能是膀胱出口梗阻或是逼尿肌收缩力减弱所致；此外，当逼尿肌产生足够高的压力以致高过尿道所增加的压力时，尿流率可能保持不变。为区分这两种病因，要同时测定逼尿肌压力及尿流率。

（2）泌尿系统超声检查：包括残余尿测定。

（二）选择性检查

指导患者，如怀疑患者有某种病变存在，应该选择性完成的检查项目。

1. 病原学检查　疑有泌尿生殖系统炎症者,应进行尿液、前列腺液、尿道及阴道分泌物的病原学检查。

2. 细胞学检查　疑有尿路上皮肿瘤者应进行尿液细胞学检查。

3. KUB、IVU、泌尿系内腔镜、CT 或 MRI 检查怀疑泌尿系其他疾病者。

4. 侵入性尿动力学检查　可进一步证实 OAB 的存在,确定有无下尿路梗阻,评估逼尿肌功能。进行全套尿流动力学检查的指征包括:①尿流率减低或剩余尿增多;②首选治疗失败或出现尿潴留;③在任何侵袭性治疗前;④对筛选检查中发现的下尿路功能障碍需进一步评估。

三、治　疗

（一）首选治疗

1. 行为治疗

（1）膀胱训练:训练原理是重新学习和掌握控制排尿的技能、打断精神因素的恶性循环和降低膀胱的敏感性。训练方法:①延迟排尿,逐渐使每次排尿量大于 300ml。②定时排尿,减少尿失禁次数,提高生活质量。为了达到训练目的和效果,需要切实按计划实施治疗,入夜后不再饮水,尤其勿饮刺激性、兴奋性饮料,同时进行充分的思想工作,结合排尿日记来进行指导。禁忌证包括低顺应性膀胱、充盈期末逼尿肌压大于 $40cmH_2O$ 和伴有严重尿频者。

（2）盆底肌训练:又称凯格尔法（Kegel 训练,是一种主动盆底康复训练方。患者通过自主的、反复的盆底肌肉群收缩和舒张,增强支持尿道、膀胱、子宫和直肠的盆底肌张力、增加尿道阻力、恢复松弛的盆底肌,达到预防和治疗女性尿失禁等。该训练是一种简单、易行、无痛苦和有效的方法,可以配合膀胱训练来进行。

（3）盆底生物反馈治疗:盆底生物反馈作为生物反馈技术的一种,其训练是利用生物反馈仪,通过采集盆底肌群的肌电,将人们不易觉察的生理信号放大、加工并提供"反馈",将其转变为可见的图形和听到的声音,来辅助盆底肌训练,促进整个盆底肌肉功能恢复,从而改善尿失禁。

（4）其他行为治疗:催眠疗法。

2. 药物治疗

（1）托特罗定:这是非选择性 M 受体拮抗剂,用于缓解膀胱过度活动所致的尿频、尿急和急迫性尿失禁症状的一线药物,也是目前对逼尿肌组织选择性作用最强的药物,不良反应较少且耐受性较好。

用法:初始推荐剂量为每次 2mg,每日 2 次,然后根据患者的反应和耐受程度调整剂量。

禁忌证:尿潴留、胃滞纳、未经控制的青光眼患者;已证实对本品有过敏反应的患者;重症肌无力患者、严重的溃疡性结肠炎患者和严重的巨结肠患者。

（2）其他 M 受体拮抗剂:阿托品、奥昔布宁（oxybutynin）、苯胺太林等。

（3）镇静、抗焦虑药:丙咪嗪、多塞平、地西泮等。

（4）前列腺素合成抑制剂:吲哚美辛。

（5）钙通道阻滞剂:维拉帕米、硝苯地平。

（6）其他药物:黄酮哌酯疗效不确切,中草药制剂尚缺乏可信的大宗的试验报道。

3. 改变首选治疗的指征

（1）无效。

（2）患者不能坚持治疗或要求更换治疗方法。

（3）出现不可耐受的不良反应。

（4）可能出现不可逆的不良反应。

（5）治疗过程中尿流率明显下降或剩余尿量明显增多。

（二）可选治疗

主要适用于首选治疗无效或有效但不能耐受者,以及首选治疗禁忌者。

1. 膀胱灌注辣椒辣素、树胶脂毒素（RTX）、透明质酸酶　以上物质可参与膀胱感觉传入,灌注后降低膀胱感觉传入,对严重的膀胱感觉过敏者可试用。

2. A 型肉毒毒素膀胱逼尿肌多点注射　对严重的逼尿肌不稳定具有疗效。它通过抑制神经肌肉接头处胆碱能神经末梢的乙酰胆碱释放而使肌肉瘫痪。此方法可松弛尿道括约肌,改善逼尿肌-尿道括约肌协同失调患者的膀胱排空;也能松弛逼尿肌,减轻脊髓损伤患者的逼尿肌过度活动。

3. 神经调节　骶神经电调节治疗,对部分顽固的尿频、尿急及急迫性尿失禁患者有效。主要是通过电刺激骶神经根（S_3）,引起阴部传入神经兴奋,使骶反射平衡及协调得到恢复,从而改善 OAB 的症状。

4. 外科手术

（1）手术指征:应严格掌握,仅适用于严重低顺应性膀胱,膀胱容量过小且危害上尿路功能,经其他治疗无效者。

（2）手术方法:逼尿肌横断术、膀胱自体扩大术、肠道膀胱扩大术、尿流改道术。

5. 针灸治疗 有研究显示,足三里、三阴交、气海、关元穴针刺有助于缓解症状。

四、其他疾病伴发 OAB 症状的诊治

(一) 膀胱出口梗阻患者 OAB 的诊治要点

膀胱出口梗阻(bladder outflow obstruction, BOO)常见病因有良性前列腺增生和女性膀胱颈挛缩等。

1. 筛选检查 症状、Qmax、残余尿等。最大尿流率<15ml/s,剩余尿>50ml 时考虑 BOO。

2. 选择性检查 充盈性膀胱压力测定及压力/尿流率测定,确定有无 BOO、BOO 的程度,以及逼尿肌功能。

3. 治疗

(1) 针对膀胱出口梗阻的原发病进行治疗。

(2) 根据逼尿肌收缩的功能状况制订相应的 OAB 症状治疗方法如逼尿肌功能正常、增强或亢进者可适当辅助使用抗 OAB 的治疗;逼尿肌收缩功能受损者慎用抗 OAB 的治疗。

(3) 梗阻解除后 OAB 仍未缓解者应进一步检查,治疗可按 OAB 处理。

(二) 神经源性排尿功能障碍患者 OAB 的诊治

神经源性排尿功能障碍的常见病因有脑卒中、脊髓损伤及帕金森症等。

1. 积极治疗原发病。

2. 原发病稳定、无下尿路梗阻的 OAB,诊治原则同 OAB。

3. 有下尿路梗阻者诊治同继发于 BOO 的 OAB 的治疗原则。

(三) 压力性尿失禁(stress urinary incontinence,SUI)患者 OAB 的诊治

1. 筛选检查发现以下情况者应怀疑可能同时存在压力性尿失禁

(1) 病史提示既有急迫性尿失禁,又有压力性尿失禁的表现。

(2) 生育前后和绝经前后控尿能力出现明显变化。

(3) 如压力性和急迫性两种尿失禁症状兼有。

(4) 女性盆腔器官膨出。

2. 选择性检查

(1) 体格检查:直接观察患者在腹压增加时尿道口的漏尿情况。

(2) 尿动力学检查:膀胱测压、腹压尿漏点压或尿道压力描记。

(3) 排尿期膀胱尿道造影:膀胱颈和近端尿道关闭情况/下移或活动情况。检查目的在于确定是否合并压力性尿失禁,以及确定压力性和急迫性尿失禁的程度。

3. 治疗

(1) 以 OAB 为主要症状者首选抗 OAB 治疗。

(2) OAB 解除后,压力性尿失禁仍严重者,采用针对压力性尿失禁的相关治疗。

(四) 逼尿肌收缩力受损患者的 OAB 诊治

1. 筛查检查发现以下情况应高度怀疑 OAB 伴有逼尿肌收缩力受损

(1) 排尿困难症状。

(2) 存在明显影响逼尿肌功能的疾病,如糖尿病、脑卒中等。

(3) 有逼尿肌功能可能受损的指征,如肛门括约肌松弛、会阴部感觉明显减退等。

(4) 最大尿流率<10ml/s,且图形低平。

(5) 排尿困难严重,尿流率明显减低或有大量剩余尿,但前列腺不大者。

2. 选择性检查诊断标准

(1) 压力-流率测定提示低压-低流。

(2) 无膀胱出口梗阻。

3. 一线治疗

(1) 排尿训练,定时排尿。

(2) 在检测残余尿基础上适当使用抗 OAB 药物。

(3) 辅助压腹排尿。

(4) 必要时采用间歇导尿或其他治疗。

(5) 可加用受体阻滞剂,降低膀胱出口阻力。

4. 二线治疗

(1) 骶神经电调节治疗。

(2) 暂时或永久性尿道改流。

(五) 膀胱局部病变引起的 OAB 诊治

如急、慢性泌尿系特异性和非特异性感染,急、慢性前列腺炎,泌尿系肿瘤,膀胱结石,膀胱及前列腺手术后膀胱痉挛等。虽然这些膀胱局部病变并不称为 OAB,但在控制和解除膀胱局部病变后,仍可使用本原则指导治疗,以缓解 OAB 症状。

1. 筛选性检查

(1) 如尿常规发现有红细胞,则应行尿细胞学、超声、IVU、膀胱镜检查,必要时行输尿管镜、CT及 MRI 等除外泌尿系肿瘤及结石。

（2）如尿常规发现有红、白细胞，而尿培养阴性者，应查尿抗酸杆菌、IVU 等除外泌尿系结核。

2. 治疗

（1）积极治疗原发病。

（2）在积极治疗原发病的同时，使用抗 OAB 药物，以缓解症状。

（杜广辉　王建业）

第三节　膀胱出口梗阻

膀胱出口梗阻（bladder outlet obstruction，BOO）是发生于膀胱颈部及其周围的任何病变导致膀胱尿液排出障碍的一种病理状态的统称。常见的疾病有前列腺增生症、前列腺肿瘤、前列腺切除术后瘢痕挛缩、膀胱段切除术后吻合口狭窄、膀胱颈部纤维化、先天性膀胱颈部梗阻、膀胱颈部炎症、膀胱颈部结核、膀胱颈部肿瘤、输尿管间嵴肥大、正中嵴肥大及膀胱颈部周围疾病压迫或累及到膀胱颈部引起梗阻，如宫颈癌、直肠癌等。

BOO 一旦发生，对上尿路的影响为双侧性，故肾脏的损害出现较晚，一般无上尿路损害的急性表现，但有明显的排尿困难症状。一旦引起双侧肾损害，其代偿能力差，易出现肾衰竭。

一、女性膀胱颈部梗阻

女性膀胱颈部梗阻可发生于任何年龄，以老年者居多，年龄越大发病率越高。病因、发病机制复杂，可能为膀胱颈纤维组织增生、膀胱颈部肌肉肥厚、慢性炎症所致的硬化及老年女性激素平衡失调导致的尿道周围腺体增生等。

（一）临床表现

由于女性尿道比较短直的解剖特点，并非所有的膀胱颈部梗阻患者均表现出典型的排尿困难，而表现为排尿迟缓和尿流缓慢者不在少数。随着病情进展患者尿流变细，逐渐发展为排尿费力，呈滴沥状；后期出现残余尿增多、慢性尿潴留、充盈性尿失禁。合并尿路感染的病例会出现膀胱刺激症状，梗阻严重者可有双肾输尿管积水及慢性肾衰竭。

（二）诊断

任何年龄女性如出现尿频尿急等下尿路症状，特别是出现进行性排尿困难应想到本病的可能，并进行下列针对性检查。

1. 膀胱颈部触诊　部分成年妇女经阴道触摸膀胱颈部，可感到有不同程度的增厚，特别是尿道内置有导尿管时，膀胱颈部增厚更为明显。

2. 膀胱残余尿量测定　可用 B 超或导尿法测定。导尿法测定残余尿量最为准确，排尿后即刻在无菌条件下导尿，放出的全部尿液即为残余尿。正常人残余尿在 10ml 以下。通过插入导尿管，亦可直接了解尿管在膀胱颈部受阻情况。残余尿量与梗阻程度呈正比，而残余尿量的多少也有助于治疗方法的选择。

3. X 线检查　排尿期膀胱尿道透视和拍片可了解排尿时膀胱颈部的活动情况。并可了解膀胱输尿管反流及程度。

4. 膀胱镜检查　典型的表现有：①膀胱的增生肥厚性病变（如小梁、憩室等）；②膀胱颈部黏膜僵硬水肿，可见滤泡性增生；③颈口后唇突起，形成一堤坝样改变；有时可见膀胱颈呈环形狭窄，膀胱内口呈领圈样突起；④膀胱镜检查时，嘱患者做排尿动作，正常时膀胱后唇退出视野之外，而颈部梗阻者则失去此能力，其收缩运动减弱或消失，并可排除膀胱结石、肿瘤等原因引起的排尿梗阻。

5. 尿流动力学检查　虽然尿流动力学检查在男性 BOO 诊断的价值已得到公认，但在女性尚无相应的诊断标准。最大尿流率检查被认为是一种最好的筛选方法，虽然尿流率低不能区别是膀胱颈梗阻引起或是逼尿肌无力引起，但如果同时做逼尿压力及尿流率，便可准确地确定有无膀胱颈梗阻。排尿时，如平均最大逼尿肌压（Pdet）高而最大尿流率（Q_{max}）低，则提示存在梗阻；如 Pdet 与 Q_{max} 均低，则表明逼尿肌收缩无力。

6. 上尿路检查　对疑有上尿路损害者，均应做分泌性尿路造影或放射性核素检查。

7. 肾功能及血液生化检查　双肾功能明显受损者，方出现氮质血症（血非蛋白氮、尿素氮、肌酐等升高），故此检查不能早期揭示肾功能损害情况。酚红（PSP）排泄试验能较早地提示肾盂积水及肾功能状况。对肾已有损害的病员，还应检测钾、钠、氯及二氧化碳结合力等，以判断有无电解质平衡失调，有无酸中毒。

在鉴别诊断上，本病主要应与神经源性膀胱、尿道狭窄、尿道息肉、尿道结石等疾病鉴别，可通过影像学检查、膀胱尿道镜结合尿动力学检查等进行鉴别。

（三）治疗

1. 非手术治疗　适用于症状较轻、排尿困难不明显者或无剩余尿者或无膀胱输尿管反流及肾功能损害的 BOO 患者。治疗方法包括选择性 α 受体阻滞剂、尿道扩张术等,合并尿路感染者,应在充分引流尿液的同时,选用有效的抗生素控制感染。

2. 手术治疗

(1) 经尿道膀胱颈电切术:适用于有明显膀胱颈梗阻及非手术治疗无效者。手术要点包括:切除部位从截石位 6 点开始,先用钩形电刀切至膀胱肌层,切开狭窄的纤维环,再以此为中心半月形电切 5~7 点的组织。手术过程中切除范围不要过大、过深,以长度 1~2cm、宽度 0.5~1.0cm 为宜,使后尿道与膀胱三角区在电切后接近同一平面。手术时近可切除膀胱颈部的环形狭窄组织,而不可切除和损坏尿道括约肌环,否则容易继发尿失禁或膀胱阴道瘘等并发症。

(2) 膀胱颈楔形切除成形术:手术要点是打开膀胱后,在膀胱颈远侧约 1cm 处的尿道前壁缝一标志,在标志近侧至膀胱前壁做倒 Y 形切口,各壁长 2~3cm,交角恰位于膀胱颈上方,将 V 形膀胱瓣与切口远端创缘缝合,再依次将膀胱颈做 V 形缝合。

二、男性膀胱颈部梗阻

男性膀胱颈梗阻是一种常见病及多发病,分为功能性膀胱颈梗阻和膀胱颈挛缩。

功能性膀胱颈梗阻是由于膀胱颈自主神经功能失调引起的一种疾病,但神经系统检查无阳性体征。根据国际尿控协会的规定:排尿时有逼尿肌收缩,但膀胱颈开放不全或完全不能开放;内镜检查及尿道探子检查无器质性膀胱下尿路梗阻证据,且无明确神经病变者称为功能性膀胱颈梗阻。其病因可能与交感神经、膀胱颈部 α、β 受体兴奋性改变有关。

膀胱颈挛缩多认为是由于膀胱颈部及其周围脏器的慢性炎症导致膀胱颈部纤维化而致;亦可由各种前列腺手术时的损伤所致,以 TURP 术和前列腺摘除术后的膀胱颈挛缩发生率最高。

(一) 临床表现

主要症状为下尿路梗阻症状:排尿困难、排尿迟缓、尿流变细、尿频和夜尿增多及排尿不尽感、急或慢性尿潴留、尿失禁甚至血尿等。

(二) 诊断

1. 病史　有排尿困难等下尿路症状,或于各种前列腺手术后出现排尿困难的病史。仔细分析临床症状和询问病史,对于确定梗阻的类型和估计梗阻的程度有重要价值。

2. 体格检查　除了进行系统的体格检查外,应特别强调直肠指诊和尿道探子检查。

3. 实验室检查　尿常规检查、血液生化检查,以了解尿液质量的改变和肾功能情况。

4. X 线检查　排泄性尿路造影能发现主要并发症和了解上尿路功能情况。尿道膀胱造影可从造影片上清晰显示出梗阻部位、程度和长度。

5. 膀胱镜检查　可以直接观察梗阻部位并对梗阻的原因进行诊断,膀胱镜检查时可见内括约肌呈环状狭窄,把尿道和膀胱明显分开;膀胱颈抬高,膀胱颈呈苍白色或有玫瑰色,其表面通常光滑,缺少血管分布。

6. 尿流动力学检查　普通尿流动力学检查和影像尿动力学检查对诊断有重要参考价值,应用该项检查在临床上有助于早期诊断。简单的自由尿流率测定可提供初步判断,最大尿流率<15ml/s,提示存在下尿路梗阻的可能。在普通尿流动力学检查中,压力流率测定是公认的诊断手段,判断指标有 A-G 图和 LinPURR 图等方法。与 A-G 图相对应的是 A-G 数的应用,A-G 数 = 最大尿流率时的膀胱逼尿肌压力-2 倍的最大尿流率。A-G 数大于 40,表示有膀胱出口梗阻存在,数值越大表示梗阻越严重;A-G 数在 15~40 表示有梗阻可疑;A-G 数小于 15 表示无梗阻存在。

鉴别诊断:①尿道狭窄,多有尿道炎、尿道器械检查或外伤史。行尿道造影或尿道镜检查可明确尿道狭窄的部位和程度。②后尿道瓣膜,主要见于男童,排尿性膀胱尿道造影对鉴别诊断有重要价值。在膀胱颈部梗阻患者,瓣膜处有很薄一层充盈缺损,尿道镜检查可直接观察到瓣膜存在。③精阜肥大,先天性精阜肥大的临床表现与膀胱颈部挛缩相同,在排尿性膀胱尿道造影时可见到梗阻以上后尿道扩张,后尿道填充缺损。尿道镜检查可见到肥大隆起的精阜。④神经源性膀胱,多有神经受损病史,如脊髓炎、多发性脊髓硬化症、脊椎外伤等。神经系统的检查可鉴别此病,膀胱压力测定显示各类神经源性膀胱功能障碍的图像。⑤逼尿肌无力症,通过尿动力学检查可鉴别。⑥前列腺增生症,为老年人常见疾病,直肠指诊和尿道膀胱造影可鉴别。

(三) 治疗

1. 非手术治疗　适用下列情况:①没有残余尿或残余尿少(10~20ml);②无慢性肾功能不全;③无反复的尿路感染;④输尿管反流不明显。主要有 α 受体阻滞剂、糖皮质激素、抗生素等的应用。抗生素的应用:对合并有感染和施用尿道扩张器者,均应使

5

用抗生素治疗。

2. 手术治疗

（1）膀胱颈部扩张术：对先天性和原发性膀胱颈部挛缩，单纯应用尿道扩张术治疗效果多不满意，对前列腺增生切除术及经尿道前列腺电切术后的膀胱颈部梗阻，可应用尿道扩张治疗。

（2）膀胱颈切开术：楔形切开膀胱颈肌层，破坏其狭窄环。

（3）膀胱颈切除术：该术式适用于各种原因引起的膀胱颈部挛缩和小儿膀胱颈梗阻。方法是在膀胱颈后唇将黏膜弧形切开，于黏膜下潜行分离，显露膀胱颈肌层，将膀胱肌层作楔形切除。

（4）膀胱颈 Y-V 成形术：经耻骨后途径显露膀胱颈部及膀胱前壁，于膀胱前壁做 Y 形切口，将 V 形膀胱瓣与切口远端创缘缝合，以扩大膀胱颈部管腔。

（5）经尿道膀胱颈部电切术：切断环形缩窄环，使梗阻得以解除，有主张切开部位以膀胱颈截石位 12 点最佳，也有主张切开范围在 5～7 点位置；深度为切除膀胱颈部全层，至见到脂肪组织。术后持续尿管引流尿液 2～3 周，拔除尿管后行尿道扩张术，初时每周 1 次，连续 3 次后改为每 2 周 1 次，之后改为 4 周、2 个月、3 个月、6 个月至 1 年扩张 1 次后，即可停止扩张。

（杜广辉 曾进）

第四节 压力性尿失禁

压力性尿失禁（stress urinary incontinence，SUI）是指喷嚏、咳嗽或运动等腹压增高时出现不自主的尿液自尿道外口漏出。此病多发于女性，发病率占女性尿失禁的 50%。偶发尿失禁不应视为病态，只有频繁发作的尿失禁才是病理现象。

一、病因与发病机制

压力性尿失禁的病因很复杂，较明确的高危因素有年龄、生育、盆腔脏器脱垂、肥胖、种族和遗传因素；可能相关的危险因素包括雌激素水平下降、子宫切除术后、吸烟和高强度体力活动等；其他可能的相关因素有便秘、肠道功能紊乱、咖啡因摄入和慢性咳嗽等。

发病机制上有以下研究。

1. 神经机制 产伤及盆腔手术等妇科手术史可引起支配尿道括约肌的自主神经（盆神经）或体神经（阴部神经）发生异常。

2. 解剖机制

（1）尿道固有括约肌发生退变或受损，控尿能力下降。

（2）膀胱颈及后尿道下移导致腹压增高时膀胱与尿道间的绝对压力差。

（3）雌激素水平降低等因素会影响尿道黏膜发育，导致其水封能力下降。

3. 功能机制 正常女性腹压增加时，可产生膀胱颈及尿道外括约肌的主动收缩，以关闭膀胱颈及尿道。这种收缩早于膀胱内压升高 250ms，在压力性尿失禁患者可观察到收缩峰值降低，收缩长度缩短。

二、临 床 表 现

主要表现为咳嗽、打喷嚏、大笑、运动、提重物或体位改变等腹压突然增加时不自主溢尿，伴有或不伴有尿频、尿急或急迫性尿失禁。

三、诊 断

压力性尿失禁的诊断主要依据主观症状和客观检查，并需除外其他疾病。诊断步骤包括确定诊断、程度诊断、分型诊断及并发症诊断。

（一）确定诊断

确定有无压力性尿失禁。

1. 详细询问病史

（1）既往病史，婚育史，阴道手术、尿道手术及外伤史及有无诱发尿失禁的因素。

（2）全身状况：一般情况、智力、有无发热等。

（3）有无压力性尿失禁症状：大笑、咳嗽或行走等各种程度的腹压增加时尿液溢出；停止加压动作时尿流随即终止。

（4）有无泌尿系其他症状：疼痛、血尿、排尿困难、尿路刺激症状、下腹或腰腹部不适等。

2. 体格检查

（1）一般状态及全身体检：神经系统检查应包括下肢肌力，会阴部感觉，肛门括约肌张力及病理特征等；腹部检查要注意有无尿潴留体征。

（2）专科检查：有无盆腔脏器膨出及程度；外阴部有无感染体征；双合诊了解子宫情况及盆底肌收缩力等；直肠指诊检查肛门括约肌肌力及有无直肠膨出。

（3）特殊检查：如压力诱发试验：患者取截石位，观察尿道口，在其咳嗽或用力增加腹压时尿液溢出,而患者并无排尿感;停止加压后,尿流立即停止,则为阳性。

3. 其他检查

(1)一般实验室检查:如血、尿常规,尿培养及肝、肾功能等。

(2)超声检查:可以测定膀胱颈的位置和膨出程度,同时测量最大功能性膀胱容量和膀胱残余尿量等。

(3)X线检查:在斜位下行排尿性膀胱尿道造影。压力性尿失禁的典型表现为尿道膀胱后角消失,膀胱颈下降,腹压增加时膀胱颈呈开放状态。

(4)尿流动力学检查:膀胱压力测定可排除不稳定性膀胱和无张力性膀胱,且可以判断压力性尿失禁的程度。压力性尿失禁时逼尿肌反射正常,最大尿流率明显增加,而膀胱内压明显降低,轻度者膀胱内压力为 $60 \sim 80cmH_2O$,中度者为 $25 \sim 60cmH_2O$,重度者低于 $20cmH_2O$。

(5)漏尿点压(LPP)测定:将测压管放入膀胱并充盈膀胱,记录发生尿漏时的膀胱内压力,此压力即为漏尿点压。轻度尿失禁者漏尿点压一般高于 $120cmH_2O$,重度者低于 $60cmH_2O$。

(6)膀胱镜检查:怀疑膀胱内有肿瘤、憩室、膀胱阴道瘘等疾病时,需作此检查。

(二)程度诊断

1. 根据临床症状可分为轻度　一般活动及夜间无尿失禁,腹压增加时偶发尿失禁,不需携带尿垫;中度:腹压增加及起立活动时,有频繁的尿失禁,需要携带尿垫生活;重度:起立活动或卧位体位变化时即有尿失禁,严重地影响患者的生活及社交活动。

2. 国际尿失禁咨询委员会尿失禁问卷表简表(ICI-Q-SF)。

3. 尿垫试验:推荐 1 小时尿垫试验。

(1)轻度:1 小时漏尿≤1g。

(2)中度:1g<1 小时漏尿<10g。

(3)重度:10g≤1 小时漏尿<50g。

(4)极重度:1 小时漏尿≥50g。

(三)分型诊断

分型诊断并非必须,对于临床表现与体格检查不相符及经初步治疗疗效不佳者,建议进行尿失禁分型。

1. 影像尿动力学　将压力性尿失禁分为解剖型和尿道固有括约肌缺陷型(ISD)。最大尿道闭合压(maximum urethral closure pressure, MUCP)< $20cmH_2O$ 或< $30cmH_2O$ 提示 ISD 型。

2. 腹压尿漏点压(ALPP)分型

Ⅰ型压力性尿失禁:ALPP≥ $90cmH_2O$。

Ⅱ型压力性尿失禁:ALPP $60 \sim 90cmH_2O$。

Ⅲ型压力性尿失禁:ALPP≤ $60cmH_2O$。

(四)有无膀胱过度活动症、盆腔脏器脱垂及排尿困难等常见并发症

因各型尿失禁的治疗方案不尽相同,亦有必要鉴别不同类型的尿失禁。

1. 急迫性尿失禁　患者有尿频、尿急、尿痛,往往来不及到厕所即已有尿液流出。乃由神经源性膀胱或膀胱内部病变使逼尿肌发生无抑制性收缩所致。

2. 充盈性尿失禁　膀胱过度充盈使尿液不断的由尿道口流出,而患者无排尿感觉。下腹膨隆,可扪及胀满的膀胱。

3. 真性尿失禁　膀胱空虚无排尿感,系由尿道括约肌松弛致使尿液不自觉由尿道口流出。

四、治　疗

(一)非手术治疗

1. 药物治疗　主要针对轻至中度女性压力性尿失禁患者,其治疗作用主要是增加尿道阻力及增加尿道黏膜表面张力,以达到增强控尿能力的目的。药物治疗一般与行为治疗或物理治疗联合应用,提高疗效。

(1)α 受体激动剂:作用于外周交感神经系统,兴奋膀胱颈和后尿道的 α 受体,使该处的平滑肌收缩,提高尿道闭合压改善尿失禁症状。2000 年美国 FDA 禁止将苯丙醇胺(去甲麻黄素)用于压力性尿失禁治疗。盐酸米多君,每次 $2.5 \sim 5mg$,每日 $2 \sim 3$ 次,每天剂量不超过 10mg。主要不良反应包括高血压、心悸、头痛和肢端发冷等,严重者可发作脑卒中。

(2)β 受体拮抗剂:可以阻断尿道 β 受体,增强去甲肾上腺素对 β 受体的作用。如普萘洛尔 $10 \sim 20mg$,每日 3 次。

(3)度洛西汀:抑制肾上腺素能神经末梢的去甲肾上腺素和 5-羟色胺再吸收,增加骶髓阴部神经核内的 5-羟色胺和去甲肾上腺素浓度,从而刺激阴部神经,增加尿道横纹肌张力。用法: $40 \sim 60mg$,每日 2 次。不良反应有恶心、口干,无力、头痛、失眠、便秘等。

(4)雌激素:促进尿道黏膜、黏膜下血管丛及结缔组织增生,从而加强尿道封闭机制。适用于绝

5

经后或雌激素水平低下的不适宜手术的病人或轻度压力性尿失禁的患者。用法:局部外用雌激素膏或口服。

（5）其他:近来,有研究表明应用 β 受体激动剂如克罗特仑,虽将减低尿道压力,但却可以增加尿道张力,可以有效治疗女性压力性尿失禁,且效果优于盆底肌功能锻炼。

2. 行为治疗和物理治疗　目的在于加强盆底肌肉及尿道周围肌肉的张力,使尿道阻力增加,增强控尿能力。

（1）减肥:体重减轻 5%~10%,尿失禁次数将减少 50% 以上。

（2）盆底肌训练:又称凯格尔运动(Kegel exercises),目前尚无统一的训练方法,共识是必须要使盆底肌达到相当的训练量才可能有效。可参照的方法有:持续收缩盆底肌(提肛运动)2~6 秒,松弛休息 2~6 秒,如此反复 10~15 次。每日训练 3~8 次,持续 8 周以上或更长。

（3）阴道托:可抬起尿道中段,增加尿道阻力。适用于各种暂时不能接受其他治疗的患者,可暂时控制尿失禁症状。不良反应包括腹痛、阴道炎和阴道出血等。

（4）生物反馈治疗(biofeedback treatment):通过放置在阴道或尿道内的压力感受器,将患者盆底肌肉收缩产生的压力传给计算机控制系统,再通过模拟的图像、声、光等信号将信息反馈给患者,指导患者进行正确的盆底肌训练。这实际上是协助凯格尔运动。

（5）电刺激治疗:通过放置在阴道和直肠内的电极,给予一定的电刺激,使盆底肌肉被动性收缩,达到锻炼盆底肌肉、增强其控尿能力的目的。可与生物反馈治疗同时配合进行。

（6）体外磁疗(extracorporeal magnetic innervation):与电刺激治疗原理基本相似,不同之处在于利用外部磁场进行刺激。

（二）手术治疗

手术治疗的主要适应证包括:①非手术治疗效果不佳或不能坚持,不能耐受,预期效果不佳的患者;②中至重度压力性尿失禁,严重影响生活质量的患者;③生活质量要求较高的患者;④伴有盆腔脏器脱垂等盆底功能病变需行盆底重建者,应同时行抗压力性尿失禁手术。

1. 无张力尿道悬吊术　DeLancey 于 1994 年提出尿道中段吊床理论,认为腹压增加时,伴随腹压增加引起的尿道中段闭合压上升,是控尿的主要机制之一。该术式通过采用各种材料的吊带悬吊于尿道中段下,以固定尿道和增加尿道闭合压,从而改善或治愈压力性尿失禁,17 年疗效仍维持在 85% 左右。我国较常用为 TVT 和 TVT-O,其他还有 IVS、TOT 等。主要并发症包括排尿困难、膀胱穿孔、阴道或尿道的吊带侵蚀、大腿根部局部疼痛等。

2. 骶耻骨韧带尿道膀胱悬吊术(Burch 手术)和腹腔镜下膀胱颈吊带(Sling)术　通过提高膀胱颈和后尿道至正常解剖水平,而达到治疗目的,治愈率 80% 左右,但创伤大,并发症发生率相对尿道中段悬吊术增加。

3. 膀胱颈填充物注射治疗　将填充剂注射于尿道内口黏膜下,使尿道腔变窄、拉长以提高尿道阻力延长功能性尿道长度,增加尿道内口的闭合,达到治疗目的。主要适用于膀胱内括约肌缺陷的压力性尿失禁。填充物有自体脂肪、胶原牛蛋白、肌源性干细胞、硅油等。

4. 人工尿道括约肌植入手术　将人工尿道括约肌置入近端尿道周围,从而产生对尿道的环行压迫,达到治疗目的。但对于盆腔纤维化明显,如多次手术、尿外渗、盆腔放疗的患者不易使用。

5. 阴道前壁折叠术(kelly 折叠术)　又称阴道前壁修补术,该术式曾广泛用于压力性尿失禁的治疗,尤其是伴有阴道壁膨出者的治疗。主要是通过阴道前壁的修补和紧缩,以增强膀胱颈及尿道后壁的力量,从而达到治疗目的。该术式因其远期疗效差而逐渐被淘汰。

（杜广辉　曾进）

第五节　膀胱阴道瘘

女性泌尿生殖道瘘(genitourinary fistula,简称尿瘘),系指泌尿道与生殖器官之间形成的异常管道,包括输尿管阴道瘘(ureterovaginal fistula)、膀胱阴道瘘(vesicovaginal fistula)、尿道阴道瘘(urethrovaginal fistula)等,其中膀胱阴道瘘,即指膀胱与阴道间有瘘管相通,为最常见的女性泌尿生殖瘘。

由于膀胱与女性生殖器官的解剖位置非常相近,在妇科手术、分娩、妇科肿瘤的放疗后及盆腔外伤后,很容易发生膀胱损伤并形成尿瘘。国内外文献报道,盆腔手术引起膀胱阴道瘘者高达 85%,而分娩损伤仅为 5%。

多,这些因素均可影响瘘孔的愈合。

（一）非手术治疗

非手术治疗适用于下列情况:①刚出现不久(1周内)的膀胱阴道瘘或输尿管阴道瘘。若瘘孔较小,可持续插入导尿管或输尿管导管,并给予抗生素治疗,瘘孔有自然愈合的可能。②结核性膀胱阴道瘘,抗结核治疗半年至1年后仍未痊愈者,方可考虑手术治疗。

（二）手术治疗

1. 手术时机选择　①新鲜、清洁的瘘孔应立即修补。②感染、坏死性尿瘘或第1次修补术已失败者,应在3~6个月后再次手术。③放射性损伤所致的尿瘘至少应在1年后检查未见肿瘤复发再手术。④膀胱结核所致的尿瘘,其手术应在抗结核治疗1年后,局部无活动性结核病灶时手术。⑤尿瘘合并妊娠,应待产后月经复潮后行修补术。⑥若膀胱阴道瘘合并有膀胱结石,结石大且嵌入膀胱黏膜内者,则先取结石,3周后再修补瘘孔;结石小未嵌入膀胱黏膜者,则取结石和修补瘘孔可同时进行。⑦对于尚未绝经患者的择期手术,应选择月经干净1周施行手术。⑧有慢性咳嗽者,应于治疗好转后手术,以免影响创口的愈合。

2. 手术途径　手术途径的选择关系到手术野的暴露和手术操作的便利,对能否修复成功至关重要。

（1）经阴道途径:适合于中、低位膀胱阴道瘘患者,从阴道能清楚地暴露瘘孔,是目前主流的修补方式,创伤相对小,恢复快。

（2）经腹途径:适合于瘘孔较大、部位较高的瘘;经阴道反复修复失败者;阴道瘢痕严重、阴道扩张不良者。

根据具体情况经腹途径又进一步分为:①经腹膜外膀胱内,用于瘘孔接近输尿管开口或合并膀胱结石者。②经腹膜外膀胱外,用于单纯高位膀胱阴道瘘。③经腹膜内膀胱内,用于有广泛粘连不易分离者。④经腹膜内膀胱外,用于高位瘘孔、周围瘢痕严重者(图35-2)。

（3）经腹经阴道联合途径:适合于阴道扩张不良,瘘孔部位高,单纯经阴道路径显露不佳的膀胱阴道瘘患者。

3. 手术要点

（1）充分游离瘘孔周围组织:是修补手术成功与否的关键。经阴道修补手术有两种分离瘘孔的方

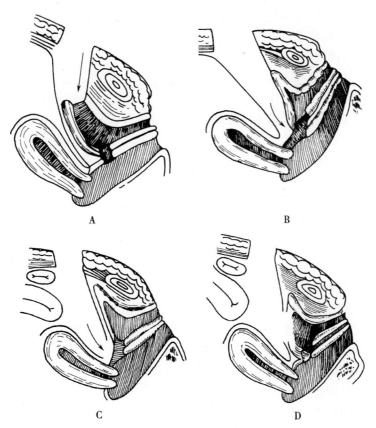

A　　　　　　　　　　　B

C　　　　　　　　　　　D

图 35-2　经腹手术路径
A.经腹膜外膀胱内途径;B.经腹膜外膀胱外途径;C.经腹膜内膀胱内途径;D.经腹膜内膀胱外途径

法:①离心分离法,距瘘孔缘 2～3mm 作环形切口,向外锐性游离阴道黏膜约 2cm,使膀胱壁松解,此法适合于中、小瘘孔。②向心分离法,在距瘘孔外 2cm 处做切口,向瘘孔分离至剩余 2～4mm,此法适用于复杂尿瘘。离心和向心法联合使用特别适用于巨大膀胱阴道瘘。分离阴道黏膜应充分,以保证膀胱及阴道修补后无张力。如果瘘孔靠近宫颈或耻骨,可分离部分宫颈上皮和骨膜,分离创面时应按解剖层次进行,以免出血,也可向膀胱阴道间隙注入液体,以减少渗血,便于分离间隙。

(2) 阴道瘢痕切除:对阴道瘢痕严重,妨碍瘘孔暴露和愈合者,应予以切除,瘘孔边缘不必修剪;对瘢痕较小,不影响瘘孔愈合者,可不切除瘢痕,以免将瘘孔扩大,但瘘孔边缘可以修剪,以便形成新鲜创面有利于愈合。

(3) 组织缝合:各层组织分层无张力缝合,一般为 3 层缝合,即膀胱黏膜、膀胱外面筋膜及阴道黏膜,各层尽可能在互相垂直的方向缝合,避免缝合线重叠。缝合阴道黏膜、膀胱黏膜时创缘对齐,避免内翻。缝合材料宜采用刺激少及易吸收者,最好用人工合成可吸收的无损伤缝线。缝针的间距不能太稀也不能太密,针尖不要穿通黏膜,避免膀胱壁与阴道黏膜之间留有无效腔。第 1 层修补后需用亚甲蓝做漏水试验,证实不漏后方可缝第 2 层。

(4) 辅助手术的选用:对于一些复杂的尿瘘,有时需进行辅助手术方能保证手术的成功。辅助手术有两类:其一是扩大手术视野、便于暴露瘘孔的手术,如会阴侧斜切开术、耻骨联合切除术或耻骨支开窗术等;其二是自体或异位组织替代、填充、加固缺损的手术。自体带蒂组织有:阴道壁、宫颈、大或小阴唇皮肤、股部皮肤、股薄肌、腹直肌前鞘、腹膜、大网膜、膀胱自体移植等,根据瘘孔的部位和性质酌情选用。异体组织已不常用。

4. 常用的几种加强屏障和填补无效腔的方法对于瘘孔大,缝合困难,或瘘孔周围组织过于薄弱者;在绝经期或哺育期,缝合组织难以愈合者,可使用血供丰富的组织作补植瓣,能够极大提高修补成功率。这些皮瓣可以填补无效腔,给周围组织带来良好血供,并加强淋巴引流。在经阴道途径修补术中,许多组织可用于衬垫在阴道及膀胱壁间以加强修补,包括阴道黏膜、阴唇脂肪垫、球海绵体肌、股薄肌及腹膜瓣等。经腹途径可采用远离瘘孔的膀胱瓣、回肠浆膜瓣、胃壁浆膜瓣及大网膜等。

(程跃 陈忠)

第六节 膀胱膨出

女性盆底功能障碍(female pelvic flour dysfunction,FPFD)是以压力性尿失禁(SUI)、盆腔器官脱垂(POP,包括子宫脱垂、阴道前壁膨出、阴道后壁膨出)及慢性盆腔疼痛综合征(CPPS)等为主要病症的一组妇科问题,和糖尿病、心血管病等并列为影响人类健康五大疾病之一。

盆腔是一个略扁的圆筒形腔隙,按解剖关系可将其分为 3 个腔系:前盆腔,对应的膀胱区域和阴道前壁区域;中盆腔是阴道和子宫中间的区域;后盆腔是直肠和阴道后面的区域。前盆腔缺陷导致膀胱和尿道向阴道壁的膨出,为最常见的 POP 形式之一。膀胱和尿道膨出多同时伴有阴道前壁的膨出,而阴道前壁膨出却不一定有膀胱尿道膨出。

一、病 因

膀胱膨出是部分膀胱后壁和膀胱三角降入阴道,通常由产伤所致。分娩时应用助产,如产钳术、胎头吸引术、臀位牵引术等,使膀胱宫颈筋膜及阴道壁,尤其是阴道前壁及其周围的耻骨尾骨肌过度伸展、变薄、松弛,甚至撕裂,在产褥期不能恢复,使膀胱底部失去支持,如因咳嗽增加腹压、产后过早参加体力劳动,将使膀胱逐渐下垂,形成膀胱膨出。

尿道膨出是分娩时胎头对尿道和紧贴耻骨联合下方的剪切效应(shearing effect)所致。女性骨盆耻骨弓有较大者更易出现上述情况。

未产妇也可以发生膀胱或尿道膨出,两者也可同时出现。这是因为盆腔内结缔组织或筋膜和盆底肌肉先天不足引起。

二、病 理

膀胱膨出不仅仅是因为阴道壁及膀胱本身支持组织的过度伸展、变薄,还因为两侧固定膀胱的耻骨宫颈筋膜在盆腔筋膜腱弓(arcus tendineus pelvic fascia,ATPF)被撕裂形成阴道前壁旁侧组织缺陷所致。尿道也应是脱垂组织的一部分,尿道的膨出可导致膀胱颈的旋转。

三、临床表现

1. 症状 轻度膀胱膨出无明显症状,许多患者即使有严重膀胱膨出亦不至于引起显著不适。重度膀胱膨出阴道前壁及部分膀胱壁可以突出于阴道口,患者可能主诉有阴道胀感,或突出的包块使患者有"坐球感"(sitting on a ball),并多伴有下坠感和腰部酸胀感。剧烈活动、长久站立、咳嗽、喷嚏或使用腹压时症状加重;休息、采用侧卧位或俯卧位时症状可以得以缓解。

严重膀胱膨出时,尿道可以成锐角,故可发生排尿困难、尿潴留,患者用手将脱出的阴道前壁还纳则排尿通畅。由于膀胱内经常有残余尿,易引起反复的下尿路感染,而发生尿频、尿急和尿痛等症状。严重膀胱膨出(可同时合并子宫脱垂)可导致急性尿潴留。膀胱膨出本身并不导致尿失禁,而压力性尿失禁是尿道肌肉筋膜等支持组织松弛,膀胱尿道角消失;或膀胱内括约肌功能缺陷所致。如合并尿道膨出,则尿失禁症状更加明显。

2. 体征　取截石位,膀胱内可保留部分尿液。检查膀胱和尿道膨出,可使用阴道单叶拉钩,并注意使用单叶拉钩时不能太用力,否则可能造成假象。检查可见患者阴道口松弛,位于宫颈下方的阴道前壁呈膨出物凸在阴道口内或口外,壁薄而光滑,膨出物随腹压增加而增大。咳嗽等腹压增加时,可有漏尿发生。应注意两侧的前阴道壁侧沟的情况,前侧沟反映了耻骨宫颈周围环与盆筋膜腱弓的连接,即阴道旁的缺陷。也可采用卵圆钳将阴道前壁两侧沟抬高的手法来鉴别此缺陷。阴道前壁检查时还应同时观察膀胱膨出的部位,是中央性的,还是横向的,是否有尿道膨出的,以评价可能存在的压力性尿失禁。

如膀胱膨出伴有子宫脱垂,宫颈距外阴口在4cm以内,有时在外阴口可见宫颈。但应注意膀胱壁膨出与子宫脱垂的程度并非完全一致,有时仅有膀胱膨出,而子宫脱垂不明显或无脱垂。如有子宫脱垂,则子宫脱垂与膀胱壁膨出分别诊断。

3. 临床脱垂分级

(1) Baden 分级法

0 度:无脱垂。

Ⅰ度:脱垂组织位于坐骨棘和处女膜之间。

Ⅱ度:脱垂组织达阴道口。

Ⅲ度:脱垂组织部分出阴道口。

Ⅳ度:脱垂组织完全出阴道口。

(2) POP-Q(pelvic organ prolapse quantitive examination)定量分期法:该法将阴道分成 6 个位点和 3 条径线,与处女膜的关系以厘米(cm)测量(图 35-3,表 35-2)。

点 Aa:位于阴道前壁正中离尿道口 3cm 处,相

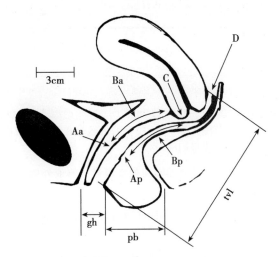

图 35-3　盆腔器官脱垂量化分期法(POP-Q)

当于尿道膀胱皱褶处。数值范围-3～+3。

点 Ba:位于阴道顶端或阴道前穹隆的阴道反折至 Aa 点之间阴道前壁脱垂的最明显处。无脱垂时,该点位于-3。

点 C:宫颈的最远端,或全子宫切除后的阴道顶端。

点 D:位于后穹隆,相当于子宫骶骨韧带在宫颈的附着处;如宫颈已切除,该点省略。

点 Ap:位于阴道后壁正中离处女膜 3cm 处,数值范围-3～+3。

Bp:位于阴道后壁向上轴线的最远端,即后穹隆的阴道反折至 Ap 点的阴道后壁脱垂的最明显处。无脱垂时,与处女膜的距离为 3cm。

gh:生殖裂隙长度即从尿道外口量至处女膜后缘中线。

pb:会阴体高度从外阴裂隙的后缘量至肛门口。

tvl:阴道全长,是当 C 或 D 处于完全正常位置时的阴道的最大深度的厘米数。

POP-Q 系统能对 POP 进行客观的、部位特异性的描述,是目前国内外最推荐使用的分级系统。但是如果采用 POP-Q 定义脱垂,则几乎一半的经产妇会确诊为脱垂,其中的大多数并无临床表现。因此,POP-Q 分度的真正意义并不在于临床诊断,而是作为治疗前后的评估手段。

四、诊　　断

根据患者症状与体征,诊断膀胱、尿道膨出多无困难,必要时可选择以下检查。

1. 嘱患者排空尿液后导尿,或 B 超测定残余尿量。

表 35-2　POP-Q 分度标准

POP-Q 分度	具 体 标 准	
	解剖描述	定位描述
0	无脱垂	Aa、Ap、Ba、Bp 均在-3 处,C 点或 D 点位置在阴道全长至(阴道全长-2)cm 处
Ⅰ	范围大于 0 级,脱垂的最远端在处女膜缘内侧,距处女膜缘<1cm	脱垂的最远端定位于<-1cm
Ⅱ	脱垂的最远端在处女膜缘内侧或外侧,距处女膜缘<1cm	脱垂的最远端定位于-1~+1cm
Ⅲ	脱垂的最远端在处女膜缘外侧,距处女膜缘>cm,但小于(阴道全长-2)cm	脱垂的最远端定位于+1 至(阴道全长-2)cm
Ⅳ	全部脱出,脱垂的最远端超过处女膜缘>(阴道全长-2)cm	脱垂的最远端定位于>(阴道全长-2)cm

2. 尿常规检查,以了解有无尿路感染。

3. 指压试验:患者取膀胱截石位,充盈膀胱后,嘱患者咳嗽,观察有无尿液漏出;若有尿液漏出,则用中指和示指压迫尿道两侧,再嘱患者咳嗽,了解能否控制尿液漏出,从而鉴别患者是否有压力性尿失禁表现。

4. 为进一步确诊膀胱、尿道膨出,可用消毒尿道探子插入膀胱,并将其弯头转向后方,可在阴道前壁膨出物内触到尿道探子。

5. 膀胱内注入造影剂和尿道内使用金属链珠,行前后位,尤其是使用侧位摄片可证实膀胱底和膀胱三角下降及正常的后尿道膀胱角消失。取出金属链珠,嘱患者排空尿液,在 X 线透视下观察,了解膀胱底部及尿道与耻骨间关系,同时可发现尿道近端扩张、尿道隐性憩室,或尿道感染等其他征象。

五、治　疗

尽管几乎所有育龄经产妇都有不同程度的膀胱、尿道膨出,但病情可以不进展,也可能不引发症状。此类情况在绝经前一般不需处理,但绝经后由于缓慢进展性退变引起盆腔筋膜和肌肉支持组织变薄,需进行治疗。

(一)非手术治疗

1. 子宫托　阴道内放入子宫托,可对膀胱、尿道和尿液控制提供充足的暂时性支持。对于合并内科疾病不能耐受手术的年老患者,暂时性使用子宫托可以在患者一般情况改善之前缓解其膨出症状。

2. 盆底肌肉锻炼　应用 Kegel 方法(Kegel exercises)锻炼盆底肌肉,目的是收紧和加强耻尾肌群,一般应持续 6~12 个月。年轻患者通过这种锻炼可使其压迫症状和排尿控制能力得以一定程度改善。若借助生物反馈治疗仪指导盆底肌肉锻炼能取得更好的效果。

3. 雌激素　绝经后患者使用雌激素替代治疗数月可以极大改善肌肉筋膜支持组织的张力、质量和血供。但对严重的解剖性损伤,如重度膀胱膨出合并压力性尿失禁无明显疗效。

(二)手术治疗

重度膀胱、尿道膨出,或有尿潴留和反复膀胱感染,伴有或不伴膀胱和尿道改变所致压力性尿失禁者,应施行阴道前壁修补术,并可同时治疗压力性尿失禁。盆底修复手术的目的不仅仅是修补缺陷,还应实现结构重建和组织替代。治疗盆底器官脱垂有两个原则:既要维持阴道的长度和深度,又要维持膀胱和肠道的功能,任何一种外科手术都应该遵守上述原则。

阴道前壁修补的传统术式为 Kelly 的阴道前壁折叠缝合修补术,修补中应注意阴道宽度,在麻醉条件下能容三指(约 6cm 宽),避免术后狭窄影响性生活。近年来,通过临床与尸体解剖发现膀胱膨出多由固定膀胱两侧的盆筋膜腱弓及其宫颈周围环筋膜的断裂、分离造成。缺陷可分为侧方、中线和顶端 3 个部位,故提出修补的重点应放在恢复解剖上。术前、术中需仔细辨认缺陷部位,进行有针对性的修补,也称缺陷引导下的修补(defect-directed repair)。前壁顶端缺陷需在前穹隆每侧坐骨棘水平部位缝合几针,以加强此处的支持力和建立阴道前、后壁筋膜的连续性。侧方缺陷应行单或双侧阴道旁修补(paravaginal repair,PVR),多数需双侧,以恢复和重建阴道前壁侧沟在盆筋膜腱弓处与闭孔内肌的连接,而中线型缺陷则应折叠缝合膀胱前筋膜,并剪去多余阴道黏膜。重度膀胱膨出由几个部位联合缺陷造成者,需逐一予以修补,除了PVR还应切除中央部位膨出的多余组织,并予以缝合。

目前有很多学者认为盆腔器官膨出是由于盆底支持组织损伤或衰老弹性减弱所致,越来越多的证据也表明经典的阴道缝合术失败率高的原因是盆腔器官结缔组织过于薄弱所致,故用加固薄弱的筋膜组织并可使组织再生而使POP得到治愈。目前临床上使用较多的重建材料为人工合成的不可吸收聚丙烯网片,网片的形状可为梯形、T形、长方形、双翼形、吊床形。多数认为应将补片与其下方组织适当缝合固定,但也有报道仅缝4个角或2个点,甚至不固定,也可取得良好手术效果。

(三)预防措施

1. 实行计划生育,正确处理分娩,避免盆腔支持组织损伤而松弛。故产妇产时勿使膀胱过度充盈。在子宫口未开全时,产妇避免过早向下屏气用力,以免导致宫缩乏力或滞产,有之应及时处理滞产。对有头盆不对称者及早行剖宫产结束分娩。第一胎宫口开全时,可适当放宽会阴侧切的指征,必要时施行助产手术,避免第二产程过长。对软产道裂伤及时正确缝合。

2. 产后避免过早参加体力劳动,注意产后保健操锻炼,加强肛提肌和会阴肌群的锻炼,有助于恢复、改善和保持盆腔支持组织的功能。

3. 需矫正或避免肥胖、慢性咳嗽、便秘等腹压增高因素,绝经后雌激素低下者,进行激素替代疗法有助于保持盆腔肌肉筋膜组织的张力,可预防或推迟阴道壁膨出及伴发的膀胱、尿道膨出。

(陈忠　周惜才)

参 考 文 献

1. 那彦群,叶章群,孙颖浩,等.中国泌尿外科疾病诊断治疗指南(2014版).北京:人民卫生出版社,2014:267-364.
2. 胡晓燕,张露,陈婧,等.自我清洁导尿术对神经源性膀胱患者储尿功能及并发症的影响.第三军医大学学报,2015,37(6):515-518.
3. 李泸平,范应中,李浩,等.膀胱扩大术联合康复训练治疗反射亢进型神经源性膀胱.中国修复重建外科杂志,2016,30(2):224-228.
4. 朱兰.重视膀胱阴道瘘诊治.中国实用妇科与产科杂志,2014,30(7):497-499.
5. 李寒松,张毅.膀胱阴道瘘阴道修补术适应证及手术要点.中国实用妇科与产科杂志,2014,30(7):507-510.
6. 贺飞,邹绍文,陈宋林.腹腔镜下Mesh网片阴道骶骨前固定治疗膀胱脱垂疗效及安全性分析.中华腔镜泌尿外科杂志(电子版),2016,10(1):13-17.
7. 吴伟英.前盆重建术对阴道前壁脱垂患者生活质量的影响.中国妇幼保健,2015,30(33):5920-5922.
8. Çetinel B,Kocjancic E,Demirdağç. Augmentation cystoplasty in neurogenic bladder. Investig Clin Urol,2016,57(5):316-323.
9. Willis-Gray MG,Dieter AA,Geller EJ. Evaluation and management of overactive bladder:strategies for optimizing care. Res Rep Urol,2016,8:113-122.
10. Thiagamoorthy G,Cardozo L,Robinson D. Current and future pharmacotherapy for treating overactive bladder. Expert Opin Pharmacother,2016,17(10):1317-1325.
11. Viereck V,Bader W,Lobodasch K,et al. Guideline-Based Strategies in the Surgical Treatment of Female Urinary Incontinence:The New Gold Standard is Almost the Same as the Old One. Geburtshilfe Frauenheilkd,2016,76(8):865-868.
12. Paiva LL,Ferla L,Darski C,et al. Pelvic floor muscle training in groups versus individual or home treatment of women with urinary incontinence:systematic review and meta-analysis. Int Urogynecol J,2017,28(3):351-359.
13. Bardsley A. An overview of urinary incontinence. Br J Nurs,2016,25(18):S14-S21.
14. Cohn JA,Brown ET,Reynolds WS,et al. Pharmacologic management of non-neurogenic functional obstruction in women. Expert Opin Drug Metab Toxicol,2016,12(6):657-667.
15. Malde S,Nambiar AK,Umbach R,et al. Systematic Review of the Performance of Noninvasive Tests in Diagnosing Bladder Outlet Obstruction in Men with Lower Urinary Tract Symptoms. Eur Urol,2017,71(3):391-402.
16. Ghoniem GM,Warda HA. The management of genitourinary fistula in the third millennium. Arab J Urol,2014,12(2):97-105.

17. Núñez Bragayrac LA, Azhar RA, Sotelo R. Minimally invasive management of urological fistulas. Curr Opin Urol, 2015,25(2):136-142.

18. Stamatakos M, Sargedi C, Stasinou T, et al. Vesicovaginal fistula: diagnosis and management. Indian J Surg, 2014, 76(2):131-136.

19. Baigorri BF, Dixon RG. Varicocele: A Review. Semin Intervent Radiol, 2016,33(3):170-176.

20. Todros S, Pavan PG, Natali AN. Biomechanical properties of synthetic surgical meshes for pelvic prolapse repair. J Mech Behav Biomed Mater, 2015,55:271-285.

5

第 六 篇

前列腺精囊疾病

第三十六章

前列腺精囊概述

前列腺和精囊是男性附属腺,其分泌物是精液的重要组成部分,对精子起营养和增强活力等作用。

一、胚 胎 学

前列腺的形成部位在中肾管和副中肾管开口处的尿生殖窦上部区域,需要雄、雌激素来促进其发育。精囊起源于 Wolffian 管,只需雄激素来促进其发育。

Wolffian 管和 Müllerian 管进入尿生殖窦,成为尿生殖窦的上界。尿生殖窦通常分为盆腔部和阴茎部两个部分,其中盆腔部是前列腺的发育部位。前列腺各带的胚胎起源不全相同。中央带上皮与精囊上皮相似,均起源于中肾管;尿道周围腺和移行带、周围带腺体在组织学上相似,均源于尿生殖窦。

胎龄 10 周时,从精阜向尿道周围长出几个前列腺上皮芽状突起,凸向 Wolffian 管和 Müllerian 管开口处。随后,在头侧和腹侧发育出类似的上皮芽突。前列腺上皮芽突按部位分为 5 个组:前组腺体发生于尿道腹侧向前生长,随后完全退化;两个侧组腺体发生于尿道侧壁;中心组腺体起源于尿道后壁的头侧,长向 Wolffian 管开口处;后组腺体起源于尿道后壁的尾侧,长向 Wolffian 管开口处。

前列腺的发育分为 3 个阶段:①在发芽期(妊娠 20~30 周),导管末端形态单纯、实性、富含细胞,没有管腔;②在芽的小管期(妊娠 31~36 周),周围带和内侧黏膜下区里可见少量细胞芽和小腺囊;③在胎儿前列腺的组织形态发生的腺囊小管阶段(妊娠 37~42 周),小管形成各种各样的囊管腺。

前列腺发育过程是雄激素依赖性的。尿生殖窦和中肾管的分化、生长和早期形态变化依赖于雄激素,后者通过间质内的雄激素受体(AR)进行调节。与 Wolffian 管发育不同,尿生殖窦的分化依赖于双氢睾酮(DHT)。

来自中胚层的 Wolffian 管发育成附睾、输精管、精囊和射精管。精囊是由远端 Wolffian 管在胎儿 12 周时向背外侧呈球形膨大而形成。输尿管芽发生离中肾管头端太远,将会被延迟吸收,导致输尿管开口异位,约 30% 异位于精囊腺。同时,由于精囊腺形成于 12 周,晚于输尿管,因此,输尿管芽的改变可能会影响中肾管的发育,精囊腺的缺失与同侧肾畸形呈正相关亦说明了此点。

二、前列腺应用解剖及生理

(一)前列腺的应用解剖

1. 前列腺大体解剖　前列腺是外形似倒锥体形的实质性器官,正常大小为左右径(宽)约 3.5cm,上下径(长)和前后径(高)约 2.5cm,内有尿道穿行。前列腺上端宽大,称为前列腺底,向上邻接膀胱颈,并与精囊腺及输精管壶腹相接,向下逐渐变窄形成下端的前列腺尖部,其下方与尿生殖膈上筋膜相接,并与尿道相移行。尖部与底部之间为前列腺体部。射精管从前列腺底部后方邻近膀胱处穿入后斜行开口于精阜中央的前列腺两侧。

沿前列腺体后部正中线有一浅沟,称为中央沟。当前列腺增生时中央沟可变浅、平坦甚至隆起。前列腺的前侧借耻骨前列腺韧带与耻骨下方相连。前列腺的下方两侧被肛提肌托起,后侧与直肠下段的前壁隔有直肠膀胱筋膜和疏松结缔组织。前列腺的表面包绕由疏松结缔组织和平滑肌构成的被膜,称为固有囊,在前列腺固有囊的外面还包着盆内筋膜脏层,称为前列腺囊或通常所指的前列腺包膜,在进行前列腺电切时应注意避免损伤这些膜。前列腺囊和固有囊之间有丰富的前列腺静脉丛。肛提肌的前部肌束由耻骨向后附于前列腺囊的两侧,称为前列

6

腺提肌。它与耻骨前列腺韧带、直肠膀胱筋膜、尿生殖膈上筋膜等对前列腺起着重要的固定作用，当骨盆骨折后尿道断裂时，这些组织严重受损可致前列腺尖部呈漂浮状。

2. 前列腺血供及淋巴回流　前列腺的动脉供应主要来自膀胱下动脉，形成前列腺两大血管组，即前列腺尿道组和前列腺包膜组。尿道组血管于膀胱前列腺结合部后外侧（常在5点和7点位置）进入前列腺，主要供应膀胱颈和前列腺的尿道周围腺体，在施行前列腺摘除术时，缝合此两处可起到止血的作用。包膜组血管于盆侧筋膜内沿盆壁下行，经过前列腺的后侧壁并发出分支至前列腺的腹侧和背侧，主要供应前列腺的外周部分。前列腺包膜组血管被神经网广泛包裹，称为神经血管束，可作为识别由盆腔神经丛发出的至阴茎海绵体分支的标志，临床上行保留性神经的前列腺癌根治术常指保留此血管神经束，应加以保护。

前列腺静脉汇入前列腺静脉丛，与盆腔内其他静脉有广泛的交通，故任何分支静脉的破裂均可造成严重出血。

前列腺淋巴管起自前列腺实质和囊内的毛细淋巴管网，相互吻合成淋巴管丛，主要注入髂内淋巴结，有时也汇入髂外淋巴结、骶岬淋巴结或骶淋巴结。位于闭孔神经周围有一淋巴链，即所谓的闭孔神经淋巴结，一般认为此组淋巴结为前列腺癌淋巴转移的第一站。

3. 前列腺神经支配　前列腺的神经主要来自经前列腺神经丛的自主神经即副交感神经（胆碱能）和交感神经（去甲肾上腺素能），以及盆腔神经丛。盆腔神经丛由来自 S_{2-4} 副交感神经节前输出神经纤维和来自 T_{11}-L_2 的交感神经纤维组成。供应膀胱及前列腺的膀胱下动脉分支穿过盆腔神经，当结扎膀胱侧蒂时，如结扎部位靠近膀胱侧韧带的中部则可损伤由盆腔神经丛至前列腺、尿道及阴茎海绵体的神经。这些神经分支进入前列腺神经丛，支配前列腺平滑肌和腺上皮。一般认为，前列腺内的副交感神经刺激腺泡分泌前列腺液，而交感神经则促使精液排入尿道内。

交感神经对前列腺平滑肌的控制具有重要的作用，存在于人前列腺中的主要交感神经肾上腺素能受体主要是 α_1 受体，有3种亚型，即 α_{1A}、α_{1B} 及 α_{1D}。正常或增生前列腺组织中，α_{1A}：α_{1B}：α_{1D} 比例分别为63：6：31和85：1：14，这显示增生前列腺组织中 α_{1A} 受体增多，它介导前列腺平滑肌的主动张力，α 受体阻滞剂治疗前列腺增生（BPH）即基于此原理。

（二）前列腺的组织学及生理

1. 前列腺组织学　前列腺由纤维肌性组织及腺体上皮组织组成，其重量的30%为纤维肌性组织。腺体成分主要位于前列腺的后方外侧，而其前方主要为纤维肌肉组织。

根据前列腺的组织胚胎期来源，将前列腺分为5叶，即前叶、后叶、中叶和两侧叶。1968年McNeal根据各带在前列腺分布的部位不同，称为纤维肌肉基质带、外周带、中央带和移行带（图36-1）。①前列腺前纤维肌肉基质带：为前列腺最大的组成部分，主要位于前列腺的腹侧，约占前列腺的1/3。②外周带：占前列腺腺体成分的70%，来源于内胚层。此带组成前列腺的外侧和后侧，形态似漏斗，其尖端组成前列腺的尖部而与楔状的中央带远端相接，其腺导管沿着和尿流垂直方向走行，开口于尿道前列腺部远端，尿道内压力增高时尿液易反流入腺泡，引发前列腺炎；由于该区腺管长，分泌物不易排出，故残留感染难以彻底消除且易复发。因此，外周带是前列腺炎的好发部位，70%前列腺癌也起源于此区。③中央带：该带占前列腺的25%。此带类似楔形并包绕射精管，其尖部位于精阜处，底部紧贴膀胱颈部，因此中央带的远端被外周带包裹。该带腺体导管以斜的、顺着尿流的方向开口于精阜上部和两侧尿道，图36-1前列腺组织分区在尿道内压力增高时管腔闭合，尿液不易反流入腺泡，不易发生前列腺炎。与外周带类似，中央带也似漏斗状环绕尿道前列腺部的近端，但两者均未延及被纤维肌肉基质带占据的前列腺腹侧。④移行带：来源于中胚层，仅占前列腺的5%~10%，是良性前列腺增生的好发部位，20%前列腺癌也发生于此区。移行带主要导管向两侧环绕前列腺前括约肌的远端，并成树枝状分布于此括约肌外的膀胱颈，开口于前列腺尿道远侧

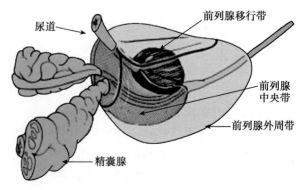

图36-1　前列腺组织分区

的隐窝中。⑤前列腺尿道周围区:占整个前列腺的1%,含有精细的导管,它们来自近端尿道,被包埋在尿道周围的纵行平滑肌内。尿道周围区腺体与移行带腺体起源于尿生殖窦,组织学上相似,良性前列腺增生好发部位。

2. 前列腺的肌肉系统 膀胱三角区深部的平滑肌向下延伸深入至前列腺实质形成一肌性袖套包绕前列腺尿道上部分,称之为前列腺前括约肌(内括约肌),它参与射精和排尿功能。

(1) 射精功能:精液的射出是通过环绕在腺泡周围的平滑肌、包绕在前列腺腺管的平滑肌及包绕于整个腺体外的连续性平滑肌包膜的收缩实现的。前列腺实质的平滑肌和包膜平滑肌的神经支配与精囊、射精管、膀胱颈部的平滑括约肌及前列腺前括约肌的神经支配类似,由胆碱能和去甲肾上腺素能神经支配。

(2) 括约肌作用:膀胱颈部的环行平滑肌为前列腺部的括约肌,具有控制排尿和射精的双重功能,但主要是在射精时关闭膀胱颈。前列腺前方及前外侧的横纹肌和平滑肌与外括约肌相连,主要起控制排尿的作用。前列腺前括约肌延伸至精阜水平时,有致密的胶原组织嵌入此括约肌肌纤维中间,加固尿道。该括约肌受去甲肾上腺素能和胆碱能神经双重支配。分布于近端尿道的去甲肾上腺素能神经又发出分支到射精管,提示交感神经调节精液的排放,同时也引起膀胱颈部和近端尿道的收缩。由于手术等原因伤及前列腺前括约肌可引起逆行射精。另外,前列腺前括约肌参与静止期尿道闭合状态的维持,如果交感神经过度兴奋,逼尿肌收缩而前列腺前括约肌不松弛(协同失调),尿液流出将受阻。

3. 前列腺的腺体 前列腺腺体是由间质和导管系统构成。一个前列腺的导管系统被定义为一个单独的前列腺功能单位。在这个单位中,所有的腺样结构共享同一个排向尿道的引流管道,根据其与尿道的距离可分为远离尿道的远段、靠近尿道的近段及两者之间的中段。远段主要为腺泡,其内为高柱状上皮细胞,无分泌活动,周围平滑肌细胞较稀疏而成纤维细胞较多;中段为分裂静止的高柱状上皮细胞,分泌活跃;近段主要为导管,其内为立方上皮细胞,无分泌活动,周围包绕较多的平滑肌细胞。

前列腺导管系统内衬性上皮层,外包绕间质,上皮层与间质相隔一层基底膜。基底膜主要由层粘连蛋白、Ⅳ型胶原网状组织、纤维连接蛋白构成。在对前列腺炎进行治疗时,药物常难通过此膜进入腺泡,故需选用穿透能力强的抗生素。

(1) 前列腺上皮组织:除近尿道的大导管外,前列腺的导管及腺泡内主要由分泌性上皮细胞覆盖,它们具有活跃的分泌功能,能分泌丰富的物质。在上皮细胞之间,有一小群散在分布的自分泌-旁分泌细胞,是神经内分泌细胞。这些细胞大多含有5-羟色胺颗粒及神经元特异烯醇酶,部分细胞还含有各种肽类激素,如生长激素释放抑制因子、甲状腺刺激激素和降钙素等。

此外,在上皮层的基底部还有一些重要的基底细胞-干细胞。这些基底细胞小而少,分化不成熟,胞浆膜富含 ATP 酶,有活跃的运输能力,可以转变为上皮细胞,因此具有干细胞的功能。干细胞可以演化为放大细胞(amplifying cells),后者能有限的增殖并与干细胞共存,在雄激素的作用下,增殖为过渡细胞(transit cells)。放大细胞和过渡细胞均为介于未分化的干细胞和非增殖性细胞之间的中间类型细胞,前列腺的生长正是这些细胞增殖的结果。

分泌性上皮细胞数和分泌量均受雄激素的调控,它们产生的分泌物经过导管的传送排泄到尿道。前列腺分泌细胞可分泌许多物质,其中包括前列腺特异性抗原(PSA)、前列腺酸性磷酸酶(prostatic acid phosphatase,PAP)、枸橼酸和乳酸脱氢酶(LDH)等,而中央带导管和腺泡的分泌细胞还分泌胃蛋白酶原及组织纤维蛋白溶解原激活因子等物质。前列腺分泌物构成正常男性精液的 25% ~33%。

(2) 前列腺的间质:主要由基质组织及间质细胞组成。间质细胞主要有平滑肌细胞、成纤维细胞、毛细血管和淋巴管内皮细胞及神经内分泌细胞。在激素的刺激下,平滑肌细胞产生胶原,并形成部分细胞外基质,通过基质-上皮的相互作用促进上皮生长。成纤维细胞分泌纤维连接蛋白,在形态发生及控制细胞生长中起关键作用。

基质组织富含 Ⅰ、Ⅲ 型胶原纤维及弹力蛋白等。细胞外基质不仅仅起支架作用,还可以与各种生长因子及激素相互作用,或者通过改变细胞对生长因子和激素的敏感性来影响细胞功能。

(3) 上皮与间质的相互作用:睾丸分泌的雄激素是前列腺生长、分化和维持的基本因素。雄激素主要有睾酮和双氢睾酮(DHT)。在人体内,睾酮可经 5α 还原酶作用转变成 DHT。5α 还原酶分为 Ⅰ 型和 Ⅱ 型两个亚型。Ⅰ 亚型主要定位于皮肤及前列腺上皮细胞中,间质中亦有少量存在;Ⅱ 亚型主要定位于前列腺间质细胞的核膜及内质网上,一部分基底

6

细胞中也有表达,上皮层中则不存在。对上皮层产生刺激的 DHT 主要来自于间质内。如果阻断 5α 还原酶,抑制 DHT 的产生,使增生的前列腺萎缩,达到治疗的目的。

雄激素需与雄激素受体(AR)结合才能发挥作用。上皮细胞和间质细胞都有 AR,睾酮和 DHT 均可与 AR 结合,但 DHT 与 AR 的亲和力是睾酮的 5 倍,因此占据了主导地位。尽管上皮细胞中也有 AR 的表达,但 DHT 对 AR 阳性间质细胞的作用却更重要,促使后者产生多种生长因子,调控上皮细胞分泌、分化、增殖和凋亡。通过对大鼠前列腺的研究发现:间质细胞与上皮细胞通过主动的细胞间信号传递,动态地共存于前列腺腺体内,影响着细胞的增殖、分泌、分化和凋亡,任何一种细胞异常,使正常的细胞间相互作用程序发生偏离,都将导致对前列腺生长控制的失常,从而演化为 BPH,甚至是恶性肿瘤。

(4)生长因子:在 DHT 等的作用下,前列腺间质细胞可产生多种可溶性生长因子,如成纤维细胞可产生碱性成纤维细胞生长因子(bFGF)、角质细胞生长因子(KGF);平滑肌细胞则可产生转化生长因子-β(TGF-β);其他还有表皮生长因子(EGF)、胰岛素样生长因子(IGF)、转化生长因子-α(TGF-α)、成纤维细胞生长因子(FGF)等,对前列腺细胞的生物学行为发挥重要作用。

三、精囊的解剖和生理

(一) 精囊的应用解剖

精囊又称精囊腺,是一对类似长椭圆形囊状器官,主要由纤曲的小管构成。上端游离,膨大处为精囊底。下端细直为排泄管末端,并与输精管末端汇合形成射精管。精囊中部为精囊体。

精囊位于输精管壶腹外侧,前列腺底部的后上方、膀胱底与直肠之间。前面与膀胱底部相接触,后面朝向直肠,之间有直肠膀胱筋膜相隔。精囊外侧有前列腺静脉丛。精囊底部伸向外上方并与输尿管下端接近。精囊的形态和位置多随直肠和膀胱的充盈程度而改变。

精囊的血供来自输精管动脉、膀胱下动脉和直肠下(或中)动脉的分支;其静脉汇集成精囊静脉丛,注入膀胱静脉丛,最后汇入髂内静脉。精囊的淋巴管很丰富,与血管伴行,最后汇入髂内淋巴。精囊的神经来自由输精管神经丛发出的分支组成的精囊神经丛。

(二) 精囊的生理

精囊上皮细胞能合成前列腺素,其分泌物为中性到弱碱性的黄色黏稠液体,含丰富的果糖及前列腺素 E、A、B 和 F,还有一种凝固因子——精液凝固蛋白 1,被认为是一种精子活动抑制因子,在精液射出后可被前列腺特异性抗原所分解。精囊的分泌物是构成精液的主要成分之一,占射出精液体积的 50%~80%,具有营养和稀释精子的作用。

(严春寅　黄玉华)

参 考 文 献

1. 吴阶平. 泌尿外科学. 北京:人民卫生出版社,2006:71-75, 163-170.
2. 顾方六. 现代前列腺病学. 北京:人民军医出版社,2003: 17-29,521.
3. 郭应禄,李宏军. 前列腺炎. 北京:人民军医出版社,2002: 38-45,54-57,71-73.
4. Wein AJ Eds. Campbell-Walsh Urology. 9th ed. Philadelphia: Elsevier,2007:1109-1127,2677-2684.
5. Boget S, Leriche A, Revol A. Basic fibroblast growth factor and keratinocyte growth factor over-expression in benign hyperplasia. Farmaco,2001,56(5-7):467-469.
6. Wong YC, Wang YZ. Growth factors and epithelial-stromal interactions in prostate cancer development. International Review of Cytology,2000,199:65-71.

第三十七章

前列腺肿瘤

第一节 前 列 腺 癌

前列腺癌发病率呈明显的地理和种族差异，如加勒比海及斯堪的纳维亚地区最高，东亚地区最低，相差百倍以上。在美国，前列腺癌是男性发病率最高的恶性肿瘤，尤其是非裔美国人，2016年新增病例180 890例，2015年死亡27 540例。亚洲前列腺癌发病率远低于欧美国家，但是近年来呈上升趋势，且增长速度已超过欧美发达国家。中国1998年前列腺癌发病率为3.52/10万，至2008年增加至11.00/10万，大城市的发病率比农村更高。2015年我国前列腺癌新发病例60 300例，死亡病例约26 600例。

一、病因和发病机制

（一）病因

前列腺癌流行病学研究表明，年龄是最明显的危险因子，随着年龄增长，前列腺癌发病率也明显升高。另一个重要危险因子是遗传，如果一个直系亲属（兄弟或父亲）患前列腺癌，其本人患前列腺癌的危险性会增加1倍；两个或两个以上直系亲属患前列腺癌，相对危险性增至5~11倍；有前列腺癌家族史的人比无家族史的患病年龄要提早6~7年。

慢性炎症引起细胞的过度增殖，来修复损伤的组织，容易导致前列腺癌的发生。有组织病理学和临床流行病学的证据显示，慢性炎症在前列腺癌的发生发展中起着一定的作用。为了支持这一观点，已经有研究显示非甾体类抗炎药可以降低前列腺癌的发生风险。

日本男性前列腺癌发生率是北美男性的1/30，可是北美的日本移民生活1~2代后，其后裔的前列腺癌死亡率达到当地居民的1/2。这表明，饮食和环境因素在前列腺癌发生中也起重要作用。重要的危险因素包括高动物脂肪饮食、红色肉类的消耗量、肥胖、吸烟量、白酒饮用量和低植物摄入量等。大豆及豆制品、绿茶、番茄、红葡萄酒等有可能降低前列腺癌发病率。前列腺癌与机体内维生素E、维生素D、胡萝卜素、硒等水平低下关系密切，而与总蛋白质、糖类、镁、锌、铁、铜等无相关性。这些危险因素并不能确定为存在因果关系的病因。不过，重视这些危险因素，在降低前列腺癌的发生率上还是有一定的效果。

前列腺癌发病危险因子还包括性活动和职业等社会因素。性活动方面：首次遗精年龄越小，危险性越大；有手淫习惯者危险性较高；再婚者危险性最高；性传播疾病，尤其是淋病，可增加前列腺癌的危险性2~3倍等。性行为活跃者，体内有较高的睾酮水平，或许促进了前列腺癌的发展。输精管结扎术与前列腺癌之间的关系仍有争议。职业方面，如农民和从事镉职业的工人等，患前列腺癌的机会大。

遗传因素决定了临床前列腺癌的发生发展，外源性因素可能影响潜伏型前列腺癌发展至临床型前列腺癌的进程。外源性因素只是危险性因子，具体作用仍是未来前列腺癌流行病学研究的重点。

（二）发病机制

前列腺癌是遗传易感性肿瘤。近几年围绕前列腺癌的发病机制开展了大量富有成效的研究。

1. 前列腺癌形成的分子机制

（1）前列腺癌的遗传易感性：近20年来遗传流行病学研究发现，约42%的前列腺癌患者存在遗传易感背景，虽然未表现出癌遗传综合征。前列腺癌的遗传性可能由某个常染色体显性遗传的等位基因来控制，如CYP基因。目前有两个比较认可的前列腺癌易患基因:①位于 17p12 上的 HPC2/ELAC2基因,是金属依赖性的水解酶,参与 DNA 链内交联的修复和 mRNA 的编辑,其多态性或许增加了患前列腺癌的风险。②位于 8p22 上的巨噬细胞杀伤受体-1 基因(MSR1),在遗传性前列腺癌患者中经常会发生缺失,而且参与前列腺癌变。③HOXB13 和BRCA 这两个基本也可明显增加个体发病的风险,其中 BRCA 基因常常伴随着更差的临床特征。

(2) 体细胞遗传变异

1) 染色体变异:前列腺癌基因变异有两大特点:一是抑癌基因某些片段的缺失多于扩增如染色体区域 6q、8p、10q、13q、16q 和 18q;二是染色体的缺损多见于前列腺癌形成的早期阶段,而其扩增更多见于激素难治性前列腺癌中,如染色体区域 7p/q、8q 和 Xq 以扩增更多见,说明癌基因的激活参与前列腺癌晚期的间变。前列腺癌最常见的染色体缺损区域是 8p 和 13q。

2) 前列腺癌的相关基因:前列腺癌的发病风险与单核苷酸多态性(SNP)相关,GWAS 已发现 50 余个与前列腺癌风险相关的 SNP,其中 9q31.2(rs817826)和19q13.4(rs103294)这两个 SNP 与中国人前列腺癌相关,也证实了中国人群与欧美人群前列腺癌遗传易感性的差异。目前国际上发现的与前列腺癌发病进展等相关的 SNP 主要有:rs17160911、rs12621278、rs10090154、rs16901979、rs6983267、rs6497287、rs1571801、rs2735839 和 rs266849 等。

2. 前列腺癌细胞生物学行为　前列腺癌细胞的生物学行为(包括黏附、转移、浸润、间变等)不仅取决于遗传基因,还依赖于由细胞因子和不同细胞组成的微环境。

前列腺细胞内信号传导决定了细胞增殖、分化和凋亡基因的表达水平等。信号传导通路异常将促进前列腺癌细胞的恶性变,主要通路是受体酪氨酸激酶(RTKs)信号和磷酸肌醇-3-激酶(PI3K)/Akt信号,前者参与前列腺癌细胞的增殖,并抑制凋亡,后者在激素难治性前列腺癌中更活跃。

鼠双微基因 2(MDM2)位于 12q13、12q14 上,在多种肿瘤中表现为突变或扩增。MDM2 作为一种锌指蛋白,能够结合 P53 蛋白并使 P53 的转录调节功能失活,而且还可以不依赖 P53 途径发挥作用,如下调 E2F 转录因子 1(E2F1),参与前列腺癌放疗后局部复发、远处转移。MDM2 过表达可作为前列腺癌预后的预测因素。前列腺癌 MDM2 过表达患者,5 年远处转移率为 20.1%,总死亡率仅为 28.3%。

3. 去势抵抗性前列腺癌的形成　去势抵抗性前列腺癌的形成机制非常复杂,涉及肿瘤异质性、AR 变异、自分泌/旁分泌环形成及癌基因与抑癌基因改变 4 个方面。

目前认为,去势抵抗性前列腺癌的出现是因为组织中激素敏感的癌细胞组织被大量不依靠雄激素生长的前列腺肿瘤干细胞和(或)神经内分泌细胞所取代。长期抗雄激素治疗的前列腺癌患者,前列腺组织中嗜铬粒蛋白(Cg)A 表达明显增多,此时内分泌治疗无效,而且病情呈进展性。因此,NE 细胞的大量增多预示去势抵抗性前列腺癌的出现。

二、病理和分期

尸检发现,病理型前列腺癌在 50 岁男性的发病率为 10%,80 岁则高达 80%。病理学诊断包括定性、分级和分期,有助于治疗方案的制定和准确的预后。

(一) 癌前病变

前列腺主要有两类公认的癌前病变,即前列腺上皮内瘤和不典型腺瘤样增生,前者病理学特点为细胞异型性,后者为细胞不典型生长而无细胞异型性。

1. 前列腺上皮内瘤　前列腺上皮内瘤(prostatic intraepithelial neoplasia,PIN),也称导管内异型增生或大腺泡异型增生,病理学特点为前列腺导管、小管、腺泡的上皮细胞异常增生。PIN 分为两级:低分级(LPIN)和高分级(HPIN)。HPIN 是癌前病变,而LPIN 与癌无明显关系,一般无须做出病理诊断。因此,临床上通常将 HPIN 直接称为 PIN。

PIN 常见于 40 岁以上男性,好发于前列腺外周带,病变呈多灶性,发病率随年龄的增长而增加。PIN 形态学特点:①细胞数目明显增多,核呈假复层,核染色质增多,胞核增大,形状不一,空泡化,细胞被核塞满;②核仁大于 1μm;③基底细胞层有中断。不同形态的 PIN 与将来发展为前列腺癌的类型无相关性,也无判断预后价值。PIN 与前列腺癌形态学不同之处在于,PIN 有完整或至少不连续的基底细胞层,而前列腺癌丧失了整个基底细胞层。

PIN 与前列腺癌的关系密切,发病机制相似。在正常前列腺穿刺标本中,PIN 检出率仅为0.15%~16.5%;而在前列腺癌标本中,86%发现伴有 PIN,其中 64.5%的 PIN 呈多灶性,且 63%的病灶位于外周带。

血清 PSA 对 PIN 的诊断价值还不确定。单纯

6

PIN 并不会引起血清 PSA 升高,如果 PIN 患者血清 PSA 水平升高,提示合并前列腺癌。因此,PIN 患者血清 PSA 值持续升高,或高于 10ng/ml 时,应高度怀疑前列腺癌的存在,首次前列腺穿刺活检至少 10 点;如果穿刺结果阴性,则需要进行重复活检,以免遗漏。

2. 非典型腺瘤样增生　前列腺非典型腺瘤样增生(atypical adenomatous hyperplasia,AAH)是一类伴有新腺体形成的良性前列腺上皮增生性病变,又称不典型小腺泡增生或腺病。AAH 常伴发于 BPH,容易与高分化前列腺腺癌或小腺泡型前列腺癌混淆。AAH 结构上类似癌,但细胞形态呈增生样,无明显癌浸润现象和癌性腺泡,而且有不完整节段性基底细胞。

AAH 多位于移行区和尖部。前列腺穿刺活检标本中较少见,仅为 2.5%。AAH 与前列腺癌的关系尚未完全被确认。有报道,前列腺癌患者伴 AAH 者多于无癌患者,而且高级别 AAH 中 80% 以上合并前列腺癌。所以,AAH 可以当作前列腺癌的癌前病变来对待。

AHH 的病理学诊断标准为一群密集的小腺泡,衬以单层分泌上皮,无核异型又无核仁的细胞呈小腺体样增生。其组织学病理特征为:①病变区增生的腺体小,常呈簇状、局灶片状或境界较清楚的结节状病灶,少数显示浸润现象,腺体排列紧密,多为小腺体或大小腺体混合。②新生的腺体内衬分泌上皮,立方形或柱状。③腺体呈圆形、卵圆形或长形,腺体间可见少量间质,偶见腺体背靠背现象。④增生腺体细胞分化成熟,胞质丰富较透明,核仁不清或有小核仁。⑤管腔内有时出现淡嗜伊红性分泌物,个别出现晶状体。⑥可有基底细胞或不连续节段存在,细胞角蛋白(CK34βE12)呈节段性阳性。

（二）前列腺癌的类型

2016 年版 WHO 泌尿系统及男性生殖器官肿瘤分类中的前列腺癌组织学类型,见表 37-1。

（三）前列腺癌的病理诊断

前列腺癌中,95% 以上为腺泡上皮来源的腺癌,好发部位依次为外周带 75%,移行带 20% 和中央带 5%。腺癌中 85% 呈多中心性,可能是前列腺内部转移的缘故,以外周区多见。

前列腺癌组织学诊断基于两个标准:低倍显微镜下组织结构的改变和高倍显微镜下细胞改变,其特征如下:①腺体结构改变,腺泡双层结构消失,只

表 37-1　前列腺肿瘤的组织学类型

腺泡腺癌/腺癌	乳头状
非特殊类型	实性
特殊变异型	尿路上皮癌[b]
萎缩型	腺鳞癌
假增生型	鳞状细胞癌[b]
微囊型	基底细胞癌[b]
泡沫腺型	神经内分泌肿瘤
黏液(胶样)	腺癌伴神经内分泌分化[c]
印戒样细胞型	高分化神经内分泌肿瘤[b]
肉瘤样	小细胞神经内分泌癌[b]
导管内癌,非特殊类型[a]	大细胞神经内分泌癌[b]
导管腺癌	
筛状	

[a]. 不伴浸润癌的导管内癌不进行 Gleason 评分;[b]. Gleason 评分不适用于这些癌;[c]. 仅对腺癌成分进行 Gleason 评分

见一层分泌型肿瘤性上皮细胞;腺腔内乳头或锯齿状结构消失,代之为排列紧密的小腺泡,有的腺泡周围间质很少,呈"背靠背";腺泡共壁或筛状,分化低时可呈实性巢状、梁状、条索状结构;基底细胞层缺失,消失范围一般认为必须多于 3 个连续腺泡,因正常前列腺中少数腺泡也可以没有基底细胞,因而基底细胞的存在与否是鉴别癌与其他良性病变的重要特征之一。②细胞间变,核增大,染色质靠边、凝集,核膜清晰;核仁明显增大,尤其是出现直径大于 1.2μm 的核仁,或出现 2~3 个偏位的大核仁,则更有诊断价值。③浸润,腺泡旁有单个或成簇细胞向腺泡外伸出,并脱离腺泡散落在间质中,前列腺周围组织的浸润表现为神经组织和纤维脂肪组织中出现肿瘤性腺泡或细胞团,提示为晚期癌,可作为一个重要的预后指标。

其他一些病理学变化,如腺癌腺腔内的酸性黏液、类结晶和胶原性小结等,虽然非诊断性,但对前列腺癌的鉴别诊断有一定的参考价值。当光镜下不足以做出前列腺癌诊断时,免疫组织化学检查可以协助明确诊断。

（四）分级

前列腺癌的病理分级目前较常用的方法有 Broders 分级、Anderson 分级、Mostofi 分级、Gleason 分级等。WHO 建议使用 Mostofi 分级,因为该方法较为简单;而临床上更多使用 Gleason 分级,在判断患者预后及疗效上更准确。

1. Gleason 分级　是根据腺体分化的程度及肿瘤在间质中的生长方式作为分级的标准,以此来评价肿瘤的恶性程度。因其重复性强,形态操作简单,

6

不费时,目前在国内外被广泛应用于临床。前列腺癌组织分为主要分级区和次要分级区,甚至还有第3、4分级区,每区的 Gleason 分值为 1~5,Gleason 评分是把主要分级区和次要分级区的 Gleason 分值相加,形成癌组织分级常数。Gleason 分级标准见表37-2 和图 37-1。

表 37-2　前列腺癌 Gleason 分级标准

级别	肿瘤边界	腺体结构	腺体排列	浸润
1级	清	单个、分散、圆形或卵圆形、规则	密、背靠背	少见
2级	欠清	同上但稍不规则	分散	可见
3级	不清	形状大小不一,含筛状或乳头状改变	更分散,成团块边缘整齐	明显
4级	重度不清	小且融合,排列成条索状	融合成不规则团块	极明显
5级	重度不清或团块	少有腺体形成,有小细胞或印戒细胞,包括粉刺癌	排列成实性片状或团块状,中心坏死	极明显

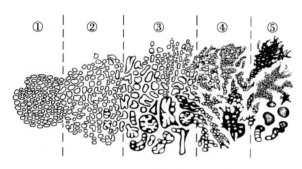

图 37-1　Gleason 分级

(1) Gleason 组织类型分级

1) Gleason 1 级:极为罕见。腺体大小均匀一致,排列紧密,互相挤压,背靠背,细胞分化良好,膨胀型生长,几乎不侵犯基质,肿瘤多呈圆形,边界清楚。一些病理学家称 1 级癌为"小区性腺病"(small areas adenosis)。

2) Gleason 2 级:很少见。多发生在前列腺移行区,癌腺泡被基质分开,呈简单圆形,腺体大小不一,不规则,腺体排列较疏散,有较多不典型的单个细胞,可见浸润现象。

3) Gleason 3 级:最常见,多发生在前列腺外周区,腺体的体积和形态明显不规则,且向周围间质浸润,肿瘤边缘尚整齐,构成乳头状或筛状肿瘤,胞质多呈碱性染色。

4) Gleason 4 级:分化差,腺体不规则融合在一起,形成微小腺泡型、筛状或乳头型,肿瘤边缘破坏及浸润,腺体小但排列紧密,核仁大而红,胞质可为碱性或灰色反应。

5) Gleason 5 级:极度分化不良,肿瘤边缘全被破坏,肿瘤呈实性或中心坏死的筛状肿瘤,偶有分散的腺腔形成。癌细胞核大,核仁大而红,胞质染色可有变化。

(2) Gleason 分级的组织学计分

1) 计分标准:前列腺癌细胞多型性,可以在一个癌内有 2 个以上级别。Gleason 按腺体分化程度分为 5 级,1 级为分化最好,5 级分化最差;同时取主要的和次要的两种生长方式,分别进行评分。然后将两者得分相加,即为 Gleason 评分。分化最好者为(1+1)2 分;分化最差者为(5+5)10 分;所以 Gleason 系统是两方面、五分级、十分计的分级法。上述的主要的和次要的生长方式一般以所占面积而定,占面积大者为主要生长方式,占面积次大者为次要生长方式,但次要生长方式必须占肿瘤面积的 5%以上,少于此比例则不计。

2) 评分方法:如果只有单一级别,或另一级别所占肿瘤面积小于 5%,则主要的和次要的为同一级别。若最低级别所占面积小于整个肿瘤的 5%,则该级别忽略不计。若各级所占面积均超过 5%,则只计最低级和最高级。若最高级所占面积大于 5%,而其他某一级别所占比例最大,则将比例最大者计为主要的,最高级为次要的。若最高级所占面积小于 5%,而其他两级别所占比例较大,则删去最高级。若级别不连续,如 1、3、5,则记录分级最高两种。组织有微小变形或炎症变异或挤压变形均忽略不计。

(3) 注意事项

1) Gleason 总分一致时,如 Gleason 评分为 7 分时,可由 4+3、3+4 等不同组成,且两者预后可能有差别。

2) 前列腺穿刺活检标本与根治性切除术标本 Gleason 评分往往有差别,两者符合率为 36%,高估率为 18%,而低估率则达 46%。两种标本的

Gleason 评分差异主要原因是前列腺癌组织结构的生物学多样性和组织形态特征。不仅在同一病例的不同部位有不同结构的癌组织同时存在,而且同一部位相邻的腺体可以有不同结构的不同级别的癌组织存在。因此,活检时遗漏某些结构的癌组织是不可避免的。

另外,低级别癌由于生长缓慢,其在整个癌组织中所占比例越来越小;而高级别癌侵袭生长快,其所占比例则越来越大。因此,在中高分化前列腺癌的评分时,结合穿刺阳性针数的比例能有效筛选精囊侵犯的危险病例;对于穿刺标本 Gleason 评分<4 的病例,尤其是穿刺阳性针数少的病例,一方面可以重复活检阳性针数周围的组织;另一方面,为了避免 Gleason 评分只根据组织结构不考虑瘤细胞的异型性的不足之处,可兼用 WHO 分级。

2. Gleason 分级分组　2014 年国际泌尿病理协会(ISUP)前列腺癌 Gleason 分级会议制订了前列腺癌 Gleason 分级分组标准(表 37-3)。

表 37-3　国际泌尿病理协会 2014 Gleason 分级分组

Gleason 评分	分级分组
1	2~6
2	7(3+4)
3	7(4+3)
4	8(4+4)或(3+5)或(5+3)
5	9~10

(五)　前列腺癌分期

目前有 4 种不同的前列腺癌病理分期系统在临床上应用,分别为 ABCD 系统、TNM 系统、OSCC 系统和超声分期系统,其中 TNM 应用最多。病理分期是以临床分期为基础的,其表达形式为 pT_{1a} 等。

TNM 分期 1975 年 TNM 系统开始;2016 年国际抗癌协会(UICC)对分期做了新的规定(表 37-4)。

(六)　前列腺癌危险因素分析

根据血清 PSA、Gleason 评分和临床分期将前列腺癌分为低、中、高危 3 类,以便指导治疗和判断预后(表 37-5)。

三、临床表现

早期前列腺癌的临床症状多呈隐匿性,一部分患者甚至是在接受前列腺电切术或开放手术中才被发现。许多患者是在体检时经直肠指检发现前列腺

表 37-4　前列腺癌 TNM 分期(UICC,2016 年)

TNM 分期	标准
T	是指原发肿瘤的有无
T_x	原发肿瘤不能评估
T_0	没有原发肿瘤的证据
T_1	不能被扪及和影像发现的临床隐匿肿瘤
T_{1a}	偶发肿瘤体积≤所切除组织体积的 5%
T_{1b}	偶发肿瘤体积>所切除组织体积的 5%
T_{1c}	穿刺活检发现的肿瘤(如由于 PSA 升高)
T_2	肿瘤局限在前列腺内
T_{2a}	肿瘤限于单叶的 1/2(≤1/2)
T_{2b}	肿瘤侵犯超过单叶的 1/2,但限于该单叶
T_{2c}	肿瘤侵犯前列腺的两叶
T_3	肿瘤突破前列腺包膜
T_{3a}	肿瘤侵犯包膜外(单侧或双侧)(包括显微镜下侵犯膀胱颈)
T_{3b}	肿瘤侵犯精囊
T_4	肿瘤固定或侵犯除精囊外的其他临近组织结构,如尿道外括约肌、直肠、肛提肌和(或)盆壁
N	是指有无淋巴结转移
N_x	区域淋巴结不能评估
N_0	无区域淋巴结转移
N_1	区域淋巴结转移
M	是指有无远处转移
M_x	不能评价是否有远处转移
M_0	无远处转移
M_1	远处转移
M_{1a}	有区域淋巴结以外的淋巴结转移
M_{1b}	骨转移
M_{1c}	其他器官组织转移

表 37-5　前列腺癌低、中、高危评价标准

	低危	中危	高危
PSA(ng/ml)	<10	10~20	>20
Gleason 评分	≤6	7	≥8
临床分期	≤T_{2a}	T_{2b}	≥T_{2c}

硬结或质地硬,或常规行血清 PSA 检查时发现异常升高而进一步就诊的。前列腺癌的临床表现和良性前列腺增生症类似,以排尿障碍为主,但症状进展较快;晚期则以局部浸润或远处转移症状为主。

（一）排尿功能障碍症状

前列腺癌患者的排尿功能障碍一般呈渐进性或短时期内迅速加重，表现为尿频、排尿费力、尿线变细、排尿不尽感、夜尿增多、排尿困难、充盈性尿失禁，甚至反复尿潴留。起源于外周带前列腺癌对后尿道管腔压迫较少且较晚，因此排尿障碍的症状不易察觉；而来自尿道周围腺体的前列腺癌患者可早期出现下尿路梗阻症状。当外周带前列腺癌患者出现排尿障碍时，预示前列腺癌已发展至晚期。

外周带起源的前列腺癌易侵犯膀胱直肠间隙的组织器官，如精囊、输精管、膀胱颈及输尿管下端。前列腺癌患者的血尿发生率虽然仅为15%，但有时可以引起严重的肉眼血尿，易与膀胱癌混淆。可能原因是梗阻致膀胱颈部或后尿道表面血管丰富且易破损，或肿瘤侵犯膀胱三角区和前列腺尿道部所致。

老年人突然出现血精时应考虑前列腺癌的可能性。前列腺内膜样癌可以在疾病早期出现血精。如肿瘤侵犯并压迫输精管会引起患者腰痛及患侧睾丸疼痛，部分患者还诉说射精痛。癌灶突破包膜侵犯阴茎海绵体的盆腔神经丛的分支时，可出现会阴部疼痛及勃起功能障碍等症状。前列腺癌较少浸润、破坏尿道外括约肌，故真性尿失禁少见。前列腺癌向直肠方向发展时，可以压迫直肠，出现便秘、腹痛、便血或间断性腹泻等异常表现，类似直肠癌的表现。

当前列腺癌向膀胱腔内发展并浸润三角区时，可引起不同程度的膀胱出口梗阻和（或）输尿管开口受压，发生急、慢性尿潴留或肾积水。当出现双侧肾积水时，表现为上尿路梗阻症状，最终将导致肾功能不全，表现为少尿、无尿、全身水肿、腹水、高钾血症等。

（二）转移所致症状

前列腺癌首诊时可以是转移性症状，其中以转移性骨痛最为明显，而无下尿路梗阻症状。最常见的转移部位是盆腔内淋巴结群及全身骨骼。

1. 骨骼转移　常见转移部位依次是脊椎的胸、腰部、肋骨、骨盆，股骨、胸骨和颅骨转移比较少见。表现为持续的、剧烈的腰、背、髋部疼痛及坐骨神经痛，疼痛严重程度可影响预后。病理性骨折以股骨和肱骨为多见，脊椎骨折少见，不过可引起截瘫。部分患者出现骨髓抑制症状，表现为出血、白细胞水平低下或贫血。80%的前列腺癌骨转移为成骨性改变。

2. 淋巴结转移　常无明显症状。髂窝淋巴结肿大压迫髂静脉导致下肢水肿和阴囊水肿，腹主动脉旁淋巴结肿大可压迫输尿管或局部病变浸润输尿管开口，而引起单侧或双侧肾积水，继发少尿、腰痛、尿毒症等。

3. 内脏转移　肝转移表现为肿大、黄疸、肝功能异常；胃肠道转移表现恶心、呕吐、出血、上腹痛等。

4. 远处实质器官转移　肺转移表现为咳嗽、咯血、呼吸困难、胸痛、胸腔积液；肾上腺转移表现为肾上腺功能不全、乏力；睾丸转移表现为睾丸、精索结节样病变。

5. 神经症状　前列腺癌伴神经症状者达20%，原因是脊椎转移导致脊髓被压迫或侵犯。压迫部位常在马尾神经以上，胸椎 $T_1 \sim T_6$ 最多见。表现为疼痛、知觉异常、括约肌功能失常、四肢疲软无力等。颅脑转移多数无明显症状，可引起头痛、嗜睡、复视、吞咽困难等。垂体转移可致失明。

6. 内分泌症状　前列腺癌可出现库欣综合征和抗利尿激素分泌异常，表现为疲乏、低钠血症、低渗透压、高钙血症或低钙血症。

7. 恶病质　前列腺癌晚期会出现全身情况恶化、极度消瘦、DIC、严重贫血等表现。

四、诊　断

（一）病史

大多数前列腺癌患者早期无任何症状，接受直肠指检或血清 PSA 检查时才被发现。有些前列腺癌患者的早期症状，通常不是下尿路梗阻症状，而是局部扩散和骨转移引起的表现。因此，了解患者的前列腺癌家庭史就非常重要。出现以下 3 种情况时，家族性前列腺癌的可能性大：①家族中有 3 个或 3 个以上的前列腺癌患者；②父系或母系中三代均有前列腺癌患者；③家族中有 2 个以上亲属在 55 岁前患前列腺癌。对于前列腺癌家族史阳性的男性人群，应该从 40 岁开始定期检查、随访。

（二）直肠指检

细致的直肠指检（DRE）有助于前列腺癌的诊断和分期。典型的前列腺癌直肠指检征象是前列腺坚硬如石头、边界不清、不规则结节、无压痛、活动度差，但是差异大，浸润广、高度恶性的癌灶可能相当软。前列腺结节还必须与前列腺结石、肉芽肿性前列腺炎、结核性前列腺炎等良性病变相鉴别。

直肠指检可发现前列腺周缘区的病灶，而中央区、前列腺前部及移行区的肿瘤，尤其是小于 0.5cm 的肿瘤病灶，就难以触及；而且主观性强，对比性差。

所以,现在不推荐直肠指检作为前列腺癌筛查方法。

直肠指检诊断前列腺癌的准确率与血清 PSA 水平存在一定关系。有报道比较 PSA 水平和直肠指检检出率的关系后发现,受检者血清 PSA 0~1.0ng/ml、1.1~2.5ng/ml 和 2.6~4.0ng/ml 时直肠指检的准确率分别为 5%、14% 和 30%。

(三) PSA 检查

血清 PSA 是目前诊断前列腺癌、评估各种治疗效果和预测预后的一个重要且可靠的肿瘤标记物。健康男性血清 PSA 值一般为 0~4ng/ml,主要以 cPSA 形式存在。就同一正常个体而言,血清 PSA 水平是相当稳定的,年变化率在 0.5ng/ml 以下。

1. PSA 相关指标及其应用　为了提高 PSA 灰区(4~10ng/ml)患者的前列腺癌检出率和准确率,近年来采用了一些基于 PSA 发展的相关指标,如 f/tPSA、cPSA、c/tPSA 等。这些指标在诊断前列腺癌,以及减少不必要前列腺穿刺活检中,已显示出较好的临床价值,但仍有待于循证医学来规范其标准值和使用范围。

(1) 年龄相关 PSA:年龄相关 PSA 是针对不同年龄组设立不同的血清 PSA 正常值范围,从而提高不同年龄人群中前列腺癌的检出率,在早期诊断方面有一定价值。男性随着年龄增加,PSA 水平相应升高(表 37-6)。

表 37-6　男性 PSA 水平与年龄的参考范围

年龄 (岁)	国内标准 (ng/ml)	Oestering 亚洲 标准(ng/ml)	Anderson 修改 标准(ng/ml)
40~49	0~1.5	0~0.2	0~1.5
50~59	0~3.0	0~3.0	0~2.5
60~69	0~4.5	0~4.0	0~4.5
70~79	0~5.5	0~5.0	0~7.5

(2) PSA 密度:PSA 密度(PSA density,PSAD)是指单位体积前列腺的 PSA 含量,以 PSA 值与前列腺体积之比表示,正常值<0.15。对于 PSA 灰区患者,PSAD 临界值为 0.19 时诊断前列腺癌的特异性>70%。

1994 年 Kalish 首先提出移行带 PSA 密度(PSAT)这个概念,即血清 PSA 水平与前列腺移行带间的比值。对 PSA 灰区的患者,PSAT 以 0.35ng/(ml·cm³) 作为临界值时,诊断前列腺癌的敏感性和特异性分别达 86% 和 89%。

对于 PSA 灰区患者,前列腺体积较小时(<40ml),fPSA/tPSA 低于临界值时肿瘤可能性大;而前列腺体积较大时(≥40ml),PSAT 值越高,前列腺癌的可能性越大。

(3) PSA 速率:通过对同一患者连续检测血清 PSA,可以得到 PSA 速率(PSA velocity,PSAV)和血清 PSA 倍增时间(PSADT)。PSAV 是指血清 PSA 水平的年均升高幅度,临界值为每年 0.75ng/ml。前列腺癌患者的 PSAV 的特点是,在缓慢升高的基础上突然快速升高,可以比临床表现提前 7~9 年出现。因此,PSAV 的优势在于能纵向比较同一患者每年 PSA 水平变化的幅度,可以早期发现前列腺癌患者,尤其是生化复发的重要预测指标。

(4) f/tPSA:单独检测 fPSA 对前列腺癌诊断的意义不大,可是 f/tPSA 可以显著提高 tPSA 灰区时前列腺癌的检出率。目前临床上 f/tPSA 临界值≤18% 应用较广泛。f/tPSA 与前列腺体积有一定关系,当前列腺体积<40cm³ 时,f/tPSA 才有鉴别诊断价值。

(5) 复合前列腺特异性抗原(cPSA)及其相关参数:除 cPSA 外,还有 cPSA 的相关参数,包括 cPSA 百分比(c/tPSA)、cPSA 密度(cPSAD)及 cPSA 移行区指数(cPSA-TZ)。临界值为 2.5ng/ml 时,血清 cPSA 诊断 PSA 灰区前列腺癌患者的敏感性为 87%,特异性为 42%;如果 cPSA 和 f/cPSA 相结合,可使敏感性提高到 83%,特异性至 54%。以 cPSA-TZ 的临界值为 0.31 时,诊断前列腺癌的敏感性为 93%,特异性可增至 72%。由于前列腺肿瘤组织比良性组织每克增加的 PSA 多,cPSA-TZ 和 cPSAD 在发现前列腺癌上更有价值,特别对于体积小的前列腺。

2. PSA 的临床应用　PSA 可以用于前列腺癌普查。男性应从 45 岁开始检查 PSA,有前列腺癌家族史可以从 40 岁开始。PSA<2.0ng/ml 时,如果 DRE 阴性,2 年 1 次的检查并不会漏诊一个可治愈的肿瘤。对于那些有家族史或有侵袭性倾向的前列腺癌患者来说,更频繁、更集中的检查也是必要的。

以 PSA≥4.0ng/ml 作为异常时,其诊断前列腺癌敏感性为 87%、特异性为 27%;以 PSA≥2.0ng/ml 作为异常时,其敏感性为 96%、特异性只有 13%。可见 PSA 缺乏足够的特异性,会导致许多 PSA≥4.0ng/ml 患者接受不必要的前列腺穿刺活检。为了减少这种不必要的穿刺活检,临床医师可以同时结合 PSAD、PSAV、年龄相关 PSA 等来综合判断。

对于 PSA≥10ng/ml 的患者,可以直接进行前列腺穿刺活检来明确诊断。对于 PSA 灰区患者,目前临床一般先参考 f/tPSA 比值。f/tPSA 临界值的选用应个体化。如果希望检出更多的肿瘤患者,以 27% 作为分界值时,其特异性仅为 30%,但敏感性却从 87% 升高到 94%;如果为了避免不必要的活检,同时又保证与 tPSA 相似的敏感性,可选 f/tPSA≤21% 为临界值,敏感性为 84%,23% 的患者可避免不必要的活检。

血清 PSA 检查是前列腺癌客观评价指标,其水平受许多因素的影响,除了年龄外,还有一些因素,如前列腺体积和肿瘤体积、射精、医源性因素等。

（四）其他前列腺癌诊断标志物

PCA3 是由 Bussemakers 等于 1999 年发现的,最初命名为 DD3(differential display code,3),定位于常染色体的 9q21-22,在前列腺上皮内表达一种非编码 mRNA。PCA3 基因特异性地高表达于人类前列腺癌细胞,在正常前列腺和良性前列腺增生组织中不表达或低表达,在其他正常组织、血液或其他肿瘤标本中不表达。因此 PCA3 作为一种新的前列腺癌特异性标志物受到广泛认可,尿液沉渣中的 PCA3 已被美国 FDA 批准作为诊断前列腺癌的标志物。在 PSA 升高的患者中,使用 PCA3 作为诊断标志物比使用 fPSA,tPSA 比值等更能提高前列腺癌的诊断准确率。融合基因 TMPRSS2-ERG 被发现在欧美前列腺癌人群中较为广泛的存在,同样可以提高前列腺癌的诊断准确率。PSA 异构体(-2proPSA)也有作为前列腺癌标志物的潜力,基于 PSA 异构体的前列腺健康指数 PHI 可由公式 $[(-2)proPSA/fPSA\times\sqrt{PSA}]$ 计算,2013 年 LAZZERI 等报道了欧洲 5 国一项研究结果,该多中心研究一共纳入 646 例 PSA 为 2~10ng/ml 的可疑前列腺癌患者,结果显示 PHI 和 % p2PSA 的 AUC 值均为 0.67,大于 % fPSA(AUC0.64)及 tPSA(AUC0.5),单独或联合使用 p2PSA 可以减少不必要的前列腺穿刺。LAZZERI 等还研究表明,对于 PSA 在 4~10ng/ml、DRE(-)患者,p2PSA、%p2PSA 和 PHI 能很好地把前列腺癌从前列腺炎或良性前列腺增生区分开来。

（五）经直肠超声检查

超声检查是前列腺癌影像学检查的首选方法。前列腺超声检查有经腹、经直肠、经尿道 3 种途径,其中以直肠超声检查最常用。经直肠超声检查(TRUS)可以清晰显示前列腺内结构、移行区和血流变化,精确测量前列腺和前列腺内肿块体积。前列腺癌好发于外周带,解剖位置上在直肠前侧,非常适合 TRUS。

TRUS 可发现直径>5mm 的癌灶。随着超声技术的发展,传统灰阶、二维 TRUS 发现前列腺癌不理想的状况将得到显著改善。对于 PSA 水平升高伴直肠指检阴性或阳性的患者,TRUS 可以提高前列腺内病灶或系统穿刺活检的成功率。

典型的前列腺癌二维灰阶 TRUS 声像图为外周带或移行区低回声,占 70% 左右。由于约 30% 或更多的前列腺癌灶呈等回声或高回声,另外,部分低回声病灶也可能是良性或炎性结节,因此,TRUS 诊断前列腺癌的价值不如 PSA 和 DRE。现阶段,灰阶 TRUS 只用于前列腺系统穿刺活检。

灰阶 TRUS 的典型前列腺癌声像图表现为前列腺体积增大,左右不对称,形态不一致;包膜异常隆起,连续亮线中断有破坏,局部层次不清;内部回声不均匀,病灶常出现在后叶或左右侧叶,内外膜结构界限不清;侵犯邻近组织,可在精囊、膀胱、膀胱直肠窝或直肠壁探及肿块回声,或有膀胱颈部不规则增厚,突入膀胱。TRUS 可以发现前列腺内 50% 未触及的肿瘤;与 TRUS 未能发现的肿瘤相比,这些肿瘤体积较大,病理分期更差;前列腺内阳性检出率为 17%~57%。TRUS 预测前列腺外浸润的敏感性为 23%~66%,特异性为 46%~86%,阳性检出率为 50%~62%,阴性预测率为 49%~69%。

Sauvain 等认为,能量多普勒超声(PDUS)诊断前列腺癌的敏感性高达 92.4%,并能发现是否存在穿透包膜的血管,从而评价前列腺癌包膜外扩散情况。PDUS 可以提高 8 点前列腺穿刺活检的准确性。穿刺前用 PDUS 扫描前列腺获取血流供应情况和可疑癌灶位置等,前列腺体积<50cm³,普通灰阶超声的检出率为 48.08%,PDU 为 55.36%,后者中 70% 可以显示血管不规则分布,并减少穿刺点,同样能获得准确结果,因此提高了前列腺穿刺活检的敏感性和特异性。对于前列腺癌复发肿瘤,PDUS 联合 TRUS 诊断的敏感性和特异性分别为 93% 和 100%,阳性预测值和阴性预测值分别为 100% 和 75%。由于彩色多普勒超声(CDUS)和 PDUS 对小血管、低灌注的前列腺癌的显现价值有限,以及前列腺癌灶周围血管过度形成只有 21.4%,故单独使用发现前列腺癌的价值不大。

3D 超声显像和 PDUS 技术联合使用能重建前列腺血流真实的解剖图像,对判断血管的变化很重要。Unal 等用三维对比增强显像前列腺癌,阳性预测率为 87%,阴性为 79%。3D 显像的敏感性高于 DRE、灰阶 TRUS 及 PDUS,但不如 PSA,所以联合

3D 超声显像和 PSA 水平诊断前列腺癌更有临床价值。不过,3D 超声不能发现直径为 1~2mm 的小卫星癌灶。

TRUS 除了应用于前列腺癌的诊断,还可以用于对各种治疗的监测和疗效评价,尤其是对前列腺癌去雄激素治疗的监测。应用 PDUS 比较了前列腺癌患者在去势术前和术后前列腺体积和肿瘤血管阻力指数的变化,发现前列腺体积和阻力指数在去势术后均很快出现减小,而且血流出现动态变化的时间要早于前列腺体积缩小的时间,这与组织学上的发现相吻合。TRUS 可以动态显示前列腺癌治疗前后肿瘤体积和肿瘤内血流变化,较客观评价治疗效果,以便决定是否维持原有治疗方案,或采用其他治疗方案。TRUS 还可以引导前列腺癌进行冷冻治疗和射频消融,并在近距离放射治疗中协助精确放置放射性粒子等。

(六) 前列腺穿刺活检

现在基本不采用经直肠前列腺随意穿刺活检,而是在 TRUS 引导下,不仅对明确或可疑病灶进行穿刺,还对前列腺进行分区,以便系统地穿刺。检出率受前列腺体积、年龄等影响(表 37-7)。

表 37-7　前列腺穿刺活检针数与患者年龄、前列腺体积的关系

前列腺体积 (cm³)	年龄(岁)			
	<50	50~60	60~70	>70
20~29	8	8	8	6
30~39	12	10	8	6
40~49	14	12	10	8
50~59	16	14	12	10
60~69	–	16	14	12
>70	–	18	16	14

1. 患者选择　前列腺穿刺指征:①直肠指检发现结节,任何 PSA 值。②B 超、CT 或 MRI 发现异常影像,任何 PSA 值。③PSA>10ng/ml,任何 f/t PSA 和 PSAD 值。④PSA 4~10ng/ml,f/t PSA 异常或 PSAD 值异常。

2. 穿刺活检的方法

(1) 患者的准备:首先是向患者介绍穿刺活检的过程、目的、风险和价值。对于那些太紧张的患者可以适当应用镇静药。经 TRUS 穿刺前,要求患者排干净大便,必要时使用开塞露或灌肠。常规检查血常规和出凝血时间。穿刺前如患者使用抗凝药物,则应停用。有严重肛门疾病或肛门改道的患者

则不能进行,而严重糖尿病、严重脑、心血管疾病、出血倾向和凝血障碍的患者应慎重;如必须活检,应做好各种应急措施,以防发生意外和继发菌血症等。

(2) 穿刺活检的步骤:①患者常取左侧卧位,并尽量靠近床边;②专用直肠探头,频率一般为 5~7.5MHz,如果用 PDUS 指引时,可用 9MHz,并配以专用穿刺架,18~20G、长 20cm 的穿刺针或枪;③TRUS 获取前列腺情况,设计穿刺区域和针数;④穿刺时避开较大的搏动性血管,深度 1cm;如果病灶明确,则在结节上穿刺 2 针,其他不同部位再穿刺 3~4 针;如果病灶可疑或不明确,以前常规采用前列腺系统 6 点穿刺活检,现在认为至少 10 点,增加外周区和中央区穿刺点;⑤穿刺时局部麻醉,多应用利多卡因凝胶,尤其是对年龄大或心理焦虑的前列腺癌患者。一般 10~15 分钟即可完成从检查到穿刺的全过程。

(3) 穿刺活检后处理:①预防性口服抗生素,连用 1~3 天;②嘱患者多饮水,保持大便通畅,注意观察术后反应,如血尿、血精、便血等,发现异常后随时就诊,及时处理。

3. 穿刺活检针数　系统穿刺活检得到多数医师认可。研究结果表明,10 针以上穿刺的诊断阳性率明显高于 10 针以下,并不明显增加并发症。有学者建议根据 PSA 水平和患者具体情况采取不同穿刺针数的个体化穿刺方案可能提高阳性率。显然,对于前列腺体积较大的患者,穿刺点数有必要个体化,如增加外周区和移行区穿刺点的 13 点穿刺法(图 37-2)。

4. 关于重复穿刺　2014 年 CUA 对于前列腺重复穿刺的指征是:第 1 次前列腺穿刺阴性结果,在以下①~④情况需要重复穿刺。

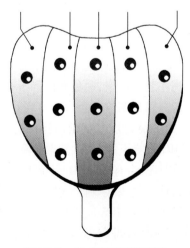

图 37-2　13 点前列腺穿刺法

①第 1 次穿刺病理发现非典型性增生或高级别 PIN。②PSA>10ng/ml,任何 f/t PSA 或 PSAD。③PSA 4~10ng/ml,复查 f/t PSA 或 PSAD 值异常,或直肠指检或影像学异常。④PSA 4~10ng/ml,复查 f/t PSA、PSAD、直肠指检、影像学均正常。严密随访,每 3 个月复查 PSA。如 PSA 连续 2 次>10ng/ml 或 PSAV>0.75/ml/年,应再穿刺。⑤重复穿刺的时机:2 次穿刺间隔时间尚有争议,目前多为 1~3 个月。⑥重复穿刺次数:对 2 次穿刺阴性结果,属上述 1)~4)情况者,推荐进行 2 次以上穿刺。有研究显示 3 次、4 次穿刺阳性率仅 5%、3%,而且近 50% 是非临床意义的前列腺癌,因此,3 次以上穿刺应慎重。⑦如果 2 次穿刺阴性,并存在前列腺增生导致的严重排尿症状,可行经尿道前列腺切除术,将标本送病理进行系统切片检查。

5. 穿刺的并发症 TRUS 指引下的前列腺系统穿刺活检术是安全的,很少需要住院治疗。主要并发症有血尿、血便、血精,罕见前列腺脓肿、高热、败血症等严重感染。出血最常见,大约有 50% 的患者表现为肉眼血尿,穿刺前列腺中线部位会使这样的并发症升高。如肉眼血尿显著,可用导尿管或膀胱冲洗以排出血凝块。穿刺结束后行直肠指诊可以明确有没有直肠出血,如发现显著的直肠出血,可以将合适大小的阴道棉条润滑后塞入直肠留置几小时可有效止血。很少需要内腔镜在直肠内行止血。前列腺活检后很少感染,发生率仅为 2.5%。预防性应用抗生素能降低感染的发生。感染患者如发热、寒战、尿路感染等一般在门诊即可治愈。

6. 超声与 MRI 融合靶向穿刺 目前国际上必要主流的穿刺技术是超声与 MRI 融合成像靶向精准前列腺穿刺:适用于前列腺肿瘤特异性抗原(PSA)4~10ng/ml、肛门指检前列腺表面未触及结节、B 超未发现前列腺异常回声,MRI 发现异常结节病灶。可以在超声实时导航下对 MRI 发现的病灶进行靶向精准穿刺。优势在于减少不必要的穿刺针数,大大提高穿刺阳性率,避免漏诊和不必要的重复穿刺,使患者获得早期诊断。目前实现对 mpMRI 怀疑前列腺癌的可疑病灶进行靶向穿刺有 3 种方法:直接在 mpMRI 引导下穿刺、认知融合穿刺和 TRUS/MR 穿刺。国内已经有 mpMRI 定位下(非实时)和 TRUS/MR 靶向前列腺穿刺的报道。Sonna 等对先前穿刺阴性的 105 例患者应用 TRUS/MRI 融合靶向前列腺穿刺,同时对每例患者进行 12 针的系统穿刺,研究发现 TB 前列腺癌检出率为 34%,明显高于

Roehl 等关于重复穿刺阳性率的报道。其中,靶向穿刺临床显著癌检出率明显高于系统性穿刺(91% vs 54%)。国内某单位研究报道,对位于不同 PSA 区间的首次诊断性前列腺穿刺患者,2 针 TRUS/MR 融合成像靶向穿刺可以获得与 12 针系统穿刺相似的前列腺癌检出率,同时,靶向穿刺可检出更高比例的临床有意义前列腺癌。

(七) CT/MRI

1. CT 检查 常规 CT 平扫时,不能分辨出前列腺的外周带、中央带及移行带,而且前列腺癌低密度癌灶与正常腺体相似;强化 CT 扫描时,可发现前列腺密度正常或小片状低密度灶或前列腺外形局限性轻度隆起,但总的来说,CT 对局限性前列腺癌的诊断率相当低。CT 预测前列腺包膜外侵犯的敏感性为 2.5%~75%,特异性为 60%~92%;判断精囊浸润的敏感性为 5.8%~33%,特异性为 60%~90%。

CT 对前列腺癌转移灶的敏感性也较低,如不能辨别小淋巴结或肿瘤微浸润造成假阴性,分不清增大的淋巴结是由于炎症或是肿瘤转移引起导致假阳性。CT 对血清 PSA>20ng/ml 的前列腺癌患者,淋巴结转移阳性检出率只有 1.5%。事实上,CT 对前列腺癌临床分期的价值不大。近年来,CT 更多用于前列腺癌放疗前剂量图的计算和指引近距离放疗时的粒子精确放置,后者效果明显优于超声。

2. MRI 检查 MRI 对早期前列腺癌诊断的敏感性高于 CT,MRI 检查可以显示前列腺包膜的完整性、是否侵犯前列腺周围组织及器官,MRI 还可以显示盆腔淋巴结受侵犯的情况及骨转移的病灶。在临床分期上有较重要的作用。磁共振波谱学检查(magnetic resonance spectroscopy, MRS)是根据前列腺癌组织中枸橼酸盐、胆碱和肌酐的代谢与前列腺增生和正常组织中的差异呈现出不同的波谱线,在前列腺癌诊断中有一定价值。

(八) 放射性核素骨扫描

放射性核素骨扫描是一种无创伤性检查,可以发现前列腺癌患者的骨转移癌灶。常规 X 线片难以发现骨实质微小改变,而全身骨扫描一般能比 X 线片提前 3~6 个月甚至更长时间发现前列腺癌骨转移灶。不过,现在不推荐早期或常规对前列腺癌患者进行骨扫描,因为 PSA≤20ng/ml 时骨转移阳性率仅为 1%。

(九) 放射免疫显像

放射免疫显像是以抗肿瘤抗体为载体,以放射性核素为"弹头",对肿瘤原发病灶和(或)转移病灶

进行显像的技术。目前经美国 FDA 批准上市检测前列腺癌的是 [111]ln-Capromab pendetide,又称 Prostacint,为抗前列腺特异性膜抗原(PSMA)的单抗7E11,对于检查前列腺癌盆腔淋巴转移情况有很好的显像效果,敏感性、特异性、阳性预测值和阴性预测值分别为 67%、80%、75% 和 73%。虽然放射免疫显像在前列腺癌诊断上取得一定成果,但不推荐用于低风险和中风险的前列腺癌患者,可以用于晚期前列腺癌患者。如果携带治疗性放射性核素时,还可以同时进行治疗。前列腺癌诊断流程见图 37-3。

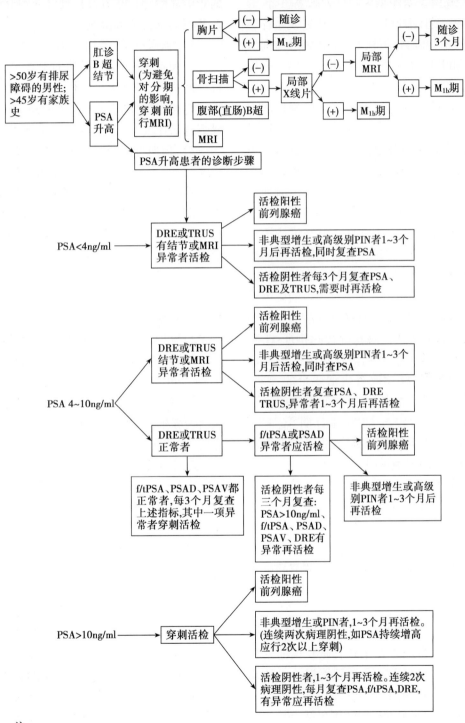

注:
1. PSA 为二次检查结果
2. f/tPSA 界值为 >0.16
3. PSAD 界值为 <0.15
4. PSAV 界值为 <0.75ng/(ml·y)

图 37-3　前列腺癌诊断流程

五、治　疗

前列腺癌治疗方法繁多,具体选用单一治疗还是联合治疗,应根据前列腺癌发展不同阶段来制订个体化治疗方案,同时兼顾患者年龄、全身状况、经济条件、生存意愿等。对于低风险前列腺癌患者,等待观察治疗和根治性治疗的 5 年无生化复发生存率上基本相同;但是,各治疗方法对中、高风险前列腺癌的远期疗效相差显著。单一治疗能治愈的前列腺癌,应集中在降低并发症发生率上;对进展、恶性程度高的前列腺癌,治疗主要目的是提高肿瘤控制率和改善生活质量。

(一) 局限性前列腺癌治疗

局限性前列腺癌是指肿瘤局限于前列腺内,无周围浸润和淋巴结、远处脏器转移。局限性前列腺癌是能够治愈的恶性肿瘤。

1. 观察等待治疗和主动监测　观察等待治疗(watchful waiting)是对于已明确前列腺癌诊断的患者,通过密切观察、随诊,直至出现局部或系统症状,才对其采取一些姑息性治疗以下尿路梗阻的微创手术,内分泌治疗,放疗来缓解转移病灶症状的一种非手术治疗前列腺癌的方法。观察等待的指征:①晚期前列腺癌患者强烈要求避免治疗伴随的不良反应,对顾虑大于延长生存和改善生活质量的预期。②预期寿命小于 5 年的患者,充分告知但拒绝接受积极治疗引起的不良反应。③临床分期 T_{1b} ~ T_{2b} 期,Gleason 分级 2~4 级的前列腺癌,患者预期寿命 >10 年、经充分告知但拒绝接受积极治疗。

主动监测(active surveillance)对已明确前列腺癌诊断,有治愈性治疗适应证的患者,因担心生活质量、手术风险等因素,不立即进行治疗而选择密切随访,积极监测疾病发展进程,在肿瘤出现进展达到预期设定的阈值时再给予治疗。对于主动监测的患者前 2 年每 3 个月复查 PSA 和 DRE,2 年后可每 6 个月复查 1 次。

2. 根治性前列腺切除术　是治疗局限性前列腺癌最有效的方法,目前主要术式有腹腔镜前列腺癌根治术、机器人辅助腹腔镜前列腺癌根治术和开放式耻骨后前列腺癌根治术。

根治性前列腺切除术的切除范围包括完整的前列腺、双侧精囊、双侧输精管壶腹段和膀胱颈部。盆腔淋巴结清扫:对于中高危前列腺癌推荐行扩大盆腔淋巴结切除术,包括髂外、髂内、闭孔淋巴结。

手术时机上,一旦确诊为前列腺癌并且具备手术条件者应择期接受根治术。经直肠穿刺活检者应等待 6~8 周,经尿道前列腺切除术者应等待 12 周再行手术,可以降低手术难度并减少并发症。

(1) 适应证:手术适应证要综合考虑肿瘤的临床分期、预期寿命和健康状况。尽管手术没有硬性的年龄界限,但 70 岁以后伴随年龄增长,手术并发症及死亡率将显著增加。

1) 临床分期:适用于临床分期 T_1 ~ T_{2c} 期的局限性前列腺癌患者。T_{3a} 期的患者可根据情况术后行辅助内分泌治疗或辅助放疗取得良好的疗效。T_{3b} ~ T_4 期的患者经过严格筛选亦可行根治术并辅以综合治疗。

2) 预期寿命:预期寿命 ≥10 年者则可选择根治术。

3) 健康状况:前列腺癌患者多为高龄男性,手术并发症的发生率与身体状况密切相关。因此,只有身体状况良好,没有严重心肺疾病的患者适合根治术。

(2) 禁忌证

1) 患者有显著增加手术危险性的疾病,如严重的心血管疾病、肺功能不良等。

2) 患有严重出血倾向或血液凝固性疾病。

3) 骨转移或其他远处转移。

4) 预期寿命不足 10 年。

(3) 机器人腹腔镜根治性前列腺切除术:机器人前列腺根治术是近年来前列腺癌外科治疗的最新进展,2000 年首先在法国进入临床应用,目前已成为国内外许多大医院或中心治疗前列腺癌的主流术式。目前已获得美国 FDA 许可上市的机器人手术系统主要有美国直觉外科手术(intuitive surgical)公司的达芬奇手术系统(da Vinci surgical system)和计算机动作(computer motion)公司的宙斯机器人手术系统(ZEUS robotic surgical system)。由于 da Vinci 系统能进行三维立体显像,及手术钳有活动关节等优点,在前列腺癌根治术中应用较广泛。国内于 2005 年年底开展了首例保留性神经的机器人腹腔镜前列腺癌根治术。

手术机器人的最大优点是机器人手臂不会颤动,所有时刻都保持稳定,故手术解剖更加精确,能够长时间进行复杂、高精度的手术。这对于前列腺根治术来说相当重要,因为在保护神经血管束和前列腺尖部处理时,就需要既能精确切除肿瘤,减少切缘阳性率,又能更好保护性功能和尿控;与开放手术相比,创伤更小,更美观,而且术后恢复快。机器人

6

手术系统运用小器械,从而增加了活动范围。机器人手术系统的不足之处主要有缺乏触觉反馈和最佳配套手术器械,技术故障,治疗和维护费用昂贵。

机器人手术系统还有一个最大的优点是能够进行教学,即使不熟悉腹腔镜技术的临床医师,经过机器人系统的辅导和实践操作,能很快独立完成腹腔镜手术。

(4)腹腔镜根治性前列腺切除术:由于创伤小,疗效与开放根治术近似,LRP已成为国内大部分三级医院常规开展的术式。LRP术有经腹腔和腹膜外两条途径。与经腹腔途径比较,腹膜外途径平均手术时间短、术后恢复正常饮食时间短,总的治疗效果和术后并发症发生率两者无明显差异。

LRP的病例选择与开放手术基本相同。国外由于技术水平和经验丰富,已将病例选择扩大到T_{3b}期,但切缘阳性率会相应升高。

腹腔镜根治性前列腺癌切除术的手术步骤与耻骨后前列腺癌根治术一样,难度最大的仍是前列腺尖部和神经血管束的处理。现有手术经验如下。

1)控制出血。张氏等认为,应注意以下几个步骤:分离精囊时留心其外侧蒂,其中有精囊动脉,可用钛夹或超声刀直接处理;前列腺尖部阴茎背深血管束需小心分离,最好先缝扎之,然后切断耻骨前列腺韧带;分离前列腺侧壁和切断膀胱颈时,用双极电凝处理盆壁出血和前列腺动脉出血。

2)用双极电凝剪刀沿前列腺外后壁剥离神经血管束。用冷刀紧贴前列腺尖部剪断尿道、剪断游离尿道0.5cm以便吻合、吻合前看清输尿管口位置及连续缝合尿道后壁等措施,可明显减少尿失禁、尿道狭窄和输尿管损伤的发生率。

3)为了方便操作,分离精囊时使用0°镜,在耻骨后间隙操作时使用30°镜。对膀胱尿道吻合可以用连续缝合,但是间断缝合可能更方便。可以使用120°拉钩显露前列腺尖,使用自动缝合技术替代订合器处理背静脉丛,用5mm钛夹替代双极电凝处理神经血管束,完全离断尿道前先缝合尿道6点钟处,对T_{1c}和T_{2a}期患者的肿瘤保留膀胱颈及间断缝合替代连续缝合膀胱尿道等。

4)前列腺体积超过90ml应引起手术者的重视。切断尿道后再从前列腺后入路游离,将前列腺往前提起,以便于切除腺体。大体积前列腺和极度肥胖的前列腺癌患者应首选开放手术。

(5)开放性根治性前列腺切除术:1947年Mill率先开展耻骨后前列腺根治性切除术。1979年Walsh等根据解剖学研究成果,提出了阻断前列腺背静脉丛、保护尿道外括约肌及保留性神经血管束等技术改进,从而大大减少了手术并发症,促进了该手术成为标准术式。根治性经会阴前列腺切除术首先由Young于1905年报道。由于会阴局部解剖结构较复杂,临床经此途径的手术病例相对少,熟悉经会阴术式的泌尿外科医师越来越少,以至于20世纪70年代就没有太大的发展。临床上所说的前列腺癌根治术主要指耻骨后式。

1)耻骨后根治性前列腺切除术:优点有术野暴露充分,操作过程易掌握,可完整、彻底切除肿瘤;同时进行盆腔内淋巴结清扫术及临床分期;可在直视下分离并保留血管神经束和尿道括约肌;直肠损伤机会较少。不足之处有手术创伤大,前列腺尖部切缘阳性率高于经会阴术式。

2)经会阴根治性前列腺切除术:优点有操作时间短,术中出血少,利于术后康复;可以在直视下进行膀胱颈重建及膀胱尿道吻合术,故术后吻合口狭窄、尿失禁发生率低。主要不足之处有直肠损伤机会大;精囊切除困难;不能清扫盆腔淋巴结并进行准确临床分期;术后勃起功能障碍发生率较高。

经会阴根治术不能清扫盆腔淋巴结及术后性功能障碍发生率高有关。PSA用于前列腺癌普查后,临床发现的前列腺癌往往是局限性的,盆腔淋巴结转移率非常低,A_2、B_1、B_2期分别为3.3%、5.3%和9.7%。另外,即使需要经会阴术式进行盆腔淋巴结清扫术,也可以借助腹腔镜来同时进行。经会阴术式也能像耻骨后术式一样成功保留血管神经束。Jakse等对30例局限性前列腺患者(前列腺体积<60ml)采取保留单侧神经血管束的经会阴根治术,29例成功保留单侧,1例失败,切缘阳性率为16.7%,随访3~12个月,性功能良好的达51%。

3)技术改进:在保证彻底切除肿瘤组织情况下,尽量减少手术并发症是技术改进的基本原则。

保留神经的前列腺癌根治术:此术式分保留单侧和双侧神经两种,其目的是降低术后勃起功能障碍发生率,其次有利于术后尿失禁的早期恢复。神经血管束(NVB)于前列腺尖旁2~3mm、尿道外侧或后外侧穿过尿生殖膈。术中解剖分离神经血管束时手法要轻,避免在其附近用电凝止血或功率调低。神经血管束分离出来后,提起后顺行或逆行游离,同时辨清膜部尿道和前列腺尖部,避免被损伤;也可以开始就在前列腺至尿道部位从前列腺侧面解剖出神经血管束。

6

神经血管束距前列腺 3.2～9.5mm，平均4.9mm，而肿瘤包膜外侵犯大多数只超过前列腺 1～2mm，因此双侧神经血管束仍有保留的机会。Walsh 指出，约58%根治术患者行双侧神经血管束切除是不必要的，如肿瘤侵犯范围广，累及双侧神经血管束，即使切除双侧神经血管束，术后远期效果仍然不理想。如果术中发现双侧神经血管束被肿瘤侵犯，为了达到根治效果，还是应该将其完整切除。

保留神经血管束后性功能恢复程度还与患者年龄和术前性功能有关。术前勃起功能正常患者行双侧神经保留根治术，50 岁以下术后都正常，50～60 岁术后正常为87%，60～70 岁为70%，大于 70 岁仅为38%；切缘阳性率为9%，主要在前列腺尖部。

选择性控制背侧静脉丛：根治术中大出血主要原因是阴茎背深静脉丛被损伤。术中借助直角血管钳结扎背侧静脉主干，或经静脉丛和尿道间隙缝扎远端静脉丛，或用示指在尿道和背侧静脉丛之间钝性分离出一个平面，然后选择性分离结扎背侧静脉丛。Walsh 的经验是将阴茎背深侧静脉丛缝扎在耻骨联合的软骨膜上，既可以达到止血效果，同时起到重建耻骨前列腺韧带作用。

尿控的改进：外科技术和患者年龄是影响根治性前列腺切除术后尿失禁发生的重要因素。年轻患者术后易恢复尿控状态，而年龄较大的患者恢复较慢。

①保护尿道远端括约肌：离断前列腺背深静脉丛后，用小纱布分离球剥离，使半覆盖于前列腺尖部的横纹肌从前列腺分离，同时从前列腺尖部分离出0.5～1.0cm 尿道。采用缝扎阴茎背侧静脉丛，避免用止血钳钳夹处理阴茎背静脉丛和远端尿道，最大限度地保留尿道膜部括约肌。

②保留前列腺侧旁神经血管束：保留双侧神经血管束的前列腺癌患者尿控率为94%，保留单侧的尿控率为92%，而双侧均损伤者尿控能力仅为81%。在前列腺尖部水平，阴部神经分别从5点和7点进入尿道外括约肌两侧，当在尿道后面横纹肌性括约肌与直肠之间应用直角血管钳时，或行尿道吻合于5、7点位置缝线时，则很可能撕毁或牵拉损伤神经血管束。尿道吻合时，提倡在 8、10、2、4 点缝合，最后一针在 6 点位置缝合。

③保留耻骨前列腺韧带：术中靠近前列腺尖部横断尿道时，尽量要保留耻骨前列腺韧带及耻骨直肠悬韧带，如此可以保存足够长的膜部尿道及外括约肌，减少术后尿失禁的发生率。有人认为该方法只是缩短了尿控恢复时间，并不能降低尿失禁发生率，却增加切缘阳性率。因此，保留耻骨前列腺韧带的价值还有待验证。

④保留精囊尖部：分离精囊尖部时容易损伤盆神经丛中的自主神经。锐性切开精囊上方的 De-nonvilliers 筋膜后，神经丛的包裹筋膜应原位保留，直视下结扎精囊动脉。

⑤保留功能性尿道：如果后尿道能保留至少2.5cm，将明显改善患者术后的尿控能力。然而，该技术的主要问题是能否满足理想的肿瘤控制率，尽管从报告中看，与常规技术相比切缘阳性率无明显增加，但有必要对更多患者、更长时间的观察后才能明确其安全性。

⑥前列腺尖部的处理：在良好视野下，将前列腺向头侧牵引，可以充分暴露尖部，并尽量使用手术刀进行锐性分离尖部和切割尿道。

⑦膀胱尿道吻合：膀胱黏膜外翻，重建膀胱颈部与尿道远端吻合时要保证尿道精确成线型，可以减少术后尿道狭窄发生率。一般无张力缝合 5～8 针，缝合严密，减少尿漏发生率。重建膀胱颈至 24～26F，可以明显降低尿失禁发生率，达 20%～60%。

（6）疗效及其影响因素：局限性前列腺癌患者在接受根治性前列腺切除术后 5 年内复发率为5%～15%，5 年无瘤生存率可达78%，10 年无瘤生存率仍达 75%。从这个结果可以看出，根治性前列腺切除术治疗局限性前列腺癌的长期效果十分理想，手术失败常发生在术后 5 年内。因此，术后 5 年内应加强随访，及时给予挽救性治疗。

影响手术效果的术前因素包括临床分期、术前穿刺标本阳性数、Gleason 评分和术前血清 PSA 水平。

（7）手术切缘阳性的处理：手术切缘情况是一个非常重要的独立预测指标，不过切缘阳性数目和部位则对患者的预后价值不大。切缘阳性的患者不仅局部和远处复发率较高，而且显著影响术后长期存活率。临床上将手术切缘阳性分为两类：一类是真阳性，即前列腺肿瘤包膜外浸润，肿瘤侵犯包膜外组织，术中无法彻底切除肿瘤，而出现肿瘤组织残留。另一类是假阳性，即无包膜外肿瘤浸润，切缘阳性是由于前列腺解剖切除困难或技术尚不熟练，尤其是前列腺尖部或后侧的包膜裂开所造成。

术中检查前列腺切缘阳性的标准方法是快速冷冻切片检查，简单方法则是将整个切除标本墨染、固定后观察。如果标本局部被墨染，则表示肿瘤已穿透前列腺包膜,切除标本的墨染缘即定义为切缘阳性。切缘阳性最常见部位为前列腺尖部和后侧,少见部位为后外侧和神经血管束区域。为了及时、准确诊断切缘是否阳性,泌尿外科手术医师应和病理科医师密切合作,建立完善的墨染和全前列腺切片技术。

如何减少切缘阳性率?叶氏等认为:①坚持严格的根治性手术适应证,应尽量选择那些低风险的、局限性前列腺癌患者。依靠现在的检测水平,如直肠指诊、术前血清 PSA 水平、TRUS 穿刺活检组织的 Gleason 评分和 MRI 检查,是可以准确判断前列腺包膜外侵袭的可能性、程度和范围,从而在术前对手术难度、价值有充分地认识,减少术中、术后切缘阳性率。②新辅助内分泌治疗,对于能够接受根治术的 T_3 期前列腺癌患者,术前进行新辅助内分泌治疗是十分必要的。虽然新辅助内分泌治疗不能消灭已浸润到包膜外的肿瘤,但可以显著降低 PSA 水平、缩小前列腺和肿瘤体积,提高手术切除率。③完善手术技巧,手术技巧对避免切缘阳性相当重要。辨别 Denonvilliers 筋膜的解剖面,并作广泛地切除,包括膜部近端的尿道,其与肛提肌间的所有组织,如双侧神经血管束,还是能降低切缘阳性率的。手术技巧的改进包括在前列腺尖部远端 10~15mm 处离断背深静脉丛、锐性切断尿道直肠肌、前列腺侧面有结节时作神经血管束的广泛切除、膀胱颈离断时在前列腺近端切除 5mm 膀胱颈组织。

(8) 手术并发症:前列腺癌根治术的围术期死亡率目前仅为 0~2.1%。

1) 术中大出血:在各种前列腺癌根治术式中,术中出血以经会阴术式为少,这是因为此式是在阴茎背深静脉丛之下进行的。耻骨后术式中如果能妥善处理阴茎背深静脉丛,可明显减少出血量。

2) 膀胱尿道吻合口狭窄:发生率一般为 0.5%~9%,有的高达 17.5%,可能原因有术前接受过经尿道前列腺电切术、过度手术中血管丧失和尿道吻合口处外渗导致的。微小的吻合口狭窄只需尿道扩张就可以长时间解决,严重者冷刀切开和(或)定期尿道扩张。

3) 尿失禁:尿失禁目前发生率<10%。术后尿失禁的主要原因是括约肌功能不全,其次是逼尿肌功能不稳定和顺应性下降,但术后 1 年尿失禁少于 5%。术后拔除导尿管时应鼓励患者进行盆底肌肉锻炼,有助于尿失禁的早期恢复。尿失禁 1 年内最好不采用侵袭性治疗方法。顽固性尿失禁一定要寻找原因,有膀胱颈挛缩的患者有充溢性尿失禁,必须电切开;软膀胱镜可以用于超声检查残余尿后进行。所有治疗必须基于尿流动力学检查结果。

4) 勃起功能障碍:前列腺癌根治术后勃起功能障碍是由多种因素造成的,如年龄、术前性功能情况、肿瘤侵袭范围及术中对影响勃起的生理基础的保留等。保留神经的前列腺癌根治术可以使术后勃起功能障碍发生率明显降低。

5) 直肠损伤:直肠损伤在经会阴前列腺癌根治切除术中多见,可高达 10%。直肠损伤多发生在分离显露直肠与前列腺、精囊之间的界面时,如处理不当可造成肠瘘、尿道直肠瘘、腹腔感染等并发症。如术前肠道准备完善,术中提高认识,应该可以避免直肠损伤的发生。

6) 血栓形成:腹腔镜手术时,因是盆腔手术及 CO_2 气体的使用,术后有血栓形成的危险。术中和术后避免使用止血药物,术后早期活动四肢,必要时酌情使用抗凝药物。

7) 其他并发症:术后栓塞、心血管系统并发症多见于经耻骨后术式。膀胱损伤、闭孔神经损伤、淋巴囊肿、血管损伤、吻合口瘘和切口、腹腔感染等其他并发症,与患者情况、术式选择及手术者的经验等有关。

3. 根治性放射治疗

(1) 前列腺癌外放射治疗:外放射治疗(EBRT)对于局限性、分化好的前列腺癌($T_{1~2}N_0M_0$)效果理想,局部控制率和 10 年无病存活率与前列腺癌根治术相似;对于进展性或晚期前列腺癌患者,效果较差,必须联合内分泌治疗;对转移性前列腺癌可行姑息性放疗,以减轻症状,改善生活质量。

影像学诊断与放疗技术的结合,使高能 X 线或 γ 射线、电子束、质子束等围绕靶点连续旋转或固定野集束照射,在照射部位得到与靶区断层图相适形的剂量分布,放射线最大限度地集中在病变靶区内,如三维适形放疗(3DCRT)和调强适形放疗(intensity-modulated radiotherapy, IMRT)。近年来,3DCRT 和 IMRT 等技术已逐渐成为前列腺癌治疗的主流技术。

1) 照射方式:临床上常用的治疗方法为分割照射,即把一定总量的放射线分割成若干部分,在一定的总时间内完成。分割照射方式有以下 4 类,其中最常用的是常规分割治疗。

常规分割治疗:每天照射 1 次,每次剂量 180~200cGy(Gray, Gy, 戈瑞),每周照射 5 次,根治治疗时总量为 6000~7000cGy/6~7w。

分段治疗:照射方法与常规治疗大致相同,只是把总剂量分为成 2~3 段来进行,每段照射完成后有一个 2 周的休息期。因此,分段治疗时总剂量不变,但治疗总时间延长。

超分割治疗:每天照射 2~3 次,两次照射间隔时间至少为 4 小时,每次剂量为 120cGy,每周照射 5 天。按此法治疗总时间不变时总剂量增加。

加速放疗:每天照射 2~3 次,每次照射间隔时间至少为 4 小时,但每次照射量为 200cGy,每周照射 5 天。总剂量相同的情况下加速放疗的总时间大大缩短。

2)常规外照射放疗:传统的外放射治疗采用旋转照射和四野盒式照射。常规照射野为 6cm×6cm 或 8cm×8cm,只适用于局限性前列腺癌。CT 检查先制定治疗计划系统(TPS),然后常规全盆腔 4 野照射,照射野包括前列腺、精囊腺及其周围 1~2cm 的正常组织,是否包含盆腔淋巴结存在争议。利用合金铅板可以保护小肠、直肠后壁、肛门和括约肌,但是保护膀胱和尿道的效果差。

前列腺癌照射野设计有一定规律,即在肿瘤靶体积(GTV)的基础上增加一定边缘,构成临床靶体积(clinical target volume,CTV),再增加一定边缘后构成计划靶体积(planning target volume,PTV)。不同分期的 GTV、CTV 和 PTV 见表 37-8。

表 37-8 前列腺癌 GTV、CTV 和 PTV 的设计参数

分期	GTV	CTV (GTV+n)	PTV (CTV+n)
A_1	前列腺	0 边界	0.5cm 边界
A_2	前列腺	0.5cm 边界	0.8cm 边界
B_1	前列腺	0.5cm 边界	0.8cm 边界
B_2	前列腺和精囊	0.8cm 边界 0.5cm 后界	0.8cm
C_1/C_2	前列腺、精囊和前列腺周围范围	0.7cm 边界	0.8cm

前列腺癌的放疗剂量与分期的关系:A_1(T_{1a})期给予 64Gy,A_2、B($T_{1b,c}$)病灶 66~70Gy,C 期 70~72Gy,D1 期为姑息性放疗,剂量至少 60~65Gy。放疗一般每日 1 次,每次 1.8~2.0Gy,每周 5 次。每日至少治疗 2 野,也有每日治疗四野或治疗全部照射野。盆腔与腹主动脉周围淋巴结区域放疗 45Gy,然后缩野到前列腺区增加剂量至 22~26Gy,腹主动脉周围可以缩野加量 5Gy。

局限性前列腺癌的放疗目的就是争取达到根治性效果。外照射放疗总剂量为 65~70Gy 时,T_{1b}~T_2 期局限性前列腺癌患者 10 年局部控制率为 85%~96%,PSA 无复发生存率为 65%,同期 T1c 期前列腺癌根治术后 5 年无瘤生存率为 84%。这个结果表明,局限性前列腺癌根治性放疗与根治手术疗效相似。

前列腺局部控制率与放射剂量呈正相关,常规放疗<70Gy 时仍有亚临床病灶存在,T_3 期放射剂量小于 68Gy 时基本无效。前列腺癌常规放疗效果差的原因还有:常规肿瘤定位和治疗计划常常低估了前列腺癌靶的真正体积,95% 的等效剂量曲线并没有包括整个靶体积,在这一剂量水平,平均 28% 的前列腺靶体积丢失;前列腺癌克隆干细胞存在较高比例的射线抗拒成分。

3)三维适形放疗:前列腺癌三维适形放疗(3DCRT)是在非共面上设计 5 个以上的照射野,通常采用盆腔连续 CT 扫描决定临床放射野。计划靶区应从肿瘤边缘外放 0.7cm,但比常规放疗的照射野减少 0.5~0.8cm。具体的是:T1a 期只需照射前列腺区,T_1 期照射靶区应包括前列腺、精囊和周围 0.5~0.7cm 范围,照射 50Gy 后可以缩小至前列腺区,盆腔淋巴结转移则行盆腔照射,并结合内分泌治疗。

3DCRT 治疗前如果接受 3 个月的新辅助治疗,部分患者前列腺体积缩小 14.2%。因此,在制定照射野时必须考虑进去,否则照射野扩大将导致并发症发生率显著增加。

基本治疗程序:CT 扫描确定肿瘤位置和形状,然后将 CT 图像通过三维合成,进行虚拟模拟,调整照射野的设计;确定照射靶区中心及其周围重要器官的轮廓;三维剂量计算,确定剂量分布优劣与危险器官的关系,修改射束方向,射野的形状,计划三维剂量分布图;设计出治疗计划单;治疗实施。

3DCRT 剂量增加至>72Gy 时,可以提高 PSA 10~19.9ng/ml 和 T_1/T_{2a} 的 5 年无生化复发率;增加到>76Gy,可以改善 T_{2b}/T_3 的 5 年无生化复发率;PSA≥20ng/ml 需要近 80Gy 的照射剂量才能达到改善 5 年无生化复发率。因此,前列腺癌 3DCRT 治疗时,放射剂量是个重要的预测效果指标,提高照射剂量可以显著改善低、中危前列腺癌患者的无生化复发存活率。

4)超分割适形放疗:放射生物学研究发现,放疗后肿瘤群体的潜在倍增时间缩短;人体肿瘤放疗

后4周左右出现加速再增殖;肿瘤细胞的再增殖随放疗疗程的延长而增加,由此而出现了超分割放疗。它规定两次分隔时间在6~8小时,正好比晚期反应组织修复亚致死损伤和潜在性致死损伤所需3~4小时要长得多。

3DCRT在提高前列腺癌局部照射剂量时也受到并发症的限制,如局部照射剂量78Gy时晚期严重并发症高达14%;而超分割适形放疗可以明显提高照射剂量,可达87.4Gy,且不增加慢性毒副作用,疗效满意。

5)调强适形放疗:调强适形放疗(IMRT)是放疗高剂量分布在三维立体方向与肿瘤靶区形状完全一致的全新放疗技术。IMRT的步骤基本同适形放疗。

与3DCRT比较,IMRT可以增加照射剂量,达90Gy,并且不增加对周围组织的照射剂量。在同等照射剂量,如果扩大照射范围,IMRT比3DCRT对直肠的辐射小,因此IMRT更安全。IMRT有逐渐取代3DCRT成为前列腺癌标准治疗方法的趋势。

三维适形调强放疗最大的特点就是输出非均匀照射剂量,而在照射野肿瘤组织内为均匀照射剂量。使不同靶区可以获得相应所需要的剂量,同时缩短了治疗时间,具有重要的放射生物学意义。

IMRT治疗过程中,前列腺和直肠的摆动,侧向、前后向和头尾向的变化为(1.0±1.5)mm、(0.9±2.1)mm和(1.9±2.1)mm,因此在制定治疗计划时,为精确前列腺的剂量-体积直方图,应考虑这些因素。每次IMRT时,如果使用电子窗门影像设备(EPID)可以示踪前列腺位置变化,可以确定照射野精确到<0.03mm,每次可以增加前列腺区的照射剂量约1Gy,而减少对周围组织的照射量。这对IMRT来说非常必要,因为它是精确确定照射野的。

6)质子适形放疗:质子束的线性能量传递(LET)略高于X线,生物学特性与X线相似,但生物效率高于X线。一般认为用于医学目的的质子束其相对生物学效应(RBE)为1.00~1.25,实际临床应用中均考虑为1.10。质子的氧增比(OER)与X线相似,为1.00左右。局限性前列腺癌接受质子放疗的有效率为66.7%,PSA下降明显,平均随访11.9个月未发现生化复发患者。

7)快中子治疗:前列腺癌生长较缓慢,肿瘤细胞周期较长,对常规光子射线敏感性较差,快中子属于高LET射线,对前列腺癌有较高生物效应,特别是局部进展期及高危病例(PSA值≥13ng/ml,3~4

级)。Forman等率先应用快中子三维适形技术治疗前列腺癌患者,治疗1年后前列腺活检阴性率为79%,18个月时为84%。未出现Ⅲ级以上严重并发症,快中子与光子混合射线的应用治疗前列腺癌,可提高局部控制率,减少正常组织损伤。现在多采用混合粒子治疗。

(2)放射治疗的并发症:前列腺癌放疗的并发症根据发生时间分为急性和慢性两类。急性是指放疗开始后6个月之内发生的并发症,慢性是指持续存在或治疗后6个月以上的并发症。

目前普遍应用RTOG作为并发症分级标准:1级,症状很轻,无须治疗;2级,症状较轻,但需要治疗;3级,症状需要最基本的外科处理,如膀胱镜检,尿道扩张等;4级,症状需要外科处理如结肠造口,尿流改道等;5级,死亡。

1)下尿路并发症:最常见,大部分患者在放疗后出现膀胱刺激症状,有时可持续数周至数个月不等。如果出现尿潴留,则留置导尿管,严重者接受经尿道电切术TURP。对于放疗前有明显尿道梗阻的患者,α受体阻滞剂可减轻症状。

2)肠道并发症:治疗早期包括肠道功能紊乱、直肠炎、出血等。直肠并发症的发生率与直肠所接受的放射剂量及受高剂量照射的肠壁长度有关。如果病情需要外放疗与放射性核素植入联合应用,必须考虑总的剂量和治疗顺序的影响,如果先行外照射,再植入放射性活性粒子,则直肠不良反应的发生率较低。

3)勃起功能障碍:放疗有可能损伤盆腔神经血管束,导致勃起功能障碍。三维适形外照射放疗时,勃起功能受损发生率降低。

4)骨髓抑制:主要发生在常规外照射及姑息性放疗的患者,三维适形放疗的骨髓抑制发生率较低。

(3)前列腺癌近距离治疗:近距离治疗(brachytherapy)包括腔内照射、组织间照射等,是将放射源密封后直接放入被治疗的组织内或人体天然腔内进行照射。前列腺癌近距离治疗包括短暂插植治疗和永久粒子种植治疗,国内多开展永久性粒子植入治疗。

1)适应证:单纯近距离治疗的适应证:临床分期<T_{2b}期,M_0N_0;Gleason评分<7分;血PSA<10ng/ml;前列腺体积<60ml。

近距离治疗+外照射的适应证:临床分期为T_{2b}、T_{2c}期;Gleason评分为8~10分;血PSA>20mg/ml;

周围神经受侵;多点活检病理结果为阳性;双侧活检病理结果为阳性;MRI 检查明确有前列腺包膜外侵犯;前列腺基底部肿瘤。只需符合以上任一条件就应联合应用。

Gleason 评分为 7 分或血 PSA 为 10~20mg/ml,属于中危病例,如不能耐受或不接受手术的,以及不能坚持完成全程外照射的,可进行近距离放疗。近距离治疗(包括作为外放疗的补充治疗)联合雄激素阻断治疗的适应证:前列腺体积>60ml。雄激素阻断治疗可以在近距离放疗前后进行,一般为 3 个月,目的是缩小前列腺缩小、减少并发症、改善术后尿路症状和提高治疗效果。

2) 禁忌证:预计生存期少于 5 年;TURP 后缺损较大或预后不佳;一般情况差;有远处转移。

相对禁忌证:腺体>60ml;既往有 TURP 史;中叶突出;严重糖尿病;多次盆腔放射治疗及手术史。

3) 常用的放射性核素:近距离放射治疗常用的放射性核素有碘(^{125}I)、钯(^{103}Pd)、铱(^{192}Ir)和金(^{198}Au)等。^{125}I 和 ^{103}Pd 常用于永久性近距离放疗,而 ^{198}Au 和 ^{192}Ir 因为放射强度较大而常用于暂时性近距离放疗。^{125}I 在组织中为低剂量率 7cGy/h,对于快速循环、自身增殖周期短的肿瘤,比外照射差,因此不适合于 B_2、C 期或低分化的前列腺癌。

4) 技术和标准:永久性粒子植入有两种最基本的方法。一种是西雅图技术,也是目前常用的方法。这种技术分两步:第一步列出计划,先 TRUS 从前列腺尖至前列腺底每隔 5mm 取一横切面图,所有图片经计算机合成可产生三维前列腺模型,然后计算所需要粒子的数量及位置。第二步则是粒子的植入。另一种是实时技术,即所有计划放射量计算工作在植入现场立刻完成。先 TRUS 测前列腺体积,依据直方图或参考表直接计算粒子数等后,开始植入粒子。优点是容易操作、患者位置可以随时调整和准确的粒子植入。两种技术的总体植入效果无差别。

处方剂量所覆盖的范围应包括前列腺及其周围 3~8mm 的范围,原因是部分患者前列腺包膜外有侵犯可能,以及存在粒子植入偏差。前列腺体积也影响粒子的植入。一般来说,腺体<45ml 时耻骨弓不影响粒子植入。如果前列腺太大(>60ml),耻骨联合就会妨碍粒子放置到腺体的前侧部分,可以先用至少 3 个月内分泌治疗来缩小前列腺体积,或选择其他治疗方法。

5) 疗效:近距离治疗后 PSA 水平变化的特点

是,由于大量癌细胞死亡,1 个月内 PSA 往往大幅度升高,出现一个“PSA 峰”,1 年后才下降至最低水平。PSA 连续两次升高或大于 0.5ng/ml,则治疗失败,大多数发生在 18 个月后。

近距离放疗治疗低风险前列腺癌的效果满意,与根治性前列腺切除或根治性体外照射的疗效相当。T1~T2 期前列腺癌患者 5 年无瘤生存率 83%~95%,5 年无 PSA 复发率 79%~93%。

6) 并发症与处理:近距离治疗的并发症包括短期并发症和长期并发症。通常将 1 年内发生的并发症定义为短期并发症,而将 1 年以后发生的并发症定义为长期并发症。

近期并发症:会阴穿刺可能引起会阴部血肿。尿路并发症包括尿频、尿急、排尿困难甚至尿潴留,80% 的尿路症状出现在植入后 2 个月内,总的发生率为 88%,其中 Ⅰ、Ⅱ、Ⅲ 级分别为 23%、45% 和 20%,平均持续 12 个月,主要与粒子植入对前列腺的刺激和创伤有关,而 Ⅲ 级并发症的发生率及留置导尿时间与术前前列腺体积和植入粒子数量有关。急性尿潴留的发生率约为 5%,与治疗前 IPSS 和前列腺体积有关。急性尿潴留患者的处理方法是间歇性导尿。术前常规应用 α 受体阻滞剂可以有效地降低尿路并发症的发生率,同时缓解症状。早期直肠并发症多为大便次数增多及里急后重等直肠刺激症状,呈自限性,对症处理可缓解。

远期并发症:①慢性尿潴留,常见,主要由膀胱颈部及尿道的放射线损伤而导致的瘢痕化有关,约有 10% 的患者最终需要行 TURP 来改善排尿,但这会使尿失禁的发生率明显增高。部分患者表现为尿道狭窄,可能与尿道球部的放射线剂量过高有关。这种情况可以通过定期尿道扩张来解决。②尿失禁,发生率为 1%~24%,有 TURP 手术史的患者粒子植入后的尿失禁的发生率高达 20%~85%。不严重者采取非手术治疗,严重者行尿道周围注射疗法或尿道悬吊手术。③性功能障碍,近距离放疗后性功能保留要好于外照射,性功能降低在治疗后 3 年和 6 年分别是 64% 和 30%。性功能障碍的发生和治疗后恢复速度及程度与治疗前性功能、年龄和放射剂量有关。可采用药物治疗,如西地那非等。④直肠并发症,最常见的是直肠溃疡,其次是直肠炎,多在治疗后 3 年内出现,发生率与直肠接受的平均照射剂量、最大直肠剂量等有关。直肠前壁 0~0.7cm^2 受照剂量超过 200Gy,或 0~15.1cm^2 剂量超过 100Gy,都有可能出现并发症如直肠炎、直肠溃疡,建议不行直肠活检,以免造成前列腺直肠瘘。严重者需手术治疗,大便改道。

4. 新辅助内分泌治疗　由于目前临床诊断的水平,术前诊断为局限性前列腺癌的患者中,其实41%的患者术前分期过低,导致实际治愈率比预期的明显降低。因此,对于术前诊断为 $T_{2c} \sim T_{3a}$ 期前列腺癌患者,或术前预测手术难以彻底切除肿瘤组织的患者,在根治术前推荐进行内分泌治疗,减少手术切缘阳性率。

新辅助内分泌治疗(neoadjuvant hormonal therapy,NHT)不能消退已有的淋巴结转移灶和精囊的浸润。因此,该治疗方法最适合于 T_2 期前列腺癌患者,其次才是 T_{3a} 期。

治疗方法采用 LHRH-a 和抗雄激素的 MAB 方法,也可单用 LHRH-a、抗雄激素药物或雌二醇氮芥,但 MAB 方法疗效更为可靠。采用新辅助治疗时,既要考虑到因治疗推迟手术时间的风险,同时又要考虑达到最佳疗效的治疗时间。目前新辅助治疗疗程推荐为 3~9 个月,一般为 6 个月。

由于该疗法临床应用时间短、各文献对于疗效的评估方法不一致及缺乏临床大样本间比较的资料,还不能十分肯定该疗法是否对总体长期存活率或存活时间有明显帮助。另外,新辅助内分泌治疗并不能显著降低肿瘤侵犯精囊率、淋巴结转移率和生化复发率等。该方法还存在一些不足之处:内分泌治疗的不良反应,费用高昂;治疗后前列腺周围纤维化、组织结构层面模糊,手术时分离困难,难以判断切除的范围和程度,以及延长术后康复等。因此,临床推广新辅助治疗应慎重。

5. 前列腺癌的辅助内分泌治疗　前列腺癌根治术后的辅助治疗(adjuvant hormonal therapy,AHT)是考虑到手术未能彻底切除肿瘤组织,局部有癌细胞残留或手术切缘阳性,或术中发现远处已有转移,为了提高手术的成功率,而采取的辅助治疗措施。

(1) 适应证:①根治术后病理切缘阳性;②术后病理淋巴结阳性(pN+);③术后病理证实为 T_3 期(pT$_3$)或≤T$_2$ 期,但伴有高危因素;④局限前列腺癌伴高危因素,根治性放疗后;⑤局部晚期前列腺癌放疗后。

(2) 治疗方式:①最大限度雄激素全阻断(MAB);②药物去势;③抗雄激素药物,包括甾体类和非甾体类;④手术去势。

(3) 治疗时机选择:Bolla 等报道了对 415 例 T3 期前列腺癌患者放疗后立即接受辅助内分泌治

疗,时间为 3 年,结果显示单独放疗组与放疗+诺雷德组比较,5 年总存活率分别为 62% 和 78%,5 年临床无瘤存活率分别为 40% 和 74%,5 年疾病特异性存活率分别为 79% 和 94%。目前认为,术后有辅助治疗指征的患者应早期接受治疗至少 18 个月。前列腺癌治疗流程见图 37-4。

6. 随访

(1) 随访指标

1) 血清 PSA:①根治性前列腺切除术后 PSA 的监测,成功的根治术 6 周后应该检测不到 PSA。PSA 持续升高说明体内有产生 PSA 的组织,也即残留的前列腺癌病灶。在根治性前列腺切除术后,连续两次血清 PSA 水平超过 0.2ng/ml 提示前列腺癌生化复发。②放射治疗后 PSA 的监测,放疗后腺体仍然存在,PSA 水平下降缓慢。放疗后 PSA 最低值是生化治愈的标志,也是一个重要的预后判断因素。总的来说,这个值越低治愈率越高,一般认为在 3~5 年之内 PSA 水平最低值达到 0.5ng/ml 者的预后较好。放疗后 PSA 水平升高超过最低值 2ng/ml 或以上被认为是放疗后生化复发的标志。大量资料表明,临床复发一般在生化复发 6~18 个月后出现。

2) DRE:可了解前列腺癌是否局部复发,在治愈性治疗后如果前列腺区有新结节出现时应怀疑局部复发。PSA 和 DRE 是随访中的一线检查方法。

3) TRUS 和穿刺活检:前列腺活检不作为常规随访手段。放射治疗后,如果不考虑补救性前列腺切除术和其他治疗方法时不推荐进行前列腺活检。如需活检,应该在放射治疗 18 个月以后进行。根治术后如果 PSA>0.5ng/ml、DRE 发现局部结节或经直肠超声检查发现局部低回声病变时建议前列腺窝活检。

4) 骨扫描与腹部 CT/MRI:检查目的是发现前列腺癌转移灶,对于没有症状和无生化复发证据的患者骨扫描与腹部 CT/MRI 不推荐作为常规的随访手段,有骨骼症状的患者可以进行骨扫描检查。MRI 和骨扫描在前列腺癌复发病灶的检测中的作用越来越受到重视。骨扫描可以用于 PSA 水平>20ng/ml、PSADT<6 个月或 PSA 速率>0.5ng/ml 每个月者。如果患者有骨骼疼痛,应该进行骨扫描,不必考虑血清 PSA 水平。

(2) 随访方案:①治愈性治疗之后就是随访的开始,第 1 次随访主要检查与治疗相关的并发症,如有无尿失禁、肠道症状及性功能状态等。可以根据肿瘤或患者的特点对随访方法做出相应修改,例如:

6

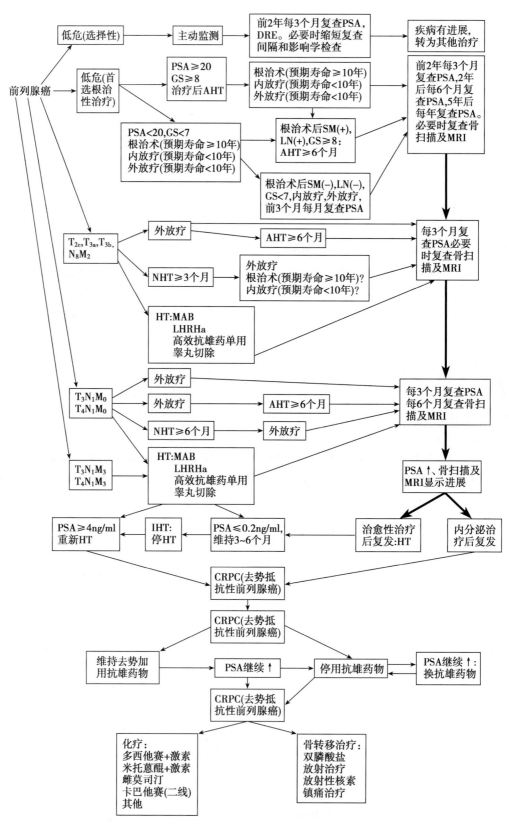

图 37-4 前列腺癌治疗流程

对于低分化、局部进展的肿瘤或手术切缘阳性的患者应该随访更加严密。②对于无症状的患者监测，临床表现、血清 PSA 水平及 DRE 为常规随访方法，治疗后前 2 年之内随访应该每 3 个月进行 1 次，2 年后每 6 个月随访 1 次，5 年后每年随访 1 次。

（二）晚期前列腺癌治疗

内分泌治疗可以延长前列腺癌 T_3 期进展到 T_4 期的时间，并且可以延长部分晚期前列腺癌患者的存活时间。观察等待治疗仅限于因治疗伴随的并发症大于延长生命和改善生活质量的情况。

1. 内分泌治疗　已成为目前前列腺癌辅助治疗的首选，尤其是进展性、转移性前列腺癌。前列腺癌内分泌疗法可以通过以下途径发挥疗效：去除雄激素的来源；抑制垂体释放黄体生成激素；抑制类固醇合成；在靶组织内抑制雄激素作用等，从而阻止前列腺癌细胞的恶性生长。内分泌治疗目的是减轻症状，延缓肿瘤进展，属于姑息性治疗。

前列腺癌是进展相对缓慢的恶性肿瘤，临床一线内分泌治疗方法主要有去势（药物或手术）、康士德和氟他胺；二线药物主要有雌激素、酮康唑、糖皮质激素和 5α 还原酶抑制剂等。

（1）内分泌治疗方法

1）手术去势：Huggins 首先采用手术去势术治疗前列腺癌患者。优势是手术简单，起效快，能使 70%~80% 的患者暂时取得临床效果，费用低廉；缺点是不可逆性，年轻患者较难以接受。

手术上有两种方法，一是直接切除双侧睾丸；另一种是包膜下睾丸切除术，即在睾丸白膜内刮除所有组织，能够完全去除睾丸来源的雄激素，而且无须安装睾丸假体。手术去势可使睾酮迅速且持续下降至极低水平，仅有肾上腺分泌的少量睾酮。手术去势常与其他治疗联合应用。此方案国内较常采用，国外基本废弃。

2）药物去势：促黄体生成素释放激素类似物（LHRHa）是一种肽类激素，1998 年后才正式应用于临床。人工合成的 LHRHa 活性比天然 LHRH 强 10~100 倍。LHRHa 与垂体前叶 LHRH 受体的亲和力强，从而抑制 LH 分泌，阻断睾丸合成和分泌睾酮。一般 LHRHa 使用 3~4 周后可使体内雄激素达到手术去势后的水平，因此称为"药物去势"。LHRHa 还可以直接降低睾丸对促性腺激素的敏感性。

临床常用的 LHRHa 药物：抑那通（leuprorelin acetate，醋酸亮丙瑞林）3.75mg，皮下注射，每 4 周 1 次；诺雷德（goserelin，戈舍瑞林）3.6mg，皮下注射，每 4 周 1 次；布舍瑞林（buserelin）0.5mg，皮下注射，每日 3 次，连用 7 天后改为喷鼻，每次 0.1mg，每日 3~6 次。

在首次给 LHRHa 后会立即产生一过性的垂体-性腺系统兴奋作用，ACTH 和肾上腺雄激素分泌增加，使血清睾酮水平迅速升高，一周后才开始下降，导致前列腺癌骨转移脊髓压迫等临床表现加剧。所以在使用 LHRHa 前 2 周或当日应加用 2 周的抗雄激素药物，抵消其对前列腺癌的不利影响。对已有膀胱颈梗阻及有脊椎转移患者，选用 LHRHa 应慎重，可选择手术去势。

3）雌激素：雌激素通过下丘脑-垂体-性腺轴的负反馈调节抑制垂体 LH，减少睾丸产生睾酮。雌激素还可以抑制雄激素活性，直接抑制睾丸 Leydig 细胞功能，以及对前列腺细胞的直接毒性。雌激素治疗对改善前列腺癌患者的总体存活率并无帮助。

常用的雌激素药物：①己烯雌酚，每次 1~2mg，每日 3 次。己烯雌酚需要连续应用 2 年以上才能达到药物去势的水平。长期使用己烯雌酚最大并发症就是心血管毒性，低剂量肠溶阿司匹林（75~100mg/d）或许可以减少心血管意外，并增强疗效。己烯雌酚具有阻断癌细胞周期，诱发癌细胞凋亡的作用，尤其对雄激素非依赖性癌细胞更为明显，所以近来开始重新评价己烯雌酚的使用价值。②聚磷酸雌二醇，为长效制剂，每月肌内注射 1 次，每次 80~160mg，不良反应较少。③炔雌醇（ethinylestradiol），口服，每次 0.05~0.5mg，每日 3~6 次。④三对甲氧苯氯乙烯，口服，每次 12mg，隔日服 1 次。⑤雌激素联合手术去势术，可以缓解前列腺癌晚期的骨痛，并使骨转移灶缩小，初始疗效为 80%。

药物去势的效果与手术去势相比较，患者在总存活率、症状缓解率、客观反应率等方面无差别，只是具有可逆性、心理创伤小等优点。不同 LHRHa 之间的总生存率也无差异。

4）对靶细胞雄激素阻断：抗雄激素药物的作用机制有以下两方面。与内源性雄激素竞争靶器官上的 AR，从而抑制 DHT 进入细胞核，阻断雄激素的胞内效应；促孕激素活性，抑制促性腺激素，降低血浆雄激素水平。抗雄激素药物的优点是能保持治疗前的性功能，被推荐为进展性前列腺癌的首选。

类固醇抗雄激素：①醋酸环丙氯地孕酮（环丙中地孕酮），具有孕激素作用，可阻止 DHT 与胞核内受体以及抑制垂体 LH 的释放。100mg/次，每日 2

6

次,口服。②醋酸氯羟基甲烯孕酮,具有明显的孕激素和抗雄激素作用,能抑制睾丸间质细胞分泌睾酮。每日口服 250mg,对大多数前列腺癌患者有效。③醋酸甲地孕酮,能抑制垂体促性腺激素的释放。每次口服 4mg,每月 2 次。疗效不如环丙甲地孕酮。④甲羟孕酮,具有中枢和外周抗雄激素作用。每次口服 100mg,每天 3 次;或肌内注射 150mg,每周 1 次。⑤醋酸氯地孕酮,每日口服 100mg,3 个月后服维持量,每日 50mg。

非类固醇类抗雄激素:①氟他胺(flutamide,又称缓退瘤),具有抗雄性激素活性,通过竞争性阻断 DHT 与胞核内 AR 的结合,抑制雄激素的作用。每日 750mg,分 3 次饭后服用。长期应用要定期肝功能检查。单独应用 6 个月后可明显缩小前列腺体积,与手术去势术合用可提高疗效。②比卡鲁胺(bicalutamide,又称康士得),与 AR 的亲和力是氟他胺的 4 倍。口服,每日 1 次,每次 50mg,可将剂量增至每日 200~300mg。③尼鲁米特(nilutamide),能与 AR 结合而阻止了雄激素的效应,对受体的作用较持久,也无雄激素作用。每日 300mg,4 周后改为维持量 150mg/d。不良反应有视觉障碍、酒精不耐受、呼吸障碍及肝功能异常。④酮康唑,抗真菌药物,小剂量不引起雄激素的变化,大剂量可抑制睾丸和肾上腺内睾酮的合成。每次 200~400mg,每日 3~4 次,口服。多次用药后可能使睾酮水平明显下降,一般 48 小时内达到去势水平,适用于需要快速降低睾酮水平者,不过,对前列腺癌脊柱转移伴有脊髓压迫者,将导致下肢瘫痪。

(2) 内分泌治疗的不良反应及其处理措施

1) 胃肠道毒性反应:胃肠道反应发生率康士德为 3%~5%,LHRHa 为 5%,雌激素为 4%~16%。症状随时间延长或减量可以自行消退,严重者则停药。非甾体类抗雄激素的肝毒性较强,尤其是氟他胺,发生率高达 25%。肝毒性反应多出现在治疗早期,因此每月需检查肝功能。肝功能不全者不宜接受抗雄激素药物。

2) 血管舒缩症状:典型表现为颜面部的一阵潮热,向下扩散到颈部和躯体,随后出汗,一般持续<5 分钟,一日可发作 10 余次。使用 LHRHa 时的发生率达 80%,可持续存在,原因是雄激素缺乏导致下丘脑负反馈机制改变,儿茶酚胺分泌增加刺激下丘脑温度调节中枢引发热度增加的感觉。治疗药物可选用孕激素、雌激素、抗抑郁药、维生素 E 等。甲羟孕酮 400mg 可使 81% 的患者的潮热明显改善,

48% 的患者潮热可完全消失,而 150mg 时无效。

3) 男性乳房女性化:男性乳房女性化在雌激素治疗时的发生率为 50%~80%,单一抗雄激素治疗时发生率为 50%~70%;非甾体类抗雄激素联合手术或药物去势治疗时发生率较低,约为 13%。该现象与雌二醇增加有关。雌激素受体拮抗剂 Tamoxifen 可用于乳房增大、疼痛的治疗。

4) 体重和脂类成分的改变:内分泌治疗可以导致体重的增加,其病因可能为乏力导致的长期坐卧,食欲改变,或血清睾酮水平下降。

5) 贫血:内分泌治疗后易引起睾酮和 5-双氢睾酮缺乏,导致促红细胞生成素合成降低,造成正细胞正色素性贫血。其他原因如肿瘤浸润骨髓、化疗和放疗对骨髓的毒性、骨髓铁的再利用障碍等。皮下注射促红细胞生成素后,易于纠正。

6) 骨质疏松:去除雄激素是男性骨质疏松的一个重要危险因素,其中 LHRHa 的发生率高,而且常在治疗后 9 个月内出现。内分泌治疗 5~10 年后骨质疏松性骨折的发生率为 5%~20%。目前广泛用于抑制骨吸收的药物是二膦酸盐类,如阿仑膦酸(Alendonate)、博宁和 Zoledronate 等。Zoledronate 是二膦酸中药效最强的,每 3 周静脉注射 4mg,可以显著降低骨转移率。

7) 性功能障碍:睾酮水平的下降可同时使患者的性欲下降和勃起功能障碍。西地那非等抗磷酸二酯酶药物可以改善性生活。

(3) 最大限度雄激素阻断(MAB):前列腺癌患者去势后,血清中 90% 的睾酮可被清除,还有 10% 的睾酮来自肾上腺,而后者可以在前列腺内代谢为 DHT,维持 40% 的 DHT 水平。因此,MAB 的目的就是同时去除或阻断睾丸来源和肾上腺来源的雄激素,或许能达到更好的临床疗效。目前最大限度雄激素阻断(MAB)仅应用于根治术前的新辅助内分泌治疗。常用的方法为药物/手术去势联合抗雄激素药物,如氟他胺、醋酸环丙孕酮等

使用 MAB 疗法最大的不利之处在于:使前列腺癌的雄激素依赖状态迅速丧失,预后更差;而且长期雄激素抑制导致患者生活质量下降,不良反应增多和费用昂贵。现在一般采用间歇性 MAB(IMAB)疗法。治疗开始时用 MAB,达到一定目标时完全停用内分泌治疗,待睾酮升至正常水平或 PSA 达到 10~20ng/ml 后,再开始下一疗程的 MAB 疗法。

MAB 疗法时易发生雄激素撤除综合征(antiandrogen withdrawal syndrome)现象。该综合征基于

Akakura 的试验结果于 1993 年提出的。MAB 治疗时,部分前列腺癌患者出现疾病进展;停止 MAB 后,40% 的患者反而出现症状缓解、生化指标下降等现象。原因是 AR 突变或前列腺癌不同克隆细胞存在平衡,当大量杀伤激素依赖性细胞时,受其制约的非依赖细胞增殖更快。

(4)间歇内分泌治疗(IHT):是指前列腺癌患者接受内分泌治疗,当 PSA 降至正常或最低水平时,停止内分泌治疗;如果出现症状加重或 PSA 显著升高到一定水平时,则继续内分泌治疗。这种治疗周期不断重复,直到出现激素非依赖性停止治疗,表现为治疗期间 PSA 水平持续升高。IHT 目的是延缓前列腺癌进展至雄激素非依赖状态的时间,延长部分患者无肿瘤进展及总生存期,减少不良反应。IHT 也能改善了生活质量,如恢复性欲、性功能,并大大降低治疗费用。

1)IHT 的治疗模式:多采用 MAB 方法。

2)IHT 的停止治疗标准:PSA 水平降低到最低值,国内推荐标准为 PSA≤0.2ng/ml 后,持续 3~6 个月。

3)间歇治疗后重新开始治疗的标准:报道不一,仍未能达成统一标准,如 PSA>4ng/ml 后、PSA 升至 10~20ng/ml 时、PSA>20ng/ml、PSA 升至治疗前水平的 1/2。国内推荐当 PSA>4ng/ml 后开始下一轮治疗。

4)IHT 适应证:已无法行根治性手术或放疗的晚期前列腺癌,局限性肿瘤根治切除不完全或切缘阳性,根治术后局部复发或生化复发,局部放疗后生化复发等。Kaneko 等认为,间歇性激素治疗更适合于分化良好的、局限性或局部复发的前列腺癌患者,而持续性激素治疗适合于中度和分化极差的患者。

IHT 作为一种标准治疗方式目前未能确定,还存在一定危险性。10%~20% 前列腺癌患者治疗时已经是激素非依赖性,如果接受 IHT 治疗是危险的。而且,在停止 IHT 时,某些患者的肿瘤会加速发展到激素非依赖性阶段;以及在停用和再开始治疗时,除依据 PSA 外,是否有比 PSA 更准确的指标,如 PS-MA、外周血循环的前列腺癌细胞等。

(5)内分泌治疗后随访:随访指标主要是 PSA 水平,同时采用一些主客观指标,如完全有效(CR)、部分有效(PR)、无变化(NC)和进展性疾病(PD)。CR 定义为所有症状和可辨认的损伤消失;PR 定义为可测量的病损体积缩小>50%,没有新的病损出现;NC 则是没有新病损出现;PD 则是可测量病损发展>25%,或出现新的病损。

1)内分泌治疗后随访项目

PSA 检查:根据治疗前 PSA 水平和治疗初期 3~6 个月 PSA 水平下降情况,判断内分泌治疗的敏感性和反应的持续时间。治疗后 3 个月和 6 个月的 PSA 水平越低者,相对于高 PSA 水平者,可能对治疗反应性持续时间更长。

对于无症状患者进行规律的 PSA 监控可以更早发现生化复发,如 PSA 水平升高通常早于临床症状数月。不过,PSA 水平并非一个可靠的逃逸标志物,不可以单独作为随访检查。15%~34% 的患者发生临床进展,其 PSA 水平可正常。

肌酐、血红蛋白、肝功能监测:进展肿瘤中监测肌酐是有价值的,因为可以发现有无上尿路梗阻。血红蛋白、肝功能监测可以显示疾病进展和(或)内分泌治疗的毒性,后者常导致治疗中断。

骨扫描、超声和 X 线胸片:PSA 正常的无症状患者不需要行骨扫描。对内分泌治疗过程中出现 PSA 升高、骨痛等症状者应行骨扫描、B 超和 X 线胸片检查。

2)随访时机:推荐在内分泌治疗开始后每 3 个月进行随访。对于 M_0 期患者中治疗反应良好者,如症状改善,心理状况良好,治疗依从性佳,PSA 水平<4ng/ml,可每 6 个月随访 1 次。对于 M1 期患者中治疗反应良好者,如症状改善,心理状况良好,治疗依从性佳,PSA 水平<4ng/ml,可每 3~6 个月随访 1 次。疾病进展时,随访间期应缩短。对于激素治疗抵抗的患者,发生疾病进展、按标准治疗无反应,可行个性化随访方案。

2. 冷冻治疗 前列腺癌的冷冻治疗(cryo-surgical ablation of the prostate,CSAP)是使用低温进行消融治疗的一种微创技术。1972 年,Reuter 率先报道了经会阴用探针治疗前列腺癌。1996 年 Shinohara 等使用 TRUS 实时监控冷冻过程,不仅可以精确定位,还降低了并发症发生率,促进了该技术在临床上的应用。

(1)适应证:①局限性前列腺癌,不适合进行外科手术或预期寿命<10 年的低危患者;②已发生转移的前列腺癌的姑息性局部治疗,以及前列腺癌根治性放疗或手术后的挽救性治疗。

(2)冷冻治疗分类和过程:冷冻治疗常用设备包括双平面的 TRUS、冷冻系统、冷冻探针和尿道加温设备。前列腺癌冷冻术分为经尿道冷冻术、内镜直视下冷冻术和经会阴冷冻术 3 类,其中后两类较

6

适合于前列腺癌治疗。冷冻治疗时,TRUS 先评估前列腺体积及肿瘤大致位置,再放置冷冻探针,一般 6 根探针。为了避免损伤尿道,探针距尿道≥8mm。前列腺癌的冷冻治疗一般需在连续 2 个冻融周期的处理,使中央部的腺体和血管神经束部位的温度都能降到-40℃,以保证治疗肿瘤的效果。患者一般不需要住院。治疗结束后保留导尿管 3 周,避免术后组织阻塞尿道,引起尿潴留。

（3）治疗效果:局限性前列腺癌初始冷冻治疗 7 年无生化复发存活率约为 60%,而挽救性冷冻治疗 2 年的无生化复发存活仅为 28%~74%。冷冻治疗后生化复发或活检阳性多发生在治疗后 12 个月内。冷冻治疗前、后比较,尖部复发率为 9.5%,精囊为 43.8%,而中叶和底部低,仅为 4.1% 和 0%。因此,对于局部进展性前列腺癌,冷冻治疗联合内分泌治疗和（或）放疗,可以提高肿瘤局部控制率。

冷冻治疗作为根治性放疗后局部复发的挽救性措施,挽救性冷冻治疗最佳适合患者为治疗前 PSA<10ng/ml、Gleason 评分<8 分、临床分期<T$_3$ 期、无激素治疗史,能够耐受一定程度的麻醉风险。为了杀灭更多的癌细胞,缓解症状,冷冻治疗还是应该重复至少一次。

冷冻治疗后,血清 PSA 降至最低水平一般需 3 个月。因此,治疗后 PSA 复查应从第 3 个月开始,每 6 个月 1 次,PSA 最低值可达<0.5ng/ml。治疗 6 个月后,前列腺体积才明显缩小,周围纤维化。

（4）冷冻治疗并发症:冷冻治疗特有的并发症包括组织腐肉形成、盆腔和直肠疼痛、尿道直肠瘘和尿道狭窄,其中尿道直肠瘘和尿道皮肤瘘发生率为 13%,膀胱颈梗阻为 2.3%,尿失禁为 6.5%。挽救性冷冻治疗的并发症极高,最显著的勃起功能障碍,发生率达 90%;其次为严重的尿道并发症,尿失禁发生率为 10%。

3. 经尿道前列腺电切术（transurethral resection of prostate,TURP）　晚期前列腺癌最常见的临床表现是下尿路梗阻症状。姑息性 TURP 能明显改善前列腺症状评分（IPSS）及尿流率,而且可以反复使用。TURP 适用于年龄超过 70 岁且预计存活期小于 10 年,且不适合根治术的前列腺癌晚期患者,同时伴有明显下尿路梗阻症状、反复尿路感染、顽固性严重血尿或尿潴留等。

由于前列腺癌大部分源自外周区,TURP 不可能完全切除前列腺癌组织,因此不需要进行根治性 TURP,只需改善下尿路症状即可。外括约肌受到癌

细胞浸润的机会少于内括约肌,只要术中辨认精阜,准确定位,可以避免外括约肌损伤。如果癌组织已侵及精阜及外括约肌时,导致精阜界标不清时,则明确外括约肌位置,简单切除,将后尿道切出一明显通道即可。和 BPH 的 TURP 相比,前列腺癌 TURP 的并发症不会增加,同样是安全的。TURP 也不会引起前列腺癌的扩散。

前列腺癌放疗或内分泌治疗后出现尿潴留也可以进行 TURP。以前认为尿失禁发病率高,因为 TURP 或肿瘤扩散或放疗对外括约肌的损伤。现在认为,放疗 6 个月内最好不手术。

影响 TURP 效果的因素主要有 Gleason 评分>7 分和尿潴留史。有上述情况者,虽然不增加 TURP 的手术风险,但术后再次导尿和 TURP 的机会明显增加。

4. 高能聚焦超声（high-intensity focused ultrasound,HIFU）　是利用压电晶体或声透等超声发生器,体外发射高能超声波,并在体内将超声波能量聚焦在选定的脏器组织区域内。近期文献报道 HIFU 对局限前列腺癌有较好的控制率,多利用年龄较大、预期寿命小于 10 年的局限性前列腺癌。并发症包括尿潴留、尿失禁、勃起功能障碍等。

5. 组织内肿瘤射频消融（radiofrequency interstitial tumor ablation,RITA）　是将针状电极直接刺入肿瘤部位,通过射频消融仪控制单元和计算机控制,将大功率射频能量通过消融电极传送到肿瘤组织内,利用肿瘤组织中导电离子和极化分子按射频交变电流的方向作快速变化,使肿瘤组织本身产生摩擦热。当温度达到 65℃ 以上时,肿瘤组织产生不可逆的凝固性坏死,以达到治疗的目的。

到目前为止,仅有小样本的 Ⅰ／Ⅱ 期临床试验探讨了 RITA 治疗前列腺癌的可行性和安全性,初步结果显示对前列腺癌有治疗作用。

6. 前列腺癌寡转移与多转移灶的治疗　前列腺癌寡转移（oligometastasis）一般是指临床上一类转移病灶较少的前列腺癌,多少个病灶可以定义为寡转移性疾病:是 1、2、3 或是小于 5? 目前没有统一的定义,然而有数据表明,寡转移性疾病患者预后比更广泛转移疾病更好。寡转移可以选择的治疗方案很多,如内分泌治疗、化疗联合内分泌治疗、局部手术、放疗联合内分泌治疗或局部治疗、内分泌治疗和化疗的三者联合,临床应根据患者的情况进行个体化治疗选择。常见的可手术切除的寡转移灶:睾丸、肺、肝、脑、肋骨等,常见的可局部放疗的寡转移灶:

骨、淋巴结、肺、肝等。国外有泌尿专家建议寡转移的患者经局部手术治疗或放疗后联合 2 年以上全身内分泌辅助治疗或化疗,治疗效果较为理想。针对年轻的、身体条件较好的寡转移患者,建议手术治疗,而高龄寡转移或多转移患者建议化疗同时联合内分泌治疗。根据部分专家经验,局部手术、放疗技术的提高使肿瘤达到了很好的局部控制。但是目前仍然缺乏针对寡转移患者进行局部治疗的大型随机临床研究证据,期待未来有类似研究回答这个热门问题。

(三) 复发前列腺癌的治疗

1. 根治术后前列腺癌复发　临床上有 27% ~ 53% 接受了前列腺癌根治性治疗的患者在术后 10 年内发生肿瘤局部复发或远处转移,大多数复发或转移患者需接受进一步治疗。

(1) 根治术后生化复发(PSA 复发):成功的前列腺癌根治术一般 6 周后,血清 PSA 水平应该是不能检测到。根治术后如果出现连续 2 次血清 PSA 水平≥0.2ng/ml 提示前列腺癌生化复发。PSA 复发可以比临床复发提早 6~8 年出现。

(2) 根治术后临床复发的评估方法:根治术后局部复发的可能性在以下几种情况时大于 80%,如术后 3 年才发生 PSA 上升;PSADT>11 个月;Gleason 评分≤6 分;病理分期≤pT_{3a} 期。前列腺癌根治术后远处转移的可能性在以下几种情况时大于 80%,如术后 1 年内发生 PSA 上升;PSADT 在 4~6 个月;Gleason 评分在 8~10 分;病理分期为 pT_{3b},pT_xpN_1。

1) DRE:如在前列腺区发现固定、质硬肿块时,应高度怀疑前列腺局部复发。

2) TRUS 和穿刺活检:常规前列腺穿刺活检价值不大,穿刺成功率低,除非局部有明显复发肿块;活检阴性也不表示可以排除局部复发。PSA 水平与活检结果有关,PSA > 2.0ng/ml 时的阳性率高达 70%。现在认为,前列腺穿刺活检只用于可以接受挽救性治疗的患者。

3) 骨扫描和 MRI:只有当 PSA>20ng/ml、PSA 倍增时间小于 6 个月或 PSA 速率大于每年 20ng/ml)时,全身 MRI 或骨扫描检查才有临床价值。如果患者出现骨痛等临床表现时,可以不考虑 PSA 是否复发,直接进行骨扫描或 MRI。

(3) 根治术后复发的治疗:如果肿瘤复发仅发生在局部前列腺窝内,则挽救性放疗是有效的;如果肿瘤已发生了远处转移,则主要采用内分泌治疗。

1) 观察等待治疗:只适合那些低危险性或 PSA 复发早期的患者。

2) 挽救性放疗:适合于前列腺局部复发而没有远处转移的患者。如果患者高龄或有较严重的全身性疾病,或发生症状前列腺癌的危险性不大,则没有必要接受挽救性放疗。PSA<1.5ng/ml 的复发患者挽救性放疗好,前列腺床放疗剂量>64Gy。

3) 内分泌治疗:常用方法为间歇性最大限度全雄激素阻断疗法,开始得越早效果越好。具体治疗方法详见内分泌治疗。

2. 放射治疗后前列腺癌复发　放疗后生化复发是指放疗后 PSA 值高于放疗后最低点 2ng/ml。放疗后,PSA 最低值是生化治愈的标志,一般认为在 3~5 年内 PSA<1ng/ml 的患者预后较好。如果 PSA 没有降至正常范围则说明肿瘤复发或残留,很可能在放疗时已经有隐匿的微转移灶;如果 PSA 降至最低值后继而上升意味着有局部复发可能;当 PSA 不断上升则高度提示有转移癌的危险。

(1) 放疗后复发的诊断:①DRE,其区分肿瘤结节和腺体放疗后相关的纤维化改变非常困难,因此常规不推荐 DRE 检测放疗失败患者。②放疗后 2 年,前列腺穿刺依然发现有前列腺癌细胞并有 PSA 上升,提示为局部复发并应考虑局部挽救性治愈性治疗。

(2) 放疗后复发的治疗

1) 等待观察:适合于根治性放疗后只有局部复发的患者(低危患者,复发较晚,PSA 上升缓慢)。

2) 挽救性手术:适应于预期寿命≥10 年、复发时临床分期≤T_2 期、活检 Gleason 评分<7 分、挽救术前 PSA<10ng/ml 的患者。挽救性手术难度大,术后并发症发生率高。术中是否行盆腔淋巴结清扫术,目前意见还不统一,但许多作者认为应常规进行。

3) 挽救性近距离放疗:对于外照射后的局部复发、低风险的患者,可选用近距离放疗,特别是年长(>65 岁)和有手术禁忌证的患者。挽救性近距离照射后的 5 年无复发率为 50%。

4) 冷冻治疗:对放疗后局部复发、初始临床分期小于 T_2 期,或放疗前 PSA<10ng/ml 的患者,比较适合于冷冻治疗。

5) 内分泌治疗:放疗后临床局部复发不愿或不能手术者,生化复发者和有远处转移者,均适合内分泌治疗。对出现生化复发不久的患者,若 PSA 倍增时间<12 个月,主张早期进行 IHT 疗法。

（四）去势抵抗性前列腺癌的治疗

大多数前列腺癌患者起初都对内分泌治疗有效,但经过中位时间 14~30 个月后,几乎所有患者病变都将逐渐发展为去势抵抗性前列腺癌（CRPC）。

1. CRPC 定义　经过初次持续雄激素剥夺治疗后疾病依然进展的前列腺癌。应同时具备以下条件:①血清睾酮达去势水平（<50ng/dl）;②间隔 1 周,连续 3 次 PSA 升高,较最低值升高 50% 以上。

2. 二线内分泌治疗　对于去势抵抗性前列腺癌,雄激素受体仍有活性,因此必须继续雄激素抑制治疗,无转移的 CRPC 患者,可观察或选择二线内分泌治疗。

（1）加用抗雄激素药物:即使是激素难治性前列腺癌,肿瘤组织仍有雄激素敏感的癌细胞。因此,前列腺癌一线抗雄激素治疗失败后,可以在单一去势（手术或药物）治疗的基础上联合抗雄激素药物,25%~40% 的患者 PSA 下降>50%,平均有效时间为 4~6 个月。

（2）停用抗雄激素药物:对于采用联合雄激素阻断治疗的患者,推荐停用抗雄激素药物,这样可以减缓雄激素非依赖细胞的增殖,并提高二线抗雄激素药物应用时的疗效。一般停药 4~6 周后,约 1/3 的患者出现“抗雄激素撤除综合征”,PSA 下降>50%,平均有效时间为 4 个月。

（3）抗雄激素药物互换:对于初次内分泌治疗后恶化的前列腺癌患者,交替使用抗雄激素药物治疗或许仍有效果。氟他胺和康士得可以在各自耐药时互换,25%~40% 的患者仍能获益。

（4）肾上腺雄激素合成抑制剂:如酮康唑,氨基地芬诺酯,皮质激素（氢化可的松、泼尼松、地塞米松）。

（5）低剂量雌激素药物:如雌二醇、甲地孕酮等。

（6）醋酸阿比特龙:为 CYP17 抑制剂,可阻断包括睾丸、肾上腺和前列腺癌细胞来源的雄激素生物合成,从而最大限度降低体内乃至肿瘤细胞内的雄激素水平,对于大多数未经化疗的 mCRPC 患者,可使 PSA 下降>50%,而对于接受过多西他赛化疗且身体状况良好的 mCRPC 患者,采用醋酸阿比特龙联合泼尼松亦可使患者受益。

恩杂鲁胺是一种新型雄激素受体抑制剂,可为转移性去势抵抗性前列腺癌患者带来有临床意义的获益。FDA 已批准其用于经多西他赛既往治疗的患者人群,但尚未批准其在多西他赛前使用。

AR-V7 是一种缩短型的雄激素受体,缺乏阿比特龙和恩杂鲁胺靶定的结合位点,约翰霍普金斯大学 Sidney Kimmel 综合癌症研究中心研究人员带领的一项研究表明,如果前列腺癌患者的肿瘤含有一种称为 AR-V7 的蛋白质——可在血液中检测到,那么他们在经过阿比特龙或恩杂鲁胺治疗后,很可能没有疗效。

3. 化学治疗　化学治疗只是 CRPC 患者综合治疗的一个重要组成部分,常联合内分泌治疗、生物治疗等。虽然 CRPC 化疗作为姑息性治疗,还是能够减轻患者痛苦、改善生活质量且延长部分患者存活时间。神经内分泌细胞型 CRPC 具有不同于腺癌的生物学行为,与前列腺腺癌相比,对化疗更敏感,但是目前许多临床化疗时并没有区别对待两者。

（1）化疗药物:前列腺癌化疗常用的一线药物主要包括米托蒽醌（mitoxantrone）、紫杉醇类和雌莫司汀（estramustine）。磷酸雌二醇氮芥的主要代谢产物雌二醇和雌酮氮芥对前列腺具有特殊的亲和力,既能通过下丘脑抑制促黄体生成素,降低睾酮的分泌,又有直接细胞毒作用。常与紫杉醇类及长春新碱合用,适用于晚期前列腺癌及去势抵抗性前列腺癌。如用药 3~4 周后无效,应立即停药。主要毒不良反应是胃肠道反应,少数患者有轻度骨髓抑制,减药或停药后可完全恢复;还可能出现血栓栓塞性疾病、乳房增大及性欲减退等。

紫杉醇及多西紫杉醇（docetaxel,DTX）均属植物生物碱类抗肿瘤药物,通过促进微管双聚体装配成微管,并防止去多聚化过程而使微管稳定,阻滞细胞于 G 和 M 期,从而抑制癌细胞的有丝分裂和增殖。多西紫杉醇活性是紫杉醇的 1.3~12 倍,而且在细胞内浓度比紫杉醇高 3 倍,细胞内滞留时间长。因此,多西紫杉醇用量要小于紫杉醇,效果更好。目前认为,以 DTX 为基础的化疗方案已成为治疗 CRPC 的标准化疗方法,能显著改善患者的生活质量和增长存活时间。

米托蒽醌是一种全新合成的 DNA 嵌入剂,可视为蒽环类抗生素类似物。其作用机制是通过和 DNA 结合,抑制其合成,导致细胞死亡。本药为细胞周期非特异性药物,和蒽环类药物无交叉耐药性。对晚期前列腺癌或去势抵抗性前列腺癌患者有明显姑息治疗作用,与肾上腺皮质激素联合应用时疗效更明显,可显著缓解骨痛,但对总生存期无明显延长。

雌二醇氮芥是一种以雌二醇 17 磷酸酯为载体的氮芥类化合物，具有烷化剂和雌激素的双重作用，其主要代谢产物雌二醇氮芥和雌酮氮芥对前列腺癌细胞有特殊亲和力，既能通过下丘脑抑制促黄体生成素的释放，降低睾酮的分泌，又有直接细胞毒作用。可与紫杉类、米托蒽醌、去甲长春花碱、长春花碱酰胺等组成联合方案。

卡巴他赛是一种新颖的紫杉烷类药物，对多西紫杉醇失败的 CRPC 有效，其疗效优于米托蒽醌。

前列腺癌化疗目前多主张联合方案，目的是既提高疗效，又减少毒副作用。有条件的，化疗时加用粒细胞集落刺激因子和促红细胞生长因子等，明显改善化疗药物的骨髓、血液毒性，提高患者的耐受性，间接提高疗效。

（2）化疗前对患者的评估：化疗前应综合判断 CRPC 患者的全身情况、疾病情况和经济状况等，可以参照风险评估表对 CRPC 患者病情进行评估。美国西南地区肿瘤协作组全身情况评判标准，分为 0~4 级。0 级表示患者能正常活动；1 级患者有全身症状，但能户外活动；2 级患者非睡眠时间卧床时间 <50%；3 级非睡眠时间卧床时间 >50%；4 级患者完全卧床。

（3）化疗效果评估：预测化疗效果的指标有：全身情况、治疗前血红蛋白水平、PSA 基线水平、骨转移灶的范围（数量、分布方式）和雄激素维持水平等，最常用的是 PSA。如果 PSA 持续升高或无反应，则患者预后差，存活时间短。目前 PSA 下降标准是 PSA 从化疗前水平下降 >50% 并维持 ≥4 周，预示存活时间较长。PSA 判断时，如果合用抗雄激素药物，要避免抗雄激素物质撤除综合征的影响，会使 PSA 水平下降，发生率为 30%。同时，还需要结合患者症状、影像学检查、核素检查来综合判断化疗效果。

（4）治疗方案：见表 37-9。

4. 去势抵抗性前列腺癌的骨转移治疗　激素非依赖前列腺癌患者中，骨转移者达 33%~85%，常见部位有脊柱、骨盆、肋骨和长骨等，少见部位为颅骨。骨转移以成骨型为多见，溶骨型及混合型少见。

表 37-9　各种化疗方案

治疗方案		具 体 应 用	PSA 明显（下降 >50%）反应率
单用方案		表阿比星 5mg/m² ，每日 1 次，连续用，21 天为 1 个疗程。休息 1 周，再继续下 1 个疗程。1~6 个疗程，平均 3 个疗程	68%
		环磷酰胺 50mg/d，早上口服，连续应用，配合应用地塞米松 1mg/d。治疗时间一般为 9 个月	
联合用药	米托蒽醌为基础	米托蒽醌 12mg/m² ，静脉给予，第 2 天；雌莫司汀（estramustine）每次 140mg，每日 2 次，第 1~3 天和第 8~10 天；长春瑞滨（vinorelbine）25mg/m² ，静脉给予，第 2 天和第 9 天；3 周为 1 个疗程	56%
		米托蒽醌 12mg/m² ，静脉给予，第 1 天；酮康唑每次 400mg，每日 3 次，口服，连续；维生素 C 250mg/d；3 周为 1 个疗程	70%
		米托蒽醌 8mg/m² ，静脉给予，第 1 天；吉西他滨 800mg/m² ，静脉给予，第 1 天和 8 天；泼尼松（prednisone）10mg，每日 1 次；21 天为 1 个疗程	59%
	多紫杉醇为基础	多西紫杉醇 30mg/m² ，静脉给予，每周 1 次；雌莫司汀 10mg/（kg·d）；卡铂 6ml/（cm·min），静脉给予，第 1 天；4 周为 1 个疗程。平均 8 个疗程	33.3%
		多西紫杉醇 25mg/m² ，静脉给予，第 1、8 天；长春瑞滨 20mg/m² ，静脉给予，第 1 天；21 天为 1 个疗程。平均 7.5 个疗程	47.8%
		多西紫杉醇 70mg/m² ，第 2 天，或 35mg/m² ，静脉给予，第 2、9 天；雌莫司汀 280mg，每日 3 次，第 1~5 天，第 8~12 天；泼尼松 10mg，每日 1 次；21 天为 1 个疗程，一般 4 个疗程	67%
	EMP 为基础	磷酸雌二醇氮芥 140mg，每日 3 次，第 1~3 天和第 8~10 天；长春瑞滨 50mg/m² ，静脉给予，第 2、9 天；下 1 个疗程视情况逐渐增量到 70mg/m² ；28 天为 1 个疗程	17.2%
		磷酸雌二醇氮芥 560mg/d；依托泊苷（etoposide）100mg/d，口服；21 天为 1 个疗程，休息 7 天后继续下 1 个疗程	54%

6

局部性骨痛往往是骨转移的首发症状,早于影像学检查,如果在脊柱部位,可以引起硬膜压迫症状和截瘫。骨转移的治疗目的主要是缓解骨痛、预防和降低骨相关事件(skeletal related events,SREs)的发生,提高生活质量,提高生存率。

前列腺癌骨转移引起骨痛的原因十分复杂,可能为:①被转移癌破坏的骨组织释放前列腺素、缓激肽等,刺激骨髓内的神经末梢;②转移癌浸润并且蔓延至神经支配丰富的骨膜;③肿瘤机械压迫导致骨组织变薄;④转移癌扩散至骨周围的神经组织(如神经根、臂丛、腰骶丛等)。

(1) 放射治疗方法

1) 体外放射治疗:可改善局部和弥漫性骨痛。因前列腺癌患者发生多处骨转移的机会较高,因此体外放射治疗的范围和剂量越大,不良反应越大。

2) 内照射:临床出现难以控制的骨痛时,使用麻醉药品镇痛的效果短暂且易成瘾,而采用放射性核素进行的内照射治疗,方法简便、疗效肯定,联合内分泌治疗效果会更好。目前国内用于治疗骨转移肿瘤的放射性核素主要有钐(^{153}Sm)、铼(^{188}Re)和锶(^{89}Sr)。

适应证:①前列腺癌广泛性骨转移,尤其是膈肌两侧的骨转移,不适合局部或半身放疗;②骨转移患者骨痛剧烈,镇痛药、化疗或内分泌治疗效果不佳者;③白细胞(WBC)≥$3.5×10^9$/L,血小板(PLT)≥$80×10^9$/L。

禁忌证:①骨显像提示转移灶主要为溶骨性冷区,且呈空泡状;②严重骨髓、肝、肾功能障碍;③1个月内进行过细胞毒素治疗,白细胞呈下降趋势;④WBC<$2.0×10^9$/L,血小板<$80×10^9$/L。

放射性核素及其应用:①锶^{89}SrCl$_2$,^{89}Sr 是第1个用于缓解前列腺癌骨痛的放射性核素。^{89}Sr 释放 β 射线,有效杀伤半径为 8mm。^{89}SrCl$_2$ 应用后一般在2~3周内起效,6周时效果最明显,持续时间可达3~6个月。控制疼痛完全有效率可达 20%,总有效率 85%。②^{153}Sm-EDTMP,^{153}Sm 发射 γ 射线,可同时用于治疗和体内显像。^{153}Sm 标记的乙二胺四甲基磷酸(EDTMP)在体内非常稳定,静脉注射后易聚集于骨。镇痛有效率达 87%,疼痛缓解平均维持 3~4周。③^{188}Re-HEDP,^{188}Re 发射适于治疗的 β 射线和γ 射线,软组织中平均穿透距离 3mm。^{188}Re-HEDP治疗前列腺癌性骨痛,剂量到 3.3GBq ^{188}Re-HEDP时,如果血小板 > $200×10^9$/L,剂量可增加到4.4GBq。骨痛缓解率为 60%~92%,有轻度的骨髓毒性。

为了提高缓解骨痛的效果,临床上最常与内分泌治疗联合。接受双侧睾丸切除加氟他胺(250mg,每日 3 次)治疗后,配合放射性核素内照射治疗,其骨转移疼痛的缓解率明显高于单纯内分泌治疗,而且 3 个月后全身骨显像发现骨转移病灶好转现象。

3) 放射免疫治疗:放射免疫治疗(radio immune therapy,RIT)属于肿瘤靶向治疗之一,就是用特异性靶向载体携带放射性核素,在体内肿瘤组织内高浓度聚集,核素发挥电离辐射的生物效应,直接对癌细胞进行近距离内照射,而对周围正常组织损伤极小。放免治疗常用的载体首先是人源化抗体,其次是生物活性肽、靶向性基因和磁性纳米粒;而放射免疫治疗中常用放射性核素主要是:^{90}Y、^{177}Lu、^{131}I、$^{186/188}$Re 和^{67}Cu。

J591 是针对 PSMA 的 IgG1 单抗。J591 最佳放射免疫剂量为 25mg,免疫治疗为 100mg。Bander 等的一期试验发现,^{177}Lu 标记的 J591 注入 35 例激素难治性前列腺癌患者中,11% 患者的 PSA 水平下降,并持续 3~8 个月,46%的患者 PSA 稳定不升高平均达 60 天,而且在所有患者的骨和软组织转移灶上显像。用^{90}Y 标记的 J591 注入 29 例患者中,7%患者 PSA 下降,持续达 8~8.5 个月,21%患者 PSA未升高。经比较,^{177}Lu-J591 更适合治疗体积小的肿瘤($<$5mm),^{90}Y 适合于体积较大的肿瘤($<$1cm)。

(2) 唑来磷酸(zoledronic acid):是第三代双磷酸盐,能够持续缓解骨痛,降低骨相关事件的发生率,延缓骨并发症发生的时间。是目前治疗和预防激素非依赖前列腺癌骨转移的首选方法。推荐剂量:唑来磷酸 4mg,15 分钟静脉滴注,每 4 周 1 次。为了避免药物对肾功能的损害,静脉滴注时间不少于 15 分钟。研究证明,唑来磷酸 4mg,15 分钟静脉滴注对肾功能无明显影响,与安慰剂比较无显著差异。

(3) 镇痛药物治疗:世界卫生组织(WHO)已经制订了疼痛治疗指南,也适用于前列腺癌骨转移患者。镇痛治疗必须符合这一指南,规律服药(以预防疼痛),按阶梯服药:从非阿片类药物至弱阿片类,再至强阿片类药物的逐级上升,还要进行适当的辅助治疗(包括神经抑制剂、放疗、化疗、手术等)。

晚期前列腺癌转移性骨痛十分剧烈,化疗缓解率一般<50%,起效慢,应以放疗、非甾体类抗炎药物(如 Cox 抑制剂)和皮质激素治疗为主。放射性药物^{89}Sr 等的缓解骨痛的效果为 25%~65%,并可以与

外照射合用治疗局限型骨痛。对于急性硬膜外脊髓压迫症,首先静脉大剂量皮质激素,如地塞米松16~100mg/d;或静脉推注10mg地塞米松,再4mg/6h,同时联合放疗。

(4)分子靶向和免疫治疗:靶向治疗的代表药物是地诺单抗,是一种抗核因子KB配体受体活化因子的人源性单克隆抗体,可有效延长首次发生骨相关事件的中位时间。前列腺癌疫苗(Sipuleucel-T):新型的自体细胞免疫疗法,2010年4月获得美国FDA批准用于治疗mCRPC,是迄今为止首个被FDA批准的治疗性癌症疫苗。Ipilimumab:细胞毒T淋巴细胞相关抗原-4(CTLA-4)是一种免疫调节分子,当它活化时能够对细胞毒性T淋巴细胞发出抑制性信号,为肿瘤细胞的免疫逃避提供便利条件。而Ipilimumab正是针对(CTLA-4)的单克隆抗体药物,阻止肿瘤细胞免疫逃避,2011年被FDA批准用于治疗黑色素瘤,但有临床试验发现对mCRPC也有效果,目前尚持续在临床试验中观察疗效。

目前CTC(循环肿瘤细胞)的检测已取得了突破性的进展,但是各种检测方法仍无统一的标准,仍需在未来的研究中建立标准化的检测方法,以提高CTC检测的灵敏度及特异度。CTC计数对前列腺癌患者预后的预测作用已得到了初步证实,在治疗前进行基线CTC计数及治疗过程中检测CTC数目的变化,将有助于评价抗肿瘤药物对前列腺癌的治疗效果及评估患者预后。分析研究CTC的分子生物学特征,将有助于指导前列腺癌患者的个体化治疗,寻找新的治疗靶点,为新型抗前列腺癌药物的开发提供理论依据,最终造福患者。

第二节　其他前列腺肿瘤

一、前列腺内膜样癌

前列腺内膜样癌(endometrioid carcinoma)又称导管癌,在前列腺癌中约占0.8%(Bock等,1999年)。以往认为它来自精阜的Müllerian管残留的前列腺小囊,故称导管子宫内膜样癌;目前却认为内膜样癌和腺癌均来自前列腺,只是前者向导管分化为主,后者向腺泡分化为主。根据生长方式将内膜样癌分为两型:①A型,大体呈息肉状、菜花状凸向前列腺尿道,镜下瘤细胞呈高柱状,上皮单层及多层围绕纤维血管为绒毛管状结构,细胞核位于基底部,核仁大而明显,胞质嗜酸性。②B型,在前列腺实质内,呈弥漫浸润性大腺泡样结构,癌细胞与A型相同。两种生长方式常同时出现在一半以上病例中,且相互移行。免疫组化显示PSA和PAP阳性,CEA常局灶性弱阳性。临床症状为下尿路梗阻症状和血尿。血清PSA水平一般正常,有时可以升高。转移部位包括盆腔淋巴结、骨和肺。骨转移灶为成骨性,也可以为成骨性和溶骨性混合型。此癌多见于前列腺癌晚期,易复发,激素治疗有一定疗效。

二、前列腺黏液癌

前列腺黏液癌(mucinous carcinoma)较少见,其诊断应具备3项条件:①有细胞外黏液湖形成,内漂浮癌细胞;②黏液癌成分超过肿瘤量25%;③排除转移性黏液腺癌。黏液癌组化染色PSA、PAP均阳性,而CEA阴性,肿瘤内缺乏印戒细胞癌成分,黏液主要在细胞外,常合并典型腺癌,由此可与转移性黏液腺癌区别。预后比同样级别的前列腺癌差。

三、前列腺小细胞癌

前列腺小细胞癌(small cell carcinoma)多见于中年男性,约占1%,目前认为起源于前列腺多潜能上皮,不排除前列腺内分泌细胞。组织学形态类似肺小细胞癌,免疫组化PSA可阴性,多种神经内分泌标志物阳性,如嗜银蛋白A,而PSA、PAP通常为阴性。病理特征上与肺及肺外的小细胞癌相似。其小细胞可呈燕麦样及中间细胞样。前列腺小细胞癌多伴有腺癌(50%),但很少伴有肉瘤样及鳞状细胞癌成分。多有神经内分泌功能,临床可伴有副癌综合征。主要表现为膀胱出口梗阻症状,常并发急性尿潴留。血清PSA、PAP常无明显升高。转移性强且早,主要是骨、肺、区域淋巴结及软组织。前列腺小细胞癌应与肺等部位转移的小细胞癌区别,两者在癌细胞形态上无显著差别,前者常伴有前列腺其他类型腺癌,所以鉴别时还需与临床紧密结合。各种治疗方法效果均不满意,尤其是激素治疗,化学治疗或许有一定疗效。预后极差,发现后平均存活时间仅7个月。

四、前列腺鳞癌和腺鳞癌

前列腺鳞癌(squamous carcinoma)和腺鳞癌(adenosquamous carcinoma)的发病率<1.0%,主要起源于前列腺部尿道上皮和尿道周围导管的移行上皮,既有单一的鳞状细胞癌,也有鳞状细胞癌混有腺癌。诊断标准:①有明显角化、细胞间桥、角化珠形

成等鳞状上皮癌的典型组织像；②肿瘤不规则生长，细胞间变和浸润的特征明显；③膀胱无鳞状上皮癌；④无先期放疗及激素治疗史。腺鳞癌一般常见于腺癌放疗或激素治疗数年后的患者。临床表现为下尿路梗阻症状或转移性骨肿瘤，血清 PSA 和 PAP 水平常不升高，多表现为溶骨性骨转移。前列腺鳞癌是一高度浸润性肿瘤，治疗上首选外科手术治疗，放射治疗可控制原发病及减轻骨转移症状，内分泌治疗一般无效。

五、前列腺移行细胞癌

原发性前列腺移行细胞癌（transitional cell carcinoma）首先发生于前列腺尿道周围的腺体或导管上皮，发病率<5%。癌细胞可以沿导管和腺泡扩散，然后浸润前列腺间质。前列腺移行细胞癌以典型大细胞癌呈实性生长方式，其癌旁组织炎症、核分裂核肿瘤坏死，为重要诊断标准。而继发于膀胱的移行细胞癌则有膀胱癌病史，癌细胞沿尿道前列腺部或前列腺导管片状扩散累及前列腺。前列腺移行细胞癌免疫组化 PAP 和 PSA 染色阴性，而 CEA 阳性。临床表现以进展性下尿路梗阻症状为主。细针穿刺活检不易刺中导管内的癌灶，而经尿道活检阳性率较高，这有别于其他前列腺腺癌。尿道膀胱镜检查60%可发现前列腺增大、乳头状或浸润新生物，但早期病例常无此特征。前列腺移行细胞癌间质浸润是一个重要预后因素，如果癌细胞局限于导管或腺泡内，则预后相对较好，但大多数间质浸润的多已发生转移。治疗上如为局限性癌灶应首选根治性前列腺切除术；因属于雄激素非依赖性肿瘤，对放疗和分泌治疗均无效，对尿道药物灌注亦无确切疗效，预后差。

六、前列腺癌肉瘤

前列腺癌肉瘤（sarcomatoid carcinoma）起源于前列腺间质，与前列腺的胚胎发生异常和发育畸形有关，所以发病年龄较小，其中小儿占 1/3。组织学上梭形肿瘤细胞在前列腺组织内弥漫性浸润，核异型性明显，类似肉瘤。免疫表型 PSA、角蛋白和波纹蛋白均阳性。前列腺肉瘤又分为横纹肌肉瘤、平滑肌肉瘤、神经源肉瘤等。前列腺肉瘤病情发展快，病程较短，肉瘤生长迅速，很少有在 5cm 以内者，最大为 20cm，可填满整个小骨盆腔。临床表现为进展性排尿困难和大便困难，易出现血尿。直肠指诊前列腺肿大，但质地柔韧，软如囊性，表现较为光滑。约

20%的患者在确诊时已有远处转移，如肺、肝、骨、淋巴结等处。肿瘤的发展和患者的生存于肉瘤的组织学类型无关。采用常规前列腺腺癌及其转移灶的治疗方法效果差。5 年生存率为 41%，7 年为 14%，绝大多数患者死于确诊后 7 年。

七、前列腺印戒细胞癌

前列腺印戒细胞癌（signet ring cell carcinoma）是一种罕见、高度恶性的肿瘤，可能来源于前列腺分泌上皮。常与其他类型的低分化腺癌同时出现，包括实性、粉刺状和筛状类型，单一的前列腺印戒细胞癌未见报道。与其他典型部位如膀胱、胃肠的印戒细胞癌不同的是，前列腺的不伴有黏液腺癌。组织学上黏液染色阴性，免疫组化结果 PSA/PAP 阳性、CEA 阴性，因此也可与胃肠、膀胱来源的前列腺印戒细胞癌区别。病理诊断时印戒细胞癌成分必须超过 50%。癌细胞典型表现为核偏位，胞质透明。癌细胞弥漫性浸润前列腺实质。临床表现主要是膀胱出口梗阻症状，其次是膀胱刺激征及会阴不适。肿瘤呈弥漫性浸润生长，常侵犯神经血管间隙和前列腺外组织，以骨转移为主。预后极差。

八、基底细胞腺癌

基底细胞腺癌（basal cell adenocarcinoma）来源于前列腺基底细胞，极罕见。形态学特征为分化差的实体癌呈基底细胞癌样排列，核分裂象多，癌巢中央伴坏死，可见局灶性鳞状细胞、移行细胞或腺管分化，也可出现腺样囊性癌样结构。局部侵袭性强，远处转移少。放疗有一定效果。

（李纲　殷虎明　侯建全）

参 考 文 献

1. 孙颖浩. 前列腺穿刺中国专家共识. 中华泌尿外科杂志，2016,37(4):241-244.

2. Wein AJ. Campbell-Walsh Urology. 11th ed. Philadelphia：Elsevier Inc,2016:2546-2547.

3. Lynch HT,Kosoko-Lasaki O,Leslie SW,et al. Screening for Familial and Hereditary Prostate Cancer. Int J Cancer,2016,138(11):2579-2591.

4. Moch H,Ulbright TM,Reuter VE,et al. World Health Organization of tumours. Pathology and genetics of tumours of the urinary system and male genital organs. Lyon：LARC Press,2016.

5. Epstein JI,Egevad L,Amin MB,et al. The 2014 International Society of Urological Pathology（ISUP）Consensus Confer-

ence on Gleason Grading of Prostatic Carcinoma：Definition of Grading Patterns and Proposal for a New Grading System. Am J Surg Pathol,2016,40(2):244-252.

6. Brierley A. TNM classification of malignant tumors. UICC International Union Against Cancer. 8th edn. 2016.

7. Lazzeri M,Haese A,Abrate A,et al. Clinical performance of serum prostate-specific antigen isoform ［-2］ proPSA （p2PSA） and its derivatives,% p2PSA and the prostate health index（PHI）,in men with a family history of prostate cancer：results from a multicentre European study, the PROME the US project. BJU Int,2013,112(3):313-321.

8. 侯建全,席启林,浦金贤,等.经直肠超声与磁共振融合成像实时精准前列腺穿刺初步应用报告.现代泌尿生殖肿瘤杂志,2015,7(5):260-263.

9. 侯建全,席启林,浦金贤,等.经直肠超声与磁共振融合成像靶向穿刺技术在首次诊断性前列腺穿刺中的应用.中华泌尿外科杂志,2017,38(6):469-472.

10. Sonna GA,Chang E,Natarajan S,et al. Value of targeted prostate biopsy using magnetic resonance-ultrasound fusion in men with prior negative biopsy and elevated prostate-specific antigen. Eur Urol,2014,65(4):809-815.

11. Yao HH,Hong MKh,Corcoran,et al. Advances in local and ablative treatment of oligometastasis in prostate cancer. Asia Pac J Clin Oncol,2014,10(4):308-321.

12. Ost P,Bossi A,Decaestecker K,et al. Metastasis-directed therapy of regional and distant recurrences after curative treatment of prostate cancer：a systematic review of the literature. Eur Urol,2015,67(5):852-863.

13. Yao HH,Hong MKh,Corcoran NM,et al. Advances in local and ablative treatment of oligometastasis in prostate cancer. Asia Pac J Clin Oncol,2014,10(4):308-321.

14. Antonarakis ES,Lu C,Wang H,et al. AR-V7 and resistance to enzalutamide and abiraterone in prostate cancer. N Engl J Med,2014,371(11):1028-1038.

6

第三十八章

良性前列腺增生

良性前列腺增生(benign prostatic hyperplasia, BPH)是引起中老年男性排尿障碍最常见的一种良性疾病,以近端尿道周围腺体区及移行区平滑肌及腺上皮细胞增生为主要病理特征。临床表现主要为膀胱出口梗阻(bladder outlet obstruction, BOO)及其引发的下尿路症状(lower urinary tract symptoms, LUTS)。BPH 的发病率随着男性年龄的增长而增加。组织学上 BPH 通常发生在 40 岁以后,60 岁时超过50%,80 岁以上接近90%。其中伴有 LUTS 的患者,40~49 岁约为14%,50~59 岁为24%,60~69 岁为43%,70~79 岁为40%。近50%的80岁以上患者伴有中至重度 LUTS。

第一节 良性前列腺增生

病因与发病机制

国内外学者对 BPH 病因的研究已有 50 多年历史,各种学说层出不穷,但迄今确切病因仍未阐明。多年来研究成果主要集中在以下 5 个方面。

(一) 性激素与睾丸内非雄性激素物质的作用

前列腺是雄性生殖器官之一,其结构和功能是受下丘脑-垂体-睾丸轴和肾上腺的调节。

1. 雄激素 前列腺内雄激素 90%~95%来源于睾丸,5%~10%来源于肾上腺。雄激素中起主要作用的是游离睾酮,占总睾酮的 2%。游离睾酮在前列腺间质细胞核膜上的 5α 还原酶 II 的作用下转化为双氢睾酮(dihydrotestosterone, DHT)后发挥生物效应。

2. 雌激素 男性进入 50 岁后,体内雌激素明显增高,游离雌二醇与游离睾酮比值上升。中青年人血浆雌/雄激素浓度比值为 1:150,老年人为 1:80~1:120,老年人前列腺内雌/雄激素浓度比值为1:8。尽管雌激素在 BPH 发生的作用机制的研究还不如雄激素那样清楚,但老年期雌/雄激素比例失调可能是 BPH 的病因之一。有学者提出了"雌/雄激素协同效应"学说。

3. 睾丸内非雄激素类物质 李钟等发现,从人精液囊肿中提取的液体可以促使体外培养的前列腺上皮细胞及间质细胞增殖。这种非雄激素睾丸因子(nonandrogenic testicular factor, NATF)有别于前列腺分泌的肽类生长因子,对热稳定,活性炭可以除掉。因而,人类睾丸可以产生一种 NATP 并参与 BPH 发生。

(二) 生长因子的作用

BPH 组织中肽类生长因子有两类:①刺激前列腺细胞增殖的生长因子,如碱性成纤维细胞生长因子(basic fibroblast growth factor, bFGF)、表皮生长因子(epidermal growth factor, EGF)、α-转化生长因子(transforming growth factor alpha, TGF-α)、胰岛素样生长因子(insulin-like growth factor 1, IGF)、血小板源生长因子(platelet-derived growth factor, PDGF)、神经生长因子(nerve growth factor, NGF)等;②抑制前列腺细胞生长的生长因子 β-转化生长因子(transforming growth factor beta, TGF-β)。bFGF、KGF、TGF-β 等生长因子过表达时,通过自分泌、细胞内分泌、旁分泌 3 种形式,引起 BPH。因此,阐明各种生长因子的作用及各种生长因子相互关系,将对 BPH 病因的揭示具有重要意义。

(三) 间质-上皮相互作用

前列腺间质和上皮细胞之间是相互影响的,其相互作用是通过生长因子、细胞外基质(extracellular matrix, ECM)进行调节。前列腺内生长因子、ECM、细胞相互作用构成统一的整体,正常情况下保持一定的动态平衡。BPH 的发生是基质-上皮相互作用紊乱的结果。BPH 时前列腺内基质/上皮的比例由正常的 2:1 增加到 5:1。

（四）细胞增殖与凋亡

正常前列腺的大小保持恒定有赖于腺体内的细胞增殖与死亡的动态平衡。有研究认为 BPH 并非单纯细胞增殖的结果，而是与细胞凋亡减少有关。前列腺细胞的增殖与凋亡在正常情况下处于动态平衡，这种动态平衡是前列腺刺激生长因子和抑制生长因子相互作用保持平衡的结果。TGF-β 被确认引起细胞凋亡主要的生长因子。目前还发现与前列腺细胞凋亡有关的基因有 p53、C-myc、Bcl-2、睾酮抑制前列腺信号-2（testosterone-repressed prostate message-2，Trpm-2）、热休克蛋白（heat shock protein 70，Hsp70）、组织蛋白酶 D、B、C-fos 等。

综上所述，BPH 是一组多病因的疾病，老龄及有功能的睾丸存在是 BPH 发生必备条件，老龄及睾丸产生的性激素及其他从饮食、环境中摄入并经体内转化的相关物质统称为导致 BPH 的外在因素。而前列腺本身产生的各种肽类生长因子、间质-上皮细胞相互作用、细胞增殖与凋亡属于 BPH 发病的内在因素，外在因素通过内在因素才导致 BPH 的发生。

（五）"再唤醒发育"学说

研究显示 BPH 的病理形态与胚胎期前列腺发育时的腺体结构极为相似。因此，近年来有学者认为，BPH 的发生可能与成年人前列腺内胚胎干细胞的"再唤醒"和增殖发育有关。

第二节　良性前列腺增生病理

BPH 病理学改变应包括两方面的内容：一方面是 BPH 的病理改变；另一方面是前列腺增生引起膀胱出口梗阻（BOO）的病理改变。

一、病　　理

前列腺近端尿道黏膜下腺体区域及移行区是 BPH 的起源地，形成多中心性的基质结节，基质结节由增生的纤维和平滑肌组成。尿道周围腺体增生进展很慢，且只能向膀胱方向发展，成为形成所谓的中叶增生。移行区的基质结节可以分泌各种生长因子，通过基质-上皮细胞相互作用机制，使移行区弥漫性增大。增生组织将真正的前列腺组织向外压迫，被挤压的组织发生退行性改变，逐渐转变为纤维组织，形成灰白色坚硬的假包膜，即外科包膜。

前列腺增生组织由间质和腺上皮以不同的比例构成，可以分为 5 个病理类型：①基质型；②纤维肌肉型；③肌型；④纤维腺瘤型；⑤纤维肌肉腺瘤型，其中以纤维肌肉腺瘤型最为常见。

二、膀胱出口梗阻的病理生理改变

前列腺增生造成膀胱出口梗阻（BOO）有两种因素，即机械因素（静力因素）和动力因素。①机械因素：BPH 时，精阜随增大的腺体向下移至接近尿道外括约肌处，前列腺段尿道随之延长，管腔变窄，增生腺体扩张增加尿道阻力；若增生腺体伸向膀胱，造成膀胱颈口狭窄，这些都是造成 BOO 的机械因素。②动力因素：在机械、炎症或其他因素刺激下，肾上腺素能受体（α_1-AR）兴奋，使 BPH 组织中平滑肌收缩，引起 BOO。BPH 合并的 BOO 往往是机械因素和动力因素同时存在。

BOO 患者在排尿时，为克服膀胱流出道梗阻，逼尿肌开始代偿性肥厚，收缩力增强；如梗阻继续存在或加重，逼尿肌收缩力减弱，逼尿肌功能处于失代偿状态。这将引起膀胱逼尿肌一系列细胞内外结构、功能的病理改变。

1. 逼尿肌不稳定（detrusor instability，DI）　又称不稳定膀胱（unstable bladder，USB），是指在膀胱充盈过程中自发或诱发的、不能被主动抑制的逼尿肌不自主地收缩。DI 发生的机制较复杂，目前认为逼尿肌超微结构的变化、膀胱肾上腺能受体功能异常、传入神经功能紊乱与抑制性机制失衡和逼尿肌超敏反应是 DI 的发病机制。

2. 逼尿肌收缩功能受损　逼尿肌收缩取决于逼尿肌细胞、间质和神经结构的完整性，神经冲动传递至胆碱能轴末梢，释放乙酰胆碱触发肌细胞收缩。BPH 时，电镜观察发现肌细胞传入神经的超微结构有广泛的退行性改变，肌细胞结构破坏，最终使神经与肌肉连接的效应器丧失，导致逼尿肌收缩无力。平滑肌细胞间充满增殖的大量胶原纤维和许多弹力纤维，严重影响肌细胞收缩力的传递，整个逼尿肌难以产生有力协同一致的快速而持续的收缩，还导致膀胱尿液残留。

3. 膀胱顺应性改变　膀胱对容积增加的耐受力称为顺应性。BPH 时，逼尿肌细胞间充满交织的胶原纤维，使膀胱壁僵硬，缺乏弹性，舒张能力下降。不稳定膀胱常伴有膀胱感觉过敏。当膀胱充盈时，即使少量尿液增加，也可引起膀胱内压升高，称为低

6

顺应性膀胱。低顺应性膀胱并未能因膀胱内压升高而排尿得到改善。膀胱残余尿仍在不断增加，导致慢性尿潴留，而膀胱内压持续处于高水平，称为高压性慢性尿潴留。高压性慢性尿潴留将阻碍上尿路尿液输送，易于发生上尿路扩张，肾功能受损。高压性慢性尿潴留即使手术解除梗阻，术后上尿路功能恢复也较差。

BPH 引起逼尿肌不稳定和膀胱低顺应性改变，可能是 BOO 引起逼尿肌的早期代偿表现，而逼尿肌收缩功能损害和高顺应性膀胱可能是膀胱逼尿肌受损晚期失代偿的标志。

第三节　良性前列腺增生临床表现

BPH 的临床表现是随着下尿路梗阻引起的病理生理改变的进展而逐渐出现的，具有临床进展性。BPH 临床上主要有三组症状，即膀胱刺激症状、梗阻症状及梗阻并发症。

一、膀胱刺激症状

尿频是 BPH 最常见的症状，开始多为夜尿次数增多，随后白天也出现尿频。当夜尿次数 3 次以上时，表示膀胱出口梗阻已达到一定程度。BPH 出现逼尿肌不稳定，低顺应性膀胱时，患者除尿频外，还伴有尿急、尿痛，甚至出现急迫性尿失禁。BPH 患者有 50%~80% 出现不稳定膀胱。当膀胱逼尿肌代偿功能失调，出现高顺应性膀胱时，每次排尿都不能将膀胱内尿液排空，膀胱内残余尿日益增多，膀胱有效容量不断减少，尿频症状更加频繁。膀胱过度充盈时，膀胱内压超过尿道阻力，尿液将不自主地从尿道口溢出，犹如尿失禁，称为充盈性尿失禁。夜间熟睡时，盆底肌松弛，以及夜间迷走神经兴奋，更易使尿液自行溢出，类似"遗尿症"的临床表现。

二、梗　阻　症　状

1. 排尿困难　排尿困难的程度是由 BOO 梗阻程度和膀胱功能状况共同决定的。初期表现为有尿意时需要等候片刻后才能排出尿液，称为排尿踌躇，排尿费力。随着病程的进展，继而出现尿线变细、无力，射程短，甚至尿不成线，尿液呈滴沥状排出。BOO 梗阻的程度，并不完全取决于增生腺体的大小，而决定于增生的部位以及前列腺包膜、平滑肌的张力。前列腺的体积即使不大，但中叶增生或纤维

增生型 BPH 也可以出现明显的排尿困难症状。当膀胱功能受损，逼尿肌收缩无力时排尿困难更为严重。

2. 残余尿、尿潴留　BPH 患者排尿时不能将膀胱内尿液排空，膀胱内出现残余尿。残余尿量逐渐增加，导致高压性慢性尿潴留。膀胱内压持续处于高水平。膀胱逼尿肌进一步损害，功能失代偿，出现高顺应性膀胱，膀胱感觉迟钝，最后导致低压性慢性尿潴留，膀胱内压处于低水平状态。

BPH 患者如遇气候突变、过度疲劳、饮酒、房事或上呼吸道感染时，可能诱发导致急性尿潴留。目前认为，急性尿潴留是膀胱功能失代偿的主要表现，为 BPH 进展的一个重要事件。

残余尿量的多少对预测上尿路功能和 BPH 的临床进展有着重要意义。残余尿量小于 55ml 时无肾积水发生，当残余尿量在 55~100ml 时，患者肾积水发生率明显增加，而残余尿量在 150ml 以上时，患者肾积水发生率为 55%。

三、梗阻并发症

1. 血尿　前列腺腺体表面黏膜上的毛细血管、小血管，由于受到增生腺体的牵拉，尤其在膀胱强力收缩排尿时，可出现血管破裂，或增生腺体压迫前列腺静脉丛，小静脉淤血，均可出现镜下血尿或肉眼血尿，严重者可出现血块，引起急性尿潴留。BPH 并发血尿者约为 20%。

2. 尿路、生殖道感染　BPH 引起下尿路梗阻时，可导致尿路感染，尤其在有残余尿时，诱发感染的机会更多。膀胱炎症时，尿频、尿急、尿痛等症状将加重。如继发上行性尿路感染，往往出现腰痛和畏寒、发热等全身症状。伴发急性附睾炎时，患侧附睾肿大、疼痛，严重者伴有发热。

3. 上尿路扩张、肾功能损害　膀胱大量残余尿和膀胱内压 ≥40cmH$_2$O 是导致上尿路扩张的主要原因。低顺应性膀胱，高压性慢性尿潴留患者易发生上尿路扩张，严重者可出现肾衰竭和尿毒症。

4. 膀胱结石　下尿路梗阻导致膀胱残余尿的长期存在，尿液中的晶体将沉淀形成结石。若合并膀胱内感染，则促进结石形成。BPH 伴膀胱结石的发生率约为 10%。

5. 腹压增高所引起的症状　BPH 引起 BOO 情况下，出现排尿困难，长期增加腹压排尿，将促使腹股沟疝、脱肛、内痔等的发生。

第四节 良性前列腺增生诊断

以 LUTS 为主诉的 50 岁以上男性患者,首先应该考虑 BPH 的可能,为明确诊断,需做以下评估。

一、初 始 评 估

1. 病史询问

(1) 下尿路症状的特点、持续时间:包括排尿期及储尿期症状。需要强调的是,虽然 BPH 的临床表现以 LUTS 为主,但 LUTS 并非 BPH 的特有症状,LUTS 还可见于其他疾病,如前列腺炎、膀胱炎、膀胱结石、泌尿系结核等,以及非 BPH 所致(如神经系统疾病)的逼尿肌功能障碍等。此外,LUTS 还见于如尿道狭窄、膀胱颈挛缩、前列腺癌等疾病。

(2) 与 LUTS 相关的病史询问:回顾既往有无骨盆骨折、尿道狭窄、尿道炎症、脊柱外伤、糖尿病,以及神经系统疾病,如帕金森病、脑出血、脑梗死后遗症等病史。注意近期是否服用了影响膀胱出口功能的药物,如抗胆碱能药物阿托品,增加膀胱出口阻力的肾上腺素受体激动剂,如舒喘平、异丙肾上腺素类药物。近期有无劳累、饮酒、上呼吸道感染等,这些可以加重 LUTS。

(3) BPH 伴随症状:除 LUTS 外,部分患者还伴有其他并发症状,如反复血尿、尿路感染或附睾炎、膀胱结石伴有排尿中断或尿痛、长期腹压增高所伴随的症状,如脱肛、内痔、腹股沟疝等。少数患者以食欲缺乏、贫血、嗜睡等肾功能不全的症状为主就诊。

(4) 国际前列腺症状评分(international prostate symptom score,I-PSS)和生活质量评估(quality of life assessment,QOL):1994 年第 2 届国际 BPH 咨询委员会建议将 I-PSS 和 QOL 问卷表列为正式的全世界应用于 BPH 症状量化评分表,用以对 BPH 病情的评估和治疗前后疗效的对比,见表 38-1 和表 38-2。

I-PSS 评分有 7 个问题,总的评分范围从无症状至严重症状 0~35 分。症状严重程度分轻、中、重 3 个级别。1~7 分为轻度,8~19 分为中度,20~35 分为重度。I-PSS 评分是 BPH 患者下尿路症状严重程度的主观反映,它与最大尿流率、残余尿量及前列腺体积无明显相关性。

QOL 评分答案从非常好到很痛苦分为 0~6 分,是了解患者对其目前下尿路症状水平伴随其一生的主观感受,主要关心的是 BPH 患者受下尿路症状困扰的程度及是否能够耐受,因此又称为困扰评分。

症状评分对预测:BPH 临床进展也有一定价值,I-PSS 评分>7 分的患者发生急性尿潴留的风险是 I-PSS 评分<7 分者的 4 倍。对于无急性尿潴留病史的 BPH 患者,储尿期症状评分及总的症状评分有助于预测 BPH 患者接受手术风险治疗。

2. 体格检查

(1) 泌尿系统及外生殖器检查:首先要明确膀胱是否过度充盈,耻骨上叩诊呈固定浊音,常表示尿潴留。必要时导尿后,直肠腹部双合诊再次检查并与腹腔、盆腔内其他包块相鉴别。其次,排除尿道外口狭窄或其他可能引起排尿异常的疾病。此外,注

表 38-1　国际前列腺症状评分表(I-PSS)

在过去 1 个月里,您有否以下症状?	没有	在 5 次中少于 1 次	在 5 次中少于半数	在 5 次中大约半数	在 5 次中多于半数	在 5 次中几乎每次	症状评分
1. 是否经常有尿不尽感?	0	1	2	3	4	5	
2. 两次排尿间是否经常短于 2 小时?	0	1	2	3	4	5	
3. 是否经常有间断性排尿?	0	1	2	3	4	5	
4. 是否经常有憋尿困难?	0	1	2	3	4	5	
5. 是否经常有尿线变细现象?	0	1	2	3	4	5	
6. 是否经常需要用力及使劲才能开始排尿?	没有 0	1 次 1	2 次 2	3 次 3	4 次 4	5 次 5	
7. 从入睡到早起一般需要起来排尿几次?	0	1	2	3	4	5	

症状计分的总评分 =

6

表38-2　排尿症状对生活质量的影响(QOL)

	高兴	满意	大致满意	还可以	不太满意	苦恼	很糟
如果在您今后的生活中始终伴有现在的排尿症状,您认为如何?							
生活质量评分(QOL)=							

意阴囊内睾丸和附睾的大小、质地,以及腹股沟区是否存在疝并能滑入阴囊。

(2) 直肠指检(digital rectal exam,DRE):DRE是BPH诊断所必需的检查项目,应在血清前列腺特异性抗原(Prostate-specific antigen,PSA)测定采血并排空膀胱后进行。典型的BPH可扪及腺体增大,边缘清楚,表面光滑,中央沟变浅或消失,质地柔韧而有弹性。

估计前列腺的大小多是凭检查者的个人经验,曾以禽蛋、果实描述前列腺大小。1980年有学者提出前列腺大小分4度,Ⅰ度增生腺体大小达正常腺体的2倍,估重为20~25g;Ⅱ度为2~3倍,中央沟消失不明显,估重为25~50g;Ⅲ度为3~4倍,中央沟消失,指诊可勉强触及前列腺底部,估重为50~75g;Ⅳ度腺体增大超过4倍,指诊已不能触及腺体上缘,估重在75g以上。

DRE的缺点是不能精确量化前列腺大小,不能判断前列腺突向膀胱的部分,即使DRE前列腺不大也不能排除前列腺增生。但DRE的优点在于能快速简单地向医师提供前列腺大小的大致概念,并有利于前列腺癌的早期诊断(可疑患者的前列腺癌确诊率为26%~34%)。

(3) 局部神经系统检查(包括运动和感觉):该检查目的是排除神经源性膀胱功能障碍。如体检中发现膝反射、踝反射、跗伸反应病理性亢进者,提示脊髓损害(肿瘤、创伤、多发性硬化等);如膝反射、踝反射消失,腓肠肌、足内附肌无力,会阴感觉丧失及肛门括约肌松弛者,则为马尾节段损害;有膝反射、踝反射消失伴有足感觉障碍者,可能为全身性外周神经病;而行动迟缓、帕金森貌、直立性低血压、喉喘鸣及小脑共济失调者,应考虑有神经变性的疾病如多系统硬化症。

3. 实验室检查

(1) 尿常规:可以确定下尿路症状患者是否有血尿、蛋白尿、脓尿等。

(2) 血肌酐:BPH伴有血清肌酐升高是上尿路影像学检查的适应证,评估有无肾积水、输尿管扩张

反流等情况。

(3) 血清PSA:作为一项危险因素可以预测BPH的临床进展,指导治疗方法的选择。血清PSA≥1.6ng/ml的BPH患者发生临床进展的可能性更大。对PSA≥4.0ng/ml的患者应予高度重视,排除恶性肿瘤可能。

4. 超声检查　可以经腹壁、经直肠探测途径,经腹壁最为常用。前列腺体积计算公式为:前列腺体积=0.52×(前列腺3个径的乘积);前列腺重量计算公式为:前列腺重量=0.546×(前列腺3个径的乘积)。一般认为,直肠超声估计前列腺体积>20ml,才能诊断前列腺增大。

经腹壁探测可同时显示膀胱、前列腺、精囊,还能得到BPH的间接诊断依据,如膀胱壁小梁小室形成、膀胱憩室、膀胱结石、残余尿量等资料,也可以观察有无上尿路扩张、积水。虽然经腹壁B超应用最为普及,但显示前列腺内部结构和测量前列腺大小不如经直肠途径精确。经直肠B超用彩色多普勒血流显像(color doppler flow imaging,CDFI)能看到前列腺内部血流分布、走向和血流的频谱分析,可以测定整个前列腺和移行区的体积。测定移行区体积有更为实际意义。

现在认为,前列腺体积是BPH临床进展的另一风险预测因素。前列腺体积≥31ml的BPH患者发生临床进展的可能性更大。

5. 尿流率检查　尿流率是指单位时间内排出的尿量,通常用ml/s作计量单位。50岁以上男性,Qmax≥15ml/s属正常,15~10ml/s者可能有梗阻,<10ml/s者则梗阻可能性很大。但是最大尿流率减低不能区分梗阻和逼尿肌收缩力减低,也不能说明是BPH梗阻或非BPH梗阻,还必须进一步做其他有关尿流动力学检查才能明确。Qmax<10.6ml/s的BPH患者发生临床进展的可能更大。

二、根据初始评估结果,部分患者需要进一步检查

1. 排尿日记　让患者自己记录排尿次数、排尿

时间、每次尿量、伴随排尿症状、饮水量等,见表38-3。一般连续记录5~7天。对以夜尿为主的下尿路症状患者,排尿日记很有价值,有助于鉴别夜间多尿和饮水过量,排尿次数是白天多还是晚上多。

表38-3　BPH患者排尿日记

姓名_____ 年龄_____					年　月　日
排尿时间 (钟点)	实际排完时间 (min)	尿量 (ml)	伴随尿急尿 痛血尿症状	尿失禁 时间	饮水量(ml) 包括餐饮
0					
...					

2. 尿流动力学检查　是对下尿路功能评估的一种有价值的检测方法。BPH诊断时常用的尿流动力学检查包括尿流率测定、压力-流率同步检查、充盈性膀胱测压等,其中尿流率测定如前所述。

(1) 充盈性膀胱测压:患者取截石位,经尿道将8F导尿管置入膀胱,记录残余尿量后与尿动力学仪相应通道连接,经肛门将一气囊导管置于直肠下端,气囊适量充气后与尿动力学仪相应通道连接。采用液体介质进行中速膀胱灌注,连续记录储尿期和排尿期膀胱压力和容量的相互关系及膀胱感觉功能,将其描绘成膀胱压力容积曲线图,可以反映储尿期膀胱感觉功能、逼尿肌顺应性和稳定性以及排尿期逼尿肌的收缩能力。

储尿期正常膀胱压<1.47kPa(15cmH$_2$O),无自发或诱发的逼尿肌收缩,膀胱容量和感觉功能正常。若出现自发或诱发的逼尿肌无抑制收缩,膀胱内压>1.47kPa(15cmH$_2$O),则为不稳定膀胱。若膀胱空虚静止状态膀胱内压>1.47kPa(15cmH$_2$O),或较小的膀胱容量增加即迅速地压力升高,则为低顺应性膀胱。若膀胱容量>750ml,且膀胱内压始终处于低水平则为高顺应性膀胱。

排尿期正常膀胱呈持续有力的收缩,最大逼尿肌收缩压力2.94~5.88kPa(30~60cmH$_2$O)。若逼尿肌收缩压始终<1.96kPa(20cmH$_2$O),应考虑为逼尿肌收缩功能受损,若逼尿肌收缩压始终>9.8kPa(100cmH$_2$O),提示逼尿肌收缩亢进。

(2) 压力-流率同步检查:常用检查方法蹲位、立位或坐位,操作同充盈性膀胱测压。记录排尿全过程,分别以逼尿肌收缩压和尿流率为坐标,即可获得压力流率函数曲线图。检测结果如为高压低流曲线,表示逼尿肌收缩压高,尿流率低,这是典型的尿道梗阻曲线,也是尿道梗阻诊断的金标准;若低压低流曲线,逼尿肌收缩压和尿流率均低,这是典型的逼尿肌无力曲线。

(3) 影像学检查

1) 静脉尿路造影:如果有下尿路症状患者同时伴有反复泌尿系感染、镜下或肉眼血尿,怀疑肾积水或者输尿管扩张反流、泌尿系结石,应行静脉尿路造影检查。但是,血清肌酐值升高超过正常1倍者不宜进行此项检查,可行磁共振尿路成像(MRU)以明确诊断。

2) 尿道造影检查:不能排除尿道狭窄的患者建议选用此项检查。

3) CT和MRI:不作为推荐检查项目。在某些情况下CT可用于明确或排除伴发上尿路积水BPH患者是否存在其他梗阻因素,或先天性解剖畸形。功能性磁共振成像(functional MRI,fMRI)在鉴别前列腺恶性肿瘤方面具有独特优势(详见第四章第五节)。

(4) 尿道膀胱镜检查:不作为推荐检查项目。在怀疑BPH合并尿道狭窄、膀胱内占位性病变时可行此项检查,以明确有无尿道狭窄、膀胱肿瘤,同时可以了解前列腺凸入膀胱的情况及其与输尿管开口之间的关系,以及是否合并膀胱结石、膀胱憩室,膀胱内小梁小房形成等。伴有急性尿路感染者禁忌此检查。

三、鉴别诊断

1. 膀胱颈挛缩　一般发病年龄较轻,40~50岁常见,排尿梗阻症状明显,DRE和B超前列腺不大,确诊依赖尿道膀胱镜检查,可见膀胱颈后唇抬高、颈口环状隆起缩窄变小、输尿管间嵴明显肥厚为特征。

2. 前列腺癌　发病年龄偏大,前列腺癌常发生于前列腺外周带,DRE可扪及结节,前列腺不规则质地硬,血清PSA明显升高,前列腺癌以LUTS就诊时,多数是晚期(常见肺、骨转移),必要时可行前列

6

腺穿刺活检确诊。

3. 尿道狭窄　仔细询问病史,有无骨盆骨折、尿道骑跨伤、尿道炎症、尿道内灌注、尿道内器械操作治疗等病史,必要时尿道造影、尿道膀胱镜检查确诊。

4. 膀胱癌　最常见的临床表现是间歇性无痛性肉眼血尿,肿瘤较大且位于膀胱颈口时可引起排尿困难等症状。肿瘤位于膀胱三角区且有浸润时,可以表现明显的 LUTS 症状。主要依靠尿道膀胱镜检查确诊。

5. 神经源性膀胱　单从临床症状上和 BPH 很难鉴别。有的膀胱刺激症状明显,表现尿频、尿急、夜尿次数增多,甚至急迫性尿失禁;有的排尿梗阻症状明显,表现尿潴留、上尿路积水。不过,神经源性膀胱患者多有明显的神经损害病史、体征,往往伴有下肢感觉和(或)运动障碍、肛门括约肌松弛和反射消失。确诊依赖于神经系统检查和尿流动力学评估。

6. 膀胱结石　多数患者有典型的排尿中断现象,常并存尿痛、血尿等,可以通过 X 线、B 超、膀胱镜等检查明确诊断。

第五节　良性前列腺增生治疗

治疗措施的选择充分考虑患者的意愿,向患者交代包括观察等待、药物治疗、手术治疗、微创治疗在内的各种方法,以及各自的适应证、禁忌证、疗效、并发症、治疗后随访观察的内容。

一、观　察　等　待

1. 内容　观察等待包括对患者的健康教育、生活方式指导、随访措施等几个方面。

2. 适应证　包括:①接受观察等待的患者,应进行 BPH 诊断的初始评估,以除外各种 BPH 相关并发症和鉴别诊断;②轻度下尿路症状(I-PSS 评分<7 分)的患者;③中度以上评分(I-PSS 评分≥8分),但生活质量评分未受到明显影响的患者。

3. 方法

(1) 患者教育:向接受观察等待的患者提供与 BPH 疾病相关的知识,包括下尿路症状和 BPH 的临床进展,让患者了解观察等待的效果和预后。同时有必要提供前列腺癌的相关知识,告知目前还没有证据显示有下尿路症状人群中前列腺癌的检出率高于无症状的同龄人群。

(2) 生活方式指导:告知患者观察等待不是不需要任何处理。适当限制饮水可以缓解尿频症状,如夜间和出席公共社交场合时限水。但要保证每日饮水量不要少于 1500ml,酒精和咖啡有利尿和刺激前列腺充血作用,可以使尿量增多,加重尿频、尿急等排尿刺激症状,因此应限制酒精类和含咖啡因类饮料的摄入。精神放松训练,把注意力从排尿的欲望中解脱出来。指导排空膀胱的技巧,如重复排尿。膀胱训练,鼓励患者适当憋尿,以增加膀胱的容量和延长排尿的间歇时间。

(3) BPH 患者多为老年人,常因合并其他内科疾病同时服用多种药物,医师应了解和评价这些合并用药的情况,如阿托品、山莨菪碱(654-2)等会抑制膀胱逼尿肌收缩,增加排尿困难。某些降压药含利尿成分,会加重尿频症状。必要时和相关的内科医师讨论调整用药,以减少合并用药对泌尿系统的影响。保持大便通畅,防止便秘加重患者的排尿困难症状。

4. 随访　观察等待不是被动的单纯等待,应明确告知患者需要定期的随访。患者症状没有加剧,没有外科手术指征,观察等待开始后第 6 个月进行第 1 次随访,以后每年进行 1 次随访。随访的内容包括 I-PSS 评分、尿流率检查、B 超测定残余尿。直肠指诊和血清 PSA 测定可选择每年检查 1 次。随访过程中,如果患者下尿路症状明显加重,或出现手术指征,要及时调整治疗方案,在重新制定治疗方案时,充分考虑患者的意愿,转为药物治疗或外科治疗。

二、药　物　治　疗

BPH 药物治疗的短期目的是缓解患者的下尿路症状,长期的目标是延缓疾病的临床进展,预防并发症的发生,在减少药物治疗不良反应的同时保持患者较高的生活质量是 BPH 药物治疗的总体目标。

BPH 药物治疗包括:①接受药物治疗的患者,应进行 BPH 诊断的初始评估,以除外各种与 BPH 相关并发症和鉴别诊断。②中度以上评分(I-PSS 评分≥8 分),有膀胱出口梗阻(BOO),但尚无 BPH 的并发症,无外科治疗的绝对指征者。③部分 BPH 患者有手术治疗的绝对指征,但身体条件不能耐受手术者,也可采用药物治疗。

BPH 的药物治疗目前有三大类药物:①α_1-肾上腺素能受体(α_1-AR)阻滞剂;②$5\alpha$ 还原酶抑制剂;③植物药。

1. α₁ 受体阻滞剂 是通过阻滞分布在前列腺和膀胱颈部平滑肌表面的肾上腺素能受体,松弛平滑肌,达到缓解膀胱出口动力性梗阻的作用,适用于伴有中至重度 LUTS 的 BPH 患者。根据对受体亚型的选择性和药物在体内半衰期的不同,α 受体阻滞剂可被分为多个种类。

(1)非选择性 α 受体阻滞剂:酚苄明可阻滞 α₁ 及 α₂ 受体,对心血管和中枢神经系统有明显的不良反应,表现头晕、乏力、心动过速、心律失常、体位性低血压。短效,剂量为 5~10mg,每日需口服 3 次,目前临床已基本不用。

(2)短效选择性 α₁ 受体阻滞剂:主要有哌唑嗪(parzoasin)和阿夫唑嗪(alfuzosin),商品名称为桑塔(xatral)。哌唑嗪是最早用于治疗 BPH 的选择性 α₁ 受体阻滞剂,推荐剂量为 2mg,每日 2~3 次,阿夫唑嗪对 α_{1A}、α_{1B}、α_{1D} 受体的亲和力分别为 0.3:1:0.6,半衰期为 5 小时,推荐剂量为 7.5~10mg,每日需口服 3 次。

(3)长效选择性 α₁ 受体阻滞剂:有特拉唑嗪(terazosin)及多沙唑嗪(doxazosin),又称可多华(cardura XL)。特拉唑嗪是应用最多的 α₁ 受体阻滞剂。特拉唑嗪对 α_{1A}、α_{1B}、α_{1D} 受体的亲和力分别为 0.4:1:1.1。其半衰期为 12 小时,用药要从小剂量开始,先用 1mg,根据疗效及耐受性,逐渐调整剂量至 5mg 或 10mg,每日 1 次。其疗效作用有剂量依赖性,剂量越大减轻症状就越明显。剂量在 2mg 以上者,有的会发生体位性低血压。特拉唑嗪对 BPH 伴有高血压患者有一定的降压作用,对血清三酰甘油有明显的下降作用,尤其适用于 BPH 伴高血压、高血脂患者。

多沙唑嗪对 α_{1A}、α_{1B}、α_{1D} 受体的亲和力分别为 0.4:1:1.2。其半衰期为 22 小时,治疗效果及安全性与特拉唑嗪相似,但多沙唑嗪降低血压作用比特拉唑嗪明显,头晕、头痛、直立性低血压等不良反应稍高于特拉唑嗪。用药也要逐渐调整剂量,从每日 2mg 开始,增加至每日 4mg 或 8mg。其症状改善及尿流率的增加有剂量依赖性。

(4)长效选择性 α₁ 受体亚型阻滞剂:有坦索罗辛(tamsulosin),商品名称为哈乐(harnal),坦索罗辛对 α_{1A}、α_{1B}、α_{1D} 受体的亲和力分别为 38:1:7。其半衰期为 10 小时,其优点是剂量小而减轻症状效果好,对血压影响小,一般不会产生首剂效应,不必逐渐调整剂量,坦索罗辛每日服用 0.2~0.4mg,其疗效与特拉唑嗪每日 5~10mg 及多沙唑嗪每日 4~8mg 相同,且药物耐受性比特拉唑嗪、多沙唑嗪好。坦索罗辛的不良反应有眩晕、头痛和逆行射精。

(5)α_{1A} 和 α_{1D} 受体双重阻滞剂:萘哌地尔(naftopidil),商品名称为那妥,对 α_{1A}、α_{1B}、α_{1D} 受体的亲和力分别为 6:1:17,萘哌地尔的体内半衰期为 10.3~20.1 小时,具有对 α_{1A} 和 α_{1D} 受体阻滞作用。萘哌地尔不仅能阻滞前列腺内的 α_{1A} 受体,缓解 BOO 的动力学因素,还能阻滞膀胱逼尿肌的 α_{1D} 受体,减轻膀胱逼尿肌不稳定,改善膀胱功能,缓解尿频、尿急及急迫性尿失禁等储尿期症状。推荐剂量为 25mg,每日睡前口服 1 次。不良反应偶见头晕、头痛,直立性低血压少见。

各种选择性 α₁ 受体阻滞剂对减轻 BPH 症状的效果基本相同,但对心血管系统的反应有不同,如多沙唑嗪、特拉唑嗪和坦索罗辛对减轻 LUTS 的疗效是相似的,但坦索罗辛对 α_{1A} 受体的亲和力比对 α_{1B} 受体的亲和力大 7~38 倍,所以坦索罗辛对血压的影响更小,一般不会产生首剂效应。如果患者对某一种 α₁ 受体阻滞剂的不良反应不能耐受,可考虑更换另一种 α₁ 受体阻滞剂。但如果 BPH 患者对减轻症状的效果不明显,更换另一种 α₁ 受体阻滞剂可能也不会取得更好的疗效。

α₁ 受体阻滞剂治疗 BPH 的优点是:①α₁ 受体阻滞剂治疗后 48 小时即可使症状改善,对于需要迅速改善 LUTS 症状的 BPH 患者,是首选药物;②α₁ 受体阻滞剂长期应用可以维持稳定的疗效;③无论有无 BOO 和无论前列腺体积大小的 BPH 患者都可以使用 α₁ 受体阻滞剂,以减轻症状;④应用 α₁ 受体阻滞剂治疗不会对血清 PSA 值有影响,不会影响前列腺癌的筛查。

应用 α₁ 受体阻滞剂治疗虽然能迅速改善下尿路症状,但评估其疗效应在用药 4~6 周后进行,连续使用 α₁ 受体阻滞剂 1 个月无明显症状改善则不应继续使用。虽然新型的高选择性 α₁ 受体阻滞剂不断问世,但 BPH 发生于老年患者,多伴有高血压等心血管疾病,仍要注意直立性低血压、心血管系统不良反应的发生。

2. 5α 还原酶抑制剂 5α 还原酶抑制剂通过抑制体内睾酮向双氢睾酮的转变降低前列腺内双氢睾酮的含量,从而达到缩小前列腺体积、改善排尿困难的治疗目的。主要用于前列腺体积增大同时伴中至重度 LUTS 的患者。目前国内应用的 5α 还原酶抑制剂包括非那雄胺(finasteride)、依立雄胺(episteride)和度他雄胺(eprisieride)3 种。

6

（1）非那雄胺（finasteride）：商品名保列治（proscar），非那雄胺是Ⅱ型5α还原酶竞争性抑制剂，可抑制睾酮向双氢睾酮转化，其半衰期为17.2小时。非那雄胺常用剂量为5mg，每日口服1次。服用非那雄胺12个月，前列腺内DHT下降80%~90%，但不影响体内睾酮水平，所以一般不会降低性欲和影响性功能，非那雄胺是可耐受且有效的雄激素抑制治疗的药物。

一项长达4年的非那雄胺治疗BPH多中心研究报道显示，治疗8个月后，症状明显减轻，非那雄胺组I-PSS评分减少3.3分，而安慰剂组仅减少1.3分；治疗1年后，非那雄胺组体积缩小20%，而安慰剂组增大14%；非那雄胺治疗后急性尿潴留发生率减少了57%，BPH需要手术率减少55%。非那雄胺长程治疗的有效性及耐受性可达4年，最长者7年。所以非那雄胺的治疗优势是长程疗效。可减少远期并发症的发生，减少需要的手术率，并有抑制BPH疾病发展进程的作用。

非那雄胺最适用于前列腺体积较大，而症状不严重，不一定在短期内就需要使症状有明显减轻的患者。前列腺体积>40ml、血清PSA>1.4ng/ml，而又排除前列腺癌的BPH患者，非那雄胺治疗效果好。

非那雄胺的长时间应用后，会出现如下一些不足之处：①非那雄胺起效慢，属于长程疗效，减轻LUTS是患者寻求治疗的主要因素对需要短期内缓解症状的患者，单一应用非那雄胺，疗效差，需要加用α_1受体阻滞剂。②BPH所引起的LUTS是多因素决定的，单一运用非那雄胺通过缩小前列腺体积，可能并不能有效缓解LUTS。③应用非那雄胺能降低血清PSA水平，服用非那雄胺每日5mg，持续1年可使PSA水平减低50%。对于长期应用非那雄胺的患者，只有将血清PSA水平加倍后，才不影响其对前列腺癌的检测效能。④非那雄胺有轻微的性功能障碍的不良反应。根据Pless资料，非那雄胺组与安慰剂组中性欲减退的发生率分别为6.4%和3.4%。射精量减少分别为3.7%和0.8%，勃起功能障碍分别为8.1%和3.7%，乳房肿大分别为0.5%和0.1%。

（2）依立雄胺（epristeride）：又称爱普列特，商品名川流，是全球唯一非竞争性5α还原酶抑制剂，可与5α还原酶$NADP^+$形成稳定的三元复合物，迅速的排出体外，从而非竞争性抑制5α还原酶活性，阻断睾酮向双向睾酮转化，使前列腺及血清中DHT水平降低，而不影响血清中睾酮水平，并使前列腺缩小。非竞争性抑制5α还原酶活性不受体内睾酮浓度的影响，起效迅速。目前临床试验表明其他5α还原酶抑制剂减小前列腺的时间在4~6个月，但是爱普列特一般在2~3个月即可使增大的前列腺减小。有部分的临床试验表明部分患者在1个月的时候就有前列腺体积的减小。其非竞争性有效改善了其他5α还原酶抑制剂起效慢的缺点。其半衰期为7.5小时。用法：5mg，每日2次口服。口服吸收迅速，剂量为5~20mg。

不同的5α还原酶抑制剂对还原酶的作用强度不同。已知人体内的5α-还原酶可分Ⅰ型和Ⅱ型。Ⅰ型酶分布于皮肤、肝脏及肌肉组织中，Ⅱ型酶主要分布于前列腺内。在前列腺组织中，Ⅱ型酶活性要远高于Ⅰ型酶。爱普列特对Ⅱ型酶的亲和力远远高于Ⅰ型酶，因此爱普列特选择抑制活性更强的Ⅱ型酶，并且较其他5α还原酶抑制剂对Ⅱ型酶的抑制作用更强。爱普列特高选择性带来的优势为选择性抑制前列腺中的DHT，对血清中DHT影响则较其他5α还原酶抑制剂更小。血清DHT较T更有效增加NOS活性，而其他5α还原酶抑制剂血清中DHT浓度降低较多，会导致NOS活性下降较多，进而使L-精氨酸生成NO减少，使得勃起障碍加重。爱普列特由于是高选择性药物对血清中DHT影响则较其他5α还原酶抑制剂更小，所以改善了5α还原酶抑制剂对于性功能的影响。

采用多中心开放临床试验观察爱普列特治疗BPH的疗效，疗程为4个月。结果显示，IPSS评分较治疗前平均降低6.12分（28.8%），$P<0.0001$；最大尿流率较治疗前平均增加3.48ml/s（33.4%），$P<0.0001$，前列腺体积平均缩小4.91ml（11.6%），$P<0.0001$；剩余尿量平均减少19.1ml（38.4%），$P<0.0001$，差异均有极显著意义。治疗总有效率为83.4%。临床不良反应发生率为6.63%，多为轻至中度。

因此，爱普列特用于临床治疗BPH10余年，无重大不良反应，是一种安全有效的治疗BPH的新药。

（3）度他雄胺（安福达）：是全球唯一的一种Ⅰ型和Ⅱ型5α还原酶双重抑制制剂。2010年国际多中心研究，19个国家4325例患者为期4年的研究，度他雄胺与其他抑制剂相比，具有更强的血清和前列腺内DHT水平下降。第1个月即显著缩小前列腺体积5.2%，48个月持续缩小27.3%。AUA症状评分,24 个月降低 4.5 分,并持续降低至 6.5 分,最大尿流率 1 个月开始改善,48 个月持续增加 2.7ml/s。不良事件发生率与安慰剂接近,且长期用药,不良事件发生率趋于降低。同时,能显著降低前列腺癌的发生率。

3. α_1 受体阻滞剂和 5α 还原酶抑制剂联合治疗 5α 还原酶抑制剂是针对 BOO 的机械因素的治疗药物,能缩小前列腺体积,减少尿潴留的发生率和需要手术率,但它是长程治疗才发挥治疗作用的。而 α_1 受体阻滞剂是针对 BOO 的动力因素,改善 BPH 症状作用比较明显,起效快,在很短的时间内可减轻症状,对需要迅速减轻症状的患者,α_1 受体阻滞剂是首选的药物。联合应用非那雄胺与 α_1 受体阻滞剂,可在短期内改善症状,又可抑制 BPH 的进程,同时解除 BOO 机械因素和动力因素。联合用药比单一用药疗效较好,尤其适合前列腺体积 > 40ml,LUTS 症状严重,BPH 临床危险较大的患者。1999 年,美国 AUA 会议对 BPH 药物治疗的总结中提出,α_1 受体阻滞剂与非那雄胺联合用药可增加前列腺细胞的凋亡,主张联合用药。

多沙唑嗪和非那雄胺均显著降低 BPH 临床进展的危险,而多沙唑嗪和非那雄胺的联合治疗进一步降低了 BPH 临床进展的危险。进一步发现当前列腺体积 ≥25ml 时,联合治疗降低 BPH 临床进展危险性的效果显著优于多沙唑嗪或非那雄胺单药治疗。

4. 植物制剂 虽然目前植物药剂的作用机制还未得到充分科学证实,但治疗效果确切,且安全、无毒、无害及无不良反应,可长期服用,容易被患者接受。目前临床普遍应用的植物药有伯泌松、通尿灵、舍尼通等。

(1) 伯泌松(permixon):是从美洲棕榈的果中提取的 n-乙烷类固醇,由多种化合物组成,伯泌松的口服剂量是 160mg,每日 2 次,1 个疗程为 3 个月。伯泌松治疗 BPH 3 个月后,膀胱残余尿减少 43.5%,前列腺体积缩小 9.1%。伯泌松的耐受性好,无明显不良反应。

(2) 太得恩(tadenun):又称通尿灵,是非洲臀果木的提取物,对前列腺细胞产生的碱性成纤维细胞生成因子(bFGF)有抑制作用。通尿灵具有同时作用于前列腺及膀胱逼尿肌的双重功效。剂量为 100mg,每日 1 次。

(3) 舍尼通(cernilton):是由几种花粉提炼出的一种植物药,由瑞典 Pharmacia Allergon AB 公司开发研制的。舍尼通有两种活性成分:水溶性 T60(P5)和脂溶性 GBX(EA10),实验研究能松弛大鼠和猪尿道平滑肌,并能增强膀胱肌肉的收缩,可能与抑制由去甲肾上腺素产生的肌肉收缩有关。这两种活性成分对去甲肾上腺素有竞争拮抗作用,从而能缓解 BOO 动力因素产生的症状。用法:每次 1 片,每日 2 次,疗程不低于 3 个月。

5. 随访 由于对 BPH 的病因、发病机制及 BOO 梗阻所致的病理生理变化的了解尚不够全面,高选择性的 α_{1A} 受体及 α_{1D} 受体阻滞剂、特异性 α_1 L 型受体阻滞剂目前正在进行临床验证,将来能研制开发特异性阻断前列腺、膀胱颈、尿道分布的 α_1 受体阻滞剂的药物,可望最大限度避免不良反应的发生。有一种或多种 Caspase 蛋白酶被认为与导致凋亡的最后通路有关,对此研究的认识,可望将来会研制出"制造凋亡"的新药。以往对脊髓中的 α_{1A} 受体及 α_{1D} 受体的功能知之甚少,如能进一步研究脊髓中 α_1 受体及其他神经的变化,将对 LUTS 提出更为有效的治疗措施。

在 BPH 患者 I-PSS 和 QOL 评分无加重,无外科治疗的绝对指征的情况下,药物治疗开始后第 6 个月进行第 1 次随访,以后每年进行 1 次随访。随访的内容包括 I-PSS 评分、尿流率检查、B 超测定残余尿。直肠指诊和血清 PSA 测定可选择每年检查 1 次。随访过程中,如果患者下尿路症状明显加重,或出现手术指征,应充分考虑患者的意愿,必要时转为外科治疗。对使用 α 受体阻滞剂的患者,在开始服药的第 1 个月应关注药物的不良反应,如果能耐受药物不良反应并能使症状改善,可以继续服药。对使用 5α 还原酶抑制剂的患者,随访时注意药物对血清 PSA 的影响,并了解药物对性功能的影响。

三、外科治疗

BPH 外科治疗的适应证包括:①中至重度 LUTS,已明显影响生活质量,经正规药物治疗无效或拒绝药物治疗的患者;②反复尿潴留(至少在一次拔导尿管后不能排尿或两次尿潴留);③反复血尿,5α 还原酶抑制剂治疗无效;④反复泌尿系感染;⑤膀胱结石;⑥继发性上尿路积水(伴有或不伴有肾功能损害);⑦BPH 患者合并膀胱大憩室、腹股沟疝、严重的痔疮或脱肛,临床判断不解除下尿路梗阻难以达到治疗效果者,应当考虑外科治疗。

以前认为残余尿 >60ml,是外科手术治疗的手术指征。现在认为,虽然残余尿的测定对 BPH 所致

6

的下尿路梗阻具有一定的参考价值,但因其重复测量的不稳定性、个体间的差异及不能鉴别下尿路梗阻和膀胱收缩无力等因素,目前认为不能确定可以作为手术指征的残余尿量上限。但残余尿明显增多以致充盈性尿失禁的 BPH 患者应当考虑外科治疗。术前应注意对长期慢性尿潴留、肾功能不全的患者,应先持续导尿引流尿液,待肾功能改善后才能进行外科手术。

外科治疗前,应重视尿流动力学检查。通过尿流动力学检查鉴别 BPH 性梗阻与非 BPH 性梗阻,了解膀胱逼尿肌功能。BPH 性梗阻严重,膀胱功能良好者,治疗效果最佳。膀胱功能受损代偿期应积极治疗,可望膀胱功能恢复。膀胱功能失代偿者,则术后疗效差。膀胱功能严重受损、逼尿肌无力、术后难以恢复,不宜前列腺切除,施行永久性膀胱造瘘术为宜。

BPH 系老年性疾病,因而需要进行全身状况的评估。根据患者的年龄、心、肺、肝肾、脑等重要生命器官的功能状况及其代偿的程度,以评估病情和承受手术危险程度。

手术危险程度分 5 级:①0 级,年龄<70 岁,生命器官功能正常,无高血压、糖尿病病史,手术安全性高;②Ⅰ级,年龄>70 岁,生命器官有轻度病变,代偿功能健全,手术轻度危险;③Ⅱ级,年龄>80 岁,生命器官病变较重,功能减退,但在手术时功能尚在代偿范围内,手术有中度危险;④Ⅲ级,预计存活时间<5 年,生命器官病变较重,功能严重减退,手术时功能代偿不全,手术有高度危险性;⑤Ⅳ级,预计存活时间<1 年,病情危重,生命器官功能代偿不全期,手术有高度危险性。BPH 患者年龄>80 岁,至少并发一种以上重要器官、系统严重病变或功能损害者,或年龄>80 岁,手术危险分级为Ⅱ或Ⅲ级者称为高危 BPH。高危 BPH 不宜施行开放手术摘除前列腺。高危 BPH 不是腔内手术绝对禁忌证,但应慎重,做好围术期充分准备,手术时不应强求彻底切除腺体,在保证安全前提下切除前列腺梗阻部分,以求术后排尿畅通,改善症状。手术危险分级属Ⅳ级者施行膀胱造瘘是可取的治疗方法。

BPH 的外科治疗依据采取手术径路和创伤大小分为微创治疗和开放手术治疗两大类。微创治疗大体分为破坏前列腺组织而扩大后尿道通道和保留前列腺组织的情况下扩大后尿道两种方式。前者包括经典的经尿道前列腺电切术(transurethral resection of the prostate,TURP)、经尿道前列腺切开术(transurethral incision of the prostate,TUIP)、经尿道前列腺电气化术(transurethral electrovaporization of the prostate,TUVP)、经尿道前列腺等离子双极电切术(bipolar transurethral plasmakinetic prostatectomy,TUPKP)、经尿道激光治疗前列腺增生症、经尿道电化学及利用热效应(包括微波、射频、高能聚焦超声等)等治疗方法。后者包括使用支架(记忆合金、可溶支架等)或气囊扩张后尿道,这些方法不破坏前列腺组织,是利用机械力扩大后尿道,有一定的近期疗效。开放前列腺摘除术的方式多样,包括耻骨上、耻骨后、经耻骨、耻骨下、经会阴、经骶骨等,但目前常用的有 3 条途径,即耻骨上(经膀胱)、耻骨后、保留尿道的耻骨后前列腺摘除术。

(一) 腔内和微创治疗

1. 经尿道前列腺电切术　TURP 是腔内泌尿外科应用最为广泛的技术之一,自 20 世纪 30 年代在美国问世,已有近 80 年的历史。现在,TURP 被认为是 BPH 手术治疗的"金标准"。

(1) 适应证及禁忌证:TURP 适应证和开放手术基本相同,包括:①有明显的前列腺症候群(prostatism)引起膀胱刺激症状及 BOO 症状,如尿频、排尿困难、尿潴留等,已明显影响生活质量,经正规药物治疗无效或拒绝药物治疗的患者;②尿流率检查异常,尿量在 150ml 以上,最大尿流率<10ml,尿流动力学排除逼尿肌无力;③梗阻引起上尿路积水和肾功能损害。如慢性尿潴留,先保留导尿,等待肾功能好转后手术;④BOO 引起反复尿路感染、血尿、继发膀胱结石、腹股沟疝等;⑤高压冲洗下电切术,宜在 60~90 分钟内完成切除的中等度(<80g)腺瘤。

TURP 属择期手术,禁忌证多是相对的,经过充分术前准备,在合适的条件下可以再做 TURP 术,但一般有下列全身性、局部性病变时不宜行 TURP 术。全身性疾病包括:①心脑血管疾病,如严重的高血压、急性心肌梗死、未能控制的心力衰竭、严重的不能纠正的心律失常、近期脑血管意外偏瘫者;②呼吸系统疾病,如严重的支气管哮喘、严重的慢性阻塞性肺病合并肺部感染、肺功能显著减退者;③严重的肝肾功能异常;④全身出血性疾病;⑤严重的糖尿病;⑥精神障碍如老年痴呆不能配合治疗者;⑦装有心脏起搏器的患者,如果要做 TURP,术前请心脏科医师会诊,术中心电监护,并做体外起搏器准备,以防止意外。

局部性疾病包括:①尿道狭窄,经尿道扩张后电切镜仍不能通过狭窄段尿道;②急性泌尿生殖系感染期;③腺瘤较大,估计切除组织体积超过 80g,或手术时间可能超过 90 分钟者,对初学者尤为不适宜;④合并巨大膀胱憩室或多发较大膀胱结石需要开放手术一并处理者;⑤合并体积较大,多发或呈浸润性生长的膀胱肿瘤,不宜与 TURP 同时进行处理,应先治疗膀胱肿瘤;⑥髋关节强直,不能采取截石位或巨大不可复性疝,影响手术操作者。

（2）手术要点

1）置入电切镜,将带有闭孔器的切除镜鞘涂抹上润滑剂,插入尿道后缓慢推进。如尿道外口狭窄,可用剪刀将腹侧尿道外口剪开少许。放置至膜部尿道如果受阻,可先用 F20~26 尿道探条扩张后再进镜。原则是勿使用暴力,以免造成尿道假道、穿孔,甚至损伤直肠。目前,多在电视摄像系统直视下置入电切镜,一方面可以观察尿道、前列腺、精阜、膀胱颈情况,另一方面也避免了盲插损伤尿道的可能。

2）观察膀胱和后尿道,术者通过电视屏幕有序地观察、检查膀胱和后尿道。注意膀胱有无小梁、憩室,有无膀胱肿瘤,膀胱颈后唇有无抬高。前列腺中叶有无突入膀胱,如有中叶明显增生,特别注意三角区、双侧输尿管口与增生腺体的关系,防止电切时损伤上述部位。将电切镜后撤,观察前列腺增生的大小、中叶及两侧叶形态及增生程度。继续后撤电切镜,注意精阜与膀胱颈的距离,仔细辨别外括约肌(将电切镜退至球部尿道处,将切除镜鞘向前轻推一下,可见外括约肌收缩)。若从精阜能看到完整的膀胱出口,或电切环完全伸出(长度为 2cm)可达膀胱颈,常为纤维化的小前列腺,切除组织多不超过 10g。通过直肠指诊、B 超检查、电切镜观察三者结合,对切除组织的重量做出初步估计,前列腺左右径与上下值在 4.5cm 左右,相当于前列腺Ⅰ度,切除组织一般在 10g 左右。若前列腺左右径与上下值在 5.0~5.5cm,相当于前列腺Ⅱ度,切除组织一般在 20~40g。若前列腺左右径与上下值超过 6.0cm 左

右,相当于前列腺Ⅲ度,切除组织一般可达 50g以上。

3）切割前列腺组织手术一般分 3 个步骤进行(图 38-1,图 38-2)。

①切除中叶及两侧叶:原则是前列腺三叶增生,中叶增生明显时,先切除增生的中叶,以使冲洗液的出入通道畅通和电切镜前后活动便利。如果是两侧叶增生明显,一般在膀胱颈 5 点、7 点位置切割,切至精阜近侧缘,并向左、右切出标志沟(冲水道)。对能从精阜看到完整的膀胱颈的前列腺,可采取先定终点切割法,用电切镜鞘的绝缘端压住精阜,再切割,切割终点正好达精阜近侧缘,不易损伤精阜。对大前列腺,一般采取先定起点切割法,切割至前列腺尖部接近精阜时,则再采用先定终点切割法及浅切法,避免损伤外括约肌和精阜。

②切除两侧叶及腹侧组织:小前列腺可沿标志沟两侧缘开始切割,顺时针或逆时针方向向侧上方,即 8~11 点或 4~1 点方向切除右侧叶或左侧叶腺体。大前列腺,注意当标志沟切除后,两侧叶腺体失去支撑,向中间靠拢并下坠,术者一定要明确标志沟和两侧叶腺体的关系,在标志沟的上方,沿着坠下的腺体的切缘,做顺时针或逆时针弧形切割,直达被膜。一般先将突入视野较大的腺体切除,以免影响观察与操作,但避免在一处切割过深,这样容易发生被膜穿孔。当两侧叶腺体组织切除完全后,将电切镜旋转 180°,切除腹侧组织,腹侧一般不厚,电切时避免过深切破静脉窦,一旦切破静脉窦难以电凝止血。

③切除前列腺尖部:尖部残留腺体的切除是 TURP 手术效果好坏的关键,切割过度,易损伤尿道外括约肌造成尿失禁,切割过少,残留腺体多,术后排尿不畅,影响手术效果。为避免损伤尿道外括约肌,术中要保持精阜的完整,对两侧叶尖部组织的切割,始终采取先定终点的方法。为避免尖部腺体残

6

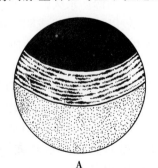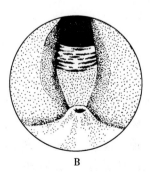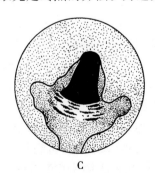

A　　　　　　　　B　　　　　　　　C

图 38-1　经尿道前列腺切除步骤
A. 近侧显露膀胱颈环状纤维;B. 自膀胱颈 6 点切出标志沟;C. 从标志沟向两侧切割

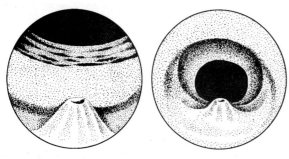

图38-2　经尿道前列腺切除术后观察无残留腺体突入尿道腔

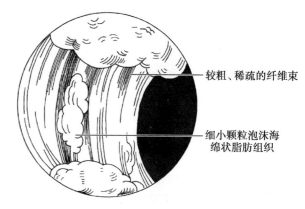

较粗、稀疏的纤维束

细小颗粒泡沫海绵状脂肪组织

图38-3　前列腺被膜穿孔

留,经常将电切镜前后移动,撤到精阜远侧球部尿道处,观察尖部有无突出的腺体及辨认尿道外括约肌的收缩,当尖部腺体切除干净,可见到膜部尿道呈圆形张开。

(3)术后并发症

1)尿道损伤:多因操作不熟练,在放置电切镜过程中损伤尿道形成假道,外括约肌远端损伤穿破尿道球部,外括约肌近侧尿道损伤穿入前列腺组织内、膀胱三角区下方损伤等,建议最好电视摄像系统直视下进境,可最大限度避免尿道损伤的可能。

2)大出血:可分为手术当日出血和继发出血两种。

①手术当日出血,一般是术中止血不完善或静脉窦开放两种原因。静脉窦出血电凝止血多无效,治疗以制动、持续牵拉导尿管、保持冲洗液通畅、防止膀胱痉挛、补液输血等治疗多可缓解。如果术中止血不完善,遗漏个别重新开放的小动脉出血,经积极治疗出血不减轻,或有休克征象,需立即去手术室,再次手术止血。

②继发出血,多在术后1~4周,多因创面焦痂脱落、饮酒、骑车、便秘用力排便造成,如出血伴尿潴留,予以保留导尿,必要时膀胱冲洗、抗炎止血治疗多能缓解。但患者术后反复尿血,可能是残留腺体较多,继发感染所致,必要时再次电切治疗。

3)穿孔与外渗:由于对前列腺被膜形态辨认不清,切割过深,在高压冲洗下,膀胱过度充盈,大量液体经穿孔外渗(图38-3)。患者下腹胀满,为防止液体吸收过多,引起TUR综合征,应尽快结束手术。必要时在穿孔处腹壁切开行膀胱腹膜间隙引流。

4)经尿道电切综合征:是TURP手术病情最为凶险的并发症,对其认识不足,可能贻误诊治导致患者死亡。TUR综合征多因术中冲洗液大量吸收引起血容量过多和稀释性低血钠为主要特征的综合征。前列腺静脉窦开放、前列腺被膜穿孔、冲洗液压

力高、手术时间长(>90分钟)、使用低渗冲洗液(如蒸馏水)将促使TURS的发生。临床表现为血压先升高心率快而后变为血压下降心动过缓,肺水肿表现呼吸困难、呼吸急促、喘息,脑水肿表现头痛、烦躁不安、意识障碍,肾水肿表现无尿或少尿等。如果发现患者有上述临床征象,急查电解质,及时采取措施,包括利尿、纠正低血钠和低渗透压、吸氧、有脑水肿征象脱水降低颅内压治疗。

5)附睾炎:多在术后1~4周发生,出现附睾肿大、触痛,主要是尿道细菌逆行经输精管感染所致,一般以卧床休息,抬高阴囊,应用敏感抗生素治疗多能缓解。

6)尿失禁

①暂时性尿失禁:主要原因包括前列腺窝局部炎性水肿,刺激外括约肌关闭失灵,术前就存在的不稳定膀胱,术中外括约肌轻度损伤、气囊导尿管误放置在前列腺窝内、压迫外括约肌等原因,一般可逐渐恢复,膀胱刺激症状明显的患者,口服托特罗定治疗。加强盆底肌锻炼,以利恢复正常排尿。

②永久性尿失禁:是由于切割过深损伤了尿道外括约肌引起,表现术后不能控制排尿,尤其站立位时,尿液不自主流出,经过1年治疗,盆底肌锻炼,仍不能恢复,可基本确诊。永久性尿失禁的处理很棘手,姑息治疗一般以用集尿袋或阴茎夹为主。尿道黏膜下注射硬化剂、人工尿道括约肌等方法尚不十分完善和有效。

7)深静脉血栓形成和肺栓塞:TURP手术取截石位,小腿后部长期受压,老年人下肢和盆腔静脉易形成深静脉血栓,术后长时间卧床都是促发因素。深静脉血栓形成表现患肢肿胀、疼痛,血栓脱落引起肺栓塞又是TURP患者术后死亡原因之一。主要是预防深静脉血栓的形成,包括术后多活动按摩腿部,尽量早日下床活动。对于出现胸痛、呼吸困难等疑

似肺栓塞的临床表现时,应立即拍胸片等,并请相关科室抢救治疗。

8）尿道狭窄

①尿道外口狭窄:多因尿道口偏小,电切镜鞘长期压迫,牵拉导尿管的纱布压迫外口局部坏死、感染形成狭窄,治疗以外口扩张或切开腹侧尿道外口少许。

②膀胱颈挛缩:多由于电切过深,术后膀胱颈瘢痕挛缩狭窄,表现为排尿困难,膀胱镜检查可以确诊。治疗以冷刀切开或再次电切瘢痕组织。

③尿道其他部位狭窄:主要是插入电切镜时损伤尿道所致,直视下放入电切镜可减少尿道损伤的情况。

9）性功能障碍:表现为逆向射精、不射精或性欲低下等改变。

2. 经尿道前列腺切开术 1973 年 Orandi 首先进行了 TUIP,收到良好的治疗效果。许多学者对 TUIP 和 TURP 进行了比较,发现 TUIP 治疗后患者下尿路症状的改善程度与 TURP 相似。与 TURP 相比,TUIP 具有手术时间短、出血和并发症少,需要输血的危险性降低、住院时间缩短等优点,但再次需要手术率比 TURP 高。

TUIP 治疗的适应证与 TURP 相似,但更适宜前列腺体积小于 30ml 且无中叶增生的患者,以及一部分不适宜开放手术和 TURP 的患者如冠心病、肺功能不良的患者。

治疗分为两种方式:①6 点钟切开法,电切环置于膀胱颈后方,从 6 点切一沟延伸到精阜附近,近端显露内括约肌纤维,余处达包膜。②4 点和 8 点切开法,分别从膀胱颈 4 点和 8 点钟切开达前列腺尖部,深度达包膜。其余手术禁忌、手术注意事项、术后处理、并发症等与 TURP 基本相同。

3. 经尿道前列腺电气化术 TUVP 最早于 1972 年由 Mebust 等报道使用,在 20 世纪 90 年代后,将其与电切镜相结合,并发明滚轴状及宽而厚的气化电极,才得以广泛应用。

它的工作原理是通过高功率的电流产生的热能使前列腺气化而达到切割目的。因其气化的同时凝固血管,故手术中出血较少,但气化切割的速度较慢,故一般适宜较小的前列腺。近年来随着技术进步,一种铲状气化电极的出现使得切除腺体的速度加快,可切除较大腺体,同时具备气化封闭血管,出血少的优点。TUVP 的适应证、禁忌证、术前准备、手术方式、术后处理、并发症与 TURP 基本相同。

TUVP 尤适宜凝血功能较差和前列腺体积较小的患者。

4. 经尿道前列腺等离子双极电切术 1998 年英国佳乐(Gyrus)公司将等离子体技术(plasma 技术)用于前列腺切除。2000 年以后此项技术在我国迅速开展普及起来。它的工作原理是工作电极与回路电极均位于电切环内,高频电流通过释放的射频能量将导体介质转化为围绕电极的等离子体区,这一等离子体是由高电离颗粒构成,这些电离颗粒具有足够的能量将组织内的有机分子键打断,使靶组织融化为基本分子和低分子随即破碎、气化。

经尿道前列腺等离子双极电切术(bipolar transurethral plasmakinetic prostatectomy,TUPKP)的特点是用生理盐水做冲洗液,靶组织表面的温度仅 40~70℃,切割精确,止血效果好,热穿透浅。国内王行环(2003 年)报道用 TUPKP 治疗 600 余例 BPH 患者,无 1 例发生 TURS。TUPKP 的手术适应证、禁忌证、手术操作、术后处理、并发症与传统的 TURP 基本相同。

5. 激光治疗 前列腺激光治疗是通过组织气化或组织凝固性坏死后的迟发性组织脱落达到解除梗阻的目的。疗效肯定的方式有经尿道钬激光剜除术(transurethral holmiun laser enucleation of prostate,HoLEP)、经尿道激光气化术(transurethral laser vaporization)、经尿道激光凝固术(transurethral laser coagulation)3 种。

（1）经尿道钬激光剜除术:Ho：YAG 产生的峰值能量可导致组织的气化和前列腺组织的精确和有效的切除,随着大功率钬激光的开发及组织粉碎器的临床应用,HoLEP 得以实施。钬激光的优点是组织作用深度仅 0.5mm,有较好的安全性,同时对气化层面以下 3~4mm 组织产生良好的凝固作用,因此出血极少,手术视野清晰。用生理盐水进行灌洗,避免了组织吸收过多的液体而产生 TURS。HoLEP 切除下来的组织需要组织粉碎器粉碎,增加了损伤膀胱的危险和手术操作难度是其主要缺点(视频007-钬激光前列腺剜除术)。

Montorisi 等对 HoLEP 组与 TURP 组进行了比较,HoLEP 组平均手术时间长于 TURP 组［(74±

视频7 钬激光前列腺剜除术

19.5）min vs（57±15）min，$P<0.05$］，但术后留置导尿管时间明显缩短［（31±13）min vs（57.78±18.9）min，$P<0.001$］，住院时间也明显缩短［（59±19.9）h vs（85.8±18.9）h，$P<0.001$］，在术中和术后并发症包括勃起功能障碍和逆向射精方面，两者相似。HoLEP 对于 100g 以上、重度前列腺也能顺利切除。Matlage 等对 86 例患者行 HoLEP 治疗，患者前列腺体积均大于 125ml，平均为 170ml，手术时间为 128.1 分钟，住院时间为 26.1 小时，平均组织剜除 140.2g。

（2）经尿道激光气化术：TUVP 与经尿道前列腺电气化术相似，用激光能量气化前列腺组织，以达到外科治疗目的。近年来新兴的激光气化术的代表为磷酸钛氧钾晶体（KTP）激光前列腺气化术，这种激光波长 532nm，位于光谱中可见光的绿色区故又称绿激光。早期的绿激光功率都在 40W 以下，单独使用不足以使前列腺组织快速气化，故与钬激光联合使用。随着技术的进步，大功率（120～180W）绿激光设备研制出来，使其快速气化组织的能力明显加强，并单独使用。Chung 等（2011 年）报道了运用 120W 绿激光治疗长期接受系统性抗凝血治疗的大前列腺患者的临床效果和安全性，并以同期接受 TURP 治疗的患者为对照，发现大功率绿激光气化治疗可以安全有效的改善 BPH 患者术后的 LUTS。尽管如此，该项技术的应用实践相对较短，其远期疗效和安全性仍需大量临床研究证实。此外，该术式的一个缺点是无法收集手术标本进行病理检查，因此术前必须排除前列腺癌可能。

（3）经尿道激光凝固术：经尿道激光凝固术时光纤尖端与前列腺组织保持约 2mm 的距离，能量密度足够凝固组织，但不会气化组织。被凝固的组织最终会坏死、脱落，从而减轻梗阻。手术时，根据 B 超所示前列腺的大小，在横断面 12、3、6、9 点处激光照射，一般功率为 60W，每点照射 60～90 秒，两侧叶可照射时间较长一点，尖部照射时，避免损伤尿道外括约肌。

此项手术的优点是操作简单，出血风险及水吸收率低。采用 Meta 分析发现经尿道前列腺激光凝固术后需要导尿的尿潴留发生率和尿路刺激症状发生率分别为 21% 和 66%，明显高于 TURP 的 5% 和 15%。

6. 其他微创治疗

（1）经尿道微波治疗：TUMT 是将微波发射探头插入尿道，使微波辐射置于前列腺中央位置，在治疗前列腺增生时多采用这种途径。一般治疗选用超过 45℃ 的高温疗法。低温治疗属于理疗范畴，效果

差，不推荐使用。微波治疗可部分缓解 BPH 患者的尿流率和 LUTS 症状。适用于药物治疗无效（或不愿意长期服药）而又不愿意接受手术的患者，以及伴反复尿潴留而又不能接受外科手术的高危患者。微波治疗 BPH 后，5 年的再治疗率高达 84.4%，其中药物再治疗率达 46.7%，手术再治疗率为 37.7%。

（2）经尿道针刺消融术：经尿道前列腺针刺消融术（transurethral needle ablation, TUNA）是通过穿刺针将前列腺组织加热至 100℃，而在针的周围形成凝固坏死，产生 1cm 以上的空腔。是一种操作简单安全的治疗方法。适用于不能接受外科手术的高危患者，对一般患者不推荐作为一线治疗方法。Meta 分析术后患者下尿路症状改善为 50%～60%，最大尿流率平均增加 40%～70%，3 年需要接受 TURP 约为 20%。远期疗效还有待进一步观察。

（3）前列腺增生的电化学治疗：前列腺增生电化学治疗是我国自行开发的一种腔内介入方法，通过特制三腔气囊导尿管的阴阳极定位于前列腺，形成阴极、前列腺、膀胱内液、阳极之间的闭合电路，使前列腺局部变性、坏死、创面纤维化修复，造成前列腺尿道内腔扩大，达到解除或缓解机械性梗阻目的。电化学治疗具有操作简便、安全、微创、不需要麻醉、并发症少、患者痛苦小、恢复快、费用低等优点，特别适用于年老体弱和高危不能外科手术 BPH 患者，总有效率为 74%。

（4）前列腺支架治疗：是通过内镜放置在前列腺部尿道的记忆合金金属（或聚亚胺脂）装置，扩大后尿道的方法。适用于高危、不能耐受其他手术治疗、非中叶增生的 BPH 患者。前列腺支架可以缓解 BPH 所致的下尿路症状，作为反复尿潴留替代导尿的一种方法。常见的并发症有支架移位、钙化、支架闭塞、感染、慢性疼痛等。

（二）开放手术治疗

自 20 世纪 80 年代以后，随着内镜手术器械和技术的改进，腔内手术治疗 BPH 已在我国广泛开展。需要开放手术治疗的患者逐年减少，但这并不意味开放手术已被淘汰。因为对于前列腺体积>80ml，合并有巨大膀胱憩室、较大质硬的膀胱结石、巨大腹股沟疝影响经尿道手术、髋关节强直不能采取截石位的患者，仍需要施行开放性前列腺摘除术。此外，在腔内手术时遇到一些技术问题，如术中难以控制的出血、膀胱或前列腺包膜穿孔等并发症，必须立即改行开放手术加以挽救。

目前常用的开放手术方法有耻骨上前列腺摘除

术、耻骨后前列腺摘除术、保留尿道的耻骨后前列腺摘除术。

1. 耻骨上前列腺摘除术　1895 年 Fuller 施行了第 1 例经膀胱包膜内前列腺增生组织完整摘除。早期手术都是在盲视下进行。1911 年 Squier 对盲视下手术进行了改进，一是将切口切在膀胱顶部，二是将示指伸入，裂开前列腺前联合，从而剜除前列腺，减少了出血。1909 年 Thompson-Walker 进行了第 1 例直视下开放式耻骨上前列腺摘除术，通过缝扎膀胱颈部和前列腺包膜达到较好的止血效果。

以后对此术式的探索主要是尿液的引流和止血方法的改进，这些方面我国泌尿外科学者做了许多创新性的探索。吴阶平（1978 年）在第九届全国外科学术会议上提出耻骨上前列腺切除术不用留置导尿管的方法，自行设计了吴氏导管，术后不需尿道留置导尿管，大大减轻患者痛苦，起到较好的止血效果。术后尿路感染、附睾炎发生率明显减少。

1985 年苏州医学院郭震华在吴氏导管启发下，设计了一种耻骨上前列腺三腔气囊导管，这是我国首次研制成的国产三腔气囊导管（图 38-4）。操作方法类同吴氏导管，腺体摘除后，导管尖端送入后尿道，气囊置于前列腺窝，一般注水 10~20ml，目的是固定作用，使导管不致滑脱进入膀胱。气囊后方的导管两侧增加引流尿液和膀胱冲洗。沿导管缝合前列腺窝的创缘，使腺窝与膀胱隔离。导管经膀胱固定于腹壁，术后持续滴注灌洗膀胱。耻骨上前列腺三腔气囊导管使吴氏导管更加完善，被称为吴-郭导管。吴-郭导管经临床应用，止血效果好，术后患者免除了尿道留置导尿管的痛苦，并发症明显减少。2006 年 Hooman Djaladat 在《泌尿学杂志》发表了伊朗关于这种三腔气囊导管在耻骨上前列腺切除术中的报道。认为这种导管具有安全、能有效减少了术后尿路感染、尿失禁、尿道狭窄的并发症。可见当时吴、郭二氏提出的耻骨上前列腺切除术不用尿道留置尿管的构思迄今仍有指导意义。

（1）手术要点：耻骨上前列腺摘除术可经下腹正中切口或弧形切口。腹膜外显露膀胱，于膀胱前壁切开膀胱，探查膀胱内有无结石、憩室、肿瘤，并做相应处理一并解决。注意两侧输尿管开口与膀胱颈部的距离，以防术中误伤输尿管开口。耻骨上前列腺摘除术的操作要点是增生腺体剜除和腺窝止血、膀胱灌注引流的技术方法。①增生腺体剜除方法（图 38-5，图 38-6），最常用的方法是在膀胱颈部切开突入膀胱的腺体表面黏膜，以此切口用血管钳分离出增生腺体与外科包膜之间的平面，示指伸入此分离平面内，并紧贴腺体进行剥离，使腺体和包膜分离。剥离至尖部后，用拇指、示指紧贴腺体捏断尿道黏膜，或紧贴腺体剪断前列腺尖部尿道黏膜。操作时忌用暴力牵拉，防止尿道外括约肌损伤。②另一种方法可直接用手指伸入后尿道内，示指腹侧面挤压腺体前联合处尿道，撕裂联合处尿道黏膜，露出两侧增生腺体的间隙。由此间隙进入外科包膜内，使腺体与包膜分离，将腺体剜除。此法不易损伤尿道外括约肌。前列腺剜除后检查标本是否完整，腺窝内有无残留。如膀胱颈部厚唇抬高，应将后唇黏膜与肌层潜行分离后，楔形切除过多、过高的肌层，然后用 3-0 号可吸收线将后唇黏膜缝合固定于前列腺后壁，形成一漏斗状膀胱颈部，上述腺体剜除操作都是在盲视下进行，如遇腺体黏膜分离困难时，Guiteras 提出用另一手指在直肠内抬高前列腺，以便于术中前列腺摘除，也可防止损伤直肠。

腺窝止血和膀胱灌注引流：腺窝止血和膀胱灌注引流是近百年来研究改进手术操作的主要内容，也是前列腺摘除手术的关键问题。

目前腺窝止血方法取得很大进展，使这项手术的死亡率大为降低。目前较为成熟的操作规范是在腺体剜除后应迅速用热盐水纱布加压填塞于前列腺窝内，持续压迫 5~10 分钟。也有报道应用浸润注射用矛头蝮蛇血凝酶溶液的纱布填塞可达相似的止血效果。在此同时显露膀胱颈后唇创缘 5、7 点处，用 3-0 号可吸收线做贯穿肌层和外科包膜 8 字缝合，以结扎前列腺动脉。前列腺动脉是前列腺的主要供血血管，在膀胱前列腺连接部（相当于膀胱颈后唇 5、7 点位置）进入腺体。

另一种也可用 3-0 号可吸收线作膀胱颈后唇缘 3~9 点连续交错缝合，缝线穿过少部分的膀胱黏膜

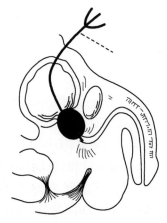

图 38-4　耻骨上前列腺三腔气囊导管

6

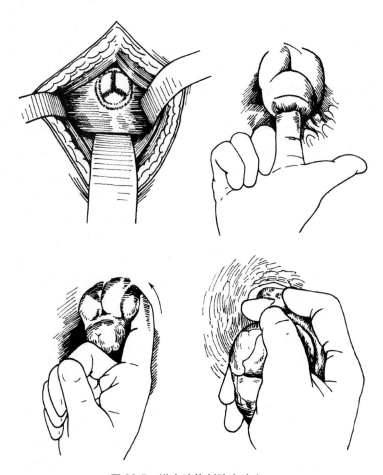

图 38-5　增生腺体剜除方法之一

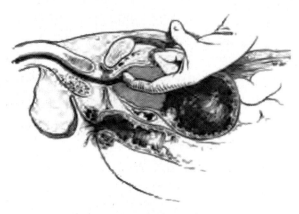

图 38-6　增生腺体剜除方法之二

肌层和贯穿前列腺包膜全层。如腺窝较大而出血明显者,可用 3-0 号可吸收线,将窝内后面包膜横行折叠缝合 2~3 针。若膀胱颈太宽,用 3-0 号可吸收线将窝口前缘做 1~2 针 8 字缝合,以缩小口径,可疏松通过一中指为宜。自尿道插入 F20 或 F22 三腔气囊导尿管,气囊注水 20~30ml,充盈后牵拉尿管,使气囊紧贴于膀胱颈部,将膀胱与前列腺窝隔离,同时压迫前列腺窝达到止血目的。腺窝内血液不致流入膀胱,将导尿管拉紧于尿道外口处用纱布扎紧固定。

一般不需膀胱造瘘,如患者术前有不稳定性膀胱症状,估计术后可能发生膀胱痉挛者,则于导尿管末端缝 1 根 7 号丝线,牵引丝线固定于腹壁,以减少对膀胱三角区的刺激。

（2）术后处理:①术后用纱布结扎导尿管于尿道外口,保持一定张力牵引气囊,持续压迫膀胱颈部。用生理盐水点滴冲洗膀胱,直至尿液转清。出血停止后,才可去除结扎在导尿管上的纱布。若仍有出血,应继续牵引球囊,压迫膀胱颈部。一般在术后 5~7 天拔除导尿管;②术后留置硬膜外麻醉导管,并连接镇痛泵 2~3 天,可达到良好的镇痛作用,防止膀胱痉挛。

（3）并发症及其防治

1）术中及术后出血:①术中剜除腺体困难或剜除平面不当;②膀胱颈创缘出血点未能有效缝扎;③膀胱与前列腺窝没有隔离;④术后膀胱痉挛引起膀胱出血,而血块又未及时冲出,血块阻塞导尿管造成引流不畅,又进一步加重膀胱出血;⑤术后便秘、灌肠、用力咳嗽等腹压增高,引起膀胱出血,或术中缝扎血管的可吸收线溶解或感染等因素可引起术后迟发性出血。防治出血的措施包括术前检查患者的凝血功能,有异常及时纠正。如术后出血,需及时清除血块,保持引流通畅。同时使用解痉药或术后镇痛防止膀胱痉挛。大量血块堵塞导尿管或大出血非手术治疗无效,需麻醉下清除血块,必要时再次手术止血。

2)术后排尿困难:常见原因包括术前患者膀胱逼尿肌失代偿,或神经源性膀胱,术后虽解除梗阻,但疗效不满意,仍无法排尿;术中腺体组织残留,术后可形成活瓣样阻塞,或多年后继续增生,再次引起排尿困难;术时前列腺窝口处理不当,如对抬高的膀胱颈部后唇未做楔形切除,或因止血而将膀胱颈口过分缝缩,引起膀胱颈狭窄;由于导尿管太粗或质量问题留置时间过长,均可引起尿道炎症感染,导致尿道狭窄,狭窄部位常见于尿道球膜部交界处和尿道外口。术后排尿困难可试行尿道扩张术。进一步可做尿道膀胱镜检查,膀胱颈部存在梗阻时,可行尿道内切开或膀胱颈部电切治疗。如证实有腺体残留,可行 TURP 手术切除残留腺体。

3)尿失禁:是前列腺切除术后严重并发症。男性后尿道可分为两个排尿控制带:①近端尿道括约肌,包绕着膀胱颈及前列腺至精阜的尿道前列腺部;②远端尿道括约肌,由 3 部分组成:内部固有的横纹肌、尿道周围骨骼肌、内部的平滑肌层。

前列腺摘除时近端尿道括约肌遭到不同程度的破坏,术后排尿控制主要靠远端尿道括约肌张力与膀胱内压间的平衡。若术时损伤远端尿道括约肌,术后可发生尿失禁。术后部分患者可能出现暂时性尿失禁,大多数可在短期内逐步恢复。如果远端尿道括约肌部分受损可通过加强盆底肌肉收缩的提肛训练,可望逐步得到恢复或改善。如远端尿道外括约肌严重损伤,可引起完全性尿失禁。处理较为棘手,姑息治疗一般以用集尿袋或阴茎夹为主。尿道黏膜下注射硬化剂、人工尿道括约肌等方法尚不十分完善和有效。

4)术中损伤包膜或直肠:当腺体与包膜粘连严重时,剜除腺体时用力不当或方向不对而撕裂包膜甚至直肠。因此当术中发现腺体剜除十分困难时,应另一手指伸入直肠,使前列腺向前顶起,直肠内示指可指示操作防止损伤直肠,千万不可强行操作。如损伤前列腺包膜时,可于耻骨后间隙进行修补。损伤包膜时,特别是大块缺损,往往不可能进行修补。为此可于膀胱颈后唇缝 2 针 7 号丝线,用直针将丝线通过前列腺窝穿出会阴,由助手拉紧丝线,使膀胱三角区拉入前列腺窝,用以覆盖包膜损伤处,丝线以小纱布固定于会阴部。术中损伤直肠,无法

直接缝合直肠时,此时将气囊注水压迫膀胱颈部,并牵拉以隔离膀胱与腺窝,术毕留置肛管。必要时可行暂时性乙状结肠造瘘,如术后形成前列腺窝尿道直肠瘘再择期行尿道直肠瘘修补术。

2. 耻骨后前列腺摘除术　1909 年 Van Stockum进行了第 1 例耻骨后前列腺摘除术,采用前列腺包膜纵行切口,剜除腺体后用止血棉填塞腺窝而不缝合。1935 年 Hybbinette 将该术式与膀胱切口结合起来,前列腺包膜纵行切口延长至膀胱下部从而可处理膀胱内病变。1945 年 Terrence millin 发展并标准化了该术式。他将前列腺包膜切口改为横切口,并预先缝扎血管止血,经包膜横切口剜除前列腺后封闭包膜,并经尿道插入导尿管至膀胱引流尿液。从而该手术标准化,被称为 Millin 手术。

(1)手术要点:Millin 手术采用下腹正中切口或下腹低位弧形切口,进入耻骨后间隙,稍分离前列腺包膜。包膜上做两排缝线结扎血管。采用横行或纵行切开包膜,用手指或血管钳钝或锐性分离,贴近腺体尖部用手指捏断或剪断尿道,将腺体向上翻转,于膀胱颈部紧贴腺体分离,剜除腺体。直视下腺窝内缝扎包膜出血点。如膀胱颈后唇抬高,行膀胱颈后唇楔形切除,颈部 5、7 点缝扎止血。采用前列腺包膜纵切口可延伸到膀胱颈部,可同时处理膀胱内病变。腺窝止血完善后,从尿道外口插入三腔气囊导尿管。经腺窝进入膀胱,气囊注水后,牵拉导尿管,使气囊压迫膀胱颈部,隔离膀胱与前列腺窝。可吸收线缝合前列腺包膜,导尿管向外牵拉固定(图 38-7,图 38-8)。

(2)并发症及其防治:①术中损伤输尿管开

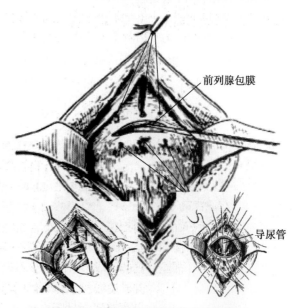

图 38-7　耻骨后前列腺切除术(正面观)

前列腺包膜

导尿管

6

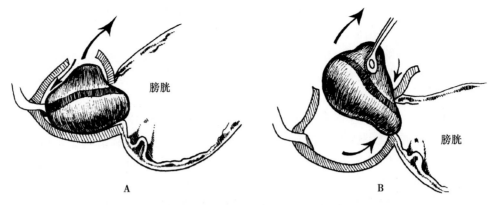

图 38-8　耻骨后前列腺切除术(侧面观)

口,当增生腺体突入膀胱腔,于膀胱颈部分离腺体时,操作不当,损伤过多颈部黏膜,可能损伤输尿管口,术时应检查输尿管开口是否完整,如有损伤,应行输尿管与膀胱抗逆流吻合。②耻骨后间隙感染,耻骨后引流不畅,有积血或外渗尿液积聚,易感染形成脓肿及耻骨炎症。术后局部疼痛明显,窗口脓性分泌物。

X 线片显示骨质破坏,常迁延难愈。此时应加强引流和抗感染治疗。其他并发症与耻骨上前列腺摘除术基本相同。

3. 保留尿道的耻骨后前列腺摘除术　保留尿道的耻骨后前列腺摘除术(prostatectomy with preservation of urethra,Madigan 手术)是经耻骨后尿道外将增生的前列腺摘除(图 38-9),由 Madigan 于 1970年提出,又称 Madigan 前列腺切除术。它将前列腺增生组织从耻骨后前列腺包膜下尿道外面摘除而保留了尿道的完整性,保存了局部解剖生理的完整性。

耻骨上、耻骨后开放性前列腺摘除术,摘除腺体的同时前列腺段尿道也一并切除,前列腺窝创面与膀胱、尿道均相通,腺窝需经肉芽组织及上皮修复,在修复过程中早期出血、血块滞留、感染及纤维组织

增生,后期瘢痕挛缩,都是引起术后并发症的根本原因。

Madigan 手术从解剖及组织学基础上免除了造成上述诸多缺点及并发症,保留完整的尿道,有效地防止损伤尿道内外括约肌。术后感染、出血、尿失禁、尿道狭窄等并发症明显降低。术后处理简单,恢复快。

Madigan 手术适应证同耻骨后前列腺摘除术,但对于 BPH 伴膀胱内病变、中叶增生明显、可疑前列腺癌以及前列腺摘除或 TURP 术后患者不适宜。曾经做过微波、射频等热疗的患者,往往粘连明显,为相对禁忌。

(1) 手术要点:手术方法与 Millin 手术相似,术时需插入导尿管作为标记,经腹膜外耻骨后显露膀胱及前列腺,达耻骨前列腺韧带,分离膀胱颈部前列腺两侧表面脂肪层。扪及前列腺动脉,一般从膀胱颈前列腺交界处外侧进入前列腺,用 4 号丝线缝扎。勿缝扎过深,以防损伤神经,影响阴茎勃起。再分离前列腺前方脂肪层,显露前列腺前方及两侧形成的3 个静脉丛,横行缝扎两排。两排缝线间切开前列腺包膜,用血管钳或手指在腺体与包膜间分离两侧

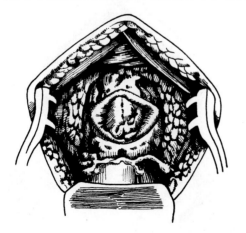

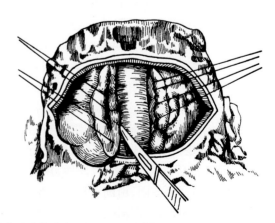

图 38-9　耻骨后保留尿道前列腺摘除术(Madigan 手术)

及后面。

于腺体中线处各缝扎两条牵引线后,在两侧牵引线之间切开腺体组织达尿道黏膜下,黏膜下可见微蓝色尿道,触摸尿道内已保留的导尿管,作为标记。边切边于切面深处缝牵引线,提起深层牵引线,用组织剪或手术刀在腺体与尿道黏膜下结缔组织之间锐性解剖,分别将两侧增生腺体从尿道外剥离,于后方会合。同时解剖到前列腺尖部及膀胱颈部,于尿道后正中切断前列腺左、右叶。使腺体完全与尿道分离。腺窝止血后,前列腺包膜不必缝合或仅部分缝合,以利引流防止腺窝内血肿压迫尿道。术后保留导尿,无须膀胱冲洗。

(2)并发症及其防治:术中腺窝出血系因前列腺动脉缝扎不彻底,可再于膀胱前列腺交界处外侧缝扎,多能奏效。前列腺包膜切缘出血,多为静脉出血,可于其远侧缝扎即可。术中损伤尿道时,首先应防止裂口继续扩大,可用5-0号可吸收线缝合修复。

(三)随访

在接受各类外科治疗后,应该安排患者在手术后1个月时进行第1次随访。第1次随访的内容主要是了解患者术后总体恢复情况和有无出现术后早期并发症(如血尿、附睾炎等)。一般在术后3个月评价手术疗效,建议采用I-PSS评分、尿流率和残余尿检查,必要时查尿常规和尿细菌培养。术后随访期限建议为1年。

包括尿道微波热疗在内的其他微创治疗由于治疗方式不同,其疗效与并发症不同,而且再次需要治疗率高,建议长期随访。随访计划为接受治疗的第6周和第3个月,之后每半年1次。

(温端改　黄玉华　谢立平)

参 考 文 献

1. 吴阶平.吴阶平泌尿外科学.济南:山东科学技术出版社,2004:1127-1233.
2. 那彦群.中国泌尿外科疾病诊断治疗指南.北京:人民卫生出版社,2014:245-266.
3. 张娟,徐瑞,丁彩霞,等.正常青年前列腺大体和组织学特征及分泌蛋白表达.临床与实验病理学杂志,2012,28(10):1078-1081+1085.
4. 秦凌辉,徐光勇,张荣贵,等.IPSS与前列腺体积、前列腺膀胱内突出度、最大尿流率、残余尿及体重指数相关性的研究价值.中国男科学杂志,2015,29(03):45-48.
5. 韩雨,曹延炜,于芹超,等.不同α受体阻滞剂联合M受体阻滞剂治疗伴有下尿路症状的前列腺增生的疗效比较.现代泌尿外科杂志,2014,19(05):311-314.
6. 郭震华,陈赐龄,颜纯海,等.耻骨上前列腺三腔气囊导管的设计与临床应用.苏州医学院学报,1986,(1-2):45-47.
7. 柯昌兴,王剑松,左毅刚,等.提高安全性的经尿道等离子前列腺剜除术.中华男科学杂志,2016.22(08):758-760.
8. Mottet N, Bellmunt J, Bolla M, et al. EAU-ESTRO-SIOG Guidelines on Prostate Cancer. Part 1: Screening, Diagnosis, and Local Treatment with Curative Intent. Eur Urol, 2016.
9. Fwu CW, Eggers PW, Kaplan SA, et al. Long-term effects of doxazosin, finasteride and combination therapy on quality of life in men with benign prostatic hyperplasia. J Urol, 2013, 190(1): 87-93.
10. Chung DE, Wysock JS, Lee RK, et al. Outcomes and complications after 532 nm laser prostatectomy in anticoagulated patients with benign prostatic hyperplasia. J Urol, 2011, 186(3):977-981.
11. Hoffman RM, Monga M, Elliott SP, et al. Microwave thermotherapy for benign prostatic hyperplasia. Cochrane Database Syst Rev, 2012(9): CD004135.
12. Bouza C, López T, Magro A, et al. Systematic review and meta-analysis of Transurethral Needle Ablation in symptomatic Benign Prostatic Hyperplasia. BMC Urol, 2006, 6:14.
13. Djaladat H, Mehrsai A, Saraji A, et al. Suprapubic prostatectomy with a novel catheter. J Urol, 2006, 175(6):2083-2086.

第三十九章

前 列 腺 炎

第一节 概　述

前列腺炎是成年男性常见病。前列腺炎可发生于各年龄段的成年男性,几乎 50% 的男性在一生中的某个时期曾受前列腺炎的影响。前列腺炎患者占泌尿外科门诊患者的 8%～25%。前列腺炎虽不是一种直接威胁生命的疾病,但严重影响患者的生活质量。这值得医学界的重视。

Drach 根据 Mearea-Stamey 提出的下尿路细菌感染定位诊断的"四杯法",检测前列腺按摩前初始尿 10ml(voided bladder one,VB1),中段尿液 10ml(voided bladder two,VB2),前列腺按摩液 10ml(expressed prostatic secretion,EPS),前列腺按摩后尿液 10ml(voided bladder three,VB3)。根据四个标本中的白细胞数和细菌培养结果,将前列腺炎分为:急性细菌性前列腺炎(acute bacterial prostatitis,ABP),慢性细菌性前列腺炎(chronic bacterial prostatitis,CBP),慢性非细菌性前列腺炎(chronic non-bacterial prostatitis,CNBP),前列腺痛(prostatodynia,PD)。Drach 分类法体现了以感染为前列腺炎主要病因的

认识,是第 1 个规范的前列腺炎分类法,称为传统分类法。但前列腺痛是一个比较模糊的概念,前列腺痛还有尚未认识或未被查出的相关疾病,这种分类法不够准确。

美国国立卫生研究院(national institutes of health,NIH)于 1995 年根据前列腺炎的基础和临床研究制定了一种新的分类法:Ⅰ型相当于传统分类法中的 ABP,Ⅱ型相当于传统分类法中 CBP,Ⅲ型慢性前列腺炎/慢性骨盆疼痛综合征(chronic prostatitis/chronic pelvic pain syndromes,CP/CPPS)相当于传统分类法中的 CNP 和 PD,Ⅲ型分为炎症性ⅢA 和非炎症性ⅢB 两个亚型。Ⅳ型,无症状性前列腺炎(asymptomatic inflammatory prostatitis,AIP)。1998 年国际前列腺炎合作网络(international prostatitis collaborative network,IPCN)对 NIH 分类法经过 3 年的临床研究和应用后正式批准了 NIH 新分类法表 39-1。

新的分类较传统方法有很大的进步,除增加了无症状性前列腺炎外,还将传统分类法中的 CNP 和 PD 合并为Ⅲ型,其发病机制、病理生理学改变目前仍不十分清楚。CP/CPPS 是由具有独特病因、临床

表 39-1　前列腺炎的 NIH 新分类

类型	名　称	特　征
Ⅰ	急性细菌性前列腺炎(ABP)	急性下尿路感染症状和全身症状,菌尿
Ⅱ	慢性细菌性前列腺炎(CBP)	反复发作下尿路感染,细菌定位在前列腺
Ⅲ	慢性前列腺炎/慢性盆腔疼痛综合征(CPPS)异常	骨盆区疼痛和不适,各种排尿症状和性功能无明显感染迹象
ⅢA	炎症性 CPPS	EPS/VB3 中可见多量的 WBC
ⅢB	非炎症性 CPP	SEPS/VB3 中 WBC 正常
Ⅳ	无症状炎症性前列腺炎(AIP)	活检/EPS/VB3/呈炎性表现,但无临床症状

特点和病理结构的一组疾病组成的临床综合征。因此,NIH 推荐用 CPPS 代替原有 CP 作为这一综合征的诊断名称。在诊断方面,除 EPS 常规检查外,NIH 还将"四杯法"(表 39-2)和"二杯法"(表 39-3)纳入了分型诊断建议,这有助于对无法提取 EPS 患者的临床诊断,同时也进一步提高了分型诊断的准确性。在临床实际工作中"四杯法"操作相对复杂、耗时,因此通常采用"二杯法",即收集前列腺按摩前后的尿液进行白细胞计数和细菌培养。

表 39-2　四杯试验(Meaes-Stamey 试验)

类型	标本	VB1	VB2	EPS	VB3
Ⅱ型	WBC	−	+/−	+	+
	细菌培养	−	+/−	+	+
ⅢA 型	WBC	−	−	+	+
	细菌培养	−	−	−	−
ⅢB 型	WBC	−	−	−	−
	细菌培养	−	−	−	−

表 39-3　二杯试验(PPMT)

类型	标本	按摩前尿液	按摩后尿液
Ⅱ型	WBC	+/−	+
	细菌培养	+/−	+
ⅢA 型	WBC	−	+
	细菌培养	−	−
ⅢB 型	WBC	−	−
	细菌培养	−	−

新的 NIH 分类法已获得全球多数学者认可,并广泛应用于临床和研究,已经作为前列腺炎的诊断规范,在指导治疗策略选择上对各种不同类型的前列腺炎更有针对性。

第二节　Ⅰ型前列腺炎

又称"急性细菌性前列腺炎",系由机体抵抗力下降,同时毒力较强细菌或病原体感染前列腺并迅速繁殖引起。常见病原体依次为大肠埃希菌、肺炎克雷伯菌、变形杆菌、假单胞菌属等,经血行或尿道逆行感染致病,多为单一病原菌感染。全身感染、纵欲过度、酗酒等均可诱发急性前列腺炎。

一、病　因

病原微生物感染为 ABP 的主要致病因素。多发生于机体抵抗力差的患者,细菌或其他病原体毒力较强,前列腺感染后病原体迅速大量生长繁殖。其感染途径可以是:①通过血行途径引起感染,如呼吸道、皮肤、软组织的感染源通过血行引起前列腺炎;②逆行感染,多见于由尿道炎和(或)感染尿液逆流入前列腺引起的急性感染;③由邻近器官的炎症,如直肠、结肠、下尿路感染通过淋巴系统引起前列腺炎。

二、临床表现

1. 全身症状　表现为全身感染中毒症状,如高热、寒战、乏力,严重者可以出现败血症,低血压症状。

2. 排尿症状　表现为尿频、尿急、痛性排尿、尿道灼痛等,可伴有脓性尿道分泌物。前列腺炎症水肿严重时,压迫前列腺段尿道可导致排尿不畅,尿线变细,尿滴沥,甚至排尿困难引起急性尿潴留。

3. 局部症状　患者可出现下腹部、外生殖器、会阴部疼痛,直肠胀痛不适,有便意,排大便结束时尿道流出脓性分泌物。

4. 并发症　急性炎症可直接扩散至精囊,引起急性精囊炎。急性炎症细胞可经前列腺与精囊的淋巴管在骨盆中的交通支,经淋巴管进入输精管,导致输精管炎或附睾炎。急性前列腺炎如未能控制,继续发展可形成前列腺脓肿,前列腺脓肿可向直肠或尿道破溃。

三、诊　断

(一)病史和体格检查

患者一般有典型的临床症状和急性感染病史,表现为高热、寒战、尿频、尿急、尿痛等尿路刺激症状及耻骨上、会阴部、外生殖器疼痛等症状。多数患者常突然发病,可能发病时以全身症状为主,全身症状可能掩盖排尿症状和局部体征,导致误诊为全身发热性疾病。直肠指检可发现前列腺肿胀,部分或整个腺体质地坚韧、不规则,压痛明显。急性炎症期禁忌前列腺按摩,避免炎症扩散,引起菌血症或脓毒血症。若当病程延至 7~10 天以上,持续高热,血白细胞计数增高时应怀疑前列腺脓肿形成,直肠指检时前列腺明显增大,质地软,有波动感。老年患者反应性差,临床症状不明显或者合并呼吸道感染时,往往

6

会漏诊、误诊而延误病情。

急性前列腺炎还需与急性上尿路感染相鉴别。上尿路感染多见于女性,临床多表现为发热、腰痛、尿培养阳性,但往往无排尿困难症状。BPH患者伴有下尿路感染时,往往表现为尿频、尿急、尿痛、血尿、排尿困难及尿潴留,可是一般不伴有畏寒、发热,直肠指检(digital rectal exam,DRE)时无前列腺波动感及肛温升高。

(二)实验室检查

血常规检查白细胞及中性粒细胞计数升高。尿常规检查可发现大量脓细胞,尤以初始尿或终末尿液更为显著。血液和中段尿细菌培养检查应在抗生素使用前进行,以便了解全身中毒情况,明确感染病原体,以及药物敏感情况,便于制定治疗方案。治疗36小时后症状如无改善可行经直肠B超检查排除前列腺脓肿形成及下尿路其他病变的可能。

四、治　疗

急性前列腺炎的抗感染治疗是首选治疗方法,宜尽早进行。一旦得到临床诊断或血、尿细菌培养结果后应立即应用广谱、易进入前列腺组织和前列腺液的抗菌药物。由于Ⅰ型患者腺体呈弥漫性炎症,组织血管通透性增加,提高了药物从血浆进入前列腺组织内浓度,因此药物选择相对较宽。现在一般应用广谱青霉素类、三代头孢菌素、氨基糖苷类或喹诺酮类等药物,如青霉素80万~160万,每次6~8小时或氨苄西林1.0~2.0g,每6小时1次。庆大霉素8万U,每12小时1次(20~50岁患者),或4万U,每12小时1次(50岁以上患者)。头孢曲松1~2g/d,左氧氟沙星0.5~0.75g/d,环丙沙星0.2~0.4g/d,静脉用药。当上述细菌及药敏试验结果明确后,可根据药敏试验结果进行药物调整。静脉用药后全身发热等症状明显改善后,可改用口服抗生素,如诺氟沙星400mg,每日2次;氧氟沙星200mg,每日3次;洛美沙星500mg,每日2次;头孢妥仑匹酯200mg,每日2次;头孢地尼200mg,每日2次,疗程至少4周。严重者可用头孢曲松(菌必治)1g,每次6小时,静脉输注至体温正常后改为肌内注射,1周后口服喹诺酮类等药物。一般来讲,疗程宜长勿短,症状较轻的患者也应口服抗生素2~4周。治疗不彻底可迁延成CBP,约有5%的ACP最后转变为CBP。

对于急性前列腺炎抗感染疗效不佳者,在考虑致病菌对药物敏感性差的同时,还应考虑是否有前列腺脓肿形成可能,可进行TRUS检查来明确诊断。多在抗生素治疗无效的36小时内进行。当前列腺脓肿形成时,可经直肠超声引导下细针穿刺引流、经尿道切开前列腺脓肿引流、经会阴穿刺引流,经会阴切开引流现已少用。

在抗感染治疗的同时,还应根据不同病情给予相应的对症、支持治疗:高热时可给予物理降温或解热镇痛药并输液治疗;会阴部胀痛不适时予吲哚美辛栓缓解疼痛;急性尿潴留时可用细导尿管,但留置尿管的时间不宜超过12小时。如不能耐受或需长期引流者可行耻骨上膀胱穿刺造瘘引流;排尿困难时给予α受体阻滞剂如哈乐0.2~0.4mg,每日1次,或特拉唑嗪2~4mg,每日1次,或阿夫唑嗪5mg,每日2次,至少服用2周。

急性前列腺炎经过积极治疗者预后一般良好。但部分患者急性前列腺炎可持续存在,因此至少在3个月随访期内行细菌培养以指导治疗。急性前列腺炎的治愈标准为:症状消失、局部肿胀消退,前列腺无触痛,连续3次以上前列腺液检查均为阴性者;有效:临床症状改善,但前列腺常规检查仍达不到正常标准;无效:治疗1周症状、体征仍无改善者。

第三节　Ⅱ型前列腺炎

又称"慢性细菌性前列腺炎",当机体抵抗力强或感染细菌致病力弱时发生。常见病原体依次为葡萄球菌属、大肠埃希菌、棒状杆菌属及肠球菌属、衣原体和支原体等,多经逆行性感染致病,可为单一或多种病原混合感染,临床表现多样。

一、病因及发病机制

致病因素主要是病原体感染,但机体抵抗力较强和(或)病原体毒力较弱。发病机制以尿路感染患者发生尿液逆流,病原体进入前列腺引起感染。长期反复下尿路感染和存在前列腺结石,可能是病原体持续存在和感染反复发作的重要原因,为主要发病机制。ABP未治愈也可迁延为CBP。病原体主要为葡萄球菌,其次为大肠埃希菌、棒状杆菌属及肠球菌属。经过常规细菌培养确诊为CBP患者仅占CP的5%~8%。

二、临床症状

1. 排尿症状　多数患者有反复发作下尿路感染症状,尿频,尿急,夜尿增多,排尿不尽,尿滴沥。有时尿末或大便后有乳白色前列腺液排出,称为尿道滴白。

2. 疼痛　患者可表现为会阴部、骨盆区、耻骨上外生殖器疼痛,有时射精后疼痛不适是突出症状之一。

三、诊　　断

（一）病史、体格检查

多数患者有反复发作的排尿异常和会阴骨盆区下腹部疼痛症状,下尿路感染症状,反复发作持续3个月以上是 CBP 的主要特征。直肠指检:前列腺较正常增大或略小,表面不规则,两侧叶不对称,有时可能触及局限性硬节或囊性隆起,并有压痛。常规进行前列腺按摩后获得 EPS,进行细胞学检查和细菌培养。

（二）实验室检查

1. 尿液检查　前列腺按摩前应先进行尿常规分析和尿沉渣检查,以便了解尿路感染情况。急性尿路感染禁忌前列腺按摩。

2. EPS 常规检查　pH 正常值为 6.3～6.5。通常采用湿涂片镜检,正常 EPS 中白细胞≤10 个/HP,卵磷脂小体均匀分布于整个视野;当白细胞>10个/HP,卵磷脂小数量减少时有诊断意义。白细胞增多是炎症诊断的主要指标。白细胞胞质内含有吞噬的卵磷脂小体或细菌碎片成分的巨噬细胞是前列腺炎的特有表现。当前列腺有细菌真菌滴虫等病原体感染时,可在 EPS 中检测出这些病原体。

3. 细菌学检查　病原体定位试验采用"四杯法"或"二杯法"试验,结果在 EPS/精液和 VB3 中发现白细胞增高,以及细菌培养阳性者可诊断为Ⅱ型慢性细菌性前列腺炎。二杯法试验结果显示,按摩前后尿液镜检白细胞增高,细菌培养阳性,可诊断为Ⅱ型慢性细菌性前列腺炎。沙眼衣原体（chlamydia trachomatis,Ct）、溶脲脲原体（ureaplasma urealyticum,Uu）和人型支原体（mycoplasma hominis,Mh）是非细菌性感染的主要病原体。目前临床上检测 Ct 主要采用聚合酶链反应（polymerase chain reaction,PCR）和连接酶链反应（ligase chain reaction,LCR）法,两者具有灵敏度高、特异性强的特点。Uu 和 Mh 的检测金标准是培养法,结合药敏试验可以为诊断和个体化治疗提供有力参考。

4. 超声检查　经直肠 B 超可观察到完整的前列腺图像。腺体呈现不同的超声征象,如高密度、中密度回声提示腺体淀粉样变和纤维化,无回声提示炎症,光点回声提示有钙化或结石。但超声检查对慢性前列腺炎诊断缺乏特异性表现,与临床症状相关性差,因此不列为常规检查项目。

四、治　　疗

（一）抗生素治疗

Ⅱ型患者应以抗生素治疗为主。药物的选择除了按照 EPS 和尿细菌培养结果选择应用细菌敏感药物外,还应考虑药物穿透前列腺包膜进入前列腺体内的能力。药物穿透前列腺包膜屏障的能力取决于药物与血浆蛋白结合率、离子化的程度及药物化学特性、酸性或碱性和脂溶性或水溶性。因此,选用抗生素应具备以下条件:①药物与血浆蛋白结合率低,游离性药物才能进入前列腺组织扩散;②脂溶性药物,因为前列腺含有大量的脂质,脂溶性药物易进入前列腺组织;③药物特性为酸性,酸性药物在偏碱性环境中作用增强。

从药敏试验结果上看,目前对治疗金黄色葡萄球菌性前列腺炎,头孢哌酮钠敏感性较高,对其他细菌作用亦较强。阿米卡星、妥布霉素药物敏感性尚可,但由于肾毒性、耳毒性,其应用受到限制,且在临床治疗中对头孢曲松钠及喹诺酮类耐药性较为严重;而大环内酯类、青霉素类耐药性更为严重,这与近年来广泛应用有关。因此宜选用脂溶性偏酸性及与血浆蛋白结合率低,离子化程度高的抗生素,如喹诺酮类、大环内酯类、四环素类等,采用足量、足疗程科学给药的原则,提高细菌性前列腺炎的治愈率。

喹诺酮类属两性离子,可在不同的 pH 环境中发挥作用,在前列腺组织中浓度高于血浆浓度,是Ⅱ型患者首选的抗生素药物。常用的药物有诺氟沙星400mg,每日 2 次,环丙沙星 500mg,每日 2 次,洛米沙星 200mg,每日 2 次,左氧氟沙星 500mg/d,以及新型氟喹诺酮类药物美西沙星 400mg/d。美西沙星在前列腺内药物浓度高于其他喹诺酮类药物,抗菌谱广,对革兰阴性阳性及厌氧菌均有效。主要作用于需氧革兰阳性、阴性球菌、厌氧菌、支原体和衣原体等。大环内酯类药物如红霉素 500mg,每日 2 次;克拉霉素 500mg,每日 2 次;四环素类如盐酸米诺环素（美满霉素）100mg,每日 3 次;美他环素,每日 2次;磺胺类药物如复方磺胺甲唑 2 片,每日 2 次。磺胺类药物以往为治疗 CBP 的主要药物,由于各种有效药物的不断问世,其与氟喹诺酮类药物相比效果差,现在临床上已经很少应用。

克拉霉素是一种新型大环内酯类的抗生素,其

6

通过阻碍细胞核蛋白 50s 亚基的联结,抑制蛋白质合成,而产生抑菌作用。克拉霉素不仅抗菌谱广,对胃酸稳定,口服生物利用度高,并且有较好的组织穿透性,半衰期长,在尿中浓度及前列腺中浓度高,故有利于细菌性前列腺炎的治疗。

Ⅱ型前列腺炎抗生素治疗推荐长疗程,疗程为 4~6 周。治疗期间对患者进行阶段性疗效评价,疗效不满意者,改用其他抗生素。或不同药物轮番应用。

(二) α 受体阻滞剂

α 受体阻滞剂可缓解后尿道压力和盆底肌痉挛,因此可以减轻或消除尿流逆流病原体进入前列腺,对于下尿路症状和疼痛症状者可以缓解症状,是治疗Ⅱ型的基本药物。因此抗生素联合应用 α 受体阻滞剂不仅针对Ⅱ型发病机制而且能更有效地改善症状,常用 α 受体阻滞剂有阿夫唑嗪(alfazosin,桑塔)5mg,每日 2 次;多沙唑嗪(doxazosin,可多华)4mg,每日 1 次;坦索罗辛(tamsulosin,哈乐)每日 0.2mg。α 受体阻滞剂治疗时间至少 3 个月。

(三) 其他治疗

包括对持续反复发作者可前列腺按摩,每周 2~3 次,持续 2 个月以上前列腺按摩可以缓解局部充血,减少分泌物淤积,清除前列腺内细菌;坐浴疗法;中药治疗根据分型选择如翁沥通、前列安栓、中药灌肠等;至于前列腺穿刺药物注射或经尿道前列腺灌注治疗,一方面为有创治疗,另一方面目前无循证医学证据,不推荐用于临床治疗。各种其他治疗主要起到改善前列腺局部血运、疏通腺管、提高局部组织代谢率等作用。可根据患者病情,在配合有效抗生素治疗的情况下,酌情选 1、2 种,采取综合治疗,提高Ⅱ型前列腺炎的治愈率。患Ⅱ型前列腺炎的患者应终身禁酒,禁辛辣饮食,避免疲劳和防止会阴部受凉。

第四节　Ⅲ型前列腺炎

又称"慢性前列腺炎/慢性骨盆疼痛综合征"(CP/CPPS)是前列腺炎中最常见的类型,约占慢性前列腺炎的 90% 以上,但发病机制尚不清楚。主要表现为长期、反复的骨盆区域疼痛或不适,持续时间超过 3 个月,可伴有不同程度的排尿症状和性功能障碍,严重影响患者的生活质量。该型又可再分为ⅢA(炎症性 CPPS)和ⅢB(非炎症性 CPPS)两种亚型。

一、病因及发病机制

Ⅲ型的发病机制至今尚未完全阐明。目前认为是由具有各自独特病因、临床特点和结局的一组疾病或临床综合征。病因学十分复杂,可能是多种病因,其中一种或几种病因起关键作用,或者某些不同疾病具有相同或相似的临床表现,甚至这些疾病已治愈,而它所造成的损害与病理改变仍然持续独立起作用。多数学者认为主要病因是病原体感染,炎症和异常的盆腔神经肌肉活动共同作用。

(一) 病原体感染

CP/CPPS 患者虽然常规细菌培养未能分离出病原体,但仍然可能与某些细菌、沙眼衣原体和支原体等病原体感染有关。Kreiger 对 CP/CPPS 患者进行前列腺活检,经 PCR 法检测到细菌 16Sr RNA,阳性率高达 77%,认为细菌感染可能是 CP/CPPS 的重要致病原。病原体可能为厌氧菌及细菌变异为 L 型有关。沙眼衣原体、支原体、真菌和病毒也可能是致病因素。

(二) 排尿功能失调

某些因素引起尿道括约肌频繁过度收缩或痉挛,导致功能性梗阻或逼尿肌-括约肌协同失调,造成前列腺部尿道压力升高,尿液逆流进入前列腺。尿液内容物(病原体、化学物质等)进入前列腺,将引发前列腺组织细菌感染或无菌性炎症反应,也可能是引起排尿异常和骨盆区域疼痛的主要原因之一。

(三) 神经内分泌因素

CP/CPPS 患者受到炎症刺激时,痛觉冲动经分布在尿道、膀胱神经支配相关的腰骶脊髓,并通过生殖股神经、髂腹股沟神经传出,导致会阴部、腹股沟的肌肉收缩,引起疼痛,因而 CP/CPPS 患者疼痛具有内脏器官疼痛特点,引起前列腺和相应部位出现牵涉痛。同样神经肌肉功能障碍引起盆底会阴部肌肉痉挛,也可产生上述部位疼痛。

(四) 氧化应激学说

正常情况下,机体氧自由基的产生、利用、清除处于动态平衡,当氧自由基产生过多,或(和)清除相对降低,使氧化应激作用增强,环氧化酶(CoX)被激活催化花生四烯酸产生前列腺素 E2(PGE2),PGE2 不仅本身是致病物质,还能增强其他致病物质的作用。Shahed 等发现,CP/CPPS 患者 EPS 内存在氧化应激增强,PGE2 水平增高,氧化应激作用增强可能是 CP/CPPS 疾病原因之一。

（五）盆腔相关疾病因素

Terasaki 采用三维磁共振静脉造影（3D-MRV）发现前列腺被膜上静脉增粗，膀胱后和盆腔侧静脉丛充血，以及阴部内静脉出现狭窄或阻断征象，找出了前列腺痛的盆腔内静脉充血的病因，因此 CP/CPPS 可能与盆腔静脉充血相关。

（六）精神心理因素

Ⅲ型患者多数存在明显的精神心理因素，焦虑、抑郁可通过精神-神经递质-神经这一环路，导致自主神经功能紊乱，造成后尿道神经肌肉功能失调，盆底肌痉挛，呈现排尿功能失调及骨盆区域疼痛。

（七）免疫反应异常

近年来研究显示免疫因素在 CP/CPPS 的发病和演变过程中发挥重要作用。研究发现在该类患者 EPS、精浆、血液或前列腺组织中白细胞介素（IL）-1、6、8，以及肿瘤坏死因子（TNF-α）等细胞因子水平发生变化。John 等发现，ⅢB 型患者血清和精液中 IL-6 与免疫球蛋白浓度升高，提示患者存在自身免疫反应，IL-6 IgA 可能是ⅢB 型的标志物。范治璐等发现Ⅲ型患者 EPS 中免疫抑制因子（IAP）含量比血清内明显减少。IAP 主要由肝细胞及巨噬细胞产生，参与体液免疫反应的全过程，当 IAP 在某一组织内减少时，体液免疫反应可增强，引起自身免疫反应，这在ⅢB 患者尤为明显。此外，还有研究报道与无症状健康人相比，CPPS 患者 EPS 中的协同共刺激分子 B7-H3 水平也明显下降，而该分子在抗原提呈和 T 细胞活化中具有负向调节能力。

（八）下尿路上皮功能障碍

近来研究发现 CPPS 与间质性膀胱炎在临床表现、钾敏感试验及药物治疗方面有诸多类似，推测两者可能具有相似的发病机制，即"下尿路上皮功能障碍"。尿液中的阴、阳离子与尿路上皮的保护（如上皮细胞糖蛋白 GP51、表皮生长因子）和损害因素（如抗增殖因子 APF）共同构成一个尿路上皮周围复杂而平衡的微环境。当微环境受到感染、辐射、精神紧张、神经源性疾病引起的刺激破坏后会导致尿路上皮出现一系列功能障碍和病理生理变化。

二、临床表现

（一）排尿症状

患者常表现为尿频、尿急、尿痛，排尿时尿道灼热或疼痛，夜尿增多，排尿不畅，尿线无力或尿线分叉，尿末滴沥，尿末或大便时出现尿道滴白。上述症状时重时轻，反复发作。

（二）疼痛

患者常出现会阴部、下腹部、腹股沟区、大腿内侧、阴茎、阴囊、腰骶部疼痛、坠胀痛、酸痛或剧痛。可一处或多处出现疼痛，也可在不同部位交替出现疼痛，严重程度不一，反复发作。

（三）精神症状

患者常表现为焦虑、抑郁、紧张、恐惧，出现明显精神心理和人格特征改变，严重者多疑，甚至有自杀倾向。也可出现性心理异常，性欲减退，痛性勃起，射精痛，甚至勃起功能障碍。

三、诊　断

（一）病史

Ⅲ型患者主要表现为排尿异常、会阴部、耻骨上区、腰骶部疼痛和精神异常。CP/CPPS 尽管病因不同，但都以疼痛为主要表现，反复发作持续 3 个月以上是 CP/CPPS 的诊断特征。Ⅲ型患者症状多变，每个患者各不相同，可有某一症状也可同时存在许多复杂症状。同一患者在不同时期也可表现出各种不同症状。症状严重程度可采用 NIH 慢性前列腺炎症状指数（NIH-CPSI）进行评估。NIH-CPSI 包括疼痛或不适、排尿症状、生活质量 3 个方面 9 个问题组成的调查表（表39-4）。第 1 部分为疼痛部位、频率和严重程度，由问题 1~4 组成（0~21 分），第 2 部分为排尿症状，评估排尿不尽感和尿频的严重程度，由问题 5~6 组成（0~10 分），第 3 部分评估生活质量，由问题 7~9 组成（0~12 分），总分 43，按症状严重程度分为轻度 1~14 分，中度 15~29 分，重度 30~43 分。

（二）体格检查

患者应进行全面体格检查，尤其是泌尿生殖系统，检查阴茎、尿道外口、睾丸、附睾和精索、外生殖器，以及下腹部、腰骶部、会阴部。直肠指检尤为重要，检查肛门紧张度、疼痛，盆壁触痛，盆底肌肉紧张度，盆腔有无压痛等，以及前列腺大小、质地、压痛，并进行前列腺按摩获取 EPS。

（三）实验室检查

1. 尿常规检查　以排除尿路感染。

2. EPS 检查　pH 升高呈碱性，提示ⅢA 型 EPS 中白细胞升高，前列腺炎症时组织水肿，组织内压升高，微循环障碍，前列腺上皮分泌功能损害，因此 pH 升高，若没有炎症或 EPS 中尿酸升高，导致 pH 降低呈酸性，可能提示ⅢB 型。

前列腺液常规中白细胞的数量，在一定程度上

6

表39-4　NIH慢性前列腺炎症状评分（CPSI）

A. 疼痛或不适评分

1. 在上1周里，在下列部位是否感到疼痛或不适　　是　否

 a. 肛门与阴囊间□1　□0

 b. 睾丸□1　□0

 c. 阴茎头□1　□0

 d. 腰骶部、膀胱区□1　□0

2. 上1周是否经历过　　是　否

 a. 排尿时疼痛或烧灼感□1　□0

 b. 射精时或其后感到疼痛或不适□1　□0

3. 上1周中，上述部位疼痛或不适的频度

 □0 从不　□1 偶尔　□2 有时　□3 经常　□4 多数时候　□5 总是

4. 您觉得用哪个数字来描述您的疼痛或不适最合适

 □0　□1　□2　□3　□4　□5　□6　□7　□8　□9　□10

 无痛　　　　　　　　　　　　　　　　最痛

B. 排尿症状评分

5. 上1周里排尿不净的感觉频度

6. 上1周中，排尿后不到2小时又有排尿的感觉的频度

 □0 从不　　□0 从没有

 □1 少于1/5 的次数　□15 次中不到1次

 □2 少于1/2 的次数　□2 不足半数

 □3 大约半数　□3 大约半数

 □4 半数以上　□4 多于半数

 □5 几乎总有　□5 几乎总是

C. 生活质量评分

7. 上述症状是否影响你日常生活

 □0 无影响

 □1 仅有一点

 □2 有一些

 □3 很多

8. 你是否总在考虑你的症状

 □0 没有

 □1 仅有一点

 □2 有些时候

 □3 不时地在想

9. 如不治疗就这样过以后的生活，你怎么想？

 □0 非常满意　□1 满意　□2 基本满意　□3 满意与不满意差不多各半

 □4 基本上不满意　□5 不满意　□6 非常不满意

MIH-CPSI 得分计算：

◆疼痛或不适症状：项目1+2+3+4=

◆排尿症状：项目5+6=

◆生活质量影响：项目7+8+9=

◆症状严重程度（疼痛+排尿症状）：1+2+3+4+5+6=

 ◇轻度0~9　中度10~18　重度18~31

◆总体评分：1+2+3+4+5+6+7+8+9=

 ◇轻度1~14　中度15~29　重度30~43

可反映前列腺有无感染，并有助于前列腺炎的分类。当白细胞>10个/HP，或发现胞质内有吞噬的卵磷脂小体或细胞碎片等成分的巨噬细胞，提示炎症可能为ⅢA型；若白细胞正常则可能提示ⅢB型。但是，白细胞的数量不能完全反映前列腺炎的严重程度。因为前列腺有许多腺管开口，前列腺局部感染可仅造成受累腺体腺管的堵塞。前列腺按摩时，感染病灶的前列腺液因腺管堵塞未能流出，而滴出的前列腺液则来自于无感染的腺体。有的患者经过治疗后，堵塞的腺管畅通了，症状减轻了，前列腺液中的白细胞反而增高，这可能并不意味着病情加重，而是疾病有所改善的表现。此时应继续抗感染治疗。因此，对于EPS中白细胞数量的评估，要结合患者的症状、前列腺局部的体征等因素综合考虑，反复进行前列腺液常规检查，才能做出准确的判断。

3. 细菌学检查　行"二杯法"或"四杯法"进行病原体定位。四杯法取患者按摩前初段尿（VB1）、中段尿（VB2），按摩后初段尿（VB3）各10ml，及EPS进行镜检和细胞培养，若标本细菌培养均阴性，而EPS、VB3中发现白细胞，提示ⅢA型，而标本中均

未发现白细胞者应考虑为ⅢB型。二杯法为取患者前列腺按摩前中段尿和按摩后初段尿液各10ml,若细菌培养均为阴性,按摩前尿液未发现白细胞,按摩后尿液发现白细胞,应考虑Ⅲ A型;若按摩前后均未发现白细胞应考虑ⅢB诊断。目前临床上推荐采用二杯法。

4. 其他病原体检查 沙眼衣原体主要采取PCR、LCR技术,支原体检测通常采用培养法,真菌直接涂片染色和分离培养,病毒则采用前列腺组织培养或PCR技术、免疫学检查EPS、IAP、IgA、IgG等。

5. 精液检查 临床工作中可能无法取得EPS,可采用精液细胞学及细菌学检查。

(四)器械检查

1. 超声检查 经直肠B超能准确测量前列腺大小及腺体内部结构。Ⅲ型患者前列腺回声不均匀,常发现前列腺内局部钙化或存在前列腺结石,以及发现前列腺周围静脉丛扩张表现,并能鉴别前列腺良性或恶性病变以及精囊和射精管病变。

2. 尿流率、尿流动力学检查 尿流率检查有助于快速了解患者的大致排尿情况,排除精神心理等主观因素影响。尿流动力学检查可以进一步了解患者膀胱出口梗阻和膀胱功能情况,如压力-流率测定发现最大尿道闭合压力增高,尿道外括约肌痉挛,逼尿肌-尿道外括约肌协同失调等。通过治疗前后对比还可以鉴别器质性慢性排尿功能异常,如膀胱颈部痉挛、不稳定性膀胱、逼尿肌无力、神经源性逼尿肌-括约肌协同失调等器质性尿道梗阻,为个体治疗提供参考。

3. 膀胱尿道镜检查 当患者有血尿,尿液分析或其他检查提示可疑有膀胱、尿道病变,如恶性肿瘤、结石、尿道狭窄、膀胱颈异常等需外科手术处理者进行膀胱镜检查。Ⅲ型患者不推荐作为常规检查手段。

4. CT和MRI 不作为推荐的常规检查。只有当需要鉴别精索、射精管及盆腔器官病变时才考虑行CT和MRI检查。

5. 前列腺穿刺活检 CP/CPPS患者经多种治疗症状无改善,应行PSA检查。当PSA水平明显增高,或直肠指检发现前列腺体明显异常,可疑前列腺恶变时应行前列腺穿刺活检。Ⅲ型患者不推荐常规行前列腺穿刺病检。前列腺病理检查对前列腺诊断分型并无实际临床价值。

四、治 疗

CP/CPPS病因比较复杂,发病机制迄今为止尚未完全阐明,因此还没有明确的治疗方案,多为经验性治疗。治疗目标主要是缓解疼痛、改善排尿症状和提高生活质量。临床最常用的3种药物是抗生素、α受体阻滞剂和非甾体类抗炎镇痛药,其他治疗方法有M受体阻滞剂、植物制剂、中医中药、抗抑郁药、抗焦虑药、前列腺按摩、生物反馈及热疗。单一治疗方法效果不理想,多采用一种治疗方法为主,同时辅以其他治疗方法的综合治疗。Ⅲ A型推荐先应用抗生素2~4周,同时应用α受体阻滞剂、非甾体抗炎镇痛药,也可应用M受体阻滞剂及植物制剂。选用中医中药、前列腺按摩等手段为辅助治疗。ⅢB推荐以α受体阻滞剂为主(12周)、非甾体抗炎镇痛药、植物制剂、M受体阻滞剂及前列腺按摩为辅,必要时进行心理治疗及抗抑郁药和抗焦虑药。

1. 抗生素治疗 Ⅲ A型患者EPS细菌培养阴性而白细胞明显增高,因此推测病因可能是病原体感染,可能与某些细菌、沙眼衣原体和支原体等病原体有关。抗生素治疗大多为经验性治疗。推荐首选口服喹诺酮类药物,如环丙沙星等较广谱抗生素,对厌氧菌、沙眼衣原体、支原体等均有杀菌性。喹诺酮类药物治疗2~4周,根据效果决定是否继续治疗,只有患者临床症状减轻时才考虑继续使用抗生素,总疗程为4~6周。部分患者有可能存在沙眼衣原体、解脲支原体或人型支原体等感染时,可口服大环内酯类或四环素类抗生素治疗,如阿奇霉素、红霉素、克拉霉素、米诺环素(美满霉素)等。Ⅲ B型不推荐使用抗生素治疗。

2. α受体阻滞剂 此类药可松弛前列腺、膀胱颈平滑肌和盆底肌痉挛,因此可缓解后尿道压力和盆底肌痉挛,减轻疼痛症状。该药是Ⅲ型患者治疗的基本药物。临床常用有阿夫唑嗪5mg,每日2次,萘哌地尔(那妥)25mg/d,坦索罗辛(哈乐)0.2mg/d。上述药物均对患者的排尿症状、疼痛及生活质量有不同程度的改善。但该药有不同程度的不良反应,如眩晕和直立性低血压,因此应根据患者个体差异选择不同剂型。

3. M受体阻滞剂 Ⅲ型患者有尿频尿急、夜尿增多而无尿路梗阻者,可能有膀胱过度活动,可应用M受体阻滞剂,舍尼亭2mg,每日2次,×6周。舍尼亭主要成分为酒石酸托特罗定,是一种新型的治疗膀胱过度活动的新药。M 受体阻滞剂与膀胱逼尿肌上的 M 受体结合有效的抑制逼尿肌收缩,使逼尿肌松弛,减少不稳定性膀胱发生,间接的缓解尿频、尿急。M 受体阻滞剂也可与前列腺及膀胱上 M 受体结合,可改善尿道括约肌功能,解除尿道括约肌痉挛,降低尿道内压从而改善尿频、尿急症状。

4. 抗炎镇痛药物　Ⅲ型患者疼痛症状可能是由于机体氧化应激作用增强,CoX 被激活,产生致痛物质。因此应用抗环氧化酶药物可缓解疼痛症状。非甾体类抗炎镇痛药是治疗Ⅲ型相关症状的经验性用药,主要目的是缓解疼痛和不适。临床应用的药物主要是 COX-2 抑制剂,如吲哚美辛 25mg,每日 3 次,最常用,能起到抗炎和缓解疼痛的双重作用;塞来西布(西乐葆)100mg,每日 2 次;罗非考昔(rofecoxib)50mg,每日 1 次,均属于特异性 COX-2 抑制剂,抗炎镇痛作用明显,但不推荐长期、大剂量使用。

5. 植物制剂药物　主要是指花粉制剂与植物提取物,其药理作用较为广泛,如非特异性抗炎,抗水肿,促进膀胱逼尿肌收缩与平滑肌松弛作用,不良反应少。临床常用的植物制剂有普适泰、沙巴棕、槲皮素等。

普适泰(舍尼通)是纯种裸麦花粉提取物,其有效成分为水溶性物质 P5 和 EA-10。这两种物质具有抑制内源性炎症物质合成,促进膀胱逼尿肌收缩和尿道平滑肌松弛作用,常用剂量为 1 片,每日 2 次。

槲皮素含生物黄酮碱,是抗氧化剂,可直接作用于炎性细胞,具有抗氧化应激作用,降低前列腺内前列腺素水平,不要与抗生素联合应用。常用剂量 500mg,每日 2 次。

沙巴棕(palmetlo)具有非特异性抗炎、抗水肿,促进膀胱逼尿肌收缩与尿道平滑肌松弛作用。常用剂量 325mg/d。

6. 抗抑郁、抗焦虑治疗　Ⅲ型患者精神心理症状和抑郁焦虑症状明显者,应首先进行心理和行为健康教育,全面地向患者阐明疾病的性质和特点,消除患者对疾病的一些片面认识,使患者不管症状如何严重,做自己该做之事,自己能够做的事,鼓励患者正常工作和生活,目的是打断精神-神经递质-神经这一环路。症状严重者可使用抗抑郁及抗焦虑药物。

情绪障碍的生化基础是脑内 5-羟色胺神经递质减少,5-羟色胺再摄取抑制剂阻断 5-羟色胺再摄取,使突触间隙 5-羟色胺浓度增加,使中枢神经功能恢复。因此应用选择性 5-羟色胺再摄取抑制剂,三环类抗抑郁药和苯二氮类药物,如曲唑酮(5-羟色胺再摄取抑制剂,三环类抗抑郁药)能有效缓解焦虑抑郁症状,常用剂量为 50mg,每日 2 次,或 100mg/d,共 3 周;氟西汀(百忧解,5-羟色胺再摄取抑制剂)常用剂量 20mg/d;美舒郁(盐酸曲唑酮,5-羟色胺再摄取抑制剂),常用剂量 50mg/d。而氯丙嗪及吩噻嗪类抗精神病药,是中枢多巴胺受体阻断和 α 肾上腺素能受体阻滞剂,缓解精神症状,同时对尿道横纹肌有松弛作用,缓解尿频尿急症状。常用剂量 25~50mg,每日 2 次。

7. 免疫抑制剂　Ⅲ型患者发病机制可能是一种自身免疫性疾病,因此应用免疫抑制剂可能有效。泼尼松龙 10mg,每日 2 次,1 周后 5mg,每日 2 次,范治璐报道治疗 13 例,其中 10 例半年内未复发。Dimitrakov 对 200 例Ⅲ型患者采用骁悉治疗,剂量 500mg,每日 2 次,连续治疗 4 周,85% 症状显著减轻。

8. 中医中药　采用辨证论治予以清热利湿、活血化瘀和排尿通淋等方法,临床常用的中成药如泽桂癃爽、龙金通淋胶囊等,前列安栓经直肠给药,针灸治疗等。

(1)泽桂癃爽胶囊:其主要成分为泽兰、肉桂、皂角刺等。药理试验表明,能抑制丙酸酮前列腺增生,减轻上皮细胞增生,缩小前列腺体积;同时,对大肠埃希菌、肺炎克雷伯菌、铜绿假单胞菌等的生长也有良好抑制作用。它能行瘀散结,化气行水,适用于无菌性前列腺炎及前列腺增生患者。

(2)前列安栓:其主要成分为黄柏、虎杖、栀子和泽兰等,有效成分是以盐酸小檗碱为主的异喹啉类生物碱。它能抑制环氧化酶活性,减少炎性递质浸润,从而缓解症状,改善体征,符合中医清热利湿、化瘀散结止痛的治疗原则。研究发现,直肠静脉与膀胱前列腺静脉丛间有 2~6 条小的静脉交通支,为单向运输。前列安栓采用直肠给药方式时,该药物缓慢溶解,经直肠黏膜吸收,沿直肠与前列腺之间的静脉淋巴网转运到达前列腺,使药物能很好地透过前列腺包膜,在前列腺炎症区内保持较高的有效浓度,一定时间内达到理想疗效。

(3)针灸治疗:通过针灸治疗能有效地控制和缓解前列腺炎的临床症状,减轻患者痛苦。中医学认为,本病是由"肾虚湿热下注"而成,与脾、肾关系最为密切。治疗以利水培元为主,常用穴位如肾俞

6

膀胱俞、气海、关元、三阴交等。留针 15 分钟，每日 1 次，10 次为 1 个疗程，可以取得显著疗效。

9. 其他治疗

（1）前列腺按摩疗法：该疗法就是通过定期对前列腺进行按摩，可促进前列腺排空，排出炎性物质而达到解除前列腺分泌液淤积，改善局部血液循环，促使炎症吸收和消退的一种辅助疗法。对于前列腺体饱满、柔软、分泌物较多的患者，自我按摩不失为一种简单有效的方法。一般每周 2~3 次，持续 2 个月以上，推荐联合其他治疗，作为 Ⅲ 型患者辅助治疗。Ⅰ 型患者禁止行前列腺按摩。

（2）生物反馈治疗（biofeedback）：Ⅲ 型患者存在盆底肌协同失调或尿道外括约肌紧张痉挛，生物反馈治疗就是通过应用功能训练方法减少盆底肌痉挛使之趋于协调，并松弛尿道外括约肌，具体做法：指导患者排尿过程中盆底肌收缩，进行收缩/舒张锻炼，松弛盆底肌，缓解痉挛，改善疼痛和排尿异常，也可借助生物反馈仪，提供反馈信息，使机体不平稳的心理、生理状态向相对平衡的状态转化，以保持身心健康，调整大脑皮质与内脏器官由于应激导致的功能紊乱。该治疗无创伤，可作为 Ⅲ 型患者的选择性治疗方法。

基于盆底肌紧张性肌痛可能使 Ⅲ 型患者产生临床症状的原因，生物反馈治疗是应用功能训练方法来改善和协调盆底肌收缩/舒张的一种疗法，使肌肉活动恢复正常的动力学范围，松弛盆底肌，缓解发作时的痉挛痛，生物反馈治疗仪（含有肌电图测量和电刺激功能）可在家中进行治疗，方法是电极安放在直肠内，电流强度 15~20mA，早晚各一次，2 周为 1 个疗程。

（3）热疗：Ⅲ 型患者热疗方法为经尿道、经直肠及会阴途径，应用微波、射频、激光等物理原理进行热疗，产生热力，增加前列腺组织血液循环，加速新陈代谢，有利于消炎和消除组织水肿，缓解盆底肌痉挛，但这些热疗作用只是短期内有一定缓解症状作用，尚缺乏长期的随访资料，应用这类方法对未婚未生育者不推荐。

10. 手术治疗　Ⅲ 型患者若伤及尿道部，尿流动力学分析提示伴有尿道狭窄或膀胱颈梗阻，可经尿道行尿道狭窄、膀胱颈切开术、前列腺被膜十字切开等手术。前列腺被膜十字切开可以使膀胱颈黏膜及尿道膨出，降低了后尿道最大闭合压，解除了功能性尿道梗阻，减轻或消除了前列腺内尿液反流；同时使前列腺周围区的感染、脓肿及微结石得到充分引流，抗生素在前列腺内的渗透性增高，有效控制炎症。膀胱颈成形术则解除了膀胱颈纤维化挛缩所致的机械性排尿梗阻。前列腺两侧勃起神经束的分支功能也有所恢复，故性功能有所好转。

第五节　肉芽肿性前列腺炎

肉芽肿性前列腺炎（granulomatous prostatitis，GnP）占良性前列腺炎症的 0.8%~1%。临床上有 59% 的 GnP 病例被怀疑为前列腺癌，20% 的 GnP 在组织学上与前列腺癌相似。GnP 的一些细胞学特性与前列腺的其他疾病相似，常导致误诊。

一、分类与病因

对 GnP 的分类还存在争议，例如 Epstein 等将 GnP 分为特异性、非特异性、TURP 术后和过敏性等类型。1990 年，Miralles 等根据病因将 GnP 分为非感染性 GnP（过敏源性或非过敏源性）或特异性/感染性 GnP（由结核或其他生物体所致）。现在得到广泛接受和应用的是 Epstein 和 Hutchins 的分类方法。

多数 GnP 病例的病因未知，但其往往继发于泌尿系感染（71%）、TURP/开放性前列腺切除术、前列腺穿刺活检及卡介苗膀胱内灌注。因此，部分学者认为，NS GnP 的病因是自身免疫，产生一种针对前列腺分泌物中蛋白质（主要是 PSA）的 HLA-DR15 相关的 T 细胞反应。NS GnP 的病因还包括急性非特异性前列腺炎，伴有局部的超敏反应和（或）简单的异物反应。

特异性 GnP（SGnP）常由明确的感染物引起，最常见的是结核分枝杆菌，称为结核性前列腺炎。其他的病原体包括真菌、布氏杆菌、病毒和寄生虫。大肠埃希菌也常参与其中。

二、病　　理

GnP 是组织病理学特点为局限（20%）或广泛的慢性炎症病变，包括以前列腺叶为中心的大量上皮组织细胞、多核巨细胞、淋巴细胞和浆细胞浸润结节，伴有或不伴有组织坏死。慢性前列腺炎与 GnP 的细胞学鉴别诊断见表 39-5。

94% 的 GnP 靠穿刺活检或 TURP 诊断，NSGnP 是最常见的类型，有时占到所有 GnP 的 62.5%。TURP 术后型是第二常见的类型。这两种类型占到 GnP 诊断病例的 95%。前列腺细针穿刺中出现肉

6

芽肿和其他炎性细胞时即可诊断 NSGnP，同样，有干酪样变时可诊断 TP。其他类型 GnP 的诊断需要更多的临床数据和辅助技术。

TP 的诊断依据干酪样病灶，或在活检标本中应用特殊染色（金胺玫瑰红）。即使应用以上两种办法，穿刺标本中未检出干酪样病灶的可能性仍然很大，原因是组织太小易造成特殊染色阴性。因此，标本中未检出干酪样病灶不能排除 TP，应当进行二次活检专门送培养。当肉芽肿炎症与前列腺分泌物及碎片共存时，NSGnP 与 TP 的边线相似。

三、诊　　断

大多数 NSGnP 病例的发病年龄>50 岁，中位年龄为 62 岁（18～86 岁）。对于此种疾病，临床上不易明确界定，它包括以下特点：下尿路症状，特别是尿频和排尿困难，急性尿潴留、脓尿和血尿。1/5 的患者具有三联症：突发高热，前列腺炎症状、无痛性前列腺弥漫或结节状肿大。第 3 点在临床上与前列腺癌较难区分。GnP 能引起明显而短暂的血清 PSA 增高。GnP 主要应与慢性前列腺炎进行鉴别诊断，见表39-5。

表 39-5　GnP 与慢性前列腺炎鉴别诊断

方法	GnP	慢性前列腺炎
临床方面	坚硬的无痛性前列腺	前列腺软硬程度不一
细胞学方面		
上皮肉芽肿	+	－
上皮组织细胞	+	－
组织坏死	"+/－"	－
嗜酸性细胞	+	－
细胞性（炎症细胞的密度-巨噬细胞、淋巴细胞和浆细胞）	一般很少	通常很多
多核巨细胞	通常属于异物或朗格汉斯细胞类型	通常属于 Touton 细胞类型

四、自然病程和治疗

尽管 GnP 起病突然，但其自然病程缓慢，能够痊愈。因此，应使患者恢复治疗信心。因为大多数 GnP 患者为非特异性，治疗应以抗菌消炎治疗为主，辅以中药治疗。抗生素和消炎药交替使用 2～3 个月，治疗及时则肿块迅速消散。中药治疗以软坚、活血化瘀、补肾阴为主，清热解毒、化湿利水为主。皮质类固醇可能有良好效果，泼尼松 2.5mg，每日 1 次，1～2 个月为宜，避免发生不良反应。局部治疗包括热水坐浴和临时置入导尿管；高达 62% 的患者能自愈。大约 10% 的患者对非手术治疗无效，最终需行前列腺切除。

（浦金贤　丁翔　魏雪栋）

参 考 文 献

1. 吴阶平. 吴阶平泌尿外科学. 济南：山东科学技术出版社，2004：389-390.
2. 那彦群. 中国泌尿外科疾病诊断治疗指南. 北京：人民卫生出版社，2014：424-454.
3. 张杰秀，华立新，钱立新，等. 急性前列腺炎综合治疗 35 例报告. 中华泌尿外科杂志，2005，26（12）：855.
4. 朱勇，孙红君，刘正建，等. 难治性慢性前列腺炎的治疗进展. 中国男科学杂志，2016，30（05）：70-72.
5. 曹伟，代洪，童明华，等. 慢性前列腺炎细菌感染及耐药性监测. 中华医学感染学杂志，2003，23（1）：29-31.
6. 王敏，姜叶灵，李先平. 慢性前列腺炎患者前列腺液细菌 16S rRNA 基因的检测. 检验医学，2009，24（03）：165-168.
7. 胡小朋，白文俊，朱积川，等. 慢性前列腺炎细菌及免疫学研究. 中华泌尿外科杂志，2002，23（1）：29-31.
8. Magistro G, Wagenlehner FM, Grabe M, Weidner W, Stief CG, Nickel JC. Contemporary Management of Chronic Prostatitis/Chronic Pelvic Pain Syndrome. Eur Urol, 2016, 69(2): 286-297.
9. Nickel JC, Shoskes DA, Wagenlehner FM. Management of chronic prostatitis/chronic pelvic pain syndrome (CP/CPPS): the studies, the evidence, and the impact. World J Urol, 2013, 31(4): 747-753.
10. Wein AJ Eds. Compbell-Walsh Urology. 11th ed. Philadelphia: 2015: 237-303.
11. Wagenlehner FM, Pilatz A, Bschleipfer T, et al. Bacterial prostatitis. World J Urol, 2013, 31(4): 711-716.
12. Anothaisintawee T, Attia J, Nickel JC, et al. Management of chronic prostatitis/chronic pelvic pain syndrome: a system-

atic review and network meta-analysis. JAMA, 2011, 305 (1):78-86.

13. Engeler DS, Baranowski AP, Dinis-Oliveira P, et al. The 2013 EAU guidelines on chronic pelvic pain: is management of chronic pelvic pain a habit, a philosophy, or a science? 10 years of development. Eur Urol, 2013, 64(3): 431-439.

14. Wei X, Zhang G, Yuan H, et al. Detection and quantitation of soluble B7-H3 in expressed prostatic secretions: a novel marker in patients with chronic prostatitis. J Urol, 2011, 185 (2):532-537.

15. Rowe E, Smith C, Aaverick L, et al. A prospective, randomized, placebo controlled, double-blind study of pelvic electromagnetic therapy for the treatment of chronic pelvic pain syndrome with 1 year of follow-up. J Urol, 2005, 173(6): 2044-2047.

16. Zhou JF, Xiao WQ, Zheng YC, et al. Increased oxidative stress and oxidative damage associated with chronic bacterial prostatitis. Asian J Androl, 2006, 8(3):317-323.

17. John H, Barghorn A, Funke G, et al. Noninflammatory chronic pelvic pain syndrome: immunological study in blood, ejaculate and prostate tissue. Eur Urol, 2001, 39(1):72-78.

18. Propert KJ, Mcnaughton-Collins M, Leiby BE, et al. A prospective study of symptoms and quality of life in men with chronic prostatitis/chronic pelvic pain syndrome: the National Institutes of Health Chronic Prostatitis Cohort study. J Urol, 2006, 175(2):619-623.

19. Warrick J, Humphrey PA. Nonspecific granulomatous prostatitis. J Urol, 2012, 187(6):2209-2210.

20. Magistro G, Wagenlehner FM, Grabe M, Weidner W, Stief CG, Nickel JC. Contemporary Management of Chronic Prostatitis/Chronic Pelvic Pain Syndrome. Eur Urol, 2016, 69 (2):286-297.

6

第四十章

精囊疾病

第一节 精囊肿瘤

精囊肿瘤非常少见，可分为原发性和继发性，良性和恶性。精囊内肿块除了考虑实质性肿瘤，其中许多时候是单纯性精囊囊肿。精囊最常见的原发性良性肿瘤有乳头状腺瘤、纤维瘤等；恶性肿瘤以乳头状腺癌多见，肉瘤罕见。

一、精囊良性肿瘤

精囊良性肿瘤报道甚少。小的良性精囊肿瘤一般无症状，体格检查难以发现，而且影像学检查也不易精确诊断。若发现精囊内孤立性肿块，无局部扩散证据，应考虑精囊良性肿瘤的诊断。常见的精囊良性肿瘤包括乳头状腺瘤、囊腺瘤、纤维瘤、平滑肌瘤、畸胎瘤等。

乳头状腺瘤和囊腺瘤起源于胚胎残迹，常发生于一侧精囊，双侧罕见。中年人发病较多。临床表现和影像学检查类似于单纯性精囊囊肿，精囊造影对鉴别诊断极有价值。

精囊孤立性肿块，如无局部扩散依据，穿刺或组织病理检查为良性，又无明显血精等症状，可密切随访。如果精囊肿瘤增大明显或引起严重临床症状，则可考虑施行精囊切除术，其中开放性手术切除是首选方法。

二、精囊恶性肿瘤

精囊恶性肿瘤比较罕见，发病早期无明显症状，临床容易漏诊。组织学上以乳头状腺癌最为常见，由于膀胱、前列腺、直肠来源的恶性肿瘤和淋巴瘤易侵犯精囊，故临床难以鉴别肿瘤是否原发或继发。精囊肉瘤报道极少，一般为平滑肌肉瘤。

精囊恶性肿瘤多发于60岁左右老年患者。早期常无症状，晚期有血精、间歇性肉眼血尿、尿频、排尿困难、里急后重、便秘等。若肿瘤大时可顶起膀胱颈部，引起排尿困难，甚至尿潴留。晚期可出现继发性附睾炎。精囊肿瘤无完整包膜，主要侵犯膀胱和前列腺，很少累及直肠。大便带血或隐血试验阳性提示肿瘤已侵及直肠。以局部淋巴结转移为主，远处转移见于晚期病例，骨转移表现为溶骨性改变。直肠指检可在前列腺上方触及不规则硬块，囊性或实性，无压痛，与前列腺分界不清。

老年血精患者需进行深入细致检查。直肠指检可发现大部分病例，但不易区分肿瘤来源。B超和CT可明确肿瘤部位、性质及肿瘤与周围的关系。精囊造影有时可显示输精管梗阻、精囊变形等。静脉肾盂造影有助于判断输尿管是否被累及。动脉造影有时可在肿瘤处见到造影剂外渗及动静脉瘘。必要时经直肠超声引导下穿刺活检可明确肿瘤性质。

原发性精囊腺癌的特点为：①50岁以上易发病；②肿瘤局限于精囊内，其他部位无原发性肿瘤，易侵犯前列腺和膀胱；③病理为乳头状癌，若属不分化癌应有黏液产生；④常发生输尿管梗阻；⑤易误诊为前列腺癌，不过PSA和PAP正常；⑥血清CEA可以升高。

治疗上，对局限性精囊腺癌可行单纯性精囊切除；对已侵犯前列腺者可行根治性前列腺、精囊切除术；对于肿瘤较大，周围有侵犯者可行双侧精囊、前列腺、膀胱，甚至包括直肠的根治性切除术。辅助治疗多采用雌激素治疗和放射治疗，可延长部分患者生存时间。

肉瘤患者病情进展迅速，预后较差。目前尚无统一治疗方案，可行根治性切除或单纯精囊切除术，术后辅以放疗、内分泌治疗。预后不良。

第二节　精 囊 炎

精囊炎较少见,以非特异性慢性精囊炎最为常见,病原体一般为大肠埃希菌、变形杆菌、葡萄球菌等。精囊炎与前列腺炎关系密切,往往相继或同时发生。精囊炎感染途径主要是经尿道逆行感染,也可因频繁性兴奋或手淫过度,引起前列腺、精囊慢性充血水肿,继发感染。故精囊炎以性活动旺盛的青壮年男性居多。

一、临 床 表 现

精囊炎分为急性和慢性两类。急性精囊炎者多有尿频、尿急、尿痛,因精液潴留而有下腹部或会阴部胀痛不适感,可伴有全身症状,如畏寒、发热、全身疼痛等。

慢性精囊炎者以血精最常见,有时伴陈旧性片状血块。血精常反复发作,迁延不愈达数年。大多数患者会阴及下腹部不适,无明显尿路刺激症状,无射精痛。部分患者有尿道烧灼感。因惧怕血精而避免性生活,时间长者性欲减退、频繁遗精和早泄;有的甚至出现神经系统症状,如头昏、四肢乏力等。

二、诊　　断

临床诊断精囊炎较困难,因为精囊液难获取。急性精囊炎可通过病史和直肠指检等明确诊断;而慢性精囊炎与慢性前列腺炎症状相似,临床上较难区分。

影像学诊断和手术及组织学所见关系不密切。急性精囊炎有时伴有精液潴留,患者有胀痛感,直肠指检可能发现精囊肿大,需经会阴穿刺抽吸减压。慢性精囊炎可有血精,治疗方法和前列腺炎相同。

1. 直肠指检　急性精囊炎时,精囊增大,触痛明显,有波动感和压痛。慢性精囊炎时,精囊压痛不明显,周围界限不清,部分患者精囊质地较硬。

2. 细菌培养　若前列腺按摩液培养阴性或精液内有大量细菌与前列腺细菌不同,可诊断为细菌性精囊炎。直接穿刺精囊获取精囊液进行细菌培养和分析则更有价值。

3. 精浆果糖测定　正常值为 0.87~3.95g/L。慢性精囊炎可引起果糖含量降低或缺乏。

4. 经直肠超声检查　病程较短者,精囊增大,囊壁粗糙、增厚,囊内细小点状回声紊乱;病程长者精囊缩小。

5. CT　不能分辨精囊内结构,射精管梗阻时可显示管腔扩张或低密度囊状扩张;慢性炎可致精囊纤维化,CT 显示精囊变小。

6. 精囊造影　经阴囊皮肤直接穿刺输精管行精道造影,X 线片上可显示渗出、狭窄、扩张、闭锁和挛缩等,两侧多呈对称性改变。

7. 精囊镜检查　可见精阜呈炎性改变,有时表面呈颗粒状、肉芽肿样增生,有时可见脓性分泌物或血性分泌物由射精管口流出,精囊内可见血性精液、陈旧性血块或精囊结石。

三、治　　疗

1. 一般治疗

(1) 对病程长、有神经系统症状或因血精而思想负担重者,应做好解释工作。

(2) 热水坐浴:每日 1~2 次,每次 15~30 分钟,水温在 40℃ 左右。

(3) 理疗:主要有会阴部或经直肠离子导入、超短波、微波等,每日 1 次,10~15 次为 1 个疗程。

2. 药物治疗

(1) 抗生素:急性精囊炎时宜选用广谱抗生素控制炎症,如头孢类,连续治疗 2~3 周。慢性精囊炎者,宜选用脂溶性药物,如阿奇霉素、喹诺酮类药物等,疗程一般为 1~3 个月。如果精囊液细菌培养阳性则按药物敏感试验选用。

(2) 抗雄激素药物:己烯雌酚,1mg,每日 1 次,14 天为 1 个疗程,可减轻精囊腺充血水肿。5α 还原酶抑制剂,非那雄胺,5mg,每日 1 次,对顽固性血精有较好疗效,疗程为 1~3 个月。

3. 精囊内药物治疗　对难以治愈的慢性精囊炎,可经皮穿刺输精管插管或经会阴超声引导下穿刺精囊置管,一般采用 0.7mm 硬膜外导管(置管时可同时留取精囊液进行常规检查和细菌培养),注入有效抗生素并保留。

4. 手术　因射精管狭窄导致精囊炎的患者,可经尿道行射精管开口切开;双侧者可经尿道行精阜电切术,配合经直肠精囊按摩;对精阜息肉并影响同侧射精管口排精者,可行经尿道电切除术。另外,血精患者可以行精囊镜检查,精囊镜可通过射精管进入精囊,遵循正常的精道解剖途径逆行依次检查精囊和射精管,发现病变可同时在腔镜下处理,如发现肿瘤,可予以切除;如为结石,可在精囊镜下检查进行取出;炎性改变可在镜下对炎性黏膜给予热灼烧,对积血进行冲洗等治疗)。

视频8　精囊镜检查+钬激光碎石术

（周峰　裴昌松　陈卫国）

参 考 文 献

1. 郭应禄,胡礼泉. 男科学. 北京:人民卫生出版社,2004:1620-1622.
2. 吴阶平. 吴阶平泌尿外科学. 济南:山东科技出版社,2004:588.
3. Dantanarayana N. Haematospermia. Aust Fam Physician,2015,44(12):907-910.

6

第四十一章

前列腺和精囊其他疾病

第一节　前列腺精囊结核

前列腺、精囊结核并不少见,由于临床症状轻微且较隐蔽,故临床见到的病例远较实际发病率低,多在出现附睾结核时才会考虑前列腺、精囊结核。由于射精管和前列腺小管开口于后尿道,含结核分枝杆菌的尿液逆流入前列腺和精囊引起感染,所以泌尿系结核常继发前列腺精囊结核。前列腺精囊结核也可能是肺结核、骨结核、结核性脑膜炎等原发感染血行播散的结果。

病理上,男性殖系结核的原发灶一般在前列腺,精囊结核常继发于前列腺结核。前列腺精囊结核病理改变早期为前列腺导管、射精管、精囊壁出现结核结节,之后结核结节发展成干酪样坏死、液化,形成空洞和纤维化。结核病灶向周围蔓延时,可形成会阴部窦道,排出干酪样坏死物;也可破入膀胱、尿道或直肠。

一、临床表现

1. 精液改变　精液呈粉红色或咖啡色,精液量明显减少,是由于前列腺腺泡组织及精囊黏膜被破坏。如病变引起输精管梗阻,患者将丧失生育能力。

2. 射精疼痛　由于前列腺导管阻塞,特别是射精管开口部位阻塞所致。

3. 尿路刺激征　尿频、尿急、尿痛等症状,是后尿道受结核炎症影响所致。

4. 排尿困难　前列腺因结核感染肿大可能压迫尿道,严重时致尿潴留。

5. 窦道形成　少数严重的前列腺结核,形成空洞后向会阴部、直肠破溃,形成瘘管,有脓液排出。

二、诊　断

前列腺精囊结核的发病年龄与肾结核相同,多见于 20~40 岁。早期多无明显症状,直到附睾结核被发现后,行直肠指诊才发现前列腺精囊硬结。

前列腺结核早期,前列腺一般增大,质地偏硬,表面欠光滑及轻压痛;结核晚期时,前列腺变小,纤维化变硬或存在不规则结节,有时可扪及精囊下极变硬或存在结节。按摩前列腺液或取精液涂片,可发现抗酸杆菌,阴性者也不能排除本病。

尿道镜检查,常可发现前列腺尿道特征性改变,即前列腺管口扩张,如高尔夫球洞状;尿道管腔扩大,黏膜增厚;可有结核结节。

影像学检查时,B 超可显示前列腺内脓肿或空洞。尿道造影提示前列腺尿道部狭窄、僵硬、管壁不规则,膀胱颈挛缩。IVU 可了解尿路是否有结核,前列腺区可见钙化,精道造影可见虫蚀样模糊不清,晚期可见输精管闭塞致精道不显影。如果诊断困难时,可经会阴或直肠穿刺活检,发现结核结节则提示为前列腺结核。

鉴别诊断如下。

1. 前列腺炎　前列腺结核早期临床症状与慢性前列腺炎相似。前列腺炎患者尿常规检查一般正常,而前列腺结核可见较多白细胞;另外,尿结核菌涂片及培养,以及精液和前列腺液结核菌检查为阴性。前列腺结核按摩可引起结核菌播散,应慎重,可先做精液结核分枝杆菌检查。抗结核治疗后行前列腺按摩较安全。

2. 前列腺结石　无感染前列腺结石多无症状,若伴有感染,可有尿路刺激症状和会阴部不适等。直肠指检扪及结石或结石摩擦感,超声检查发现前列腺内强光团伴声影可以区别。

6

三、治　疗

前列腺精囊结核一般采取全身支持治疗和抗结核药物治疗。采用异烟肼、利福平或利福喷汀、乙胺丁醇等为主的强化、短程治疗，疗程至少6个月。对于晚期前列腺精囊结核，采用抗结核治疗不能控制时，可考虑清除较大的空洞或切除窦道，术前、术后抗结核药物治疗仍应进行。

治愈标准是尿液或前列腺液结核分枝杆菌涂片或培养均为阴性，泌尿生殖系统结核症状及体征全部消失。

第二节　前列腺精囊损伤

一、前列腺损伤

前列腺深藏于盆腔、膀胱下面，单独损伤极为少见。通常由会阴或直肠开放性外伤引起，如刺伤、枪弹穿透伤，或骨盆骨折，造成膀胱、后尿道撕裂伤时，同时合并前列腺损伤。此外，膀胱-尿道镜检查、腔内镜手术、尿道扩张等经尿道器械操作时，因操作失误或用力过大可致前列腺损伤，有时合并直肠损伤。

（一）临床表现

1. 疼痛　表现为耻骨上区或会阴部剧烈疼痛，由于前列腺损伤多伴有邻近器官损伤，往往被其他症状掩盖。

2. 出血　多为持续性尿道口滴血，与排尿无关或与排尿伴随。前列腺部尿道断裂时，血液可流入膀胱周围间隙，引起大出血，严重时可出现休克。

3. 排尿困难　前列腺损伤常合并后尿道部分或全部断裂，以及局部血肿、水肿等均可导致排尿困难或急性尿潴留。

4. 尿外渗及感染　如前列腺损伤伴有后尿道或膀胱颈损伤时，可有尿外渗到前列腺与膀胱周围间隙，引起炎症反应及继发性感染。

（二）诊断

应仔细询问病史，如果有骨盆骨折、会阴部外伤或经尿道器械操作史，同时出现尿道滴血或排尿困难、会阴和阴囊出现血肿时，应考虑前列腺损伤。直肠指检可发现前列腺浮动或碎裂感，或前列腺触及不清且有波动感。CT等影像学检查可明确诊断。

（三）治疗

1. 患者多急诊入院，应积极抗休克治疗，包括补液、镇痛、输血等。

2. 可以先尝试经尿道能否顺利插入Foley导尿管，气囊注水20~40ml，持续牵引压迫止血，并保持1周以上。如导尿失败，出血量大时，应急症手术。如出血难以控制，危及生命时，可行髂内动脉结扎术。

3. 出现急性尿潴留，如导尿失败，则行耻骨上膀胱造瘘术。

4. 合并伤的处理　清除会阴和阴囊血肿，预防和控制感染，同时处理直肠和会阴部的损伤。

常见并发症：①尿瘘，前列腺部尿道损伤后，如伴有尿外渗而未能充分引流，继发感染时将会发生尿瘘。②尿失禁，多为尿道括约肌受损的原因。③前列腺尿道部狭窄，当前列腺部尿道损伤修复时，局部炎症及纤维化可形成瘢痕，引起尿路梗阻。治疗上可以行尿道扩张术或经尿道冷刀切开术。

二、精　囊　损　伤

精囊损伤临床极少见。精囊损伤多继发与周围脏器损伤，如膀胱、直肠、尿道等，故出血较多。盆腔手术时也可能损伤精囊。

精囊损伤往往是复合伤，表现为其他脏器损伤，很难在术前明确诊断，通常是在手术探查过程中发现的。

治疗上，如果是开放性损伤，则在处理邻近脏器损伤的同时进行精囊止血及修补，对于闭合性损伤，常规保守治疗，予以止血、镇痛、抗炎等药物。

（周峰　裴昌松　陈卫国）

参 考 文 献

1. 吴阶平. 吴阶平泌尿外科学. 济南：山东科学技术出版社，2004：289-290，612-614.

2. 吴宏飞. 现代泌尿外科诊疗指南. 南京：东南大学出版社，2005：795-797，207-208.

3. 郭应禄，胡礼泉. 男科学. 北京：人民卫生出版社，2004：1585-1587.

4. Dantanarayana N. Haematospermia. Aust Fam Physician，2015，44（12）：907-910.

5. Fraietta R，Mori MM，De Oliveira JM，et al. Tuberculosis of seminal vesicles as a cause of aspermia. J Urol，2003，169（4）：1472.

6. Masuda H and Kamada K. Images clinical medicine. Urinary Tract Tuberculosis. N Engl J Med，2016，375（11）：1068.

6

第七篇

尿道疾病

第四十二章

尿 道 概 述

尿道是在胚胎 5~7 周时发育形成的,男性前、后尿道的起源不同。胚胎第 4~7 周时,起源于泄殖腔腹侧的尿生殖窦分为 3 段:上段膨大发育为膀胱;中段狭窄呈管状,于男性形成尿道的前列腺部和膜部,于女性形成尿道;下段于男性形成尿道海绵体部,于女性扩大为阴道前庭。前尿道则在胚胎第 8 周时由阴茎原基及尿道分化而来,在雄激素诱导下,尿道沟在腹侧融合,形成前尿道,而阴茎原基长大,形成尿道海绵体,最后形成完整男性尿道。

一、尿道应用解剖

(一)男性尿道

成人男性尿道长 16~20cm,管径平均 0.5~0.6cm,具有排尿与排精功能。临床上常将前列腺部与膜部尿道称为后尿道,海绵体部尿道称为前尿道。

1. 男性尿道形态结构

(1)尿道前列腺部:起自膀胱颈,止于尿道外括约肌,长 3~4cm。尿道后壁中线处有一纵行隆起为尿道嵴。嵴的中部突起成圆丘,即为精阜,其上正中有隐窝,称为前列腺囊。囊的两侧分别有一个射精管的开口,在精阜两旁的沟中有前列腺管的开口。

(2)尿道膜部:位于尿生殖膈上、下筋膜之间,长 1.2~2cm,由尿道外括约肌围绕,能有意识地控制排尿,是尿道最狭窄的部位。尿道球部和膜部连接处特别易于发生炎症性狭窄,如骨盆骨折,常合并尿道膜部的损伤。

(3)尿道海绵体部:自尿生殖膈下筋膜至尿道外口的一段尿道,长约 15cm,可分为球部、阴茎体部及阴茎头部尿道。球部尿道管腔最大,有尿道球腺的导管在此开口,包绕的尿道海绵体肌具有收缩功能,能将球部尿道内停留的精液排出体外。阴茎头

部尿道腔扩大称舟状窝,其两侧有数个囊袋,为尿道腺的开口。

(4)生理性狭窄、膨大和弯曲:男性尿道在解剖上有 3 个狭窄部,即尿道外口(呈纵行裂隙状)、膜部和尿道内口。尿道膜部最狭小,其次为尿道外口和尿道内口。3 个膨大部,即舟状窝、球部和前列腺部。

2. 男性尿道组织结构 尿道壁由黏膜层、黏膜下层及肌肉层组成。前列腺部尿道为移行上皮,其远端尿道为柱状上层和复层鳞状上皮。黏膜与海绵体肌疏松连接。黏膜下层血供丰富,主要为结缔组织。肌肉层为内纵行肌和外环行肌,膜部还有一层环行骨骼肌,即尿道外括约肌。

尿道周围有多种腺体开口于尿道黏膜,但主要的均集中于前尿道。阴茎尿道和尿道球部有尿道旁腺腺管开口,当尿外渗或腺体感染时,这些组织中纤维细胞反应性增生,随后导致海绵体纤维化,引起尿道狭窄。尿道球腺(Cowper 腺)为一对,位于膜部尿道两侧,其分泌物为精液的一部分。

3. 男性尿道括约肌结构 后尿道的平滑肌可分为两层,内层为纵行肌,外层为环行肌。尿道内纵行肌是膀胱内纵行肌向尿道延续而成,止于尿生殖膈。尿道外环行肌由膀胱逼尿肌外纵行肌延续而来,呈螺旋状环绕于尿道内纵行肌的外面,形成了尿道外环行肌。平滑肌受交感神经和副交感神经双重支配,交感神经兴奋时括约肌收缩,副交感神经兴奋则舒张括约肌。

尿道横纹肌性括约肌包括前列腺膜部和尿道周围两部分。前列腺膜部横纹肌括约肌又可分为前列腺横纹肌括约肌和膜部尿道横纹性肌括约肌。前者主要位于前列腺的前面和侧面,在前列腺尖部,它几乎包绕前列腺尖部形成肌环,两侧有纵行的耻骨前列

7

腺肌相贴,共同参与储尿期的尿液控制。尿道周围横纹肌括约肌由耻骨尾骨肌的中间部分组成,在膜部尿道周围形成环状。在组织学上,尿道周围横纹肌纤维有两种类型。一种是慢反应纤维,收缩幅度较低但维持时间较长,能协助耻骨尾骨肌及其他肛提肌维持前列腺、膀胱颈的基础张力;另一种是快反应纤维,通常有较大的收缩幅度,但维持时间较短,其主要功能是在尿急和腹压增加时协助前列腺膜部横纹肌括约肌快速有力地关闭尿道,防止尿失禁。

4. 男性尿道血供、淋巴和神经 男性尿道的动脉供应来自膀胱下动脉、直肠下动脉及阴部内动脉的分支(尿道球动脉和尿道动脉),这些动脉之间存在广泛的交通支。尿道的静脉主要汇入膀胱静脉丛和阴部静脉丛,最后注入髂内静脉。尿道的淋巴回流注入髂内淋巴结和腹股沟淋巴结。尿道主要受阴部神经的支配,其中包括会阴神经、交感神经及副交感神经的分支。尿道膜部括约肌的神经受来自骶神经第2~4节并经阴部神经的分支支配。

(二)女性尿道

1. 女性尿道形态结构 女性尿道位于耻骨联合之后,阴道前壁下部之前,周围由筋膜固定,不活动,开口于阴道前庭。成年女性尿道长3~5cm,直径约为1cm,外口最细。女性尿道与膀胱交接处构成了尿道后角,正常为90°~110°。尿道的轴线与身体垂直轴线构成了倾斜角,约30°,正常不超过45°(侧位观)。这些关系的变化可能与压力性尿失禁的发生有一定的关系。

2. 女性尿道组织结构 女性尿道口黏膜为复层扁平上皮,其余部分为复层柱状上皮及移行上皮。黏膜也有许多隐窝,女性尿道旁腺(Skene腺)开口于尿道口的黏膜上,分泌黏液。肌层由内纵、外环两层平滑肌组成,在尿道的中段有一层横纹肌包绕,形成尿道横纹肌括约肌。该横纹肌的肌纤维具有环状倾向并形成一个鞘,中部1/3完全包绕,虽然在尿道后壁尿道与阴道之间较薄,尿道远端和近端1/3后壁横纹肌纤维缺如。其肌纤维几乎均为慢反应纤维,能长时间地保持一定的张力,而尿道周围横纹肌只能起到快速关闭尿道的作用,不能长时间维持尿道的闭合状态。尿道黏膜外侧环绕了一层依赖于雌激素的海绵状血管组织,外周括约肌对该层组织轻微的压迫即可产生明显的闭合尿道作用,因此黏膜的封闭作用是尿道关闭机制的另一个组成部分。此外,中段尿道腔内有一个非常醒目尿道嵴,在增加腹压的情况下,尿道嵴会变得肥大,向尿道腔内突出,

通过充填尿道腔发挥控尿作用;很好地解释了中段尿道吊带术使尿失禁患者获得控尿的作用机理。

3. 女性尿道血供、淋巴和神经 女性尿道的动脉供应主要来自膀胱下动脉、子宫动脉和阴部内动脉(阴道前庭球动脉和尿道动脉)的分支。这些动脉之间存在广泛的交通支。尿道的静脉主要汇入膀胱静脉丛和阴部静脉丛,最后注入髂内静脉。尿道的淋巴回流注入髂内淋巴结和腹股沟淋巴结。尿道主要受会阴神经、交感神经及副交感神经的支配。

二、膀胱、尿道的受体分布

(一)M受体

节后胆碱能神经纤维普遍存在于膀胱肌层和黏膜下层。胆碱能纤维均匀分布于膀胱和尿道组织中。M受体在逼尿肌中含量丰富,以膀胱体部含量最高,膀胱颈和近端尿道平滑肌亦有少量分布,当其兴奋时引起平滑肌收缩。

膀胱逼尿肌含有多种M受体亚型,主要为M3和M2受体,其中后者起主要作用,乙酰胆碱通过M3受体直接收缩膀胱。而M2受体则通过抑制乙酰环化酶,进而抑制β受体调节的松弛作用而达到间接地收缩逼尿肌的作用,但在某些疾病状态下,M2受体直接参与逼尿肌收缩。M1受体主要存在于突触前,起调节乙酰胆碱释放的作用。不同亚型受体发挥作用最终需要依赖G蛋白和细胞内钙的活化,所以阻断一种受体不能完全阻断膀胱的收缩。尽管膀胱的M受体亚型已明确,但特异性的药物仍未找到。有研究报道托特罗定(tolterodine)对膀胱的作用强于唾液腺,减少了口干的不良反应,已被临床用于治疗膀胱逼尿肌亢进。

(二)N受体

N受体分布于胆碱能神经节中,节前胆碱能纤维通过释放乙酰胆碱,激活盆丛或膀胱壁内神经节细胞。N受体阻滞能消除电刺激盆神经引起的膀胱收缩。由于N受体阻滞剂阻断自主神经冲动是非特异性的,因而临床上已不用来消除膀胱过度活性。

(三)肾上腺能受体

去甲肾上腺能纤维主要分布在膀胱底部和近段尿道。α受体阻滞剂可降低近段尿道内压,已被广泛用于治疗前列腺增生症,以减轻动力性梗阻因素。

α受体主要分布在膀胱底、膀胱颈、三角区及近段尿道,受体激活后可使这些部位收缩,特别是能增加近段尿道内压,增加尿道阻力。α受体可分为α_1和α_2两型,α_1受体位于突触后膜,主要介导平滑肌

收缩,α_2 受体位于突触前膜,能阻止末梢神经释放递质。膀胱尿道中的 α 受体主要为 α_1 受体。α_1 受体进一步分为 α_{1A}、α_{1B}、α_{1D} 3 个亚型,对膀胱颈、后尿道 α_1 亚型及特异性 α_1 亚型拮抗剂的开发将降低后尿道阻止,有效缓解下尿路梗阻症状。

肾上腺素能 β 受体主要分布在膀胱体,兴奋后可使膀胱松弛。β 受体有 β_1、β_2、β_3 三个亚型,其中 β_3 受体含量最多,作用也最强。

(四) 嘌呤能受体

嘌呤能神经是指含有嘌呤受体,以三磷腺苷 (ATP) 为递质的神经。ATP 能使膀胱表面的神经节后纤维出现去极化并引起膀胱收缩。目前认为嘌呤能受体可分为 P1 和 P2 两种,P1 受体主要识别和结合腺苷,P2 受体识别和结合 ATP,而 P2 受体又可分为 P2X 和 P2Y 两种亚型。P2X 受体介导 ATP 诱导的膀胱逼尿肌收缩,而 P2Y 受体介导 ATP 诱导的膀胱逼尿肌舒张。

(侯建全 袁和兴)

参 考 文 献

1. 梅骅,苏泽轩,郑克立. 泌尿外科临床解剖学. 济南:山东科学技术出版社,2001:263-267.
2. 吴阶平. 吴阶平泌尿外科学. 济南:山东科学技术出版社,2004:79-82.
3. 杜广辉. 女性尿道解剖结构与临床. 临床外科杂志,2010,18(11):721-722.
4. 滕若冰. M2、M3 受体与膀胱逼尿肌关系的研究进展. 国际泌尿系统杂志,2006,26(5):676-681.
5. 孙颖浩. α_1 受体阻滞剂治疗良性前列腺增生研究进展. 中华男科学杂志,2004,10(7):483-485.
6. 王伟,马琳,许金荣. 人膀胱组织中 P2X 受体亚型表达的实验研究. 中国医科大学学报,2007,36(4):450-453.
7. Latini JM,McAninch JW,Brandes SB,et al. SIU/ICUD consultation on urethral strictures:epidemiology,etiology,anatomy,and nomenclature of urethral stenoses,strictures,and pelvic fracture urethral disruption injuries. Urology,2014,83:S1-S7.

第四十三章

尿道畸形

第一节　尿道下裂

尿道下裂是一种常见的小儿泌尿生殖器先天性畸形,因前尿道腹侧正中融合缺陷所致尿道开口达不到阴茎头正常位置,常伴有阴茎向下弯曲畸形。

尿道下裂在活产男婴中发病率为 0.3% 左右,但不同人种和不同地区中尿道下裂的发病率不尽相同。2005 年 Boisen 等报道 1072 名丹麦新生儿中尿道下裂的发病率高达 1.03%。我国男性围产儿平均发病率为 5.3/10 000。尿道下裂发病率逐年上升,城镇的增加速度高于农村,沿海高于内地和边远地区。

一、病　　因

尿道下裂的病因尚不明确。各种影响胎儿尿生殖褶融合的原因均可导致尿道下裂,约 70% 尿道下裂病例为特发性。先兆流产、早产儿、低体重儿中尿道下裂发病率较高,可能是尿道下裂发病的高危因素。

1. 尿道下裂的胚胎发生　男性外生殖器的形成是一个复杂的发育过程,包括遗传编程、信号传导、蛋白表达和组织重塑等。原始性腺在 Y 染色体短臂上的 SRY 基因及相关基因突变,体内睾酮不足或雄激素受体基因突变等均可引起胎儿尿道融合中断,产生尿道下裂。生殖结节发育和尿道板上皮分化过程中,Hoxa13 基因突变可造成局部组织中 Bmp7 和 Fgf8 不表达和信号传导障碍,形成尿道下裂。

2. 基因遗传因素　大多数尿道下裂为特发性,不过部分尿道下裂发病有明显的家族倾向,属于多基因遗传病。临床上,至少 20%~25% 病例中有遗传因素,有报道 8% 的患者父亲和 14% 的患者兄弟中亦有尿道下裂,先证者的同胞兄弟也患尿道下裂危险性高于正常人群 13 倍以上。

3. 激素和环境干扰物的影响　尿道下裂缺陷的发生可能与下列因素有关:①胎睾雄激素生成不足或异常;②胎睾间质细胞过早退化,使雄激素刺激过早撤退;③5α-还原酶缺陷,造成靶向组织中双氢睾酮活性水平低下;④男性外生殖器靶组织中雄激素受体的数量或质量异常,造成不完全性雄激素不敏感症。

另外,有报道人工辅助生殖和母亲早孕期应用黄体酮保胎出生的男性婴儿易发生尿道下裂,且尿道下裂严重程度与黄体酮疗法开始时间呈正相关关系。

环境中广泛存在类似雌激素作用的内分泌干扰物质(多氯联苯、甲苯、二噁英、杀虫剂,壬基酚、邻苯二甲酸盐和人工合成的雌、孕激素等)的污染可能是造成尿道下裂发病率上升的原因之一。

二、临床表现及分型

1. 尿道下裂的临床表现特点

(1) 尿道开口位置异常:阴茎头正常位置无尿道开口,仅见一稍有凹陷的浅窝。尿道下裂的尿道口位于阴茎头下方至会阴侧正中线上任何部位,越是远端者尿道口越趋向于狭窄。尿道开口异常可产生一个向阴茎腹侧下方歪斜和散开的尿流,使患者站立排尿困难,易尿湿衣裤。

(2) 阴茎向下弯曲畸形:尿道下裂患者由于尿道沟融合障碍,尿道口以远的尿道海绵体、阴茎深筋膜和肉膜发育不全,造成不同程度的阴茎下弯畸形。参照 Donnahoo 无尿道下裂的阴茎下弯畸形的病因分类,对尿道下裂阴茎下弯程度进行临床分级(0~4

级)如下。

0级：无阴茎下弯的尿道下裂。

1级：皮肤拴系，即阴茎体腹侧肉膜发育异常所致皮肤与 Buck 筋膜拴系性阴茎弯曲程度较轻，单纯性阴茎体脱套可充分纠正阴茎下弯。

2级：肉膜、Buck 筋膜纤维化，需彻底松解尿道板旁的纤维化索状组织，才能充分纠正阴茎下弯。

3级：在 2 级基础上，存在阴茎海绵体发育不对称、阴茎头下曲或倾斜所致阴茎下弯畸形。在阴茎体脱套和松解尿道周围纤维索组织后，残存阴茎下弯仍需通过阴茎海绵体背侧白膜紧缩术进行手术纠正。

4级：在 3 级基础上，尿道板严重发育不良、尿道板下尿道海绵体缺失而代之纤维索条，形成尿道拴系，尿道板与阴茎海绵体构成弓弦状畸形，需离断尿道板和松解尿道后，才能充分有效地纠正阴茎下弯畸形。

（3）包皮异常：尿道下裂患者阴茎腹侧系带缺如，包皮腹侧裂开、向阴茎背侧退缩，集中在阴茎头上方呈"头巾状"堆积。

（4）其他：重度尿道下裂患者常伴发阴囊分裂、阴茎阴囊错位等。

2. 尿道下裂的分型　传统上尿道下裂按原始开口位置分为 4 型：①Ⅰ型，阴茎头型和冠状沟型；②Ⅱ型，阴茎体型；③Ⅲ型，阴茎阴囊型；④Ⅳ型，会阴型。有时，尿道下裂中阴茎下弯程度与尿道开口位置不成正比，开口在阴茎远端的尿道下裂可合并严重的下弯畸形，阴茎下弯纠正后尿道开口位置明显退缩后移，单纯根据原始尿道开口位置不能正确地评估尿道下裂的程度。Barcat 提出按阴茎下弯矫正后尿道下裂开口位置进行分型的方法（表 43-1），能比较客观地反映尿道下裂严重程度。

表 43-1　尿道下裂的临床分型（Barcat 法）

前型	阴茎头型（尿道口位于阴茎头下方）
	冠状沟型（尿道口位于冠状沟水平）
	前阴茎型（尿道口位于阴茎体前 1/3）
中间型	阴茎体中间型（尿道口位于阴茎体中间 1/3）
后型	阴茎体后型（尿道口位于阴茎体后 1/3）
	阴茎阴囊型（尿道口位于阴茎阴囊交界处）
	阴囊型（尿道口位于阴囊部位）
	会阴型（尿道口位于会阴部位）

3. 尿道下裂伴发畸形　尿道下裂开口位置越靠近近侧，并发其他先天性畸形的概率越高。并发

畸形中，52% 发生在泌尿生殖系统（如隐睾、膀胱输尿管反流、马蹄肾、肾发育不良、前列腺小囊和鞘膜积液等），23% 在消化系统（如无肛和腹股沟斜疝等），14% 在骨骼肌肉系统（如肢体畸形、耻骨发育不全和关节松弛症等）；11% 在呼吸及心血管系统（如先天性心脏病和主动脉缩窄等）。

三、诊　断

尿道下裂是显性畸形，依靠病史和体格检查常可确诊，但部分具有完整包皮的阴茎头型尿道下裂患儿易漏诊，常在包皮环切手术或包皮上翻能暴露出阴茎头时才能被发现。重度尿道下裂常伴有小阴茎、阴囊分裂和阴茎阴囊错位等，应与性别发育异常（disorders of sex development，DSD）相鉴别。

1. 采集病史时，首先注意亲属中有无泌尿生殖系统先天畸形、青春期发育异常、死产、婴儿早期死亡、性早熟、闭经和不育症等疾病史。母亲有无异常男性化性征或库欣样外观，妊娠期有无应用外源性激素史，如口服避孕药或接受辅助生殖治疗。

2. 体格检查时，应观察患者体型、全身发育情况和有无第二性征。仔细观察外阴部形态，阴茎发育差伴阴囊分裂者，与伴有阴蒂肥大的女性外阴较难鉴别。一般来说，尿道口呈椭圆形并有两根系带者，阴蒂的可能性较大。

3. 注意阴囊或大阴唇及腹股沟区的触诊。在阴囊或阴唇处触及的肿块绝大多数是睾丸，卵巢和索条状性腺的位置通常在腹腔内，不下降到腹股沟区。

4. 对于尿道下裂合并双侧或单侧未触及隐睾者，无论外生殖器外观是否模棱两可、含糊不清，在排除诊断前都应该高度怀疑 DSD 的可能性。

5. 新生儿外生殖器和乳晕色素过度沉着，提示黑色素刺激素过度生成，脱水外貌提示盐丢失。另外，做直肠指检可了解有无子宫的存在。

6. 影像学检查可经阴道或尿生殖窦注入碘油进行造影，确定有无阴道、子宫和输卵管。排尿性膀胱尿道造影也可显示尿生殖窦和阴道盲袋。超声和 CT 检查也可提供有无女性内生殖器的情况。

7. 染色体核型分析和基因探针 46XX 患者伴有含糊的男女中间型外生殖器表现，应考虑 46XX DSD 或卵睾型 DSD 的可能。46XX 患者，男女中间型外生殖器内可触及性腺肿块时，常提示卵睾型 DSD 的可能。46XY 患者伴含糊的男女中间型外生殖器表现，常为 46XY DSD、混合性性腺发育不全或

7

睾丸发育不全,后两者常有子宫。核型 45X/46XY 嵌合体,常提示性腺发育不全。若嵌合体中含有 XX 细胞系,应考虑卵睾型 DSD 的可能性。46XX 男性患者,核型为 46XX,男性表型,小阴茎,睾丸小而硬,常缺乏生精功能,多数患者有 Y 染色体与 X 染色体发生易位,可用荧光原位杂交技术(FISH)或染色体上睾丸决定因子。

8. 实验室检查主要测定性激素及其代谢产物。测定尿 17-羟类固醇和 17-酮类固醇、血 17-羟孕酮、去氧皮质酮(DOC)、脱氢表雄甾酮(DHEA)和睾酮有助于 CAH 的诊断。对肾上腺皮质增生的新生儿,其尿 17-酮类固醇可能并不高,测定血 17-羟孕酮则比较可靠。睾酮与双氢睾酮的比值大于正常(正常男性为 8~16),提示 5α-还原酶缺陷引起的 46XY DSD。当 CAH 检查结果阴性,又缺乏母亲妊娠期服用雄激素或患有分泌雄激素的卵巢肿瘤病史时,应高度怀疑卵睾型 DSD。

9. 腹腔镜检查或剖腹探查内生殖器、性腺活组织学检查　探查时对性腺的肉眼观察,可大致作出判断。睾丸呈粉红色,表面光滑,质地柔软;而卵巢为浅黄色,表面有滤泡,质地稍硬,有结节感或沙粒感,对性腺质地不一致者,应怀疑卵睾,送检标本时应上中下各取一小块。

四、治　疗

手术是尿道下裂的唯一治疗方法。早期手术常分为两期进行,即矫正阴茎下弯和尿道成形。近年来趋向于作一次性手术。尿道下裂的各种原式和改良术式多达 200 多种。总的手术效果仍不太令人满意,手术难度较高,不同程度的尿道下裂需用不同的术式。尿道下裂的手术一般应于学龄前完成。近年来,有主张 8~18 个月内完成,减少对小儿心理的影响。

手术治疗的具体目标包括:①完全矫正阴茎下弯,使阴茎勃起时挺拔,成年后能进行正常的性生活;②修复缺失尿道,新建尿道弹性好,管径一致,今后腔内无毛发生长;③新建尿道口位于阴茎头正位,呈纵向裂隙状开口;④术后能站立排尿、尿线正常,阴茎外观满意、接近正常人。

虽然尿道下裂手术方式繁多,但基本的手术步骤包括:①阴茎体完全脱套;②下弯矫正和人工勃起;③尿道成形;④阴茎皮肤覆盖;⑤尿流改道;⑥敷料固定。目的是矫正阴茎下弯和修复尿道缺损。

1. 阴茎下弯矫正术　一般来说,大约 15% 前型

尿道下裂和 80% 后型尿道下裂伴有阴茎下弯畸形。由于阴茎向下弯曲形成的原因不同,矫正阴茎下弯的手术方式因人而异。手术中采用人工勃起的方法,可确定阴茎下弯矫正的效果。

传统上认为,由于尿道下裂开口远端的尿道板未能正常发育形成尿道,局部的皮肤、Buck 筋膜、肉膜和尿道海绵体与尿道口周围粘连、纤维化,形成的纤维索带状组织,是造成阴茎下弯的主要原因。既往大多数手术方法采用切断尿道板后,阴茎体皮肤肉膜完全脱套,使阴茎伸直和尿道口后移的方法纠正阴茎下弯。

保留尿道板手术方式的成功应用使人们对阴茎下弯和尿道板组织学认识观念发生了改变。Erol 等的研究表明,尿道板上皮下方组织有丰富的血管、神经分布,有平滑肌和结缔组织,强调了尿道成形手术过程中保持尿道板完整的重要性。许多尿道下裂患者的阴茎下弯是阴茎腹侧皮肤及皮下组织与尿道板及阴茎深筋膜间不正常附着所致,称为“皮肤下弯”。在完全松解阴茎腹侧皮肤及皮下组织后,阴茎下弯得到纠正。

对于阴茎腹面的肉膜和深筋膜发育异常、形成阴茎下弯的纤维化组织,需彻底松解尿道板旁海绵体表面的纤维化索状组织,有时需游离尿道下裂开口的近侧,甚至于充分游离球部尿道,才能充分纠正阴茎下弯。少数严重阴茎下弯病例即使在切断尿道板组织、松解下弯纤维组织后,仍残存有阴茎下弯。有研究表明,残存的阴茎下弯是由于阴茎背侧与腹侧海绵体发育不对称性所造成。对于阴茎脱套和尿道周围纤维组织松解后,残余下弯不超过 30°者,阴茎背侧白膜折叠术是彻底纠正阴茎向下弯曲的一种安全、可靠和有效方法。

然而,阴茎背侧白膜折叠术可造成阴茎缩短,不适用于阴茎发育短小的重度尿道下裂患者。有作者主张阴茎腹侧海绵体横向切开后,用游离皮瓣、睾丸鞘膜或小肠黏膜下脱细胞基质补片(SIS)修复白膜缺损,延长阴茎腹侧长度,从而矫正阴茎下弯。Koff 和 Eakins 采用海绵体旋转法,在阴茎体完全脱套后,从腹侧正中纵向切开隔膜、分离阴茎海绵体左右两支向背侧旋转后固定的方法,纠正阴茎海绵体发育不对称所造成的阴茎下弯。

2. 尿道成形术　阴茎下弯矫正后,修复尿道的材料可采用:尿道和尿道板组织,阴茎皮肤或带血管蒂的包皮内板,游离组织如游离皮片、口腔黏膜或膀胱黏膜等。早期尿道成形手术以分期修复法为主,

在第一期阴茎弯曲完全矫正后的 6 个月至 1 年,进行第二期尿道成形术。一期修复法(即阴茎下弯矫正和尿道成形术一次性完成的术式)已成为目前国内外治疗尿道下裂初治病例的主流方式,常用的手术方法介绍如下。

(1) 保留尿道板修复尿道的手术方法:20 世纪 80 年代开始,人们逐步认识到尿道下裂手术中保留尿道板的重要性。发育不全的尿道海绵体形成了尿道板旁纤维索带围绕尿道口向前延伸至阴茎头下面,是引起阴茎下弯的主要原因。保留尿道板的尿道成形术主要适用于无阴茎下弯或阴茎下弯经过背侧白膜折叠可矫正的尿道下裂患者。

1) Thiersch-Duplay 术式:尿道板是从异位尿道口向阴茎前方伸展的一片尿道黏膜。沿阴茎腹侧尿道板上作 U 形切口,近端绕过尿道外口,远端延伸至阴茎头。如果尿道板组织健康,且足够宽大,可直接将尿道板围绕支架管向前卷管缝合修复尿道。对于 3 岁以下的患儿,尿道板宽度至少超过 0.8cm,才适用 Thiersch-Duplay 术式。

2) Snodgrass 术式:又称尿道板纵行切开卷管尿道成形术(TIP)。该术式是一种基于 Thiersch-Duplay 术式上的技术创新,当保留的尿道板较窄小时,将尿道板正中纵行劈开扩展后,卷管修复的尿道内腔大于 10F 或 12F,使手术适应范围明显扩大,更适合婴幼儿手术。术中应用尿道板旁残存的尿道海绵体和肉膜组织,或分离阴茎背侧包皮带蒂肉膜后中央开窗转移至阴茎腹侧面,加强覆盖新建尿道,可减少尿瘘并发症的发生。

Snodgrass 术式与 Thiersch-Duplay 术式一样,保留了尿道板的完整性和连续性,避免了新建尿道与原尿道之间的环状吻合口,新建尿道受到海绵体的支撑作用,不易发生扭曲,不易发生尿道狭窄。手术通过对扁平状阴茎头尿道板的纵行切开,加深了阴茎头部的尿道沟;再将纵切尿道板的两侧向腹侧方向卷管,使成形后的尿道口呈纵行裂隙状,阴茎外观更接近生理形态,有别于其他手术方式。

一般来说,Snodgrass 术式手术病例的选择,不受尿道缺失长度的影响;但是,对于尿道板下存在明显纤维索条组织所致严重阴茎下弯和小阴茎的重度尿道下裂患者,本手术方式不适用。

3) Mathieu 术式:采用尿道板加盖翻转的尿道口基底血管皮瓣方法修复尿道下裂。该术式主要适用于前型尿道下裂,成功的关键主要在于翻转皮瓣必须有足够的血供,否则易造成术后尿瘘。

4) Onlay 术式:采用尿道板加盖横向裁剪带蒂包皮黏膜方法修复尿道下裂。由于应用了有血运的岛状包皮瓣,该手术后尿瘘、尿道狭窄等并发症较少,适用于中间型、后型和阴茎阴囊型尿道下裂的手术,缺点是手术操作比较复杂。

(2) 尿道口前移阴茎头成形术(MAGPI):曾是 20 世纪 80 年代非常盛行的一种尿道下裂手术方法,适用于阴茎头型、冠状沟型尿道下裂。

尿道游离延伸正位尿道口成形术修复尿道下裂是一种充分游离前尿道使之在无张力的状态下延伸至阴茎头正位尿道口的尿道成形方法,又称 Koff 术式。该手术适用于修复尿道缺损小于 2cm 的尿道下裂,术后尿瘘发病率很低,主要并发症为尿道口狭窄。

(3) 横行带蒂包皮内板皮尿道成形术:20 世纪 80 年代初开始,Duckett 在 Asopa 术式的基础上设计了横截获取包皮内板岛状皮瓣法修复尿道下裂,又称 Asopa-Duckett 术式。由于包皮具有取材方便,抗尿液刺激能力强,血运丰富等优点,是进行尿道成形的良好材料。Asopa-Duckett 术式适用于大部分有阴茎下弯的尿道下裂手术。有些重度尿道下裂的尿道缺损长,带血管蒂包皮管长度不能弥补尿道时,可采用 Duckett+Duplay 尿道成形术。该术式的缺点是操作复杂,手术技巧要求高,需积累丰富的经验,才能获得良好的手术效果。

(4) 游离移植物代尿道修复尿道下裂的方法:用游离移植物修复尿道下裂,适用于多次手术失败后局部取材困难的病例。

游离包皮内板黏膜较早就被用于尿道成形术中,具有剪裁灵活、操作简便、术后阴茎外观满意等优点,适用于包皮丰富的各型尿道下裂。由于游离包皮内板黏膜缺乏足够的血流供应,容易发生新建尿道组织缺血、愈合不佳等,术后尿瘘、尿道狭窄等并发症的发生率较高。

膀胱黏膜尿道成形术采用与尿道相似的组织来源,对尿液刺激反应小,再生能力强,是一种安全可靠的组织材料。但是,膀胱黏膜尿道成形术后,暴露在尿道外口的黏膜容易出现增生、脱垂等,导致尿道外口狭窄。另外,膀胱黏膜取材也增加了对膀胱的创伤。

口腔黏膜尿道成形术口腔黏膜尿道成形术具有组织来源丰富,取材方便,移植后易于成活,形成的尿道柔韧,黏膜不易挛缩、不易狭窄等优点。手术并发症低于游离皮瓣、膀胱黏膜成形尿道的方法。利

7

用口腔黏膜进行尿道成形时,通常取材于口腔内颊和下唇部。采用 Inlay 或 Onlay 术式的成功率要高于卷管术式。

3. 术前雄激素的应用　重度尿道下裂常伴有阴茎发育不良,给手术矫治带来困难。有报道,尿道下裂患者术前肌内注射环戊丙酸睾酮或外涂双氢睾酮凝胶等雄激素治疗后,多数用药后阴茎明显增大增粗,阴茎体伸长以尿道开口近侧为主,使尿道下裂开口向远侧前移,并且降低了阴茎下弯程度,为手术创造了有利的条件。

4. 手术后常见并发症及处理

(1) 尿道皮肤瘘:是尿道成形术后最常见的并发症,发病率在 5%~20%。发生尿道瘘的潜在因素有新建尿道血运不良、局部组织缺血、坏死、感染,尿道远端梗阻等。多数尿道瘘发生在冠状沟附近或阴茎根部。发现尿道瘘后不要急于处理,待手术后 6 个月以上,局部皮肤血供重建和瘢痕软化后再手术。近侧尿道瘘常用尿道瘘修补术,远端尿道瘘宜采用尿道成形的再手术方法。

(2) 尿道口狭窄:多数由于远端尿道缺血或阴茎头成形方法不当造成。早期通过尿道口扩张,大多数可好转,否则行尿道口切开。

(3) 尿道狭窄:多发生在阴茎头段尿道和尿道吻合口处。成形尿道血供不良导致尿道挛缩,尿道吻合口未做斜面吻合或新建尿道发生扭转是造成尿道狭窄的主要原因。早期可试行尿道扩张,但儿童对尿道扩张的耐受性差。尿道扩张无效者,行狭窄段尿道切开,6 个月后再行尿道成形。

(4) 尿道憩室:多数继发于远端尿道梗阻、成形尿道口径过宽或尿道周围缺少支持组织。继发于尿道狭窄的轻度尿道憩室,在解除狭窄后可好转。重度尿道憩室,在排尿时阴茎阴囊交界处出现较大的囊性膨隆肿块,排尿后尿液滴沥明显或伴有反复尿路感染的患者,需手术切除尿道憩室。

(5) 阴茎下弯复发:由于阴茎下弯矫正不彻底、留有残余阴茎下弯组织或阴茎腹侧产生瘢痕组织所致。阴茎下弯超过 30° 或影响阴茎勃起功能时,需再手术治疗。通常可采用阴茎脱套后,松解延伸前尿道和(或)阴茎背侧白膜折叠术完成阴茎下弯的矫正。

目前在较大的尿道下裂治疗单位中,尿道瘘、尿道狭窄等常见的并发症已经控制在一个比较合理的范围内,而手术后阴茎外观满意度将更加受到关注。

虽然人体有许多组织材料可用来代替尿道,但多数远期手术效果不理想。多次手术失败的尿道下裂残疾仍然是尿道下裂手术学上的难题。阴茎局部皮肤的扩张、尿道上皮体外培养和无细胞基质支架材料的应用,可能对今后的尿道下裂手术方法学产生重要的影响。另外,尿道激光焊接技术的临床推广应用将来有可能会替代传统的尿道缝合技术,明显地缩短尿道成形的手术时间。

五、女性尿道下裂

女性尿道下裂是指女孩尿道开口在处女膜内阴道背侧壁上,临床上多数患者无症状。如果尿道口位于膀胱颈部,常伴有尿失禁,需进行膀胱括约肌和尿道成形术。

第二节　尿道上裂

尿道上裂常与膀胱外翻或泄殖腔外翻合并存在,单独尿道上裂临床上罕见,3 万~5 万新生儿中有 1 例,男女之比(3~5):1。

一、男性尿道上裂

男性尿道上裂表现为尿道背侧壁部分或完全缺如,尿道开口在阴茎背侧面。常伴有耻骨联合分离和阴茎短小。由于阴茎背侧皮肤短缩,阴茎与耻骨间纤维索带挛缩,使阴茎向背侧弯曲上翘。阴茎头扁平,包皮背侧分裂而堆积于阴茎腹侧。70% 的男性患者存在尿失禁,30%~40% 伴有膀胱输尿管反流。

男性尿道上裂按尿道开口部位不同,分为 3 型。

1. 阴茎头型　阴茎体短小,轻度上翘,阴茎头扁平,尿道口位于阴茎头或冠状沟背侧,尿道口至阴茎头顶部有一浅沟,包皮悬垂于阴茎腹侧,多无尿失禁。

2. 阴茎体型　短小阴茎向背侧弯曲,尿道口位于阴茎体根部的背侧,自尿道口至阴茎头顶部有一被覆有尿道板黏膜的尿道沟,包皮堆积于阴茎腹侧。部分患者存在尿失禁现象。

3. 完全型　尿道背侧壁完全缺如,尿道口位于分离的耻骨联合部,膀胱颈呈漏斗状直接向外开口。阴茎短小、上翘,阴茎头扁平,包皮悬垂于阴茎腹侧。多数患者伴有尿失禁现象。

二、女性尿道上裂

女性尿道上裂表现为阴蒂分裂、阴唇分开、间距增大和耻骨分离。阴唇分离与耻骨分离越远,畸形越重。尿道上裂分为不完全型和完全型。前者仅尿道末端部分缺如,后者尿道开口位于耻骨联合下方,宽大的开口呈洞口状,可以直接看到膀胱腔。多数完全型尿道上裂患者伴有尿失禁。

三、外科治疗

尿道上裂的手术治疗主要包括重建尿道,矫正阴茎背曲,有尿失禁者进行膀胱颈成形术。

对于男性患者还要求矫正阴茎上弯,阴茎伸直延长后,外观和功能接近正常。由于阴茎背侧纤维索带和阴茎悬韧带的牵拉,阴茎向背侧弯曲。如果松解后,阴茎伸直不满意,可切除阴茎背侧至耻骨联合间的纤维条索,并游离阴茎海绵体。矫正阴茎上弯术中,应注意避免损伤阴茎血管神经索。尿道板延长和阴茎上弯矫正后,可用 Thiersch-Duplay 术式或 Cantwell-Ransley 术式重建尿道。

尿道上裂伴有尿失禁者,可用 Young-Dees-Leadbetter 术式延长尿道和膀胱颈成形。自1922年 Young 报道了首例男性完全型尿道上裂成功以来,控制尿失禁手术取得了很大的进展。近年来,对于具有较大膀胱容量的完全型尿道上裂,尿道成形和膀胱颈重建可一期手术完成,如 Mitchell 手术和 Kelly 手术等一次性修复尿道上裂。但对于膀胱容量较小的患者,在膀胱颈重建手术前完成尿道成形和阴茎延长手术,有助于膀胱容量的增大。

第三节 后尿道瓣膜

后尿道瓣膜是男性婴儿先天性尿道梗阻中最常见的病变,占产前胎儿 B 超检查中检出的尿路梗阻性病变10%左右。1802年,Langenbeck 最先以先天性前列腺尿道梗阻报道了本病症,但直到100多年后,Young(1919年)才对后尿道瓣膜进行了详细的描述和命名。

一、分　型

后尿道瓣膜分为以下3型。

Ⅰ型:最常见,占后尿道瓣膜的95%。一对瓣膜附着于精阜远端,汇合于后尿道背侧中线,中央呈孔隙状。瓣膜组织为覆盖移行上皮的单一纤维基质,缺乏肌纤维组织。排尿时瓣膜向后尿道膨出,导致膀胱出口梗阻,但可逆行插入导尿管。Ⅰ型瓣膜形成的原因,可能与中肾管胚胎发生异常有关,即中肾管插入泄殖腔的位置异常靠前,即形成了Ⅰ型瓣膜。

Ⅱ型:Ⅱ型瓣膜可能继发于其他原因的梗阻(如尿道狭窄、前尿道瓣膜和逼尿肌括约肌协同失调等)造成膀胱颈、前列腺部尿道浅表肌层增生,形成黏膜皱褶。瓣膜自精阜沿尿道后壁向外侧走向膀胱颈,不造成梗阻。

Ⅲ型:瓣膜位于精阜远端,横跨膜部尿道,中央有一孔隙,占梗阻性后尿道瓣膜的5%。排尿时环状隔膜呈风向袋状向球部尿道突出,造成梗阻,但可逆行插入导尿管。Ⅲ型瓣膜是泄殖腔膜的尿生殖部分分解不全所致。

二、病理生理

后尿道瓣膜在胚胎早期形成的尿道梗阻,使瓣膜近侧尿道至肾的整个尿路受到损害,形成各种各样的病理生理改变。

1. 肺发育不良　后尿道瓣膜的胎儿因肾功能差,排尿量少,导致羊水过少,胎儿肺发育不良。患儿出生后常有呼吸窘迫综合征,新生儿期病死率高达50%。

2. 肾小球功能障碍　在原始后肾胚基生成时,因尿路梗阻,集合系统压力增高,造成肾发育不良,生后出现进行性肾功能不全和高血压。早期解除梗阻,有可能防止肾实质进一步被损坏,改善肾功能。

3. 肾小管功能障碍　后尿道瓣膜造成上尿路压力增高,肾小管浓缩功能障碍,水、钠排出过多,最终形成肾性尿崩症。

4. 膀胱功能异常　约75%后尿道瓣膜患者有膀胱功能异常,包括膀胱顺应性低、逼尿肌不稳定和挤压综合征后肾衰竭等。后尿道瓣膜成功切除后,仍有持续性上尿路扩张、进行性肾功能不全和膀胱功能异常者,称为瓣膜膀胱综合征。

5. 肾盂输尿管积水和膀胱输尿管反流　后尿道瓣膜造成膀胱出口梗阻,膀胱内压增高,使上尿路引流不畅,出现不同程度的肾盂输尿管积水扩张。另外,膀胱压力过高使膀胱输尿管连接部的抗反流机制失调,反流发生率达40%~60%。

三、临床表现

后尿道瓣膜的梗阻程度不同,临床表现有较大的差异。一般说来,起病年龄越小,症状越重。

新生儿时期主要表现为排尿困难,尿滴沥,尿潴留,尿性腹水,肾功能不全和肺发育不良导致的呼吸困难。体检时触及的腹部肿块通常是积水的肾、迂曲扩张的输尿管或有尿液潴留的膀胱。尿性腹水是尿液由肾实质和肾窦渗出,通过腹膜渗入腹腔所形成的。重度后尿道瓣膜的新生儿伴有尿路感染、尿毒症、脱水和电解质紊乱等,婴幼儿表现为生长迟缓、尿路感染和消化道症状。学龄期儿童多因排尿功能异常就诊,表现为排尿时尿线纤细,排尿费力,遗尿和尿失禁等。

四、诊　　断

（一）产前诊断

随着孕妇产前 B 超检查的普及,后尿道瓣膜产前检出率达 10%,成为胎儿双肾积水最常见的原因。后尿道瓣膜超声检查特征为:①双侧肾盂输尿管积水扩张。②膀胱扩张、膀胱壁增厚。③前列腺部尿道扩张伸长。④羊水过少。妊娠 24 周前,后尿道瓣膜容易漏诊。双侧肾盂输尿管积水男性胎儿在产前诊断为后尿道瓣膜时,注意与梅干腹综合征和双侧重度膀胱输尿管反流进行鉴别,膀胱增厚的改变仅见于瓣膜病变。超声检查的准确性与胎龄呈正比例关系。

（二）产后诊断

后尿道瓣膜患儿出生后,排尿性膀胱尿道造影有助于明确诊断。排尿造影时,可见前列腺部尿道扩张伸长,远端尿线纤细或不明显,膀胱边缘不光滑,有小梁小房样结构改变或憩室形成。40%~60%的患者继发膀胱输尿管反流。

五、治　　疗

治疗原则包括纠正水电解质失衡,控制感染,引流和解除下尿路梗阻。如果患者营养状况差,感染不易控制,先做膀胱造口引流尿液。伴有输尿管梗阻患者,做输尿管皮肤造口或肾造瘘手术。病情好转后或肾功能较好的患者,可经尿道电灼后尿道瓣膜,或用冷刀切开瓣膜。

后尿道瓣膜患者术后需长期随访,临床症状改善先于影像学检查结果的改变。一般要求患者在术后 3 个月左右复查静脉尿路造影和排尿性膀胱尿道造影。

第四节　前尿道瓣膜

前尿道瓣膜较后尿道瓣膜少见。瓣膜常位于阴茎阴囊交界处,从尿道背侧走向远端,在腹侧中线处汇合。

本症常以尿道憩室的形式存在。憩室在排尿时充满尿液,于阴茎阴囊交界处出现膨大的肿块,排尿后仍有尿滴沥现象。用手挤压肿块,有尿液排出。

前尿道瓣膜及憩室的病因尚不十分明确。在胚胎尿道发生中,尿道海绵体发育不全,局部形成薄壁尿道,缺乏支持组织。在排尿时,病变段尿道呈气球状扩张,形成憩室。憩室远侧壁尿道黏膜向外突出,形成阻碍尿液排出的尿道瓣膜。

前尿道瓣膜主要表现为反复尿路感染,排尿困难和尿失禁。1/3 病例产前存在胎儿肾积水,另外 1/3 病例在出生后出现明显的尿道憩室肿块。重症患儿的临床表现与后尿道瓣膜相同,有反复尿路感染和肾功能不全等。有肾盂输尿管积水、尿潴留时,腹部可触及肿块。诊断依据排尿性膀胱尿道造影和膀胱镜检查。

前尿道瓣膜的治疗包括经尿道瓣膜切开、解除梗阻和尿道重建手术。对于憩室较小患者,可采用膀胱镜下瓣膜切除。对于憩室较大患者,宜采用开放性手术,切除尿道憩室后,进行尿道成形手术。

第五节　尿道重复

尿道重复是一种罕见畸形,按尿道排列位置可分为矢状位和水平位尿道重复,以前者多见。重复尿道中,一个正尿道发育良好,功能正常;另一个副尿道发育差。

尿道重复类型繁多。矢状位尿道重复中,背侧尿道重复畸形的副尿道开口在阴茎背侧或耻骨前,另一端为盲端(不全性尿道重复)或与膀胱交通(完全性膀胱重复)。腹侧尿道重复非常罕见,副尿道开口在阴茎腹侧面,甚至于会阴处。Y 形重复尿道于前列腺部尿道开始分叉,具有功能的尿道开口在会阴部肛门附近,正常位置的尿道则发育差或闭锁。水平位尿道重复左右并列,可伴有阴茎重复和膀胱重复。

女性尿道重复更罕见,主尿道口位于会阴,副尿道开口在阴蒂上,或者两个尿道均位于会阴或阴道。

尿道重复最常见症状为尿路感染,副尿道发生炎症或分泌物积聚,可致副尿道囊状扩张压迫主尿道,引起排尿困难。尿道重复的确诊主要依靠排尿性膀胱尿道造影和膀胱镜检查,只有主尿道可能通过内镜。

尿道重复无症状、不影响外观的患者,不必处理。有症状的患者,需切除副尿道,或切开重复尿道间隔,保证正常位置尿道通畅。Y形尿道重复,手术困难,需进行广泛组织转移和尿道成形。

第六节　巨　尿　道

巨尿道是指阴茎体部尿道先天性无梗阻性尿道扩张,临床上少见。巨尿道分为两型:①舟状巨尿道,合并尿道海绵体发育异常。②梭状巨尿道,合并阴茎、尿道海绵体发育异常。巨尿道可伴有其他尿路异常,如梅干腹综合征。治疗方面主要对巨尿道进行裁剪、紧缩手术,使其口径与正常尿道一致。如果有严重阴茎海绵体缺乏,可考虑早期变性手术。

(周　云)

参考文献

1. Wein AJ, Kavoussi LR, Partin AW, et al. Campbell-Walsh Urology. 11th ed. Philadelphia, Elsevier, 2016:3399-3429.
2. 朱璟晶,陈娇,张亚,等. 低体重率与孕早期黄体酮使用率在不同程度尿道下裂患儿中的分布及意义. 国际泌尿系统杂志,2014,34(4):476-480.
3. 周云,严向明,张婷,等. 尿道板纵行切开卷管尿道成形术治疗小儿尿道下裂. 中华泌尿外科杂志,2007,28(8):558-561.
4. Belman AB, King LR, Krammer SA. Clinical pediatric urology. 4th ed. London:Dunitz,2002:1061-1092.
5. Baskin LS, Ebbers MB. Hypospadias:anatomy, etiology, and technique. J Pediatr Surg,2006,41(3):463-472.
6. Nelson CP, Park JM, Wan J, et al. The increasing incidence of congenital penile anomalies in the United States. J Urol, 2005,174(4 Pt 2):1573-1576.
7. Utsch B, Albers N, Ludwig M. Genetic and molecular aspects of hypospadias. Eur J Pediatr Surg,2004,14(5):297-302.
8. Morgan EA, Nguyen SB, Scott V, et al. Loss of Bmp7 and Fgf8 signaling in Hoxa13-mutant mice causes hypospadia. Development,2003,130(14):3095-3109.
9. Fredell L, Iselius L, Collins A, et al. Complex segregation analysis of hypospadias. Hum Genet,2002,111(3):231-234.
10. Erol A, Baskin LS, Li YW, et al. Anatomical studies of the urethral plate:why preservation of the urethral plate is important in hypospadias repair. BJU International,2000,85(6):728-734.

7

第四十四章

尿 道 肿 瘤

临床上,尿道癌发病率占全身恶性肿瘤的1%以下。尿道肿瘤主要为上皮源性肿瘤,绝大多数为原发性。尿道癌是泌尿系统中女性患病率高于男性的唯一恶性肿瘤,由于男性和女性尿道在解剖及组织学上的特点不同,所以临床上一般将尿道肿瘤区分为男性尿道癌和女性尿道癌。

第一节　男性尿道良性肿瘤

男性尿道常见的良性肿瘤主要有尿道息肉、尿道尖锐湿疣及尿道乳头状瘤等。尿道血管瘤、尿道囊肿和尿道纤维瘤等很少见。

一、尿 道 息 肉

尿道息肉是发生于尿道的一种良性肿瘤,可为先天性,多发生于前列腺部尿道的底部、精阜周围。本病多见于青、中年人。有蒂尿道息肉可引起排尿梗阻症状。尿道息肉出血可致血尿、血精等。根据发生的部位及病理组织学特性,可分为尿道纤维性息肉和尿道腺瘤性息肉。

(一)尿道纤维性息肉

尿道纤维性息肉多发生在10岁之前,亦可见于中青年。息肉常单发,一般为细长、有蒂的息肉,或呈无蒂的绒毛状、乳头状息肉,直径多在1.0cm以内。息肉由平滑肌组织覆以尿道上皮组织构成,少数病例可有鳞状上皮化生。

1. 临床表现　①下尿路梗阻症状有排尿困难、尿流细、尿流中断,甚至尿潴留、上尿路积水;②血尿可为无痛性肉眼血尿,一般呈初始血尿;③继发感染时,出现尿频、尿急、尿痛等尿路刺激症状。

2. 诊断　①尿道镜检查可见息肉;②排尿期膀胱尿道造影可见充盈缺损影像;③取活组织行病理

检查,可明确诊断。

3. 鉴别诊断　尿道息肉应该与尿道癌、尖锐湿疣等相鉴别。尿道息肉一般表面光滑,不呈乳头状,可与移行细胞乳头状瘤相鉴别。尿道内镜检查并活检可以明确诊断。

4. 治疗　有症状者诊断明确后应行手术治疗,可以选择经尿道电切、钬激光等。

(二)尿道腺瘤性息肉

腺瘤性尿道息肉位于前列腺部尿道,有学者认为是异位前列腺组织。好发于中青年,发病率比纤维性尿道息肉高,常小于1.0cm,可无蒂。息肉由前列腺腺泡、血管纤维组织覆以移行或柱形上皮细胞组成。

1. 临床表现　①血精;②血尿,多为无痛性终末血尿,饮酒或射精后发生;③可出现排尿梗阻的症状。

2. 诊断　①临床表现;②尿道镜检查可见息肉;③排尿期膀胱尿道造影可见前列腺部位尿道充盈缺损影像;④取活组织行病理检查。

3. 鉴别诊断　需与尿道癌相鉴别,尿道内镜检查并活检可以明确诊断。

4. 治疗　确诊后经尿道镜电切或钬激光切除,效果良好。

二、尿道乳头状瘤

尿道乳头状瘤多发生在尿道远端前列腺部尿道,有时位于尿道内口。各年龄组均可发生,但以30~49岁较多。肿块呈乳头状,可单发或多发,大小不一,从数毫米至4.0cm,常有蒂。在尿道远端发生者表面被覆鳞状上皮,发生于近端的则被覆移行上皮,可恶变为乳头状癌。

(一)病理

1. 鳞状细胞乳头状瘤　罕见,主要发生于前尿道。大体上为乳头状肿物,类似于尖锐湿疣,但镜下见乳头状瘤表面被覆鳞状上皮,细胞无异型性、无核分裂象,中央的结缔组织薄,无炎性细胞浸润。

2. 移行细胞乳头状瘤　罕见,主要发生在男性尿道前列腺部及膜部。肿瘤呈纤维乳头状或绒毛状,有蒂,常同泌尿道上皮性肿瘤同时存在。

3. 内翻性乳头状瘤　少见,多发生于男性后尿道,好发年龄 50 岁以上,肉眼观呈息肉样或结节样,黏膜下向腔内突出,表面较平滑。

（二）临床表现

尿道乳头状瘤的主要症状为初始或终末性血尿。有时伴随尿频、尿痛等症状。

（三）诊断

尿道造影可见充盈缺损,尿道镜检查可以明确诊断。同时要注意仔细检查膀胱,有无类似肿瘤的存在。

（四）治疗

经尿道镜电切或钬激光,效果良好。但术后有一定的复发率。术后用化疗药灌注膀胱及尿道可以防止复发,注意定期随访。

第二节　男性尿道恶性肿瘤

男性尿道恶性肿瘤较少见,常发生在 50 岁以后,多数起源于尿道球部或膜部。膀胱恶性肿瘤伴有原位癌者易伴发尿道癌。尿道球膜部最常见(占60%),其次是尿道阴茎部和尿道前列腺部。有 1/3 的患者伴有尿道狭窄,另有 1/3 的患者有尿道慢性炎症病史。因此,尿道狭窄、慢性炎症刺激、放射性外照射及粒子植入和人乳头状瘤病毒相关的性别引起的尿道炎症等可能是本病的诱因。

一、病　　理

尿道癌起源于尿道上皮或尿道腺体,有少数尿道癌起源于尿道周围腺体或胚胎残留的组织。尿道癌中最常见的组织学类型为尿路上皮癌,其次为鳞状细胞癌、腺癌、肉瘤、恶性黑色素瘤和未分化癌等。

1. 尿路上皮细胞癌　占尿道癌的 54%~65%,常发生在男性尿道的前列腺部,也可发生在前尿道。肿瘤大体为乳头状或结节状,呈浸润性或外向性生长,也可为原位癌,表现为病变处黏膜充血性红斑或黏膜粗糙。细胞形态与其他尿路上皮细胞癌癌相似。

2. 鳞状细胞癌　占尿道癌的 16%~22%,肿瘤可发生在尿道各部,常发生在男性尿道球膜部,呈菜花状或结节溃疡状,表面常有坏死或溃疡,浸润性生长,易侵犯尿道周围组织。

3. 腺癌　占尿道癌的 10%~16%,可发生于尿道各部,以后尿道多见,主要来源于尿道周围腺体或胚胎残留组织。尿道腺癌细胞形态各异,可分为透明细胞腺癌和非透明细胞腺癌两类。

4. 未分化癌　罕见,包括尿道小细胞癌、大细胞癌等。尿道未分化癌是指任何移行细胞癌、鳞状细胞癌及腺癌特点的未分化肿瘤。尿道未分化癌可单独发生,或与移行细胞癌同时存在,预后极差。

5. 恶性黑色素瘤　罕见,好发部位为男性尿道舟状窝。

6. 肉瘤　来源于间质的肿瘤。如恶性肿瘤有平滑肌肉瘤、纤维肉瘤、横纹肌肉瘤、副神经节瘤、恶性淋巴瘤等。

二、分期和分级

1. 分期　依据肿瘤大小、是否有淋巴结转移以及远处转移,不管是男性和女性均推荐使用第 7 版 TNM 分期系统,见表 44-1。

表 44-1　尿道癌 TNM 分期(第 7 版)

T 原发肿瘤(男、女)	
T_x	无法评估
T_{is}	原位癌
T_0	无原发肿瘤证据
T_a	非浸润性乳头状瘤
T_1	肿瘤侵及尿道上皮下组织
T_2	肿瘤侵及尿道海绵体、前列腺或者尿道周围肌肉
T_3	肿瘤侵及阴茎海绵体、前列腺包膜外、阴道前壁或者膀胱颈
T_4	肿瘤侵及其他邻近的器官
N 局部淋巴结	
N_x	局部淋巴结无法评估
N_0	无淋巴结转移
N_1	转移淋巴结 1 个且最长径<2cm
N_2	多个转移淋巴结,或者单个淋巴结但最长径>2cm
M 远处转移	
M_x	无法评估是否有远处转移
M_0	无远处转移
M_1	有远处转移

2. 分级　推荐使用 WHO 公布的 2004 年版尿道癌的组织病理学分级系统,见表 44-2。

表 44-2　尿道癌组织病理学分级系统(2004 年版)

PUNLMP	低度恶性潜能尿路上皮乳头状瘤
低级别	高分化
高级别	低分化
	非尿路上皮癌
G_x	无法评估
G_1	高分化
G_2	中分化
G_3	低分化

三、临床表现

男性尿道癌主要临床表现有尿道梗阻症状、尿道滴血、尿道血性或脓性分泌物。前、后尿道癌的临床表现有所不同。

前尿道癌最常见的症状为排尿困难和阴茎腹侧触及肿块。部分前尿道患者可伴有单侧或双侧腹股沟淋巴结肿大,肿大的淋巴结常为转移所致,而非感染;肿瘤破溃可形成尿道瘘或伴感染,引起尿道出血、尿道口有血性或脓性分泌物排出,后期类似于后尿道癌表现。

后尿道癌因肿瘤阻塞尿道引起尿道梗阻症状类似于尿道狭窄,表现为尿频、尿线细、射程短、排尿困难、尿失禁等,严重时可引起尿潴留;后期表现为会阴部实性或有波动感肿块,痛性阴茎勃起,阴茎异常勃起,阳痿,阴茎增大、硬化,阴茎、阴囊及会阴部水肿等。因肿瘤侵及会阴部周围组织或器官并破溃可形成尿道瘘或尿道周围脓肿;晚期出现体重减轻等全身消耗症状。

膀胱癌全膀胱切除术后尿道残端癌的主要临床表现为尿道滴血或血性分泌物,肛门指诊可触及尿道残端肿块。但因男性尿道癌早期无特征性的临床症状,类似于轻度尿道狭窄的临床表现,不易引起注意,以至于常常延误诊断。

尿道癌的转移主要通过局部浸润及经淋巴道转移,发生血行转移较少。晚期可转移到肺、肝、胃和骨骼系统等。约50%的尿道癌经淋巴转移,前尿道癌一般转移至腹股沟浅、深淋巴结,后尿道癌常转移至髂内、外淋巴结和闭孔淋巴结。黑色素瘤早期即可发生血行或淋巴道转移。

四、诊　断

男性尿道癌的诊断需结合病史、查体、膀胱尿道镜检查及影像学检查。确诊需要病理学检查。

1. 细胞学检查　尿道分泌物的细胞学检查发现癌细胞有助于尿道癌的诊断。

2. 尿道造影　排泄性或逆行尿道造影或双重对比的方法可用于尿道肿瘤的诊断,尿道肿瘤在造影片上显示为充盈缺损或尿道狭窄及瘘管形成。

3. 胸部 X 线片　了解是否伴有肺转移,对 X 线胸片显示肺部有可疑病变时还可行胸部 CT 检查。

4. B 超　B 超检查可检测尿道病变的长度,肿瘤的大小、数目、部位及范围,尤其是可以显示肿瘤浸润深度或范围;也可检测腹股沟、盆腔、腹膜后有无肿大的淋巴结及肝等腹内脏器有无转移。

5. CT 和 MRI　可显示尿道癌浸润程度及对腹股沟、盆腔、腹膜后淋巴结是否有转移的判定提供重要帮助。

6. 尿道镜检查及活检　尿道镜检查可观察肿瘤的大小、形态、部位,镜检时结合直肠指诊检查可判定肿瘤的范围,经尿道腔镜取活体组织或针吸活检送病理或细胞学检查是确诊的主要依据。

鉴别诊断:尿道癌应与尖锐湿疣、尿道狭窄、尿道周围脓肿、结核、前列腺尿道腺瘤样息肉、阴茎海绵体硬结症及继发性尿道肿瘤鉴别,必要时应做活体组织检查。

五、治　疗

男性尿道癌的治疗方法主要有外科治疗、放疗、化疗。治疗方案的选择主要是根据肿瘤的分期、年龄及患者一般情况等综合因素考虑。

(一) 治疗原则

1. T_{is}-$T_1N_0M_0$ 期尿道癌的主要方法是外科治疗,可行经尿道电切或电灼、肿瘤局部切除以及尿道部分切除再吻合术等。术后联合放疗和(或)化疗。

2. $T_2 \sim T_3$ 期尿道癌则采用扩大性外科治疗,距离肿瘤 2cm 处行阴茎部分切除术或阴茎全切及会阴尿道造口术。联合放疗和(或)化疗。

3. 转移性尿道癌则以放(化)疗为主,可联合姑息性外科治疗。

4. 如发现腹股沟淋巴结肿大,应在外科手术同时行单侧或双侧腹股沟淋巴结清扫,有助于肿瘤分期。

(二) 手术治疗

手术切除的范围需根据肿瘤的大小、部位和分期决定。但尿道肿瘤的部位对选择手术方式最为重要,前尿道癌与后尿道癌具有不同的生物学行为。

7

主要手术方法有如下。

1. 经尿道肿瘤切除术或尿道外口切除术　手术适应证：①尿道良性肿瘤；②局限性、浅表性、孤立性尿道癌乳头状移行细胞癌；③分化良好的尿道癌；④局限性尿道外口癌。可经尿道电切或激光切除肿瘤，尿道外口肿瘤应将尿道外口切除。注意预防尿道狭窄。

2. 阴茎部分切除术　手术适应证：位于前尿道的远端尿道癌，尿道近侧端切缘距肿瘤至少 2cm，阴茎残段应保留 3cm 以上，以保证患者术后能站立排尿。距肿瘤边缘 3cm 左右环行切开皮肤和阴茎浅、深筋膜，并在切口水平横断阴茎海绵体，自阴茎背侧向阴茎头方向游离尿道海绵体 1cm 后横断尿道，切除标本。如阴茎残段不足 3cm，应将阴茎脚从耻骨支上游离以延长阴茎。主要并发症为尿道出血和尿道狭窄，定期尿道扩张有助于预防尿道狭窄。

3. 男性尿道切除术　手术适应证：①多发性浅表性尿道癌；②膀胱癌同时伴发的尿道癌；③全膀胱切除术后尿道复发癌；④膀胱三角区或颈部癌侵及前列腺尿道，术中尿道残端快速病理阳性。由于膀胱或上尿路移行细胞癌伴发尿道癌并不常见，一般不主张在行全膀胱切除术时常规行预防性尿道全切除术。有学者建议对全膀胱切除术后患者定期行残存尿道冲洗液细胞学检查，一旦发现细胞学阳性，尽早行尿道切除术。切除全尿道后要注意做好尿路改道手术。并发症主要有会阴部局部感染、直肠损伤、粪瘘、尿瘘及尿流改道后的并发症。

4. 阴茎全切除术　手术适应证：位于前尿道前半部的尿道癌不宜行阴茎部分切除术，或肿瘤侵及尿道海绵体或尿道海绵体外组织，但有足够的尿道可以做会阴部尿道造口术。手术方式同阴茎癌全阴茎切除术。

5. 尿道癌根治性切除术　位于前尿道后半部分或后尿道的尿道癌如广泛浸润海绵体、波及会阴时，行根治性阴茎全切除、腹股沟淋巴盆腔淋巴清扫术。根治性后尿道癌应切除全膀胱、全阴茎、尿道、前列腺、精囊及盆腔淋巴结。浸润范围广的应行扩大根治术，切除范围扩大至邻近的尿道生殖膈、耻骨联合下部及耻骨下支，甚至全部的耻骨联合。近期并发症主要有切口感染、盆腔脓肿、直肠损伤，远期并发症主要有输尿管吻合口狭窄、肾盂肾炎及继发尿路结石等。

（三）放疗

男性尿道癌的首选治疗是手术治疗，放射治疗主要用于局部晚期或有区域性淋巴结转移的患者，或即使有全身远处转移而需要做姑息治疗的患者，或其他不适合手术治疗的患者。与手术相比，放射治疗的优点是保存了器官的正常生理功能。男性尿道癌的放射治疗可分为单纯放射治疗和综合治疗；按治疗目的分为根治性放疗和姑息性放疗；按治疗方式分为体外照射和体内照射。

体外照射治疗男性早期前尿道癌有较好的疗效，照射范围包括尿道原发肿瘤部位及腹股沟淋巴结区。对于有转移的腹股沟淋巴结，采用腹股沟区加小野照射，总剂量 60～65Gy。体内照射的方法有组织间插植和腔内照射。插植照射是在肿瘤部位插植 1～2 根^{192}Ir 针，总剂量可达 70～80Gy，腔内照射剂量应控制在 30～65Gy。放疗早期可以出现阴茎或会阴部疼痛，可自行缓解，一般不需特殊处理。注意尿道狭窄、皮肤坏死或溃疡等并发症的发生。

男性尿道癌的放射治疗效果主要取决于肿瘤的部位和浸润程度，一般而言前尿道的放疗效果优于后尿道。

（四）化疗

对于远处转移的尿道癌应以化疗为主，目前尚无统一的化疗方案，应根据病理类型选择化疗方案。对移行细胞癌有效的化疗药物主要有：甲氨蝶呤（MTX）、长春碱（VLB）、阿霉素（ADM）、顺铂（DDP）、氟尿嘧啶（5-FU）、丝裂霉素 C、环磷酰胺（CTX）等。常用的化疗方案主要有 M-VAC（甲氨蝶呤-长春碱、阿霉素、顺铂）及顺铂+5-FU 等方案。对于尿道鳞状细胞癌有效的化疗药物主要有博来霉素（BLM）、CTX、5-FU、ADP 及 MTX 等。

（五）综合治疗

有文献报道，对于进展性尿道癌，术前应用或者围术期应用以铂为基础的化疗方案比术后联合化疗更能延长患者的无进展生存期。

第三节　女性尿道良性肿瘤

女性尿道良性肿瘤好发于中老年女性，病理类型、临床表现与男性相似，目前对其发病机制尚不清楚，一般认为和雌激素水平紊乱及 HPV 病毒感染有关。

一、女性尿道息肉

女性尿道息肉发病率较少，低于男性，青少年尤为少见。多生长于尿道外口，亦可见于尿道全程。

7

临床症状主要为初始或终末性血尿、尿道滴血及尿道口异物感。尿道镜及病理组织学检查可以确诊。需与尿道肉阜、尖锐湿疣等鉴别。治疗上,症状较重者可以经尿道电切或钬激光治疗。

二、女性尿道平滑肌瘤

女性尿道平滑肌瘤发病率低。肿瘤主要由尿道平滑肌组成,其发病机制不明,但可能与雌激素受体表达异常有关。临床症状为排尿不畅,反复尿路感染及下尿路刺激症状。肿瘤体积过大可以引起尿路梗阻、性交疼痛、性交困难等。诊断上,尿道镜检查可见较光滑肿瘤,有时突入膀胱;B 超检查可见尿道肿块,尿道造影可以见到充盈缺损。病理检查可与尿道其他良性肿瘤及尿道恶性肿瘤相鉴别。手术可以采用经尿道肿瘤切除术,预后良好,复发率低。

三、女性尿道肉阜

尿道肉阜是成年女性较常见的疾病,发生于尿道口,表现为带蒂或无蒂的息肉样病变。好发于 30~60 岁的成年女性。病因不明,一般认为与雌激素水平降低有关。此外,由于尿道外口的长期刺激及排尿不畅等原因,使得排尿时过度用力,黏膜下小血管壁变薄并且曲张,导致局部黏膜组织息肉样增生。尿道肉阜体积在 0.5~1.5cm,少数可以超过 3.0cm。偶有多发。

病理上,根据被覆上皮、血管及炎性细胞的多少,将尿道肉阜分为 3 个类型:①乳头状瘤型,肉阜表面覆以移行或鳞状上皮,呈乳头状瘤样生长,上皮下为纤维结缔组织并伴有炎症细胞浸润;②血管瘤型,被覆上皮下方的结缔组织中,有大量扩张增生的毛细血管;③肉芽肿型,被覆上皮较薄,间质有大量炎性肉芽组织。

尿道肉阜早期常无明显症状,肉阜较大或局部感染、损伤时,可出现尿道外口疼痛、尿道口流血。肿块过大时,可出现排尿困难。肿块常位于尿道外口 6 点钟处,表面光滑,色红,质软,触之易出血。多数为单发,少数呈环状围绕尿道口生长。

无症状者,无须治疗。症状明显者可以采用经尿道切除、电切等。

第四节　女性尿道恶性肿瘤

女性原发性尿道恶性肿瘤发病率虽然很低,但却明显高于男性,男女尿道癌发病率约为 1∶4。肿瘤好发于 50~70 岁的中老年妇女。常见的症状为尿道流血、持续性尿频及排尿困难等。

一、病　　因

病因不明,膀胱恶性肿瘤伴有原位癌者,常伴发尿道癌。尿道憩室及反复发作的尿路感染可能与女性尿道癌的发生有关。

二、病　　理

通常以尿路上皮癌最为常见,其次是腺癌,再次是鳞状细胞癌,其他肿瘤在 6% 以下。

三、分期和分级

女性尿道癌分期和分级见表 44-3。

表 44-3　女性尿道癌 Grabstald 分期与 TNM 分期对照

分期	Grabstald 分期	肿瘤情况
T_x		未能评定原发性肿瘤
T_0		无原发肿瘤证据
T_{is}	0	原位癌
T_a	0	非浸润性肿瘤
T_1	A	侵及尿道黏膜下结缔组织
T_2	B	侵及尿道周围肌肉
T_3	C_1	侵及阴道壁肌层
	C_2	侵及阴道壁肌层及黏膜
T_4	C_3	侵及膀胱、阴唇及阴蒂
N_0		区域淋巴结无转移
N_1	D_1	腹股沟淋巴结转移
N_2	D_2	主动脉分叉以下盆腔淋巴结转移
N_3	D_3	主动脉分叉以上淋巴结转移
M_0		无远处转移
M_1	D_4	远处转移

四、临　床　表　现

女性尿道癌尿道癌早期无特征性的临床症状,有 2%~12% 的尿道癌患者无症状,有些类似于轻度尿道狭窄的临床表现,不易引起注意,以至于延误诊断。20%~40% 前尿道癌患者因尿道口触及肿物而就诊,早期因尿道外口的肿瘤小常被误诊为尿道肉

7

阜或尿道脱垂,随着肿瘤逐渐增大、破溃或伴有感染,引起尿道出血或血性分泌物,部分患者可伴有腹股沟淋巴结肿大。

女性尿道癌最常见的临床表现有尿道出血或血性分泌物、尿频、尿痛、排尿困难、触及尿道肿物。①血尿或血性分泌物,患者可有初始或终末性血尿,晚期可出现全程血尿。尿道有血性分泌物流出。②排尿症状,常出现尿频、尿急,可出现梗阻表现如排尿不畅甚至充盈性或急迫性尿失禁。③尿道肿块,部分患者可触及尿道口肿块,肿瘤过大时可发生性交困难。部分患者可出现尿道疼痛或尿路刺激症状。肿瘤增大可形成溃疡,可直接蔓延会阴部或阴唇的皮肤,近端尿道癌浸润膀胱,向后累及阴道,可出现尿道阴道瘘或膀胱阴道瘘。晚期出现厌食、体重减轻、恶病质等晚期肿瘤症状。

尿道外口恶性肿瘤可表现为息肉状、乳头状或菜花状;表面可形成溃疡,触之易出血;晚期肿瘤可侵及阴蒂、阴唇、阴道,与女性外阴或阴道肿瘤侵及尿道相似,常不易鉴别;经直肠指诊或阴道指诊及双合诊检查,可触及前尿道或后尿道肿物,触诊时尿道易出血;尿道癌患者腹股沟肿大淋巴结约90%以上为转移所致。

五、诊 断

女性尿道癌的诊断主要依靠病史、体检、膀胱尿道镜、影像学和肿瘤组织病理活检及血、尿常规和血生化检查。尿道近段肿瘤应同时检查膀胱,注意是否伴发膀胱肿瘤。

1. 细胞学或肿瘤组织病理检查 尿道分泌物的细胞学检查发现癌细胞有助于尿道癌的诊断,但假阴性率高。肿瘤活检采取或经膀胱尿道镜取活体组织或针吸活检送病理或细胞学检查是确诊的主要依据。

2. 尿道造影 应用排泄性尿道造影可帮助了解上泌尿系有无梗阻、膀胱内有无充盈缺损及判定膀胱是否受侵、尿道内肿瘤的大小、部位及用于确定是否合并尿道瘘。

3. B超 对女性尿道的B超检查可经直肠或阴道进行,B超检查可检测尿道病变的长度,肿瘤的大小、数目、部位及范围,尤其是在显示肿瘤浸润深度和范围上可弥补尿道造影的不足;也可检测腹股沟、盆腔、腹膜后有无肿大的淋巴结及肝等腹内脏器有无转移。

4. 计算机断层扫描(CT)和磁共振成像(MRI)

由于尿道横断面细小,尿道周围缺乏软组织对照,CT扫描并不能很好地显示较小的尿道病变,而MRI具有可对尿道行多方位成像及组织对比分辨率高的特点,在显示尿道病变方面优于CT和B超。

5. 淋巴管造影 可以发现3~6mm的淋巴结,但只有当淋巴结>1.0cm的充盈缺损时才对判定淋巴结转移有帮助。

6. 膀胱尿道镜检查 可以观察肿瘤的大小、形态、部位,镜检时,结合直肠、阴道指诊及腹部检查可帮助判定肿瘤的范围,经尿道膀胱镜还可以取活体组织,行病理学检查。

7. 其他 T_2期以上的女性尿道癌或伴有盆腔淋巴结转移的患者,治疗前需评价全身其他部位有无转移,特要注意尿道癌最易转移的部位如肺、肝、骨和脑等。对怀疑有转移的患者可行脑部、胸腹部CT及核素全身骨扫描或MRI检查。

女性尿道癌需注意与尿道肉阜、尿道息肉、尿道尖锐湿疣、尿道转移肿瘤等鉴别,必要时应做活体组织检查。

六、治 疗

(一)治疗原则

女性尿道癌的治疗方法主要有外科治疗、放疗和化疗,具体治疗方案的选择主要根据肿瘤的分期、部位、年龄和患者一般情况等。

前尿道癌一般较为局限,多以外科手术为主,后尿道癌常伴有局部浸润或腹股沟及盆腔淋巴结转移,应以手术联合放疗为主,而对单纯放疗或手术后尿道复发癌可考虑联合手术治疗或放疗。

依据尿道癌的肿瘤分期,治疗原则有以下几点:①T_{is}~$T_2N_0M_0$期尿道癌的主要方法是肿瘤局部切除术。前尿道癌可选择尿道部分切除术,而后尿道癌选择女性全尿道切除术。②$T_{3~4}N_{0~2}M_0$期尿道癌则采用扩大性外科治疗联合放疗和(或)化疗。③发现腹股沟淋巴结肿大,无远处转移者,应同时行单侧或双侧腹股沟淋巴结清扫术,有助于肿瘤分期。④转移性尿道癌则以放(化)疗为主,行姑息性手术。

(二)手术治疗

1. 局部切除术 适合于局限性、浅表性或高分化的原位癌。可以采用电切或激光切除。肿瘤应切除彻底,但勿超过肌层。注意防止尿道穿孔、尿瘘及尿道狭窄的预防。

2. 女性尿道部分切除术 适用于位于尿道外

口或前尿道远侧端的局限性、高分化、早期（T_{is}、$T_{0\sim2}$）不适合行局部切除的尿道癌。先游离尿道1.0～1.5cm，保证切缘距肿瘤0.5cm以上。然后切除尿道及邻近的阴道前壁，缝合阴道前壁切口后将尿道断端与切口对位缝合。手术并发症主要有局部感染、尿道狭窄及尿失禁等。

3. 女性全尿道切除术　适用于肿瘤分期为$T_{2\sim3}$的前尿道癌侵犯尿道中部或后尿道癌。先游离全部尿道至膀胱颈部，与尿道根部切断尿道，全层缝合膀胱颈部切口，然后缝合阴道前壁切口，最后行永久性耻骨上膀胱造口术。手术主要并发症有感染、尿瘘及输尿管损伤等。

4. 前盆腔脏器切除术　适用于肿瘤分期为$T_{2\sim3}$的尿道癌，侵犯全尿道或膀胱颈部。手术切除范围应包括：全尿道、全膀胱、子宫及其附件、阴蒂、阴道前壁及两侧壁、盆腔淋巴结，后尿道浸润性癌者还应包括耻骨联合及耻骨降支。手术并发症较多，主要有出血、髂血管及闭孔神经损伤、直肠损伤、感染、尿流改道的并发症等。

5. 髂腹股沟淋巴结清除术　根据活检及肿瘤分期选择腹股沟淋巴结清扫术、髂淋巴结清扫术及盆腔淋巴结清扫术。手术适应证：①女性前尿道癌患者，腹股沟前哨淋巴结活检、肿大淋巴结切除活检和淋巴结穿刺活检证实有转移者，应行腹股沟淋巴结清除术，如深组腹股沟淋巴结有转移，同时行髂淋巴结清除术；②T_2期以上肿瘤分化差的后尿道患者，或伴有盆腔淋巴结转移的患者，应行盆腔淋巴结清除术。并发症主要有切口感染皮瓣坏死、会阴部及下肢水肿、下肢深静脉血栓形成及肺栓塞、血管神经损伤等。

（三）放疗

放疗主要有：①外照射，^{60}钴行外阴或阴道照射；②组织内照射，将镭针或^{192}铱针植入尿道组织内；③腔内照射，将镭针或^{192}铱针放于导尿管内，再将导尿管固定于尿道内。放射治疗一般配合外科手术治疗，晚期尿道癌如单纯放射治疗，5年生存率约为30%，手术联合放射治疗可以提高生存率。放疗的最大益处是可以保存器官的完整性，但注意避免引起尿瘘、尿道狭窄、尿失禁、会阴部水肿等并发症。

（四）化疗

化疗主要用于合并远处转移的患者，目前无统一的化疗方案，主要是根据病理类型选择化疗方案，参见男性尿道癌的化疗。

（五）预后

影响女性尿道癌的预后的最主要因素是肿瘤发生部位和分期，一般前尿道癌预后较后尿道癌预后好。总的5年生存率为12%～32%。

（樊彩斌　欧阳骏　孔垂泽）

参 考 文 献

1. 吴阶平. 吴阶平泌尿外科学. 济南：山东科学技术出版社，2004：956.

2. 金锡御，吴雄飞. 尿道外科学. 第2版，北京：人民卫生出版社，2004：325-345.

3. 郭应禄. 泌尿男性殖系肿瘤. 北京：人民卫生出版社，2000：179-193.

4. Visser O, Adolfsson J, Rossi S, et al. Incidence and survival of rare urogenital cancers in Europe. Eur J Cancer, 2012, 48 (4)：456-464.

5. Humphrey PA, Moch H, Cubilla AL, et al. The 2016 WHO Classification of Tumours of the Urinary System and Male Genital Organs-Part B: Prostate and Bladder Tumours. Eur Urol, 2016, 70(1)：106-119.

6. Gakis G, Morgan TM, Daneshmand S, et al. Impact of perioperative chemotherapy on survival in patients with advanced primary urethral cancer: results of the international collaboration on primary urethral carcinoma. Ann Oncol, 2015, 26 (8)：1754-1759.

7. Derksen, JW, Visser O, de la Rivière GB, et al. Primary urethral carcinoma in females: an epidemiologic study on demographical factors, histological types, tumour stage and survival. World J Urol, 2013, 31(1)：147-153.

8. Babjuk M, Böhle A, Burger M, et al. EAU Guidelines on Non-Muscle-invasive Urothelial Carcinoma of the Bladder: Update 2016. Eur Urol, 2017, 71(3)：447-461.

7

第四十五章

尿道炎症

第一节 淋菌性尿道炎

淋病是性传播疾病的主要病种之一,由淋病奈瑟菌所致的急性或慢性泌尿生殖系统化脓性炎症性传染病。无并发症淋病的主要临床表现在男性为尿道炎,在女性为宫颈炎。临床上还有近 20% 的男性和 60% 的女性感染者无明显症状,称为无症状性淋病。淋病也可入血形成全身性或系统性感染,引起如菌血症、关节炎、心内膜炎、脑膜炎、腱鞘炎等并发症。

淋病主要通过性交传播,最常见于性活跃的青中年,发病率男性高于女性。淋病在全世界分布不均,感染率最高的地区,如次撒哈拉非洲、南亚、东南亚、加勒比和拉丁美洲,常是西方工业化国家的 10 倍。在我国,自 20 世纪 70 年代末,淋病发病率逐年增加,1991—2000 年全国淋病年均增长 10.69%,但淋病所占构成在逐年减少,1991 年为 65.22%,至 2000 年下降至 33.25%。

一、病 因

淋菌性尿道炎的病原菌为淋病奈瑟双球菌,在光镜下为典型的革兰阴性双球菌,有菌毛。淋病奈瑟球菌不耐干热和寒冷,干燥环境下 1~2 小时死亡,或加热(55℃)5 分钟即死亡。淋病奈瑟球菌对一般消毒剂的抵抗力很弱,1:4000 硝酸银、1% 苯酚、1% 升汞等均可在 1~10 分钟内将其杀死。

人类是淋病奈瑟球菌唯一的天然宿主,患者及无症状带菌者是淋病的主要传染源。传播途径有如下。

1. 性交传染 是淋病主要传播形式。淋菌无须借助黏膜的损伤,可直接附着在完整的黏膜上而发病。

2. 非接触传染 淋病奈瑟球菌虽然不耐寒热和干燥,但在温暖、潮湿的环境下可存活 1~2 天或更长时间,通过接触急性淋病患者分泌物污染的衣裤被褥及日常用具(沐浴厕所用具及手术器具等)就有可能染上淋病。这主要发生于女孩。患有淋病的孕妇分娩时,经过产道可感染新生儿引起急性淋菌性眼结膜炎。

二、病 理

男性尿道外口及舟状窝为鳞状上皮细胞,对淋病奈瑟球菌的抵抗力强。阴茎部及球部尿道为柱状上皮,对淋病双球菌抵抗力较弱,而且有很多小窝及腺体,细菌易于在其内滋生。女性尿道外口、阴道及子宫口为鳞状上皮细胞,宫颈和尿道中段为柱状上皮。因此在男性,淋菌主要累及前尿道的柱状上皮,女性则侵犯宫颈管和尿道中段柱状上皮。

淋病双球菌在尿道和宫颈管的柱状上皮内繁殖,引起受染部位的急性化脓性炎,并产生大量的脓性分泌物,由尿道排出,也可积聚在隐窝及腺体内堵塞腺管口,使感染加重。在全身情况差抵抗力弱,或因其他原因,细菌可经血行扩散至全身,引起菌血症等并发症。

男性早期病变多局限在前尿道,但因揉捏、挤压等原因,病变可向后尿道扩散,引起后尿道炎、尿道球腺炎、前列腺炎等。感染常经射精管逆行发生精囊炎、附睾炎等导致男性不育。

慢性淋菌性尿道炎尿道黏膜有水肿、肉芽组织增生等,有的上皮有息肉样变。淋病性尿道腺炎、尿道球腺炎及前列腺炎又常是尿道慢性感染的病灶。在慢性期,由于纤维组织的逐渐形成,可发生长段前尿道狭窄。

7

三、临床表现

淋菌性尿道炎的潜伏期为 1~14 天,平均 4~5 天。人体感染淋菌后,在男性约 20%,女性 60% 可不出现症状。

(一)男性淋菌性尿道炎

1. 急性淋菌性尿道炎

(1)急性前尿道炎:平均在感染后 3~5 天开始出现症状,首先表现为急性前尿道炎:尿道外口灼热、瘙痒及疼痛,尿道外口出现稀薄而透明的分泌物,1~2 天后分泌物变为黏稠,呈黄白色脓性,可有尿道刺激症状,尿道疼痛和尿频。夜间阴茎可有痛性勃起。体检可见尿道外口及阴茎头红肿,触诊前尿道有压痛,挤压尿道口有脓液流出。

(2)急性后尿道炎:前尿道发生后 2 周,60% 的患者可发生侵犯后尿道,主要症状为尿意窘迫、尿频、尿急、有时因括约肌痉挛可引起排尿困难和尿潴留。尿痛的特点是排尿终末时疼痛或疼痛加剧,呈针刺样,还可有会阴坠痛。当急性淋病性尿道炎并发前列腺炎、精囊炎时,前列腺肿大、压痛。并发尿道球腺炎时,会阴部不适,尿道球腺肿大、压痛。当并发急性附睾炎时,阴囊红肿、疼痛,附睾头、体、尾呈一致性肿大,精索增粗。

2. 慢性淋菌性尿道炎　急性淋菌性尿道炎未治疗或治疗不当,可转变为慢性淋菌性尿道炎,好侵犯尿道球部、膜部和前列腺部。症状轻微,晨起尿道外口有少量浆液痂,指压会阴部或阴茎根部可有少许稀薄黏液流出,少数患者排尿终末尿道刺痛,排尿无力,滴尿。当并发双侧附睾炎后,常常产生不育症。有精囊炎时,可有血精。

(二)女性淋菌性尿道炎

女性感染淋菌后,主要部位在宫颈,因为淋菌性宫颈炎症状轻微,因此一般仅表现阴道分泌物增多或异常,多呈脓血性,有恶臭,外阴刺痒及烧灼感。女性淋菌性尿道炎多发生性交后 2~5 天,有尿频、尿急、尿痛。检查可见尿道外口红肿,挤压尿道有脓液流出,并发淋菌性前庭大腺炎,腺体红肿,腺管开口部发红,挤压可有脓性分泌物,少数患者可伴发热等全身症状。阴道黏膜稍红,宫颈口糜烂,早期未经治疗或治疗不彻底,反复迁延者可引起淋菌性盆腔炎、急性输卵管炎、子宫内膜炎、继发性输卵管卵巢脓肿、盆腔脓肿、腹膜炎等许多并发症。

四、诊　　断

1. 病史、临床表现及体征　绝大多数患者本人

1 周内有不洁性交史,临床表现主要是尿道炎和宫颈炎。前者表现为尿频、尿急、尿痛、尿道口有黄色黏稠的脓性分泌物,后者表现阴道有脓性分泌物尿道有脓性分泌物及宫颈口红肿。

2. 实验室检查

(1)直接涂片:取泌尿生殖道分泌物涂片,行革兰染色镜检,可见多形核白细胞内有革兰阴性双球菌,因为在女性阴道内寄生有其他革兰阴性球菌,此方法对女性患者可能有假阳性,因此女性患者应做淋菌培养。慢性或复查患者无分泌物,应将不含抑菌物质的藻酸钙拭子伸入尿道外口内 2cm,留置 10~20 秒后,旋转一圈采取标本,滚动涂片。女性患者,可将藻酸钙拭子伸入宫颈 2cm 取材,滚动涂片。

(2)淋菌培养:慢性淋病、女性阴道分泌物涂片找到白细胞外革兰阴性球菌或急性淋病治疗效果不佳者,需做淋菌培养及药敏试验。国内常用巧克力琼脂或血琼脂培养基,均含有抗生素,可选择性地抑制其他细菌标准接种后,在 37℃ 和 5% CO_2 培养箱中孵育 20~24 小时观察结果。国外多改良用 Thayer-Martim(TM)培养基选择培养,淋病奈瑟球菌培养为诊断淋病的金标准。

(3)聚合酶链反应技术(PCR):是建立在扩增淋病奈瑟球菌特异性 DNA 基础上的一种基因诊断方法,可以快速、特异、敏感地检测淋病奈瑟球菌。但 PCR 用于性传播疾病诊断,也有其局限性,因样品中只要存在病原体 DNA,便可产生阳性扩增信号,此时病原体可能已经死亡或失去毒力,因此 PCR 阳性只能提示曾经感染,不能完全说明这种疾病存在与否,而且目前因试剂盒、实验室条件、操作技术等因素,其敏感性和特异性差别很大。故 PCR 只可作为 STD 诊断的补充而不能取代传统诊断。

五、治　　疗

淋病的治疗原则强调早期诊断,早期治疗;正规和合理用药;追踪性伴侣,同时检查治疗;减少耐药菌株的产生;治疗后密切随访,注意同时有无沙眼衣原体、支原体或其他感染。一般治疗包括多饮水,禁辛辣饮食和酒,治疗未治愈期间禁止性生活,污染的内衣裤、被褥、浴巾应消毒并和家人洗浴用具分开。

美国疾病控制和预防中心淋菌性尿道炎治疗推荐方案为:头孢曲松 125mg,单次肌内注射;或头孢克肟 400mg,单次顿服;或环丙沙星 500mg,单次顿服;或氧氟沙星 400mg,单次顿服;或左氧氟沙星 250mg,单次顿服。

若沙眼衣原体感染未排除,应给予治疗,推荐方案:阿奇霉素 1g,单次顿服;或多西环素 100mg,口服,每日 2 次,连用 7 天。替代方案:红霉素碱 500mg,口服,每日 4 次,连用 7 天;或琥乙红霉素 800mg,口服,每日 4 次,连用 7 天;或氧氟沙星 300mg,口服,每日 2 次,连用 7 天;左氧氟沙星 300mg,口服,每日 1 次,连用 7 天。

下列患者并不推荐用喹诺酮方案:①和男性发生性关系的男性(MSM)患者;②患者或性伴侣最近到国外旅行过;③加利福尼亚州或夏威夷居住的患者;④耐喹诺酮淋病奈瑟菌(QRNG)流行地区感染的患者。但可以用以下推荐治疗方案:头孢曲松 125mg,单次肌内注射;或头孢克肟 400mg,单次顿服。若沙眼衣原体感染未排除,应给予治疗,替代方案大观霉素 2g,单次肌内注射;或头孢曲松 125mg,单次肌内注射;或头孢克肟 400mg,单次顿服;或头孢唑肟 500mg,单次肌内注射;或头孢西丁 2g,单次肌内注射,并口服丙矿舒 1g;或头孢呋辛酯,500mg,单次肌内注射;或加替沙星 400mg,单次顿服;或诺氟沙星 800mg,单次顿服;或洛美沙星 400mg,单次顿服。

阿奇霉素 2g,口服治疗单纯性淋病有效,阿奇霉素 1g,口服治疗单纯性淋病易产生耐药性。考虑到应用阿奇霉素治疗的费用、服药后患者的胃肠道反应和易产生耐药性,故不推荐口服阿奇霉素治疗淋病。

目前在抗生素选择性压力的作用下,淋病奈瑟球菌对大多数抗生素产生耐药。淋病奈瑟球菌已对青霉素高度、普遍耐药。世界卫生组织西太平洋地区淋病奈瑟球菌耐药监测计划(WHO WPR GASP)2001 年度报告中指出产青霉素酶淋病奈瑟球菌及染色体介导的耐青霉素淋病奈瑟球菌在该地区仍然保持着广泛的流行。其中以老挝(96%)、韩国(88%)、菲律宾(86%)、中国(85%)最为严重。耐喹诺酮淋病奈瑟球菌感染在世界许多地区包括北美散发流行,而在亚洲部分地区有蔓延现象,近年来耐氟喹诺酮类药物淋病奈瑟球菌增长迅速且严重。WHO WPRGASP 2001 年度报告中指出耐氟喹诺酮类药物淋病奈瑟球菌在柬埔寨(64%)、中国(97.9%)、日本(78.0%)韩国(92.6%)等地区广泛流行。在泰国,1998 年对环丙沙星的耐药率为 13.8%,而 1999 年上升为 25.4%。其 MIC 从 1.0μg/ml 上升到 32.0μg/ml,环丙沙星已不再作为治疗淋病的推荐药物,可以预见喹诺酮类药物将逐渐对治疗淋病奈瑟球菌感染失效。淋病奈瑟球菌对第三代头孢菌素敏感性较高,但近年来由于头孢菌素的广泛应用,其敏感性逐渐下降。WHO WPR GASP 2001 年报告中指出新加坡、中国、澳大利亚都已观察到淋病奈瑟球菌对第三代头孢菌素敏感性下降。大观霉素耐药率较低,至今仍是治疗淋病的第一线药物。WHO WPR GASP 2001 年度报告中,对大观霉素耐药的淋病奈瑟球菌的报道柬埔寨仅 1 例、中国 3 例,对大观霉素敏感性下降的淋病奈瑟球菌,越南报道 2 例。瑞典 1998-1999 年间淋病奈瑟球菌的监测结果表明对大观霉素全部敏感。

治疗结束后 1~2 周复查,治愈标准为:①症状、体征全部消失;②在治疗结束后第 4~7 天从尿道取材(或前列腺按摩),女性从宫颈和尿道取材,做分泌物涂片和淋病奈瑟球菌培养,连续两次均为阴性。

预后:淋病患者在急性期及时正规治疗可完全治愈。单纯无并发症淋菌性尿道炎经单剂大剂量药物治疗,绝大多数是可以治愈的,如治疗不及时,或不彻底,可产生并发症,如不孕、不育、尿道狭窄、女性盆腔炎性疾病及播散性淋病。因此。应尽量在急性期彻底治愈。

第二节 非淋菌性尿道炎

非淋菌性尿道炎(NGU)是因性交传染的一种尿道炎,尿道或宫颈分泌物中涂片或培养可查到沙眼衣原体或解脲支原体、人型支原体等多种特异性微生物。

非淋菌性尿道炎多见于青壮年性活动旺盛时期,在欧美各国的发病率为性传播疾病之首,女性患者是男性患者的 4 倍。在我国,非淋菌性尿道炎处于上升趋势,1991—2000 年全国性病发病呈增长趋势,年均增长 19.30%,NGU 年均增长 43.84%,NGU 占性传播疾病的构成比由 1991 年的 5.64% 升至 2000 年的 28.06%。75% 女性非淋菌性尿道(宫颈)炎无临床症状,成为病原携带者和传播来源,这其中有 40% 未治疗的患者会并发盆腔炎性疾病。

一、病　因

非淋菌性尿道炎的病原体众多,主要为沙眼衣原体(CT)、解脲支原体(UU)和人型支原体。

1. 沙眼衣原体　占非淋菌性尿道炎的 40%~50%。衣原体为一种主要寄生于腺上皮细胞内,在细胞内繁殖生长,对热敏感,56~60℃仅存活 5~10

分钟,-70℃可保存数年,0.1%的甲醛、0.5%苯酚可很快杀死沙眼衣原体。沙眼衣原体有 A~K 共 15 个血清型,非淋菌性尿道炎是由沙眼衣原体 D~K 共 8 种血清型引起的。

2. 支原体 占非淋菌性尿道炎的 20%~30%。目前已分离鉴定的支原体达 150 种,其中自人体分离出 15 种,泌尿生殖道支原体感染主要是由解脲支原体、人型支原体、生殖支原体 3 种引起。支原体是目前所知能在细胞外生长繁殖的最小微生物,对热敏感,55℃ 5~15 分钟即可被杀死,低温或冷冻干燥可长期存活。

3. 其他 还有 10%~20% 的病例与其他多种病原体有关,包括阴道毛滴虫、卡他奈瑟菌、包皮杆菌、白色念珠菌、疱疹病毒或其他微生物引起。

二、临床表现

非淋菌性尿道炎的潜伏期一般为 1~3 周,平均为 10~14 天。主要临床表现是排尿时疼痛及尿道有分泌物,但症状较淋病轻,两种症状同时存在,有的只有尿道分泌物。

尿道分泌物的特点是分泌物稀薄,量少,浆液性或稀薄脓性,自行流出者少,常要用手挤压尿道才能溢出;晨起尿道口少许黏液性分泌物,有时仅表现为痂膜封口(尿道口)或裤裆污秽,尿道口稍红;女性患者大多无明显临床症状,多在性伴侣经确诊后再去医院检查而发现。宫颈为主要感染部位,表现白带增多,宫颈水肿或糜烂,一般临床症状不明显。伴有尿道炎可有尿频、尿道灼热,检查尿道口充血、发红或正常。

非淋菌性尿道炎持续存在,可发生很多并发症,在男性常并发附睾炎、慢性前列腺炎、精囊炎导致不育症。在女性出现子宫内膜炎、输卵管炎导致宫外孕、不孕症、继发流产、胎儿发育迟缓。母亲有衣原体感染,近 50% 的新生儿通过产道可发生眼部感染,主要症状为眼部黏液脓性分泌物。

由于发病缓慢,症状不典型,易被误诊或迁延治疗。可同时与淋病并发,大多数所谓淋病后尿道炎属于此类。

三、诊 断

有不洁性交史,尿道口有稀薄脓性分泌物(女性表现白带增多)伴有或不伴有尿痛。男性取尿道分泌物,晨尿或距末次排尿 2 小时后的尿沉渣涂片,革兰染色无革兰阴性双球菌,每高倍视野下见到 10 个以上中性粒细胞,而又无肾疾病或膀胱感染、无前列腺炎或尿道损伤,女性宫颈分泌物为黏液脓性,每高倍视野下见到 10 个以上中性粒细胞,能除外淋菌性宫颈炎和滴虫感染,可做出非淋菌性尿道炎的临床诊断。

实验室检查

1. 衣原体检测方法

(1)涂片染色法:常用吉姆萨(Giemsa)染色法,在显微镜下观察细胞内包涵体,主要用于急性眼结膜感染标本染色,该法敏感性很低,不主张用于尿道分泌物的检查。

(2)细胞培养:是目前检测 CT 感染较为敏感和特异的方法,被视为金标准,其敏感性为 80%~90%,特异性接近 100%。该法操作繁琐、耗时长、费用大,标本采集、运送、处理均可明显影响分离率和敏感性,影响了其在临床的广泛开展,一般不作为常规检查方法。临床应用较多的是非培养检测法。

(3)直接免疫荧光法(DFA):针对沙眼衣原体外膜蛋白或脂多糖的单克隆抗体与抗原结合方法。在荧光显微镜下观察,沙眼衣原体为亮苹果绿色的原体和网状体,该法快速简便,操作简单,且沙眼衣原体不必是活菌。

(4)快速诊断试验:快速诊断试剂盒,这些试验操作简便,无须复杂的设备,可在 30 分钟内得到结果。临床常用的是 Surecel、Clearview、Testpack 试剂盒,Surecel 试剂盒适用于宫颈、男性尿液和眼部标本的检测。Clearview 和 Testpack 试剂盒适用于宫颈分泌物的检测。

2. 支原体检测方法

(1)培养法:培养法具有高度特异性和敏感性,是世界卫生组织推荐的唯一方法,使用较广泛的商品试剂盒为支原体 IST2(生物梅里埃公司)。解脲支原体的定量结果以 24 小时结果为准,人型支原体的结果和药敏结果以 48 小时为准。

(2)血清学诊断试验:最常用的有间接血凝试验、代谢抑制试验及补体杀菌法等。这几种抗体检测法因正常人群存在低滴度抗体,且与其他细菌有交叉反应,其特异性、敏感性不甚满意,仅作为辅助诊断及流行病学调查。

(3)分子生物学方法:基因探针法:敏感性和特异性均较很高,但常用放射性核素标记、放射性危害较大,且繁琐难以推广。PCR 法较高的假阳性和假阴性也限制了其临床应用。

四、治 疗

非淋菌性尿道炎的治疗要根据病原体来选择抗生素。主要针对沙眼衣原体和支原体。

推荐方案为阿奇霉素 1g，口服，单次给药，或多西环素 100mg，每日 2 次，共 7 天。替代方案：红霉素 500mg，口服，每日 4 次，共 7 天，或琥乙红霉素 800mg，口服，每日 4 次，共 7 天，或氧氟沙星 300mg，口服，每日 2 次，共 7 天，左氧氟沙星 500mg，口服，每日 1 次，连用 7 天。

妊娠期妇女禁忌使用多西环素、依托红霉素、氧氟沙星类。替代方案为阿奇霉素 1g，口服，单次给药，阿莫西林，500mg，口服，每日 3 次，连用 7 天。

患者的性伴侣需同时检查治疗，在治疗结束前，或口服单剂药物治疗的 7 天内双方应避免性接触。只有症状而无尿道炎体征或实验室证据，不足以作为复发的根据。目前对持续有症状或治疗后经常复发的患者尚无有效治疗方案。对这类患者，如果他们未依从治疗方案或再次与未经治疗的性伴侣性交，应以最初方案治疗。否则，应做针对阴道滴虫的涂片检查和尿道拭子培养。如患者遵从了最初的治疗方案，也能排除再接触史，则推荐下列方案：甲硝唑 2g，口服，单次给药，加红霉素 500mg，口服，每日 4 次，共 7 天，或琥乙红霉素 800mg，口服，每日 4 次，共 7 天。

治愈标准：①临床症状消失 1 周以上，尿液澄清，尿道口无分泌物；②尿沉渣镜检阴性；③尿道或宫颈刮片涂片阴性且衣原体、支原体检查阴性。

（欧阳骏 张江磊）

参 考 文 献

1. 吴阶平. 吴阶平泌尿外科学. 济南：山东科学技术出版社，2004：669-677.
2. 金锡御. 尿道外科学. 北京：人民卫生出版社，2004：235-252.
3. 龚向东，叶顺章，张君炎，等. 1991~2001 年我国性病流行病学分析. 中华皮肤科杂志，2002，35(2)：178-182.
4. 樊尚荣编译. 2006 年美国疾病控制中心淋病治疗方案. 中国全科医学，2006，9(18)：1525-1526.
5. 黄朝伟，赖维. 淋球菌耐药性的研究进展. 国外医学-皮肤性病学分册，2004，30(1)：7-9.

第四十六章

尿 道 损 伤

尿道损伤是泌尿系统最常见的损伤,分为开放性、闭合性和医源性 3 类。尿道损伤多见于 15~25 岁青壮年,90% 以上是骨盆骨折或骑跨伤等闭合性损伤引起,开放性贯通伤罕见,偶可遇到开放性枪伤损伤尿道。骨盆骨折引起的尿道损伤常伴有膀胱、脾、肝或肠道等器官的损伤,合并伤时死亡率可高达 30%。尿道损伤的初步处理取决于尿道损伤的程度、部位、患者的血流动力学是否稳定和相关的损伤情况。男性尿道损伤早期处理不当会导致尿道狭窄、尿瘘等并发症。近年经尿道手术,特别是根治性前列腺切除的增加,使医源性尿道损伤有增加趋势。

第一节 后尿道损伤

一、病 因

(一)尿道外暴力闭合性损伤

此类损伤最多见,主要是骨盆骨折。4%~14% 的骨盆骨折伴有后尿道损伤,80%~90% 后尿道损伤伴有骨盆骨折。后尿道损伤中 65% 是完全断裂,另外 10%~17% 后尿道损伤患者同时有膀胱损伤。

骨盆骨折的常见原因是交通事故、高处坠落和挤压伤,损伤部位在后尿道,常伴其他脏器的严重创伤。不稳定骨盆骨折比稳定骨盆骨折损伤后尿道多,坐骨耻骨支的蝶形骨折伴有骶髂关节骨折或分离时后尿道损伤的机会最大,其次为坐骨耻骨支的蝶形骨折、Malgaigne's 骨折、同侧坐骨耻骨支骨折和单支坐骨或耻骨支骨折。后尿道有两处较为固定,一是膜部尿道通过尿生殖膈固定于坐骨耻骨支,另一是前列腺部尿道通过耻骨前列腺韧带固定于耻骨联合。骨盆骨折时,骨盆变形,前列腺移位,前列腺从尿生殖膈处被撕离时,膜部尿道被牵拉伸长,耻骨前列腺韧带撕裂时更甚,最终使尿道前列腺部和膜部交界处部分或全部撕断,全部撕断后前列腺向上方移位,尿道外括约肌机制可能受损,尿生殖膈也撕裂时可伤及球部尿道,前列腺背侧静脉丛撕裂时引起严重的盆腔内血肿使前列腺向上和背侧推移,活动度较大的膀胱和前列腺之间的牵拉可引起膀胱颈损伤,骨盆骨折碎片刺破尿道很少见。另一种观点认为尿道球部和膜部交界处较为薄弱,损伤往往发生于此处,尿道的前列腺部、膜部和外括约肌为一个解剖单位,骨盆骨折时此解剖单位移位,牵拉膜部尿道,而球部尿道相对固定于会阴筋膜上,使尿道的膜部和球部交界处撕裂,严重时损伤延伸到球部尿道。另外高达 85% 的尿道损伤患者行尿道成形手术后尿道外括约肌保存完好也支持后一种观点。

膀胱颈部、前列腺部尿道损伤通常仅发生于儿童,而且儿童发生坐骨耻骨支蝶形骨折、Malgaigne's 骨折和坐骨耻骨支的蝶形骨折伴骶髂关节骨折比成人多见。骨折儿童骨盆骨折时损伤尿道机制有两种可能:一种是活动的膀胱和相对固定的前列腺之间的牵拉而损伤膀胱颈部和尿道;另一种是儿童前列腺未发育,前列腺部尿道短,与成人一样的机制撕裂损伤膜部尿道时蔓延到前列腺部尿道和膀胱颈部。尿道损伤离膀胱颈部越近,发生创伤性尿道狭窄、勃起功能障碍和尿失禁的机会越大。

骨盆骨折损伤女性尿道极少见,约占骨盆骨折的 1% 以下。女性尿道短,活动度大,无耻骨韧带的固定,不易受伤。女性尿道损伤大部分是尿道前壁的部分纵行裂伤,完全裂伤常位于近膀胱颈部的近端尿道,常伴阴道和(或)直肠撕裂伤,所以女性尿道损伤患者应常规作阴道与直肠检查。女性尿道损伤机制通常由骨盆骨折碎片刺伤引起,而非男性那样的牵拉撕裂伤。

（二）尿道内暴力损伤

多为医源性损伤,由于经尿道手术或操作的增多,近年此类损伤有增加趋势。大部分是尿道内的器械操作损伤,保留导尿时导尿管气囊段未插到膀胱就充盈气囊或气囊未抽尽就强行拔出气囊导尿管,或经尿道前列腺或膀胱肿瘤切除等操作和输尿管镜检查通过尿道时和尿道内时,或尖锐湿疣电灼时,均有可能发生尿道损伤,有的尿道损伤当时未发现,过一段时间后直接表现为尿道狭窄,尿道内异物也会引起尿道黏膜损伤。

（三）尿道外暴力开放性损伤

枪伤和刺伤等穿透性损伤引起,但少见,偶可见于牲畜咬伤、牛角刺伤,往往伤情重,合并伤多,治疗较为困难。妇科或会阴手术有损伤尿道的可能,近年有报道经阴道无张力尿道中段悬吊术患者在术中

或术后损伤尿道。长时难产尿道和膀胱颈部也有可能受压引起缺血性尿道和膀胱颈部损伤。

（四）非暴力性尿道损伤

较为少见,常见原因有化学药物烧伤、热灼伤、放射线损伤等。体外循环的心脏手术患者有出现尿道缺血和发生尿道狭窄的可能,胰腺或胰肾联合移植胰液从尿液引流者由于胰酶的作用有出现尿道黏膜损伤甚至尿道断裂的报道。

二、病 理 分 类

（一）按损伤部位

包括膜部尿道损伤和前列腺部尿道损伤。可分为 4 型：Ⅰ 型,是后尿道受盆腔内血肿压迫与牵拉伸长,但黏膜完整；Ⅱ 型,是后尿道损伤是指泌尿生殖膈上方前列腺和（或）膜部尿道撕裂伤；Ⅲ 型,是后尿道完全裂伤伴有尿生殖膈的损伤；Ⅳ 型,是膀胱颈损伤累及后尿道（图 46-1）。

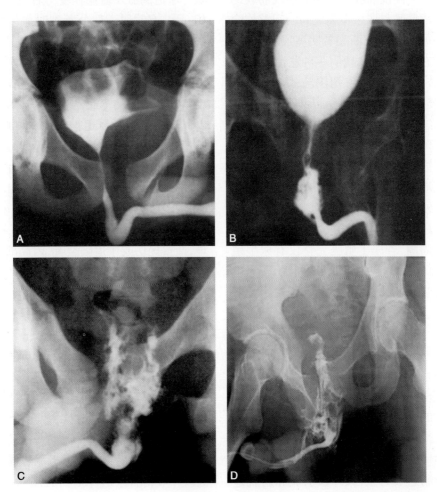

图 46-1　后尿道损伤
A. Ⅰ 型；B. Ⅱ 型；C、D. Ⅲ 型

（二）按损伤程度

1. **尿道挫伤**　仅为尿道黏膜损伤，局部肿胀和瘀血。

2. **尿道破裂**　尿道部分全层裂伤，尚有部分尿道连续性未完全破坏。

3. **尿道断裂**　尿道伤处完全断离，连续性丧失，其发病率为全部尿道损伤的40%～70%。

（三）病理分期

1. **损伤期**　伤后72小时之内的闭合性尿道损伤为损伤期。此期的病理生理改变是出血和创伤性休克，尿道组织破坏和缺损，尿道失去完整性和连续性，引起排尿困难和尿潴留，血液和尿液经损伤处外渗到尿道周围组织，此期行尿道修补术或恢复尿道连续性的手术效果较为满意。限制血尿外渗部位和蔓延的筋膜有：①阴茎筋膜（Buck筋膜）；②会阴浅筋膜（Colles筋膜）；③腹壁浅筋膜深层（Scarpa筋膜）；④尿生殖膈（三角韧带）；⑤膀胱直肠筋膜（Denonvilliers筋膜）。会阴浅筋膜向前与腹壁浅筋膜的深层会合。会阴浅筋膜与尿生殖膈之间的间隙称会阴浅袋。阴茎部尿道破裂或断裂若阴茎筋膜完整，血尿外渗仅局限在阴茎部，出现阴茎肿胀出现紫褐色，若阴茎筋膜破裂则血尿外渗范围与球部尿道破裂时相同。球部尿道损伤伴有阴茎筋膜破裂后血尿外渗先到会阴浅袋内并可向腹壁浅筋膜的深层之下发展，形成下腹部肿胀。后尿道损伤若位于前列腺尖部或前列腺部尿道而尿生殖膈完整时，血尿外渗于前列腺和膀胱周围疏松结缔组织内，向前上可发展到下腹部腹膜外组织，向后上可达腹膜后组织，膜部尿道损伤时若尿生殖膈上下筋膜完整，血尿外渗位于尿道膜部及周围，若尿生殖膈完整仅有尿生殖膈上筋膜破裂，血尿外渗至前列腺膀胱周围，若尿生殖膈及其上下筋膜都破裂，血尿外渗还可渗到会阴浅袋。

2. **炎症期**　闭合性尿道损伤后72小时至3周，开放性尿道损伤有时虽未达72小时，有明显感染迹象者也称炎症期。创伤性炎症反应达到高峰，可伴细菌感染，全身病理生理变化以中毒和感染为主，可出现高热和血白细胞升高。损伤局部血管扩张，渗透性增加，组织水肿，白细胞浸润，尿外渗未引流可能出现化学性蜂窝织炎，创伤性组织液化坏死等。临床上以控制感染为主，尿外渗引流和膀胱造瘘使尿液改道，不宜进行尿道有关的手术或尿道内操作。

3. **狭窄期**　尿道损伤3周后损伤部位炎症逐渐消退，纤维组织增生，瘢痕形成，导致尿道狭窄，称为创伤性尿道狭窄。尿道破裂或断裂未经适当早期处理，均出现不同程度的尿道狭窄，引起尿道梗阻，时间久者出现上尿路积水、尿路感染和结石形成，一般在3个月后局部炎症反应基本消退，可进行恢复尿道连续性的尿道修复成形手术。

三、临床表现

1. **休克**　骨盆骨折后尿道损伤常合并其他内脏损伤发生休克。休克主要原因为严重出血及广泛损伤。骨盆骨折、后尿道损伤、前列腺静脉丛撕裂及盆腔内血管损伤等，均可导致大量出血。内出血可在膀胱周围及后腹膜形成巨大血肿。凡外伤患者都应密切注意生命体征，包括神志、皮肤黏膜指甲色泽等外周血管充盈情况，观察患者血压、脉搏、呼吸和尿量等，密切注意有无休克发生。

2. **尿道滴血及血尿**　为后尿道损伤最常见症状。尿道滴血及血尿程度与后尿道损伤严重程度不相一致，有时尿道部分断裂时血尿比完全断裂还要严重。后尿道损伤多表现为尿初及终末血尿，或尿终末滴血，尿道滴血或血尿常在导尿失败或因排尿困难而用力排尿而加重，后尿道断裂伤可因排尿困难和外括约肌痉挛而不表现为尿道滴血或血尿。

3. **疼痛**　后尿道损伤疼痛可放射至肛门周围、耻骨区及下腹部，直肠指检有明显压痛，骨盆骨折者有骨盆叩压痛及牵引痛，站立或抬举下肢时疼痛加重，耻骨联合骨折者耻骨联合处变软，有明显压痛、肿胀。

4. **排尿困难及尿潴留**　轻度挫伤可无排尿困难，严重挫伤或尿道破裂者，因局部水肿或外括约肌痉挛而发生排尿困难，有时在数次排尿后出现完全尿潴留，尿道断裂伤因尿道已完全失去连续性而完全不能排尿，膀胱充盈，有强烈尿意，下腹部膨隆。

5. **血肿及瘀斑**　伤处皮下见瘀斑。后尿道损伤血肿一般位于耻骨后膀胱及前列腺周围，严重者引起下腹部腹膜外血肿而隆起，有尿生殖膈破裂者血肿可蔓延至坐骨直肠窝甚至会阴部。

6. **尿外渗**　尿外渗的程度取决于尿道损伤的程度及伤后是否频繁排尿。伤前膀胱充盈者尿道破裂或断裂且伤后频繁排尿者尿外渗出现较早且较广泛。一般伤后尿道外括约肌痉挛，数小时内不发生尿外渗，多在12小时后仍未解除尿潴留者才出现尿外渗。盆腔内尿外渗可出现直肠刺激症状和下腹部腹膜刺激症状。尿外渗未及时处理或继发感染，导致局部组织坏死、化脓,出现全身中毒症状甚至全身感染,局部坏死后可能出现尿瘘。

四、诊　断

后尿道损伤的诊断应根据外伤史、受伤时的体位、暴力性质、临床表现、尿外渗及血肿部位、直肠指检、导尿检查、尿道造影或其他 X 线检查等明确诊断,确定尿道损伤的部位、程度和其他合并伤等。

1. 外伤史和临床表现　尿道内操作或检查后出现尿道出血、排尿困难,骨盆骨折后有排尿困难、尿潴留、尿道外口滴血者首先要想到尿道损伤。伤后时间较长者耻骨上能触到膨胀的膀胱。骨盆骨折患者都应怀疑有后尿道损伤,有下列情况者要高度怀疑后尿道损伤:尿道外口滴血,排尿困难或不能排尿,膀胱区充盈,血尿外渗常在耻骨膀胱周围,体表青紫肿胀可不明显,有时见会阴部典型的蝶形肿胀。

2. 直肠指诊　在尿道损伤的诊断中具有重要意义,可以判断前列腺的移位、盆腔血肿等。后尿道损伤时前列腺位置升高,但在盆腔血肿时可难以判定,骨折导致耻骨或坐骨支移位,有时在直肠指诊时可触及,尿外渗和血肿引起的肿胀可能掩盖前列腺的正常位置,因此直肠指诊的更主要意义是作为一种筛查有无直肠损伤的手段,指套有血迹提示有直肠损伤。

3. 尿道造影　怀疑后尿道损伤时逆行尿道造影是首选的诊断方法。逆行尿道造影可以清晰和确切地显示后尿道损伤部位、程度和各种可能的并发症,是一种最为可靠的诊断方法。摄片时应首先摄取骨盆平片,了解是否有骨盆骨折及是否为稳定骨折,有无骨折碎片和异物残留,12~14 号 Foley 尿管气囊置于舟状窝并注水 1~3ml,然后患者置 25°~35°斜位,应用水溶性造影剂,在荧光透视下用 60%碘剂 20~30ml 注入尿道,在尿道充盈状态下行连续动态摄片,无法进行实时动态摄片时应进行分次摄片,每次注入 60%碘剂 10ml,在急症抢救室也能进行。同时行耻骨上膀胱造影和逆行尿道造影(up-and-downogram)可精确了解尿道损伤的位置、严重性和长度,若进行延迟修补术,应在伤后 1 周内进行,若进行晚期修复手术应在伤后 3 个月以上进行。

4. 导尿检查　后尿道挫伤或较小的破裂患者有可能置入导尿管,但要有经验的泌尿外科专科医师进行,仔细轻柔地试放导尿管,如果置入尿管较为困难,应该马上终止,在确定已放入膀胱前不能充盈气囊,一旦置入不可轻易拔出,导尿管至少留置 7~14 天,拔除导尿管后常规做一次膀胱尿道造影。能顺利置入导尿管者,拔管后仍有出现尿道狭窄的可能,要密切随访,轻度的狭窄可以通过定期尿道扩张达到治疗目的。另有许多学者认为,诊断性导尿有可能使部分尿道裂伤成为完全裂伤,加重出血并诱发感染,还有可能使导尿管从断裂处穿出,而误认为放入膀胱并充盈气囊导致进一步加重损伤,因此在诊断不明时不宜采用。

5. 超声检查　超声在尿道损伤的急症诊治工作中不是常规检查方法,仅用于评价盆腔内血肿范围、膀胱的位置高低和膀胱是否充盈等情况。特别在进行耻骨上膀胱穿刺造瘘前,了解膀胱充盈度和位置有较大价值。近年报道超声在了解尿道周围和尿道海绵体纤维化方面有潜在优势。

6. 膀胱尿道镜检查　是诊断后尿道损伤最为直观的方法,单纯的急症诊断性膀胱尿道镜检查尽量不做,应由经验丰富的泌尿外科医师进行,同时做好内镜下尿道会师术的准备,用比膀胱镜细的输尿管镜检查尿道更有优势。女性尿道短不适合尿道造影检查,尿道镜检查是诊断女性尿道损伤的有效方法。后期进行后尿道修复性成形手术前,怀疑有膀胱颈部功能异常时,可通过膀胱造瘘口检查膀胱颈部和后尿道,有很大价值,通过膀胱造瘘口仔细观察膀胱颈部的完整性和功能,但有时膀胱颈部的外形完整性与功能不一定完全一致。

7. CT 和 MRI 检查　在诊断尿道损伤本身的意义不大,但可详细了解骨盆骨折、阴茎海绵体、膀胱、肾及其他腹内脏器的损伤。

8. 实验室检查　后尿道损伤常因骨盆骨折引起,易伴有盆腔静脉破裂而引起严重出血,导致出血性休克,应行全血细胞计数、血红蛋白检测等检查,如连续检查发现其指标进行性下降,常提示持续性出血,需要及时手术。试插导尿管成功或手术后留置导尿管,早期导出的尿液应做细菌培养,以确定是否已有感染及指导术后抗感染药物应用。

五、治　疗

后尿道损伤的治疗应根据患者的全身情况,受伤时间,尿道损伤的部位、严重程度及合并伤的情况等,综合考虑制定治疗方案,对威胁生命的严重出血和脏器损伤应先于尿道损伤予以处理。

（一）全身治疗

1. 防治休克　及时建立输液通道、纠正低血容量,补充全血和其他血液代用品,受伤早期休克主要是严重创伤出血或其他内脏损伤。

2. 防治感染　全身应用抗菌药物,时间长者根据尿及分泌物培养结果选用最有效的抗菌药物。

3. 预防创伤后并发症　预防肺部感染、肺不张,保持大便通畅,避免腹压升高引起继发性出血,对于骨盆骨折或其他肢体骨折卧床较久的患者,注意改变体位,避免发生压疮和泌尿系结石。

（二）损伤尿道的局部治疗

原则是恢复尿道的连续性,引流膀胱尿液,引流尿外渗。在损伤期内的患者应设法积极恢复尿道连续性。后尿道破裂或断裂应根据伤情及医疗条件,有可能时争取解剖复位。炎症期(闭合性尿道损伤72小时后和开放性尿道损伤48小时后)的患者仅行耻骨上膀胱造瘘和尿外渗切开引流,待炎症消退后再行尿道手术。

1. 尿道灼伤的治疗　当腐蚀性或强烈刺激性化学物质进入尿道时,有剧烈疼痛应立即停止注入,嘱患者排尿以排出残留在尿道内的化学物质,并用等渗盐水低压灌注尿道进行冲洗。给予强效镇痛药,避免留置导尿,排尿困难者行耻骨上膀胱造瘘引流尿液。如无继发感染,2周后开始定期尿道扩张,防治尿道狭窄,狭窄严重尿道扩张治疗失败者行手术治疗。

2. 尿道挫伤的治疗　轻微挫伤,出血不多排尿通畅者密切观察。出血较多者,局部加压与冷敷,排尿困难或尿潴留者保留导尿3~7天。

3. 后尿道破裂的治疗　试插导尿管成功者留置2~4周,不能插入导尿管者行耻骨上膀胱造瘘,2~3周后试排尿和行排泄性膀胱尿道造影,若排尿通畅无尿外渗可拔除膀胱造瘘管,尿道会师术也可以用于治疗后尿道破裂,尿道会师法置一18~20号气囊导尿管,气囊充水25~30ml,稍加牵引,使前列腺向尿生殖膈靠拢,一般牵引5~7天。导尿管留置3~4周。以后根据排尿情况进行尿道扩张。

4. 后尿道断裂的治疗　这类患者多系骨盆骨折引起,一般伤情重,休克发病率高,且尿道完全断离,有分离和移位,使其处理比其他尿道损伤复杂得多。目前对后尿道断裂伤的局部治疗有3种观点:①耻骨上膀胱穿刺或开放造瘘术,3~6个月后行后尿道修复成形术;②尿道会师术;③急症后尿道吻合术。

所有尿道外伤的最初处理是患者的复苏,先处理可能危及患者生命的其他损伤,后尿道损伤更是

如此,因为后尿道损伤往往伴有骨盆骨折、腹内脏器损伤和肢体骨折等。尿道损伤急症处理的第二步是分流膀胱内尿液。从尿道破裂口外渗的血液和尿液可能引起炎症反应,有发展成脓肿的可能,外伤受损的筋膜层次决定了可能发生感染的范围,感染可能发生于腹腔、胸部、会阴部和股内侧等,这些感染可能导致尿瘘、尿道周围憩室,甚至少见的坏死性筋膜炎,早期诊断尿道损伤、及时的尿液改道引流和适当应用抗生素降低了这些并发症发生的可能性。及时的分流膀胱内尿液可防止更多的尿液外渗到尿道周围组织中,并可准确记录尿液排出量。耻骨上膀胱穿刺造瘘是尿液改道引流的简单方法,大部分泌尿外科医师和专业外科医师都熟悉其操作技术,若耻骨上膀胱是否充盈不能扪清,膀胱穿刺造瘘术可在B超引导下进行,开放性耻骨上膀胱造瘘术只在膀胱空虚、合并有膀胱破裂或膀胱颈部损伤时进行,开放手术时应避免进入耻骨后膀胱前间隙,从膀胱顶部切开膀胱,在膀胱腔内探查有无膀胱或膀胱颈部裂伤,若有也应从膀胱内部用可吸收线加以修补,4周后先行排尿性膀胱尿道顺行造影,若尿道通畅可试夹管,排尿正常可安全拔除造瘘管。否则3个月后行后尿道瘢痕切除成形术。

伤后3~6个月的后尿道瘢痕切除再吻合手术采用经会阴的倒"人"字形切口,损伤部位确定后切除瘢痕和血供不良组织,游离远近端尿道,在骨盆骨折后尿道断裂断端完全分离情况下,前列腺远侧血肿机化瘢痕远端的球部尿道游离到阴茎根部可获得4~5cm的尿道长度,足够有2~2.5cm长瘢痕的尿道行瘢痕切除,两断端劈开或做斜面的无张力吻合。后尿道断裂前列腺移位位置高造成前列腺远端断端与球部尿道断端距离大于2~3cm者,或由于外伤或以前手术造成粘连球部尿道不能游离延长进行无张力断端吻合时,可考虑球部尿道改道,从一侧阴茎脚上方或切除耻骨支,通常耻骨联合下方耻骨部分切除足以使后尿道两断端无张力吻合,极少数情况下可用耻骨联合全切除,极少见的耻骨骨髓炎是耻骨部分切除的反指征。90%以上的后尿道断裂,特别是膀胱颈部功能正常者经会阴径路足以完成手术,不必联合经腹径路。经会阴后尿道瘢痕切除两断端再吻合的后尿道成形修复手术效果良好,术后10年发生再狭窄的概率约为12%。

后尿道修复成形手术的原则是:①瘢痕切除彻底;②黏膜对黏膜缝合;③吻合口血供良好;④缝合处组织健康不被缝线切割;⑤熟练的手术技巧。

处理可能伴有外括约肌机制受损的后尿道断裂缺损要保护膀胱颈部功能,对伤后 3 个月以上的后尿道损伤经会阴一期后尿道成形修复术是推荐的首选方法,此时尿道损伤外其他器官的合并损伤,包括皮肤、软组织损伤和血肿已愈合和吸收,至于受伤到后尿道决定性成形修复手术要间隔多长时间目前还有争议。绝大多数前列腺远端后尿道断裂导致的尿道断离瘢痕较短,可以通过经会阴切口一期瘢痕切除再吻合术,若有广泛的血肿纤维化和膀胱颈部的结构和功能受损就不适合行经会阴瘢痕切除再吻合术。

尿道会师术可以早期恢复尿道连续性,可通过牵引固定前列腺位置缩短尿道分离长度。主要有两种牵引方法,一是气囊尿管与躯体纵轴 45°,300~750g 重量牵引 5~7 天;另一是前列腺被膜或前列腺尖部缝线牵引固定于会阴部。但该手术术后尿道狭窄和阳痿发生率高,国外较少采用。

内镜窥视下尿道内会师术运用导丝引导置入导尿管治疗后尿道断裂成为一种新的手术方式,后尿道断裂甚至前尿道断裂都可试用,内镜下会师可能减少缺损的距离,一般用输尿管镜可以直接在断裂处找到近端,先放入导丝或输尿管导管,然后沿导丝或输尿管导管置入 F18~F20 号三腔导尿管,如在断裂处找不到尿道近端,行耻骨上膀胱穿刺造瘘置入软性膀胱镜或输尿管镜,从后尿道插入导丝或输尿管导管引导尿道内置入的膀胱镜或输尿管镜进入膀胱,或直接拉出导丝或输尿管导管引导置入导尿管。内镜窥视下尿道内会师术须经验丰富的泌尿外科专科医师进行,否则有潜在的并发症,远期通畅率比急症膀胱造瘘 3 个月以后再行后尿道成形修复手术低,尿道会师术后总的术后勃起功能障碍、再狭窄和尿失禁发病率分别为 35%、60% 和 5%。耻骨上膀胱造瘘待 3 个月后再行后尿道修复成形术仍是大部分泌尿外科医师治疗后尿道断裂的首选方法。

后尿道损伤的急症开放性吻合手术,术后狭窄、再缩窄、尿失禁和勃起功能障碍发病率高,损伤时尿道周围组织血肿和水肿,组织结构层次不清,判别困难,尿道断端游离困难影响两断端的正确对位。Webster 总结 15 组病例共 301 例行急症手术,术后尿道狭窄发病率 69%,勃起功能障碍 44%,尿失禁 20%。

目前认为,急症后尿道吻合术仅在下列情况下进行:①有开放性伤口;②合并有骨盆内血管损伤需开放手术;③合并的骨折或骨折引起的出血等情况需手术处理者;④合并有膀胱破裂;⑤合并直肠损伤。

第二节　前尿道损伤

一、病　因

(一) 尿道外暴力闭合性损伤

此类损伤最多见,主要原因是会阴部骑跨伤,损伤前尿道的尿道球部。典型的会阴部骑跨伤多发生于高处跌落或摔倒时,会阴部骑跨于硬物上,或会阴部踢伤、会阴部直接钝性打击伤,球部尿道被挤压在硬物与耻骨下缘之间,造成球部尿道损伤,少数伤及球膜部尿道。阴茎折断伤者有 10%~20% 合并有尿道损伤,阴茎折断伤发生在勃起状态时,在性生活时突发阴茎海绵体破裂,可能同时有前尿道损伤。

(二) 尿道内暴力损伤

多为医源性损伤,由于经尿道手术或操作的增多,近年此类损伤有增加趋势。前后尿道均有可能被损伤,大部分是尿道内的器械操作损伤,保留导尿时导尿管的压迫、感染和化学刺激,导尿管气囊段未插到膀胱而充盈气囊或气囊未抽尽强行拔出气囊导尿管、经尿道前列腺或膀胱肿瘤切除等操作和输尿管镜检查通过尿道时和尿道内尖锐湿疣电灼有时会发生前尿道损伤,有的前尿道损伤当时未发现,过一段时间后直接表现为前尿道狭窄,尿道外口附近的尖锐湿疣电灼易引起尿道外口狭窄。尿道内异物摩擦也会引起尿道黏膜损伤。

(三) 尿道外暴力开放性损伤

枪伤和刺伤等穿透性损伤引起,但少见,可以伴有睾丸或直肠的损伤,偶可见于牲畜咬伤、牛角刺伤,往往伤情重,合并伤多,治疗较为困难。儿童包皮环切术后有少数出现尿瘘和尿道外口损伤。阴茎部没有感觉的截瘫患者使用阴茎夹时间过长可能引起阴茎和尿道的缺血坏死性损伤。

(四) 非暴力性尿道损伤

较为少见,常见原因有化学药物烧伤、热灼伤等。体外循环的心脏手术患者有出现尿道缺血,此后可能出现长段尿道狭窄。胰腺或胰肾联合移植胰液从尿液引流者由于胰酶的作用有出现尿道黏膜损伤甚至前尿道断裂的报道。

7

二、病　理

（一）按损伤部位

包括球部尿道损伤、阴茎部尿道损伤和尿道外口损伤。球部尿道起于尿生殖膈，止于阴茎悬韧带，位于会阴部比较固定，是前尿道易损伤的部位，常由骑跨伤引起损伤。阴茎部尿道是全尿道最为活动的部分，较不易发生损伤，尿道外口损伤常由于尿道外口附近的手术引起。

（二）按损伤程度

1. 尿道挫伤　仅为尿道黏膜或尿道深入海绵体部分损伤，局部肿胀和瘀血。

2. 尿道破裂　尿道部分全层裂伤，尚有部分尿道连续性未完全破坏。

3. 尿道断裂　尿道伤处完全断离，连续性丧失，其发病率为全部尿道损伤的 40%~70%。

（三）病理分期

分为损伤期、炎症期和狭窄期（详见前一节）。

三、临床表现

阴茎或会阴部的损伤都要怀疑有前尿道损伤的可能，如果阴茎或会阴部没有瘀斑或青肿，尿道外口也无滴血，插入导尿管保留导尿作为进一步排除前尿道损伤的方法，常是诊治急症患者的重要措施。

1. 尿道滴血及血尿　为前尿道损伤最常见症状，75%以上的前尿道损伤有尿道外口滴血。前尿道损伤患者在不排尿时即有血液从尿道口滴出或溢出，或出现尿初血尿，特别是伤后第一次排尿见初血尿强烈提示有前尿道损伤的可能。尿道黏膜的挫裂伤可出现较大量的血尿，尿道完全断裂有时反而可仅见到少量血尿。

2. 疼痛　前尿道损伤者，局部有疼痛及压痛，排尿时疼痛加重向阴茎头及会阴部放射。

3. 排尿困难及尿潴留　轻度挫伤可无排尿困难，严重挫伤或尿道破裂者，因局部水肿或外括约肌痉挛而发生排尿困难和尿痛，有时在数次排尿后出现完全尿潴留，尿道断裂伤因尿道已完全失去连续性而完全不能排尿，膀胱充盈，有强烈尿意，下腹部膨隆。

4. 血肿及瘀斑　伤处皮下见瘀斑。会阴部骑跨伤患者血肿可积聚于会阴及阴囊部，会阴阴囊肿胀及青紫。阴茎折断伤引起的前尿道损伤患者出现袖套状阴茎肿胀说明 Buck 筋膜完整，若出现会阴部蝶形肿胀说明 Buck 筋膜已破裂，血肿被 Colles 筋膜

所局限。

5. 尿外渗　尿外渗的程度取决于尿道损伤的程度及伤后是否频繁排尿。伤前膀胱充盈者尿道破裂或断裂且伤后频繁排尿者尿外渗出现较早且较广泛。一般伤后尿道外括约肌痉挛，数小时内不发生尿外渗，多在 12 小时后仍未解除尿潴留者才出现尿外渗。尿外渗未及时处理或继发感染，导致局部组织坏死、化脓，出现全身中毒症状甚至全身感染，局部坏死后可能出现尿瘘。

6. 休克　前尿道损伤一般不出现休克，合并有其他内脏损伤或尿道口滴血和血尿重而时间长者也应观察患者血压、脉搏、呼吸和尿量等，密切注意有无休克发生。

四、诊　断

前尿道损伤的诊断应根据外伤史、受伤时的体位、暴力性质等病史；尿道外口滴血、血尿、局部疼痛和排尿困难等临床症状；阴茎和会阴尿外渗及血肿等体征，结合尿道造影或其他 X 线检查等明确诊断。

1. 外伤史和临床表现　会阴部骑跨伤、尿道内操作或检查后出现尿道出血、排尿困难者首先要想到尿道损伤。伤后时间较长者耻骨上能触到膨胀的膀胱。会阴部骑跨伤者绝大部分为尿道球部，一般临床症状较轻，伤员都可持重及步行，很少发生休克，可表现为尿道外口滴血，不能排尿，尿外渗和血肿引起的阴茎或会阴肿胀，Buck 筋膜完整时仅表现为阴茎肿胀，Buck 筋膜破裂后 Colles 筋膜作为尿外渗或血肿的限制组织，形成会阴阴囊血肿，有时见会阴部典型的蝶形肿胀。女性尿道损伤罕见，但骨盆骨折患者出现小阴唇青肿者应注意有尿道损伤的可能。

2. 尿道造影　怀疑前尿道损伤时逆行尿道造影是首选的诊断方法。逆行尿道造影可以清晰和确切地显示尿道损伤部位、程度、长度和各种可能的并发症，是一种最为可靠的诊断方法。摄片时首先摄取骨盆平片后，45°斜位，应用水溶性造影剂，在尿道充盈状态下行连续动态摄片，无法进行实时动态摄片时应进行分次摄片，每次注入 60% 碘剂 10~20ml，在急症抢救室也能进行。临床上诊断有前尿道损伤的患者若逆行尿道造影正常可诊断为前尿道挫伤，有尿外渗同时有造影剂进入膀胱者为前尿道部分裂伤，有尿外渗但造影剂不能进入膀胱者可诊断为前尿道完全断裂。

3. 导尿检查 尿道挫伤或较小的破裂患者有可能置入导尿管,但要有经验的泌尿外科专科医师进行,仔细轻柔地试放导尿管,如果置入尿管较为困难,应该马上终止,在确定已放入膀胱前不能充盈气囊,一旦置入不可轻易拔出,导尿管至少留置 7~14 天,拔除导尿管后常规做一次膀胱尿道造影。拔管后仍有出现尿道狭窄的可能,要密切随访,轻度的狭窄可以通过定期尿道扩张达到治疗目的。另有许多学者认为,诊断性导尿有可能使部分尿道裂伤成为完全裂伤,加重出血并诱发感染,还有可能使导尿管从断裂处穿出,而误认为放入膀胱并充盈气囊导致进一步加重损伤,因此在诊断不明时不要进行导尿检查,若有尿潴留应采用耻骨上膀胱穿刺造瘘。

4. 超声检查 超声可评价会阴及阴囊血肿范围、是否伴有阴囊内容物的损伤、膀胱的位置高低和膀胱是否充盈等情况。特别在进行耻骨上膀胱穿刺造瘘前,了解膀胱充盈度和位置有较大价值。近年报道超声在了解尿道周围和尿道海绵体纤维化方面有潜在优势。

5. 膀胱尿道镜检查 是诊断尿道损伤最为直观的方法,单纯的急症诊断性膀胱尿道镜检查尽量不做,应由经验丰富的泌尿外科医师进行,同时做好内镜下尿道会师术的准备,用比膀胱镜细的输尿管镜检查尿道更有优势。女性尿道短不适合尿道造影检查,尿道镜检查是诊断女性尿道损伤的有效方法。

五、治 疗

前尿道损伤的治疗目标是提供恰当的尿液引流,恢复尿道的连续性,有可能时争取解剖复位,把形成尿道狭窄、感染和尿瘘的可能性降低到最小。

(一) 前尿道灼伤

当腐蚀性或强烈刺激性化学物质进入尿道时,有剧烈疼痛应立即停止注入,嘱患者排尿以排出残留在尿道内的化学物质,并用等渗盐水低压灌注尿道进行冲洗。给予强效镇痛药,避免留置导尿,排尿困难者行耻骨上膀胱造瘘引流尿液。无继发感染者 2 周后开始定期尿道扩张,防治尿道狭窄,狭窄严重尿道扩张治疗失败者行手术治疗。

(二) 前尿道挫伤

轻微挫伤,出血不多排尿通畅者密切观察。出血较多者,局部加压与冷敷,排尿困难或尿潴留者保留导尿 7~14 天。

(三) 前尿道破裂与断裂

轻度破裂无明显尿外渗和血肿且能插入导尿管

者,保留导尿 1~2 周后拔除,以后间断尿道扩张。若导尿失败、有明显血肿或尿外渗者均应行急症尿道修补或端端吻合术。尿道修补或端端吻合术是治疗前尿道破裂或断裂的最好方法,愈合后很少需要进行尿道扩张治疗。血流动力学稳定的无泌尿生殖器官以外脏器损伤的开放性前尿道损伤也必须行前尿道修补或吻合术,缝合时要用细的缝合材料,缝合足够的尿道海绵体,利用周围血供丰富的组织覆盖避免尿瘘形成,较重的部分裂伤和完全断裂可作修剪再吻合术,需要做移植或皮瓣的长段尿道缺损不宜在急症手术进行,因为污染和不良血供将影响此类手术的效果,若术中探查发现尿道缺损范围大不能作一期吻合或损伤已过 72 小时者仅行耻骨上膀胱造瘘术及尿外渗引流术,2~3 个月后再视情况决定行择期性尿道修复手术。

第三节 尿道损伤的远期并发症

尿道损伤的远期并发症主要有外伤性尿道狭窄、勃起功能障碍、尿失禁和尿瘘。

一、外伤性尿道狭窄

详见第四十七章第一节。

二、勃起功能障碍

前尿道损伤一般不会出现勃起功能障碍,但阴茎折断伤同时有阴茎海绵体和前尿道损伤的患者可能会出现勃起功能障碍。后尿道损伤后发生勃起功能障碍的概率是 20%~60%,后尿道损伤后勃起功能障碍的原因主要是由骨盆骨折等原发损伤损害勃起神经引起,双侧耻骨支骨折最易引起勃起功能障碍。随着尿道损伤和尿道断裂后前列腺位置上移,勃起功能障碍发生率也随之增高,骨盆骨折后勃起功能障碍患者行阴茎海绵体内罂粟碱注射研究显示,骨盆骨折后勃起功能障碍患者的 89% 由神经因素引起,血管性因素引起的只占少数,仅 5% 由尿道损伤后相关手术操作引起,前列腺远侧膜部尿道侧后方与勃起神经紧贴,并与会阴中心腱有些粘连,后尿道断裂后前列腺上浮移位总会不同程度损伤勃起神经机制,部分会出现临床上的勃起功能障碍。因此在前列腺尖部后方的血肿或纤维化区域的任何部位进行即刻或延迟性手术操作,都有一定危险加重或扩大损伤当时引起的局部勃起神经的原发损害特别是需要解剖或分离前列腺尖部后方的组织平面

7

时,所以这些部位的尿道损伤有关的手术操作尽量避免前列腺尖部后方的操作。

三、尿　失　禁

前尿道损伤不会发生尿失禁,后尿道损伤后发生尿失禁的概率是5%,膜部后尿道断裂时,尿道的外括约机制可能受损,只要膀胱颈部的尿道内括约机制功能完整,一般不会出现尿失禁,只有当膜部尿道的外括约机制和膀胱颈部的内括约机制两处的功能同时受损时才会出现尿失禁。后尿道损伤时骨盆骨折可能直接损伤膀胱颈部,这时可以通过手术修补膀胱颈部,少数情况下骨盆底的广泛血肿纤维化压迫或血肿吸收后形成的牵拉作用都可能损害膀胱颈部功能出现尿失禁,这种情况可通过仔细游离,去除致密的血肿纤维化组织将膀胱颈前方与侧方从耻骨后方游离开来,前列腺周围间隙充填以大网膜组织预防继发性纤维粘连,保护膀胱颈部自由括约机制的功能灵活性。

尿道损伤的预后与损伤性质和尿道损伤治疗方法效果都有关,并受到手术操作技术和外科修复的时机选择的影响。治疗的目标是恢复无症状的储尿和排尿功能。评价治疗效果的方法包括症状、尿流率、尿道造影和尿道镜检查,后两者敏感性最高。

四、尿　　瘘

如果尿外渗未及时得到引流,感染后可形成尿道周围脓肿,脓肿破溃可形成尿瘘,狭窄时尿流不畅也可引起尿瘘。前尿道狭窄所致尿瘘多发生于会阴部或阴囊部,应在解除狭窄的同时切除或清理瘘管。

第四节　特殊类型的尿道损伤

一、女性尿道损伤

女性尿道受伤相当少见,这与女性尿道短、与盆壁附着松且活动度大有关,大部分报道的女性尿道损伤病例年龄小,集中在儿童和未成年女性,可能与骨盆未完全骨化易在外力作用下发生骨盆变形有关,女性骨盆骨折后出现尿道损伤的发生率为0~6%,常与交通事故有关,一般病情比较重,常伴有阴道撕裂伤及膀胱、子宫、直肠等损伤,出血多常伴休克,女性尿道损伤亦可由锐器直接损伤、膀胱膨出修复、尿道憩室切除、膀胱结石取石等医源性损伤、难产及产钳分娩、骑跨伤、尿道内异物插入及性交等造

成,可致尿道撕裂、破裂、断裂、撕脱、部分或完全缺损。骨盆骨折时因骨盆环在外力作用下骨盆径线发生改变,导致膀胱移位,而膀胱颈尿道相对固定,致使尿道撕裂或由于骨折断端或碎片直接刺伤尿道造成尿道损伤;骑跨伤时尿道被撞击于耻骨联合上,也可导致尿道损伤。尿道前壁撕裂伤较完全断裂更为常见,刀剪等锐器切割伤多发生于尿道远段及尿道外口,近年也有女性压力性尿失禁行经阴道TVT悬吊术时发生尿道损伤的报道,女性外伤患者出现骨盆骨折、阴道出血、阴道裂伤、不能排尿、尿道外口出血、血尿、阴道溢尿和阴唇水肿等情况时要考虑到尿道损伤的可能。排尿期膀胱尿道造影,经膀胱造瘘管的顺行膀胱尿道造影,结合尿道膀胱镜和阴道镜检查等能明确女性尿道损伤的部位与程度。

女性尿道损伤外科治疗原则强调早期行一期修补吻合术,准确修复尿道和阴道,恢复其正确的解剖关系。女性尿道挫伤和部分裂伤仅通过保留导尿常可得到有效治疗,吊带手术术中发现较大的尿道损伤要修补尿道并重置吊带,若术中未发现或术后出现的尿道侵蚀要切除部分吊带和进行尿道的多层缝合修补。尿道部分裂伤和移位不明显的断裂伤要一期吻合修补,约84%的女性尿道撕裂伤是近端尿道的完全撕裂,常累及膀胱,这种情况最好行一期修补吻合,先行膀胱造瘘再行二期手术常引起尿道狭窄和尿瘘,中段尿道撕裂建议行一期修补,同时修补合并的阴道裂伤,远端尿道5mm以内的撕裂伤可不予处理,但要把合并的阴道壁损伤修补好。骨盆骨折导致的尿道断裂如果并发阴道直肠损伤则同时行结肠造口,3~6个月行二期手术。

二、儿童尿道损伤

儿童尿道损伤总发生率低,男童多于女童,致伤原因骑跨伤多于骨盆骨折,但小儿骨盆发育不完善,膀胱位置较高,前列腺未发育且耻骨前列腺韧带薄弱,易发生不稳定性骨盆骨折伴前列腺尿道移位,常发生后尿道完全断裂;而伴发贯穿性膀胱颈与括约肌复合体的撕裂伤约为成人的2倍多。损伤常合并约30%的直肠损伤,因骨盆骨折伴尿道损伤的女童约为成人的4倍。男童后尿道损伤多在精阜上方,可经耻骨后途径修复尿道。前列腺永久性移位导致阴茎勃起功能障碍较为普遍。患儿并发后尿道膀胱颈与括约肌损伤则可引起尿失禁。儿童对创伤及出血的耐受性较差,因而具有伤情重、合并伤多及休克发生率高等特点。

男性儿童尿道损伤的治疗原则同成人，Goldman Ⅴ型即前尿道损伤，部分裂伤可行保留导尿，或耻骨上膀胱造瘘，尿道造影无狭窄或尿外渗后拔除膀胱造瘘管；Goldman Ⅰ~Ⅳ型中，大部分后尿道部分裂伤经耻骨上膀胱造瘘一段时间，顺行和逆行尿道造影通畅无外渗，夹住膀胱造瘘管排尿正常后拔除膀胱造瘘管，完全性后尿道断裂先行耻骨上膀胱造瘘，3个月后行后尿道成形手术，但有以下特点：①尿道损伤择期处理效果更佳。因患儿尿道较细小不宜行尿道会师术；因导尿或内镜操作所致的医源性尿道损伤可行即刻内镜下会师；合并尿道与直肠损伤者，应先行结肠造口术。②女童尿道损伤常同时累及膀胱颈与阴道，强调争取一期修补吻合，修复尿道和阴道，以防止尿道阴道瘘等远期并发症。若并发阴道直肠损伤则同时行结肠造口，总计约30%的女性患儿需尿流改道或可控性腹壁造口处理。③永久性尿道狭窄，需待患儿大于1岁时修复，若患儿大于1岁，则需待损伤3个月后处理。根据狭窄或闭锁范围及程度，选择予以经尿道内切开或切除狭窄段端端吻合尿道成形术及黏膜或皮瓣移植尿道成形等处理；女童陈旧性尿道损伤多采用Young-Dees-Leadbetter术。利用膀胱三角区做尿道成形、延长尿道及修复尿道阴道瘘。

儿童后尿道断裂远期并发症与损伤位置与严重度相关。阴茎勃起功能障碍与尿失禁等并发症主要与最初损伤严重程度相关，与初始治疗方式关系小。

尿道完全断裂和（或）前列腺移位明显时，阴茎勃起功能障碍发病率较成人增加；当前列腺尖部尿道发生严重错位与损伤，阴茎勃起功能障碍发生率可达20%。尿道损伤后尿失禁的发生常与并发膀胱颈部损伤、骨盆或阴部神经损伤致括约肌复合体神经支配障碍相关。

（李 纲 袁和兴）

参 考 文 献

1. 吴阶平. 吴阶平泌尿外科学. 济南：山东科学技术出版社，2004：849-855.
2. 金锡御，吴雄飞. 尿道外科学. 第2版. 北京：人民卫生出版社，2004：253-276.
3. 郭震华，陈赐龄，严春寅，等. 损伤性后尿道狭窄手术方法的改进. 中华泌尿外科杂志，1990，11(6)：363-364.
4. Chapple C, Barbagli G, Jordan G, et al. Consensus statement on urethral trauma. BJU Int, 2004, 93(9): 1195-1202.
5. Kommu SS, Illahi I, Mumtaz F. Patterns of urethral injury and immediate management. Curr Opin Urol, 2007, 17(6): 383-389.
6. 唐晨野，傅强. 泌尿系统损伤10年162例回顾性分析. 中华泌尿外科杂志，2014，35(8)：606-610.
7. 那彦群. 中国泌尿外科疾病诊断治疗指南. 北京：人民卫生出版社，2014：483-495.
8. Huang C, Sun N, Wei-ping HW, et al. The management of old urethral injury in young girls: Analysis of 44 case. J Pediatr Surg, 2003, 38: 1329-1332.

7

尿道狭窄是泌尿外科常见病。任何损伤尿道上皮或阴茎海绵体的过程,在愈合中可能导致瘢痕,可引起尿道狭窄。以往淋菌性尿道炎引起的尿道狭窄最多见,现在外伤性尿道狭窄(通常是骑跨伤)多于炎症性尿道狭窄。尿道狭窄是由于尿道器质病变造成尿道管腔狭小,阻力增加,发生排尿困难。

尿道狭窄主要有 3 类:①外伤性尿道狭窄,是尿道损伤后瘢痕挛缩造成;②炎症性尿道狭窄,是尿道炎症的继发症,因留置导尿管所致的炎症性尿道狭窄较常见,淋菌性尿道狭窄有增多趋势,结核性狭窄少见;③先天性尿道狭窄,如尿道瓣膜、精阜肥大、尿道管腔先天性狭窄等。

第一节 外伤性尿道狭窄

外伤性尿道狭窄是尿道外伤的后期并发症。尿道外伤后,损伤的尿道及尿道周围组织形成的瘢痕和瘢痕本身收缩,尿道管腔内径变小,影响排尿。外伤性尿道狭窄的部位以球部尿道最多,占 50% 以上,后尿道次之,占 40% 左右,悬垂部尿道最少,不到 10%。骑跨伤所致尿道狭窄多见于球部尿道;骨盆骨折所致狭窄多在膜部或球膜部交界处;尿道内器械损伤所致狭窄多发生于球部或膜部。

一、病因与发病机制

前尿道损伤时尿道黏膜连续性破坏,局部出血、尿外渗等引发炎症反应,波及尿道黏膜下的尿道海绵体或尿道海绵体本身有损伤导致结缔组织增生和纤维化形成尿道黏膜和尿道海绵体瘢痕,瘢痕的增

生和收缩都可引起尿道管腔变小产生尿道狭窄。若尿道损伤程度轻,早期处理适当,伤后无感染,愈合后局部瘢痕组织就少,不会影响排尿。反之,即使是轻度损伤,亦可发生狭窄。尿道外伤手术时吻合对合差、留置尿管过粗、尿道扩张时损伤和局部感染未控制等都是促进尿道狭窄发生的因素。后尿道狭窄不包括在通常的尿道狭窄定义中。后尿道狭窄是后尿道闭塞及其纤维化的过程,通常由那个部位的外伤或根治性前列腺切除等手术引起。后尿道与前尿道不同,它没有尿道海绵体,后尿道损伤时发生尿道狭窄往往是尿道膜部或球膜部交界处断裂后,两断端分离,即使有些病例已行会师性手术,两断端间由于没有完全靠拢,两断端间血肿纤维化或其他组织形成瘢痕,形成独特的外伤性后尿道断端间瘢痕性狭窄(图 47-1),经尿道前列腺电切除后有时也可能形成后尿道狭窄(图 47-2)。

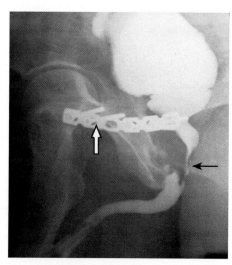

图 47-1 骨盆骨折后尿道断裂形成的后尿道狭窄
实心箭头所指为后尿道狭窄部位,空心箭头为骨盆骨折内固定器

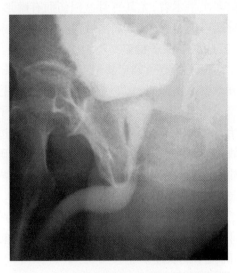

图 47-2　经尿道前列腺电切后形成的后尿道狭窄

二、分　类

1. 前尿道狭窄　狭窄部在膜部尿道的远段。

（1）前尿道单纯性狭窄：单发狭窄长度在 3cm 以内，无并发症。

（2）前尿道复杂性狭窄：前尿道狭窄有下列情况，①狭窄长度超过 3cm；②两处以上狭窄；③有结石、憩室、炎症性息肉、尿道炎或尿道周围炎、慢性尿瘘等并发症；④有假道。

2. 后尿道狭窄　狭窄部位在膜部尿道及前列腺部尿道。

（1）后尿道单纯性狭窄：后尿道单发狭窄无并发症，狭窄长度 2cm 以内，括约肌功能正常。

（2）后尿道复杂性狭窄：①狭窄长度超过 2cm；②有结石、炎症性息肉、憩室、尿道直肠瘘等并发症；③尿道括约肌功能障碍；④有假道；⑤有严重骨盆畸形；⑥并发耻骨骨髓炎；⑦接近膀胱颈的高位狭窄。

三、临床表现

1. 排尿困难　是外伤性尿道狭窄最主要的症状，与狭窄的部位、长短和程度有关。轻者尿线稍细，排尿时间延长；尿线可呈扁状或分叉，重者尿不成线，呈滴沥状。接近尿道外口的狭窄，尿线细而射程远。球部尿道或后尿道狭窄，尿线无力，严重者一次排尿需反复增加腹压，尿液呈断续性滴沥，浸湿裤衩。随着逼尿肌代偿功能不全，可出现残余尿、慢性尿潴留和充盈性尿失禁等。

外伤性尿道狭窄的排尿困难较其他原因的尿道狭窄出现早，伤后出现排尿困难早说明尿道损伤和形成的狭窄亦多较严重。如在创伤早期以留置导尿管处理者，拔除导尿管后当即不能排尿或勉强排尿一至数次后即出现尿潴留者，尿道为断裂伤或严重破裂伤，瘢痕狭窄重；如伤后虽有排尿困难，以后稍有好转，而后又逐渐发生渐进性排尿困难者，或拔除留置导尿管后数周或数月方发生渐进性排尿困难者，多示损伤较轻，形成的瘢痕狭窄较轻。排尿困难可在劳累、发热、性生活、尿道器械检查或尿道造影后加重，甚至出现尿潴留。这与尿道充血、水肿有关。排尿困难多不伴排尿疼痛；出现疼痛者，表明有炎症或其他尿道并发症。

2. 感染　尿道狭窄可并发尿道炎、膀胱炎、尿道周围感染及生殖器感染，甚至上尿路感染，严重者会出现败血症。感染急性发作期全身寒战、高热、白细胞增加等。尿道周围蜂窝织炎表现为会阴部红肿、压痛，形成脓肿后可自行穿破皮肤形成尿瘘，尿瘘位于尿道外括约肌远端者仅排尿时瘘口有尿液溢出，位于近端者尿液持续溢出。急性附睾睾丸炎时，阴囊红肿、疼痛，常有全身症状。

3. 肾功能损害　少数尿道狭窄患者因长期慢性尿道梗阻可导致慢性尿潴留和双侧上尿路积水，出现慢性肾功能不全，最终出现慢性肾衰竭。患者食欲缺乏、贫血、高血压、全身水肿等。

4. 性功能障碍和男性不育　极少数尿道狭窄患者是以性功能障碍和男性不育就诊。尿道狭窄并发双侧附睾睾丸炎时致梗阻性无精症；多发性阴囊会阴部尿瘘和狭窄程度严重者，可出现射精后精液排出障碍；长段前尿道狭窄引起的严重阴茎下曲畸形等，可使患者无法性交及阴茎勃起功能障碍；骨盆骨折后尿道狭窄患者可出现射精和阴茎勃起功能障碍。资料显示，后尿道断裂伴有单侧耻骨支骨折者阴茎勃起功能障碍的发病率为 14%，而伴双侧耻骨支骨折者阴茎勃起功能障碍的发病率为 65%，这些均可造成男性不育和性功能障碍。

5. 其他　慢性尿道狭窄长期下尿路梗阻的患者可出现慢性尿潴留而膀胱充盈或巨大膀胱憩室，表现为下腹部肿块或肾积水表现为上腹部肿块。长期依靠增加腹压帮助排尿可引起疝、痔和脱肛等。

6. 尿液改变　轻度尿道狭窄，尿液可无异常；狭窄严重者，可出现显微镜下血尿，甚至肉眼血尿。

并发炎症、结石、瘘管等并发症者,可出现脓尿。

四、诊　断

外伤性尿道狭窄的诊断根据尿道外伤史、临床表现及体格检查,辅以必要的辅助诊断方法。诊断应明确狭窄部位、狭窄长度、严重程度。有无并发症如假道、瘘、憩室、结石等。评价尿道周围组织状态。有既往手术史者,应分析手术失败的原因。

(一) 尿道外伤史及临床表现

仔细询问病史及分析临床表现,对确定尿道狭窄部位和估计狭窄程度,以及有无并发症等都有重要价值。会阴部骑跨伤所致的尿道损伤引起球部尿道狭窄;骨盆骨折并发后尿道损伤所致尿道狭窄在后尿道。多次尿道扩张术治疗而效果不佳,或扩张后有过大出血、尿道热、排尿困难加重者,应想到假道、感染或存在其他并发症的可能。

(二) 体格检查

1. 尿道触诊　沿尿道仔细触摸,可扪及狭窄部的尿道硬结,它的范围与尿道狭窄的长度有关,短者呈结节状,长者呈索状。注意有无压痛,尿道口有无脓性分泌物。压痛明显、有分泌物时,表明尿道有炎症存在,注意尿道海绵体与周围组织有无粘连,尿道周围组织瘢痕的范围。

2. 肛门直肠检查　直肠指检注意前列腺部瘢痕的范围。若前列腺有明显向上移位,说明尿道狭窄缺损较长,估计手术由会阴部显露尿道近端比较困难。前列腺检查对前列腺憩室、结石、脓肿等并发症的诊断十分重要。尤其应注意后尿道与直肠的关系,直肠指检时,前壁软而有一定活动度,如果僵硬而固定,则说明前列腺与直肠粘连严重,手术中损伤直肠的机会增加。如有膀胱造口,可借助尿道探子由尿道内口插入尿道,探子垫在尿道内,检查直肠与后尿道的关系更加清楚,能明确狭窄的近端。有尿道直肠瘘者,除可直接触到瘘口外,直肠镜检查可进一步确定瘘口的位置、炎症状况等。

3. 外阴及阴囊检查　外阴检查应注意皮肤有无炎症,炎症的性质(急性、亚急性、慢性),尿瘘的位置,瘢痕的范围,阴囊的舒展性,有无湿疹、淋巴水肿等。尤其是尿道狭窄范围较长需要进行尿道成形术者,外阴及阴囊检查更显重要,因手术必须根据阴囊、外阴的情况来设计。

4. 膀胱及骨盆检查　注意了解膀胱大小,超声波测定残余尿量。原手术切口的位置。骨盆有无畸形,这对后尿道狭窄的治疗甚为重要。腹部瘢痕严重或曾多次手术者,尤其有骨盆损伤而有畸形者,尿道的近端可能有移位,其周围瘢痕必然严重。

(三) 尿道探子检查

尿道探子检查可确定狭窄部位、程度和长度,因此十分重要。由尿道外口将尿道探子送入尿道,狭窄处探子受阻,由此确定狭窄远端。尿道探子由大号开始,逐渐向小号探子过渡。狭窄部能通过探子的号数,即为尿道狭窄部位的宽度,这样也就确定了狭窄的程度。如有耻骨上膀胱造口,同时用两根探子做会师检查:一根探子由尿道外口向内插入,另一根探子经由耻骨上膀胱造口插入尿道内口,两根探子会师,再通过直肠指检,确定两根探子顶端的距离,明确狭窄的长度。

(四) 尿道影像学检查

1. 尿道造影　尿道造影检查能在造影片上清晰地显示狭窄部位、程度、长度和各种并发症,是诊断尿道狭窄的首选方法。造影方法有两种:逆行尿道造影和排尿性膀胱尿道造影。对于不严重的前尿道狭窄,逆行尿道造影多可满足诊断需要。但严重者,造影剂不能通过狭窄部位,不能确定狭窄的长度。尤其是后尿道狭窄,造影剂通过外括约肌时,有时呈细线状,有时根本不能通过,常误认为该处有狭窄。因此为使狭窄的近端尿道得到充盈,应行排尿性膀胱尿道造影或两种方法同时使用。如有耻骨上膀胱造口,造影剂于造口管注入,排尿时拍片;无造瘘者,可在行静脉肾盂造影的同时,行排尿性膀胱尿道造影,也可在内镜下先从尿道狭窄孔道内插入输尿管导管至膀胱再注入造影剂,甚至用注射器直接从下腹部穿刺入膀胱。尿道造影对尿道假道的诊断价值更大。

尿道造影方法:患者斜卧位,骨盆倾斜45°,清洁、消毒阴茎,置F10~12Foley气囊导尿管于舟状窝,不用润滑剂,以免导尿管滑出;气囊注水1.5~3ml卡于舟状窝,胶带固定导尿管于阴茎头,以免滑脱。用一60ml注射器抽吸造影剂50ml,先排空导尿管中气泡,拉直阴茎缓慢注入造影剂。如果是在X线电视监视下连续摄片,在造影剂通过外括约肌时应摄片,且应看到回流现象。如无X线电视监视,应在造影剂注入20ml时摄片,摄片前应嘱患者用力做排尿动作,以松弛尿道外括约肌,使造影剂进入并充盈后尿道。连续动态摄片可以更好地了解膀胱颈部和后尿道。完成逆行尿道造影后,向膀胱内注入15%泛影葡胺150~250ml,使造影剂充盈膀胱,分别摄斜位和正位排尿性膀胱尿道造影片。从尿道内注入造影剂除了用气囊导尿管外,还需夹住阴茎远端后摄片。

2. 超声检查　尿道超声是诊断前尿道狭窄安全、可靠的方法。经尿道外口逆行连续注入生理盐水,超声显示尿道腔为一管状均匀一致的无回声区;尿道黏膜为一薄的、光滑整齐的线状强回声;尿道海绵体在尿道黏膜周围呈柱状稍强回声结构;阴茎海绵体与尿道海绵体间为一厚的强回声结构即白膜所分离。当尿道狭窄时,纤维化的尿道海绵体限制了尿道腔的伸展性,超声显示无回声区的尿道腔变狭窄,稍强回声的尿道海绵体回声增强,厚度增加;如有严重狭窄或瘢痕形成时伴有声影。纤维化的尿道海绵体与正常阴茎海绵体分界清晰,通过超声仪上光标可准确测量狭窄的长度及狭窄腔的直径,判断狭窄程度。超声可清晰显示与尿道及会阴部有关的病理结构,如尿道结石、尿道周围脓肿、憩室、瘘管及假道等。尿道超声时患者取仰卧位或膀胱截石位,采用连续超声波,7.5MHz 线阵探头直接置于阴茎腹侧,纵向显示阴茎部尿道,置于阴囊和会阴部显示球部尿道。在检查过程中,一助手从尿道外口连续注入生理盐水使尿道扩张,检查者同时通过横断和纵断连续多个切面扫描可获得尿道及周围结构的三维图像。在膀胱被充盈后由另一助手在耻骨联合上膀胱体表投影区加压使尿液顺行流经膀胱颈并接近狭窄区可更好地显示狭窄段尿道。这样,通过光标可准确测量狭窄的长度及狭窄腔的直径,以估计狭窄程度。尿道狭窄长度的显示受探头大小的限制,狭窄长度如果超过 7~8cm,则在单一图像上不能完整显示。较长的狭窄可通过分离图像的方法成功显示,即将狭窄长度一半的图像冻结在一幅图上,剩余的图像以尿道黏膜线状强回声为依据准确地延续在另一图上,使尿道黏膜呈直线,这样,用光标仍可完整、准确地测量尿道狭窄的长度和狭窄腔直径。估计狭窄长度。McAninch 等提出根据尿道海绵体纤维化及其侵占尿道腔的程度,将尿道狭窄分为以下3 度:尿道海绵体纤维化并侵占尿道腔内不足 1/3 者为轻度;尿道海绵纤维化并侵占尿道内 1/3~1/2 为中度;尿道海绵体纤维化并侵占尿道腔内超过 1/2 者为重度。这种分类方法符合临床上尿道海绵体纤维化的程度。尿道超声检查的优势是可在泌尿科诊室或手术中对可疑狭窄段进行实时反复测量与评价而没有放射线接触,球部尿道在斜卧位 X 线摄片时判断狭窄长度可能存在误差,超声在测量球部尿道的狭窄长度时更加准确,在用补片法行尿道成形

修复手术时,超声测量狭窄处直径结合手术预期的尿道管腔大小能精确计算出所需补片的宽度,超声发现尿道周围有较多瘢痕者行经尿道内切开术后80% 会出现再狭窄。

3. MRI　具有横断面、冠状面及矢状面三维层面成像,组织对比度好,无射线等优点,已有尿道疾病的研究资料显示,MRI 对骨盆骨折后尿道狭窄的诊断有一定参考价值,对前尿道狭窄的诊断意义不大。在 T1 加权和 T2 加权像上阴茎海绵体白膜和尿道海绵体白膜为低信号结构,与海绵体组织较易区别,在 T2 加权像上,Buck 筋膜为较高信号,与海绵体白膜界限清楚,球部海绵体白膜在球部尿道后壁形成一纵隔,在矢状面 T2 加权像上球海绵体肌为一包绕球部尿道近端的低信号带,阴茎部尿道也清晰可见,但塌陷的尿道腔显影不清晰,只有在重 T2 加权像上表现为一被高信号海绵体包裹的一低信号区。在冠状面上,球部和球膜尿道清晰可见,尿道周围纤维化在 T1 加权和 T2 加权像上均表现为低信号。

目前 MRI 一般仅用于骨盆骨折后尿道损伤的诊断,在矢状面和冠状面上后尿道显示清晰,可显示出前列腺尖向前后、上下移位的程度,尿道缺损长度,耻骨后血肿的大小、纤维化程度。

（五）尿道膀胱镜检查

在尿道成形手术前应行尿道膀胱镜检查观察狭窄两断端尿道情况,估计“灰色尿道”的长度,排除膀胱或者尿道肿瘤,进一步明确尿道狭窄的诊断,并与影像学表现相比较,尿道膀胱镜检查不能完全替代尿道影像学检查,因为很多情况下,尿道膀胱镜无法通过狭窄段尿道,且在通过时因硬性尿道膀胱镜对狭窄段尿道有扩张作用而无法估计尿道海绵体纤维化程度。如有耻骨上膀胱造口者,也可经耻骨上膀胱造口通道采用软性膀胱镜观察膀胱颈和后尿道。

（六）尿动力学检查

研究表明,尿道腔径缩小 30%~50% 至小于 10F 时,尿流率才发生明显改变。因此,尿流率测定对轻度尿道狭窄的诊断价值小,在老年患者,因前列腺增生,可使尿流率对尿道狭窄的判断更加困难,尿道压力分布测定（UPP）在尿道狭窄的诊断上也无法提供有价值的信息。对严重尿道狭窄至慢性下尿路梗阻患者应在治疗前后测定膀胱逼尿肌压力,以评价膀胱逼尿肌功能,在电视尿动力学检查仪（VCMG）上可显示出膀胱憩室、大量残余尿、膀胱输尿管反

7

流等。

（七）其他检查

术前对患者勃起功能也应进行评价与记录，尤其对膜部尿道狭窄患者更重要，以免术后患者将勃起功能障碍完全归咎于尿道重建手术，尽管尿道重建手术有时可导致这一并发症。对慢性尿道狭窄患者应行静脉肾盂造影（IVP）及双肾超声检查评价双侧上尿路的改变。

五、治　疗

尿道狭窄治疗方法的选择应取决于狭窄病因、部位、程度、长度及并发症等；随着对尿道解剖、尿道狭窄病理等认识水平的提高及尿道重建外科技术的发展，尿道狭窄治疗总的成功率已达90%～95%。一般男性成人的最大尿流率>15ml/s，尿道狭窄诊断明确者如果最大尿流率>10ml/s、无残余尿、膀胱壁厚度正常和无反复尿路感染无须特殊处理，密切随访；最大尿流率<10ml/s时，患者往往症状明显或反复出现血尿或尿感等并发症，B超检查也可见到明显的膀胱梗阻征象，如果症状影响患者生活，尿道狭窄需要处理，否则就密切随访；最大尿流率<5ml/s，尿道狭窄应予积极治疗。

（一）治疗原则

外伤性尿道狭窄的治疗方法很多，各临床工作者习惯用法亦不相同，但下列原则在不同的治疗方法中均应遵循。

1. 积极治疗尿道及尿道周围感染。正常尿道前段内都生存着一定的细菌，尿道狭窄者排尿不畅，细菌更易在粗糙尿道黏膜上附着和繁殖，尿道扩张和尿道造影等尿道内检查或操作均有可能使感染扩散，轻者可发生尿道周围炎、尿道热，重者可发生败血症，甚至发生中毒性休克。另一方面，尿道感染是手术失败的主要原因。有感染者应积极而合理地使用抗菌药物，有下列情况之一者，应先行耻骨上膀胱造瘘术，待感染充分控制后，再行尿道狭窄的根治性手术：①有急性或亚急性尿道炎或尿道周围炎；②尿道有脓血样分泌物由尿道口排出，压痛明显，排尿困难；③反复发作急性肾盂肾炎、急性前列腺炎、附睾炎；④并发膀胱结石、憩室、炎症感染；⑤并发尿道直肠瘘或尿道皮肤瘘；⑥耻骨后感染、残余脓肿、耻骨骨髓炎；⑦入院时血白细胞计数高于正常且中性增高特别明显，全身又无其他感染的病灶，疑有尿道内或尿道周围有潜在性化脓病灶，宜先行耻骨上膀胱造瘘术。造瘘的目的在于使尿液不再经过有感染的尿道，且使尿液引流通畅，一般需时3个月。造瘘期间，应每日冲洗膀胱2～3次，定期更换造瘘引流管及敷料。

2. 以恢复尿道的解剖连续性和完整性为原则，尽量避免施行永久性尿路改道手术。

3. 避免在治疗过程中发生新的并发症。悬垂部尿道手术要考虑如何预防尿瘘和阴茎弯曲畸形。后尿道手术中避免大出血；注意保护括约肌功能和性功能；预防直肠损伤。

4. 有明显慢性肾衰竭，应先行膀胱造瘘和其他全身治疗，待肾功能好转，贫血纠正、一般情况好转后再行尿道手术。

5. 如有尿道直肠瘘，应先行结肠造瘘。

6. 在选用具体治疗方法上，应遵循以下原则

（1）对狭窄长度小于2cm的单纯性尿道狭窄均可先试用尿道扩张术，如果年扩张次数超过2次者应考虑其他手术治疗。但部分患者宁愿尿道扩张，而不愿接受其他手术治疗。如果尿道内切开术失败2次，也应改行开放尿道手术治疗，切忌滥用尿道内切开术，因为一次尿道内切开术的远期疗效与多次的无差异，且每次尿道内切开术本身也是对尿道的一次损伤，可加重尿道海绵体纤维化程度，增加开放尿道手术难度。

（2）膜部尿道内切开术可造成尿道外括约肌功能的永久性损伤。

（3）长段（>2cm）、多段及复杂性尿道狭窄首选开放尿道成形术。

（4）阴茎部尿道狭窄段较长者禁忌狭窄段切除、尿道对端吻合术，否则可造成阴茎腹侧瘢痕形成致阴茎弯曲。

（5）球部尿道狭窄一般不做尿道内切开术，因为狭窄段切除、尿道对端吻合术在球部尿道的效果非常理想。

（6）游离瓣一期尿道成形术要求移植床瘢痕较少，血供较好，一般只适应于尿道外口及舟状窝（龟头部尿道）狭窄和球部尿道狭窄，而游离瓣分期尿道成形术适应证较宽，可用于几乎所有前尿道各段的重建。

（7）带蒂瓣尿道成形术的成功率高于游离瓣尿道成形术，分期手术成功率高于一期手术。

（二）治疗方法

1. 尿道扩张术　外伤性尿道狭窄瘢痕比较局限且比较坚实，单纯尿道扩张术只能对狭窄不严重的病例起到较好的作用。对于外伤性尿道狭窄，尿

道扩张术的疗效有限,适用于狭窄较短(<0.5cm)、累及尿道海绵体较浅者。多数情况下只能起到一种辅助治疗的作用,仅用于下列情况:①尿道损伤经治疗后排尿正常,1 年内可进行尿道扩张 1~2 次,用以了解尿道的情况,1 年后如排尿仍保持正常,可不必再进行扩张;②尿道损伤愈合后,虽有排尿困难,但经一次尿道扩张后,足以维持一定时间的正常排尿,以后尿线又逐渐变细者,可定期进行扩张,间隔的时间,视情况而定;③尿道损伤或外伤性尿道狭窄手术后,出院前尿道扩张 1 次,以后根据排尿情况,嘱患者按时接受尿道扩张术,如排尿正常、扩张顺利,手术后扩张 1~2 次即可;④尿道黏膜损伤,完全愈合后,每 1~2 周扩张 1 次,共 2~3 次,观察无排尿困难,即不需继续扩张。但是,外伤性尿道狭窄有下列情况时,不应进行尿道扩张,考虑改用其他治疗方法:①12F 号尿道探子不能通过狭窄者;②排尿在扩张后只能维持 1~2 天或仅数次正常排尿很快又出现排尿困难者;③尿道扩张后出现出血、疼痛、感染等并发症者;④有尿道瘘、尿道周围脓肿或尿道感染;⑤扩张后排尿困难不改善甚至加重,尿线变细者。

2. 尿道内切开术　是指经尿道用冷刀切开狭窄瘢痕,松解瘢痕收缩以扩大尿道腔的方法。其基本原理为当冷刀切开狭窄瘢痕组织达周围松软的正常组织后,尿道腔才扩大并显露出无尿路上皮化的区域。尿道内切开术的远期效果取决于无上皮化区域能否上皮化,因此,每次尿道内切开术本身也是对尿道的一次损伤。尿道内切开器械有两种:一种是盲目的尿道内切开器(Otis 尿道内切开器);一种是直视下尿道内切开镜。两种尿道内切开器械可相互配合使用。Otis 尿道内切开器有一根形状稍扁的主杆,其背部有一槽沟,腹部有一可撑起的扩张杆,长 16cm。前面是钝性尖头,后面有一旋钮可控制扩张杆的起落,并可在旋钮旁的水平原盘上直接读出扩张杆撑起的宽度。在置入 Otis 尿道内切开器前,先在背侧的槽沟内放一根尾部有手柄的细钢丝,其尖部附有一三角形小刀片。刀片杆插至头部时,刀片隐藏于槽沟内,当刀片杆向回抽时,刀刃被顶起部分外露,可纵行切割尿道壁。通过可控制的扩张杆和刀片便可根据需要切开一段狭窄的尿道,并可调节切开的部位、长度和深度。根据扩张杆的刻度和水平原盘的度数控制好刀片切割的位置,切割完毕应将刀片缩回槽沟内,以免取出切开器时损伤正常尿道。在使用扩张杆和刀片时,应以操纵扩张杆为主,

将尿道扩张至适宜的宽度,再以刀片切开引起狭窄的瘢痕,使尿道达到要求的管径。

尿道内切开镜由 0°内镜和尿道切开器两部分组成,可以通过尿道内切开镜在直视下进行尿道内切开手术;1972 年 Sachse 首先描述了这种尿道手术刀和手术方法。尿道内切开器包括 21F 镜鞘、镜芯及置入镜鞘内的工作件。工作件可安置条状或半圆状的刀片,并有手柄控制刀片的动作。内镜从工作件的中间孔插入,便可在内镜下掌握刀片切割的方向和深度。尿道内切开术的常见并发症是再狭窄,其他并发症主要包括出血(发生于术后勃起时)、液体外渗至海绵体周围组织。尿道内切开术治疗尿道狭窄总的远期成功率为 35%,治疗阴茎部尿道狭窄的远期成功率约为 50%,适用于狭窄段较短(0.5~1cm)、瘢痕不严重者;一次尿道内切开术的远期疗效与反复多次尿道内切开术的疗效无显著差异,故两次效果不佳者应改用其他治疗方法。术后延长导尿管留置时间(至 6 周)并不能提高尿道内切开术的远期疗效。以色列曾报道术后应用尿道支架对抗伤口收缩取得成功的经验,目前此方法尚处于研究阶段。

3. 尿道内切开及电切或电灼术　冷切开同时电切尿道瘢痕组织是目前较多采用的方法,当瘢痕浅而少时,仅用冷刀切开即可。当瘢痕深而多时,单纯用冷切开效果不理想,再狭窄的发生率高。可在冷切开后,加用电切或电灼术:使用尿道膀胱镜电切开术,因无绝缘胶木保护,易使镜鞘带电,灼伤正常尿道。电切损伤面比冷刀切开要大,电能转变成热能对保留组织仍存在损伤。尿道内电切应避免使用大号电切环,一个 24F 电切环切割一次可损伤尿道周围。所以,用冷刀切开后,置 22F 电切环,选择瘢痕多、严重不平的创面,小范围彻底深切瘢痕,严格掌握电切边界,不要随意向两端延长,以免损伤邻近组织;电流大小适度,以免增加灼伤深度或不易切断。有作者认为,在冷切开后,电切原则上只用于切割悬挂物和主要瘢痕。

4. 尿道瘢痕切除对端吻合术　一期尿道狭窄瘢痕切除及对端吻合术,可以很好地恢复尿道连续性和内径,术后通畅率最高和最持久,再狭窄率和并发症最少,因而是治疗外伤性尿道狭窄特别是单纯性尿道狭窄的最好方法。最佳适应证一是 2~3cm 以内的往往是骑跨伤后的球部尿道狭窄,另一是骨盆骨折后膜部或球膜部交界处狭窄,对 1~2cm 以内悬垂部尿道狭窄也可应用。

这种手术的治疗要点是：①彻底切除尿道周围瘢痕组织和狭窄段尿道；②尿道的黏膜对黏膜吻合；③充分游离球部尿道，尽量保证吻合口无张力。各层组织对位缝合，局部血供良好，一般情况下是一期愈合，因而导尿管不必久置，一般1周即可，最多不超过2周；在直视下进行手术，便于正确识别尿道与假道，可使假道的发生率极大降低；手术后2~3周探查性尿道扩张1~2次，若排尿通畅以后即不需经常扩张尿道，可免除患者经常接受尿道扩张的痛苦。

后尿道狭窄采用切除吻合术比较困难，狭窄位置越高，范围越广，困难越大。主要原因是手术野范围狭小，显露不佳，进针不易，操作不便；其次是易损伤静脉丛造成大出血或误伤直肠。经会阴切口自球部尿道开始向后尿道深入游离，经耻骨上切口或耻骨上膀胱造口，用一粗尿道探子经膀胱颈插至尿道狭窄的近端，引导会阴手术组使其彻底切除瘢痕狭窄段而不损伤直肠或盲目游离造成假道，瘢痕切除后，再进一步游离两尿道断端，使之能在无张力下吻合。如果狭窄段缺损较长，可采用耻骨下支楔形切除或将尿道从阴茎海绵体脚的上方绕过缩短前尿道到前列腺尖部的距离，对既往多次手术失败，瘢痕较多，狭窄段长的病例，可采用经耻骨切口，但有发生耻骨骨髓炎的可能，部分患者术后发生压力性尿失禁。吻合时用直针、鱼钩针（图47-3）等方法可方便缝合。

5. 开放尿道成形术 对于复杂尿道狭窄，特别是长段狭窄，其他方法不能奏效者，可采用各种开放尿道成形术治疗。切除尿道狭窄瘢痕后，开放尿道成形术有两类方法，一是管状成形，另一是补片成形，前者分两期做效果好，若一期完成的手术，补片成形比管状成形效果好。尿道下裂多次手术局部严重不可利用的瘢痕、尿道硬化性苔藓不可逆性纤维化和尿道动静脉畸形或肿瘤等必须切除等情况外，一般认为均可适用一期尿道狭窄切开补片成形手术。缺损的尿道可用阴茎阴囊带蒂皮瓣，或游离阴茎、包皮或耳后皮肤、膀胱黏膜或口颊黏膜等形成管状或片状代替部分尿道。带蒂皮瓣适用于局部不适合做片状移植时，如多次手术后有重度瘢痕、有放射治疗史、狭窄段太长或经过括约肌等。口腔黏膜是目前认为最适合的尿道替代物。术后易发生毛发、结石、憩室形成等并发症，术后近期尿道狭窄发生率高，仅作为反复手术失败、中段尿道缺损严重者的补救性术式。

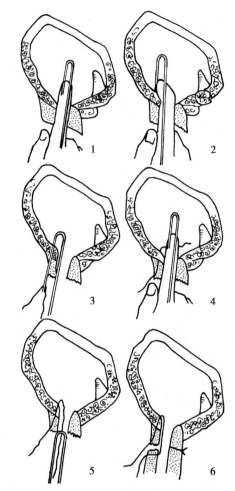

图 47-3 鱼钩针后尿道吻合术
鱼钩针用克氏针制备，针尖开一小孔，前段弯曲成鱼钩状，弯曲段长 50mm

6. 尿道拖入术（pull through operation） 是切除尿道及尿道周围瘢痕组织后，将近端尿道腔切开，远端尿道充分游离，直达球部尿道，甚至悬垂部尿道，将一导尿管插入远端尿道内约5cm，并用可吸收线将远端尿道缝合固定于导尿管上，导尿管的另一端，经尿道近端插入膀胱内，再经膀胱拉出，固定于腹壁上，借助导尿管的牵引作用，使远端尿道断端拖至近端尿道断端上，以重建尿道的连续性。这种手术的优点是：充分游离远端尿道，近端不需大量的游离，同时不需吻合又达到了对位的目的，克服了后尿道手术视野小，手术操作困难的缺点。手术方法较尿道吻合术简便。适用于切除狭窄段尿道后无法进行对端吻合者。缺点是引起阴茎缩短和勃起时阴茎下曲，这种手术的尿道对位是靠牵引的力量来维持，术中或术后牵引导尿管的松动均将影响对位，任何对位不良均会使手术失败。从对位的可靠程度来说，不如尿道吻合术确切。尿道牵引力的大小对手

7

术的成败关系也大,力量过小手术后易于移位,力量过大有尿道坏死之虑,国外较少采用。

7. 其他治疗方法　激光和尿道内支架治疗尿道狭窄有一定疗效。激光通过产生的热效应破坏消除狭窄瘢痕。目前使用于治疗尿道狭窄的激光有KTP激光、Nd:YAG激光、钬激光等。激光可以切开或汽化瘢痕组织,目前有关尿道内激光切开术的治疗效果时不明确的,随着新激光的出现和应用,未来的数据或许会提示不错的效果。尿道支架有临时和永久两种,Urolume永久支架治疗复发性球部狭窄效果较好。

（三）治疗失败的原因及预防

1. 手术方法选择不当　如无效的长期尿道扩张术、多次的尿道内切开术、长段的尿道狭窄勉强的尿道吻合术致使吻合口张力过高等。

2. 感染　切口感染使手术失败者,占再次手术病例的1/3。感染的原因有:①术前在尿道或尿道周围有隐在性感染病灶,如小的脓肿、感染窦道、瘘管等;②膀胱内有严重感染、术前准备不够;③手术野直接污染;④术中止血不彻底、引流不通畅、血肿形成、继发感染;⑤有尿瘘、尿道周围炎、未能掌握治疗原则,过早施行手术。预防感染需要术前、术中、术后3个环节同时重视。手术前对手术要有周密计划,要注意发现和清除各种潜在感染因素,有尿瘘者,应先行耻骨上膀胱造口术,使尿流暂时改道,并经常冲洗膀胱,待炎症好转后再行手术。术中如发现局部有较重之感染,应先行切开引流,并做膀胱造口,勿急于做对端吻合术。术中要求彻底止血,防止血肿形成。手术毕彻底清洗切口,必要时用广谱抗生素稀释液冲洗切口,并应放置引流。术后会阴切口要保持干燥,防止大便污染。

3. 吻合口出血　继发性尿道出血,常在术后5~7天出现,青壮年居多,全发生于尿道吻合术。主要原因是吻合口全部或部分裂开。裂开出血的诱因多是阴茎勃起,其次为大便秘结腹压增加,感染可能是内在原因。青壮年患者手术后常规服用己烯雌酚及镇静药,必要时服用缓泻药或灌肠,协助患者排便,均可减低手术后出血的发生率。出血发生后,除全身使用抗生素及止血药外,轻者会阴部加压包扎、冷敷,保持导尿管通畅,及时清除膀胱内积血,一般可控制出血。大量血块积聚于膀胱内时,不得不切开膀胱清除血块,尿道内留置一气囊导尿管,扩充气囊,适当牵引膀胱颈,使后尿道出血不再反流入膀胱内,会阴部再加适当压迫。这种方法虽可达到止血

目的,但尿道吻合处可能再次发生狭窄。

4. 尿道扩张术操作不当　尿道扩张的号码应逐渐增加,一次最多增加两个号码。暴力尿道扩张易形成假道,也是手术失败的重要原因之一。手术后第1次尿道扩张术,最好由参加手术者亲自进行,因熟练手术中尿道情况,可减少损伤和假道的发生率。

5. 尿道吻合技术错误　常见者有瘢痕切除不够彻底、吻合口张力过大、错误的端侧吻合、尿道黏膜对合差、尿道吻合在假道上等。

第二节　炎症性尿道狭窄

我国目前炎症性尿道狭窄较外伤性尿道狭窄少见。各种原因的尿道炎和尿道周围炎,均可导致炎症性尿道狭窄。临床上可分为特异性炎症性尿道狭窄和非特异性炎症性尿道狭窄,前者常见于淋病性尿道狭窄和结核性尿道狭窄。留置导尿管也可能引起尿道狭窄。炎症性尿道狭窄占尿道狭窄的16%~66.5%。尿道单次感染如经恰当治疗一般不会损伤尿路上皮,如果反复感染又未得到恰当治疗则可引起局部炎症,尤其是球部尿道炎及尿道周围炎,形成尿道狭窄瘢痕及尿道瘘等。炎症性尿道狭窄多为球部尿道的长段或多段狭窄,也可发生于尿道其他部位。病理上分为尿道黏膜粘连性狭窄和尿道海绵体瘢痕收缩性狭窄两种。狭窄程度取决于尿道海绵体受累纤维化的程度。

一、淋病性尿道狭窄

淋病性尿道狭窄是指淋病奈瑟球菌性尿道炎治疗不恰当所致的最严重的后遗症,常由于淋病性尿道炎慢性迁延和反复感染造成。近年有增多趋势。

（一）病理

淋病性尿道狭窄是由淋病性尿道炎发展而来的。淋病性尿道炎致尿道黏膜、黏膜腺体和黏膜下组织遭到破坏,这些部位起时为慢性炎症浸润,以后瘢痕组织逐渐增生,尿道失去弹性,瘢痕增生和挛缩使尿道管腔狭小,形成狭窄。淋病性尿道狭窄部位多在前尿道。尿道外口及舟状窝为鳞状上皮细胞,对淋病双球菌的抵抗力强。阴茎部及球部尿道为柱状上皮,对淋病双球菌抵抗力较弱,而且有很多小窝及腺体,淋病奈瑟球菌易于在其内滋生。淋病奈瑟球菌感染如未经治疗,则中性粒细胞逐渐被巨噬细胞及淋巴细胞所取代,黏膜增厚变硬。黏膜固

7

有层的感染可引起结缔组织增生,如感染轻微或治疗及时,结缔组织逐步吸收后可恢复正常,若感染严重,治疗不当,增多的纤维组织可引起尿道狭窄。淋菌性尿道狭窄常见4种类型:①膜状狭窄,狭窄呈薄膜状;②环状狭窄,狭窄长度在1cm以内;③管状狭窄,狭窄长度超过1cm,甚至可延及整个前尿道,其管腔可呈弯曲状或串珠状;④多发性狭窄。

（二）临床表现

主要症状为排尿困难。排尿困难的症状发展缓慢,初起时多不引起患者注意。饮酒、性欲过度、受凉,可使狭窄部位充血、水肿、使排尿困难加重或诱发急性尿潴留。多数患者有慢性淋病或慢性尿道炎症状,有尿频、尿急、排尿疼痛等。尿道口常被黏液性或脓性分泌物封住。并发尿道瘘者较多,由于引流不畅,瘘道口经常有急性炎症发作,反复化脓、穿破,使会阴部或阴囊皮肤形成多数瘘管。长期慢性炎症使阴囊皮肤及会阴皮肤增厚,淋巴回流障碍。附睾炎、前列腺炎、精囊炎等生殖系统并发症亦相当常见。急性发作时,可有发冷、发热、血白细胞增高等全身症状。

（三）诊断

诊断并不困难。询问病史十分重要,这类患者几乎均有冶游史及急性淋病史,以后逐渐发生排尿困难。需行康氏或华氏反应检查,以确定有无梅毒。通过尿道触诊、导尿检查、尿道探子检查及尿道造影检查,可进一步确定尿道狭窄的部位、程度和长度。有尿道分泌物者,应行显微镜检查、细菌培养及NG-PCR检查。尿液培养亦有必要,以明确有无尿路感染及细菌种类。老年患者应注意与前列腺梗阻性疾病鉴别,可以从病史、症状、直肠指检、尿道探子检查及膀胱-尿道造影等检查予以区别。

（四）治疗

淋病性尿道狭窄的治疗,除积极抗炎症治疗外,原则上以尿道扩张为主,对不适于尿道扩张者,则行手术治疗。有效防治淋病奈瑟球菌性尿道炎是降低淋病性尿道狭窄发生率的根本措施。

1. 尿道扩张术　由于淋病性尿道狭窄的发展比较缓慢且局部瘢痕比较柔软,呈膜状或环状狭窄者较多;因此,许多病例可通过间断尿道扩张得以治愈。尿道扩张必须耐心仔细,初次扩张宜在麻醉下进行。若第1次扩张即能通过F14号探子,可不必用丝状探子,否则以应用丝状探子为宜,以免发生损伤及假道。每次扩张不宜增加号码过大,一般以不出血为原则,一般初期以每周扩张1次为宜,以后视具体情况逐渐延长扩张间隔时间。

2. 手术治疗　有下列情况者,应手术治疗。

（1）尿道外口狭窄:行尿道外口切开术,手术简单、效果确实。

（2）并发尿道瘘:有尿道瘘者,均应先行耻骨上膀胱造口术,使尿流暂时改道,炎症可迅速控制,瘘管不愈合者。行尿道扩张后排尿困难改善不明显者。

（3）环状狭窄或较短的管状狭窄,尿道扩张效果不显著者,可行尿道内切开术或其他腔内手术治疗。

（4）长期管状狭窄,尿道扩张失败者,可根据情况,行尿道成形术。

二、结核性尿道狭窄

结核性尿道狭窄很少见。

（一）发病机制

结核性尿道狭窄是结核性尿道炎和结核性尿道周围炎进一步发展的结果。尿道结核一般也只有当出现尿道狭窄时才被发现,显然尿道结核是泌尿生殖系结核的一部分。尿道对结核菌有很强的抵抗力,尿道可受到生殖系结核与泌尿系结核的双重侵犯,但尿道结核仍很少见。尿道结核多因前列腺及精囊结核直接蔓延到后尿道,或因泌尿系结核引起尿道感染,阴茎结核也可侵及尿道。尿道感染结核菌后先于黏膜上成形结核结节,结节扩大互相融合形成溃疡,溃疡的基底有肉芽组织增生、纤维化引起尿道狭窄。

（二）病理

结核性尿道狭窄可发生于尿道的任何部位,可局限于一处,亦可为多发性尿道狭窄或长段尿道狭窄。瘢痕狭窄形成后,多数患者尿道结核性病变并未治愈,尿道黏膜上仍有溃疡及结核结节,黏膜下组织及尿道周围仍然有结核性炎症浸润,甚至形成结核性脓肿。部分患者可并发尿道瘘。结核性尿道狭窄的患者易并发膀胱阴道瘘,尿道狭窄使排尽时膀胱压力更高,有病变的膀胱易发生穿孔或破裂,形成瘘管。

（三）临床表现

结核性尿道狭窄直接产生的症状是排尿困难、尿线变细、无力;严重者尿呈滴沥状态,少数患者因完全尿道梗阻无尿而急诊入院。不同于外伤性和淋病性尿道狭窄的是,结核性尿道狭窄的排尿困难常伴有严重的尿道灼痛,并有结核性尿道炎的尿道刺激症状,排尿疼痛可向阴茎、睾丸、会阴部或肛门放射,有明显的血尿或脓尿。亦可出现尿道分泌物。这类患者往往患有严重泌尿生殖系结核病,尿频、尿急、排尿疼痛等膀胱刺激症状十分明显,反而使部分不能明确陈述排尿困难的症状,待进一步检查后方能明确诊断。结核性尿道狭窄局部常呈索状或结节状,多可触到并有压痛。前列腺多因严重结核病变而变硬、不平。有尿瘘者,常有稀薄脓性分泌物自瘘道口溢出,经久不愈。

（四）诊断

诊断有赖于病史、临床表现、器械检查及 X 线检查。患者多有明显的泌尿生殖系统结核病史和症状,继之发生排尿困难。如果患病前既无尿道外伤史,又无淋病史,即应疑有结核性尿道狭窄。体格检查及尿道粗硬或呈索状,或有尿瘘者,结核性尿道狭窄的可能性更大。导尿检查及尿道炎可致尿道痉挛,发生排尿困难,结核性膀胱挛缩膀胱容量过小者,可出现尿失禁,类似于尿道狭窄的症状,但尿道器械可以经尿道插入膀胱。尿道狭窄者,器械在狭窄处受阻。尿道造影检查更能提供狭窄的部位、程度和范围。不过,必须指出的是,由于结核性尿道狭窄多同时有炎症并存,故尿道器械检查应当做到轻柔小心,尿道造影剂应选用刺激性较小的有机碘剂,浓度勿使用过高,以尽量减少因检查带来的痛苦和并发症。

（五）治疗

结核性尿道狭窄的治疗是一个十分复杂的问题。这是因为:①结核性尿道狭窄仅仅是泌尿生殖系统结核病的一部分,患者多已有严重泌尿生殖系统结核病,肾功能已有明显损害;②结核性尿道狭窄的局部病变,与外伤性或淋病性尿道狭窄不同,当瘢痕发生,狭窄亦已形成时,结核性的炎症仍然可以蔓延发展,因而很难通过手术切除的方法彻底清除瘢痕狭窄及结核病灶,亦难通过间断尿道扩张恢复尿道的通畅;③如果尿道梗阻不予解除,则将进一步损害梗阻以上的泌尿器官,由于这些器官已有结核性病变,这样的梗阻所造成的损害,速度更快,破坏程度更为严重。

结核性尿道狭窄的治疗原则包括两方面:治疗泌尿生殖系统其他主要结核病灶和解除尿道梗阻。

如果情况允许,则一般应在抗结核治疗及全身支持治疗的配合下,首先清除肾结核、附睾结核等病灶,期待膀胱结核、前列腺结核、尿道结核逐渐愈合后,再彻底处理尿道狭窄。但若梗阻较重,则不应盲

目等待上述结核病灶的愈合,仍应早日采取措施暂时解除尿道梗阻(肾造瘘术或膀胱造口术),使肾功能不致进一步受损。如果患者入院时已呈垂危状态,或已有氮质血症,则应紧急施行肾造瘘术,使一般情况好转后,再处理肾结核、附睾结核等病灶,最后再根据具体情况,考虑选择解除尿道梗阻的治疗措施。

对结核性尿道狭窄的局部处理,则应从整个泌尿系统的具体情况出发,慎重地考虑治疗方法。如果肾结核已切除,对侧肾功能及形态正常,膀胱结核已治愈且容量基本正常者,可在尿道结核稳定后施行间断尿道扩张术。狭窄病变较局限者,亦可行尿道瘢痕切除对端吻合术。如果已有膀胱挛缩、膀胱瘘、对侧肾已有积水者,则以行尿路改道手术为宜,以维护肾功能,延长患者生命。

三、非特异性炎症尿道狭窄

非特异性尿道炎虽较常见,但由此引起的尿道狭窄不多。如炎症过重,反复发作与迁延不愈,引起尿道黏膜坏死、溃疡、最后瘢痕增生与挛缩而形成狭窄。临床上常见的有以下两种情况。

1. 反复包皮龟头炎所致的炎症性尿道外口及阴茎部尿道狭窄　这类患者都有包茎,包皮外口小,有些呈针尖样,包皮垢和尿液积聚于包皮内,发生感染后尿道外口与龟头红肿、糜烂及溃疡,脓液引流不畅,尿道外口黏膜反复发炎,瘢痕增生,形成环状狭窄。包皮亦因炎症而增厚,有时包皮与龟头有广泛粘连。炎症可局限于尿道外口,亦可向舟状窝及阴茎部尿道发展,结果产生尿道外口及阴茎部尿道狭窄。出现排尿困难,严重者可引起慢性尿潴留和上尿路积水。防治措施是及时治疗包茎。已形成狭窄者,行尿道外口切开术。

2. 因留置导尿管不当所致的炎症性尿道狭窄　因导尿管过粗、过硬、留置时间过长、消毒不严或留置气囊导尿管牵引不当,引起尿道发炎甚至压迫性坏死后,进一步形成狭窄。留置导尿管引起尿道狭窄,几乎仅见于男性,部位多在前尿道,尤多见于阴茎阴囊交界处。其发病机制尚未完全阐明,与下列因素有关:①男性尿道细长,在生理弯曲和狭窄部位易受导尿管的压迫,发生缺血坏死。导尿管过粗过硬、留置时间过长或插管时损害更易发生。因为男性尿道的两个生理弯曲:耻骨前弯和耻骨下弯,也正好位于阴茎阴囊交界部及尿道球部。虽然导尿管能随之弯曲,但导尿管本身具有一定弹性,在弯曲处容

7

易压迫尿道,使尿道黏膜缺血坏死,若导尿管远端固定不牢靠而往返滑动,且因重力作用下坠,可加重其对尿道弯曲处的损伤,即所谓的弓弦效应。②Ferrie等证实,尿道对身体血流动力学改变特别敏感,接受体外循环手术的患者留置导尿管易发生尿道狭窄。③与导尿管质量有关。橡胶、乳胶、硅胶3种不同材料的导尿管留置导尿,尿道狭窄的发生率有显著差异,橡胶最高,乳胶次之,硅胶导尿管最少。动物实验亦证实,硅胶导尿管仅引起轻度组织水肿,乳胶导尿管引起中度炎症,而橡胶导尿管可引起严重炎症渗出和出血。导尿管性尿道狭窄重在预防,预防措施是:留置导尿管勿过粗、过硬,时间不要过长,如需牵引气囊导尿管,应注意牵引角度,勿使其对阴茎阴囊交界处形成压迫。不作牵引的留置导尿,将导尿管固定于下腹部正中,使阴茎耻骨前弯曲消失,避免导尿管远端往返滑动及因重力作用下坠加重对尿道弯曲处的压迫损伤,使用较细的硅胶导尿管能显著降低该类尿道狭窄的发生率。如留置导尿管后,尿道发生剧痛,尿道分泌物很多,或呈脓性,有急性尿道炎者,应加强抗感染措施,必要时拔除留置导尿管,改行耻骨上膀胱造口术。治疗应根据狭窄的部位及狭窄的程度,分别采用尿道扩张术,腔内手术或尿道成形术。

(李纲 李虹)

参 考 文 献

1. 金锡御,吴雄飞.尿道外科学.第2版.北京:人民卫生出版社,2004;279-312.
2. 郭震华,陈赐龄,严春寅,等.损伤性后尿道狭窄手术方法的改进.中华泌尿外科杂志,1990,11(6);363-364.
3. 徐月敏,姜海,孙光,等.中国男性尿道狭窄病因与治疗变化的多中心调查.中华泌尿外科杂志,2012,33(5):329-332.
4. Stein DM,Thum DJ,Barbagli G,et al. A geographic analysis of male urethral stricture aetiology and location. BJU Int,2013,112(1):830-834.
5. Gomez RG,Mundy T,Dubey D,et al. SIU/ICUD Consultation on Urethral Strictures:Pelvic fracture urethral injuries. Urology,2014,83:S48-S58.
6. 那彦群.中国泌尿外科学疾病诊断治疗指南.北京:人民卫生出版社,2014;483-495.

7

第四十八章

尿道结石及尿道异物

第一节　尿　道　结　石

尿道结石占泌尿系结石的 0.3%，绝大部分尿道结石为男性患者，女性只有在有尿道憩室、尿道异物和尿道阴道瘘等特殊情况下才出现。尿道结石分原发性和继发性两种，前者少见，多在尿道已有病变的基础上发生，如尿道狭窄、尿道憩室和尿道异物等；继发性尿道结石绝大多数是膀胱结石或上尿路结石排出过程中经过尿道时受阻。一般认为，尿道结石在发展中国家以六水合磷酸镁铵和尿酸结石多见，发达国家草酸钙和胱氨酸结石多见。

男性尿道结石中，结石多见于前列腺部尿道，膜部尿道，会阴尿道的阴茎阴囊交界处后方和舟状窝。有报道，后尿道占 41.2%（图 48-1），球部尿道占 11.8%，阴囊阴茎部占 28.4%，舟状窝占 11.3%。

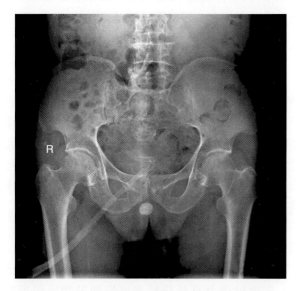

图 48-1　后尿道结石，图中可见膀胱造瘘管

一、临　床　表　现

1. 疼痛　原发性尿道结石常是逐渐长大，或位于尿道憩室内，早期可无疼痛症状。继发性结石多系上尿路排石排入尿道时，突然嵌入尿道内，常常突然感到局部剧烈疼痛及排尿痛，常放射至阴茎头部。阴茎部结石在疼痛部位可触及结石，位于后尿道内的结石，则会出现会阴部和阴囊部疼痛，可呈刀割样剧烈疼痛。

2. 排尿困难　尿道结石阻塞尿道发生不同程度的排尿困难。表现为排尿费力，可呈滴沥状，尿线变细或分叉，射出无力，有时骤然出现尿流中断，并有强烈尿意，阻塞严重时出现残余尿和尿潴留，出现充盈性尿失禁。有时可出现急迫性尿失禁。

3. 血尿及尿道分泌物　急症病例常有终末血尿或初始血尿，或排尿终末有少许鲜血滴出，伴有剧烈疼痛。慢性病例或伴有尿道憩室者，尿道口可有分泌物溢出，结石对尿道的刺激及尿道壁炎症溃疡，亦可出现脓尿。

4. 尿道硬结与压痛　前尿道结石可在结石部位扪及硬结，并有压痛，后尿道结石应通过直肠指诊扪及后尿道部位的硬结。

5. 其他症状　结石长期对局部的刺激，可引起尿道炎症、狭窄、尿道周围脓肿及尿道皮肤瘘、尿道直肠瘘，甚至引起一系列上尿路损害。后尿道结石可产生性交痛及性功能障碍。

二、诊　　　断

1. 病史及体检　除上述症状外，患者既往多有肾绞痛病史及尿道排出结石史。男性患者如发生排尿困难，排尿疼痛者，应考虑此病。男性前尿道结石在阴茎或会阴部可以摸到结石，后尿道结石可经直

7

491

肠摸到。女性患者经阴道可摸到尿道憩室内结石。

2. 金属尿道探杆检查 在结石部位能探知尿道梗阻和结石的粗糙摩擦感。

3. 尿道镜检查 能直接观察到结石，肯定尿道结石的诊断，并可发现尿道并发症。

4. X线检查 是尿道结石的主要诊断依据。98%～100%的尿道结石是X线阳性石，平片检查即可显示结石阴影和结石的部位、大小、形状。应行全尿路平片检查以明确有无上尿路结石，必要时行尿道造影或泌尿系造影，以明确尿路有无其他病变。

三、治 疗

治疗应根据尿道结石的大小、形态、部位，尿道局部病变，以及有无并发症等情况而决定。有自行排石、尿道内注入麻醉润滑剂协助排石、尿道内原位或推入膀胱内行腔内碎石和开放手术切开取石等多种方法。新近进入尿道内的较小的继发性尿道结石，如尿道无明显病变，结石有自行排出的可能，或者经尿道注入利多卡因凝胶或者其他润滑剂将结石挤出。位置较深者，可插入细橡胶导尿管于结石停留之处，低压注入润滑剂数毫升，排尿时可能将结石冲出。前尿道的结石，可经止血钳夹出，但切忌盲目钳夹牵拉，或粗暴地企图用手法挤出，否则，会造成尿道黏膜的广泛损伤，继发炎症、狭窄。

后尿道结石可推至膀胱，再行液电或钬激光碎石术，成功率为66%～86%；如结石过大或固定于后尿道内，不能推入膀胱，可选择经膀胱尿道切开取石术，以示指探入后尿道内轻轻松动结石并扩张膀胱颈部，再将其取出。尿道憩室结石，处理结石的同时憩室应一并切除。随着腔内泌尿外科的发展，采用尿道镜或输尿管镜气压弹道碎石或液电、钬激光碎石等腔内手术的方法原位处理尿道结石，成功率高达80%。国内报道较多的有输尿管镜直视下钬激光碎石术，具有损伤小、成功率高、并发症少的优点，国内连惠波等报道用海绵体麻醉加尿道黏膜表面麻醉下行输尿管镜下尿道结石气压弹道碎石术，对于处理急诊尿道结石成功率高，安全方便。国内周利群等报道用骑跨半坐位体位行体外冲击波碎石术治疗尿道结石是简单、安全、见效快的方法。开放性手术仅适用于合并有尿道憩室、尿道狭窄、脓肿、尿道瘘等尿道生殖道解剖异常的病例及医疗技术条件较差，无法实施腔内技术的地区。

（李纲 胡林昆）

参 考 文 献

1. Zhou T,Chen G,Zhang W,et al. Impacted anterior urethral calculus complicated by a stone-containing diverticulum in an elderly man:outcome of transurethral lithotripsy without resection of the diverticulum. Int Braz J Urol,2013,39(5):754-755.
2. Prabhuswamy VK,Tiwari R,Krishnamoorthy R. A giant dumbbell shaped vesico-prostatic urethral calculus:a case report and review of literature. Case Rep Urol,2013,2013:167635.
3. Wein AJ,Kavoussi LR,Novick AC,et al. Campbell-Walsh urology. 9th ed. Sannders:Elsevier,2007:2670-2673.
4. Safwat AS,Hameed DA,Elgammal MA,et al. Percutaneous suprapubic stone extraction for posterior urethral stones in children:efficacy and safety. Urology,2013,82(2):448-450.
5. 梁丽莉,郭晓健,周利群. 骑跨半坐位体位行体外冲击波碎石术治疗尿道结石的临床体会. 中华医学杂志,2014,94(6):452-454.

第二节 尿 道 异 物

一、发病情况与病因

尿道异物(urethral foreign body)不常见，多发生在青年人，男性发病率远高于女性。尿道插入物品包括塑料、匙、金属螺丝和铝片、纸板或纸、订书钉、书写用具如笔、铅笔以及同轴电缆和强力胶等。女性尿道异物多是医源性，如尿失禁的吊带和补片手术等。尿道异物插入的原因多是自我刺激、手淫和性欲怪癖、精神紊乱、注意力寻求或恶作剧、犯罪等，而且患者多伴有心理障碍，该类行为呈反复发作性。

二、临床表现

尿道异物所造成的一系列尿道临床症状与置入异物的性质、形状、大小、位置、置入时间长短、是否继发感染及相应并发症，如结石、梗阻等有关。早期多表现尿痛、血尿及排尿困难。一般表现为尿频、尿急、尿痛、血尿、排尿困难、尿线变细、急性尿潴留等。尿道异物易继发感染，严重时可导致脓毒血症、周围脓肿、尿瘘、尿道狭窄以及邻近组织脏器损伤。

三、诊 断

患者如果能提供准确的病史，常能迅速明确诊断。尿道触诊及直肠指检多可发现异物。尿道超声、骨盆X线、腹部和/或骨盆CT等影像学检查不仅能较早地明确诊断,还有助于确定异物的位置、方位,并决定处理措施。尿道膀胱镜检查能够明确诊断,同时直接治疗疾病。

损伤者。

另外,建议对这些患者进行精神评估,开展相关健康教育,并且进行心理疏导和精神类药物治疗。

（陈卫国）

四、治　疗

尿道异物大多数可以在内窥镜下成功治疗,有时开放手术治疗也是必要的。

1. 经尿道异物直接取出术　外口可以看见异物时,直接用镊子和止血钳夹拉取,此时捏住异物近端尿道,注射润滑剂,或手法捏挤尿道异物,缓慢取出,以防损伤尿道。

2. 经尿道膀胱镜下异物取出术　位于尿道球部或后尿道时,用异物钳将塑料、电线等异物一端钳夹住,顺势拉出;也可以推入膀胱,再取出或开放手术。

3. 尿道切开取异物　镜下取出困难,如吊带或补片嵌入尿道;或异物停留时间过长,周围结石形成,或异物打结缠绕等时,需要切开尿道取出异物,同时修补尿道。

4. 剖腹探查　穿透尿道或膀胱,合并其他脏器

参 考 文 献

1. Palmer CJ, Houlihan M, Psutka SP, et al. Urethral Foreign Bodies: Clinical Presentation and Management. Urology, 2016, 97: 257-260.

2. 宋勇波. 男性尿道异物 1 例的性心理分析及文献复习. 中国性科学, 2017, 26(7): 158-159.

3. 雷宝玉. 尿道异物的临床特征及其病因分析. 中国实用医药, 2015, 10(12): 136-137.

4. Khanuengkitkong S, Lo TS, Dass AK. Delayed vaginal and urethral mesh exposure: 10 years after TVT surgery. Int Urogynecol J, 2013, 24(3): 519-521.

5. Jayadeep M. Ratkal, Raviraj Raykar, Shirol S. Shirol. Electric Wire as Foreign Body in the Bladder and Urethra—a Case Report and Review of Literature. Indian J Surg, 2015, 77 (Suppl 3): 1323-1325.

7

第 八 篇

阴茎疾病

第四十九章

阴茎概述

阴茎主要由 3 个柱状海绵体构成,即左右各一的阴茎海绵体和其下方的尿道海绵体,阴茎部尿道穿行于尿道海绵体中间。两个阴茎海绵体表面由白膜包裹,白膜中间形成中隔,阴茎海绵体在阴茎根部通过中隔间隙相通。白膜之外由阴茎筋膜(Buck 筋膜)将 3 个海绵体包绕在一起。阴茎筋膜之外为阴茎浅筋膜。阴茎头腹侧正中有一小的皮肤皱襞,与包皮相连,称为包皮系带。阴茎皮肤薄而柔软,缺乏皮下脂肪,伸展性和活动度大,向前包绕阴茎头,称为包皮。包皮分为内、外板,内板似黏膜,无角化层而富有皮脂腺。

阴茎系韧带和阴茎悬韧带将阴茎根部固定在耻骨联合前方。阴茎系韧带位置较浅,自腹白线下端,向下分为两束,经阴茎根部两侧附着于阴茎筋膜上。阴茎悬韧带位于阴茎系韧带深面,呈三角形,自耻骨联合前的下部,向下附着于阴茎筋膜。

阴茎动脉包括阴茎背动脉和阴茎深动脉,均来自阴部内动脉,有多个交通支相互吻合。阴茎背动脉走行于阴茎海绵体背侧沟内,发出分支供应阴茎头和包皮。阴茎深动脉从阴茎脚穿行于海绵体内,到达阴茎海绵体顶端,其中有一些小动脉直接或成螺旋状开口于海绵体腔。阴茎静脉包括阴茎背浅静脉及阴茎背深静脉。

阴茎海绵体由许多片状、柱状小梁和小梁间的腔隙组成。小梁由交织成网的结缔组织、弹力纤维和平滑肌构成,螺旋动脉穿行其间。螺旋动脉管壁有内含平滑肌的隆起。小梁间腔隙称为海绵窦,彼此相通,内衬血管内皮。海绵体周围的小梁有丰富的静脉丛。螺旋动脉和小梁平滑肌平时处于收缩状态,允许少量血流进入阴茎海绵体。当阴茎勃起时,平滑肌松弛,螺旋动脉舒张充血,大量血流进入海绵窦,阴茎海绵体膨胀,压迫周围静脉丛和白膜,导致静脉关闭,涌入的血液不能流出海绵体,海绵体内压明显升高,达到坚硬勃起。

在感官或性幻想的刺激下,中枢神经系统发出性冲动信号,传递到勃起神经末梢,释放乙酰胆碱。乙酰胆碱作用于血管内皮细胞内皮源性一氧化氮合酶(endothelial nitric oxide synthase,eNOS)或非肾上腺非胆碱能神经元的神经源性一氧化氮合酶(neural nitric oxide synthase,nNOS),使之分解 L-精氨酸而产生一氧化氮(NO)。NO 进入海绵体平滑肌细胞内后,激活可溶性鸟苷环化酶(soluble guanylyl cyclase),后者再催化三磷酸鸟苷(guanosine triphosphate,GTP)为环磷酸鸟苷(cyclic guanosine monophosphate,cGMP)。cGMP 作为细胞内第二信使,激活蛋白激酶 G,使 K^+ 通道开放,Ca^{2+} 通道关闭,并促进钙离子向内质网内流,导致平滑肌细胞胞质内钙离子浓度下降,抑制钙介导的肌球蛋白磷酸化,从而导致平滑肌舒张,动脉血流量加大,阴茎勃起。

（陈赟 孙则禹）

参 考 文 献

1. 李俊,鲁功成,曾汉青,等. 阴茎背深静脉的局部解剖. 临床泌尿外科杂志,2004,19(11):652-654.
2. 朱辉,龙云,崔永言,等. 阴茎部整形术的应用解剖学研究. 中华整形外科杂志,2005,21(4):274-277.
3. 万少平,胡礼泉,宋健,等. 儿童阴茎海绵体神经显微解剖和临床意义. 中华小儿外科杂志,2005,26(5):246-248.
4. Hsu G. Hypothesis of human penile anatomy,erection hemodynamics and their clinical applications. Asian J Androl,2006,8(2):225-234.

8

第五十章

阴茎畸形

第一节　包茎、包皮过长

一、病　因

包皮覆盖于全部阴茎头与尿道外口。如果包皮能向上翻转而露出阴茎头则称为包皮过长；如果包皮外口狭小，包皮不能翻转露出全部阴茎头则称为包茎。包茎可分为先天性（生理性）和后天性（病理性）两种。

由于包皮和阴茎头之间存在天然的粘连，故大多数新生儿存在生理性包茎。包皮、阴茎头表面脱落的细胞、分泌的黏液以及细菌、尿液等共同形成包皮下白膜样物质，称为包皮垢。3~4岁时，随着阴茎的生长和包皮下包皮垢的堆积，以及间歇性阴茎勃起，可以促使包皮和阴茎头逐渐分离，包皮向上退缩。到3岁时，90%的包茎患儿可以自愈。

阴茎头包皮炎及包皮阴茎头损伤均可以导致后天性包茎，常有包皮口瘢痕挛缩，导致尿道口狭窄，此类包茎一般不会自愈。

二、诊　断

包皮过长者，阴茎在疲软状态下，阴茎头被包皮完全包裹，勃起时仍不能露出阴茎头，但能手法翻开包皮，露出阴茎头；若包皮口狭窄，无法手法翻开包皮显露阴茎头者，可诊断为包茎。包皮过长需要与隐匿性阴茎相鉴别。

包茎患者有大量包皮垢堆积于包皮下冠状沟处，甚至部分患者可以看见或扪及包皮下肿块样包皮垢。包皮垢可以引起包皮龟头炎、包皮结石等，并且可能增加阴茎癌的发病率。包皮龟头炎可以造成阴茎痛痒，患儿经常会用手挤压阴茎。

包皮过紧或包茎患者包皮上翻至阴茎头后方，如果未及时复位，包皮缩窄环阻碍静脉、淋巴管回流，引起阴茎水肿，包皮水肿也使得缩窄环越来越紧，最终导致嵌顿性包茎。水肿的包皮上翻于阴茎头后方，并可见狭窄环，阴茎头呈暗紫色。嵌顿时间过长，包皮、阴茎头将出现缺血性坏死。

三、治　疗

由于生理性包茎的存在，婴幼儿期的包茎如无症状，可以采取观察等待治疗方法。对于有症状的患儿，可以考虑试行上翻包皮，显露龟头，清除包皮垢。对于部分有粘连的患儿，不提倡强行翻转包皮，因为有重新粘连以及继发性包茎可能。

包茎包皮过长的危害：包皮嵌顿、诱发包皮发炎、发展成阴茎癌。较早行包皮环切术，可能对预防阴茎癌和降低HIV感染有一定作用。但是，对于包皮环切术的时机目前仍有争议。一般认为，学龄前儿童有包茎、包皮口有纤维狭窄环、反复发作包皮龟头炎者应行包皮环切术。嵌顿性包茎经复位后水肿消退者，可择期行包皮环切术。反复发作包皮龟头炎需待炎症消退后再择期手术。对于包皮过长，龟头过于敏感，导致早泄的年轻患者，也可以行包皮环切术。

传统术式：剪刀法包皮环切术（剪刀法），血管钳法包皮环切术（血管钳法）；改良术式：袖套法包皮环切术（袖套法），阴茎根部皮肤环切术（根部法）。除了经典的包皮环切术，近些年部分医院逐渐尝试包皮环扎器行环扎术。与传统术式相比，该方法具有手术时间短、出血少、瘢痕小、无术后出血、无须术后拆线等优点，但仍处于改进推广阶段。

针对婴幼儿包茎和包皮过长还可使用非手术治疗方法：手翻转法、局部类固醇软膏治疗、气囊扩张术、包皮口扩张法。

嵌顿性包茎是泌尿外科急症之一,应及时行手法复位。手法复位失败或嵌顿时间长者,应及时行包皮背侧切开术。若包皮已经出现破溃或条件允许,可急诊行包皮环切术。

第二节　隐匿性阴茎

一、病　因

阴茎肉膜层由腹壁浅筋膜浅层和深层在会阴部融合形成,是一层富有弹性的结构,能使阴茎皮肤自由滑动。阴茎肉膜层发育不良,弹性变差,将阴茎束缚在耻骨联合下方;肉膜层中有纤维束带直接附着于阴茎体部和颈部;腹壁脂肪层下移、肉膜层下脂肪异常堆积;阴茎包皮发育不良内外板比例失常等多个因素共同导致了隐匿性阴茎。另外,小儿包皮环切术后引起的阴茎退缩也可归为隐匿性阴茎。

二、诊　断

阴茎外观短小,包皮口与阴茎根距离短,包皮如鸟嘴般包住阴茎,包皮背侧短、腹侧长,内板多、外板少。隐匿在皮下的是发育正常的阴茎体(测量排除小阴茎),用手向阴茎根部推挤包皮可见正常阴茎体,牵拉阴茎头后放开,观察阴茎回缩情况,在牵拉时阴茎可伸出包皮外,但很快就回缩进去。也可采用站坐方式诊断:站起来时可显露,坐着时即缩回去。检查时需触诊阴茎海绵体的发育情况,与其他先天性阴茎畸形如尿道上裂、尿道下裂,继发性隐匿性阴茎如睾丸鞘膜积液、腹股沟疝等相鉴别,亦需要与包皮过长鉴别。

三、治　疗

隐匿性阴茎的治疗主要包括观察等待和手术矫正。肥胖儿隐匿性阴茎经减肥可明显改善。12~14岁以后,儿童体内雄激素水平逐渐提高,阴茎发育较快,阴茎外观变化也较大,加之会阴部脂肪的重新分布,绝大多数小儿隐匿性阴茎会随着年龄的增加而自愈。对于青春期以后仍无明显好转的隐匿性阴茎,可以行手术矫正。手术中主要切除阴茎肉膜层中束缚阴茎的纤维束带组织及肥厚的阴阜脂肪垫,使阴茎完全松解并充分伸直,并将阴茎皮肤和筋膜固定在阴茎上,以防退缩。主要的手术方式包括:包皮内板展开术(Shiraki 术式)、Johnston 术式、Devine

术式、Brisson 的阴茎脱套术。每种术式均不断有学者做出改良,效果不一,但基本的要求有以下 4 点:①扩大狭窄的包皮口;②彻底切除限制阴茎伸长的纤维索带和增厚的肉膜;③注意保护阴茎血管和神经;④通过各种途径重建阴茎外皮肤,如"V-Y"成形术、阴囊皮瓣等。

第三节　阴茎短小

阴茎长度测量是指牵张长度,即用手提阴茎头尽量拉直,使其长度相当于阴茎充分勃起的长度,用测量尺测量从耻骨联合前到阴茎头顶端的距离。对于隐匿性阴茎,应向阴茎根部推挤开脂肪进行测量。

阴茎大小用阴茎疲软时和勃起时的长度及周径表示。足月新生儿正常阴茎牵张长度为 3.5cm±0.7cm,直径 1.1cm±0.2cm。国外成年男性平均牵张长度为 13.3cm±1.6cm。国内成年男性阴茎疲软时平均长度为 7.1cm±1.5cm,勃起时增加到 13.0cm±1.3cm,周径从 7.8cm±0.7cm 增加到 12.2cm±1.2cm。

对于外观正常、阴茎长度/直径比正常的阴茎,阴茎长度小于正常阴茎体长度平均值 2.5 个标准差以上的称为小阴茎。

一、病　因

阴茎发育受垂体-下丘脑-性腺轴的激素调控。胚胎 14 周后激素缺乏可影响阴茎发育。常见病因有:①促性腺激素分泌不足的性腺功能减退(下丘脑分泌异常);②促性腺激素分泌过多的性腺功能减退(睾丸分泌异常:睾丸缺如或下降不全等);③性染色体异常-Klinefelter 综合征(47,XXY)、多 X 综合征(48,XXXY、49,XXXXY)、多染色体畸形(69,XXY);④后天发育迟缓如肥胖儿童血睾酮偏低;⑤包茎或包皮过长伴有反复感染时阻碍阴茎正常发育;⑥少数原因不清的原发性阴茎短小症。

二、诊　断

收集家族遗传史、母亲孕育史等相关资料。检查外生殖器,测量阴茎长度和周径,睾丸位置、大小及质地。影像学检查主要检查脑部有无下丘脑和垂体畸形。实验室检查主要检查染色体核型和性腺激素(FSH、LH、T)。

如果 FSH、LH 高,而 T 低,则应加做 HCG 刺激试验除外原发性睾丸功能低下;如果 FSH、LH、T 均降低,则先做 HCG 刺激试验测定睾丸功能,再做促性腺激素释放激素刺激试验鉴定脑垂体前叶功能。如果以上试验均正常,则考虑阴茎短小病因定位在下丘脑。如果 FSH、LH、T 均正常,则应考虑是否为阴茎受体对雄激素不敏感。

患者的心理状况和生活质量应利用焦虑自评量表(SAS)、Zung 抑郁量表、勃起功能评分表(IIEF-5)、射精功能评分表(CIPE)、SF-36 生活质量评分表进行评估。

三、治　疗

根据阴茎短小的发病原因,早期进行针对性的内分泌治疗是第一选择。对于脑垂体功能异常的患儿,用 HCG 500U,肌内注射,每 5 日 1 次,共 3 个月。对于下丘脑功能异常的患儿,应用 LHRH 等促性腺激素释放激素直接替代。对于单纯睾丸分泌不足的患儿直接用睾酮替代疗法。

对于内分泌治疗无效,成年后阴茎发育仍差,而且影响夫妻生活时,可以考虑阴茎延长加粗术或阴茎再造术。阴茎增粗的手术方法主要分为两类:增加海绵体外周组织量、增加阴茎海绵体体积。部分患者对于延长术的过高期待是本方案术后引起医患矛盾的主要因素,因此术前应与患者仔细交代,并在手术前后拍照对比。对于 Klinefelter 综合征患者,雄激素不敏感,无男性青春期特征,却具有乳房女性化体征,加之性欲极度低下,若患者本人强烈要求,可以考虑变性手术。

物理治疗:有学者采用真空吸引装置进行治疗,但是物理治疗前后的阴茎长度差异并不明显。心理治疗,多数阴茎短小综合征患者在儿童时期或青春期就开始感到焦虑、自卑,应该加强对此类患者的心理疏导与支持。

(陈赟　孙则禹)

参 考 文 献

1. 吴阶平. 吴阶平泌尿外科学. 济南:山东科学技术出版社,2004:77-70,507-509,701,1971-1978,1415-1477.
2. 金锡御,俞天麟. 泌尿外科手术学. 第 2 版. 北京:人民军医出版社,2004:255-275,327,454-513.
3. 张元芳. 现代泌尿外科和男科学. 上海:复旦大学出版社,2003:472-477.
4. Walsh. Campbell's Urology. 8th ed. USA:Elsevier Science,2002:2334-2342.
5. Mondaini N,Gontero P. Idiopathic short penis:myth or reality?. BJU international,2005,95(1):8-9.
6. Hayashi Y,Kojima Y,Mizuno K,et al. Prepuce:phimosis,paraphimosis, and circumcision. Scientific World Journal,2011,11:289-301.
7. 徐建春,刘德凯,贲昆龙. 婴幼儿包茎及包皮过长治疗进展. 中华男科学杂志,2010(7):579-583.
8. 章宗武. 209 例不同式式环切术治疗包茎和包皮过长. 中国男科学杂志,2007,21(9):40-43.

第五十一章

阴茎肿瘤

第一节 阴 茎 癌

阴茎癌是阴茎最常见的恶性肿瘤,占阴茎肿瘤的90%以上。在西方国家阴茎癌发病率较低,1/10万(男性)以下;在亚非拉等发展中国家,发病率较高。随着生活水平的提高,卫生状况改善,我国阴茎癌发病率已逐年下降,现与西方国家相近。

一、病 因

阴茎癌的病因仍不清楚,目前认为主要与以下两点有关:①包茎与包皮过长,包皮垢及炎症的长期刺激,是阴茎癌的重要致病因素;②人乳头状病毒(HPV)感染,是阴茎癌发生发展的促进因素。另外,阴茎癌的发病还与不良卫生习惯、病毒感染阴茎疣病史、阴茎皮疹、阴茎裂伤、吸烟、性伙伴数量等危险因素有关。

二、病 理

HPV与阴茎癌的病理组织关系密切,既往感染HPV的患者组织学级别较高。阴茎癌以鳞状细胞癌(SCC)为主,其他类型如基底细胞癌、腺癌罕见。鳞状细胞癌分为两类:①非HPV相关的鳞状细胞癌;②HPV相关的鳞状细胞癌。根据肿瘤形态可分为3种:①原位癌:好发于阴茎头和冠状沟,有红色斑块和糜烂,基底膜完整;②乳头状癌:好发于包皮内板、冠状沟和阴茎头,呈乳头状或菜花样突起,伴有脓性分泌物和恶臭;③浸润癌:好发于冠状沟,湿疹样,基地有硬块,中央有溃疡。

阴茎癌主要经淋巴转移,早期转移到腹股沟浅、深淋巴结,晚期浸润海绵体血窦时可血行转移。

阴茎癌常用的分期方法是Jackson分期法(表51-1)和国际抗癌协会(UICC)的TNM分期(表51-2和表51-3)。

表51-1 阴茎癌Jackson分期(1966年)

Ⅰ期(A)	肿瘤局限于阴茎头、包皮或两者
Ⅱ期(B)	浸润到阴茎体,无淋巴结或远处转移
Ⅲ期(C)	肿瘤局限在阴茎,有腹股沟淋巴结转移但可以切除
Ⅳ期(D)	肿瘤浸润到邻近组织、淋巴结,不能切除和(或)远处转移

表51-2 阴茎癌TNM分期

原发肿瘤(T)
T_x 原发肿瘤不能评估
T_0 未发现原发肿瘤
T_{is} 原位癌
T_a 非浸润疣状癌
T_1 肿瘤直径≤2cm,肿瘤侵犯皮下结缔组织
T_2 肿瘤直径>2cm,但<5cm,侵犯海绵体
T_3 肿瘤最大直径≥5cm或侵犯尿道或前列腺
T_4 肿瘤侵犯邻近组织。

局部淋巴结(N)
N_x 局部淋巴结不能评估
N_0 未发现局部淋巴结转移
N_1 单个表浅腹股沟淋巴结转移
N_2 多个或双侧表浅腹股沟淋巴结转移
N_3 单侧或双侧深腹股沟或髂淋巴结转移

远处转移(M)
M_x 远处转移不能评估
M_0 无远处转移
M_1 有远处转移

注:1978年TNM分期主要依据肿瘤大小和范围;1987年以后TNM分期主要以肿瘤浸润深度为基础

8

表 51-3　Jackson 分期与 TNM 分期对应

Jackson 分期	TNM 分期		
0 期	T_{is}	N_0	M_0
	T_a	N_0	M_0
I 期	T_1	N_0	M_0
II 期	T_1	N_1	M_0
	T_2	$N_{0\sim1}$	M_0
III 期	T_1	N_2	M_0
	T_2	N_2	M_0
	T_3	$N_{0\sim2}$	M_0
IV 期	$T_{0\sim3}$	N_3	M_0
	T_4	$N_{0\sim3}$	M_0
	$T_{0\sim4}$	$N_{0\sim4}$	M_1

三、临床表现

早期癌变时，阴茎头或包皮上皮肥厚，不易被发现而被漏诊。多数病例发现时已出现阴茎丘疹、溃疡或菜花样隆起，继而糜烂、边缘硬而不整齐，有脓性分泌物自行流出并伴有恶臭。患者自觉刺痛或烧灼样疼痛。肿瘤继续发展，晚期可侵犯整个阴茎海绵体和尿道海绵体，出现排尿困难。

阴茎癌患者就诊时大多数伴有腹股沟淋巴结肿大，其中半数以上为炎性肿块；晚期时可出现局部破溃、感染和出血。远处转移后将出现转移部位相应症状和全身恶病质等症状。

四、诊　　断

阴茎癌诊断主要依靠病史。检查时应注意肿瘤的大小、部位和浸润深度，阴茎体部和根部有无浸润，阴囊是否正常，并行直肠指诊，判断盆腔内有无肿瘤发现。双侧腹股沟淋巴结检查十分重要，对于肿大的淋巴结必须鉴别是炎性还是转移性。

典型的阴茎癌患者临床诊断不困难。有包茎或包皮不能上翻时，可隔着包皮仔细触摸，可扪及包皮下肿块或结节感，伴有局部压痛。对于阴茎头、包皮内板可疑肿块或溃疡，无法明确诊断时，应行局部较深组织的活检。超声、CT 和 MRI 的应用有助于确定肿瘤浸润深度和范围、有无淋巴结转移。

五、治　　疗

阴茎癌的治疗主要是外科手术切除原发肿瘤和腹股沟淋巴结，并配合放疗、化疗等综合治疗。外科手术前，应先明确肿瘤浸润范围和淋巴结转移情况，获得准确的肿瘤分期分级，然后再选择合适的手术方式。另外，由于阴茎是男性的性器官，且由于社会、心理、生理等因素，阴茎癌的手术治疗应遵循在切除病灶的同时尽可能小的损伤阴茎，同时尽可能维持阴茎原有形状和功能。

1. 包皮环切术　对于局限于包皮或阴茎头的早期阴茎癌，深部没有浸润，没有淋巴结转移的 I 期或 T_1 期以前的肿瘤，可行包皮环切术或局部切除术。对于原位癌或年轻患者，需要保留阴茎组织者，可选用激光、冷冻、放射或化疗药物霜剂等治疗，但应严密随访。

2. 阴茎部分切除术　对于 I 期或 T_1 期肿瘤，局限于阴茎头或阴茎前段，无淋巴结转移，可行阴茎局部切除术。阴茎部分切除术能保留部分性功能和直立排尿，提高生活质量。手术的关键在于确认无淋巴管、静脉癌栓存在；阴茎残端应保留 2cm 以上；残端切缘距肿瘤应 2cm 以上；尿道残端应比阴茎残端长 1cm，便于重建尿道口，防止新尿道口狭窄。

对于年轻患者特别是强烈要求保持直立排尿功能和性生活能力者，在告知残留、复发可能性增大仍要求保留阴茎组织者，可以谨慎选用保留阴茎手术，即用连续切除组织做术中快速病理，确保完全切除肿瘤而尽量保留正常组织。

3. 阴茎全切除术　对于浸润性阴茎癌，肿瘤累及阴茎 1/2 以上，若行阴茎部分切除术后不能保留有功能的阴茎残端，则应行阴茎全切除和会阴部尿道重建。对于阴茎部分切除术后复发、原发阴茎体恶性程度高的阴茎癌也应行阴茎全切除术。与保留阴茎的术式相比，阴茎全切术虽然能够更好地清除病灶，但是常常会导致患者性功能丧失，伴发各种心理疾病影响患者正常社交、生活等，严重降低了患者的生活质量。

4. 区域淋巴结清扫术　阴茎癌主要通过淋巴转移，主要区域淋巴结为腹股沟淋巴结和髂血管淋巴结。由于临床发现半数腹股沟肿大淋巴结为炎性，故阴茎癌原发病灶切除后是否行区域淋巴结清扫术仍存在一定争议。为了进一步提高疗效，为是否行淋巴结清扫制订指导方案，有国外学者试图通过免疫组织化学来明确是否需要行淋巴结清扫术。

（1）腹股沟淋巴结清扫术：手术适应证如下：①阴茎癌原发病灶切除后连续应用抗生素4周，腹股沟肿大淋巴结无明显改善；②腹股沟淋巴结活检组织学或细胞学证实为转移淋巴结；③原发病灶浸润海绵体，肿瘤细胞分化差；④Ⅱ期以上肿瘤，影像学检查怀疑淋巴结转移。高级别的浅表肿瘤可常规行腹股沟淋巴结清扫术。说明阴茎癌的病理检查报告可作为是否行腹股沟淋巴结清扫术的参考指标。

1）标准腹股沟淋巴结清扫术范围：上缘达脐与髂前上棘平面，下缘达股三角顶端，外侧界达髂前上棘内向下到缝匠肌内侧缘，内侧界在腹股沟韧带上前正中线旁3cm，腹股沟韧带下阔筋膜内缘，清除腹股沟区及股管内所有淋巴结、脂肪组织等。

2）改良腹股沟淋巴结清扫术范围：内侧界为内收长肌，外侧界是股动脉，上缘达精索，下缘达卵圆窝。对于临床淋巴结阴性或淋巴结轻度肿大而无转移证据的患者可行本术式，术中病理证实淋巴结转移可改行标准淋巴结清扫术。

（2）髂血管淋巴结清扫术：当腹股沟淋巴结转移时须行髂血管淋巴结清扫术；若证实髂血管淋巴结已转移，则不必行本术式，只行姑息性治疗。切除范围为主动脉分叉以下盆筋膜、髂总动脉和髂外血管鞘及周围淋巴脂肪组织。虽然目前没有证据表明清扫盆腔淋巴结能够提高生存率，但是从理论上讲，切除盆腔淋巴结能够一定程度上阻断其淋巴转移途径，对延长患者的生存时间仍有一定帮助。

5. 其他治疗

（1）放疗：可选用外照射或近距离放射治疗，但不推荐为阴茎癌首选治疗方法。用于局部切除的术前术后辅助治疗，也可用于晚期肿瘤姑息性治疗。放疗急性并发症包括皮肤黏膜水肿、湿性脱皮、排尿困难，晚期并发症包括阴茎坏死、尿道狭窄、纤维质炎等。其中，近距离放疗（IBT）因其可以保留完整的器官故而常常用于治疗$T_1 \sim T_2$期的阴茎癌患者。放疗疗效随患者和肿瘤对放疗的敏感性和放疗方法、剂量、时间、疗程的差异而变化，可作为新辅助治疗的手段之一，缩小肿瘤体积，减少手术范围。

（2）化疗：有非区域淋巴淋巴结转移或者有远处转移（如肺、肝、脑、和骨）的则可以行化疗。阴茎癌对化疗不太敏感，多用于辅助治疗和联合治疗。常用的化疗药物有平阳霉素（PYM）、环磷酰胺（CTX）、阿霉素（ADM）、甲氨蝶呤（MTX）、长春新碱（VCR）、氟尿嘧啶（5-FU）等。

（3）靶向治疗：肿瘤的生长和发展取决于一系列细胞膜表面受体，细胞内信号转导通路的控制。其中一个重要的途径为表皮生长因子受体（EGFR）。阴茎癌患者会过度表达EGFR，可使用EGFR靶向治疗阴茎癌。西妥昔单抗在阴茎癌伴转移的患者中有抗肿瘤活性的功能并且能增强以顺铂为基础的化疗效果。

第二节 其他阴茎肿瘤

一、阴茎恶性肿瘤

除阴茎癌外，其他病理类型的阴茎恶性肿瘤均极为少见，主要有以下几类。

（一）阴茎恶性黑色素瘤

组织学与皮肤黑色素瘤相同，好发于阴茎头和包皮。临床特点为无痛性点片状皮肤黑色皮损，迅速增大，浸润性生长。病程进展极快，早期血行转移，多在数月至3年内死亡。治疗以阴茎全切除加髂腹股沟淋巴结清扫术为主，辅以综合治疗。

（二）阴茎肉瘤

病变好发于阴茎体部，主要表现为阴茎体部肿块，晚期可出现排尿困难、血尿、阴茎异常勃起等，早期可出现血行转移，故治疗为早期行阴茎部分或全切除术，不行髂腹股沟淋巴结清扫术。根据组织来源，可分为血管肉瘤、纤维肉瘤、横纹肌肉瘤、平滑肌肉瘤和卡波西肉瘤等。

（三）阴茎转移癌

原发肿瘤病灶常见于膀胱癌、前列腺癌等泌尿生殖系统，临床上见阴茎局部孤立散在硬结，位于海绵体和阴茎头，可出现疼痛、癌肿溃烂及排尿困难等症状。治疗原发肿瘤同时可考虑行阴茎部分或全切除术。

二、阴茎良性肿瘤

阴茎良性肿瘤包括慢性炎性细胞浸润或修复性组织再生表现的肿块、结节和癌前病变等，主要包括以下几类。

（一）乳头状瘤

由于HPV感染所致，外观乳头状，不规则分布在阴茎头和包皮上，诊断需靠病理确诊。治疗以激光、电切和包皮环切为主。

（二）尖锐湿疣

尖锐湿疣也是由HPV感染所致，临床潜伏期为3周至8个月，好发于阴茎头和包皮内板。初期为淡红色米粒大小新生物，质软，顶端稍尖，可逐渐增

8

多增大,进而呈菜花样,伴有出血、脓性分泌物和恶臭。治疗主要以激光、冷冻和鬼臼毒素等。

(三) 阴茎皮角

好发于阴茎头和包皮,由棘细胞增生致上皮乳头状突起,特征是角化过度,呈坚硬的角状突起,属癌前病变。治疗以局部切除或阴茎部分切除为主,有恶变可能,术后仍需严密随访。

(四) 阴茎白斑

好发于阴茎头、包皮及尿道口。临床表现为境界清楚的白色斑块,也是由棘细胞增生、角化过度等所致,同阴茎皮角类似,也是癌前病变。治疗原则同阴茎皮角。

(五) 干性阴茎头炎

阴茎头部慢性硬化萎缩性皮炎,病因未明。临床表现为阴茎头苔藓状硬化,白色斑片状,伴有瘙痒、分泌物、疼痛和尿道梗阻。有癌变可能,但发病率小,治疗以激素药膏、尿道扩张、尿道切开、包皮切开等。

(六) 阴茎硬结症

详见第五十二章第二节。

(兰厚金　陈赟)

参 考 文 献

1. 吴阶平. 吴阶平泌尿外科学. 济南:山东科学技术出版社,2004:507-509.
2. 金锡御,俞天麟. 泌尿外科手术学. 第 2 版. 北京:人民军医出版社,2004:454-513.
3. 张元芳. 现代泌尿外科和男科学. 上海:复旦大学出版社,2003:472-477.
4. Walsh. Campbell's Urology. 8th ed. USA:Elsevier Science,2002:2334-2342.
5. May M,Burger M,Otto W,et al. Ki-67,mini-chromosome maintenance 2 protein(MCM2)and geminin have no independent prognostic relevance for cancer-specific survival in surgically treated squamous cell carcinoma of the penis. B JU international,2013,112(4):E383-E390.
6. Sharma DN,Joshi NP,Gandhi AK,et al. High-dose-rate interstitial brachytherapy for T1-T2-stage penile carcinoma:Short-term results. Brachytherapy,2014,13(5):481-487.

8

第五十二章

阴茎炎症

第一节　包皮龟头炎

包皮过长、过紧或包茎常并发包皮龟头炎。包皮龟头炎是龟头与包皮间的弥漫性炎症，常常由未行包皮环切术的包皮下的酵母菌或细菌引起。炎症可产生疼痛、红肿、发痒，经常复发还可导致尿道口狭窄，甚至引起癌变。包皮龟头炎又分为包皮炎和龟头炎，由于常常同时出现故称为包皮龟头炎。

感染性包皮龟头炎常由于白色念珠菌、滴虫、衣原体、支原体、淋病双球菌或其他细菌所感染引起；非感染性的包皮龟头炎是由于包皮过长，清洁不够，包皮和龟头之间的不洁物即包皮垢刺激引起，多见于个人卫生观念差者或青少年。

一、临床表现

包皮龟头炎表现为包皮红肿、灼痛，排尿时加重，可有脓性分泌物自包皮口流出。如将包皮翻转，可见包皮内板和阴茎头充血、肿胀，重者可有浅小溃疡或糜烂，表面有脓液。

二、诊　　断

1. 急性浅表性包皮龟头炎　绝大多数浅表性包皮龟头炎患者为性生活活跃的青壮年。有不洁性行为，均伴有包皮过长，加之个人卫生习惯差，使人体中正常或暂住菌得以异常繁殖而致病。初起时局部潮红，阴茎的皮肤发红、肿胀，自觉龟头有灼热和瘙痒的感觉。翻开包皮，可见包皮内面及龟头充血糜烂，有渗液，甚至出血。继发感染后可见小溃疡，有恶臭的乳白色脓性分泌物。如与内裤摩擦即感疼痛。患者常常活动不便。可伴有腹股沟淋巴结肿大和压痛。

通过对病灶细菌培养发现，急性浅表性包皮龟头炎的细菌感染率为 82%，多为暂住菌，与性伴侣细菌性阴道炎感染菌株一致，其中革兰阳性菌生长者占 82%，主要为金黄色葡萄球菌，少数为表皮葡萄球菌、腐生葡萄球菌、类白喉杆菌、肠球菌等。革兰阴性菌生长者占 17.9%，主要为大肠埃希菌、聚团肠杆菌，个别为枸橼酸杆菌、腐败假单胞菌、嗜麦芽假单胞菌、鼻克雷伯菌、变形杆菌、阴沟肠杆菌、产酸克雷伯菌、加特纳菌等。

2. 环状糜烂性包皮龟头炎　龟头及包皮炎性损害呈环状，或有乳酪状包皮垢，日久易破溃成浅溃疡，若失去环状特征则不易与浅表性龟头炎区别。本病可单独存在，也可作为 Reiter 综合征（包括结膜炎、尿道炎和关节炎的一种慢性疾病）的黏膜症状。龟头和包皮上见红斑，逐渐扩大呈环状，可形成浅表性溃疡面。

3. 白色念珠菌性包皮龟头炎　表现为包皮和龟头红斑，表面光滑，并有小疱疹，红斑的边缘较清楚，急性发作时有糜烂、渗液。该病除可通过性接触传染外，也可能是内源性感染，继发于糖尿病及长期、大量使用广谱抗生素，造成机体菌群失调者。

诊断标准：龟头包皮处散在丘疹及冠状沟处有白色奶酪样斑片。实验室检查有大量假菌丝或大量芽生孢子。通过对该病病原菌的调查发现，白色念珠菌感染所占的比例为 58.6%，非白色念珠菌感染所占的比例为 41.4%。这种分布特点同女性念珠菌性阴道炎的菌群分布相接近，即白色念珠菌作为主要条件致病菌所占比例已下降，非白色念珠菌所占的比例呈上升趋势，表明该病与性接触关系密切。

4. 滴虫性包皮龟头炎　龟头部可见丘疹和红斑，逐渐扩大，边缘清楚，红斑上可见针头大小的小水疱，最后形成糜烂面。该病常并发继发性包茎、尿

8

道外口狭窄及前尿道狭窄。

三、治 疗

治疗基本原则是消炎杀菌,内外兼治。

1. 抗感染治疗 对于急性浅表性包皮龟头炎和环状糜烂性包皮龟头炎的治疗应首先针对革兰阳性球菌的抗生素,选用庆大霉素、卡那霉素等相对敏感的药物。滴虫性包皮龟头炎的治疗首选甲硝唑,口服0.2g,每日3次,连用10天。对于白色念珠菌引起的包皮龟头炎的治疗常用曲古霉素或伊曲康唑。曲古霉素10万~20万U,每日2次,伊曲康唑每日100mg,每日2次,连用7天。

2. 外部治疗

(1)滴虫性龟头炎:可用0.5%~1%乳酸溶液、0.5%醋酸溶液或1∶5000高锰酸钾溶液,冲洗龟头和包皮内侧,并敷以消炎软膏。

(2)念珠菌性包皮龟头炎:可用碳酸氢钠溶液清洗患部或用咪唑类软膏如咪康唑软膏、克霉唑软膏等。

(3)细菌感染引起的包皮龟头炎 可用3%硼酸水,或0.1%雷夫奴尔溶液清洗患部,每日2次,每次20分钟。

包皮龟头炎是完全可以预防的。预防措施包括:①注意局部卫生,每日清洗龟头和包皮,保持包皮腔内清洁和干燥;如包皮过长或包茎要及时治疗,必要时做包皮环切术。②夫妻一方患性器官疾病要暂停性生活,及时治疗;如有滴虫性或白色念珠菌感染要夫妻同时治疗。③避免不洁性交。④如形成溃疡或糜烂要及时换药,每日换药2次。⑤对于急性包皮龟头炎要避免使用皮质类固醇激素药膏,以免加重感染。⑥包皮水肿严重者,勿强行上翻包皮,以免发生嵌顿。

第二节 阴茎海绵体硬结症

阴茎海绵体硬结症,又称阴茎硬结症或Peyronie病,是以白膜内出现纤维样斑块为特征的疾病,系阴茎海绵间隔的慢性纤维组织增生所致。本病可为一独立疾病,也可为多发性纤维瘤病的一部分。本病以40~60岁成人为最多见,20岁以下者极少发生。

一、病因及发病机制

阴茎硬结症的发生可能与阴茎的损伤(如性活动引起的损伤及骑跨伤等)、Dupuytren挛缩、足底筋膜挛缩、鼓室硬化、泌尿生殖系统侵入性操作、糖尿病、痛风、感染、结缔组织病、自身免疫性疾病及使用β受体阻滞剂、骨佩吉特病(Paget)等有关。本病也可能是阴茎炎症性疾病的后果。

目前多数学者认为,阴茎白膜损伤是引起阴茎海绵体硬结症的一个重要原因。阴茎的钝性损伤或勃起时阴茎过度弯曲使白膜内外层出血,血液渗入白膜间隙,导致白膜下纤维蛋白沉淀,启动创伤异常愈合反应,包括炎性细胞浸润、过量纤维蛋白和胶原蛋白沉积、弹性纤维碎裂等,最终导致了阴茎海绵体硬结或斑块的形成。斑块内含有大量的Ⅲ型胶原。

此外,阴茎硬结症和Dupuytren挛缩症两者存在共同的病理生理途径。

二、临 床 表 现

阴茎硬结症根据发病时间可分为急性期和慢性期,前者是指发病在12~18个月内,后者超过18个月。急性期患者典型表现为阴茎结节或斑块、痛性勃起和勃起时阴茎畸形;慢性期患者表现为阴茎硬性斑块、勃起时稳定的阴茎畸形和勃起功能障碍。

最常见的症状依次是阴茎变形、勃起疼痛和海绵体硬结。患者阴茎内可触及一个质硬或有弹性的斑块或硬结,与皮肤不粘连,压痛程度不一。肿块直径0.6~6cm,数量1个或多个,有时呈串状排列。斑块常位于阴茎的背面,相应的背侧阴茎变形。两侧及腹侧斑块不常出现变形,但勃起或性交时可出现疼痛,疼痛不严重但影响性功能。

阴茎硬结症所致的阴茎勃起功能障碍发病率报道不一致。Bystrom报道106例患者中52%性交困难,17%的患者在结节远端阴茎勃起硬度不够。但是,只有8%的患者描述在疾病早期有性交困难,说明阴茎勃起功能障碍可能是本病晚期的特征。阴茎勃起障碍通常归因于心理原因或焦虑、阴茎严重变形、连枷阴茎和阴茎血管功能受损。

三、诊 断

阴茎硬结症不难诊断,通过病史及体检就可以确诊。病史应包括发病时间与方式(突然或逐渐)、病程(稳定或进行性)、阴茎手术史、尿道器械操作或损伤、滥用药物与毒品及阴茎海绵体硬结症或Dupuytren挛缩病家族史。也应获取勃起功能障碍危险因素。

硬结存在于阴茎海绵体内,呈条索状排列,有压

8

痛。阴茎勃起受限,有时变形。若发生于青年,其他部位有纤维性病变如指趾纤维瘤变(Dupuytren挛缩病)等,此时可以诊断为多发性纤维瘤病(polyfibromatosis)。

超声检查可以检测阴茎海绵体内斑块的位置及大小。阴茎海绵体内注射血管活性药物进行彩色多普勒超声检查,可以评估阴茎海绵体结构及白膜、海绵体动脉及静脉功能。

动力输注海绵体内压测量能显示可能存在的动脉供血不足或静脉漏等异常,术前可对勃起功能做出正确评价及估计手术成功率。海绵体造影法可以清楚地显示硬结的范围和大小,X线片上显示的充盈缺损,一般与触及的硬结相一致。

阴茎海绵体硬结症需与以下疾病相鉴别。

1. 阴茎血管栓塞性静脉炎　起病快,病程短,有持续性自发性疼痛,严重时局部发生红肿及压痛。

2. 阴茎海绵体炎　阴茎突然发生红肿,触之有条索状硬肿,伴有压痛。尿道内无脓性分泌物。本症必须排除淋病奈瑟菌性海绵体炎。

3. 阴茎硬化性淋巴管炎　长时间频繁性生活之后,阴茎背部或冠状沟处出现蚯蚓状弯曲皮损。病理组织切片显示淋巴管纤维增生,淋巴管肥厚,很少有炎性细胞浸润。

4. 阴茎结核　阴茎结核表现为阴茎头的结节或慢性溃疡,分泌物检查可见结核分枝杆菌。疼痛不明显,阴茎结核在海绵体内蔓延时,可形成局部纤维化改变而引起阴茎侧曲,确诊靠病理检查。

5. 阴茎骨化　较少见,由阴茎海绵体钙化及纤维化所致。其结节常突出,可引起阴茎勃起时疼痛。检查可见阴茎内有密度增高的阴影。

四、治　疗

(一)非手术治疗

对阴茎弯曲较小、勃起功能正常的患者,可以等待观察。药物治疗用于阴茎弯曲或症状较严重的患者。

1. 口服药物治疗

(1)维生素E:又称生育酚,具有抗氧化性。推荐剂量是每日200~300mg,连续6个月,同时口服己烯雌酚、碘化钾作为辅助治疗,可使约20%早期患者的症状缓解或消失。

(2)氨基苯甲酸钾(POTABA):氨基苯甲酸钾口服剂量为9~12g/d,分次口服,疗程为9个月。其作用机制不完全了解,一般认为它是通过增加氧的

组织利用率,及增加单胺氧化酶的活性而降低5-羟色胺,从而降低纤维化。

(3)秋水仙碱:推荐剂量是第1周为0.6~1.2mg/d,随后3个月增加至1.8~2.4mg/d。秋水仙碱可阻止炎症细胞及成纤维细胞的增殖,也可提高胶原酶活性,减少胶原的合成。目前秋水仙碱是治疗急性获得性阴茎硬结症的一线药物。

(4)他莫昔芬:推荐剂量为20mg,每日2次。他莫昔芬在调节免疫应答和炎症及组织修复中起重要作用,使炎症反应减弱从而减少血管生成及纤维化发生,对于早期炎性阴茎硬结症有效。不良反应主要为胃肠道不适及脱发。

(5)乙酰左旋卡尼汀:推荐剂量为1g,每日2次。乙酰左旋卡尼汀在阴茎弯曲改善,疼痛减轻及斑块缩小等方面比他莫西芬明显,且不良反应较小。

2. 病灶内药物注射疗法

(1)甾体类药物:甾体类药物具有抗炎和降低胶原合成的特性。病灶内注射治疗阴茎硬结症,有良好的反映,特别是疼痛性斑块,但对阴茎变形者不适用。不良反应包括局部组织萎缩、皮肤变薄和组织解剖层面破坏,最终导致手术复杂化。故许多学者不主张用此类制剂。

(2)纯化的梭状芽孢杆菌胶原酶:病灶内药物注射疗法对轻(中)度阴茎硬结症有一定的效果,而对较严重的弯曲,治疗效果不明显。其作用机制是通过改变阴茎斑块的胶原含量。

(3)Orgotein:是一种抗炎的金属蛋白,具有明显的超氧化物歧化酶活性。有报道称其缩小斑块、改善性功能的疗效高达80%~90%,但是该药毒性大。

(4)干扰素:干扰素可以减少细胞外胶原的合成,增加胶原蛋白酶的合成,软化斑块。斑块小于4cm的患者效果好。主要不良反应是流感样不适和肌肉酸痛。

(5)钙通道阻滞剂:维拉帕米及其他钙离子通道阻滞剂影响与创伤愈合及炎症有关的细胞因子的表达,并提高胶原酶的蛋白水解活性,总体疗效上,83%的患者病情可以得到控制或改善。

3. 电离子透入疗法　局部电场下使用电离子透入疗法能提高维拉帕米、地塞米松等药物在病灶的局部转运。治疗5个月,66%的患者阴茎疼痛得到缓解,53%的患者弯曲改善,40%的患者斑块缩小或变软。该疗法无创伤且效果肯定。

4. 其他　低剂量X线放疗法可使症状减轻,

8

但多不能使硬结消退,且治疗后 ED 发生率较高。中医中药治疗可能有一些效果,但尚缺乏可供分析的数据和资料。其他诸如超声波疗法、音频疗法、磁场疗法等疗效有限,但由于其简便易行,无损伤且不良反应少,也可作为综合治疗的一部分。

(二) 手术治疗

手术指征包括:症状明显、硬结呈局限性单个病变、阴茎勃起时严重弯曲变形持续 1 年以上或斑块钙化者、狭窄或由于畸形阴茎严重缩短导致的性功能障碍或性伴侣不适。手术目的是切除病变,使阴茎变直。

手术前,应详细评价阴茎血管及勃起功能。不主张在疾病急性期做重建术。过去许多阴茎硬度正常的患者,在治疗严重弯曲时,使用了阴茎移植物。现在,阴茎移植物应用于对非手术治疗不起作用,有严重勃起功能障碍的阴茎海绵体硬结症患者。

目前阴茎弯曲的手术治疗主要包括分为 3 种:白膜缩短术、白膜延长术和假体植入术。

1. 白膜缩短术　手术部位位于阴茎斑块对侧部位的阴茎凸面。这种手术易操作,对熟练程度的要求最低,适用于有勃起功能、阴茎长度足够、没有沙漏样畸形的患者。

Reed Nesbit 首先报道了 1 例阴茎硬结症手术患者,术中切除 1 块椭圆形白膜使对侧阴茎缩短,以矫正先天勃起畸形。此手术的主要缺点是阴茎部分缩短,但是并不妨碍绝大多数患者性交。其他并发症包括勃起功能障碍、阴茎血肿、阴茎狭窄或凹陷、尿道损伤、疝形成、缝线肉芽肿、麻木及包茎。

有作者对 Nesbit 术式进行了改良。在阴茎海绵体切一个长的纵向切口或多个较小的纵向切口,而不是取下一块椭圆形白膜。然后切口以 Heineke-Mikulietz 方式水平缝合以矫正阴茎弯曲的角度,该方法疗效很好,满意率达到 79% ~95%。

白膜的楔形切除或切开需要大量分割神经血管束或阴茎海绵体。一个简化的方法就是通过海绵体内注射罂粟碱或前列腺素 E1 使阴茎在勃起状态下进行弯曲矫正,此方法称为 Plication 术。它是一种简单的门诊手术,局部麻醉下即可完成,无须切开组织、切除或分割血管神经束或尿道,但长期随访复发率高且效果欠佳。并发症包括阴茎长度受损、包茎、阴茎狭窄、勃起功能障碍、缝线肉芽肿以及可触及的阴茎缝合肿块。

2. 白膜延长术　手术部位位于阴茎患侧,需要切除、切开斑块及移植。通过移植来延长白膜。适用于严重弯曲导致阴茎缩短、阴茎狭窄、沙漏样畸形和其他手术后弯曲复发的患者。移植物使用植皮、自体组织(颞肌筋膜、硬脊脑膜、睾丸鞘膜或隐静脉)、尸体组织(真皮、筋膜、心包膜或小肠黏膜下层)及合成材料(聚酯等)。切除斑块曾是标准治疗方法,但阴茎海绵体硬结症的病理过程远远超过斑块,而去除一大片白膜会损伤勃起功能。由于勃起功能障碍发生率高、移植物挛缩、后期的复发及长期的效果效果不好,现在已很少做斑块切除与移植。

3. 阴茎假体植入术　对于有严重勃起功能障碍和对药物治疗无效的阴茎海绵体硬结症患者,常用阴茎假体植入术,切除、切开斑块可做可不做。尽管可能存在一些斑块侵入阴茎海绵体,但通常不会给植入带来任何困难。过去,阴茎假体被用于任何阴茎畸形而无勃起功能障碍的患者。随着药物治疗的勃起功能障碍的进步,现在假体手术作为最后的治疗选择,或用于严重勃起功能障碍的患者。

第三节　阴 茎 结 核

阴茎结核是很罕见的疾病,该病是在机体抵抗力减弱的状态下,结核分枝杆菌通过局部直接感染或全身血行感染阴茎的一种慢性疾病。在泌尿生殖系结核中,阴茎结核的发病率尚不足 1%。1893 年 Fournier 报道了第 1 例阴茎结核。近年来,随着性病及艾滋病发病率增高,阴茎结核的发病率亦有增加的趋势。

一、病　因

阴茎结核主要通过阴茎与结核分枝杆菌直接接触发生感染。性交时阴茎头与有病变的阴道、宫颈接触,手术器械消毒不严而行包皮环切术均可引起阴茎结核。血行感染则可直接侵犯阴茎海绵体,引起结核性海绵体炎,但较少见。另一种传染方式为严重的尿道结核发展成尿道周围炎,最后侵及阴茎海绵体及阴茎头。

二、病　理

本病的病理分型:①溃疡型,又分为丘疹溃疡型和结节溃疡型。前者先出现丘疹,随之出现疱疹,溃破成为溃疡,蔓延融合;后者是大而深的干酪样结节向表皮溃破所致。②结节型,表现为阴茎部位或浅或深的结节,发展缓慢,以干酪为主,软化倾向少。③混合型,肿块和溃疡并存,可先后或同时发生。

④硬变型,见于严重的混合型后期,阴茎全部或部分增硬、变形。

三、临床表现

阴茎结核的主要症状是阴茎头结节或慢性溃疡,一般疼痛不甚严重,或无疼痛。溃疡边缘清楚,周围浸润硬结,表面常有灰黄色乳样分泌物附着,基底部为肉芽组织或干酪样坏死组织。溃疡初起为单发性,以后成为多发性并逐渐融合。如果病变侵犯尿道口,则引起尿道溃疡和狭窄,症状如尿道结核。溃疡长期不愈,逐渐扩大,破坏全部阴茎头甚至阴茎体。继发细菌感染时可有臭味,腹股沟淋巴结亦常有继发结核性感染。部分病例可同时伴有前列腺、精囊、附睾尾部结核及输精管串珠样变。

阴茎海绵体结核多表现为结节性增生,纤维组织可使阴茎变形弯曲,有时可形成瘘管。

四、诊 断

由于阴茎结核罕见,在阴茎溃疡时考虑到结核,往往易误诊,甚至做了阴茎切除手术,术后病理检查才确诊。

1. 病史 常有阴茎直接接触结核病变或有泌尿生殖系结核及其他部位结核病史。

2. 症状 阴茎头结节及慢性溃疡,病变侵犯尿道时可有尿频、尿痛;病变侵及阴茎海绵体时阴茎弯曲,勃起疼痛。

3. 检查 可出现上述结核溃疡,尿道外口溃疡并可合并尿道外口狭窄。

4. 实验室检查 早期有分泌物时,抗酸染色或结核菌培养可检出结核菌,结核菌 PCR 检查阳性。

5. 病理检查 局部或增大淋巴结活检可见典型结核结节或干酪样坏死。

阴茎结核需要与以下疾病进行鉴别。

(1)阴茎癌:阴茎癌几乎都有包茎或包皮过长的病史,开始表现为硬块或红斑、突起的小肿块或经久不愈的溃疡,溃疡边缘硬而不整齐,腹股沟淋巴结亦肿大。肿瘤多为菜花状,溃疡在肿瘤上形成而非阴茎本身溃疡。分泌物涂片或培养无结核分枝杆菌检出,涂片或活组织检查可见癌细胞。

(2)梅毒硬下疳:有不洁性交史及 2~4 周潜伏期。初起为单个暗红色斑丘疹或皮疹,逐渐增大,很快表面糜烂,并演变为浅溃疡,典型表面呈肉红色糜烂,皮损边缘清楚,触之有软骨样硬度,无明显疼痛,可有腹股沟淋巴结肿大,分泌物在显微镜下检查可

见苍白螺旋体,血清梅毒抗体阳性,抗梅毒治疗有效。

(3)软下疳:有不洁性交史,潜伏期为 1~30 天,典型表现为初起呈小的炎性丘疹,迅速变成脓疱,破溃后变成表浅溃疡,基底柔软,疼痛明显,边缘不整齐,周围有炎性红晕,溃疡底部覆以灰黄色坏死性脓苔和脓性分泌物,易出血。涂片染色可见杜克雷嗜血杆菌,菌端常互相连接呈长链状排列,多条链平行,似"鱼群"样。

(4)阴茎疱疹:由人单纯疱疹病毒引起的感染,感染后 4~5 天外阴先有灼热感,随即发生成群丘疹,继之形成水疱,数日演变为脓疱,溃破后形成糜烂或浅溃疡,自觉疼痛,最后结痂自愈,常复发。溃疡面涂拭物单纯疱疹病毒 DNA 检测阳性。

(5)坏疽性阴茎炎:阴茎头可出现与阴茎结核类似的溃疡,但坏疽性阴茎炎为螺旋体与梭状杆菌混合感染而产生。病变发展较快,溃疡多而深,有大量黄白色臭味渗出液,表面有假膜覆盖,疼痛较剧。严重者阴茎头及整个阴茎坏死。

(6)阴茎阿米巴病:临床少见,有肛门性交怪癖史及阿米巴痢疾病史。阴茎头部及包皮处溃疡,边缘不整齐,组织增生,轻度隆起有分泌物。溃疡渗出物镜检和活组织检查时可发现阿米巴原虫及阿米巴包囊。

五、治 疗

治疗原则:①首先处理肾结核、前列腺结核、附睾结核;②抗结核药物治疗;③尿道狭窄者行尿道扩张;④不能进行尿道扩张或扩张效果不好的患者行膀胱造瘘;⑤阴茎结核抗结核药物治疗无效时,可行病变局部切除术;⑥尿道狭窄局限可将狭窄瘢痕切除对端吻合或尿道镜窥视下行尿道内切开术;⑦尿道狭窄治疗有困难者有时需作尿流改道术。

过去唯一有效的治疗方法是阴茎切除,由于抗结核药物的发展,单用抗结核药物即可能治愈,并可保全阴茎的完整。目前应用链霉素、异烟肼、对氨基水杨酸的综合治疗,若治疗效果不佳,可采用新三联利福平、乙胺丁醇、异烟肼等治疗,必要时再做手术。在抗结核药物的配合下,即使需要手术治疗,亦可进行较为保守的切除或病灶清除,尽量保存部分阴茎。

第四节 性传播性疾病

性传播性疾病性传播性疾病(STD)是指通过不

8

洁性交或性接触为主要传染方式而致的疾病。其大致分为两大类：一类是指主要通过性接触传播的疾病，如梅毒、淋病、非细菌性尿道炎、软下疳、性病性淋巴肉芽肿及腹股沟肉芽肿；另一类是指可经过性接触传染的疾病，包括艾滋病（acquired immunodeficiency syndrome，AIDS），尖锐湿疣，生殖器疱疹，生殖器念珠菌病，阴道毛滴虫病，细菌性阴道炎，阴虱病，A、B型肝炎，弓形虫病，巨细胞病毒感染等，也可以通过其他途径传播。

一、淋　　病

详见第四十五章第一节。

二、尖　锐　湿　疣

尖锐湿疣（condyloma acuminata，CA），又称生殖器疣、性病疣，是一种呈表皮瘤样增生的病毒疣，由人类乳头状瘤病毒（human papilloma virus，HPV）引起的一种性传播性疾病，好发于生殖器、外阴及肛门。尖锐湿疣在我国性病中占第2位。

（一）病因

HPV属DNA病毒，具有种属特异性。人体皮肤及黏膜的复层鳞状上皮是HPV的唯一宿主。已经证实人类乳头瘤病毒有60种以上的抗原型，其中至少有10个类型与尖锐湿疣有关，最常见的是6型和11型。HPV在温暖潮湿的环境中特别易生存增殖，故男女两性的外生殖器是最易感染的部位。

尖锐湿疣的HPV感染通过性接触传播，接触部位的小创伤可促进感染，3种鳞状上皮（皮肤、黏膜、化生的）对HPV感染都敏感。HPV在皮肤上引起疣赘，在咽部、肛周、尿道黏膜上形成增殖性病变，其病毒型为小型DNA病毒。感染HPV发生病变多数属于良性，能自行消退，但也有少数恶化病例。

（二）临床表现

1. 发病年龄　多见于性活跃的青、中年，发病高峰年龄为20~25岁。

2. 潜伏期　潜伏期为1~6个月，平均3个月。

3. 好发部位　男性最常发生部位依次为冠状沟、包皮系带、龟头、包皮内板、尿道口、阴茎体、肛门等；女性好发部位依次为大小阴唇、阴道口、阴道壁、阴蒂、会阴、宫颈、尿道口、肛门等部位。生殖器外尖锐湿疣可见于指甲缝间、口腔舌边缘、舌系带、腋窝、乳房等处。

4. 典型表现　早期损害常为单个、散在或成群分布的淡红色针头大小丘疹，境界清楚，以后丘疹不

断增大，形成乳头状、菜花状或花冠状损害；在潮湿部位，疣体生长迅速，呈多中心分布；若合并细菌感染或局部卫生不良，疣体可发白，带有恶臭。

约5%的患者发生尿道尖锐湿疣，可以单发或者并发。主要累及尿道外口及前尿道末端2cm处，表现为菜花状或乳头瘤样损害。多数患者没有症状，少数患者会出现血尿、尿道分泌物、排尿困难、排尿中断或尿线变细。尿道尖锐湿疣可上行播散，累及尿道任一部分，偶可累及膀胱。

（三）诊断

尖锐湿疣的诊断除了不洁性交史外，外阴、肛门等处出现无红晕、无痛无痒的疣状皮疹时，应高度怀疑。尖锐湿疣合并感染时，临床比较难诊断。以下检查有助于诊断。

1. 醋酸试验　用3%~5%醋酸外涂疣体2~5分钟，病灶部位变白稍隆起，偶可见假阳性。

2. 免疫组化检查　取少量病损组织制成涂片，用特异抗人类乳头瘤病毒的抗体作染色。如病损中有病毒抗原，则抗原抗体结合。在过氧化物酶抗过氧化物酶（PAP）方法中，核可被染成红色。此法特异性强且较迅速，对诊断有帮助。

3. 病理学检查　主要为角化不全，棘层高度肥厚，乳头瘤样增生，表皮突增厚，延长，其增生程度可似假性上皮瘤样。

4. 基因诊断　迄今HPV难以用传统的病毒培养及血清学技术检测，主要实验诊断技术是核酸杂交。PCR方法具有特异、敏感、简便、快速等优点，可做出诊断。

5. 尿道膀胱镜及阴道镜检查　尿道膀胱镜检查有助于发现男性患者尿道内的病灶，阴道镜检查有助于发现女性患者阴道内的病灶。阴道镜是特殊的放大镜，可放大20~40倍，主要用于对宫颈阴道部黏膜的观察、外阴及阴道上皮的检查，对宫颈上皮的亚临床感染、癌前期病变的早期发现有很大帮助。患者在检查的24小时内应避免阴道冲洗及性交。宫颈以3%~5%醋酸液浸湿的纱布敷贴3分钟后以阴道镜检查将有助于发现HPV的亚临床感染。对境界清楚的白色斑片或斑点，应进一步取材作组织病理学检查。

（四）治疗

由于目前没有特效的抗病毒药物，尖锐湿疣的治疗必须采用综合治疗。控制性病是预防CA的最好方法，目前尚无有效疫苗。在治疗尿道尖锐湿疣的时候同时治疗其他病灶，可选择全身治疗。

1. 经尿道电切、钬激光、光动力治疗（PDT）等手术治疗，可以有效去除疣体，但复发率高，需配合药物灌注。

2. 药物疗法 用氟尿嘧啶（5-FU）、噻替哌尿道灌注等，可降低尿道尖锐湿疣的复发率。

3. 免疫疗法 ①干扰素诱导剂：可用聚肌胞及替洛龙。聚肌胞每日注射2ml，连用10天，停药1~2个月后，再继续用药。替洛龙每日3次，每次300mg，停药4天，或隔日口服600mg。②干扰素、白介素Ⅱ、灵杆菌素、利百多等联合应用。

三、梅　毒

梅毒（syphilis）是指由苍白螺旋体（treponema pallidum）引起的慢性全身性传播性疾病，可侵犯任何年龄的人和侵犯全身任何器官。梅毒主要通过性交传染，也可通过胎盘传染给胎儿，危害性极大。

（一）临床表现

1. 一期梅毒（硬下疳） 硬下疳大多发生于感染梅毒螺旋体后2~4周，常见于外生殖器，发生率为2%~10%。通常出现于梅毒螺旋体侵入部位，早期表现为较小的红色丘疹或浅表糜烂，数日内形成溃疡。典型损害为单发或多发圆形或卵圆形溃疡，直径1~2cm，稍隆起于表面，境界清楚，基底浸润发硬，触之呈软骨样，挤压有稀薄的浆液性渗出。发病1~2周后，单侧或双侧腹股沟淋巴结肿大，质地较硬，不痛，与周围组织不粘连。肿大的淋巴结较硬下疳愈合晚，可持续1~2个月。

硬下疳也可表现为多发，小而浅的损害，临床类似于生殖器疱疹。发生于包皮内的硬下疳常引起包皮水肿或阴茎肿胀，包皮不能上翻。女性硬下疳可引起阴唇水肿。

2. 二期梅毒 通常出现在感染后7~10周，或一期梅毒出现后的6~8周，大约1/3有早发二期梅毒的患者仍有一期梅毒的存在。二期梅毒损害主要由于苍白螺旋体的全身播散和宿主的免疫反应所致。如果未治疗，二期梅毒的特征可在2年内自发出现和消退。

（1）皮肤损害：90%的复发梅毒疹发生在感染后一年以内。除血清学复发外，最常见者为皮肤黏膜损害的复发，皮损数目较少，分布局限不对称，皮疹有群集倾向或呈环形，好发于肛周、脐周、腋窝、阴部及掌跖部。

1）斑疹性梅毒疹（梅毒性玫瑰疹）：出现于硬下疳后5~8周，占二期梅毒的70%~80%。最先见于躯干两侧，稍后出现于胸腹及肢体近端，面部受累较少。皮疹呈圆形或卵圆形，直径约为0.5cm，玫瑰红或淡红，周边可见圆领状脱屑，运动或热水浴后更加明显。斑疹常无自觉症状，经2~3周后可自行消退，不留痕迹，或偶有轻度炎症后色素沉着或色素减退。

2）丘疹性梅毒疹：丘疹为二期梅毒最为常见及最具特征性的皮肤表现，通常发生于感染后2~4个月，常发生于斑疹后，亦可与其同时出现。丘疹可广泛地分布于全身各处，呈扁平状或尖顶状，光滑，直径0.5~1cm，色暗红或呈褐色，表面可有少许鳞屑，触之有压痛。丘疹性损害形态多样，发生在掌跖部的损害多为扁平或稍隆起皮面，铜红色或暗红色，上覆少许鳞屑，对诊断具有特征性。发生于阴唇、肛周及臀部等摩擦部位的丘疹，易于融合形成基底较宽、隆起于皮面的斑丘疹，呈白色或灰色，表面潮湿有较多的分泌物，内含大量梅毒螺旋体，具有很强的传染性，称为扁平湿疣，也是梅毒的特征性皮损之一。

3）脓疱性梅毒疹：临床较少见，常见于营养不良、抵抗力低的患者。全部二期梅毒疹中，该型发生率低于2%，继发于丘疹或斑丘疹，多见于面部或头皮。

4）其他损害：梅毒白斑等。

（2）黏膜损害：约1/3的梅毒患者可有黏膜改变，较为特征性的损害是黏膜斑，与皮疹同时出现，呈扁平或轻度隆起的圆形糜烂面，边缘清楚，表面有灰白色假膜。黏膜斑可见于生殖器黏膜，如女性小阴唇、阴道、宫颈或男性阴茎头或包皮内侧等。如未继发细菌感染，黏膜损害无明显疼痛，但其分泌物内含有大量螺旋体，传染性极强，且治疗后易复发。

（3）梅毒性脱发：二期梅毒病程的后期，通常在6个月后，可出现暂时性的脱发，病变区毛发呈虫蚀状多发性毛发脱落区，常发生于头的枕部及侧面，可伴有睫毛、眉毛脱落。梅毒性脱发为暂时性的，无论治疗与否，均可自行恢复。

（4）其他损害：侵犯骨及关节可发生骨膜炎、骨髓炎和关节炎，表现为夜间及休息时疼痛加重，白天及活动时疼痛减轻；侵犯神经发生无症状或有症状神经梅毒。这些病变的发生率远较皮肤黏膜损害少，而且症状较轻，治疗后可恢复。

3. 三期梅毒（晚期梅毒） 早期梅毒若未经治疗或治疗不规则，经过一定潜伏期后（2~4年），约40%的患者可发展成晚期梅毒。本期传染性小或无传染性,但损害的破坏性大,甚至危及生命,如心血管及神经梅毒。

(1) 皮肤损害:约16%未经治疗的晚期患者可出现皮肤病变,其特点为损害数目少,破坏性大,分布不对称,愈后常留有萎缩性瘢痕。临床主要分为3型:①结节性梅毒疹,见于身体任何部位,单发或多发,开始为无痛小结节,逐渐增大质硬,色暗红,有浸润。多发损害常成簇排列,消退后遗留萎缩性瘢痕。②皮肤树胶肿,开始表现为无痛的皮下结节,破溃后形成溃疡,排出黏稠胶状物质,并向周围浸润,或自愈。③近关节结节,少见,发生于大关节附近的皮下结节,质硬,皮肤颜色正常,无明显自觉症状,病程缓慢,经治疗后可逐渐消退。

(2) 黏膜损害:口腔、舌、软腭、鼻为好发部位。病变呈结节性树胶肿,单发或多发,位于黏膜下组织或更深,引起硬腭穿孔、鼻变形等。

(3) 骨损害:常发生于感染后5~10年,包括骨、关节和肌肉腱鞘的增生性损害。临床表现为骨关节疼痛,夜间加重,病程缓慢,可自愈。

(4) 心血管梅毒:一般发生于感染后10~20年未经治疗的梅毒患者,男性多于女性,表现为梅毒性主动脉炎、主动脉瓣闭锁不全、动脉瘤、心肌树胶肿等。

(5) 神经梅毒:可发生于梅毒的任何阶段,大部分患者为无临床表现但脑脊液异常的无症状神经梅毒。早期神经梅毒常发生于感染1年以内,主要表现为脑膜炎症状。脑(脊)膜血管梅毒多发生于感染后的4~7年,引起中枢神经系统血管内栓塞,可出现偏瘫、失语、耳聋等。实质性神经梅毒通常发生于感染10年以后,表现为脊髓痨、麻痹性痴呆等。

(6) 其他内脏梅毒:消化道、呼吸道及泌尿生殖系统均可发生晚期梅毒,但临床较少见。

4. 先天性梅毒 又称胎传梅毒,是由感染梅毒的母亲传染胎儿所致,发生机制为母亲血液中的梅毒螺旋体通过胎盘进入胎儿的血循环,造成胎儿感染。由于胚胎细胞滋养层的屏障作用可保护胎儿免受感染,所以胎传多发生于怀孕3个月以后。临床表现与成人梅毒类似。

(二) 诊断

梅毒的诊断必须根据病史、临床症状、体检及实验室检查等进行综合分析,慎重做出诊断。

应注意感染史、婚姻史、妊娠史、生育史等。对胎传梅毒应了解生母梅毒病史。应做全面体格检查,注意全身皮肤、黏膜、骨骼、口腔、外阴、肛门及表浅淋巴结等部位,必要时进行心脏血管系统及其他系统检查及妇科检查等。

实验室检查

(1) 暗视野显微镜检查:皮肤黏膜损害或淋巴结穿刺液可见梅毒螺旋体。

(2) 梅毒血清学试验:①非梅毒螺旋体抗原结合试验,如性病研究实验室试验(VDRL)和快速血浆反应素环状卡片试验(RPR)等,为筛查试验。如感染不足2~3周,非梅毒螺旋体抗原试验可为阴性,应于感染4周后复查。②梅毒螺旋体抗原结合试验,如荧光密螺旋体抗体吸收试验(FTA-ABS)与梅毒密螺旋体血凝试验(TPHA)等,为确诊试验。

(三) 治疗

1. 早期梅毒(包括一期、二期梅毒及早期潜伏梅毒)

(1) 青霉素疗法:①苄星青霉素G(长效西林)240万U,分两侧臀部肌注,1次/周,共2~3次。②普鲁卡因青霉素G80万U/d,肌内注射,连续10~15天,总量800万~1200万U。

(2) 对青霉素过敏者:①盐酸四环素500mg,每日4次,连服15~30天。②多西环素100mg,每日2次,连服15天。

2. 晚期梅毒(包括三期皮肤、黏膜、骨骼梅毒、晚期潜伏梅毒)及二期复发梅毒

1) 青霉素疗法:①苄星青霉素G 240万U,每周1次,肌内注射,共3次。②普鲁卡因青霉素G 80万U/d,肌内注射,连续20天。

2) 对青霉素过敏者:①盐酸四环素,500mg,每日4次,连服30天。②多西环素100mg,每日2次,连服30天。

3. 心血管梅毒 应住院治疗,如有心力衰竭,待心功能代偿后开始治疗。为避免吉海反应(Jarish-Herxheimer reaction),从小剂量开始注射青霉素,如水剂青霉素G,首日10万U,每日1次,次日10万U,每日2次,第3天20万U,每日2次,肌内注射。自第4天起按如下方案治疗。并在青霉素注射前1天口服泼尼松每次10mg,每日2次,连服3天。

青霉素过敏者,应用四环素500mg,每日4次,连服30天。

4. 神经梅毒 应住院治疗,为避免治疗中产生吉海反应,在注射青霉素前一天口服泼尼松,每次10mg,每日2次,连服3天。

(1) 水剂青霉素G,每天1200万U,静脉滴注

（每4小时200万U），连续14天。

（2）普鲁卡因青霉素G，每天120万U，肌内注射；同时口服丙磺舒每次0.5g，每日4次，共10~14天。必要时再用苄星青霉素G，240万U，每周1次，肌内注射，共3周。

5. 妊娠期梅毒　①普鲁卡因青霉素G，80万U/日，肌内注射，连续10天为1个疗程。妊娠初3个月内，注射1个疗程，妊娠末3个月注射1个疗程。②对青霉素过敏者，用红霉素治疗，每次500mg，每日4次，早期梅毒连服15天，二期复发及晚期梅毒连服30天。妊娠初3个月与妊娠末3个月各进行1个疗程（禁用四环素及多西环素），但所生婴儿应用青霉素补治。

6. 先天梅毒（胎传梅毒）

（1）早期先天梅毒（2岁以内）：①水剂青霉素G，每日5万U/kg体重，分2次肌内注射或静脉滴射，共10天。②普鲁卡因青霉素G，每日5万U/kg体重，肌内注射，共10天。③苄星青霉素5万U/kg体重，一次注射，适用于脑脊液正常者。

（2）晚期先天梅毒（2岁以上）：①普鲁卡因青霉素G，每日5万U/kg体重，肌内注射，连续10天为1个疗程，总量不超过成人剂量。②对青霉素过敏者可用红霉素，每日7.5~12.5mg/kg体重，分4次服，连服30天。

7. 梅毒治愈标准　治愈标准有两个，即临床及血清治愈。

（1）临床治愈：一期梅毒（硬下疳），二期梅毒及三期梅毒（包括皮肤、黏膜、骨骼、眼、鼻等）损害愈合消退，症状消失。

（2）血清治愈：抗梅治疗后2年以内梅毒血清学反应（非梅毒螺旋体抗原试验，如VDRL、RPR等）由阳性转变为阴性，脑脊液检查阴性。

四、性病性淋巴肉芽肿

性病性淋巴肉芽肿（lymphogranuloma venereum，LGV），又称腹股沟肉芽肿，是由沙眼衣原体感染引起的慢性性传播疾病，主要侵犯外生殖器、腹股沟淋巴结、肛门、直肠。其基本的病理过程是栓塞性淋巴管炎和淋巴管周炎。主要发生于热带及亚热带地区，我国已较少见。潜伏期为5~21天，平均10天。

1. 早期生殖器疱疹　在生殖器部位，如男性的冠状沟、包皮内侧、龟头或尿道口；女性的阴唇、阴道或宫颈，出现针头大或黄豆大的丘疱疹或小水疱，并很快破溃形成溃疡，称之为"初疮"。一般不痛、不痒，数天后即可自行愈合而不留瘢痕。

2. 中期淋巴结病　初疮后1~4周，单侧腹股沟淋巴结开始肿大，坚硬并有触痛。肿大的淋巴结开始时常孤立，以后相互粘连融合成团。少数患者因腹股沟韧带将其上下方肿大的淋巴结分开，致使皮肤呈现槽状沟，称为"沟槽症"。患者还可有发热、头痛、关节痛等全身表现。

3. 晚期生殖器象皮肿和直肠狭窄　发病1~2年后，由于生殖器部位淋巴管慢性炎症，女性阴唇、男性阴茎和阴囊反复溃疡、结瘢。由于瘢痕收缩可引起直肠狭窄。少数淋巴结炎严重者，由于慢性淋巴管炎可导致会阴部皮肤发生象皮肿，致使局部皮肤呈疣状增生及息肉样改变。

诊断上，根据临床表现和流行病学，必要时行沙眼衣原体检测，同时排除其他病因，即可诊断。

推荐治疗方案为多西环素每次100mg，每日2次，连服21天。替代方案为红霉素每次500mg，每日4次，连服21天。

性病性淋巴肉芽肿局部治疗可外用水清洗外阴，淋巴结软化有波动（脓肿）形成者可在损害上方穿刺吸引脓液，并注入抗生素。因其不易愈合，一般不宜行切开引流术，以免瘘管形成，不利愈合。对溃疡较深者，可切除坏死的淋巴结。对有阴道或直肠狭窄者，可定期扩张。

五、软 下 疳

软下疳（chancroid）是指由杜克雷嗜血杆菌引起的一种性传播性疾病，特点是生殖器发生1个或多个溃疡，常伴有腹股沟淋巴结肿大、局部炎症、明显疼痛和化脓。潜伏期为1~6天，少数为1~2周。

（一）诊断

需要在特殊培养基上发现杜克雷嗜血杆菌才能确诊软下疳，但其敏感性<80%。疼痛性生殖器溃疡合并有触痛的化脓性腹股沟淋巴结肿提示软下疳。

符合下列标准者可诊断为软下疳：①患者有1处或更多处疼痛性生殖器溃疡；②在溃疡出现7天之后，对溃疡渗出物进行暗视野显微镜检查或梅毒血清学检测，未发现梅毒螺旋体感染的证据；③生殖器溃疡和局部淋巴结肿大是软下疳的典型临床表现；④溃疡渗出物HSV检测阴性。

（二）治疗

软下疳全身治疗推荐方案包括：①阿奇霉素1g，单次口服；②头孢曲松250mg，单次肌内注射；③环丙沙星每次500mg，每日2次，连服3天（妊娠

8

及哺乳期妇女禁用);④红霉素每次 500mg,每日 3 次,连服 7 天。

软下疳局部治疗:对于未破溃的丘疹或结节,外敷红霉素软膏;对于已形成的溃疡,可用过氧化氢溶液冲洗,然后外敷红霉素软膏,同时做好局部清洁消毒;对于淋巴脓肿,宜在远处正常皮肤穿刺潜行刺入脓腔抽吸脓液,并注入阿奇霉素。

六、生殖器疱疹

生殖器疱疹(genital herpes,GH)是单纯疱疹病毒(HSV)侵犯生殖器部位的皮肤和黏膜引起的一种常见的性传播性疾病,易复发,主要通过性传播传染。

(一) 临床表现

1. 初发感染　初发感染者中 80%~90% 为隐性感染,可分为原发感染及非原发感染。

(1) 原发感染:潜伏期为 2~10 天,平均 6 天。男性多发于龟头、冠状沟、尿道口及阴茎体皮肤;同性恋者可发生于肛门和直肠;女性多发于阴唇、阴蒂、阴道和宫颈。典型表现为水疱、脓疱、溃疡及尿道炎,但也可表现为生殖器部位的裂隙或裂纹、非特异性红斑、硬结及细小的线状溃疡等不典型损害。症状至少持续 1~2 周,经过一段时间后损害部位结痂、愈合。

(2) 非原发感染:有 HSV 感染史,而且血清中有抗 HSV 抗体。其症状较原发感染轻。

2. 复发感染　在原发性生殖器疱疹患者中约有 60% 的患者在 1~4 个月内复发。复发的诱因多为疲劳、月经来潮、性交过频等。发作时先有局部麻刺感、疼痛和瘙痒等前驱症状,每次复发往往在同一部位出现水疱,但比初发者轻,通常 10 天左右消退。

3. 亚临床型 HSV 感染　即无症状生殖器疱疹,一般认为 50% 以上生殖器 HSV-1 感染和 70%~80% 生殖器 HSV-2 感染无症状。患者具有生殖器疱疹的裂隙、细小线状溃疡等不典型表现,易忽略。亚临床型生殖器疱疹患者是生殖器疱疹的主要传染源。

4. HSV 潜伏感染　HSV 具有嗜感觉神经节而形成潜伏感染状态的特性,HSV 感染生殖器部位皮肤黏膜后常潜伏在骶神经根区。免疫抑制或免疫缺陷及 HIV 感染可导致 HSV 再活动频繁。潜伏感染是生殖器疱疹复发的根本原因,消除 HSV 潜伏感染是预防和控制生殖器疱疹的关键。

5. 孕妇及新生儿 HSV 感染　妊娠早期 3 个月感染,可导致胎儿异常或死胎。在分娩过程中,当胎儿经过产道可被传染。新生儿疱疹常在出生后 4~6 天发病,轻者表现为口腔、皮肤和眼部疱疹,重者可出现中枢神经系统和全身内脏的血行播散感染。

(二) 诊断

许多生殖器疱疹感染者没有典型的多发疼痛性水疱或溃疡,因此,其临床诊断需由实验室检查来证实。

1. 病毒学检测　病毒学检测应首选细胞培养,但该方法敏感性低。检测 HSV DNA 的 PCR 方法敏感性虽较高,但仅用于检测脊髓液 HSV 以诊断中枢神经系统 HSV 感染。因为病毒呈间歇性排出,故培养或 PCR 未发现 HSV 者不能排除 HSV 感染。

2. 型特异性血清学检测　准确的型特异性 HSV 血清学检测方法基于 HSV 特异性糖蛋白 G(HSV-2 含糖蛋白 G2,HSV-1 含糖蛋白 G1)。现有的型特异性血清学检测检出 HSV-2 抗体的敏感性为 80%~98%,特异性≥96%。

(三) 治疗

抗病毒药物对大多数有症状的生殖器疱疹患者有效,是目前的主流治疗。全身给予抗病毒药物可部分控制疱疹发作的症状和体征。然而,这些药物不能根除潜伏的病毒,停药后也不能降低复发危险、频率和严重程度。因局部使用抗病毒药物疗效有限,故不推荐局部用药,而将局部治疗的重点放在防止生殖器疱疹病灶继发感染上,通常使用高锰酸钾坐浴或双氧水溶液浸洗患处,亦可外涂 2% 甲紫溶液。

1. 首次发作治疗　推荐方案包括:①阿昔洛韦每次 400mg,每日 3 次,连服 7~10 天;②阿昔洛韦每次 200mg,每日 5 次,连服 7~10 天;③泛昔洛韦每次 250mg,每日 3 次,连服 7~10 天;④伐昔洛韦每次 1g,每日 2 次,连服 7~10 天。若连续治疗 10 天后溃疡仍未完全愈合,则疗程可延长。

2. 复发治疗

(1) 抑制治疗:对频繁复发的患者(复发次数≥每年 6 次),病毒抑制治疗可使复发危险降低 70%~80%。

推荐方案包括:①阿昔洛韦每次 400mg,每日 2 次口服;②泛昔洛韦每次 250mg,每日 2 次口服;③伐昔洛韦每次 500mg,每日 1 次口服;④伐昔洛韦每次 1.0g,每日 1 次口服。

(2) 发作治疗:发作治疗应始于出现病变的 1 天之内或出现前驱症状时。

8

推荐方案包括：①阿昔洛韦每次 400mg，每日 3 次，连服 5 天；②阿昔洛韦每次 800mg，每日 2 次，连服 5 天；③阿昔洛韦每次 800mg，每日 3 次，连服 2 天；④泛昔洛韦每次 125mg，每日 2 次，连服 5 天；⑤泛昔洛韦每次 1g，每日 2 次，服用 1 天；⑥伐昔洛韦每次 500mg，每日 2 次，连服 3 天；⑦伐昔洛韦每次 1.0g，每日 1 次，连服 5 天。

3. 严重感染　对严重 HSV 感染，或有需住院治疗的并发症（如播散性感染、肺炎或肝炎），或有中枢神经系统并发症（如脑膜炎或脑炎）的患者，应给予静脉阿昔洛韦治疗。推荐方案为阿昔洛韦 5~10mg/kg，静脉注射，每 8 小时 1 次，连用 2~7 天，或观察到临床改善后，继之以口服疗法完成治疗（总疗程≥10 天）。

七、艾　滋　病

艾滋病，即获得性免疫缺陷综合征（acquired immune deficiency syndrome，AIDS），是人类因为感染人类免疫缺陷病毒（HIV）后导致免疫缺陷，并发一系列机会性感染及肿瘤，严重者可导致死亡的综合征。主要通过性传播及体液传播传染。

病原学 HIV 属于反转录病毒科慢病毒属中的人类慢病毒组，分为 Ⅰ 型和 Ⅱ 型。目前世界范围内主要流行 HIV-1。HIV-1 为直径为 100~120nm 球形颗粒，由核心和包膜两部分组成。核心包括两条单股 RNA 链、核心结构蛋白和病毒复制所必需的酶类，含有反转录酶、整合酶和蛋白酶。HIV-1 是一种变异性很强的病毒，不规范的抗病毒治疗是导致病毒耐药的重要原因。HIV-2 主要存在于西非，目前在美国、欧洲、南非、印度等地均有发现。HIV-2 的超微结构及细胞嗜性与 HIV-1 相似，其核苷酸和氨基酸序列与 HIV-1 相比明显不同。

HIV 在外界环境中的生存能力较弱，对物理因素和化学因素的抵抗力较低。对热敏感，56℃处理 30 分钟、100℃ 20 分钟可将 HIV 完全灭活。巴氏消毒及多数化学消毒剂的常用浓度均可灭活 HIV。如 75%酒精、0.2%次氯酸钠、1%戊二醛、20%乙醛及丙酮、乙醚及漂白粉等均可灭活 HIV。但紫外线或 γ 射线不能灭活 HIV。

（一）流行病学

1. 流行概况　WHO 报告 2010 年全世界存活 HIV 携带者及艾滋病患者共 3400 万，新感染 270 万，全年死亡 180 万人。每天有超过 7000 人新发感染，全世界各地区均有流行，但 97%以上在中、低收入国家，尤以非洲为重。专家估计，全球流行重灾区可能会从非洲移向亚洲。中国 CDC 估计，截至 2011 年底，我国存活 HIV 携带者及艾滋病患者约 78 万人，全年新发感染者 4.8 万人，死亡 2.8 万人。疫情已覆盖全国所有省、自治区、直辖市，目前我国面临艾滋病发病和死亡的高峰期，且已由吸毒、暗娼等高危人群开始向一般人群扩散。

2. 传染源　HIV 感染者和艾滋病病人是本病的唯一传染源。

3. 传播途径　HIV 主要存在于感染者和患者的血液、精液、阴道分泌物、乳汁中。①性行为：与已感染的伴侣发生无保护的性行为，包括同性、异性和双性性接触。②静脉注射吸毒：与他人共用被感染者使用过的、未经消毒的注射工具，是一种非常重要的 HIV 传播途径。③母婴传播：在妊娠、生产和母乳喂养过程中，感染 HIV 的母亲可能会传播给胎儿及婴儿。④血液及血制品（包括人工授精、皮肤移植和器官移植）。握手，拥抱，礼节性亲吻，同吃同饮，共用厕所和浴室，共用办公室、公共交通工具、娱乐设施等日常生活接触不会传播 HIV。

4. 易感人群　人群普遍易感。高危人群包括：男性同性恋者、静脉吸毒者、与 HIV 携带者经常有性接触者、经常输血及血制品者和 HIV 感染母亲所生婴儿。

（二）发病机制

1. 病毒感染过程

（1）原发感染：HIV 需借助于易感细胞表面的受体进入细胞，包括第一受体和第二受体。HIV 进入人体后，在 24~48 小时内到达局部淋巴结，约 5 天在外周血中可以检测到病毒成分。继而产生病毒血症，导致急性感染。

（2）HIV 在人体细胞内的感染过程：吸附及穿入：HIV-1 感染人体后，选择性的吸附于靶细胞的 CD4 受体上，在辅助受体的帮助下进入宿主细胞。经环化及整合、转录及翻译、装配、成熟及出芽，形成成熟的病毒颗粒。

（3）HIV 感染后的 3 种临床转归：由于机体的免疫系统不能完全清除病毒，形成慢性感染，在临床上可表现为典型进展者、快速进展者和长期不进展者 3 种转归。

2. 抗 HIV 免疫反应　抗 HIV 免疫反应包括特异性免疫和非特异性免疫反应，以特异性免疫反应为主。包括特异性体液免疫和特异性细胞免疫，人体免疫系统主要通过针对 HIV 蛋白的各种特异性

8

抗体、特异性 CD4$^+$ T 淋巴细胞免疫反应和 CTL 直接或分泌各种细胞因子（如肿瘤坏死因子、干扰素等），抑制病毒复制。

3. 免疫病理

（1）CD4$^+$ T 淋巴细胞数量减少：感染 HIV 后体内 CD4$^+$ T 淋巴细胞数量不断减少，分为 3 个阶段：①急性感染期，CD4$^+$ T 淋巴细胞数量短期内一过性迅速减少，大多数感染者未经特殊治疗，CD4$^+$ T 淋巴细胞数可自行恢复至正常水平或接近正常水平；②无症状感染期，CD4$^+$ T 淋巴细胞数量持续缓慢减少，多在 $0.08 \times 10^9 \sim 0.35 \times 10^9/L$ 之间，此期持续数月至十数年，平均持续约 8 年左右；③有症状期：CD4+ T 淋巴细胞再次较快速的减少，多在 $0.35 \times 10^9/L$ 以下，部分晚期患者降至 $0.2 \times 10^9/mm^3$ 以下，并快速减少。

（2）CD4$^+$ T 淋巴细胞功能障碍：主要表现为 T 辅助细胞 1（Th1）细胞被 T 辅助细胞 2（Th2）细胞代替、抗原递呈细胞功能受损、白细胞介素-2 产生减少和对抗原反应活化能力丧失，使 HIV/AIDS 患者易发生各种感染。

（3）异常免疫激活：HIV 感染后，CD4$^+$、CD8$^+$ T 淋巴细胞表达 CD69、CD38 和 HLA-DR 等免疫激活标志物水平异常的升高。异常的免疫激活状况不仅可以衡量血浆病毒载量的变化，还可以预测 CD4$^+$ T 淋巴细胞减少的速度。

（4）免疫重建：是指经抗病毒治疗后，上述 HIV 所引起的免疫异常改变能恢复至正常或接近正常水平，与艾滋病相关的各种机会性感染和肿瘤的发生率下降，艾滋病患者的死亡率和发病率减少。但抗 HIV 治疗并不能使所有艾滋病患者获得免疫重建，也不能重建抗 HIV 的 CD4$^+$ T 淋巴细胞特异性免疫反应，CD8$^+$ T 淋巴细胞特异性抗 HIV 的能力也下降，这意味着患者需长期维持用药。

（三）病理改变

1. 免疫系统病理变化 包括 HIV 相关性淋巴结病、脾淋巴细胞的高度耗竭、儿童患者的胸腺过早退化和晚期患者骨髓细胞减少等。

2. 临床病例变化 艾滋病是累及全身多器官系统的疾病，皮肤黏膜、淋巴结、眼部、呼吸系统、消化系统、神经系统、泌尿系统等。除免疫系统病变，还包括多系统机会性感染（如病毒、细菌、真菌和原虫）和恶性肿瘤（包括卡波西肉瘤、恶性淋巴瘤和宫颈癌），构成了艾滋病复杂的临床病理变化。

（四）临床表现

我国将 HIV 感染分为急性期、无症状期和艾滋病期。

1. 急性期 通常发生在初次感染 HIV 后 2~4 周。临床主要表现为发热、咽痛、盗汗、恶心、呕吐、腹泻、皮疹、关节痛、淋巴结肿大及神经系统症状。多数患者临床症状轻微，持续 1~3 周后缓解。此期在血液中可检出 HIV-RNA 和 P24 抗原，而 HIV 抗体则在感染后数周才出现。CD4$^+$ T 淋巴细胞计数一过性减少，CD4/CD8 比例可倒置。

2. 无症状期 可从急性期进入此期，或无明显的急性期症状而直接进入此期。此期持续时间一般为 6~8 年。但也有快速进展和长期不进展者。此期的长短与感染病毒的数量、型别，感染途径，机体免疫状况等多种因素有关。

3. 艾滋病期 为感染 HIV 后的最终阶段。患者 CD4$^+$ T 淋巴细胞计数明显下降，多 $< 0.2 \times 10^9/mm^3$，HIV 血浆病毒载量明显升高。此期主要临床表现为 HIV 相关症状、各种机会性感染及肿瘤。

4. HIV 相关症状 主要表现为持续 1 个月以上的发热、盗汗、腹泻；体重减轻 10% 以上。部分患者表现为神经精神症状，如记忆力减退、精神淡漠、性格改变、头痛、癫痫及痴呆等。另外，还可出现持续性全身性淋巴结肿大，其特点为：①除腹股沟以外有 2 个或 2 个以上部位的淋巴结肿大；②淋巴结直径 ≥1cm，无压痛，无粘连；③持续时间 3 个月以上。HIV 相关机会性感染及肿瘤的常见症状：发热、盗汗、淋巴结肿大、咳嗽、咳痰、咯血、呼吸困难、头痛、呕吐、腹痛腹泻、消化道出血、吞咽困难、食欲缺乏、口腔白斑及溃疡、各种皮疹、视力下降、失明、痴呆、癫痫、肢体瘫痪、消瘦、贫血、二便失禁、尿潴留、肠梗阻等。

5. 常见的机会性感染 ①呼吸系统：卡氏肺孢子虫肺炎（PCP）、肺结核、复发性细菌、真菌性肺炎。②中枢神经系统：隐球菌脑膜炎、结核性脑膜炎、弓形虫脑病、各种病毒性脑膜脑炎。③消化系统：白色念珠菌食管炎，以及巨细胞病毒性食管炎、肠炎；沙门菌、痢疾杆菌、空肠弯曲菌及隐孢子虫性肠炎。口腔：鹅口疮、舌毛状白斑、复发性口腔溃疡、牙龈炎等。④皮肤、淋巴结：带状疱疹、传染性软疣、尖锐湿疣、真菌性皮疹、甲癣、淋巴结结核。⑤眼部：巨细胞病毒性及弓形虫性视网膜炎。⑥常见肿瘤：宫颈癌、恶性淋巴瘤、卡波西肉瘤等。

6. 疾病危害 ①对患者自身的危害：目前艾滋

8

病已成为一种可控的慢性病。但仍有相当一部分患者因未及时诊治、病毒耐药或药物的不良反应等原因,而死亡或致残。同时由于社会对感染者的歧视,也常常给感染者带来沉重的精神压力。②对他人的危害:感染者无保护的性行为、多个性伴、共用针具静脉吸毒及经过母婴途径等可将病毒传染给其他人。③对家庭及社会的危害:虽然我国早已实施对HIV感染者"四免一关怀"的政策,但晚期并发症的治疗仍可能给家庭和社会带来沉重的经济负担和社会问题。

（五）诊断

1. 鉴别HIV感染的辅助检查

（1）HIV抗体初筛试验(ELISA):敏感性高,可有假阳性出现。对于初筛阳性的患者,应经确证试验确证。

（2）HIV抗体确证试验(WB):WHO规定,只要出现2个env条带即可判定为阳性。

（3）HIV-RNA:敏感性为100%,但偶尔会出现假阳性,但假阳性结果通常低于2000cp/ml,而急性感染期病毒载量通常很高,平均在10^6cp/ml。

（4）p24抗原:有助于早期诊断,灵敏性及特异性均较高。

（5）快速检测试验:可采集全血或毛细血管的血液,一般15~30分钟可出结果。但假阳性及假阴性率均较高,不作为常规检测。

2. 并发症的辅助检查　艾滋病是一种可以累及全身各个器官的疾病,因此总体上可能会涉及所有种类的血液检查,排泄物,分泌物,体液检查(包括尿液、粪便、痰液、肺泡灌洗液、脑脊液、胸腔积液、腹水),骨髓检查及针对不同部位,不同种类的并发症的影像学检查(包括各部位的超声、X线、CT、MRI、PET-CT),活组织病理或细胞学检查(对肿瘤、分枝杆菌、真菌、巨细胞病毒等感染的诊断及鉴别意义重大)。以上检查需要针对每名患者的不同并发症进行选择性检查。需要特别提到的是,各期的患者,无论病情是否稳定,均需要监测CD4$^+$T淋巴细胞计数和HIV-RNA,以便及时开始抗病毒治疗和抗病毒用药调整。

3. 诊断标准　HIV感染的诊断:①流行病学史:不安全性生活史、静脉注射毒品史、输入未经抗HIV抗体检测的血液或血液制品、HIV抗体阳性者所生子女或职业暴露史等。②临床表现:各期表现不同,见下述。③实验室检查:诊断HIV感染必须是经确认试验证实的HIV抗体阳性,而HIV-RNA

和P24抗原的检测有助于HIV/AIDS的诊断,尤其是能缩短抗体"窗口期"和帮助早期诊断新生儿的HIV感染。

（1）急性期诊断标准:患者近期内有流行病学史和临床表现,结合实验室HIV抗体由阴性转为阳性即可诊断,或仅实验室检查HIV抗体由阴性转为阳性即可诊断。80%左右的HIV感染者感染后6周初筛试验可检出抗体,几乎100%感染者12周后可检出抗体,只有极少数患者在感染后3个月内或6个月后才检出。

（2）无症状期诊断标准:有流行病学史,结合HIV抗体阳性即可诊断,或仅实验室检查HIV抗体阳性即可诊断。

（3）艾滋病期:①原因不明的持续不规则发热38℃以上,超过1个月;②慢性腹泻次数多于每日3次,超过1个月;③6个月之内体重下降10%以上;④反复发作的口腔白念珠菌感染;⑤反复发作的单纯疱疹病毒感染或带状疱疹病毒感染;⑥肺孢子虫肺炎(PCP);⑦反复发生的细菌性肺炎;⑧活动性结核或非结核分枝杆菌病;⑨深部真菌感染;⑩中枢神经系统占位性病变;⑪中青年人出现痴呆;⑫活动性巨细胞病毒感染;⑬弓形虫脑病;⑭青霉菌感染;⑮反复发生的败血症;⑯皮肤黏膜或内脏的卡波西肉瘤、淋巴瘤。

总之,诊断标准:①有流行病学史、实验室检查HIV抗体阳性,加上述各项中的任何1项,即可诊为艾滋病。②HIV抗体阳性,而CD4$^+$T淋巴细胞数<0.2×10^9/L,也可诊断为艾滋病。

（六）治疗

1. 抗HIV治疗　高效抗反转录病毒治疗(highly active antiretroviral therapy,HAART)是艾滋病的最根本的治疗方法。而且需要终身服药。治疗目标:最大限度地抑制病毒的复制,保存和恢复免疫功能,降低病死率和HIV相关性疾病的发病率,提高患者的生活质量,减少艾滋病的传播。开始抗反转录病毒治疗的指征和时机:①成人及青少年开始抗反转录病毒治疗的指征和时机。下列情况之一建议治疗:艾滋病期患者;急性期;无症状期CD4$^+$T淋巴细胞<0.35×10^9/L;CD4$^+$T淋巴细胞每年降低>0.1×10^9/L;HIV-RNA>10^5cp/ml;心血管疾病高风险;合并活动性HBV/HCV感染;HIV相关肾病;妊娠。开始HAART前,如果存在严重的机会性感染或既往慢性疾病急性发作,应控制病情稳定后再治疗。②婴幼儿和儿童开始抗反转录病毒治疗的指征和时

8

机。以下情况之一建议治疗:12 个月以下的婴儿;12~35 个月的婴儿,CD4$^+$ T 淋巴细胞比例<20%,或总数<0.75×10^9/L;36 个月以上的儿童,CD4$^+$T 淋巴细胞比例<15%,或总数小于 0.35×10^9/L。

抗反转录病毒(ARV)药物:①国际现有药物,有六大类,共 30 多种,如核苷类反转录酶抑制剂(NRTIs)、非核苷类反转录酶抑制剂(NNRTIs)、蛋白酶抑制剂(PIs)、整合酶抑制剂(Raltegravir)、融合酶抑制剂(FIs)及 CCR5 抑制剂(Maraviroc)。②国内 ARV 药物,有前 4 类,共 12 种。推荐我国成人及青少年的一线抗病毒方案:齐多夫定/替诺福韦+拉米夫定+依非韦伦/奈韦拉平。某些特殊人群(如儿童、孕妇、合并结核、肝炎及静脉吸毒者)的抗病毒治疗均有其特殊性,应具体问题具体分析,不能照搬以上方案。

依从性很重要。抗病毒治疗前,应与患者有充分的交流,让他们了解治疗的必要性、治疗后可能出现的不适、依从性的重要性、服药后必须进行定期的检测,以及在发生任何不适时应及时与医务人员联系。同时要得到其家属或朋友的支持,以提高患者的依从性。抗病毒治疗过程中,应监测 CD4$^+$ T 淋巴细胞、HIV-RNA 及常规血液检测,以评价疗效及不良反应。

2. 并发症的治疗 对于各种感染均进行针对各种病原的抗感染治疗。例如:念珠菌感染用氟康唑或伊曲康唑;单纯疱疹或带状疱疹用阿昔洛韦或泛昔洛韦,局部应用干扰素;PCP 应用复方新诺明,或联合克林霉素,重者联合糖皮质激素,甚至呼吸支持;细菌感染应用针对敏感菌的抗生素;活动性结核给予规范的抗结核治疗,出现结核性脑膜炎或结核性心包积液时需联合糖皮质激素;鸟分枝杆菌感染需乙胺丁醇联合克拉霉素(或阿奇霉素),重症可同时联合利福布汀或阿米卡星;深部真菌感染根据真菌的种类可选两性霉素 B、卡泊芬净、伏立康唑、伊曲康唑、氟康唑、氟胞嘧啶等;巨细胞病毒感染应用更昔洛韦或膦甲酸钠,累及神经中枢时需两者合用;弓形体脑病需乙胺嘧啶联合磺胺嘧啶,过敏者用克林霉素。并发肿瘤者:①宫颈癌,根据分期不同需根治手术、放疗、化疗。淋巴瘤需联合化疗。②卡波西肉瘤,局限者仅需抗 HIV 治疗,播散者需化疗。

(七)预后

1. 无症状长期稳定 见于及时进行抗病毒治疗,服药依从性好,且未出现病毒耐药及严重药物不良反应者。也见于感染后长期不进展者。

2. 致残 部分患者因并发症未能治愈,可能导致失明或其他器官功能障碍。

3. 死亡 见于晚期患者,未及时抗病毒治疗,常死于并发症或药物的不良反应。

(八)预防 HIV 感染

1. 传染源的管理 高危人群应定期检测 HIV 抗体,医疗卫生部门发现感染者应及时上报,并应对感染者进行 HIV 相关知识的普及,以避免传染给其他人。感染者的血液、体液及分泌物应进行消毒。

2. 切断传播途径 避免不安全的性行为,禁止性乱交,取缔娼妓。严格筛选供血人员,严格检查血液制品,推广一次性注射器的使用。严禁注射毒品,尤其是共用针具注射毒品。不共用牙具或剃须刀。不到非正规医院进行检查及治疗。

3. 保护易感人群 提倡婚前、孕前体检。对 HIV 阳性的孕妇应进行母婴阻断。包括产科干预(终止妊娠、剖宫产)+抗病毒药物+人工喂养。医务人员严格遵守医疗操作程序,避免职业暴露。出现职业暴露后,应立即向远心端挤压伤口,尽可能挤出损伤处的血液,再用肥皂液和流动的清水冲洗伤口;污染眼部等黏膜时,应用大量生理盐水反复对黏膜进行冲洗;用 75% 酒精或 0.5% 碘伏对伤口局部进行消毒,尽量不要包扎。然后立即请感染科专业医生进行危险度评估,决定是否进行预防性治疗。如需用药,应尽可能在发生职业暴露后最短的时间内(尽可能在 2 小时内)进行预防性用药,最好不超过 24 小时,但即使超过 24 小时,也建议实施预防性用药。还需进行职业暴露后的咨询与监测。

4. 并发症的预防 对于并发症最好的预防就是及时抗 HIV 治疗。①CD4$^+$ T 淋巴细胞<0.2×10^9/L 的患者,应口服复方新诺明每日 2 片预防肺孢子菌肺炎,至 CD4$^+$ T 淋巴细胞升至 0.2×10^9/L 以上 3~6 个月。②弓形体脑病:避免生食或食用未熟透的肉类,避免接触猫及其排泄物。弓形虫抗体 IgG 阳性、CD4$^+$ T 淋巴细胞低于 0.1×10^9/L 者可口服复方新诺明预防,至 CD4$^+$ T 淋巴细胞升至 0.2×10^9/ L 以上 3 个月。接触开放性结核的患者异烟肼预防。③饮食及生活注意:每日摄取足够的能量,需肉、蛋、奶等高能量、高蛋白、好消化的饮食。多吃新鲜蔬菜和水果。少食多餐。注意饮食卫生,尤其不进食生冷肉食。对于腹泻及消化不良的患者应保持足够水分摄入,多进食液体食物,戒烟酒,适当锻炼,保持良好情绪,减轻心理压力。

（九）疾病护理

艾滋病是一种慢性、进行性、致死性传染病，需要经过专业培训的护理人员。除 HIV 外，还包括并发症的护理。除注意 HIV 的消毒隔离外，还应针对患者的并发症的不同病原，做好呼吸道、体液及接触隔离。要严格无菌操作，严格消毒隔离；接触患者的血液和体液时，应带好手套、口罩或防护眼镜、穿好隔离衣，做好自我防护。另外，针对艾滋病患者出现的不同临床症状，如发热、腹泻、皮肤疾病、呼吸道症状、消化道症状等进行不同护理。

1. 心理护理 艾滋病患者不仅要面对疾病的折磨、死亡的威胁，还要承受来自社会和家庭的压力和歧视，因此常常出现情绪异常，甚至自杀倾向。这就需要加强心理护理。密切观察患者的心理变化，注意倾听患者诉说，建立良好的信任关系，帮助他们树立起对生活的信心和希望。

2. 家庭护理 艾滋病是一种可控的慢性传染病，家属应了解关于艾滋病的传播方式、如何防治等基本信息，给患者精神上的支持，帮助他们树立生活的信心。同时注意自我防护，防止 HIV 的进一步传播。

3. 专家观点 虽然目前艾滋病是一种可控的慢性传染病，但在我国仍有较高的死亡率和致残率，患者也承受着很多痛苦和压力。目前传播途径以性行为为主，尤其是男-男性行为。建议高危人群固定性伴侣，避免不安全性行为。

（黄玉华 郭震华 史轶超）

参 考 文 献

1. 吴阶平，裘法祖. 黄家驷外科学. 第 6 版. 北京：人民卫生出版社，1999：711-1714.

2. 吴阶平. 吴阶平泌尿外科学. 济南：山东科学技术出版社，2004：701，1971-1978.

3. 许纯孝，赵升田. 临床泌尿外科学. 济南：山东科学技术出版社，2007：369-405.

4. 余建华. 阴茎疾病. 北京：科学出版社，2007：62-64，116-118，272-282.

5. 陈在贤. 实用男科学. 北京：人民军医出版社，2006：114-177.

6. 张元芳. 现代泌尿外科和男科学. 上海：复旦大学出版社，2003：255-275，327.

7. Jason M，Laurence A. Peyronie's disease：etiology，epidemiology and medical treatment. Urologic Clinics of North America，2005，32（4）：307.

8. Mullhall JP，Schiff J，Guhring P. An analysis of the natural history of Peyronie's disease. J Urol，2006，175（6）：2115-2118.

9. 中华医学会感染病学分会艾滋病学组。艾滋病诊疗指南（2011 年版）. 中华传染病杂志，2011，29（10）：629-640.

8

第五十三章

阴茎损伤

阴茎损伤较少见。在受外力打击、骑跨等情况下，可以发生阴茎损伤。单纯的阴茎损伤较少见，阴茎损伤常伴有尿道损伤，而且表现类型复杂，各种类型处理的方法也不同。

第一节　阴茎损伤病因与分类

一、病　因

1. 直接暴力　阴茎勃起时，受到直接暴力（如打击、骑跨、被踢、挤压等）时，阴茎被挤于体外硬物或耻骨弓之间，易损伤，严重者可发生阴茎折断。

2. 锐器切割　阴茎被各种锐器切割而致。

二、分　类

按有无皮肤损伤，可分为闭合性损伤和开放性损伤两种类型。

1. 闭合性损伤

（1）阴茎挫伤：各种暴力均可造成阴茎挫伤，引起皮下组织或海绵体损伤，皮下组织瘀血，皮肤水肿，严重时出现纺锤形血肿，多不伴有尿道损伤。

（2）阴茎折断：又称阴茎海绵体破裂、阴茎骨折，是严重的阴茎闭合性损伤。阴茎勃起时，受到直接外力作用，造成阴茎海绵体周围白膜及阴茎海绵体破裂，可伴发尿道损伤。多见于20~40岁的青壮年，在手淫、粗暴性交（以女性上位性交时多见）等情况易发生。

阴茎折断一般为单侧阴茎海绵体白膜横行破裂，左右侧发生率相近，一般不超过海绵体周径的1/2，最常见的损伤部位是阴茎远端1/3。10%~20%同时伴有尿道破裂，20%~30%可波及两侧甚至尿道海绵体。尿道海绵体破裂往往与阴茎海绵体损伤部位在同一水平。

（3）阴茎绞窄伤：常因好奇、性欲异常、精神失常或恶作剧等，将金属环、大号螺丝帽、线圈、橡皮筋等环状物套扎在阴茎上没有及时取下，或阴茎包皮上翻后没有及时复位导致包皮嵌顿，引起阴茎缩窄部末梢血液循环障碍，致组织水肿、缺血，严重时发生阴茎远端组织坏死。

（4）阴茎脱位伤：是指男性会阴部遭到挤压、阴茎在勃起时扭曲或在疲软时遭钝性暴力打击、过度牵拉或骑跨伤等时，或外力继续不停，可造成阴茎、尿道海绵体在冠状沟外与包皮发生环形撕裂，引起阴茎、耻骨韧带及周围组织撕裂，阴茎脱离其皮肤，脱位到腹股沟、耻骨下部、大腿根部或阴囊会阴部的皮下，与存留原位的包皮分离，空虚无物。

（5）阴茎坏疽：是外生殖器、会阴的感染性坏死性筋膜炎，分为干性坏疽、湿性坏疽，病变可局限于阴茎，也可累及阴囊，感染组织先后发生坏死、坏疽。

2. 开放性损伤　开放性阴茎损伤多数发生于刀割伤、刺伤、枪弹伤、卷入机器、牲畜咬伤及其他意外损伤；精神病患者的自伤或他伤亦偶有发生。有时因粗暴的性行为发生包皮及其系带撕裂伤，造成包皮裂口和出血。

（1）阴茎离断伤：临床少见，1929年Ehrich首次报道。较常见的原因是受到性伴侣的报复，或牲畜咬伤，致使阴茎远端往往缺损。按其损伤程度，阴茎离断伤可分成阴茎部分离断伤或阴茎完全离断伤。

（2）阴茎皮肤损伤：阴茎皮肤损伤的类型有阴茎干全部皮肤撕脱伤、阴茎部分皮肤撕脱伤、阴茎皮肤刺伤、切割裂伤、烧灼伤等。

阴茎头表面皮肤菲薄，无移动性，很少发生撕脱

8

伤。而阴茎体皮肤薄而松弛,有疏松的皮下组织,其移动性很大,较易发生撕脱伤。阴茎皮肤撕脱伤发生于机器损伤时,阴茎皮肤可同衣裤一起被转动的机器拉扯,从 Buck 筋膜外分离撕裂甚至撕脱,常发生于阴茎根部,止于冠状沟,又称筒状撕脱伤。常伴有阴囊皮肤撕脱,由于阴茎深筋膜的保护,阴茎海绵体及尿道多不易受伤。

利器切割或弹片可造成阴茎皮肤切割伤或阴茎贯穿伤。

包皮系带撕裂的主要原因是阴茎皮肤受力超负荷,如手淫时动作过于剧烈;其次在新婚之夜,在性交时过于急躁而又凶猛,或因处女膜坚韧,或因阴道痉挛,在阴茎强行插入时,由于阻力的关系造成包皮牵拉包皮系带而引起包皮系带撕裂、包皮裂口和出血。包皮系带断裂多见于包皮系带过短或包皮过长者。

第二节　阴茎损伤的临床表现

阴茎损伤随外力作用方向、作用力大小和损伤类型而各有特点,主要的临床表现包括疼痛、肿胀、局部出血、尿血、排尿障碍等,甚至有休克表现。

1. 阴茎挫伤　患者感觉阴茎疼痛且触痛明显,能自行排尿。轻者皮下组织瘀血形成青紫色瘀斑、阴茎肿胀,重者海绵体白膜破裂,形成皮下、海绵体或龟头肿胀,皮下出血及大小不等的血肿,使阴茎肿大呈纺锤形,疼痛难忍。若合并尿道损伤,则可见尿道流血或排尿障碍。

2. 阴茎折断　多发生于阴茎根部,可为一侧或双侧海绵体破裂。患者自己可感到局部组织破裂,在受伤的瞬间可听到阴茎部发出的响声,勃起的阴茎随即松软,血液由海绵体喷出至阴茎皮下,形成局部血肿,剧痛于活动时加重。局部肿胀,阴茎血肿,皮肤呈青紫色,若为一侧海绵体破裂,阴茎弯曲变形偏向健侧或扭曲,状如紫茄子。若出血形成较大的血肿压迫尿道时,可发生排尿困难。由于受阴茎筋膜限制,肿胀只限于阴茎部,若阴茎筋膜破裂,则血肿可扩至阴囊、会阴及下腹部。若并发尿道损伤,可有排尿困难,排尿疼痛,尿道口可见有血液流出,或发生肉眼性血尿。

3. 阴茎绞窄伤　可见阴茎上有套扎物,轻症者仅出现套扎物远端阴茎水肿、胀痛;如不解除病因,远端阴茎肿胀加重,继而发生缺血、坏死改变,如远端阴茎表面皮肤色泽变化、厥冷,疼痛加剧,感觉迟钝。当感觉神经坏死后,痛觉减弱。嵌顿处皮肤糜烂,同时伴有排尿障碍。

4. 阴茎脱位伤　一般表现为阴茎疼痛,周围软组织肿胀。局部特异体征有阴茎、尿道海绵体在冠状沟外与包皮发生环形撕裂,阴茎、耻骨韧带及周围组织撕裂,阴茎脱离其皮肤,于腹股沟、耻骨下部、大腿根部或阴囊会阴部的皮下可发现或触及脱位的阴茎,存留原位的包皮分离,空虚无物,伤后可出现尿失禁。阴茎脱位伤多伴有尿道外伤及尿外渗,有时即使无尿道撕裂或断裂,因尿道挫伤较重,亦可有尿外渗及会阴部血肿。

5. 阴茎坏疽　阴茎或阴囊先后发生坏死和坏疽,局部表现为阴茎、阴囊组织呈急性蜂窝织炎改变,组织坏死,有大量渗出液。患者全身中毒反应明显,出现高热,伴有寒战、恶心,严重时可出现中毒性休克,如治疗不及时可死亡。

6. 阴茎离断伤　阴茎离断后,因失血较多,患者面色苍白、四肢冰凉、血压下降,出现休克现象。离断阴茎残端出血明显,且不易止血。离断远端如为外伤或动物咬伤则创面不整齐,挫伤明显。如为刀剪切割伤,则创面整齐,切割伤患者皮肤及皮下组织受伤不会出现大出血,仅局限血肿;若深达海绵体组织可导致严重出血甚至休克。

7. 阴茎皮肤损伤　阴茎皮肤损伤若发生于衣裤连同阴茎皮肤一起被卷入各种类型机器,由转动的机器绞缠而撕脱皮肤时,则表现为撕脱伤呈脱手套式,常同时累及会阴部皮肤。受累皮肤表现有部分撕脱或阴茎干全周皮肤撕脱。部分撕脱的皮片特点多以会阴部皮肤为顶点,阴茎根部或耻骨联合为基边的三角形,深达会阴浅筋膜与白膜之间,一般不累及较深的阴茎海绵体等;完全撕脱则导致阴茎体裸露。

阴茎皮肤切割伤患者表现为局部皮肤、皮下组织或海绵体裂开或断裂,切口呈多种形态,伤口整齐,如仅累及阴茎皮肤及皮下组织时一般不会发生大出血,仅有局限血肿。

包皮系带撕裂伤最常见的部位在靠近龟头前端处,这是由于系带前端固定在龟头,后端连于阴茎皮肤,可移动。包皮系带撕裂伤可导致痛性勃起、性快感下降等严重后果,同时出现包皮裂口。

第三节　阴茎损伤的诊断

对阴茎损伤的诊断,一般根据外伤史及阴茎局

8

部损伤情况,如皮肤瘀斑、裂口、出血、皮肤撕脱、阴茎肿胀、弯曲变形等表现,做出诊断一般不难。

1. 病史 有明确直接暴力史或锐器切割伤史,可出现阴茎局部疼痛、出血、肿胀畸形、缺损,严重者可出现休克。阴茎受到暴力打击及骑跨伤时,阴茎被挤压于硬物和耻骨之间,常引起不同程度的阴茎损伤,特别是在阴茎勃起时受暴力打击或粗暴性交,闻及明显响声,为白膜破裂所致,且有剧痛感,阴茎随之软缩,继而出现肿胀,此即发生阴茎折断。阴茎折断常合并排尿困难,尿道海绵体损伤时可于排尿时发现尿瘘。阴茎脱位伤时根据受伤情况及阴茎形状,即可判断。阴茎绞窄伤应根据阴茎上的环状物及皮肤缺血、肿胀、坏死,即可判断。开放性阴茎损伤时,阴茎可见创面。

2. 辅助检查 B超可确定阴茎白膜缺损处及阴茎折断者的破裂位置。阴茎海绵体造影可见海绵体白膜破损处有造影剂外溢。但是,该检查属有创性,且由于造影剂外渗,可引起严重的海绵体纤维化,以及一定假阴性率和假阳性率,目前已较少应用。

对于有明确病史和体征,即使B超不能明确诊断,也不可轻易行海绵体造影,而应手术探查。

当患者出现尿道滴血或排尿困难时,应想到尿道损伤的可能,应行逆行尿道造影检查,造影剂外溢可明确诊断。

第四节 阴茎损伤的治疗

阴茎损伤的治疗,应尽量保存有活力的组织,特别是海绵体,以利再植或再造,考虑性功能的恢复和排尿功能。术后应加强抗感染治疗,给予适量的雌激素,防止术后恢复期中阴茎勃起。

一、阴茎挫伤

无尿道损伤的轻度阴茎挫伤仅需适当休息、镇痛、阴茎局部抬高如用丁字带兜起阴囊和阴茎、预防感染、辅以理疗。

急性期24小时内仍有渗血时,可冷敷,2~3天后出血停止,用热敷促进血肿吸收,有肿胀者适当加压包扎。给予抗生素,以防止感染。

较严重的挫伤,如皮下继续出血,血肿增大,应穿刺或切开引流,放出积血,必要时结扎出血点,并轻轻挤压阴茎海绵体,以防止血肿机化。如就诊较晚,血肿液化或合并感染形成脓肿或气肿时,可切开引流或穿刺放脓。

二、阴茎折断

阴茎折断治疗原则是恢复阴茎海绵体的连续性,彻底清创,控制出血,防止海绵体内小梁间血栓形成。治疗上目前主张早期手术,以免血肿扩大,继发感染,形成纤维瘢痕,导致疼痛和阴茎成角畸形而影响性生活。治疗方法包括非手术治疗和手术治疗。

1. 非手术治疗 20世纪70年代前多采用非手术治疗,包括镇静止痛、留置导尿管、阴茎加压包扎。局部先冷敷,24小时后改热敷,并给予口服雌激素,静脉输注或口服抗感染药治疗;为防止纤维化,有些医师还给患者链激酶或胰蛋白酶,口服羟基保泰松等治疗。然而,这些治疗方法的效果却难以评价,而且阴茎肿胀消退缓慢,患者住院时间长,并发症高达29%~53%,主要包括血肿扩大、继发感染形成脓肿、阴茎成角畸形、阴茎纤维化、局部遗留有瘢痕硬结及阴茎勃起不坚、阴茎勃起疼痛、性交困难、ED等。因非手术治疗所导致勃起功能障碍等并发症发生率较高,目前多主张手术治疗。对于阴茎弯曲不明显、血肿轻微的患者或只有尿道海绵体损伤的患者,可以采取非手术治疗。

2. 手术治疗 不仅可以降低损伤后并发症的发生率,而且可以使患者阴茎功能早日恢复。一般术后10天内阴茎肿胀消退,术后性功能恢复良好。手术有传统的修复术式和改良的修复术式。

传统的修复术式采用环形脱套切口即距冠状沟1cm处阴茎皮肤环形一周切口,并使其翻转至阴茎根部,清除血肿,术中可充分探查海绵体情况,显露损伤部位,有效清除血肿,结扎出血点,以免血肿机化形成纤维瘢痕导致阴茎勃起功能障碍、阴茎成角畸形而影响性生活。白膜破裂处用丝线或可吸收线间断缝合修补。该手术方法具有暴露充分、利于寻找白膜破口、同时修补双侧阴茎海绵体及尿道等优点,故对合并尿道损伤的患者采用此种方法较好。

改良的阴茎折断修复术式即在阴茎根部结扎橡皮筋阻断血流后,在折断部位行半环形切开阴茎皮肤,挤出积血,清除血肿,找到白膜及海绵体破裂处,应用3-0号可吸收线间断缝合修补。手术的关键是确定海绵体破裂的具体部位,方法包括:阴茎血肿最明显处;阴茎弯曲变形的凸出处;触诊阴茎有明确、孤立包块或硬结处;术前彩超检查结果。术后往往会形成阴茎向折断缝合处背侧的弯曲。手术处理时间越晚,越难恢复阴茎原状,甚至导致阴茎勃起功能障碍。本术式克服了传统的环形冠状沟切口术式手术创伤大、时间长的缺点,值得推广应用。

三、阴茎绞窄伤

阴茎绞窄伤治疗原则是尽快去除绞窄物而不附加损伤,改善局部循环。处理的关键是尽快去除绞窄物。

对包皮嵌顿的治疗可先采用手法复位,如手法复位失败,再采用手术治疗。手法复位前,在包皮和阴茎头处涂无菌润滑剂,也可细针穿刺水肿处,复位后温盐水浸泡有利于水肿和炎症的消退。手术治疗要纵切横缝嵌顿的缩窄环,注意要切到足够的深度。

对软性绞窄物如丝线、橡皮筋、塑料环等可剪断去除,如被皮肤包埋,可在局麻下从正常皮肤开始到水肿区做一纵行切口,即可切断之。对绞窄物为钢圈、螺丝帽等硬性环圈可采取台钳夹碎或钢丝剪锯裂等措施。绞窄时间长,皮肤极度水肿出血坏死者,可将坏死皮肤切除,创面用带蒂阴囊皮瓣移植或游离中厚皮片移植。对已造成阴茎坏疽者,则考虑择期行阴茎再造术。

金属环阴茎绞窄伤是常见的一种,根据金属材料和形状特征以及嵌顿的严重程度,所选方法有所不同。

1. 断环取出法　对薄而较软的金属环,可以采用专门剪刀将环切断两处。但是,金属越硬越不易切断。常有的工具有线锯、牙科砂轮等。操作时,由于金属切割金属要产生高温,故必须同时给予生理盐水降温,避免局部烧伤。

2. 减压取环法　消毒阴茎包皮,用一次性针头多处刺入包皮,再用纱布包好阴茎握在手中轻轻按摩,使包皮内积液经小孔渗出,包皮水肿消退。然后,用粗针头直刺阴茎海绵体内,抽吸出阴茎海绵体内的积血为 50~80ml,阴茎体积明显缩小。最后,涂上液状石蜡,一手固定金属环,一手在环上方,牵拉阴茎包皮向上移,即可取下完整的金属环。

3. 带子缠绷取环法　适用于阴茎水肿不严重者。首先在水肿处切许多小切口,使组织中液体排出;然后取长而窄的布条,紧贴环之远端向龟头方向缠绕 2~3cm,将布条近端从环和阴茎皮肤间送至环的近侧。此时,在缠好的布带表面涂润滑剂,术者边向远端缠绕,边向远端滑动金属环,并边松开近端之布条,直至环由远端脱下为止。

4. 手术法　如已有嵌顿远端阴茎皮肤坏死者,或金属环既不能摘除也不能切断,则应将金属环至冠状沟之间 Buck 筋膜表面的阴茎皮肤和皮下组织

切除,这样金属环即可滑出。去除环状物后,必须估计阴茎体的坏死程度。行耻骨上造瘘引流尿液,局部彻底清洁,再涂抹磺胺米隆醋酸酯和磺胺嘧啶,每日 2 次。这种处理持续到坏死区分界线清楚为止。必要时,可行阴茎部分切除术。

全身使用抗生素抗感染。局部可注射透明质酸酶、肝素等,以防血栓形成。

四、阴茎脱位伤

阴茎脱位伤应及早清创、止血,去除血肿,将阴茎复位,并固定于正常位置。有尿道损伤者按尿道损伤处理,必要时行耻骨上造瘘。如阴茎复位困难或支持组织撕裂严重时,可进行手术复位,缝合支持韧带。

预后取决于早期发现和及时处理。因为这类患者常在严重挤压伤后发生,由于体检的疏忽,常未能及时发现,得不到及时处理。如能及时发现并明确诊断,将阴茎、尿道海绵体复位到袖筒式的包皮内,并行修复包皮,则预后良好。

五、阴 茎 坏 疽

由于阴茎坏疽死亡率在 30% 左右,早期发现、清创、充分引流是关键。早期坏死组织与正常组织界限不清,较难区分,一般认为应先行适度清创术,必要时再重复清创。也有学者认为应反复多次进行彻底清创,包括坏死组织和可疑的正常组织。

早期控制感染,待坏死组织与健康组织界限明确时应尽快彻底清创,以防止坏死区域扩大,手术前可行阴茎海绵体 MRI 检查了解缺血坏死的深度,待创面较为"干净"时,采用皮瓣、植皮等方法修复创面,最好用带血管或带蒂皮瓣,因这种皮瓣抗感染力强、容易成活。部分患者可通过早期阴茎海绵体减压和高压氧进行治疗。

六、阴茎皮肤损伤

治疗方法根据阴茎皮肤损伤的范围、损伤程度和邻近皮肤状况而定。原则上伤后应立即修补,因延期修补会导致瘢痕形成、挛缩和生殖器畸形。处理前需仔细检查损伤范围、深度、阴茎海绵体、尿道海绵体是否完整,阴囊及阴囊内容物是否受累等。

首先应彻底清创,剪除无活力的组织。对阴茎皮肤缺损近侧有活力的组织要尽量保留,但远侧皮肤及包皮则须切除,即使有活力也要剪除至距阴茎头 2~3cm 处,以防术后淋巴水肿。

8

1. 刺伤及切割伤 因其伤口不大,彻底清创后一期缝合,多可愈合。对于较少阴茎皮肤缺损者,清创后创缘皮肤稍作游离行无张力缝合。因阴茎皮肤血循环丰富,有利于伤口的愈合,故凡有活力的组织应尽可能保留。

2. 阴茎皮肤撕脱伤 对于阴茎皮肤部分撕脱伤者,先彻底清洗创面,尽可能清除污染坏死组织,保留有生机的皮肤及组织。若撕脱皮肤与正常组织相连,且色泽无明显变化者,可在清创时尽量保留,并将皮肤与皮下组织缝合。术后包扎要求恰到好处,不宜过紧,数天后撕脱皮肤便可以复活。因此对于阴茎皮肤缺损<2/3、撕脱皮肤血液循环良好者,特别是年轻人,最好采用直接缝合。

如果创面已经发生感染,应将丧失生机的感染组织清除,每日更换2次湿敷料。待感染被控制,创面长出健康肉芽组织之后,于5~7天之内行成形手术。

阴茎皮肤缺损时,无论皮片移植还是将近侧皮肤延长覆盖创面,阴茎远端残留之皮肤必须切除直达冠状沟3~5mm处,否则将来会形成象皮肿,影响外形及功能。

皮肤缝于阴茎背侧还是腹侧,尚无统一意见。缝于腹侧者外形近似于正常,唯恐日后瘢痕收缩产生腹曲;缝于背侧时,虽然外观差些,但却无上述之虑。术后阴茎保持背侧位,第5天换敷料,检查伤口。若阴囊完好,也可用阴囊皮肤做隧道状阴茎包埋,露出龟头,过3~4周后再与阴囊分离成形。也可采取带血管蒂阴囊皮瓣修复阴茎皮肤缺损,使其一期愈合。尿道内需留置导尿管引流尿液,防止尿液浸湿敷料而发生感染。

阴茎皮肤完全撕脱者,多伴有阴囊皮肤损伤或撕脱,则应切除后采用其他部位皮肤植皮。可采取大腿内侧、腹股沟区或下腹部带蒂皮瓣植皮,亦可采取中厚皮片游离植皮。其中,以下腹部皮瓣较好。该处皮瓣具有移动性好、抗感染力强、成活率高,且术后半年即可恢复感觉。皮肤移植者皮肤对接处不宜对合成直角,以利于愈后的性生活,如皮片移植处位于海绵体缝合处,则应放置引流物,同时合理的使用抗生素控制感染,提高移植皮肤的存活率。

皮肤撕脱伤的患者如伴有尿道损伤,应尽可能吻合尿道并保持阴茎形态,必要时施行耻骨上膀胱穿刺造瘘。

如同时伴有阴囊皮肤缺损者,因组织顺应性强,弹性大,即使缝合时有张力,也应将所剩皮肤缝于一

起,包裹其内容。数月之后,阴囊即可恢复正常大小。阴囊皮肤全部丧失时,可暂时把两侧睾丸置于股内侧皮下浅袋内。据观察该处温度低于腹腔和腹股沟部位的温度,不会影响精子生成。尽管如此,对年轻患者仍应尽量行阴囊成形术为宜。

3. 阴茎皮肤烧灼伤 原则上先采取非手术治疗,在组织活力未能明确判断之前,积极预防或控制感染,待丧失生机组织分界明显后,可切除坏死组织,并立即植皮,必要时可行带蒂皮瓣植皮。

4. 阴茎切割伤 切割伤浅且未伤及海绵体白膜者,按一般软组织切割伤处理;切割伤深累及海绵体时,对因严重出血而致休克者,应及时采取防治措施,动脉出血者应立即缝合止血,海绵体渗血者,可连同白膜一起缝合压迫止血,并积极纠正休克。

5. 包皮系带撕裂伤 如包皮裂口不大、系带撕裂不严重、出血不多者,经局部清洗,包扎即可愈合。如裂口较大、系带撕裂严重、出血不止者应急诊手术缝合止血,术后一部分人伤口愈合良好;一部分人可能愈合不佳,使系带处形成瘢痕或系带过短,可能造成以后阴茎勃起时弯曲或疼痛。

七、阴茎离断伤

阴茎离断伤的治疗包括阴茎的修复、恢复排尿功能及性功能等。其治疗效果因受伤部位、程度、缺血时间和治疗方法而异,迄今尚无统一的治疗方案,但均强调吻合血管的再植术。

对于出血性休克者,需立即给予输血补足血容量,纠正休克后再行手术处理。

牲畜咬伤所致阴茎损伤,远端往往缺失,而不能行再植术,对于此类患者由于阴茎血运丰富,愈合能力较强,应尽量保留残端尚有生机的组织,尤其是保存海绵体,以备做阴茎再造术。妥善处理尿道,可行耻骨上膀胱穿刺造瘘。对牲畜咬伤者还应注意对破伤风及狂犬病的防治。

1. 阴茎再植术 对所有阴茎离断伤,都应考虑行阴茎再植术。进行清创处理后,若阴茎离断时间短,边缘整齐,切下的阴茎未遭到进一步的破坏时,可及时施行阴茎再植手术。

应用显微外科技术吻合阴茎动脉及阴茎浅、深静脉、白膜和尿道,效果确切。阴茎离断后距再植的时间以6小时为"临界点",但国内已有许多超过6小时再植成功的报道。离断阴茎体热缺血时间(25℃)小于10小时、冷缺血时间(0~4℃)小于20小时都有再植指征。故目前认为对阴茎离断伤,只

8

要不是外伤严重或远端丢失,都应争取再植,不应随意放弃。如有尿道海绵体、部分皮肤或阴茎海绵体相连,则再植的成功机会明显增加。

手术时对离体部分阴茎应妥善处理,最好能在入院途中将离体部分保存于抗生素冰盐水中。患者入院后,应争取尽早手术,远端用盐水或林格液加抗生素、肝素冲洗液灌洗,不健康皮肤尽量清除,尽量用近侧皮肤或皮瓣行皮肤修复。仔细清创,尽量避免盲目结扎血管。行耻骨上造瘘。通过离断远端尿道插入 1 根 Foley 导尿管,再通过断离近端进入膀胱,使阴茎结构形成一直线。以尿管为支架,首先用 3-0 号肠线间断吻合尿道海绵体 4~6 针,勿穿透尿道黏膜,以促进肠线吸收,防止感染及尿漏,吻合后拔除尿管。其次缝合阴茎海绵体,为下一步吻合血管提供必要的稳定性。再应用显微外科技术用 10-0 号尼龙线显微吻合海绵体动脉,再吻合白膜,继而吻合阴茎背动脉、静脉及神经、浅筋膜、皮肤。可不必结扎或吻合阴茎深动脉,手术成功的关键是要保证一支海绵体动脉及阴茎背静脉吻合成功。术后阴茎背伸位宽松包扎,有利于静脉和淋巴回流,必须把吻合好的阴茎固定在身体的适当位置,避免受压和痛性勃起,术中及术后需广谱抗生素和抗凝血治疗。术后处理还包括扩血管药物的应用;营养外周神经药物的应用;局部保温;口服雌激素防止阴茎勃起等。

如伤口血管遭到进一步的破坏,无法进行动静脉吻合,单纯行清创缝合阴茎海绵体和尿道海绵体、Buck 筋膜和皮肤。虽然可以借助于远近两端海绵体来沟通血运使 3 个海绵体可能存活,但龟头和阴茎远端皮肤可能坏死。如阴茎远端皮肤缺损较多,而海绵体能得到再植,可于吻合后将阴茎包埋在阴囊皮下或行中厚皮片植皮。如阴茎缺失,创口应清创,一期缝合创面或用断层皮肤封闭创面。在伤后 1~3 个月再行带蒂管形皮瓣阴茎再建手术。可使患者站立排尿,如安装软骨或假体,还可性交。行阴茎再植术后可能发生一些并发症,其发生率由高到低依次为皮肤坏死、尿道狭窄、阴茎远端感觉不良、尿瘘、尿道坏死、阳痿。对于手术失败者,只能进行阴茎再造术。

由于阴茎的血液供应特点,未经吻合血管的再植阴茎是可以成活的。不完全离断的病例,即使仅有少数皮肤相连,其术后皮肤坏死发生率偏低;而完全离断的病例,较易发生皮肤坏死。手术吻合血管可以使皮下血液循环很快恢复,因此可以减少皮肤坏死;而不吻合血管者,其远端阴茎皮肤血供主要靠血流透过海绵体及皮下组织来提供,增加了皮肤缺血时间,导致皮肤坏死。另外,行血管吻合的病例其并发症发生率明显低于吻合海绵体和尿道的病例。所以,在阴茎再植术中应采用显微外科技术行血管吻合,减少皮肤坏死等情况。

对于婴幼儿阴茎离断伤,是否行血管神经吻合,尚无一致意见。由于婴幼儿血管神经纤细,吻合特别困难,一定程度增加了显微技术的难度。有报道未行血管神经吻合的婴幼儿阴茎再植术,术后阴茎勃起,皮肤感觉无异常,无排尿困难,效果较好,但缺乏远期随访报道。

2. 清创缝合术 于阴茎损伤严重,损伤时间太长,就诊医院的医疗技术力量确实不能实施阴茎再植术,则应先行清创缝合术,待以后择期行阴茎再造术。

3. 阴茎再造术 阴茎再造术可分为传统阴茎再造术和现代阴茎再造术两类。

传统阴茎再造术包括利用腹部皮管阴茎再造、腹中部皮瓣阴茎再造、大腿内侧皮管阴茎再造等。传统阴茎再造术是一种技术复杂,需要分期完成的手术,其中某一次手术的失败都可能前功尽弃,因此这类手术需要由有经验的整形外科医生来完成。目前可应用显微外科进行的阴茎再造,体表许多游离皮瓣的供区都可游离移植进行阴茎再造。可以进行游离移植或岛状移植阴茎再造的皮瓣很多,如前臂游离移植阴茎再造、下腹部岛状皮瓣移植阴茎再造、脐旁岛状皮瓣移植阴茎再造及髂腹股沟皮瓣移植阴茎再造等。

腹部双皮管阴茎再造术属于传统阴茎再造术,一般需历经皮管成形、皮管转移、尿道及阴茎体成形、支撑物植入等几个阶段,历时较长。但对于不适合用皮瓣法移植的病例,仍不失为是一种可供选择的方法。该术式分 4 期完成。

(1)第一期皮管成形术:于两侧腹壁各设计一皮管。左侧腹壁制备 1 条较大的斜行皮管,切口长 17~20cm,宽约 8.5cm;右侧腹壁制备一条较小的皮管,长 12~15cm,宽约 4.5cm。两条皮管的下端靠近耻骨联合部位,以便后期转移。

(2)第二期皮管转移术:在第一期手术后 3~4 周,切断大皮管上端,缝合腹壁创面。在距尿道外口 0.5cm 处做一与皮管横断面相应大小的创面,将大皮管扭转一定角度并与尿道外口上方所做创面缝合。注意缝合后应使皮管缝合处位于侧方。

（3）第三期阴茎体和尿道成形术：于第二期手术后5～8周，经皮管夹压训练，确定有充分的血供建立后进行。切断大小皮管的下端，将两皮管靠拢，在两皮管的对合面上，从尿道口开始各做两条平行切口，直达皮管的游离端，大皮管平行切口宽约1.5cm，小皮条宽约1.1cm，做成尿道，使缝合后能包绕16～18号导尿管。将切口边缘两侧皮下略做分离并剪除多余的皮下组织，将相对的切口内侧缘以3-0号线做真皮层的缝合，形成新尿道。再将大小皮管的外侧缘各做相对缝合，形成阴茎。

（4）第四期阴茎头成形及支撑物植入术：于第三期手术后3个月进行。在修复再造阴茎末端做阴茎头时，可在阴茎背部及两侧，距末端约4cm处做一3/4的环状切口，并削除宽约0.5cm的表层皮肤，游离远端创缘，重叠于切除表皮部的创面上进行缝合。也可在阴茎体远端两侧各切除1～1.5cm的V形皮肤，缝合后呈圆锥形酷似龟头。于再造阴茎根部一侧做一切口，在再造阴茎和尿道皮管之间分离一隧道，将阴茎海绵体残端劈开，以自体肋骨和硅胶作为支撑物，插入劈开的海绵体残端纵隔内并缝合固定。

对于阴茎损伤的预防，应尽可能避免暴力和锐器损伤阴茎。若系精神病患者应积极治疗好精神病，这是唯一的预防措施。

（杨建军　姚茂银）

参 考 文 献

1. 刘猷枋,张亚强.中西医结合泌尿外科学.北京:人民军医出版社,2007:105.
2. 余建华.阴茎疾病.北京:科学出版社,2007:57-62.
3. 丁青,任黎刚,邹强.阴囊阴茎坏疽7例治疗分析.浙江医学,2004,26(2):117-118.
4. 陈在贤.实用男科学.北京:人民军医出版社,2006:208-210.
5. Jack GS, Garraway I, Reznichck R, et al. Current treatment options for penile fractures. Rev Urol,2004,6(1):114-120.
6. 乔勇,胡晓勇,徐月敏,等.阴茎折断诊断及手术疗效长期观察(附9例报告并文献复习).临床泌尿外科杂志,2008,23(5):377-379.
7. Dubin J,Davis J. Penile emergencies. Emerg Med Clin North Am,2011,29(3):485-499.

8

第五十四章

男性性功能异常

第一节　阴茎勃起功能障碍

阴茎勃起功能障碍（erectile dysfunction，ED）是指男性不能持续获得和维持足够的阴茎勃起以完成满意的性生活。ED 是一种较为常见的男性性功能障碍疾病，不仅影响患者及其伴侣的生活质量，也可能是心血管疾病（cardiovascular diseases，CVD）的早期症状和危险信号。

一、勃起功能障碍的危险因素

ED 的危险因素既不是 ED 发生的充分条件，也不是 ED 发生的必要条件，只是暴露于危险因素下的人群发生 ED 的可能性大。

1. 年龄　ED 的发生随着年龄的增加而增加，但是，ED 不是老龄化中不可避免的事件，可能与老年人合并许多慢性疾病且服用多种药物有关。

2. 心血管疾病　心血管疾病与 ED 的关系较为明确，其本身的危险因素如肥胖、糖尿病、血脂异常、代谢综合征、缺乏锻炼、吸烟，内皮功能障碍等同时也是 ED 的危险因素。轻度的 ED 是发现潜在心血管疾病的一个重要指标。

3. 糖尿病　可导致神经和血管病，是 ED 发生最为密切的危险因素之一。糖尿病人群 ED 的发生率和年龄、病程、血糖控制情况、伴随疾病、用药和抽烟等有关。

4. 内分泌疾病　与 ED 发生有关的内分泌疾病包括垂体功能减退、多发性内分泌功能障碍、性腺功能减退、高泌乳素血症、肾上腺疾病、甲状腺功能亢进和甲状腺功能低下等。研究表明，肾上腺雄激素代谢物硫酸去氢表雄酮（DHEAS）与 ED 发生有较强的相关性；双氢睾酮（DHT）和氢化可的松仅有弱相关；睾酮、性激素结合蛋白、雄烷二酮、雌激素、泌乳素、垂体促性腺激素等与 ED 发生无相关性。

5. 神经系统疾病　包括中枢神经系统疾病：退行性变（多发性硬化、帕金森病、多发性萎缩等），脊柱创伤或疾病，卒中，中枢神经系统肿瘤等；周围神经系统疾病：1 型或 2 型糖尿病，慢性肾衰竭，多发性神经病变，手术（骨盆或者腹膜后大手术、前列腺癌根治术、结直肠手术等），尿道手术（尿道狭窄成形术等）等。

6. 泌尿生殖系统疾病　如尿道下裂、上裂、小阴茎、阴茎硬结症和阴茎异常勃起。

7. 外伤、手术及医源性因素　任何损伤阴茎神经支配和血流供应的外伤、手术或者其他医源性因素都可能导致 ED，如脊髓损伤或手术、骨盆骨折合并尿道外伤、经腹会阴直肠癌根治术、腹膜后淋巴结清扫术、主动脉重建术等。

8. 精神心理因素　精神心理疾病（如精神分裂症、抑郁症等）及其治疗药物均与 ED 发生相关。

9. 不良的生活方式　吸烟、酗酒、长期吸毒与 ED 发生的关系密切。

二、勃起功能障碍的病因及分类

20 世纪 70 年代以后随着对于勃起生理及勃起功能障碍（erectile dysfunction，ED）病理和病理生理研究的进展，人们逐渐意识到，除了心理因素可以导致 ED 外，许多器质性疾病也会引起 ED。阴茎的勃起机制是阴茎海绵体平滑肌松弛，阴茎动脉扩张，动脉血流增加而静脉回流受阻，最终完成勃起这一复杂的血流动力学过程。高血压、糖尿病、心血管疾病、手术、外伤、药物等都不同程度地影响勃起机制中的某一环节，从而导致 ED 的发生。

1. 心理性 ED　是指各种精神、心理因素，如紧

8

张、抑郁、焦虑及夫妻感情不和等,引起的勃起功能障碍。

2. 器质性 ED

(1) 神经性因素:勃起相关的中枢和(或)外周神经系统病变或损伤导致的 ED。

(2) 血管性因素:动脉粥样硬化、动脉狭窄、动脉分流、心功能不全等都会导致阴茎供血减少;高血压、高血脂、糖尿病等可导致血管舒张功能障碍;阴茎白膜损伤、阴茎静脉漏等均可导致静脉关闭机制障碍。这些因素都能导致 ED。

(3) 手术和外伤:大血管手术、前列腺根治术、经腹会阴直肠癌根治术等手术及骨盆骨折、腰椎压缩性骨折或骑跨伤等可引起与勃起相关神经、血管的损伤,导致 ED。

(4) 内分泌疾病、慢性病及长期服用一些药物:也可以导致 ED。

(5) 阴茎自身病变:如阴茎硬结症、阴茎弯曲畸形、包茎、龟头炎等。

3. 混合型 ED 是指精神、心理因素及器质性病变共同导致 ED 的发生。此外,精神心理因素和器质性病变可以相互作用,形成恶性循环,加重 ED 症状。混合性 ED 占大多数。

三、勃起功能障碍的诊断

(一)病史采集

1. 现病史 病史的询问对于诊断 ED 尤为重要。由于受传统观念的影响,很多患者对于勃起功能障碍难以启齿,所以在询问病史的时候需要营造一个安静合适的就诊环境,建立患者对医生的信任,以便患者客观、详细地陈述 ED 发生、发展的过程及严重程度,既往的诊治过程和结果等。还需要询问是否合并其他性功能障碍,如性欲减退、早泄、射精异常等。并尽可能询问患者是否存在导致 ED 的可能病因和相关危险因素,同时鼓励患者的配偶参与 ED 的问诊。

国际勃起功能评分表(IIEF-5)能够对患者的勃起功能进行初步评估(表 54-1)。根据 IIEF-5 评分结果可将 ED 分为轻度(IIEF-5 评分为 12~21 分)、中度(IIEF-5 评分为 8~11 分)、重度(IIEF-5 评分为 5~7 分)。

在现病史的询问中还应注意区分心理性 ED 和器质性 ED。心理性 ED 往往比较突然,在特定的情景或场合下发生,而在另外的情景或场合下却能正常勃起(如手淫),有明显夫妻关系、情绪和社会精神心理诱发因素,患者仍能保持有良好的晨间和夜间勃起。器质性 ED 往往在不知不觉中发生,且病情逐渐加重,或有明确的手术、外伤史或在服用某种药物后发生,在任何场景和场合下均不能达到满意的勃起和维持足够的时间,患者无晨间和夜间勃起,或虽有但明显减弱,患者的性欲及夫妻关系正常,亦无明确的精神心理等致病因素存在。不过,心理性 ED 和器质性 ED 往往混合存在。

2. 系统回顾 系统回顾对发现 ED 的高危因素很重要。通过系统回顾,有时能发现 1 个甚至多个与 ED 相关的系统疾病,如勃起功能障碍伴有糖尿病的患者,可能同时还有心血管及神经系统的疾病,还可能伴有精神心理疾病。系统回顾中要重点突出对患者心血管、神经、内分泌、泌尿生殖等系统及精神心理状况的了解。

表 54-1 IIEF-5 评分

	0分	1分	2分	3分	4分	5分
1. 对获得和维持勃起有多少信心?	无	很低	低	中等	高	很高
2. 受到性刺激后,有多少次阴茎能够坚挺插入阴道?	没有尝试性交	几乎没有或完全没有	很少、几次	有时	大多数时候	几乎总是或总是
3. 性交后,有多少次能在进入阴道后保持阴茎勃起?	没有尝试性交	几乎没有	很少、几次	有时	大多数时候	几乎总是或总是
4. 保持勃起至性交完毕有多大困难?	没有尝试性交	非常困难	很困难	困难	有点困难	没有困难
5. 当您尝试性交时,有多少次感到满足?	没有尝试性交	几乎没有或完全没有	只有几次	有时	大多数时候	几乎总是或总是

8

3. 服药史 许多药物可引起 ED,据不完全统计,25% 的 ED 可能与应用某些药物有关。要注意区别是药物还是药物治疗的疾病引起的 ED。已知可能引起

ED 的常见药物如下。

(1) 抗高血压药物:利尿药、β 受体阻滞剂及某些作用于中枢神经系统的药物。

(2) 强心剂:洋地黄等。

(3) 激素类药物:雌激素、LHRH 激动剂及雄激素拮抗剂等。

(4) H₂ 受体阻滞剂:西咪替丁等。

(5) 抗精神病药物:三环抗抑郁药及许多传统抗精神病药物。

(6) 抗胆碱药:阿托品、普鲁苯辛等。

(7) 免疫抑制剂。

(8) 其他:可卡因及阿片制剂等。

4. 手术及外伤史 一些手术及外伤可导致 ED 的发生。脊髓损伤常发生于年轻人,其损伤程度和损伤不同的平面可导致不同程度的 ED。高位脊髓损伤患者,心理性勃起虽然已消失,但外生殖器受到刺激仍可产生反射性勃起。相反,低位脊髓损伤时,由于腰骶部脊髓缺血,反射性勃起完全消失,而心理性勃起仍可保留。骨盆骨折和会阴部损伤均可损害勃起的血供和神经传导,导致 ED 的发生。

盆腔会阴部手术可损伤骶神经丛、支配阴茎的勃起神经及血供而产生 ED,如前列腺癌根治术、直肠癌根治术。双侧肾移植术后,由于髂内动脉损伤,约有 65% 的患者术后发生 ED。另外,后尿道成形术、阴茎海绵体硬结症切除术后以及阴茎异常勃起手术治疗后均可发生 ED。

5. 生活方式 吸烟、酗酒、吸毒、不洁性生活,不良饮食习惯、缺乏运动等不良生活习惯可增加 ED 的发生率。

6. 社交、婚姻及性生活史 患者的社会状况、工作紧张与疲劳程度、人际关系、经济收入、婚姻状况、夫妻关系、对性知识的了解程度、有无忧虑、恐惧、罪恶感及焦虑、沮丧等状况及害怕性交失败等心理状态、性传播疾病及患者对此严重性的看法,均可影响性生活质量。

(二) 体格检查

1. 一般情况 应注意体形、毛发分布、肌肉力量、第二性征及有无男性乳房发育等。第二性征异常与皮质醇症、甲状腺疾病、高泌乳素血症、睾丸和肾上腺肿瘤等疾病有关。

2. 心血管系统 ED 是心血管疾病的早期表现,ED 患者发生严重心血管疾病的风险明显高于没有 ED 患者。ED 患者即使诊断时没有心血管疾病症状,也应把它当作一潜在的心血管疾病患者对待。既往 3~6 个月内如患者未行血压及心率检查,应行血压及心率测定。同时检查四肢脉搏。股动脉、腘动脉及足背动脉搏动消失提示可能有腹主动脉、髂动脉栓塞或狭窄。用手指轻柔地按压和放松阴茎体部,观察阴茎头的血流充盈和回流情况,可以了解阴茎血供情况。

3. 神经系统 着重注意下腰、下肢、会阴和阴茎痛觉、触觉和温差感觉、阴茎及足趾的振动觉、球海绵体反射、提睾肌反射等神经系统变化情况。

4. 腹部情况 有无肝脾大,有无腹水。

5. 泌尿生殖系统 注意阴茎的大小、外形及包皮有无异常,应仔细触摸阴茎海绵体,若有纤维斑块,提示有阴茎海绵体硬结症。包茎、包皮龟头炎、包皮粘连或包皮系带过短,均可影响正常的勃起功能。

检查睾丸的大小、质地,有无鞘膜积液、附睾囊肿和精索静脉曲张等。正常睾丸为 15~25ml。巨大鞘膜积液和疝会影响正常性交。

肛门指检,了解前列腺大小、质地、有无结节和触痛,肛门括约肌张力等。对 50 岁以上的 ED 患者更应重视肛门指检。

(三) 实验室检查

1. 常规检查 血生化检查可以及时发现糖尿病、血脂代谢异常和慢性肝炎等疾病。

2. 激素水平测定 是否作为常规检查尚有争议。

(1) 睾酮:睾酮水平与 ED 的关系目前仍不明确。只有 2%~20% 的 ED 患者伴有睾酮水平降低。中年男子出现乏力、出汗、疲劳、萎靡不振,即所谓的男子更年期(现称"中老年男子部分性雄激素缺乏综合征",PADAM),与睾酮水平低有一定关系,但对睾酮替代治疗的价值仍有争议。凡低睾酮水平伴有低 LH 水平者,即所谓继发性低睾酮患者,应做垂体影像学检查。

(2) 泌乳素:ED 患者中有泌乳素升高者占 1%~16%,但真正发现有垂体瘤者仅占 0.3%。当泌乳素 ≥20ng/ml 时应怀疑有泌乳素瘤。

(3) 甲状腺素:甲状腺功能异常可以引起 ED。凡怀疑甲状腺功能异常者,均应做甲状腺素水平测定。

(4) 儿茶酚胺及其代谢产物测定:血尿儿茶酚

胺及其代谢产物测定有助于诊断肾上腺功能异常，结合体征、影像学检查往往可以明确诊断。

（5）其他：对于 50 岁以上的或怀疑前列腺癌患者建议检查前列腺特异性抗原（prostate-specific antigen，PSA）。

虽然大多数男性 ED 患者可能无法通过实验室检查获得准确诊断，但可借此发现引起男性 ED 的部分原因及并存疾病。

（四）特殊检查

对于使用非侵袭性治疗有效的患者，无须使用进一步的诊断方法。少数勃起功能障碍患者，对非侵袭性治疗无效，或为进一步了解勃起功能障碍确切的发病原因或机制，以便下一步有效的治疗，需要有选择地做下列项目中的某些检查：①常规检查原因不明者；②盆腔或会阴部外伤病史；③伴有阴茎畸形、阴茎硬结症等，可能需要手术矫正；④严重的精神性障碍；⑤内分泌疾病；⑥神经系统疾病；⑦医学伦理及司法鉴定需要者；⑧拟行假体植入者。

1. 夜间阴茎胀大试验　健康男性夜间睡眠中快速动眼期会出现夜间阴茎勃起，每晚平均 3 次以上，总时间约为 100 分钟。这是中枢神经系统传导冲动至骶神经丛引起勃起所致。夜间阴茎胀大试验正是利用这一原理在 ED 的诊断中帮助区分心理性 ED 还是器质性 ED。心理性 ED 患者有夜间勃起，相反，器质性 ED 患者夜间勃起次数减少，硬度也明显减弱。然而，器质性 ED 早期患者也有夜间勃起。夜间阴茎勃起检测的方法如下。

（1）纸带或 Snap-Gauge 试验：将含有 3 种不用拉力条带（分别为 10 盎司、15 盎司和 20 盎司）的测试环于夜间临睡前固定在阴茎上，第 2 天早晨观察是否有拉力带在夜间阴茎膨胀时断裂，借此来判断有无夜间阴茎勃起。该方法简便，成本低廉，可重复，但精确性差些，无法记录勃起次数。

（2）硬度测量仪（rigiscan）：夜间入睡前，将两个测试环分别置于阴茎前端和根部（图 54-1），同步记录阴茎粗细和硬度。该法是目前国际上公认的唯一可测定阴茎夜间膨胀度的同时又能反映阴茎硬度的无创检查。目前的正常参考标准为：超过 8 小时的记录（睡眠）时间中出现超过 3 次以上（一般为 3~6 次）的勃起事件，勃起时阴茎头周径增加 ≥3cm，阴茎体增加 ≥2cm，勃起硬度超过 70% 的时间总共大于 10 分钟。然而，当前在大部分文献采用的是"单次勃起硬度超过 60% 的时间 ≥10 分钟"这个标准来鉴别 ED。检查一般应监测两个晚上以上。

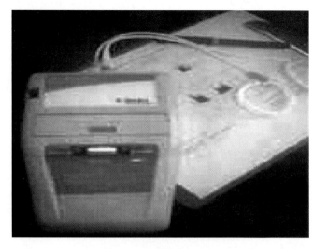

图 54-1　硬度测量仪（Rigiscan）

（3）视听刺激勃起检测：由于夜间阴茎胀大试验操作相对费时且不易在门诊开展，有创的血管活性药物注射试验有时不被患者接受。视听刺激勃起检测（audio-visual sexual stimulation，AVSS）作为一种清醒状态下进行的无创检查方式，其结合的阴茎勃起功能和硬度检测（penile tumescence and rigidity，PTR）提供了一种客观的勃起功能检测方法，可以在门诊开展 ED 的筛查，方便快捷。AVSS 的有效勃起的判定标准仍参考夜间阴茎胀大试验的标准。目前临床上 AVSS 联合 PDE5 抑制剂药物进行勃起功能检测及 AVSS 联合阴茎海绵体血管功能检测也有开展。

（4）VISER 勃起功能障碍分析仪：由加拿大 Laborie 公司推出一种能监测阴茎粗细、硬度、海绵体内压曲线和血流的多参数便携式电脑大小的综合分析仪。

（5）NEVA 阴茎勃起生物电测定系统：由美国 UroMetrics 公司研制生产，可连续测定阴茎勃起次数、长度、粗细和血容量变化，是一种无创监测系统（图 54-2）。

夜间入睡前将 3 个电极片分别缚于阴茎根部、头部及髂前上棘处，次日可通过计算机打印出夜间记录的结果。正常参数为：夜间睡眠过程中有 3~6 次阴茎勃起，每次勃起时间超过 15 分钟为一次勃起事件，其中勃起幅度（阴茎血容量变化率）≥200% 为正常，171%~200% 为轻度异常，131%~170% 为中度异常，<130% 为重度异常或作为一次勃起事件。

2. 阴茎肱动脉血压指数　采用袖珍多普勒超声监听仪置于阴茎背侧皮肤表面，听到扑动声音后，将一小型血压测量充气袖带围绕阴茎根部，按照肱动脉血压测量方法分别量出两侧阴茎海绵体内动脉压。

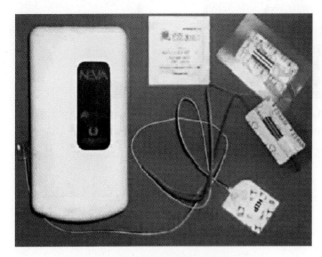

图 54-2 NEVA 已经勃起生物测定系统

阴茎肱动脉血压指数（penile brachial index, PBI）=阴茎动脉压/肱动脉血压。若 PBI>0.75，表明阴茎动脉供血正常，若 PBI<0.6，提示阴茎动脉供血异常。

3. 阴茎海绵体注射血管活性药物试验 该试验的基本原理是将血管活性药物局部注入阴茎海绵体内，引起阴茎海绵体动脉和海绵窦平滑肌松弛，血流阻力减低，海绵体动脉灌注增加，海绵窦膨胀，压迫回流静脉，使海绵体静脉回流量降低，导致勃起。

目前常用的药物有：罂粟碱、酚妥拉明、前列腺素 E1 及血管活性肠肽等。每次单剂用量：罂粟碱 10~30mg，前列腺素 E1 5~40μg。三联混合制剂罂粟碱 30mg/ml、酚妥拉明 0.5mg/ml 及前列腺素 E1 10μg/ml；二联混合制剂罂粟碱 30mg/ml 及酚妥拉明 0.5mg/ml，或酚妥拉明 0.5mg/ml 及前列腺素 E1 10μg/ml。混合制剂的用量为 0.1~2ml，小剂量开始，逐渐加大调节至最佳剂量，常用剂量为 0.25~1ml。

选择一个安静舒适的环境，配合性刺激效果会更好。翻起包皮，用拇指和示指牵住阴茎贴在一侧大腿上。选择阴茎海绵体侧方中段作为注射部位。注射部位消毒后，避开浅表血管，选用结核菌素试验注射器或胰岛素注射器，针垂直皮肤进入阴茎海绵体，待针完全进入后，缓慢将药物注入。如遇阻力或注射部位疼痛，应停止注射，去针后局部压迫数分钟后进行观察。注药后 10 分钟之内测量阴茎长度、周径及勃起阴茎硬度，阳性反应判定为注射药物后 10 分钟内出现Ⅲ级以上勃起，持续时间超过 30 分钟。

反应阳性提示正常的动脉充血和静脉闭塞功能。反应异常则提示需要开展进一步检查。镰状细胞病患者、未控制的心脑血管病（如发作性低血压、短暂性脑缺血发作）患者、有严重精神心理障碍者及凝血功能障碍者不宜做此项检查。由于神经质或紧张焦虑患者可能因交感神经反射而不能充分勃起，因此，该试验有假阳性。若勃起不完全而又怀疑有血管病变，可进一步做双功能超声或海绵体灌注测压及造影检查。

阴茎海绵体内注射血管活性药物试验可能会出现一些并发症。全身并发症有低血压、头晕、头痛及恶心等；局部并发症有异常勃起、血肿、海绵体炎、麻木及药物误注入尿道等。

4. 彩色双功能超声检查 该检查无创伤，可在门诊进行。正常阴茎海绵体内回声均匀一致。海绵体或白膜如果出现回声致密或钙化区提示海绵窦病变、纤维化或痛性纤维结节病。同时，可获得高分辨率的阴茎血管图像，测定血管内径，观察血管活性药物注射前后阴茎血流情况，对了解阴茎动脉血供和静脉关闭机制均有帮助。

评价阴茎血管功能的常用参数有：收缩期阴茎动脉最大血流率（PSV），舒张末期血流流率（EDV），阻力指数（RI）。图 54-3~图 54-6 分别是非血管性 ED、动脉性 ED 及静脉性 ED 的阴茎血流多普勒超声检查图像。

一般认为，注射血管活性药物后阴茎海绵体动脉直径>0.7mm 或增大 75% 以上，PSV≥30cm/s，EDV<5cm/s，RI>0.8 为正常。PSV<30cm/s，提示动脉供血不足；EDV>5cm/s，RI<0.8，提示阴茎静脉闭塞功能不全。

双功能超声检查还能直接显示静脉漏的部位，如药物诱导勃起后，阴茎背静脉出现血流提示静脉漏。经直肠 B 超发现前列腺周静脉丛血流增加，提示阴茎海绵窦和阴茎脚静脉功能不全。

5. 阴茎海绵体测压 阴茎皮肤消毒麻醉后，于阴茎冠状沟两侧以 19 号蝶形针穿刺两侧阴茎海绵体，固定于阴茎皮肤后，通过一侧穿刺针注射血管活性药物后连接阴茎海绵体压力传感器，另一侧穿刺针连接水泵。传感器定标后，按计算机测定程序自动测定。

阴茎海绵体压力测定的诊断指标有诱导勃起的灌注流率（IF）、维持勃起的灌注流率（MF）、IF/MF 及压力跌差（PLC）等。目前多采用 MF 和 PLC 作为诊断指标。

8

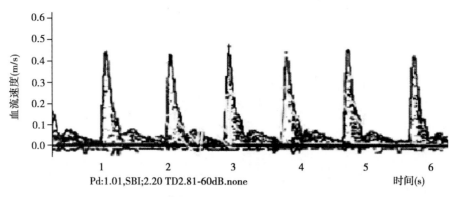

Pd:1.01,SBI;2.20 TD2.81-60dB.none

图 54-3 非血管性 ED 阴茎血流多普勒超声频谱图

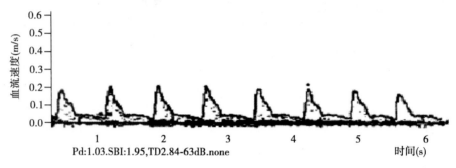

Pd:1.03.SBI:1.95,TD2.84-63dB.none

图 54-4 动脉性 ED 阴茎血流多普勒超声频谱图

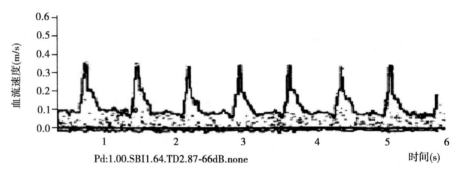

Pd:1.00.SBI1.64.TD2.87-66dB.none

图 54-5 静脉性 ED 阴茎血流多普勒超声频谱图

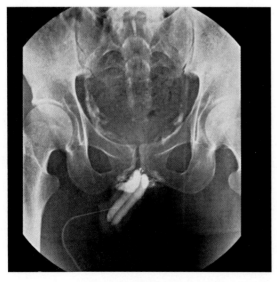

图 54-6 阴茎海绵体造影发现静脉漏存在

MF 与静脉漏程度直接相关。正常状态下,平滑肌完全松弛时,维持完全勃起的灌注流率在 10ml/min 以下,通常低于 5ml/min。正常状态下,停止灌注后 30 秒内,海绵体内压力从 150mmHg 降至 45mmHg 以下。若灌注时海绵体内压力不能达到平均收缩压、MF 超过 10ml/min 或停止灌注后海绵体内压很快下降均提示静脉闭合不全。MF 超过 40ml/min 应考虑显著静脉闭合不全。

6. 阴茎海绵体造影 患者仰卧位,阴茎根部弹力带中部外侧消毒后,注入血管活性药物,3~5 分钟后去除弹力带,用 9 号针头从海绵体内侧穿刺阴茎海绵体,以 80~100ml/min 的流率快速注入 30% 泛影葡胺 40~100ml,通过监视器观察阴茎海绵体形态、海绵体血管回流率以及阴部、骨盆内血管显示的范围。于注射造影剂后 30 秒、60 秒、90 秒、120 秒及 900 秒时分别摄片。

静脉漏的 X 线表现：①背静脉和前列腺周静脉丛显影或背浅静脉显影；②阴部内外静脉系统显影；③阴茎浅静脉显影；④尿道海绵体显影；⑤少数患者表现为会阴丛显影。图 54-6 为存在静脉漏的海绵体造影图像。

7. 选择性阴茎动脉造影　动脉造影是评估阴茎血供异常定位和定性的主要方法。一般对骨盆骨折后合并 ED、青年人原发性 ED 疑有阴部动脉血管畸形、主动脉或髂动脉有狭窄、阻塞病变及经 NPT、多普勒超声等检查提示或证实有阴茎供血不全，经药物治疗无效拟行血管重建术者，术前可进行阴茎动脉造影。

操作方法：在血管造影检查台上，经一侧股动脉逆行穿刺插入导丝，再插入动脉导管，在荧光屏监视下，先将导管插入对侧髂内动脉，同时在阴茎海绵体内注射血管活性药物，令患者倾斜 30°，阴茎偏向非造影侧，注射造影剂，连续快速摄片。然后将导管退至穿刺侧髂动脉，再进入穿刺侧髂内动脉，同法注射造影剂摄片。若造影满意，可清晰观察阴部动脉、阴茎背动脉、阴茎海绵体动脉及其分支。本检查并发症有穿刺点血肿、动脉内膜剥脱及造影剂过敏等。

由于动脉造影为有创性检查，在临床应用时应严格掌握其适应证和禁忌证，对患有严重高血压、糖尿病，以及心肌梗死、脉管炎者禁忌采用。

8. 勃起功能障碍的神经检测　支配阴茎勃起的大脑皮质、脊髓和（或）周围神经疾病均可引起勃起功能障碍。目前针对勃起过程中自主神经系统的检查方法不多，只能通过检查与勃起有关的躯体神经和涉及自主神经的器官和系统的功能间接地去推断阴茎勃起的神经系统的功能状况。

（1）体神经检查

1）阴茎生物阈值测定试验（penile biothesiometry）：用固定频率而振幅可调的电磁震动装置，刺激阴茎干两侧和阴茎头，检测患者对特定震动频率和不同振幅震动产生的知觉敏感阈值。该试验是一种简单、可定量和重复性好的阴茎神经传入通路筛选方法。

2）球海绵体肌反射（bulbocavernosus reflex，BCR）：球海绵体肌反射是通过测定阴茎感觉传入神经至脊髓，再从运动传出神经到球海绵体肌的传导速度，能够较客观地评估骶髓、马尾神经和周围神经功能的完整性。

具体的方法：用两个环形电极缚于阴茎上，阴极置于阳极近端 2cm 处，将同心针电极插入双侧球海绵体肌，记录受检肌在放松状态下的电位变化，包括感觉阈、反射阈、反射潜伏期及波形。用环状电极刺激阴茎背神经，强度为感觉阈的 4～6 倍，频率为 1Hz。正常值为 24～45 秒，潜伏期长或波形未引出为异常。

理论上说，球海绵体肌反射能够确定阴部神经和马尾神经病变，但其不能评估自主神经系统的完整性。故在 ED 病因诊断中应予以注意。

3）阴部诱发电位（pudendal evoked potential）：阴部诱发是通过电刺激阴茎背神经在皮层记录的体感诱发电位，检测神经冲动从阴茎刺激点，经感觉轴索传导至大脑皮层的时间，其形态特征、峰潜伏时间、周围和中枢传导时间与刺激胫神经、腓神经在皮质记录的诱发反应相似。阴部诱发电位可以对神经检查有微小异常的阴茎传入感觉障碍的存在、定位和性质做出客观的评估。

方法：将针记录电极刺入 Cz 点，参考电极放在 Fz 点，用两个环状电极缚于阴茎干，阴极置于阳极近端 2cm 处，电刺激阴茎背神经，极间阻抗小于 2kΩ，强度为感觉阈的 3 倍，频率为 3Hz，叠加 200 次。检测 P1 波是否消失，并测量 P1 波峰潜伏期、波幅和波形情况。正常范围是 36～47ms。潜伏期延长或波形未引出为异常。

4）背神经传导速度试验（dorsal nerve conduction velocity test）：背神经传导速度试验能够较好地反映阴茎干背神经传入通路的完整性。在阴茎根部和阴茎头部安放两个电极，将同心针电极插入球海绵体肌，记录阴茎根和头部的两个球海绵体肌反射潜伏时间，用两个电极之间的距离除以根部和头部潜伏时间之差。正常男性阴茎背神经传导速度为 21.4～29.1m/s，平均 23.8m/s。

5）肛门或尿道括约肌肌电图（anal or urethral sphincter EMC）：肛门或尿道括约肌肌电图检测也可用于评估骶髓、马尾神经或盆神经丛功能，发生病变后尿道和（或）肛门括约肌肌电图异常。当马尾神经部分损伤时，如果仅造成非常小的感觉丧失和括约肌张力轻微减低，尽管临床上已出现 ED，但也不易确诊。这时，尿道括约肌肌电图检测的敏感性优于球海绵体肌反射检测。括约肌肌电图检测也用于诊断盆腔手术后阴部神经损伤导致的勃起功能和排尿功能障碍。

（2）自主神经检测

1）心血管反射试验（cardiovascular reflex test）：该试验是通过检测心率和血压对深呼吸、直立或倾斜身体和 Valsalva 试验等活动的反应来评估自主神经完整性，如果对这些活动不能做出相应的反应，提示有自主神经功能障碍。

心率变化主要反映副交感神经功能。正常参数：①在静息状态下，心电图中平均 RR 变化率在 ≤40 岁和 41 岁~60 岁成人分别小于 2.52 和 1.88；②在 3 次完整的呼吸周期中，最慢的吸气心率和最快的呼气心率平均差异的最大值在 ≤40 岁和 41 岁~60 岁分别大于 15 次/分和 9 次/分；③心率慢时的最长 RR 间期与心率快时最短 RR 间期之比应>1.11。

测量血压主要是了解交感功能，站立时收缩期血压降低应小于 13mmHg。心血管反射试验能够发现自主神经疾病，但不能准确判断异常是否发生在盆腔和海绵体神经通路局部，心动过缓、尼古丁、咖啡因、抗高血压药物和血容量过高或过低均可影响检测结果。

2）交感神经皮肤反应（sympathetic skin response，SSR）：交感神经皮肤反应是用两个表面电极记录深呼吸、惊吓、疼痛和周围神经电刺激等诱发的皮肤电位变化。临床上用于评估自主神经功能。一般认为，阴茎皮肤交感神经反应检测可以了解支配阴茎的自主神经功能，肢体交感神经皮肤反应能够用于检测混合性神经轴突疾病。

3）膀胱内压研究（cystometrography studies）：膀胱内压研究是用膀胱内压描记法和氯贝胆碱超敏性试验评估骶髓膀胱自主神经通路的完整性。

具体方法：患者取卧位，经尿道将 Foley 导管插入膀胱，用二氧化碳或水充入膀胱，同时记录膀胱内压力曲线。如充入足够量后仍无膀胱收缩，提示副交感神经病变导致膀胱压力反射消失；氯贝胆碱超敏性试验能够排除因心理抑制所致的膀胱压力反射消失。由于上述方法不能检查较远的海绵体神经，尽管膀胱内压测量图正常，但也不能完全排除因自主神经疾病引起的勃起功能障碍，如糖尿病、尿道手术和骨盆骨折患者可能有较远的海绵体神经损伤而不伴有排尿困难。

上述神经生理检测方法中，没有一种能够单独用于鉴别神经性和心理性 ED。躯体神经功能可以通过诱发电位检测，而自主神经功能检测较为困难。所以在临床工作中，医师要根据患者的病情特点有选择、有目的地进行神经生理检测，以发现或排除导致阴茎勃起功能障碍可能存在的躯体神经和自主神经病变。

9. 海绵体活检　阴茎平滑肌细胞和海绵体腔隙的病理改变如平滑肌数量减少、细胞超微结构改变及大量纤维组织增生可以降低平滑肌细胞和海绵窦的顺应性和弹性，从而造成动脉充盈不足和静脉阻断不全，引起 ED。因此阴茎海绵体活检可以直接评价海绵体功能，达到诊断 ED 的目的。

通常采用穿刺法活检海绵体平滑肌。局部麻醉下用 Tru-cut 针从龟头进针，活检针与阴茎同方向用过白膜至海绵体，一手牵扯阴茎保持平直，另一手控制扳机使活检针弹出。取出穿刺针，将活检组织放在 Bouin 液中，通过固定、包埋、切片、染色等，最后将切片进行显微镜和计算机图像分析，重点分析平滑肌密度，如发现海绵体平滑肌密度降低则可诊断 ED。

（五）以患者的目标为导向的勃起功能障碍诊断

虽然目前诊断勃起功能障碍有很多方法，但其中很多方法在技术上相当复杂或费用昂贵，有些单一检查方法难以得到令人满意的结果，还有些造成患者的不适合痛苦，所以无论何种诊断方法，大多数患者倾向于选择侵袭性最小的。表 54-2 是最基本的诊断步骤。

表 54-2　以患者目标为导向的勃起功能障碍的基本诊断

评估勃起功能障碍患者时，应进行：
1. 详细的病史询问目前的主诉及相关的性功能障碍症状。询问有关内外科疾病、个人史、手术及创伤史、婚姻及性生活史、服药情况和不良生活习惯等
2. 完整的体格检查包括心血管系统、神经系统、内分泌系统、泌尿生殖系统及患者的精神心理情况
3. 必要的实验室检查包括血尿常规、血尿素氮和肌酐、空腹血糖、胆固醇、高、低密度脂蛋白、睾酮和泌乳素等
4. 在上述评估中，如有精神问题可做进一步的精神科评估；有内分泌异常时，可转给内分泌科

在完成基本诊断后，就可告知患者治疗方法的各种选择。若有必要可依据患者对治疗选择的倾向性及上述基本诊断中阳性发现结果，推荐一些相应的检查项目。

（1）口服药、真空缩窄装置（VCD）或 MUSE：除非患者要求想知道勃起功能障碍的确切原因，否则没有必要做一些费用昂贵又增加痛苦的检查。

（2）性心理治疗：必要时可配以 NPT，或海绵

8

体血管活性药物注射加视觉性刺激联合试验（CIS），以证实无明显器质性病变。

（3）海绵体内注射（ICI）疗法：CIS试验，或多普勒超声。

（4）阴茎假体植入：NPT，CIS。

（5）阴茎静脉手术：NPT，CIS，多普勒超声，海绵体测压和造影。

（6）阴茎动脉手术：NPT，CIS，多普勒超声，阴茎动脉造影。

四、勃起功能障碍的治疗

目前勃起功能障碍治疗方法不断发展，为了规范ED的治疗，治疗中应遵循一定的治疗原则

（表54-3）。这一原则重点强调了勃起功能障碍的鉴别和评估，以及心理因素和相关疾病的确定，通过个体化的综合治疗，获得满意的性生活。它强调要全面的询问病史。该原则中还提到尽可能安排夫妇双方共同参与治疗。治疗目标：治疗原发疾病，纠正危险因素，改善勃起功能，获得满意的性生活。

（一）性心理治疗

与正常人相比，ED患者更容易出现幸福感降低，自信心和自尊心的下降等心理问题。由于多数ED患者存在心理性因素，所以心理治疗是非常必要的。各种药物及其他辅助治疗也应该和心理治疗相结合才能发挥更好的效果。

表54-3 勃起功能障碍的治疗原则

步骤	处理原则	结果及应对措施
ED的诊断	1. 主诉、详细的病史及神经心理评估 2. 全面的体格检查 3. 必要的实验室检查进行筛查	ED的诊断初步建立，必要时进行其他检查明确病因，利于下一步治疗
纠正可逆致病因素	1. 改变或中断可能导致ED的药物 2. 纠正可能导致ED的不良生活习惯 3. 激素替代治疗激素缺乏导致的ED 4. 外科手术干预	ED治愈，随访和重新评估或治愈
评估和教育	与患者及配偶讨论、评估	明确患者及配偶的偏爱
一线治疗	口服药物	ED治愈，随访和在评估或未愈二线治疗经尿道给药或海绵体内注射血管活性药物ED治愈，随访和在评估或未愈
三线治疗	外科假体植入	ED治愈，随访和再评估

在与患者沟通时，应该尽量建立互相信任和良好的关系，使患者能够坦诚的陈述病情。同时要善于发现患者的情绪症状，对存在明显的情绪异常，怀疑有抑郁障碍或其他精神疾病时应该安抚患者并建议患者到精神科咨询。心理疏导包括以下6个方面：①使患者正确认识ED及其发生的原因；②寻找导致ED的诱因及危险因素，进行自我调节；③消除焦虑抑郁等不良情绪，注意自我调适；④加强夫妻有效沟通交流；⑤避免过度关注疾病，转移注意力；⑥树立信心，多尝试，多学习。

焦虑是导致心理性ED的重要原因，常常担心性交失败，思想上包袱沉重，引起ED，ED又加重了焦虑，如此恶性循环，病情逐渐加重。对于此类患者，治疗时应着重于性知识教育和心理咨询，逐渐消除患者的心理障碍，树立信心。

性感集中训练是目前治疗心理性ED最重要的治疗方法，适用于几乎所有性功能障碍的治疗。其目的在于解除焦虑，增进夫妻双方的沟通和交流，通过从语言到非语言交流的技巧，逐步改善夫妻双方的关系和性功能。性感集中训练包括非生殖器官性感集中训练、生殖器官性感集中训练和阴茎插入训练3个阶段，通过拥抱、抚摸等触觉刺激的手段，来体验和享受性的快感，克服对性行为的恐惧心理，建立和恢复性的自然反应。

（二）口服药物治疗

1. 非激素类药物

（1）作用于外周的口服药物

1）磷酸二酯酶-5抑制剂：正常男性在性刺激时副交感神经兴奋，刺激非肾上腺素能非胆碱能神经元释放NO，后者激活GMP使cGMP合成增加。

8

ED 患者阴茎组织中多出现 cGMP 生成能力下降。PDE-5 抑制剂可以抑制 cGMP 的降解而提高阴茎海绵体平滑肌细胞内 cGMP 水平,起到治疗 ED 的效果。目前,口服 PDE5 抑制剂已成为 ED 治疗的首选方式,并且因其使用方便、安全、有效,也易被多数患者接受。目前国内常用的 PDE5 抑制剂包括西地那非、他达拉非和伐地那非,这 3 种 PDE5 抑制剂的药理作用机制相似,口服后在性刺激状态下能诱发有效勃起,对 ED 患者总体有效率在 80% 左右。图 54-7 是 PDE-5 抑制剂治疗 ED 的模式图。

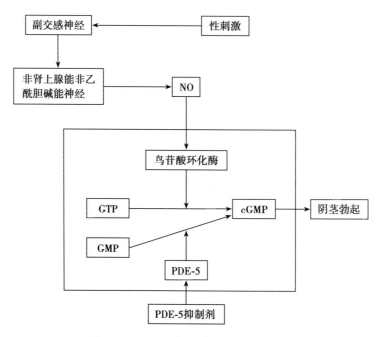

图 54-7　PDE-5 抑制剂治疗 ED 模式图

2）按需治疗:PDE-5 抑制剂按需治疗是常用的治疗方式。西地那非按需治疗的推荐剂量分别是 50mg 和 100mg,其对一般 ED 人群的治疗有效率分别为 77% 和 84%,治疗过程中可根据疗效与不良反应调整剂量。西地那非 50mg 和 100mg。他达拉非按需治疗的推荐剂量为 10mg 和 20mg,其对一般 ED 人群的治疗有效率分别为 67% 和 81%。伐地那非治疗的推荐剂量为 10mg 和 20mg,其对一般 ED 人群的治疗有效率分别为 76% 和 80%。3 种 PED-5 抑制剂按需治疗均可显著提高 ED 患者国际勃起功能指数、性生活日记(SEP)、综合评价问题(GAQ)和满意度评分。

3）规律治疗:PDE-5 抑制剂的规律治疗是另一种可供选择的治疗方式。Mathers 等研究发现,不同剂量的西地那非或伐地那非每日服用或规律服用 1 年后,NPTR 及 IIEF 评分均有显著改善,且停药 4 周后仍有效果。小样本的临床研究显示,每日连续服用西地那非 50mg 4 周可改善海绵体动脉血流及血管内皮功能,且停药后血管内皮功能仍有改善。Rosano 等发现,心血管风险升高的 ED 患者隔日 1 次服用 20mg 他达拉非 4 周后,血管内皮功能有显著改善,且停药 2 周后效果仍持续。Santi 等发现,每日 2 次服用伐地那非 10mg 连续 6 个月后,可改善糖尿病 ED 患者的勃起功能及血管内皮功能。西地那非与伐地那非两种药物半衰期较短,连续或规律治疗是否较按需治疗更有优势,仍需更多的循证医学证据。Zumbé 等发现,伐地那非每日服用 10mg 与按需服用 10mg 24 周后相比,并无明显提高轻至中度 ED 患者的勃起功能,且停药 4 周后两种服用方式的维持效果类似。他达拉非具有半衰期长(17.5 小时)及有效浓度可维持 36 小时的特点,小剂量每日服用(once daily,OAD)已广泛应用于临床。已有临床数据表明 2.5mg 与 5mg 他达拉非 OAD 治疗均可改善不同程度 ED 患者的勃起功能,且具有良好的耐受性。研究显示,他达拉非 5mg OAD 治疗较他达拉非 20mg 按需治疗对保留神经的根治性前列腺切除术后(nerve preservation after radical prostatectomy,NSRP)ED 患者的勃起功能恢复更有优势。近年来有多数研究支持他达拉非 5mg OAD 可缓解 BPH 引起的下尿路症状,因此小剂量 OAD 治疗方案对 ED 合并 LUTS 患者可能更具一定优势。动物实验表明,长期使用 PDE-5 抑制剂可明显改善或阻止由于年龄、糖尿病或手术所造成的海绵体结构改变，但目前仍缺乏人体研究数据。一些研究表明，长期应用 PED-5 抑制剂可能改善患者的血管内皮功能并保护心血管系统。迄今为止，还没有多中心双盲或三盲的研究比较上述 3 种 PDE-5 抑制剂的疗效，因此在药物选择或治疗方式选择上并无一致性推荐。治疗时应让患者了解各种 PDE-5 抑制剂的药物特点（短效或长效）和可能出现的不良反应，并依据患者性交的频率、个人期望及医生个人的经验来决定。

禁忌证：有机硝酸盐（如硝酸甘油、单硝酸异山梨酯、硝酸异山梨酯等）与 PDE-5 抑制剂合用可导致 cGMP 蓄积，引起顽固性低血压。PDE-5 抑制剂与硝酸盐类合用是绝对禁忌。

PED-5 抑制剂无效者的处理：正确、足量服用 PDE-5 抑制剂，勃起功能无改善者可视为无效。判断 PDE-5 抑制剂无效前，应首先确认患者服用的药物是否为正品，因市面上存在假冒、非正规仿制 PED-5 抑制剂。其次要明确患者的服药方法及剂量是否正确。目前 PDE-5 抑制剂服药无效的原因主要包括：服药后缺乏充分的性刺激；服药剂量或疗程不足；服药与性生活间隔太短或太长；酒精或饮食影响了药物的吸收；特殊类型 ED（如雄激素缺乏或高泌乳素血症引起）或严重器质性病因；心理因素或伴侣因素。

处理方法如下。

①指导患者正确使用 PDE-5 抑制剂。

②针对原发器质性病因的治疗。

③更换其他 PDE-5 抑制剂或连续应用 PDE-5 抑制剂。

④联合治疗，如改善雄激素水平。

⑤酚妥拉明（phentolamine），作为 α 受体拮抗剂，酚妥拉明治疗血管性 ED 的有效率为 30%~40%。推荐剂量为 40~80mg，性交前服用。

（2）作用于中枢的口服药物

1）育亨宾（yohimbine）：是可逆性的 α₂ 受体拮抗剂，是现有治疗 ED 药物中应用时间最长的口服药物。育亨宾治疗心理性 ED 有效率为 46%，而对器质性 ED 无效。常用剂量为 20~30mg/d。不良反应有恶心、头痛、消化不良、一过性血压升高等。在 PDE-5 抑制剂应用治疗 ED 之前，曾经被广泛应用治疗 ED，但其有效性及安全性尚未得到充分的评估。

2）阿扑吗啡（apomorphine）：是一种多巴胺 D₂ 受体激动剂，其机制是刺激脑室旁核的多巴胺受体，从而激活下丘脑-海马-催产素能通道，经脊髓传入阴茎，使阴茎的动脉扩张，血流量增加而勃起。该药于 2001 年 2 月被欧洲药品评价局（European Medicines Evaluation Agency，EMEA）批准上市用于治疗 ED，规格为 2mg、3mg、4mg、5mg。目前已有部分研究证明其对 ED 患者的治疗是安全和有效的。

3）曲唑酮（trazodone）：是一种非三环类三唑吡啶类抗抑郁药，既可作用中枢 5-羟色胺受体，抑制 5-羟色胺重吸收；也有抗胆碱活性和肾上腺素受体阻断作用，治疗 ED 的有效率为 65%。不良反应有异常勃起、镇静作用和抗胆碱作用等。虽然有临床上报道曲唑酮治疗 ED 有效，但 Meta 分析结果提示与安慰剂差异无统计学意义。

2. 激素类药物　也称雄激素替代治疗，主要用于内分泌性 ED，包括原发性和继发性性腺功能低下导致的 ED。有研究表明，口服制剂十一酸睾酮可显著提高血清睾酮水平，且肝肾毒性小，剂量容易调整，临床应用安全有效。

（三）外用药物

外用药物治疗 ED 的机制是通过药物渗透皮肤，穿透 Buck 筋膜和白膜进入海绵体，使平滑肌松弛，血管扩张，达到治疗 ED 的目的。

前列腺素 E1 乳膏是一种特殊研制能够经皮快速吸收的药物，它可涂抹于龟头，大约 30 分钟起效，总有效率为 67% 左右，不良事件发生率为 25.6% 左右。

（四）血管活性药物海绵体内注射

目前临床上应用较多的海绵体内注射血管活性药物有罂粟碱、酚妥拉明和前列地尔。这些血管活性药物能够松弛阴茎海绵体海绵窦平滑肌和（或）阴茎动脉平滑肌而达到阴茎勃起的作用。

在阴茎根部 1/3 处按照图 54-8 所示的注射方向，可以避免损伤阴茎浅静脉而引起阴茎皮下血肿。切忌从阴茎背侧正中神经、动静脉沿途进针，也应防止误入尿道海绵体。注射针头可用 30G 的 TB 针头，以减少注射局部疼痛和出血。药物推注完毕后，拔出针头，局部按压 30 秒，然后嘱患者用手轻轻刺激阴茎头部同时观看一些带有性刺激的图片或录像，以利于勃起。

1. 前列地尔　是第一个得批准可以应用于 ICI 治疗 ED 的药物，是目前单一药物 ICI 最为有效的药物。其作用机制是通过平滑肌细胞表面受体刺激产生腺苷酸环化酶，促使 ATP 转化为 cAMP，从而使阴茎海绵体平滑肌细胞内钙离子浓度下降，导致平

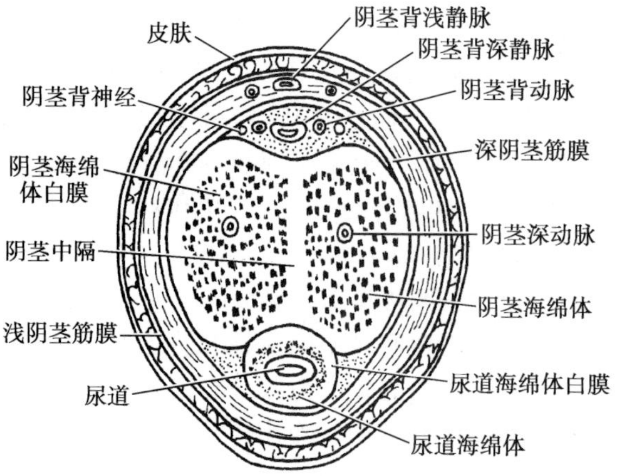

图 54-8　阴茎海绵体内注射药物的进针方向

滑肌松弛。剂量为 5～40μg。勃起通常在注射后 5～15 分钟出现，勃起的持续时间与注射剂量有关。患者需要通过正规的培训来学习正确的注射方法，也可以指导其伴侣掌握这一技术。海绵体内注射前列地尔对 ED 患者的总体有效率超过 70%。海绵体内注射前列地尔的并发症主要为阴茎疼痛，少见并发症为阴茎持续性勃起、阴茎异常勃起及阴茎海绵体纤维化。全身性的不良反应是较为少见的，其中最常见的是轻微的低血压。ICI 的禁忌人群包括前列地尔过敏者、阴茎异常勃起高风险人群及凝血功能异常者。

2. 罂粟碱　一般患者首次剂量为 30mg，必要时以每次 30mg 递增，若增至 90mg 仍无效，应该用联合用药。罂粟碱+前列腺素 E1 或罂粟碱+酚妥拉明或三联用药。

血管活性药物海绵体内注射后产生阴茎勃起多发生在注射后 15 分钟内。可维持勃起 15 分钟至 2～3 小时，性高潮后即自然消退。对于严重的动脉型 ED 和静脉关闭机制障碍者，由于阴茎动脉血流不足或海绵体平滑肌减少，故对海绵体内注射血管活性药物治疗的效果并不佳。

因为局部用药代谢较快，所以海绵体内注射治疗几乎没有全身并发症，但可存在局部并发症。

（1）阴茎异常勃起：凡海绵体注射血管活性药物后勃起维持超过 4 小时，可视为阴茎异常勃起，应紧急处理。为了防止异常勃起，尤其在午夜发生者，可让患者带上 5～10ml 特普他林（terbutaline），是一种 β 受体激动剂。一旦发生延长勃起可先口服该药。若无效，应到医院急诊处理：①用 18～20G 针头做一侧海绵体穿刺，回抽海绵窦内淤血 50ml 后，轻轻压迫阴茎数分钟，必要时对侧海绵体也可抽血

50ml。②上述措施无效时，可用 30～40ml 温肝素溶液（浓度为 5000U/L）反复灌洗，同时阴茎海绵体加压。③少数患者若仍无效，可在海绵体内注射新服林（phenylephrine）200μg，同时监测外周血压，必要时可重复注射 200μg 新服林。如果 500μg 新服林仍不能使阴茎疲软，则必须通过外科手段引流阴茎海绵体内积血，其中最简单的方法是用前列腺活检针，经龟头向两侧阴茎海绵体作穿刺引流。

（2）阴茎注射局部疼痛：无须特殊处理，必要时于注射前 30 分钟口服镇静镇痛药，或用 1% 普鲁卡因溶液稀释前列腺素 E1 结晶粉可减少疼痛。

（3）海绵体纤维化：长期注射治疗患者可出现阴茎海绵体纤维化。纤维化的机制尚不清楚，与注射次数有关。故应告诫患者，1 周注射不可超过 3 次。一旦发生纤维化，应停止海绵体内注射治疗，约 50% 的患者纤维化会慢慢自行消退。

（4）其他不良反应：还包括局部血肿、尿道出血、脸红及低血压等，但是只要操作正确，一般不易发生。

禁忌证：对海绵体内注射的血管活性药物过敏者；患有某些易出现阴茎异常勃起的疾病如镰刀性贫血、多发性骨髓瘤及白血病患者；阴茎解剖结构异常；不宜进行性生活或性生活禁忌者；近 3 个月有心脑血管病变者；有凝血功能障碍者。

（五）经尿道给药

一种前列腺素 E1 的经尿道给药剂型可以有效治疗 ED，患者性交勃起满意度可达 30%～65.9%，但其有效率明显低于经海绵体内注射疗法。前列腺素 E1 经尿道给药最常见的不良事件是局部疼痛（29%～41%）和低血压带来的头晕（1.9%～14%）。阴茎纤维化和异常勃起非常罕见（<1%）。尿道出血（5%）和泌尿道感染（0.2%）与经尿道给药方式有关。该疗法可为不愿接受注射的患者提供另一种选择。

（六）阴茎假体植入

目前报道约有 90% 的患者及其配偶对阴茎假体总体上感到满意。由于假体植入患者一般术前都有较高的期望值，所以术前必须向患者交代清楚可能的并发症及术后预期效果，并告诉患者术后可能出现阴茎变小、龟头感觉改变、射精困难或延迟等，最好夫妇能共同参加术前讨论，使患者及家属有一个合理的期望值。

1. 适应证：①口服药物及其他治疗无效的患者；②不能接受或不能耐受已有治疗方法的患者。

2. 绝对禁忌证:存在全身、皮肤或尿道感染者。

3. 相对禁忌证:①存在阴茎严重畸形、尿道狭窄、阴茎发育不良、阴茎血管瘤患者;②未有效治疗的精神心理障碍患者。

拟接受阴茎假体植入手术的患者,术前准备的主要目的是降低感染风险。患者手术区域应无皮炎、伤口或其他表皮损伤。对于糖尿病患者,术前应严格控制血糖。

患者及其配偶应该充分了解阴茎假体植入手术的相关信息,包括:①阴茎假体植入术是 ED 治疗的最后选择,如果因各种原因取出,海绵体组织的破坏将使其他治疗(药物、注射、真空装置等)的疗效降低或者无效;②术后阴茎勃起和疲软与生理性状况存在差异,包括阴茎短缩、龟头不增大等;③假体类型的选择及其优、缺点;④术后并发症,如感染、侵蚀及机械故障的发生及处理后果;⑤再次手术可能性。

阴茎假体通常可分为两种类型,非膨胀性(Malleable)和可膨胀性(Inflatable,两件套和三件套)。非膨胀性假体通常也指半硬棒状柱体。非膨胀性阴茎假体适合于不能灵活操作者(如震颤麻痹、高龄虚弱等),盆部异常者(骨盆骨折、神经源性膀胱、疝修补后),或难以负担可膨胀性假体高昂费用者,以及性交频率较低的老年人。其并发症发生率低于可膨胀假体,尽管在美国的使用量大大低于可膨胀性假体,但是在世界范围内的特定患者群仍有重要存在价值。

可膨胀性假体(典型代表为三件套)适合于年龄较轻、社交活动多、性生活频繁的患者,或阴茎硬结症患者,再次假体植入者,以及合并神经病变的患者。

主要术式包括冠状沟下路径、阴茎阴囊路径和耻骨下路径,路径的选择通常由假体类型、患者解剖条件、手术史和术者习惯决定。

阴茎假体手术的并发症包括:感染、机械故障、侵蚀穿入尿道或者阴茎、阴囊,还包括假体自发性充盈、龟头膨胀感差、勃起短缩、液泵体或储液囊移位等,其中最主要的两种并发症为感染和机械故障。

主要的并发症有:①感染,是阴茎假体植入最严重的并发症,大约有 2% 的发生率,脊髓损伤、糖尿病、尿道感染患者是发生感染的高危人群,发生感染后假体必须取出。②机械故障,随着设计的不断改进,最常用的三件套阴茎假体 5 年机械故障率低于 5%。某些产品增加了关闭阀门,以防止自发性充盈。相关研究发现,改进型假体自发膨胀发生率

1.3%,而无关闭阀门假体的自发膨胀率为 11%。尽管阴茎假体有金属配件,但患者术后可以接受 MRI 检查,以评价假体状况(如囊液泄漏、位置偏移等),或诊断其他疾病。③侵蚀性,手术、感染或缺血均可造成假体周围组织损伤而使假体侵蚀之,形成脓肿并最终破出皮肤外。④纤维化,假体植入可使海绵体内形成纤维化,曾经感染或曾经接受假体植入手术者会更明显,使再次手术困难。⑤自发膨胀,通常发生在术后 3 个月内直至组织愈合以后。⑥部分阴茎假体移位,一般在手术率为 2%~10%,但假体种类和患者病情不同而比例可有不同。

(七)血管手术

1. 动脉重建手术 目的是将阴茎动脉血供异常造成的流入血流减少提高到较高水平,保证阴茎勃起的需要。正常情况下,维持勃起的动脉血流入量是 100ml/min,ED 者明显低于此水平。病变部位包括近端的腹主动脉、髂内动脉和远端的小的阴茎供血动脉。近端血管病变理论上可采取血管成形术、动脉内膜剥脱术和血管移植术来改善,远端则主要采用血管重建加以治疗。

患者术前应进行病史、体检、实验室检查、血管活性药物海绵体内注射试验等证实为血管性 ED;彩色双功能超声检查提示阴茎动脉血流入量减少,舒张末期血流流率>5cm/s,海绵体造影显示增加灌流速度可维持勃起,否则为海绵体结构异常,应行假体植入,不适合血管重建。动脉造影是必需的检查,如发现大血管病变,则应行血管成形,当然动脉造影只能提供一些解剖方面的信息,并不能提供阴茎动脉血流流入情况。

手术方法包括:①腹壁下动脉与阴茎海绵体吻合术(Michal Ⅰ法);②腹壁下动脉与阴茎背动脉吻合术(Michal Ⅱ法);③腹壁下动脉与阴茎背动、静脉吻合术(Hauri 法);④阴茎背深静脉化(Virag 法);⑤腹壁下动脉与阴茎动脉吻合术(Konnak & Ohi 法)。

血管重建的并发症包括龟头水肿、坏死、伤口感染、尿潴留、龟头感觉改变等。手术效果差异较大,近期有效率 40%~80%,但远期效果不佳。

动脉性血管性 ED 的手术治疗已经有 30 多年的历史,手术方式多种多样,但由于选择标准、疗效评价并未统一,其效果尚存争议,而显微外科技术的应用也未实现标准化,仅作为可选方法之一。目前,EAU 指南已经不再推荐该类术式,而 AUA 指南仅限于推荐"近期获得性的、因局限性动脉阻断而导

8

致的 ED、没有系统性血管病变的健康男性"。

2. 阴茎静脉手术　静脉漏的发生常由于阴茎白膜下静脉被动性压迫关闭机制失常引起的,包括海绵体平滑肌舒张不全、神经控制异常、海绵体纤维化引起的弹性丧失等原因。静脉漏的诊断应包括海绵体测压、海绵体造影、彩色双功能超声等。

常见的手术方法包括:①阴茎背深静脉结扎术;②阴茎海绵体脚静脉结扎术;③阴茎海绵体静脉结扎术;④尿道海绵体剥脱术;⑤双髂内静脉结扎术。

静脉闭塞功能障碍(静脉漏)性 ED 的血流动力学基本明确,但是较难鉴别功能性异常(平滑肌功能障碍)和解剖结构缺陷(白膜异常)。目前,对于静脉闭塞功能障碍性 ED,没有明确的标准化诊断程序,随机对照的临床研究结果并不充分,其手术的有效性尚待验证,尽管国内仍然有较多的学者继续施行静脉性 ED 的手术,美国泌尿外科协会(AUA)对该方法仅做略述但不予推荐,而欧洲泌尿外科协会(EAU)的指南已经不予任何描述。

(八) 物理治疗

1. 真空勃起装置(vacuum erectile device,VED)真空勃起装置是利用负压吸引血流进入阴茎海绵体,从而促使阴茎勃起的一种物理治疗方法。符合ED 治疗安全性、可靠性、可逆性、非侵袭性且操作简单的要求,也可用于阴茎康复治疗。1847 年美国内科医生 John king 首次提出负压原理应用于 ED 的患者,当时仅为一种简单的玻璃抽吸器具。1917年弹力缩窄环的概念被接受,由 Lederer 设计出真空负压缩窄装置,之后又有欧美一些国家的学者多次进行改进,直到 1960 年才得以生产,1982 年获得FDA 认证。VED 的原理为通过负压吸引提高阴茎海绵体血流诱发勃起,阴茎根部通过弹力缩窄环阻断海绵体静脉的回流来维持勃起状态以满足性交需求。诱发勃起所需的时间平均为 2.5 分钟,留置弹力缩窄环的时间不宜超过 30 分钟。VED 现已广泛用于临床治疗,效果也较肯定。VED 可通过增加动脉血流进入阴茎海绵体,达到改善供氧、抗纤维化、抗凋亡、保护内皮细胞及提高 NOS 合成的作用,从机制上改善勃起功能状态,有利于阴茎康复。增加了患者的自尊心和幸福感,缺点为患者必须中断性活动来操作 VED 装置,缺乏性生活的自然性,需要一定的灵巧性等。VED 适合于动脉性、静脉性、糖尿病、前列腺癌术后、骨盆骨折尿道断裂术后及脊髓损伤所致的 ED 患者,也可用于不能耐受 PDE-5 抑制剂者及 PDE-5 抑制剂治疗失败的患者。文献报

道对各种病因所致 ED 的有效率在 27% ~ 94%。老年人群可与普通人群获得同样的疗效,且更适合于性生活频率低的老年患者及寻求非药物治疗的患者。VED 的不良反应包括疼痛、射精困难、瘀斑、青紫及麻木等,发生率不足 30%。为避免严重并发症如皮肤坏死等的发生,注意弹力缩窄环的使用时间在 30 分钟以内。此疗法不适合于凝血机制障碍及正在进行抗凝治疗的患者,阴部皮肤有溃烂者亦不适用。

2. 体外低能量冲击波治疗　近年来,体外低能量冲击波治疗(low-intensity extracorporeal shockwave therapy,LI-ESWT)正成为一种治疗 ED 的新疗法。在最初的一项随机双盲对照研究中,对那些使用PED-5 抑制剂治疗有效的 ED 患者,LI-ESWT 不论在短期临床效果还是生理影响方面都有积极的作用。此外,有原始数据显示,即使是 IIEF 评分为严重 ED 的且应用 PED-5 抑制剂治疗效果很差的患者,LI-ESWT 仍可以改善患者的阴茎血流动力学和血管内皮功能。鉴于目前研究数据有限,尚无法给出 LI-ESWT 的明确治疗方案。

(九) 中医中药治疗

在中医学中描述为阴茎萎软不举,举而不坚或坚而不久,不能达到满意的性生活,称之为阳痿。中医学对此病进行了大量的论述,并积累了丰富的临床经验。中药能够通过多靶点、多系统、多部位作用于全身整体,温和缓慢而持久,改善全身症状,且许多中药具有雄激素样作用,在治疗 ED 的同时可以提高性欲。目前市场上治疗阳痿的中成药种类繁多,如六味地黄丸、肾气丸、右归丸等,主要适用于心理性 ED 及轻至中度器质性 ED,在具体治疗时需辨证论治。

阳痿病中医证型的诊断标准:符合主证、舌脉即辨证成立。

1. 肝气郁结证主证　阳事痿弱,精神抑郁;舌脉:舌淡或红黯,苔薄,脉弦或弦细;治法:疏肝理气。

2. 湿热下注证主证　勃起不坚,或不能持久;舌脉:舌红苔黄腻,脉滑数或弦数;治法:清热利湿。

3. 瘀血阻滞证主证　勃起不坚,或不能勃起;舌脉:舌质暗或有瘀点,瘀斑,脉弦或涩;治法:活血化瘀。

4. 心脾两虚证主证　阳事痿弱,性欲淡漠;舌脉:舌淡苔少,边有齿痕,脉细弱;治法:补益心脾。

5. 肾阳虚衰证主证　性欲低下,阳事痿弱;舌脉:舌淡苔白,脉沉细或尺弱;治法:温补肾阳。

8

6. 肾阴亏虚证主证　欲念频萌,阳事易举却不坚或不久;舌脉:舌质淡红,苔少薄黄,脉细或沉细数;治法:滋阴补肾。

针灸、推拿及中药外敷等中医治法对阳痿病同样具有较好的临床疗效。另外,阳痿患者的饮食多以清淡、清补之品为主,禁食或少食煎炒油炸、辛辣燥热之物。气功锻炼可改善症状,在中医师的指导下,通过不同的功法,调息、调心、调身,最终达到强身健体、治病防病的目的。

（十）治疗后的随访和疗效评估

接受勃起功能障碍治疗的患者应定期接受随访,目的在于了解患者接受治疗的效果、治疗后的性生活情况、全面的身体和精神心理状态,并为下一步的治疗提供可靠的依据。

在随访过程中,医师应该全面调查患者用药剂量及相应的治疗方法。随访可以以问卷的形式开展,如 IIEF-5 评分表,这样就可以用一种简单的方式获得患者接受治疗后最直接、最主观的治疗效果的反馈信息。

五、阴茎勃起功能障碍的预防

ED 影响男性整体健康,其病因涉及神经、血管、内分泌及精神心理等多方面,因此 ED 的预防不仅限于生物医学方面,同时还应注意致病的社会、心理等因素。ED 的预防与治疗是一个整体,应根据防治并行和个体化相结合的原则,采取综合措施。

由于多数 ED 与心脑血管疾病及代谢性疾病等重大疾病相关,因此,ED 的预防应遵循慢性疾病的预防原则,其具体预防措施应包含以下 3 个方面:①预防,在发病前期重视病因预防,对存在 ED 危险因素但勃起功能尚正常的男性,积极控制危险因素,防止 ED 发生;②治疗,在发病初期采取措施控制 ED 继续发展,早期诊断,及时治疗,尽可能恢复和保护勃起功能;③康复,防止重度 ED 及其与之伴发的重大疾病的出现,尽量促使勃起功能康复,提高生活质量。

具体方法如下。

1. 健康教育　通过提高男性人群的健康知识水平和自我保健能力,激励男性采取有益于勃起功能的行为和生活方式,主动建立和谐的性关系和人际关系,避免 ED 的危险因素,进而达到预防 ED 和改善勃起功能的目的。

2. 生活方式和行为　建立良好的健康的生活方式和行为,从而达到预防和改善 ED,增进整体健康。目前有循证医学证据支持生活方式及行为改善勃起功能的措施主要包括戒烟、体育锻炼和减轻体重、地中海饮食和富含黄酮类饮食及保持规律的性生活。

3. 高危人群的预防　对轻至中度 ED 的中青年男性,应加强生理和心理的健康教育,重视早期病因的筛查,特别是心血管风险因素。在积极病因预防的同时,可早期应用 PDE-5 抑制剂进行治疗,防止 ED 的继续发展,促进身心健康。对老龄或有慢性疾病人群,如冠心病、高血压、糖尿病、高脂血症、代谢综合征等,应在积极控制伴随疾病的基础上预防 ED 的发生发展,促进整体健康。对直肠癌、前列腺癌等行盆腔器官手术或放疗的患者,应采取更加积极的预防措施,如根治性前列腺切除术中保留双侧勃起神经,根治性手术或放疗前后每日小剂量持续应用 PDE-5 抑制剂,并联合应用真空勃起装置,预防 ED 发生发展,促进勃起功能的康复。

第二节　射精功能障碍

射精障碍包括早泄(premature ejaculation)、延迟射精(retarded ejaculation)、不射精(an-ejaculation)、逆行射精(retrograde ejaculation),其中早泄是临床较为常见的射精功能障碍疾病。

性兴奋期,附睾、输精管和射精管在自主神经支配下发生节律性蠕动,这种规律性的蠕动将成熟的精子输送到前列腺的后尿道。当性反应周期由持续期转入高潮期时,交感神经紧张性进一步增高。此时尿道外括约肌舒张,而尿道内括约肌保持收缩状态,以防止精液逆行射入膀胱内。随着性高潮的到来,尿道前部平直,前列腺节律性收缩,球海绵体肌和坐骨海绵体肌强烈收缩,将精液从尿道口射出体外,进而完成射精(ejaculation)过程。从阴茎插入阴道到完成射精的时间成为射精潜伏期(ejaculation latency),大部分健康男性为 4~15 分钟。

一、早　泄

目前对于早泄的定义尚有争议,国际性医学会(ISSM)以循证医学为基础的定义:①从初次性交开始,射精往往或者总是在插入阴道前或插入阴道后大约一分钟以内发生(原发性早泄);或者射精潜伏时间显著缩短,通常小于 3 分钟(继发性早泄);②总是或几乎总是不能控制/延迟射精;③消极的身心影响,如苦恼、忧虑、沮丧和(或)躲避性生活。

8

（一）病因

早泄的病因主要包括：①精神心理因素，如抑郁、不安、精神症、身体化和敌对心等。②阴茎感觉过敏感或阴茎感觉神经兴奋性增高。研究表明早泄患者阴茎头部感觉诱发潜伏期比正常人明显缩短。③外生殖器及前列腺疾病，如包皮炎、龟头炎、前列腺炎等器质性病变。

（二）诊断

PE 的诊断主要依据病史和性生活史。通过详细询问病史，了解射精潜伏期及性生活中配偶的满意度，早泄的诊断并不难。针对早泄的病因可对早泄患者进行精神心理分析，了解患者的精神心理情况；可测定阴茎感觉神经阈值了解阴茎感觉度和感觉神经功能；可进行必要的体格检查和实验室检查了解患者有无外生殖器及前列腺等疾病。常用检查方法如下。

1. 精神心理学个体分析法 简易精神心理分析法包括身体化、强迫、敌对、抑郁、不安、恐惧、疑虑、偏激、精神症 9 个精神心理方面的症候群。每个症候群列出一些询问项目，被检查者根据自己过去 1 周内的性生活情况填写询问表。最后通过统计综合分析被检查者的精神心理情况。

2. 阴茎生物感觉阈值测定 检查者用触觉器接触被检查者的示指腹侧，并逐渐增加振动强度，让被检查者报告第一次体会到的震动感，此时记录仪表显示的阈值。这一过程应反复进行，并逐渐增强或减弱，直至被检查者完全理解。几次检查得出的生物阈值结果相等时，需做记录。然后使用相同的方法测定阴茎部两侧、阴茎头、阴囊，记录测出的生物感觉阈值。这种方法是一种非侵袭性的检查，检查方法简单，可以评估阴茎背神经传导功能和神经中枢的兴奋性。

3. 阴茎背神经体性感觉诱发电位测定法 该方法是用电刺激阴茎背神经末梢，并在头皮记录脑电波变化，来评价阴茎背神经向心性传导功能和脑神经中枢兴奋性。

（三）治疗

早泄的治疗手段很多，但首先要明确早泄的病因，根据其发病原因，选择合适的治疗手段，这里简单介绍几种早泄的治疗方法。

1. 精神心理因素导致的早泄 可通过心理疏导和一些特殊的训练方法来克服心理障碍，达到治疗早泄的目的，如性感集中训练法消除对性行为的恐惧。

性感集中训练法：通过拥抱、抚摸等触觉几次来体验和享受性的快感，克服对性行为的恐惧心理，建立和恢复性的自然反应。性感集中训练包括非生殖器官性感集中训练、生殖器官性感集中训练和阴茎插入训练。

2. 中枢兴奋性或阴茎感觉敏感度增高导致的早泄 研究表明，大脑皮层射精中枢的兴奋性可被 5-羟色胺所抑制。所以一些 5-羟色胺再摄取抑制剂（SSRIs）已经用于临床治疗早泄。目前的 SSRIs 包括按需服用 SSRIs 和规律服用 SSRIs 两大类。

按需服用 SSRIs：目前按需服用 SSRIs 治疗 PE 的机制仍然不明确。达泊西汀为按需服用的代表。达泊西汀可在分子水平与 5-HT 再摄取转运体特异性结合，使突触间隙内 5-HT 浓度急剧增高，升高的 5-HT 与突触后膜受体 5-HT2c 结合，发挥延迟射精的功效。

规律服用 SSRIs：规律服用 SSRIs 后，一方面通过抑制 5-HT 再摄取转运体，使突触间隙内 5-HT 升高；另一方面，逐渐升高的 5-HT 会与 5-HTα 和 5-HTβ 受体结合，负反馈抑制 5-HT 的释放，因而延迟射精的效果短期不明显。用药 1 周甚至更长时间后，5-HTα 和 5-HTβ 受体脱敏，对突触 5-HT 释放的负反馈抑制作用减弱，5-HT 才会增多，疗效增强。因此规律服用 SSRIs 的起效较慢，需要 1～2 周后才能逐渐获得最大疗效。

3. 阴茎揉捏法 性交过程中，当男性感到高度兴奋，将要射精时，可将阴茎抽出女性阴道，并用双手大拇指放置于阴茎背侧的冠状沟，其他四指放在阴茎腹侧，用力捏紧 15～20 秒。如此反复多次。这种方法可以抑制射精反射，降低阴茎感觉的敏感度。

4. 涂抹局部麻醉药物 将局部麻醉药物的喷剂或软膏剂在性交前涂抹于阴茎头部，通过局部麻醉作用来降低阴茎感觉的敏感度，达到延缓射精潜伏期的目的。这种方法应严格把握药物的作用时间，否则有可能导致性快感障碍。

5. 阴茎背神经选择性切断术 手术治疗是对行为/心理疗法、药物疗法无效者的补充治疗，不是替代。目前利用阴茎背神经切断术治疗早泄在一些国家和地区已经开展起来，但是其疗效以及安全性还有待进一步评估。

二、延迟射精和不射精

延迟射精是指患者保持正常的性欲和勃起功能，但是由于射精困难而造成性交时间过度延长，以致难以达到性高潮,甚至无法达到性高潮。不射精是指患者保持正常的性欲和勃起功能,但由于不能射精而造成性交时间延长,以致难以达到性高潮,甚至没有性高潮。不射精症可分为原发性和继发性两种,如在清醒状态下从未有过射精,称为原发性不射精;如曾有在阴道内正常射精经历,以后因其他因素影响而不射精者称为继发性不射精。不射精会导致男性不育。

(一)原因

1. 先天性因素　如先天性的输精管缺损、输精管闭锁、尿道下裂、膀胱外翻等。

2. 后天性因素　如脊髓损伤、外科手术致下腹腔神经损伤、糖尿病神经病变、服用影响交感神经的药物、性刺激不足、性疲劳等。

3. 心理性因素　较为常见,由于各种精神心理因素导致对性生活缺乏自信、对性生活产生恐惧等。

4. 特发性因素　原因不明的延迟射精和不射精比较罕见,且常规治疗效果不佳。

(二)诊断

通过患者的主诉,延迟射精和不射精的诊断不难建立。但是在临床工作中必须通过详细的病史询问、体格检查及必要的实验室检查手段明确延迟射精和不射精的病因,以便进行下一步的治疗。

1. 病史询问　仔细了解患者的既往病史,了解患者的服药情况。

2. 体格检查　系统的体格检查,重点检查患者的泌尿系统和神经系统。

3. 实验室检查　血、尿常规及血糖分析,有利于发现延迟射精和不射精的原因。

4. 辅助检查　B超检查前列腺、精囊、射精管有无病变,必要时做输精管造影;阴茎神经电生理检查,明确是否存在神经兴奋性下降等。

5. 精神心理分析　排除精神心理因素造成的延迟射精和不射精。

(三)治疗

心理性患者可通过精神心理疏导获得较满意的治疗效果。对于输精管缺损、输精管闭锁、尿道下裂、膀胱外翻等先天性因素导致的不射精可通过外科手术矫形、修补等手段进行治疗。对于后天性因素如脊髓损伤、交感神经损伤、糖尿病神经病变、服用药物、性刺激不足、性疲劳导致的延迟射精可针对原发病因进行治疗,还可以通过性感集中训练法或阴茎震动器震动刺激诱导射精来进行辅助治疗。对于延迟射精和不射精导致的不育患者,可通过电刺激诱导射精取得精液,进行人工授精;或者附睾/睾丸外科取精后行卵细胞浆内单精子注射(ICSI)使用。目前仍无特效的口服药物用于治疗不射精症,可使用的药物包括麻黄碱、育亨宾、新斯的明及左旋多巴,对恢复射精功能有一定的帮助。

三、逆 行 射 精

逆行射精(retrograde ejaculation)是指男性性欲正常,能进行性生活,有射精动作和高潮感受,却无精液从尿道口排出。尿液沉渣化验,可见大量精子。

(一)病因

任何干扰膀胱颈的解剖功能和尿道内括约肌的功能失调或阻断下泌尿道的交感神经,均可造成膀胱颈部和尿道内括约肌的功能失调,使精液逆流到膀胱。糖尿病、膀胱尿道炎症、膀胱颈肌肉功能异常、局部神经支配失调、膀胱及前列腺手术神经损伤和某些药物均可造成逆行射精。逆行射精可造成男性不育。

(二)诊断

根据病史,若在性交时有性高潮,有射精感觉但无精液从尿道外口射出或排出精液极少者,应怀疑存在逆行射精的可能。在性交后或手淫后立即做尿液检查,若尿液中发现大量精子,即可诊断为逆行射精。

(三)治疗

药物治疗包括肾上腺素能兴奋药和抗胆碱能药两种类型。如口服麻黄碱60mg,每日4次,共服2周,有效率为40%。严重者需行手术治疗。

第三节　阴茎异常勃起

阴茎异常勃起(priapism)是指在没有性刺激和性欲的状态下阴茎长时间的勃起(一般是指超过4小时),射精后勃起仍不消退,是发生于成年男性的一种急症。

一、病因及分类

1. 高流量性(动脉性)阴茎异常勃起

(1)海绵体动脉撕裂,血液直接汇入海绵窦。

(2)阴茎海绵体内注射血管活性药物引起长时间的动脉平均平滑肌舒张,海绵窦内血流量持续增加。超过一定时间可转化成静脉阻滞性异常勃起。

(3)外科手术:治疗动脉性ED的一些术式,如动脉-海绵体直接吻合术,动脉血可经异常通道直接进入海绵窦。

2. 低流量性(静脉阻塞性)阴茎异常勃起　较动脉性阴茎异常勃起常见,后果也较为严重。

(1) 血管外小静脉阻塞:一些因素可引起海绵体平滑肌持续性舒张,致使血管外小静脉持续性阻塞。

1) 药物:一些药物可影响神经平滑肌诱导阴茎异常勃起,主要有全身应用的抗精神病药、镇静药、抗高血压药、中枢兴奋剂及海绵体内注射治疗 ED 的血管活性药物。

2) 神经性:中枢神经性疾病(如癫痫、脑动脉瘤破裂等),椎间盘突出症,损伤性截瘫,四肢瘫等可使阴茎神经受到过度或持续性刺激,导致阴茎异常勃起。

3) 其他:阴茎损伤引起的组织水肿,血肿可压迫白膜下小静脉。

(2) 血管内小静脉阻滞:主要为引起血液黏滞度增高的因素引起。

1) 血液学异常:镰状细胞血红蛋白病的异常红细胞在血管中可成串排列,引起静脉内血栓形成,血液外流受阻,使阴茎呈持续勃起状态。这种病在我国很少见。白血病患者的血细胞可渗透至海绵体,细胞碎片可能引起静脉回流受阻导致异常勃起。其他常见的疾病有多发性骨髓瘤、原发性血小板增多症、红细胞增多症等。

2) 肠外高营养:长期静脉输入浓度大于 10% 的脂肪乳剂可能产生阴茎异常勃起。

3) 其他:原发或继发肿瘤,如转移性前列腺癌、原发性尿道癌及损伤性微循环栓塞等能使阴茎血流外流受阻,导致阴茎异常勃起。

3. 特发性阴茎异常勃起　约 60% 的阴茎异常勃起原因不明,病史显示多数起病与过度性刺激有关,刺激性药物可促进此病的发生。

二、诊　　断

病史是诊断的重要步骤。通过病史有助于找出原因,以便在外科治疗的同时积极对因治疗。还应重点了解既往有无反复发作及发作、消退时的环境和勃起持续时间等。阴茎异常勃起可发生于任何年龄,也可见于 ED 患者。区分其发病机制是低流量性阴茎异常勃起还是高流量性阴茎异常勃起十分重要。

实验室检查和特殊检查应针对相对病因进行。

海绵体动脉血流超声多普勒检查和海绵体内血气分析可帮助判断异常勃起的类型,病情的严重程度和预后,具有重要的意义:①动脉性阴茎异常勃起海绵体内抽出的血液为鲜红色,表现为高流率,几乎正常的氧饱和度、二氧化碳含量。阴部内动脉造影可明确诊断。②静脉阻滞性阴茎异常勃起海绵体抽出的血液为暗红色或紫黑色,表现为低流率,低氧、高二氧化碳和酸中毒。阴茎海绵体造影缺乏静脉回流影像,由于海绵体内淤血、凝血块形成,海绵体内可出现充盈缺损。

三、治　　疗

1. 非手术治疗

(1) 药物治疗:阴茎局部冷敷、手法挤压按摩、冰水灌肠、应用镇静镇痛药物及硬膜外麻醉等,必要时也可给予大量静脉输液、低分子右旋糖酐静脉滴注或让患者双下肢剧烈运动使髂内血管血流减少等。

(2) 阴茎海绵体内抽血、灌洗:对伴有心脑血管疾病的患者是一种最安全的治疗方法。1% 的利多卡因阴茎根部阻滞,14 号针头穿刺海绵体,抽吸出足量淤积于海绵窦内血液,以降低海绵体内压,改善动脉供血状态。然后将生理盐水 20～30ml 注入海绵体内,再抽出。如此反复进行,直至抽出液颜色变红,海绵体疲软。

(3) 阴茎海绵体内应用 α 肾上腺素类药物:治疗效果取决于已经勃起持续的时间和药物应用史。具体方法:首先抽吸 20～30ml 海绵体积血,将 10～20μg 肾上腺素或 100～200μg 新服林用生理盐水稀释成 1ml 注入海绵体,每 5 分钟重复 1 次,直至阴茎疲软。同时监测血压、脉搏变化。

2. 介入治疗　疑为损伤性动脉出血引起的动脉性阴茎勃起异常,可在阴部内动脉造影的同时行出血动脉栓塞治疗。

3. 手术治疗　若非手术治疗无效超过 36～48 小时,应行手术治疗。通过外科手术将海绵窦内的积血引流出来,提高海绵体动脉-海绵窦间的压力梯度,恢复正常的海绵体动脉血供。以下介绍一些用于治疗阴茎异常勃起的外科术式。

(1) 阴茎海绵体阴茎头分流术:将尖手术刀自阴茎头向海绵体末端尖部插入海绵体,形成阴茎头和海绵体的分流。

(2) 阴茎海绵体尿道海绵体分流术:阴茎根部侧切口,同时暴露阴茎海绵体和尿道海绵体,再切开

8

阴茎海绵体和尿道海绵体白膜,将两侧海绵体做侧-侧吻合。术中需留置导尿管,标记尿道,防止术中尿道损伤。此术式临床较常用。

(3)大隐静脉分流术:经卵圆窝向下做股部斜切口,游离大隐静脉,同侧阴茎背外侧做一纵向切口,显露阴茎海绵体白膜。在游离的大隐静脉远侧切断,远端结扎,近端经皮下隧道在精索前与显露的海绵体接近。将海绵体与大隐静脉吻合。

对于积极的非手术治疗无效的患者应及早行手术治疗。一旦海绵体内血栓形成,并发海绵体纤维化、勃起功能障碍的比例明显升高。若手术治疗无效,阴茎假体植入是一种可供选择的治疗手段。

(戴玉田)

参 考 文 献

1. 吴阶平. 吴阶平泌尿外科学. 济南:山东科学技术出版社,2004:1415-1477.

2. 郭应禄,胡礼泉. 男科学. 北京:人民卫生出版社,2003:558-746.

3. Rosen RC,Riley A,Wagner G,et al. The International Index of Erectile Function(IIEF):a multidimensional scale for the assessment of erectile dysfunction. Urology,1997,49(6):822-829.

4. Hatzimouratidis FG,Amar E,Eardley I,et al. Guidelines on male sexual dysfunction:erectile dysfunction and premature ejaculation. Eur Urol,2010,57(5):804-814.

5. Goldstiein I,Lue TF,Padma-Nathan H,et al. Oral sildenafil in the treatment of erectile dysfunction. N Engl J Med,1998,338(20):1397-1404.

6. Gandaglia G,Briganti A,Jackson G,et al. A systematic review of the association between erectile dysfunction and cardiovascular disease. Eur Urol,2014,65(5):968-978.

7. Isidori AM,Buvat J,Corona G,et al. A critical analysis of the role of testosterone in erectile function:from pathophysiology to treatment-a systematic review. Eur Urol,2014;65(5):99-112.

8. Gao J,et al. The distribution and factors associated with the complaint of premature ejaculation and the four premature ejaculation syndromes:a large oberservation study in China. J Sex Med,2013.10(7):1874-1881.

9. Sun Y,Luo D,Yang L,et al. Efficacy of phosphodiesterase-5 inhibitor in men with premature ejaculation:a new systematic review and meta-analysis. Urology,2015.86(5):947-954.

10. Xin ZC,Choi YD,Choi HK. Efficacy of a topical agent SS-cream in the treatment of premature ejaculation:preliminary clinical studies. Yonsei Med J,1997,38(2):91-95.

8

第 九 篇

阴囊内容物及输精管疾病

第五十五章

阴囊内容物及输精管概述

一、睾丸解剖与生理

睾丸起源于腹后壁内的中胚层生殖嵴，与中肾管分化而成的附睾管和输精管相连。随着胚胎的发育，睾丸逐渐下降，在胚胎第 3 个月，睾丸到达髂窝，胚胎第 7 个月通过腹股沟管，第 8 个月到达腹股沟管外环，第 9 个月则降入阴囊。出生后，若睾丸尚未降入阴囊，称为隐睾。

睾丸是两个微扁的椭圆体，分别悬垂于阴囊内的两侧，通常右侧略高于左侧。睾丸分为内、外两侧面，前、后两缘，上、下两端。睾丸后缘与附睾相连。睾丸内侧面较平坦，贴附于阴囊隔，外侧面较凸，邻阴囊外侧壁；前缘朝向前下外方游离，后缘朝向后上内方，附有睾丸系膜，又名系膜缘，睾丸的血管、神经和淋巴管由此出入，并与附睾和输精管下段相接触。

睾丸除上端后部和后缘外（该处与附睾和精索下部相连），其余部分被鞘膜脏层覆盖，故表面光滑而游离。青春期前睾丸发育缓慢，至青春期则随性成熟迅速生长，老年期睾丸则萎缩。成年人睾丸平均长 4~5cm，宽 2.5cm，前后径 3cm，重 10.5~14g。临床上常以睾丸容积测量器作为衡量男子生殖功能的一项参考指标，国内成年男子睾丸容积 15~25ml，若小于 12ml，则提示发育不良。

睾丸表面有一层坚韧而厚的纤维膜包裹，称为白膜。白膜内侧为疏松的结缔组织，内有丰富的血管，称为血管膜。沿睾丸后缘，白膜增厚，突向睾丸内形成睾丸纵隔，从纵隔发出许多呈放射状的结缔组织小隔，将睾丸实质分成许多睾丸小叶。正常男子有 200~300 个小叶，里面充满了曲细精管，是产生精子的地方。

成人每条曲细精管的直径为 150~250μm，长度为 30~70cm，最长的达 150cm。一个睾丸里有 300~1000 条曲细精管，其总长度为 200~300m。每个睾丸小叶里的曲细精管合并为 2~3 条直的曲细精管，组成睾丸网，由此再合并成 15~20 条睾丸输出小管与附睾相通。精子由此通道进入附睾发育成熟。

曲细精管也称生精小管，其内衬为生精上皮，外层为基底膜，里面由两种结构和功能不同的细胞组成。一种是处于各种不同发育阶段的生精细胞，经过有丝分裂和减数分裂发育成为精子（精原细胞、初级精母细胞、次级精母细胞、精子细胞、精子）。另一种是支持细胞（Sertoli 细胞），生精细胞附着于其上。它起到了支持、保护生精细胞的作用，并且还吸取体内供应到此处的营养物质（包括氧气），供给生精细胞，使之发育成精子。

位于曲细精管之间的组织呈疏松状，称为间质，里面有丰富的血管、淋巴管。间质里还有一种具有分泌雄性激素功能的细胞，称为间质细胞（Leydig 细胞）。此类细胞分泌雄激素，维持男性性征和性功能，同时具有促使生精细胞发育成精子和机体的合成代谢。

二、附睾解剖与生理

附睾紧附于睾丸的后上外方，外形呈长而粗细不等的圆柱体，长 4~6cm，直径约 0.5cm。附睾可分为 3 个部分：上端膨大而钝圆的部分为附睾头，由睾丸输出小管盘曲而成，中间扁圆的大部分为附睾体，下端细圆的部分为附睾尾。附睾尾向上弯续于输精管。附睾除后缘外均被睾丸固有鞘膜所覆盖。

睾丸产生的精子被输送到附睾里贮存。附睾并非一个单纯的精子通道和容器，主要为精子的成熟提供一个合适的微环境。睾丸所产生的精子尚不完全成熟，不具备使卵子受精的能力，只有受附睾液的"催化"，才逐渐发育成熟。

9

附睾的输出小管及附睾管尚具有重吸收和分泌的作用,将流入的睾丸液进行重吸收,并分泌出甘油磷酸胆碱、糖蛋白、固醇和唾液酸等。这些分泌物为精子的成熟、储存和处理提供了适宜的内环境。

组织结构上,附睾管上皮是由两种细胞组成:一种称为基细胞,其顶部离附睾管腔有一定距离,在附睾各部分,其形态没有差别,一般认为是储备细胞;另一种称为主细胞,是维持附睾生理功能的物质基础,在各区段的主细胞形态结构差别很大,这也反映出各区段的生理功能的差异。除上皮细胞外,附睾的管壁组织结构也有规律性的变化,附睾管起始段平滑肌有自发地节律性收缩,而尾部平滑肌就没有这种特点,仅在射精一瞬间出现强烈有节律的收缩。

附睾具有以下主要生理功能:①吸收功能。99%的睾丸液被附睾上皮重新吸收回体内。②分泌营养物质,促使精子成熟。附睾分泌甘油磷酸胆碱、卡尼汀、糖蛋白及多种酶,参与精子的代谢、成熟和正常生理功能。附睾管分泌的甘油磷酸胆碱与维持附睾尾部的高渗微环境有关,同时也可作为精子在女性生殖道内活动的能源。③贮存精子。精子进入附睾后,一般要逗留19~25天,精子到达附睾尾,如未能及时排出,则先贮存于尾部。④分泌功能:附睾上皮也能分泌少量雄激素。⑤免疫屏障作用。附睾本身可以防止精子进入附睾上皮内,以免发生自身免疫反应。⑥收缩功能。睾丸输出小管和附睾管的自发性有节律的收缩,可把精子运向输精管。⑦降解和吸收未射出的精子。附睾中的吞噬细胞可以使未射出的精子逐步解体和吸收。

附睾头部是当前公认的最理想的抗精子成熟药物的作用部位,因药物作用于这里起效快,停药后恢复生育力也快,更重要的是不良反应小,不影响睾丸功能,因而对男性正常生理活动的干扰也就会很小。

三、睾丸附睾的血管、淋巴管和神经

营养睾丸及附睾的动脉有3个:即精索内动脉(睾丸动脉)、精索外动脉(提睾肌动脉)及输精管动脉。①精索内动脉(睾丸动脉)为睾丸的主要营养动脉,在肾动脉稍下方起自腹主动脉,偶有起自肾动脉、肠系膜上动脉等。此动脉穿出腹股沟管内环后,伴随精索其他组成部分进入阴囊,首先发出一分支至附睾头,然后穿过睾丸纵隔,发出许多小支进入睾丸。②精索外动脉(提睾肌动脉)来自腹壁下动脉,主要营养提睾肌及其筋膜;在外环水平与输精管动脉吻合,共同供应睾丸下部及附睾尾。③输精管动脉,亦是发自腹壁下动脉,主要营养输精管、附睾体尾部、睾丸下部及睾丸鞘膜。

睾丸静脉和附睾静脉分别离开睾丸和附睾,在精索合成蔓状静脉丛,包绕睾丸动脉和输精管。蔓状静脉丛可分为3群:①前群由精索内静脉组成,在腹股沟管内逐渐形成一条主干达后腹壁。左侧精索内静脉绝大多数注入左肾静脉,常与肾静脉形成直角,易发生静脉曲张;右侧则注入下腔静脉。②中群为输精管静脉,回流至膀胱静脉丛。③后群为精索外静脉,在腹股沟管外环处离开精索回流到腹壁下静脉。上述静脉之间有广泛的吻合支,甚至与对侧静脉也有吻合,因此一侧精索静脉曲张,可能使两侧睾丸同时受损。

睾丸和附睾的淋巴管形成深、浅两丛。浅淋巴管丛位于睾丸鞘膜脏层的内面,深丛位于睾丸和附睾的实质内,集成4~6条淋巴管,在精索内与血管伴行,通过腹股沟管进入腹膜后间隙,上升进入肾动脉发起平面的主动脉旁淋巴结和主动脉前淋巴结。两侧淋巴管间交通,与胸腔内纵隔淋巴结、颈部淋巴结也有吻合。

睾丸、附睾和输精管的神经来自精索内神经丛。此丛由3组神经组成,即精索上神经、精索中神经和精索下神经。这些神经又来源于肾神经丛、肠系膜神经丛、上腹下神经丛和下腹下神经丛。其传入神经经交感神经进入 T_{10}~T_{12}。此外,生殖股神经的生殖支支配提睾肌及睾丸被膜。

四、输精管道的解剖与生理

(一)输精管

输精管左右各一条,长约40cm,直径约2.5mm。它起始于附睾尾部,经附睾内侧沿睾丸后缘上行,穿过腹股沟外环,在腹股沟管内走行,通过腹股沟内环后沿小骨盆外侧壁向后下方前进,再转向内,跨越输尿管末端上方,经膀胱与直肠之间至膀胱底,在精囊上端沿精囊内侧向下内方,呈梭形膨大,形成输精管壶腹,于前列腺底后上方与精囊排泄管汇合而成射精管,终止于射精管。输精管分为附睾段、阴囊段、腹股沟段、腹膜后段、壶腹段。

输精管是管壁厚、管腔窄的肌性管道。管壁由黏膜、肌层及外膜3层组成。黏膜上皮为假复层柱状上皮,上皮表面有纤毛。肌层较厚(1.0~1.5mm),由内纵、中环和外纵3层平滑肌组成,其中环肌层最厚。外膜为一层富含血管和神经的疏松结缔组织。

输精管的主要功能是把精子从附睾输送到尿

道。输精管能进行自主节律性收缩,其收缩频率自近端(附睾端)至远端逐渐加强,认为是由去甲肾上腺素所调控。射精时节律性强收缩是交感神经同步大量释放去甲肾上腺素而引起的。在射精时,大量精液通过输精管排入前列腺尿道,输精管的扩展和腔径改变极为重要。

输精管盆段的动脉有直接来自髂内动脉的输精管动脉及膀胱上动脉、膀胱下动脉、直肠上、下动脉及精索内动脉来的输精管支;静脉汇入膀胱静脉丛,再由膀胱静脉注入髂内静脉。

输精管不仅是精子运输的通道,壶腹部分泌液中所含的果糖,又是精子活动的能源,而且壶腹部还可以贮存精子,是精子的第2个贮存处。

(二)精囊

精囊是附属性腺,长4~5cm,宽1.5~2.4cm,位于膀胱与直肠之间。精囊分泌液占每次射精量的50%~80%,是一种含有蛋白质的碱性胶状液,不仅能稀释精液,且对阴道和子宫处的酸性物质起中和作用。精囊的另一功能是精液射入阴道后,促使精液暂时凝结,以免很快流出体外。

(三)前列腺

前列腺位于膀胱颈部下方,包绕尿道前列腺部,纵径3cm,横径4cm,前后径2cm,重20g。前列腺是30~50管泡状腺的集合体,埋藏在肌肉组织内,有15~20条排泄管,开口在尿道前列腺部、精阜的两侧。

(四)射精管

射精管长2cm,左右各一,起自输精管末端与精囊出口合并处,下行后射精管在尿道脊的精阜处开口于尿道内。平时空虚,当有性生活时,来自睾丸、附睾、输精管的精子和来自精囊、前列腺的精浆,全部集中到射精管里。通过射精管壁肌肉的有力收缩,将精液射向尿道。

五、男性生殖功能与调节

正常精液呈乳白色、淡黄色或者无色,每毫升精液中的精子数一般在6000万至2亿个。有活动能力的精子占总数的60%以上,畸形精子应占总数的10%以下。室温下精子活动力持续3~4小时。

精子在睾丸产生的过程,一般历时74天,在附睾内成熟的时间为16天,总计要3个月。精子在生殖道内存活的时间一般为28天,贮存过久则衰老而失去活力。男子大约到14岁时,睾丸就开始产生精子,随后出现遗精现象,到40岁时生精能力逐渐减弱。

睾丸的生精过程受大脑皮层、中枢神经系统的调节和控制,在这种调控中,大脑皮层、下丘脑、脑垂体通过分泌激素起到调节的作用,从而保证睾丸具有正常的生精功能。

中枢神经系统通过神经介质,如去甲肾上腺素、多巴胺、5-羟色胺和β内啡肽等调节下丘脑合成分泌CRH,后者再刺激垂体分泌LH和FSH。这些激素都是肽类激素,以脉冲形式释放。FSH刺激支持细胞分泌许多重要物质,如抑制素等,同时还通过支持细胞促使生殖细胞分化和诱发精子生成等。LH主要作用于间质细胞,促进睾酮等性激素的合成和分泌。

雄激素对男性生殖器官和附属腺体发育是必需的,还起到维持生精的作用。抑制素和雄激素对下丘脑和垂体有抑制作用,也称负反馈作用。睾丸通过抑制素和雄激素将信息传递给下丘脑和垂体,反映睾丸的状况。如果睾丸生精和激素合成功能发生障碍,下丘脑和垂体激素会显著升高。

除了这一生殖轴系的调控外,睾丸内还有旁调节和自身调节系统即管周细胞、支持细胞、间质细胞和生殖细胞之间通过一些内分泌物质相互调节。睾丸功能的局部调节是当前男科学研究的热点。

(刘晓强　孙光)

参 考 文 献

1. 郭应禄,胡礼泉. 男科学. 北京:人民卫生出版社,2004:1558-1562.

2. 吴阶平. 吴阶平泌尿外科学. 济南:山东科学技术出版社,2004:519-527.

3. 黄澄如. 实用小儿泌尿外科学. 北京:人民卫生出版社,2006:372-393.

4. 王一飞. 人类生殖生物学. 上海:上海科学技术文献出版社,2005:188-201.

5. 郭应禄,周利群主译. 坎贝尔-沃尔什泌尿外科学. 北京:北京大学医学出版社,2009:74-78.

6. Alan J. Wein et al. Campbell-Walsh Urology. 11th ed. Philadelphia,PA,2016:498-505.

9

第五十六章

睾丸、附睾、输精管先天性畸形

第一节　睾丸先天性畸形

睾丸先天性畸形是胎儿出生时即已存在的发育异常。睾丸先天性畸形可表现为睾丸的数目、位置、大小等方面的异常，其中以隐睾最常见。

一、无　睾　症

无睾症又称睾丸缺如，是指患者内外生殖器表型均为男性，无性染色体异常（46，XY）。无睾症发病率为隐睾的1%~4%。男子先天性双侧睾丸缺如发病率为1/20 000，而单侧的发病率是双侧的4倍。

（一）病因

无睾症分为3类：①单侧睾丸、附睾、输精管及肾、输尿管全部缺如。病因是由于胚胎发育的第4周未形成生肾索。生肾索是睾丸、肾及泌尿生殖道的原基。②单侧睾丸缺如，附睾、泌尿系正常。病因是胚胎发育的第6周，卵黄囊应迁移到左右生殖嵴的原始生殖细胞全部迁移到一侧，而使另一侧缺如。③双侧无睾丸，但泌尿系正常。病因可能是胚胎性分化时期有睾丸形成，并且有雄激素分泌及苗勒管抑制物（mullerian inhibiting substance，MIS）的形成，只是睾丸下降过程中由于血液供应障碍或其他原因造成睾丸变性、退化、萎缩或吸收所致。

（二）临床表现

单侧无睾症若无其他畸形并发，一般不影响男子性特征，而且无明显的临床表现。单侧睾丸缺如时，对侧睾丸发生隐睾的概率较高。双侧睾丸缺如时势必导致男子不育症。绝大多数患者因青春期延迟而就诊。

（三）诊断

无睾症诊断一般较困难，必须与隐睾和异位睾丸相鉴别。

超声检查是一种无创性检查，价格低易反复实施，对无睾症的诊断有重要价值。如超声检查未发现睾丸，可作血清LH、FSH和睾酮水平测量，然后在HCG刺激后重复测定血清睾酮水平。若促性腺激素水平高，在HCG刺激后，血清睾酮水平不升高，则倾向于双侧睾丸缺如的诊断；如血清睾酮水平升高，则为隐睾或异位睾丸。另外，CT和MRI检查也是诊断无睾症的重要影像学检查方法，敏感性和特异性都高于B超。

腹腔镜是目前诊断腹腔内无睾症的金标准，同时进行治疗。

（四）治疗

单侧无睾一般无须治疗。双侧睾丸缺如无法恢复生育能力，但为保持男子性特征，可在青春期进行雄激素替代治疗。

药物治疗可采用口服雄激素制剂安雄。安雄含有十一酸睾酮，是一种脂溶性的天然睾酮。它主要与类脂质一起经淋巴系吸收，避开肝的减活作用，使治疗量的活性睾酮达到外周循环。睾酮替代治疗还有皮肤贴剂和肌注制剂两种。皮肤贴剂可模拟睾酮分泌的昼夜节律释放的特点，供给更符合生理剂量的睾酮。

选择睾丸移植也是治疗双侧睾丸缺如的方法之一。从心理治疗出发，为满足外形和感觉的需要，可将人造睾丸假体植入阴囊内。

二、多　睾　症

多睾症是指有两个正常睾丸外，还存在1个或1个以上额外睾丸，又称额外睾丸，临床十分罕见。一般认为，多睾的发生是由于胚胎发育的第4周由生殖嵴上皮细胞群分裂的结果。多余的睾丸位于正

9

常睾丸的附近,有自己的附睾、输精管和精索,也可以与正常睾丸共有一个附睾和输精管。多余睾丸也可能是隐睾。

多睾症一般多无症状,需与阴囊内肿块相鉴别。仔细的体格检查和影像学检查对多睾症的诊断与鉴别诊断有重要价值。

多睾症一般无须治疗。如有萎缩、恶变等病理情况时,应切除多余睾丸。

三、睾 丸 融 合

睾丸融合也称并睾或融睾症,临床上非常罕见。睾丸融合是指两侧睾丸在阴囊或腹腔里互相融合长成一块。大多数睾丸融合多伴有严重的泌尿生殖道畸形或身体其他部位的畸形,如融合肾、骨盆旋转、脑积水、脊膜膨出或肋骨融合等。融合睾丸的发生原因不清楚,可能由于胚胎发育过程中受某种因素的干扰,致使原始性腺块的分裂停顿或发育异常,形成融合睾丸。

融合睾丸大多数位于腹腔内,少数位于阴囊内。其所属的附睾和输精管各自分开,融合睾丸血液供应来源于各自的精索血管。融合睾丸发育较差,其曲细精管数目减少,生殖细胞减少。

融合睾丸位于阴囊内,功能良好,无其他畸形或并发症时可不必治疗,密切随诊观察。融合睾丸位于腹腔内,若其功能良好或有部分功能,无其他并发症,可游离精索后将其固定于阴囊内,术后需定期复查;若其功能不良或无功能,为防止恶变需手术切除,术后采用激素替代治疗。

四、隐 睾 症

隐睾系指一侧或双侧睾丸停止于下降途中,而未进入同侧阴囊内。隐睾在不同生长发育时期,其发病率逐渐下降,表明患儿在出生后睾丸仍可继续下降。患儿出生后隐睾自行下降时间主要在出生后3~6个月内,6个月后隐睾继续下降的机会明显减少。因此,新生儿出生后立即检查,如阴囊内摸不到睾丸,并不能诊断为隐睾,必须在新生儿6个月后进行复查。

新生儿隐睾的发病率约为4%,早产儿为30%,体重不足1800g的早产儿高达60%~70%,青春期隐睾发病率为1%,成人为0.3%。隐睾中,约2/3为单侧,1/3为双侧;右侧隐睾占70%,左侧占30%。

（一）病因

隐睾的病因至今尚未完全清楚,可能与以下多种因素有关。

1. 解剖学因素　①睾丸引带功能异常:睾丸引带退变后,收缩异常,使睾丸发生不同程度的下降不全。②机械性梗阻:当睾丸的体积超过内环口、腹股沟管或外环口的直径时,或外环远端进入阴囊的位置被筋膜覆盖,睾丸无法进入阴囊内。③精索血管异常:精索血管发育迟缓或终止发育,致使精索血管过短而造成睾丸下降不全。④睾丸与后腹膜组织粘连:胚胎期发生腹膜炎,造成睾丸与腹膜组织发生粘连,阻止睾丸正常下降。

2. 内分泌因素　某些双侧隐睾使用促性腺激素治疗后,睾丸可以下降或个别双侧隐睾于青春期自动下降至阴囊内,证明隐睾与患者的内分泌失调有关。隐睾患者的睾酮水平低于正常,可是垂体内促性腺激素并不减少,只是不能正常地释放进入血液循环。可能的原因有:①甲胎蛋白阻断垂体-睾丸轴;②隐睾患者血液中可检出抗促性腺激素抗体,与自身免疫有关。

苗勒管抑制物质不足或缺乏时,苗勒管残留或完全没有退化,可以阻止睾丸经腹下移期,导致隐睾。

（二）病理

1. 大体病理　隐睾常伴有不同程度的发育不全,体积缩小,质地松软。36%~79%的隐睾患侧伴有附睾和输精管发育畸形。

2. 组织病理　隐睾患儿出生后60~90天FSH和LH常受挫,胎儿型间质细胞数目减少,不能形成睾酮峰波,从而导致生殖母细胞不能转变成Ad型精原细胞。组织学标志有:①1岁以后仍持续出现生殖母细胞;②Ad型精原细胞减少。隐睾组织学检查主要表现为生殖细胞发育的障碍,其次是间质细胞数目的减少。

隐睾的曲细精管平均直径较正常者小,曲细精管周围胶原组织增生。隐睾组织学改变的程度,和隐睾所处的位置有关。位置越高,病理损害越严重;越接近阴囊部位,病理损害就越轻微。隐睾的病理改变也随着年龄的增长而逐渐加重。成人的隐睾,其曲细精管退行性变,几乎看不到精子。隐睾的组织学变化从2岁起有明显改变,认识到这一点对决定治疗时机具有指导意义。

（三）临床表现

1. 生育能力下降或不育　隐睾周围的温度较阴囊内高1.5~2.5℃,妨碍精子生成。双侧隐睾有失去生育能力的可能,单侧隐睾也偶有不育。

2. 隐睾伴有鞘状突未闭（即合并疝）　隐睾多伴有鞘状突未闭而发生腹股沟斜疝，发生率极高。

3. 隐睾扭转　隐睾发生扭转的概率较阴囊内睾丸高，几乎达 21~53 倍。

4. 隐睾恶变　隐睾恶变成肿瘤的概率比正常位置睾丸高 18~40 倍。高位隐睾更容易恶变。隐睾恶变的年龄多在 30 岁以后，6 岁以前行睾丸固定，术后发生恶变者，比 7 岁以后手术的低得多。

5. 隐睾损伤　睾丸处于腹股沟内或耻骨结节附近，比较浅表，固定，容易受外力的直接损伤。

6. 精神和心理影响　阴囊空虚及睾丸大小、位置异常，使隐睾患者产生自卑心理，对不育的忧虑可引起精神上的痛苦。

（四）诊断

阴囊内不能触及睾丸时可做出隐睾的初步诊断。对于不能扪及的隐睾，可通过影像学检查进行诊断。B 超、CT 及 MRI 检查对判断高位隐睾及确定睾丸的位置有重要价值。放射性核素标记 HCG，使睾丸的 LH/HCG 受体上聚集足够量的 HCG，在放射性核素扫描中显示睾丸，是一种较理想的睾丸定性、定位方法。另外，对于严重的隐睾伴有表型性别难辨的患者，尤其是合并尿道下裂者应作性染色体及性激素检查以明确诊断，应特别注意与真性或假性两性畸形相鉴别。腹腔镜的应用对鉴别诊断隐睾、无睾症已取得很满意的效果。

隐睾需要与睾丸缺如、异位睾丸、回缩性睾丸等相鉴别。回缩性睾丸多发生于 5~6 岁的患儿，由于患儿提睾肌的过度敏感、活跃，睾丸可从阴囊内回缩至腹股沟部。检查前应消除患儿的紧张情绪，避免任何外界的刺激引起的提睾肌收缩使睾丸回缩。检查时患儿取坐位，两大腿外展外旋，即所谓的 cross leges 位或采取蹲踞位，这样进行检查就可避免提睾肌反射。如为回缩睾丸，无须检查者的手法，睾丸即可自己下降。此时，用轻轻夹住睾丸，将睾丸牵入阴囊内，放手后睾丸仍停留在阴囊内。

（五）治疗

隐睾一经诊断，应尽早治疗。出生后 6 个月，如睾丸仍未降至阴囊内，则自行下降至阴囊内的机会极小，不可盲目等待，应采取积极的治疗。

隐睾治疗的目的有：①生理缺陷得以完全纠正；②避免患儿心理和精神上的障碍；③隐睾恶变容易及时发现；④可能改善生育能力。目前隐睾的治疗主要有激素治疗和手术治疗。

1. 激素治疗　激素治疗的基础是隐睾患者多有下丘脑-垂体-睾丸性腺轴的异常。外用激素可修复上述异常，使隐睾下降至阴囊并维持生殖功能。激素治疗对于高位阴囊隐睾、腹股沟外环部隐睾的治疗效果较好。激素治疗之前，应反复检查并采取一定的措施以除外回缩性睾丸。治疗时机应在出生后 6~10 个月。

激素治疗包括 HCG 和 LHRH 两种。目前使用的 LHRH 制剂为鼻黏膜喷雾剂，如德国产的 Cryptorcur，每侧鼻孔喷入 200μg，每日 3 次，饭前或饭后立即喷入，持续 28 天。另一种制剂是为 LHRH 类似物，如 Buserelin，其半衰期为 75 分钟，生物效能是天然的 LHRH 的 16 倍，可经静脉或喷鼻给药。如果在 LHRH 治疗后隐睾仍未下降，再加 HCG 1500U 连续治疗 3 天，可使部分隐睾继续下降。

HCG 的主要成分是 LH，直接刺激睾丸间质细胞分泌睾酮。自 20 世纪 30 年代应用以来已取得较满意的效果，但有一些不良反应，如性早熟、长骨骨骺线过早闭合造成侏儒症，已逐渐被 LHRH 取代。由于 LHRH 价格昂贵，不能普遍供应，故临床上仍然广泛使用。

HCG 剂量 5 岁前每次 1000~1500U/m²，隔日 1 次，共 9 次。

5 岁后每次 1500U/m²，隔日 1 次，共 9 次。

HCG 治疗隐睾的有效率为 30%~40%，LHRH 的有效率约 30%。激素治疗的效果与隐睾所在的位置密切相关，位置越高，疗效越差。腹内型隐睾激素治疗几乎无效。无论是应用 HCG 或 LHRH 治疗隐睾，都将导致血浆内 LH 达到需求水平，从而刺激睾丸间质细胞产生足量的睾酮，有助于睾丸曲细精管内生殖细胞的发育。

激素治疗失败的原因：①隐睾的病因不是激素失调造成的；②解剖上的障碍，主要有鞘状突或鞘膜发育异常，其次是机械性梗阻，如异常的引带残余或筋膜覆盖阴囊入口。HCG 或 LHRH 治疗隐睾有效在患者，一段时间后有复发的可能。

2. 手术治疗　隐睾的手术治疗是将隐睾移至阴囊内并加以固定。隐睾手术治疗目的有：①固定睾丸于阴囊内，减少睾丸的进一步生精损害；②修补隐睾伴有的疝囊；③防止睾丸扭转；④减少由于隐睾位于阴囊外，运动时易造成的损伤；⑤可能减少恶变的发生；⑥使患者获得心理上的安慰和美容。

常见的手术方式有睾丸固定术、分期睾丸固定术、长袢输精管睾丸固定术、自体睾丸移植术、腹腔镜睾丸固定术及睾丸切除术等。

目前大多数学者都主张手术年龄在 1~2 岁为宜。腹外型睾丸应用标准的睾丸固定术即可达到满意的效果,少数精索血管过短者则需行分期睾丸固定术或 Fowler-Stephens 睾丸固定术。腹内型隐睾少数可通过标准或分期睾丸固定术治疗,位置较高者可选择长袢输精管睾丸固定术或腹腔镜睾丸固定术,也可选择自体睾丸移植术。如睾丸已明显萎缩或可疑恶变者,可行睾丸切除术。

由于精索内动、静脉常常较短,影响睾丸游离并下移。据此,必要时切断睾丸精索血管,而保留侧支循环使睾丸下移至阴囊内。保留睾丸输精管与精索血管间系膜样结构,在不切断睾丸引带的前提下,尽可能高位切断精索血管,使高位隐睾一次降入阴囊,即精索血管高位结扎切断,长袢输精管睾丸固定术(Fowler-Stephens 术式)。在切断高位睾丸的精索血管前,应用无损伤血管钳钳夹精索血管约 10 分钟,然后再睾丸白膜上做一小切口,如切口有新鲜血液不断流出,表示睾丸侧支循环丰富,继之切断精索血管。如出血试验睾丸切口不出血或在 5 分钟内停止者,则不能采用此术式。如按常规手术游离精索后才发现精索长度不够再采用精索血管高位结扎切断术,其结果必将是睾丸缺血萎缩。

高位隐睾在不能行 Fowler-Stephens 术时,可行自体睾丸移植术,条件允许时可采取血管显微外科技术,将切断的精索动、静脉远端与切断的腹壁下动、静脉吻合,睾丸缺血时间不能超过 30 分钟。手术成功的关键是术者有熟练的显微血管手术技术。

在术前不能触及的隐睾,且在腹股沟管内未能找到睾丸,手术探查发现精索为盲端,则提示已无睾丸,不必再作广泛的探查。如发现输精管或附睾为盲端,应考虑输精管、附睾可能与睾丸完全分离,必须继续在腹膜后探查,直至睾丸原始发育的部位。睾丸原始发育为腹膜后器官,但不少高位隐睾都位于腹腔内,精索周围常有腹膜包裹,形成系膜在探查时应加注意。

五、异 位 睾 丸

异位睾丸是指睾丸在下降过程中,受某种因素的干扰,偏离正常途径未进入阴囊,而异位于耻骨部、会阴部等。异位睾丸的特点是离开了睾丸自然下降通路,多能适应于睾丸的功能活动。故有学者认为异位睾丸可作为一个正常器官。

临床上将异位睾丸分为腹内型和腹外型:①腹内型,睾丸未进入腹股沟管内,而是由腹膜后返折到腹膜前或异位到对侧。如异位到对侧,即形成睾丸横过异位。②腹外型,睾丸及精索均已穿过内环而出腹股沟管,由于不同的引带附着点,使其异位于腹股沟管周边旁路。大多数异位睾丸属于此型。

异位睾丸的诊断方法与隐睾基本相同。

异位睾丸的治疗与隐睾相同,睾丸固定术式是治疗异位睾丸的有效方法。其预后比隐睾要好得多。

第二节　附睾先天性畸形

附睾先天性畸形包括附睾与睾丸附着异常、附睾形态明显变化、缺如或阶段性闭锁及附睾囊肿等。隐睾患者中 1/3~2/3 合并附睾畸形。

附睾先天性畸形病因并不十分清楚。由于胚胎时期接触放射线、化学物质、病毒感染、环境变化等因素,与睾丸相邻的中肾小管及相应的中肾管不发育或发育不良,造成各种附睾先天畸形;另外,在附睾胚胎发育阶段,如附睾供应血管发生意外,可能出现附睾缺如或输精管阶段性闭塞或缺如。

至今附睾先天性畸形尚无统一的分类方法,现归纳为以下几种类型:①附睾缺如;②附睾与睾丸完全分离;③附睾体部分纤维组织与睾丸连接;④附睾中部或附睾尾部闭锁;⑤附睾尾与睾丸连接,附睾头游离;⑥附睾头部囊肿。

国内学者龚以榜依据睾丸与附睾的解剖关系及其生理功能将附睾先天畸形分为梗阻型及非梗阻型二类,对临床诊治工作有指导意义。①梗阻型,包括附睾头缺如、附睾头与睾丸分离及输精管任何部位闭锁、中断或缺如。此种类型,如睾丸缺如或发育不良,则无生精功能;如附睾头缺如或附睾头与睾丸分离,即使睾丸有生精功能,精子也不能进入附睾进一步成熟;如输精管任何部位有闭锁、中断或缺如,即使有正常精子,也不能顺利通过而发挥生殖功能。②非梗阻型,包括附睾头、尾与睾丸相连而附睾体与睾丸分离,无论其间距离多宽;以及附睾头与睾丸相连,而附睾体或附睾尾与睾丸分离,无论其附睾体或附睾尾有多长。此种类型,睾丸有生精功能,且精子能进入附睾进一步成熟,从而进入输精管具有生殖功能。

异常附睾病理学检查时,光镜下见附睾输出管减少间质纤维组织增生,上皮细胞发育不良;固有膜增厚,环形肌发育较差,肌细胞被纤维组织代替。附睾组织学改变 2 岁前还很不明显,2 岁以后逐渐加

9

重。附睾畸形内环境的改变,使精子成熟过程受到不同程度的障碍。

附睾畸形的不良危害有:①生育功能下降,精子在曲细精管内产生,在附睾内进一步成熟并获得能量,才具有致孕能力。如果附睾与睾丸分离,精子无从进入附睾。虽然有些畸形附睾与睾丸也有一定程度的连接,但异常附睾本身也有一些内环境的改变,对精子的进一步成熟也有一定程度的危害,其结果必然是生育能力的下降。②合并睾丸扭转,附睾与睾丸附着异常,特别是附睾与睾丸完全分离,其间仅有少许睾丸系膜相连,该处常是睾丸扭转的部位。③附睾及输精管医源性损伤,有些附睾明显延长或输精管祥进入腹股沟管内,在行腹股沟管手术时容易造成附睾及输精管的损伤。

附睾先天畸形一般无任何临床症状,常以男子不育症或体检发现而就诊。B超和仔细的体格检查对诊断附睾先天畸形有一定的价值。中性α-葡萄糖苷酶是附睾的特异性和标志性酶,可作为附睾的功能性指标。测定精浆中的中性α-葡萄糖苷酶结合B超、输精管造影对附睾先天畸形的诊断、鉴别诊断及分型有重要的价值。

合并隐睾者的附睾先天畸形都应行睾丸固定术,将睾丸移至阴囊内。非梗阻型附睾先天畸形一般不影响生育,无须治疗;梗阻型附睾先天畸形影响生育能力,应积极手术探查,采用显微外科手术技术行输精管附睾管吻合术、附睾管-附睾管吻合术及输精管-输精管吻合术,以解除输精管道梗阻,达到生育的目的。

第三节　输精管先天畸形

输精管先天畸形十分罕见,主要有输精管异位、输精管缺如、输精管发育不全及重复输精管等,其中输精管缺如发生率较高。

一、先天性输精管缺如

先天性输精管缺如(congenital absence of the vas deferens,CAVD)相对于其他类型的输精管先天畸形来讲,发生率最高,是梗阻性无精子症及男子不育症的一个重要病因。男性不育症患者中1%～2%有先天性双侧输精管缺如,CAVD占梗阻性无精子症的18%～50%。

(一)病因

胚胎发育过程中,中肾管发育停止、闭锁或变性,导致输精管缺如。最新研究发现,输精管缺如与囊性纤维化病(cystic fibrosis,CF)关系密切。CF是一种常染色体隐性遗传疾病,表现为全身外分泌性腺功能紊乱,脏器分泌物清除障碍,在男性中有输精管闭塞或缺如(约占95%)、附睾畸形和精囊腺的缺如,同时有附睾分泌障碍,引起不育。囊性纤维化跨膜转运调节物(cystic fibrosis transmembrane conductance regulator,CFTR)基因突变是CAVD的主要发病机制。先天性双侧输精管缺如(CBAVD)与肺部疾病、胰腺功能不足同是CF基因突变的一种重要的表现型。

(二)临床表现

根据临床表现及与CF的关系,CAVD可分为Ⅰ、Ⅱ型两类。Ⅰ型与CF明确相关,临床表现多有:①慢性肺部疾病,表现为反复的支气管感染和气道阻塞症状;②胰腺功能不足及胃肠道症状,表现为糖尿病、脂溶性维生素缺乏、胰蛋白酶减少或缺乏及消化吸收功能不良;③检查时有汗液中电解质浓度升高(钠>80mmol/L,氯>60mmol/L);④检查时有无精子症,但勃起功能正常。Ⅱ型多以不育症就诊,而体检时未见其他异常。

(三)诊断

先天性输精管缺如,临床多以男子不育就诊。体检时触及不到输精管。精液常规检查多表现为无精子症。仔细的体格检查和B超检查结合精浆中中性α-葡萄糖苷酶和果糖结合对诊断输精管缺如有十分重要的价值。

(四)治疗

单侧输精管缺如不影响正常生育,无须治疗。双侧输精管缺如可行睾丸或附睾头穿刺,抽出精子,行单精子卵母细胞注射(intracytoplastic sperm injection,ICSI)治疗男子不育。囊性纤维化是一种常染色体的隐性遗传病,使用ICSI技术生下的后代,有可能患先天性双侧输精管不发育或为囊性纤维化突变基因携带者。如女方亦携带此基因,后代患囊性纤维化病的可能性更大。在做ICSI前,夫妇双方应做突变基因筛选检查,并把此种可能性充分告知患者。

二、输精管其他先天畸形

输精管异位表现有输精管位置偏离精索或开口异常。此症常伴有其他泌尿生殖器官畸形。重复输精管可发生于单侧或双侧,是由于胚胎早期重复侧的中肾管重复造成,大多数重复输精管侧有两个睾丸,各有自己的输精管。

　　输精管发育不全是指输精管全部或部分发育不良,呈纤细状或其内腔闭锁不通。病理检查时不存在炎症、肿瘤等病变,仅表现为输精管的严重纤维化及组织结构的发育不良。

（刘雨　孙光）

参 考 文 献

1. 庄乾元,韩见知.先天性泌尿生殖系疾病.武汉:湖北科学技术出版社,2001:298-325.

2. 马乐,潘柏年,陈宝英.男性不育与辅助生殖技术.北京:人民卫生出版社,2002:76-82.

3. 杨建华.实用男性不育诊疗学.上海:第二军医大学出版社,2002:102-119.

4. 郭应禄,周利群主译.坎贝尔-沃尔什泌尿外科学.北京:北京大学医学出版社,2009:3955-3990.

5. Alan J Wein et al. Campbell-Walsh Urology. 11th ed. Philadelphia,PA,2016:610-611.

第五十七章

睾丸、附睾肿瘤

第一节　睾丸肿瘤

睾丸肿瘤可分为原发性肿瘤和继发性肿瘤。在原发性睾丸肿瘤中95%为生殖细胞肿瘤［精原细胞瘤或非精原细胞瘤（non-seminomatous germ cell tumor，NSGCT）］，其余为非生殖细胞肿瘤（睾丸间质细胞、支持细胞、性腺胚胎细胞瘤等）。原发性睾丸肿瘤占绝大多数。

一、流行病学

睾丸恶性肿瘤占全身恶性肿瘤的1%~1.5%，占泌尿男生殖系统肿瘤的5%。15~34岁年龄组男性中睾丸肿瘤为最常见的恶性肿瘤之一。

睾丸肿瘤发病率在不同地区具有显著的差异，睾丸癌的标准化年龄发病率最高的分别是西欧（7.8%）、北欧（6.7%）和澳大利亚（6.5%）；非洲和亚洲较低，日本和中国分别为0.8/10万、1/10万，非洲乌干达仅为0.09/10万。近年来有些国家睾丸肿瘤的发病率有增加的趋势。在过去的5年，睾丸肿瘤在美国的发病率升高了15%~25%。

西方国家中白种人的发病率最高，是黑色人种的3倍，是非洲黑种人的10倍。我国睾丸肿瘤的发病率约为1/10万，东部沿海地区发病率较高，其中上海最高。

睾丸生殖细胞肿瘤的发病年龄与病理类型有密切联系，如婴儿期多见卵黄囊瘤，20~30岁年龄组多见胚胎癌和畸胎瘤，30~50岁年龄组多见精原细胞瘤。

睾丸生殖细胞肿瘤右侧较左侧常见。右侧发病率高与该侧隐睾发生率高有关。原发性睾丸肿瘤的1%~2%为双侧，此类患者中50%伴有隐睾症。双侧性生殖细胞肿瘤常见于精原细胞瘤。

二、病　　因

睾丸生殖细胞肿瘤的病因尚不清楚。睾丸肿瘤的发生与睾丸创伤、内分泌障碍、遗传及感染有关。7%~10%的睾丸肿瘤发生在有隐睾症病史的患者中。

（一）先天性因素

1. 隐睾　是发生睾丸癌的最常见危险因素。隐睾癌变的发生率比正常下降至阴囊内的睾丸要高30~50倍。腹内型隐睾的肿瘤发生率明显高于腹股沟或外环处隐睾。腹内型隐睾仅占隐睾总数的15%，但在恶变隐睾中其占50%。隐睾恶变的高峰年龄与原发睾丸肿瘤相仿，多在20~40岁年龄组。

2. 遗传　文献报道，家族性睾丸生殖细胞肿瘤的发生率约1.0%~2.8%。肿瘤主要发生在兄弟间和父子间。兄弟间发生肿瘤的概率比普通人群高3~12倍，而父子间发生肿瘤的概率是普通人群的2~4倍。基因学研究表明各种病理类型的睾丸肿瘤与12号染色体短臂异位特异性相关，P53基因的改变业余睾丸肿瘤的发生具有相关性，进一步的基因筛查提示其相关基因突变还包括了4、5、6和12号染色体。

3. 多乳症　多乳症者发生睾丸肿瘤的可能性较正常人大4.5倍。

4. 睾丸女性综合征　睾丸女性综合征也容易发生睾丸生殖细胞肿瘤，其概率要比正常人大40倍。

5. 雌激素过量　产妇妊娠早期服用外源性雌激素，胎儿睾丸发生肿瘤的相对危险性增高，比预期的发生率高2.8%~5.3%。

（二）后天性因素

1. 损伤　Guthrie 曾指出某些化学物品如氧化锌、硫酸镉对家禽睾丸损伤会导致畸胎瘤；对兔的睾丸反复物理损伤，可造成精原细胞瘤。

2. 激素　孕妇应用外源性激素会使胎儿睾丸肿瘤发生的危险性升高；睾丸肿瘤多发生于性欲腺旺盛的青壮年，也提示内分泌与睾丸肿瘤的发生有关。

3. 感染　一些病毒性疾病（如麻疹、天花、流行性腮腺炎）及细菌性感染（如猩红热、肠伤寒等）均可并发睾丸炎，继发睾丸萎缩、细胞变性而引起睾丸肿瘤。

4. 营养因素　富含蛋白质的食物及能量摄入增长，伴随睾丸肿瘤发病率的升高；而经济贫困的国家，如非洲和亚洲国家睾丸肿瘤发病率最低。

三、病理与临床分期

（一）病理学检查

睾丸肿瘤中 95% 是生殖细胞肿瘤，包括精原细胞瘤，精母细胞型精原细胞瘤胚胎癌，卵黄囊瘤，绒毛膜上皮癌及畸胎瘤等基本组织类型。在睾丸生殖细胞肿瘤中，40% 是纯精原细胞瘤，13% 是精原细胞和其他细胞的混合性肿瘤，其余为非精原细胞生殖细胞肿瘤（NSGCT），包括 1% 成熟畸胎瘤（分化好的畸胎瘤）、23% 畸胎癌（恶性畸胎瘤的中间型）、15% 胚胎癌（恶性畸胎瘤的间变型）、1% 绒癌（恶性畸胎瘤的滋养层型），还有 2% 卵黄囊瘤。

睾丸肿瘤的病理学表现有两个特点：①组织学的表现形式最多，肿瘤成分最复杂（往往多种成分并存，形成混合性生殖细胞肿瘤），其成分与治疗关系最为密切。②肿瘤转移灶与原发灶成分可以部分相同或完全不同（可能与生殖细胞的多潜能分化有关），如原发灶为精原细胞瘤并胚胎癌，转移灶为精原细胞瘤或胚胎癌；原发灶为精原细胞瘤并成熟畸胎瘤，转移灶为卵黄囊瘤；原发灶为胚胎癌，转移灶为绒癌；原发灶为胚胎癌并精原细胞瘤，转移灶为成熟畸胎瘤。

在睾丸生殖细胞肿瘤的分类中（表 57-1），精原细胞瘤最常见（约占 40%），其次是胚胎癌（约占 30%）、恶性畸胎瘤（约占 20%）和畸胎瘤。在所谓的畸胎瘤中，约 95% 含有幼稚组织，在婴儿和儿童属良性，在成人为恶性。它们与恶性畸胎瘤不同之处在于无胚胎癌或滋养叶细胞癌，故成人睾丸生殖细胞性肿瘤几乎都是恶性。在生殖细胞性肿瘤中，混合性肿瘤约占生殖细胞肿瘤的 40%，其中最常见的结合形式是胚胎癌与畸胎瘤的结合，该肿瘤被称为畸胎癌。

表 57-1　睾丸生殖细胞肿瘤的组织学分类

单一组织类型的肿瘤	绒毛膜上皮癌
精原细胞瘤	畸胎瘤
睾丸原位癌	成熟性畸胎瘤
典型精原细胞瘤	不成熟性畸胎瘤
精母细胞性精原细胞瘤	伴有恶变畸胎瘤
未分化或间变性精原细胞瘤	两个组织类型以上的肿瘤
胚胎癌	胚胎癌伴畸胎瘤
幼年性胚胎癌或内胚窦瘤	绒癌伴有任何其他类型
多胚瘤型胚胎癌	其他类型结合

睾丸生殖细胞肿瘤又可根据肿瘤成分的多少，分为单纯型（占 60%）和混合型（占 40%）两大类。前者仅含 1 种肿瘤成分；后者即混合性生殖细胞肿瘤（MGCT），由多种生殖细胞肿瘤成分构成，其中必须包括 1 种以上的非精原细胞肿瘤成分，故归类于非精原细胞肿瘤。MGCT 占睾丸生殖细胞肿瘤的 2/5，占睾丸非精原细胞生殖细胞肿瘤（NSGCT）的 70%。MGCT 的常见组合如下：精原细胞瘤合并胚胎癌，精原细胞瘤合并畸胎瘤，胚胎癌合并畸胎瘤，胚胎癌、畸胎瘤合并精原细胞瘤，胚胎癌、畸胎瘤合并绒癌，胚胎癌、卵黄囊瘤合并畸胎瘤等。应注意，MGCT 的成分中即使以精原细胞为主，仍应视为非精原细胞肿瘤，因其治疗和预后均取决于肿瘤中的非精原细胞成分；而含有合体滋养层细胞的精原细胞瘤，尽管组织学上属于 MGCT，但仍被视为单纯性精原细胞瘤，因其自然病史和治疗均与精原细胞瘤相似。

睾丸生殖细胞肿瘤的转移主要经淋巴管到髂内、髂总和主动脉旁淋巴结，以后可到纵隔淋巴结。很少转移到腹股沟淋巴结。血行转移较晚，主要到肺、肝，偶至肾上腺、肾、胰、脑和骨骼。在转移瘤中，可见上述肿瘤的各种成分。

睾丸肿瘤的病理学检查项目：①大体标本的特征，应描述肿瘤位于哪一侧睾丸，睾丸大小，肿瘤大小，附睾、精索、睾丸鞘膜的状况。②取材原则，一是为防止漏诊肿瘤成分，应在肿瘤最大直径上每 1cm

一个切面,对肿瘤肉眼表现不同的区域分别取材,肿瘤的不同切面分别取材,同一切面的不同部位分别取材。二是为准确进行肿瘤病理分期,除肿瘤取材外,以下部位也要取材:睾丸白膜与肿瘤交界处、睾丸网、附睾全长、精索近端和断端、受侵组织与肿瘤交界处(肿瘤穿透白膜时)。③镜下特征及病理诊断,应明确肿瘤的组织学类型,弄清肿瘤的各种成分及其各占的百分比;应明确有无肿瘤周围的静脉和(或)淋巴系统的浸润,有无白膜、鞘膜、附睾或精索的浸润;有无非肿瘤组织中小管内生殖性肿瘤的形成。④进行 TNM(2002)病理分期。⑤进行免疫组织化学检查:测定精原细胞瘤和混合性肿瘤中 AFP、β-HCG 的表达。必要时测定其他瘤标,如 cytokeratins(CAM 5.2)、PLAP、Chromogranine A(Cg A)、NSE 等。

(二)　临床分期

睾丸肿瘤确诊之后应立刻进行肿瘤临床分期。分期准确与否直接影响到治疗选择的合理性和预后判定的准确性。

临床分期的方法:睾丸切除术后 3 周测定血清瘤标,水平持续升高不降提示肿瘤持续存在;查体可以确定有无腹部肿块和锁骨上淋巴结转移;CT、MR 可以评估腹膜后和纵隔淋巴结转移状况,其中精原细胞瘤患者腹部 CT 阳性应进一步检查胸部 CT,非精原细胞性生殖细胞肿瘤则应常规进行胸部 CT;怀疑有其他脏器转移时,可作相应检查,如头颅 CT、椎骨 CT、骨扫描、肝的 B 超检查等。

分期系统:可分为临床分期和病理分期两大类。目前至少有 9 种睾丸肿瘤的临床分期系统在全世界应用(表 57-2~表 57-14)。在不同的分期系统中,有的系统专门用于精原细胞瘤,有的系统专门用于非精原细胞瘤,有的系统则适用于以上两类肿瘤,有的

系统专门用于转移性睾丸肿瘤的分期。Memorial Sloan-Kattering 肿瘤中心(MSKCC)分期、修正的 Samuels 分期(M. D. Anderson 肿瘤中心,1998 年)、美国联合委员会(AJC)分期系统在美洲应用更为广泛,Royal Marsden 医院的分期则在英国和欧洲应用较多。多数分期系统都是在 Boden 和 Gibb(1951 年)分期的基础上改进提出的,尽管现在临床上尚未完全统一,但应用较多的还是 TNM 分期系统。以下列出各种不同的分期系统,以供参考。希望今后在临床深入研究中能够提出更为简便易行的分期系统。

表 57-2　Boden 和 Gibb 分期(1951 年)

A 期	肿瘤局限于睾丸
B 期	肿瘤转移至腹膜后(区域)淋巴结
C 期	肿瘤转移至腹膜后淋巴结以外部位

表 57-3　Williams 分期(1993 年)

I 期	肿瘤局限于睾丸
II 期	肿瘤转移至腹膜后淋巴结
III 期	肿瘤转移至区域外淋巴结或内脏

表 57-4　Memorial Sloan-Kattering 肿瘤中心（MSKCC）分期

A 期	肿瘤局限于睾丸
B 期	肿瘤转移至腹膜后(区域)淋巴结
B1	<5cm
B2	>5cm
B3	>10cm
C 期	肿瘤转移至腹膜后淋巴结以外部位

表 57-5　精原细胞瘤的不同临床分期

肿瘤进展程度	Watter Read (Maier 等,1973 年)	M. D. Anderson (Doornbos 等,1975 年)	Royal Marsden (Peekham,1982 年)	UVLA (Crawford 等,1983 年)
睾丸/精索	I	I	I	I
腹膜后淋巴结	II	IIA<10cm	IIA<2cm	IIA<2cm
			IIB2~5cm	IIB2~10cm
膈上淋巴结	III	III	III	III
内脏器官	IV	IV	IV	IV

9

表 57-6 修正的 Samuels 分期（M. D. Anderson 肿瘤中心，1998 年）

I 期	肿瘤局限于睾丸。睾丸切除术后 6 周，血清瘤标、X 线胸片、腹部和盆腔 CT、淋巴造影等均为阴性
II 期	肿瘤转移至腹膜后淋巴结
A	睾丸切除术后，AFP 或 β-HCG 水平升高
B	腹膜后淋巴结<2cm
C	腹膜后淋巴结>2cm，<5cm
D	腹膜后淋巴结>5cm，<10cm 血清肿瘤标记物正常的患者，CT 检查后需行腹膜后病灶活检证实
III 期	肿瘤转移至区域外淋巴结
A	仅有锁骨上淋巴转移
B1	瘤标升高，或男性乳房女性化，无肿块
B2	每个肺转移灶<5 个结节，且直径<2cm（肿瘤总体积<40ml）
B3	进展性肺-纵隔肿块，胸膜播散，或肺肿块>2cm（体积>40ml）
B4	进展性腹部病灶，腹部肿块直径>10cm（CT 测量）
B5	除肺以外的血行转移病灶：肝、肠、胃、脑

该分期系统用于睾丸非精原细胞瘤

表 57-7 Royal Marsden 医院的分期（1998 年）

I 期	肿瘤局限于睾丸，无转移证据		另外 III 期按照 II 期同样标准进一步分为 A、B、C 亚期	
I M	血清标志物升高，但无转移证据		IV 期	淋巴结以外的转移
II 期	肿瘤转移至腹膜后淋巴结		L	肺转移
II A	<2cm		L_1	<3 个转移灶
II B	>2cm，<5cm		L_2	>3 个转移灶，但直径均<2cm
II C	>5cm		L_3	>3 个转移灶，但 1 个或多个直径均>2cm
III 期	肿瘤转移至区域外淋巴结		H	肝转移
III M	纵隔淋巴转移		B_r	脑转移
III N	锁骨上、颈、腋下淋巴转移		B_0	骨转移
III D	无腹膜后淋巴结转移			

表 57-8 美国联合委员会（AJC）分期系统

原发肿瘤（T）：		区域淋巴结（N）：	
PT_x	原发肿瘤无法评价（未行睾丸切除则用 Tx）	N_x	区域淋巴结转移情况无法评价
PT_0	未发现原发肿瘤	N_0	没有区域淋巴结转移
PT_{is}	原位癌（指导管内肿瘤）	N_1	单个淋巴结转移，最大直径≤2cm
PT_1	肿瘤局限于睾丸	N_2	单个或者多个 2~5cm 转移淋巴结
PT_2	肿瘤通过睾丸白膜侵犯鞘膜	N_3	转移淋巴结>5cm
PT_3	肿瘤侵及睾丸网状组织或附睾	远处转移（M）：	
PT_{4a}	肿瘤侵犯精索	M_x	远处转移情况无法评价
PT_{4b}	肿瘤侵犯阴囊	M_0	无远处转移
		M_1	远处转移

9

表 57-9　TNM 分期(UICC,2002 年,第 6 版本)

原发肿瘤(T):

　PT$_x$ 原发肿瘤无法评价(未行睾丸切除则用 T$_x$)

　PT$_0$ 无原发肿瘤的证据(如睾丸瘢痕)

　PT$_{is}$ 原位癌(是指曲细精管内生殖细胞肿瘤)

　PT$_1$ 肿瘤局限于睾丸,无血管或淋巴管浸润;肿瘤可以浸润睾丸白膜,但是没有侵犯鞘膜

　PT$_2$ 肿瘤局限于睾丸,有血管/淋巴管浸润,或者肿瘤通过睾丸白膜侵犯鞘膜

　PT$_3$ 肿瘤侵犯精索,有或没有血管/淋巴管浸润 PT$_4$ 肿瘤侵犯阴囊,有或没有血管/淋巴管浸润临床

区域淋巴结(N):

　N$_x$ 区域淋巴结转移情况无法评价

　N$_0$ 没有区域淋巴结转移

　N$_1$ 淋巴结转移>2cm,或者最大直径<2cm 的多个淋巴结转移

　N$_2$ 单个或者多个 2~5cm 转移淋巴结

　N$_3$ 转移淋巴结>5cm 病理

区域淋巴结(PN):

　PN$_x$ 区域淋巴结转移情况无法评价

　PN$_0$ 没有区域淋巴结转移

　PN$_1$ 淋巴结转移>2cm,或者 5 个以内最大直径<2cm 的多个淋巴结转移

　PN$_2$ 单个转移淋巴结>2cm 和<5cm,或者 5 个以上<5cm 的阳性淋巴结

　PN$_3$ 转移淋巴结>5cm

远处转移(M):

　M$_x$ 远处转移情况无法评价

　M$_0$ 无远处转移

　M$_1$ 远处转移

　M$_{1a}$ 非区域淋巴结或者肺转移

　M$_{1b}$ 其他部位转移

表 57-10　睾丸肿瘤传统分期与 TNM 分期的对照

传统分期	TNM 分期			传统分期	TNM 分期		
0 期	PT$_{is}$	N$_0$	M$_0$	ⅡB	任何 PT	N$_2$	M$_0$
Ⅰ 期	任何 PT	N$_0$	M$_0$	ⅡC	任何 PT	N$_3$	M$_0$
Ⅱ 期	任何 PT	N$_{1~3}$	M$_0$	Ⅲ期	任何 PT	任何 N	M$_1$
ⅡA	任何 PT	N$_1$	M$_0$				

表 57-11　睾丸肿瘤的病理分期系统

Skinner		Walter Reed	TNM
A 期	局限于睾丸	Ⅰ 期	N$_0$
B 期	B 期转移至腹膜后		
B$_1$	淋巴结转移<6 个,最大直径<2cm,无淋巴外转移	Ⅰ A 期	N$_1$,N$_{2a}$
B$_2$	淋巴结转移>6 个,最大直径>2cm	Ⅱ B 期	N$_{2b}$
B	3 腹膜后大块淋巴结转移	Ⅱ C 期	N$_3$
C 期	血行转移	Ⅲ 期	M$^+$

表 57-12 非精原细胞瘤(腹膜后清扫术后)的病理分期

分期	腹膜后淋巴结	分期	腹膜后淋巴结
I_A	阴性	N_1	镜下淋巴结已被侵犯
$A(B_1)$	淋巴结<5 个,直径<2cm	N_2	肉眼淋巴结已被侵犯
II_B	阳性	N_3	肉眼淋巴结已扩散,尚可切除
(B_2)	淋巴结>5 个,直径≥2cm	N_4	扩散淋巴结已不能完全切除

表 57-13 Indiana 大学分期系统(1993 年)

小病灶	1.	只有肿瘤标志物升高
	2.	颈部淋巴结转移(腹膜后淋巴结触及或未触及)
	3.	腹膜后淋巴结<10cm,但不能手术切除
	4.	每个肺野<5 个结节,最大 2cm 左右,未触及腹膜后病灶
中等病灶	5.	只有腹膜后肿块,<10cm
	6.	中度肺转移,每肺 5~10 个结节,最大<3cm;或纵隔转移肿块<胸腔横径 50%;或肺转移灶>2cm,触及或未触及腹膜后病灶
进展期	7.	进行性肺转移:纵隔转移肿块>胸腔横径 50%;或每个肺野>10 个结节;或多发肺转移,最大转移灶>3cm;触及或未触及腹膜后病灶
	8.	触及腹膜后肿块,并有肺转移:①小的肺转移;②中等肺转移;③进展期肺转移
	9.	肝、骨或中枢神经系统转移

该分期系统用于转移性睾丸非精原细胞肿瘤

表 57-14 国际胚胎细胞癌联合组织(IGCCCG)分期系统

分组	非精原细胞瘤	精原细胞瘤
预后好	56%	90%
5 年无进展生存率	89%	82%
5 年生存率	92%	86%
	所有睾丸/腹膜后的原发性,没有肺以外器官的转移,AFP<1000ng/ml,β-HCG<5000mU/L 而且 LDH<正常值上限的 1.5 倍	任何原发部位,没有肺以外器官的转移,正常 AFP,β-HCG,LDH 可以为任意值
中等预后	28%	10%
5 年无进展生存率	75%	67%
5 年生存率	80%	72%
	所有睾丸/腹膜后的原发性,没有肺以外器官的转移,AFP>1000ng/ml,AFP<10 000ng/ml,β-HCG>5000mIU/Lβ-HCG<50 000mU/L,而且 LDH>正常值上限的 1.5 倍但<10 倍	任何原发部位,肺以外器官的转移,正常 AFP,β-HCG,LDH 可以为任意值
预后差	16%	None
5 年无进展生存率	41%	
5 年生存率	48%	
	肺以外器官的转移,AFP>10 000ng/ml,β-HCG>50 000mIU/L,LDH>正常值上限的 10 倍	

注:该分期系统用于转移性睾丸肿瘤,包括非精原细胞瘤和部分精原细胞瘤

9

四、临床表现

睾丸肿瘤好发于30~40岁,多为单侧,右侧多见。早期临床症状多不明显,典型表现为逐渐增大的无痛性睾丸肿块,可伴疼痛或下腹重坠感。11%左右患者出现背痛或者腹胁部疼痛。极少数患者的最初症状为转移肿瘤所致,如腹部肿块或锁骨上淋巴结肿大,呼吸困难等呼吸系统症状,食欲减退、恶心、呕吐和消化道出血等胃肠功能异常,外周神经胸痛异常以及单侧或双侧下肢水肿等。

1. 睾丸无痛性增大,渐进性发展是最常见的症状由于睾丸位于阴囊内,表浅而易于触及,故成人患者多因无意中扪及肿块而发现,小儿患者常在家长为其洗澡或穿衣时发现。少数患者表现为原有萎缩的小睾丸突然增大。隐睾恶变者可发现腹股沟部或腹部出现进行性增大的无痛性肿块。隐睾恶变概率:腹腔内隐睾为1/20,腹股沟隐睾为1/80。

2. 睾丸增大伴有疼痛　20%~27%的患者伴有轻微坠胀或钝痛,10%的患者伴有类似附睾炎和睾丸炎样的急性疼痛。后者常因肿瘤内出血、梗死、坏死所致,易与睾丸扭转、睾丸炎、附睾炎混淆,应高度警惕,仔细鉴别。

3. 男性乳房女性化　5%的患者会出现,主要见于可以产生雌激素的睾丸肿瘤,如30%支持细胞瘤、20%~25%间质细胞瘤、4%胚胎癌、1%精原细胞瘤。

4. 转移癌症状　10%左右的患者因此而就诊,如锁骨上淋巴结转移导致的颈部肿块;肺转移导致的咳嗽、咯血、呼吸困难;纵隔转移压迫食管导致的吞咽困难(易误诊为食管癌);十二指肠后转移导致的食欲缺乏、恶心呕吐、消化道出血;腹膜后淋巴结转移侵犯腰肌和神经根导致的腰背痛;髂静脉、腔静脉受压或栓塞导致的一侧或双侧下肢水肿。由于肿瘤大小与有无转移并不相关,有时睾丸肿瘤可以小到难以查到,转移癌症状却十分突出。

5. 少数患者无任何症状,以男性不育就诊或因外伤后检查而意外发现睾丸肿瘤。

五、诊　　断

睾丸肿瘤的诊断程序:首先进行询问病史、临床查体和B超检查,了解睾丸局部状况以及有无腹部肿块;如发现腹部肿块,应进一步进行影像学检查〔CT和(或)MR〕;手术前后分别进行血清肿瘤标志物(AFP、HCG、LDH)检查;腹股沟探查及睾丸根治

性切除术,了解肿瘤的病理类型;对侧睾丸活检仅限于高危患者(即患侧肿瘤体积>12ml,既往有睾丸下降不全的病史,年龄<30岁),用于排除原位癌。由于原位癌或对侧睾丸癌的发病率较低(分别为5%和2.5%),故对侧睾丸活检不应作为常规检查;最后综合检查资料,依据睾丸癌的临床分期和病理类型,选择治疗方案。

(一)病史和体征

询问病史时应对存在睾丸肿瘤发病危险因素者高度注意。睾丸生殖细胞肿瘤发病的危险因素包括:隐睾、曾经患过睾丸肿瘤、有家族史、真两性畸形、男性不育、外伤或感染造成睾丸萎缩、母亲妊娠期曾用外源性雌激素。

不同病理类型的睾丸生殖细胞肿瘤患者的发病年龄与临床特点:

1. 卵黄囊瘤　亦称婴儿型胚胎癌、内胚窦瘤等,约占睾丸肿瘤的2%,儿童睾丸生殖细胞肿瘤的82%;平均发病年龄为18个月(出生至9岁);表现为无痛性睾丸肿块,就诊时转移很少见(仅6%)。青春期后发病,则表现为混合性生殖细胞肿瘤,卵黄囊瘤成分占44%,伴血清AFP显著升高。

2. 畸胎瘤　占睾丸肿瘤的24%。根据细胞分化程度分为成熟型、未成熟型、混合型3个亚型。①成熟型畸胎瘤:发病年龄均小于4岁;在儿童睾丸生殖细胞肿瘤中居第2位,占14%~18%;多不出现转移,预后较好。②未成熟型畸胎瘤(即畸胎癌):多见于40岁以下成人,肿瘤体积较大。③混合型畸胎瘤,常与精原细胞瘤、胚胎癌、绒癌合并存在,占25%~50%;约50%AFP升高,不论其成熟与否,均可出现转移,约30%最终死于远处转移,即使组织学表现良性。

3. 胚胎癌　占睾丸肿瘤的15%。成人型发病高峰为20~30岁,婴儿型发生于1.5岁以内,后者预后较好。单纯胚胎癌仅占2.3%,混合性生殖细胞肿瘤的87%均含有胚胎癌的成分。因其恶性度高,浸润力强,尽管胚胎癌体积不大,就诊时2/3的患者已有转移,40%出现转移症状;70%血清AFP升高,60%因有合体滋养层细胞分化出现HCG升高,PLAP和LDH也可升高。

4. 绒癌　占睾丸肿瘤的1%。发病年龄为10~30岁,偶见于老年人。单纯绒癌极罕见,约占0.3%;多数绒癌与胚胎癌、畸胎瘤、精原细胞瘤混合存在。绒癌预后较差,肿瘤常于早期超越腹膜后淋巴结直接血行转移至肺、肝,就诊时表现为转移症

状。血清 HCG 升高可致继发性激素改变和女性化，而 HCG 与甲状腺刺激激素产生交叉反应则可导致甲状腺中毒征。

5. 精原细胞瘤　占睾丸肿瘤的60%。发病年龄为30～50岁，儿童罕见。85%睾丸明显肿大，肿瘤界限清晰。10%～20%含有合体滋养层细胞，HCG 阳性。①典型精原细胞瘤占80%，侵袭力低，生长缓慢，预后较好；②间变型（或未分化型）精原细胞瘤占10%，恶性度高，易转移，预后不良；③精母细胞精原细胞瘤占10%，其特点是发病年龄较大，平均52～58岁，与隐睾或其他生殖细胞肿瘤无关，9%为双侧病变，多表现为无痛性、长时间的睾丸肿胀，血清瘤标 AFP 和 HCG 均为阴性，罕有转移，预后最好。

全身体格检查应注意颈部检查有无锁骨上淋巴结肿大；胸部检查有无男性乳房女性化；腹部检查有无腹膜后肿块（淋巴结转移灶）；腹股沟部检查有无隐睾或肿块；下肢有无一侧或双侧水肿（髂静脉、腔静脉受压或栓塞所致），如有下肢水肿，检查腹部时应谨慎，防止栓子脱落引起肺梗死。

睾丸检查应从健侧睾丸开始，将其作为正常对照与患侧睾丸的大小、硬度、形状进行比较。患侧睾丸可触及结节状不规则肿块（多为胚胎癌、转移癌）或呈弥漫性肿大，保持睾丸外形（多为精原细胞瘤）。肿瘤硬而无弹性，无触痛，手托睾丸有沉重之感，捏挤时缺乏正常睾丸的挤压不适感。通常，附睾清晰可及，睾丸鞘膜与阴囊不粘连。但有10%～15%的睾丸肿瘤可侵及附睾、精索或阴囊。伴有睾丸鞘膜积液时，透光试验呈阳性。

（二）B超检查

B超检查已经成为睾丸肿瘤影像学诊断与鉴别的首选检查。由于阴囊位置表浅，B超检查多采用5.0～10.0MHz 的超声探头。睾丸疾病患者取仰卧位进行；对于隐睾、精索静脉曲张和斜疝患者则应取站立位，于隐睾和疝下降或精索静脉充盈时检查。

1. 临床意义　B超检查对睾丸肿瘤的敏感性几乎为100%。B超检查可明确肿物来自睾丸内（多为恶性）还是睾丸外（多为良性）；可分辨肿物是囊性还是实性；可准确测量睾丸及肿物的大小和形态；可了解肿物有无邻近组织侵犯。在睾丸肿瘤的全身临床分期中，B超可了解肿物有无腹腔脏器及腹膜后淋巴结转移或输尿管梗阻，其发现腹膜后淋巴结转移灶的敏感性近80%。彩色多普勒超声和能量超声可以了解睾丸及肿物的血流状况，有助于睾丸

肿瘤的鉴别诊断。此外，对于高危患者如睾丸萎缩（体积小于12ml）或睾丸质地不均匀等，可采用B超进行随访。

2. 正常睾丸超声表现　睾丸为边界清晰、均匀一致的中等回声椭圆形结构，约 4cm×3cm×2cm 大小，白膜为一条细带状回声环。睾丸动脉分支自睾丸门进入睾丸后呈放射状分布；睾丸纵隔形成一条沿睾丸长轴走行的明亮细线；睾丸鞘膜腔可有少量液体。

3. 睾丸肿瘤的超声特征　共同点是睾丸增大或出现结节状肿块，伴有血流；不同点则因睾丸肿瘤的病理类型相异而各有特点。

（1）精原细胞瘤：为边界清晰、均匀一致、细小光点的低回声团块，睾丸增大，但外形不变；亦可呈类似正常睾丸的中等回声；少数肿瘤呈现不均匀回声。

（2）胚胎癌：表现为增大的睾丸内出现边界不清、回声不均匀的团块，低回声区内有高回声结节，结节边界回声较低；正常睾丸组织受侵犯后缺损或全部消失；肿瘤还易侵犯睾丸白膜。

（3）畸胎癌/瘤：睾丸增大，表面高低不平，呈分叶状。睾丸内部为混合回声，极不均匀，常有多个液性暗区或伴有后方声影的强回声钙化区（提示存在骨和软骨成分）。

（4）绒毛膜上皮癌：可见出血、坏死和钙化同时存在。睾丸原发灶很小时表现为小灶性回声异常，但已有远处转移；有时肿瘤内部为中等强度的均匀回声。

（5）混合性睾丸肿瘤：表现为中等回声和强回声混合存在的不均匀声像图，可有液性暗区及钙化声影，因肿瘤成分和比例不同而异。

（6）恶性淋巴瘤：病变呈极低回声，常累及双侧睾丸。

（7）睾丸白血病：病变呈分布均匀的中等回声，多累及双侧睾丸。

（三）CT 和 MRI

CT 和 MRI 仅用于病情复杂时协助诊断。不过，在睾丸肿瘤全身临床分期和疗效观察中，CT 或 MRI 则优于B超、淋巴造影、尿路造影等检查。

睾丸肿瘤的血行转移常常晚于淋巴转移，而淋巴转移按照发生的先后顺序分为3站，即腹膜后、纵隔和锁骨上。腹部 CT 或 MRI 是识别腹膜后淋巴转移的最佳方法，诊断准确率约85%，已成为睾丸肿瘤临床分期的常规检查。其可发现直径小于2cm

9

的淋巴结转移灶和淋巴造影不能发现的膈肌脚上方的后脚间隙的主动脉旁区淋巴结转移(重要转移部位之一),明显优于淋巴造影。此外,其可了解大块淋巴转移的范围及对邻近组织、器官的浸润状况,此点又明显优于尿路造影。CT诊断淋巴结转移的阳性发现率与淋巴结大小密切相关:如淋巴结≥5mm,阳性发现率为62%;≥10mm为66%;≥15mm为71%;≥20mm为86%;≥25mm为100%。CT和MRI的不足是其仅凭大小确定淋巴转移,故难以区分纤维化、畸胎瘤或恶性肿瘤。

胸部CT或MRI检查是否进行,主要取决于腹膜后淋巴结的状况。如果发现腹膜后淋巴结受累,则应进行胸部CT检查,观察纵隔淋巴结是否受累,弥补X线胸片的不足;如未发现腹膜后淋巴结异常,则可不作胸部CT。PET-CT(positron emission tomography)作为一种高新检查手段在睾丸肿瘤腹膜后淋巴结转移方面也有应用,但其与CT并没有明显优势,两者均不能检测到微小的转移病灶。

(四) 淋巴造影

淋巴造影的目的是通过分析显影淋巴结的部位、大小、多少、形态等有无变异,推断睾丸肿瘤是否转移到腹膜后淋巴结及其转移的严重程度,以便准确判断睾丸肿瘤的临床分期。

淋巴造影的方法:有经足背、精索、阴茎淋巴管3种途径,睾丸肿瘤患者多采用经足背淋巴管造影。用19号(23G)针在第1~2足趾的皮下注射0.5ml亚甲蓝液(以等量局麻药稀释),应防止亚甲蓝溅洒在皮肤上。5~10分钟后可透过皮肤看到皮下蓝染的淋巴管。常规消毒、局部麻醉后,做一长3cm左右的切口,分离出蓝染的淋巴管。皮内注射针(26G、27G)穿刺淋巴管,细丝线结扎固定,缓慢匀速地注入造影剂。通常采用油质造影剂,如30%碘苯酯(myodil)、36%乙基碘(ethiodolum)、30%碘化油(lipiodol)等。注射造影剂应在透视监视下进行,单侧注射6~12ml,注射速度每小时不宜超过8ml。过量、过快注入碘油可导致严重并发症肺油栓,应予警惕。注射完毕拔出针头后应结扎淋巴管,防止淋巴液漏出,严密缝合切口。观察淋巴管像可在注完造影剂后立即拍片;观察淋巴结像应在注药后12~24小时拍片。

淋巴结显影表现:正常淋巴结为圆形或椭圆形,边缘光滑,内部均匀或颗粒状,大小不一,但直径均<1.5cm。肿瘤转移淋巴结可出现增大融合、造影剂充盈缺损或淋巴结缺失(不显影)等表现。

由于淋巴结显影的影响因素较多,以致淋巴造影的诊断正确率为70%,假阴性可达25%,假阳性为5%,分期准确性较差,目前已被CT或MRI所替代。

(五) 肿瘤标志物

临床应用的睾丸生殖细胞肿瘤瘤标主要有两类:①与胚胎发育相关的癌性物质,如甲胎蛋白(AFP)、绒毛膜促性腺激素(β-HCG);②细胞酶类,如乳酸脱氢酶(LDH)、胎盘碱性磷酸酶(PALP)、神经元特异烯酸酶(NSE)。其他一些生物学标志物,如GGT、MIB-1、CD30、GCTM-2、DNA倍体分析和细胞增殖指数、染色体、肿瘤基因等,目前仍限于科学研究。由于51%的睾丸肿瘤患者血清瘤标升高,约90%的睾丸非精原细胞性生殖细胞肿瘤患者将有1~2项瘤标升高,临床上已将血清AFP、β-HCG列为常规瘤标,LDH、PALP、NSE则作为可选择瘤标。

1. 甲胎蛋白(AFP)　是一种单链糖蛋白,半衰期5~7天。血清AFP的正常值<40ng/ml。AFP水平越高,提示肿瘤恶性度越高,预后越差。通常50%~70%的睾丸非精原细胞瘤患者血清AFP升高。其中,100%卵黄囊瘤(又称婴儿胚胎癌)患者血清AFP升高,可达数百至数千;70%胚胎癌和50%畸胎癌患者血清AFP升高;而绒癌和纯精原细胞瘤的血清AFP正常;一旦纯精原细胞瘤AFP升高,则意味着其含有胚胎癌等非精元细胞成分。不过,AFP并非睾丸肿瘤的特异性瘤标,肝癌、胰腺癌、胃癌、肺癌等恶性肿瘤亦可造成AFP升高;甚至正常妊娠或肝病时AFP也可以升高。

2. HCG　是一种多肽链糖蛋白,半衰期为24~36小时。HCG由胎盘滋养层组织分泌,发生肿瘤时由肿瘤的合体滋养层细胞产生,故HCG明显升高应疑有睾丸绒癌或肿瘤含有绒癌成分。HCG升高的程度与肿瘤大小相关,亦与患者预后显著相关。HCG越高,提示肿瘤恶性度越高,预后越差。血清HCG的正常值<1ng/ml。通常40%~60%的睾丸非精原细胞瘤患者血清HCG升高。100%绒癌患者血清HCG升高;40%~60%的胚胎癌因有合体滋养层细胞分化,导致HCG升高;10%~30%的精原细胞瘤含有合体滋养层细胞,使HCG升高;而预后不良的转移性精原细胞瘤患者中38%血清HCG升高,但预后最好的精母细胞精原细胞瘤血清HCG、AFP均为阴性,故罕有转移。此外,应注意其他肿瘤亦可出现

HCG 升高，如 97% 的葡萄胎、22%~50% 的胰岛细胞癌、11%~50% 的胰腺癌、7%~50% 的乳腺癌、18%~41% 的卵巢癌、0~23% 的胃癌、17%~21% 的肝癌、0~20% 的结肠癌、13% 的小肠癌、10% 的肾癌等。

3. 乳酸脱氢酶（LDH）　是一项低特异性瘤标，但其水平高低往往与肿瘤体积大小呈正比；LDH 明显升高提示肿瘤体积大、易进展、术后易复发，并且 80% 的进展性睾丸肿瘤中 LDH 升高。因此临床上将 LDH 看作组织破坏的瘤标。如睾丸癌 I 期时，仅 8% 的患者出现血清 LDH 升高；II 期时则升至 32%；III 期时已高达 81%。又如血清 LDH 升高的 I、II 期睾丸癌患者，治疗后复发率可达 77%；如血清 LDH 正常，治疗后复发率则降至 40%。由于广泛存在于不同组织、器官（如平滑肌、心肌、骨骼肌、肝、肾、脑）细胞中，特异性较低，易出现假阳性，故不能单凭 LDH 升高程度决定治疗方案。

4. 胎盘碱性磷酸酶（PALP）　是一种与成人碱性磷酸酶结构有别的胎儿同工酶，半衰期 24 小时。作为精原细胞瘤的新瘤标，95% 的精原细胞瘤 PALP 升高，40% 的晚期睾丸癌患者 PALP 升高。PALP 的假阳性高，如吸烟者、肺癌、乳癌、胃肠道肿瘤患者均可升高，目前临床已较少应用。

5. 神经元特异烯酸酶（NSE）　是小细胞肺癌和神经内分泌肿瘤的瘤标。有研究发现 I 期精原细胞瘤患者 29% 出现 NSE 升高，晚期患者则 69% 出现 NSE 升高，术后 NSE 下降。

（六）鉴别诊断

大约 25% 的睾丸肿瘤患者因初诊不正确，导致治疗延误或错误的阴囊切开睾丸探查术。临床上需与睾丸肿瘤鉴别的主要疾病及其特点如下。

1. 急性睾丸炎或附睾炎　发病急，出现发热、睾丸和（或）附睾肿大、明显疼痛；触之痛重，输精管增粗，可伴有睾丸鞘膜积液；抗感染治疗后症状、体征明显好转（抗炎治疗无效常提示为睾丸肿瘤）。彩色多普勒见患侧睾丸血流明显增加。

2. 睾丸鞘膜积液　多数发病缓慢，坠胀无痛，大的鞘膜积液常触不清睾丸。B 超可看到鞘膜内的液性暗区和正常睾丸，从而明确诊断。2%~10% 的睾丸肿瘤合并鞘膜积液，而且鞘膜积液的产生速度往往较快，B 超检查时应仔细鉴别。

3. 附睾及睾丸结核　开始结核局限于附睾尾部，进一步发展可累及整个附睾及睾丸。临床表现多数为无痛性肿块，继发非特异性感染后则出现肿块增大、疼痛，甚至发热，抗炎、抗结核治疗后明显好转，追问病史常有结核病史。检查可见附睾无痛性硬结、输精管串珠样改变、睾丸肿硬甚至与阴囊粘连。B 超检查可见附睾尾部肿大，呈中等回声；形成脓肿则为低回声；合并钙化则钙化后方出现声影，常可明确诊断。

4. 睾丸梅毒　睾丸肿大如球，手感轻飘飘，挤捏睾丸无感觉；睾丸的硬结小而光滑、坚硬。追问病史常有冶游史，血清康华反应阳性。

5. 睾丸扭转　常见于青少年，多于睡眠中突然发病，出现阴囊内剧烈疼痛、恶心、呕吐。上托阴囊则疼痛加剧，睾丸肿大、上移或横位，精索呈扭曲状，提睾肌反射消失。B 超检查显示睾丸肿大，呈中等回声。彩色多普勒可见患侧睾丸血流明显减少或消失。放射性核素阴囊扫描显示，患侧血流减少，呈放射性冷区。

6. 睾丸血肿　睾丸可出现肿大、坚硬、沉重、触痛，严重者阴囊肿胀、皮肤青紫瘀血；追问病史常有外伤史，且外伤初期肿块较大，后逐渐缩小最终相对固定。B 超检查可见睾丸回声内出现低回声血肿区。

7. 睾丸表皮样囊肿及皮样囊肿　多发于 20~40 岁的男性，为睾丸较常见的良性肿瘤，其发生率不足睾丸肿瘤的 1%。多为患者无意中发现睾丸无痛性肿块，缓慢增长。B 超可见睾丸内圆形局限性多样化改变，如囊内为无回声的液性暗区；又可为均匀或不均匀回声；亦可为洋葱样小圈及钙化。表皮样囊肿多为 2~3cm 大小，囊内充满白色、黄色、易碎的角化物；皮样囊肿亦多为单囊，囊内除角化物还有毛发。镜下囊壁均被覆角化的鳞状上皮，前者无皮肤附属器，后者应有毛发、皮脂腺等皮肤附属器。两者均无细胞的异型性和不成熟成分，亦不发生转移。

六、治　疗

近年来，睾丸肿瘤在治疗上已有很大进展，主要是探索出各种有效的综合治疗方案。睾丸肿瘤的治疗决定于其病理性质和分期，治疗可分为手术、放疗和化疗。首先根治性睾丸切除术是治疗的根本原则，并可以判断肿瘤的分期及组织类型。标本应做详细检查，最好行节段切片，了解肿瘤性质，尤其是精原细胞瘤是纯的还是混合的，治疗上有相当大的差别，精原细胞瘤 65%~70% 已有转移。如果纯精原细胞瘤无腹膜后淋巴结转移而已有肺、肝转移灶，应想到非精原细胞瘤成分，下文将介绍睾丸生殖细胞肿瘤各种治疗方法及其相关进展。

9

（一）手术治疗

1. 睾丸切除术　睾丸全切术应该在内环口处结扎精索,这种手术是治疗患有睾丸肿瘤患者的第一步。该手术能够提供所患肿瘤的组织病理诊断及肿瘤类型,同时该术式具有很小的患病率并且几乎没有死亡率。该术式能够对大多数患者达到局部的控制。睾丸全切术最常见的并发症是手术后出血,该并发症经常导致阴囊血肿及腹膜后血肿。严重的腹膜后血肿可能会被误认为是肿瘤的转移并可能导致一些不必要的治疗。

2. 经阴囊睾丸切除术　Sayegh 曾经报道早期的涉及阴囊区手术能够改变正常睾丸的局部淋巴回流,结果导致许多行经阴囊手术行睾丸切除的患者需要行扩大范围的手术或者附加的治疗来防治不利后果的发生。

经阴囊睾丸切除的局部复发率为 2.9%,而经腹股沟切口的睾丸切除术的复发率为 0.4%,但这两种手术对系统性复发及生存率的影响无显著差异。Giguere 等的研究认为,患者阴囊局部的污染能够明显增加局部的复发率,11%的经阴囊手术标本发现肿瘤对阴囊造成污染。因此,如果需要采取经阴囊手术行睾丸切除,需谨慎的记住以下原则。

（1）在患有早期精原细胞瘤患者中,放射治疗的范围应该包括同侧的腹股沟区及阴囊,但这会提高精子缺乏的发生率。

（2）在患有早期非精原细胞瘤患者中,阴囊切口皮肤连同残余的精索都应该在行 RPLND 时一并切除。患有 I 期非精原细胞瘤的患者经阴囊睾丸切除不利于术后的监测。

（3）如果患者应用大剂量的以铂类为基础的抗癌药时应该在行 RPLND 时一并把精索残端切除,然而基于在经过系统治疗后局部复发的可能性相对较低,扩大的腹股沟区切除及半侧阴囊切除是不必要的。

3. 睾丸部分切除术　一小部分经过仔细筛选的孤立睾丸患者、双侧睾丸肿瘤患者及怀疑为良性睾丸病变的患者可以选择行保留睾丸单位的睾丸部分切除术。90%的患者能够保持正常的睾酮水平。标准的部分切除术包括局限于睾丸内,直径小于2cm 的肿瘤,切除后切面活检无肿瘤残存组织,同时残存的睾丸组织中不存在小管内生殖细胞肿瘤。该手术方式应该在睾丸冷缺血的前提下实施,以避免出现肿瘤的溢出及局部的污染,同时需要对患者实施非常严格的随访观察,并且,该治疗方案尚未有大规模病例报道。

4. 睾丸延迟切除术　一部分被证明是高分化生殖细胞癌的患者可以在做睾丸切除术之前首先接受系统的化疗。这种手术方式的可行性通过对 160名睾丸肿瘤患者的研究得到支持,该项研究表明25%的患者在切除的癌组织中为生殖细胞肿瘤,而31%的患者为畸胎瘤。

（二）腹膜后淋巴结清扫术

1. 历史、解剖学进展及腹膜后转移研究进展　生殖细胞瘤可以被临床治愈:①这种恶性肿瘤是精原细胞起源的,这个特征使之对放射治疗及众多的抗癌药物非常敏感,并且这种细胞具有向良性畸胎瘤转化的潜能;②这种肿瘤常生长迅速,这使患者能够及时治疗;③其常能够表达特异的肿瘤标志物如AFP 及 HCG;④经常发生于健康的成年男性中,这个人群经常能够耐受必需的治疗;⑤其转移具有可预测性及规律性,经常是从原发灶转移至腹膜后淋巴结,随后转移至肺及后纵隔。

淋巴转移在生殖细胞瘤中最常见的,尽管在绒毛膜癌中最常见的是血供扩散。Most 首先于 1899年准确的描述了睾丸淋巴回流。睾丸淋巴回流主要还是向其组织胚胎学起源位置,也就是腹膜后淋巴结。右侧睾丸回流包括主动脉与腔静脉之间的淋巴结、下腔静脉前组淋巴结及腔静脉旁淋巴结。左侧睾丸回流主要包括腹主动脉旁淋巴结及主动脉前淋巴结。

可以通过淋巴转移的部位来确定睾丸临床分期及手术治疗方案。从内环处,伴随着精索血管共有4~8 条淋巴管进入腹膜后腔。尽管大多数淋巴管都是伴随着精索血管跨越输尿管及其起始部,但有些淋巴管直接回流到髂外动脉前面的淋巴结中。就在精索血管跨越输尿管前面这个部位,淋巴管处于分散状态走行于主动脉及下腔静脉之间并回流至 $L_5 \sim T_{11}$ 处的淋巴结链。

Donohue 等通过对手术测绘的研究提出把腹膜后淋巴结按照特定的解剖学部位分为:左右肝上区、右腔静脉周围、下腔静脉前、腔静脉腹主动脉间、主动脉前、左侧腹主动脉周围、左右髂血管、左右生殖动脉(图 57-1)。

右侧睾丸淋巴结首先回流至主动脉腔静脉间淋巴结,随后为主动脉前及腔静脉前淋巴结。左侧睾丸肿瘤淋巴回流首先进入主动脉旁及腔静脉旁淋巴结,随后进入主动脉腔静脉间淋巴结。在体积较大的肿瘤中,淋巴结转移的尾部通常出现退行性改变,

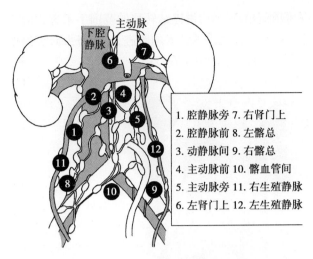

图 57-1 腹膜后淋巴结的解剖部位

1. 腔静脉旁 7. 右肾门上
2. 腔静脉前 8. 左髂总
3. 动静脉间 9. 右髂总
4. 主动脉前 10. 髂血管间
5. 主动脉旁 11. 右生殖静脉
6. 左肾门上 12. 左生殖静脉

在很少的情况下出现脱离常轨的回流。在右侧肿瘤中,对侧扩散很常见,这种现象通常与肿瘤体积的大小密切相关,而在左侧睾丸癌中非常少见。

睾丸肿瘤有直接扩散的能力,常见的部位为附睾及阴囊皮肤。附睾的淋巴液通常回流至髂外淋巴结链,而阴囊淋巴回流部位是腹股沟淋巴结。

睾丸癌患者进行腹膜后淋巴结手术的原理有以下几点:①有证据表明腹膜后淋巴结转移通常是最先发生或者是转移唯一的发生部位。这已经被许多临床资料所证实,如果患者发生腹膜后淋巴结转移并行腹膜后淋巴结清扫术(retroperitoneal lymph node dissection,RPLND)进行治疗,患者的生存率超过 95%。同时,患者区域淋巴结如果通过 RPLND 证实为阴性的话,那么该患者通过睾丸切除术就可以得到治愈,只有很少的患者因为肺转移或者血清肿瘤标志物的升高而出现治疗失败。复发率接近 10%,而无瘤生存率达到 96%~100%。②尽管临床分期能够通过详细的影像学检查而得到确定,但是临床上有 15%~40% 的患者分期经常被低估,尤其对于腹膜后腔的评价。据估计,20% 的 1 期肿瘤患者病理分期应该是 2 期。③未经处理的腹膜后淋巴结转移灶通常是致命的,对睾丸生殖细胞肿瘤患者的尸检研究表明,脑、肝、骨转移是疾病晚期出现的并发症,这些患者通常腹膜后有巨大转移灶。晚期转移通常是对化疗药物耐药的,并且生存率非常低。

2. 手术方法及技术 尽管 RPLND 自 1978 年以来已经被确认为是治疗非精原细胞瘤的重要方法,但其手术原则及方式已经经历了重大的变革。经腹腔还是经胸腹联合入路都可以应用到腹膜后淋巴结的切除中。

最初,RPLND 的手术范围包括上至肝上淋巴结,下至髂动脉分叉处,左右分别达到双侧输尿管(图 57-2)。在过去,因为临床分期受到限制,并且没有其他有效的治疗方法,对于睾丸肿瘤主要集中于如何扩大淋巴结的切除范围。尽管扩大的淋巴结切除对肿瘤的治疗效果显著,但肝上的淋巴结扩大切除可能导致胰腺和肾血管并发症。随着对临床肿瘤分期及腹膜后淋巴结转移分布的认识,对淋巴结切除术的改良在不影响手术治疗效果的基础上范围已经变小了。许多研究都已经证实,在低级别的非精原细胞瘤型生殖细胞瘤中,肝上区的淋巴结转移非常少见,所以肝上区淋巴结清扫经常在晚期、在化疗过程中出现血细胞减少等并发症的非精原细胞瘤型生殖细胞瘤患者中应用。所以,为了减少术前、术后并发症的发生,双侧小范围的 RPLND 已经取代了先前的肝上淋巴结清扫术,这项改进使淋巴结清扫术的并发症发生率很低,手术死亡率低于 1%。

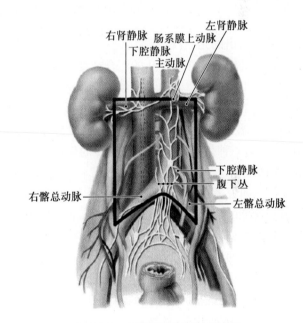

图 57-2 双侧淋巴结清扫术范围

标准的 RPLND 手术最常见的术后并发症为射精障碍及由于交感神经受到损伤而出现的潜在不育的可能。因此,有生育需求的睾丸肿瘤患者在行 RPLND 手术前应该储存精子。该手术并发症的发生率与淋巴结切除的范围密切相关。

正常的射精活动需要以下 3 个活动的协调进行:①膀胱颈的关闭;②精子的排出;③射精活动。控制精子排出的交感神经纤维主要来源于胸腰段的 T_{12}~L_3,射精是起源于骶丛的 S_{2-4} 控制的,其能够调节使尿道外括约肌松弛并使尿道球部及会阴部的肌

9

569

肉协调的收缩。而 RPLND 手术有可能破坏上述神经,从而影响顺行射精功能。

随着对射精的神经解剖学研究的深入及左侧、右侧肿瘤的腹膜后淋巴结转移的范围手术方式的研究,手术标准及手术技术的改进,从而努力减少射精功能障碍的发生(图 57-3)。

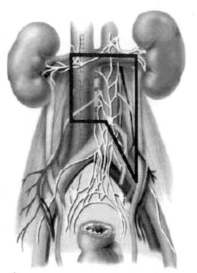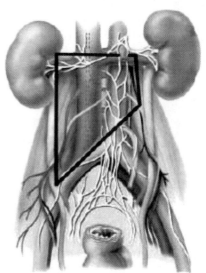

图 57-3　改良的左侧及右侧淋巴结清扫术范围

需要指出的是,脊椎旁交感神经节及 T_{2-4} 节后交感神经纤维及其在腹下丛的汇合纤维对保存顺行射精功能都是非常重要的。尽量减少对这些结构的损伤可使射精功能的保存率得到很大的提高。目前有两种方法被用来保护这些结构,一种是改良的 RPLND,另一种是最近研究得比较多的保留神经的淋巴结切除术。

许多研究者提出了各种各样的手术改良方式,使射精功能的恢复率达到 51%~88%。右侧的淋巴结切除后射精功能保存率高于左侧,所有的改良术式的目标有两个:①彻底的切除主动脉腔静脉间的淋巴结及同侧肾静脉至髂血管水平的淋巴结;②尽量减少对侧,尤其是肠系膜下动脉水平以下的切除。

对射精功能保存率最高的应属保留神经的 RPLND。交感神经链、节后交感纤维及腹下丛都应该得到很好的确认并在切除淋巴结时仔细操作以保护上述结构。该手术方式既可以应用于初期的和化疗后的肿瘤患者中,也可以应用于标准的及改良 RPLND 中,这取决于临床及手术的需要,而不仅仅为了保存射精功能。

3. RPLND 的手术要点　外科医师首先需要非常熟悉腹膜后的解剖结构并且能够辨认出常见的变异;其次,腹膜后腔良好的暴露是 RPLND 成功的关键;最后,应用精确的"分离-滚转"技术彻底的清除淋巴结。

(1) 经胸腹途径:Cooper 首先描述了经胸腹联合切口于腹膜外行 RPNLD,随后 Skinner 对此种手术方式进行了改进并使之广为人知。这种手术方法的最大优点就是能够在很容易的暴露和切除肝上淋巴结组织的同时,使术后并发小肠梗阻的可能性降低。胸腔的操作也可以通过同一切口进行。

手术步骤:患者的体位是一种扭曲的状态,下肢及骨盆处于旋后的状态而上肢及胸部处于内旋的状态。手术床应该处于使躯体的中部处于过度伸直的状态,从而利于切口的暴露并使肋床紧张并收缩。手术切口采取第 8、9 肋间斜行切口,向下指向耻骨支直至旁正中线。肋骨行骨膜下切除,同侧的腹直肌需要被分离开。腹膜及其内容物需要被分离直至腹直肌鞘的下面,相应的膈肌也需要被分离,这样就可以经胸膜途径进入腹膜后。该术式胸腔能够被仔细地检查,也可以通过同一切口行相应的肺部及纵隔手术。腹膜后腔需要被暴露至对侧输尿管水平。与经腹途径一样,此术式同样能够满足双侧 RPNLD 的需要。手术切口应用丝线对隔膜进行缝合,用 Prolene 非吸收无损伤缝线进行肋软骨的缝合。胸导管回流需要被建立,同时腹侧壁也需要被关闭。

该手术的并发症主要与肺脏的生理功能受到影响有关,包括肺膨胀不全、胸导管回流的缓滞、术后镇痛疗法延长应用。1982 年 Skinner 等描述了 149 例行该手术的患者所出现的并发症情况,手术死亡率为 1.3%,所有死亡病例都是因为肝衰竭。并发症发生率为 13%,主要包括小肠梗阻、淋巴囊肿、伤口裂开。

(2) 经腹途径:患者位于仰卧位,麻醉方式选用气管插管全身麻醉。手术前需留置 Foley 尿管并接密闭引流袋。同样,术前需留置胃肠减压管。

取腹中线切口,上起剑突下缘,向下至耻骨上 2cm。逐层切开皮下组织,切开腹白线及腹膜。镰状韧带需要在结扎后切断,或者连同腹膜后脂肪一并切除。这可以防止肝血管窦的撕裂并允许肝上移。随后需要仔细的探查腹部、腹膜后及骨盆来评价疾病的可治愈性及转移性疾病的存在情况,随后大网膜及横结肠需要用温暖的湿纱布包裹好放置在胸壁上。小肠被牵拉至右侧,切开腹膜至肠系膜下静脉的后方,继续延长切口至 Treitz 韧带上部,并越过该韧带延长至十二指肠空肠曲中部,这样十二指肠第 4 部分及胰腺便可以被移动了(图 57-4)。在左侧切开后腹膜的技术已经得到了很大的改进,结肠系膜位于前部,主动脉周围腹膜后间隙位于后侧(图 57-5)。选择肠系膜下静脉及左侧生殖静脉之间没有血管的平面进行切开是非常重要的。随后,暴露出来的淋巴干应该用丝线结扎、仔细分离后,胰尾便可以活动了。如果为了在左肾静脉区域获得良好的暴露,尤其是化疗后出现的腹膜后巨大包块时,肠系膜下静脉可以结扎并切断。

(3) 后腹膜的切开:切口从 Treitz 韧带顺着小肠系膜左侧根部直至回盲部。切口可以向上返折沿着升结肠向上直至切到十二指肠空肠曲中部。

(4) 淋巴结切除术手术要点:首先应该直接找

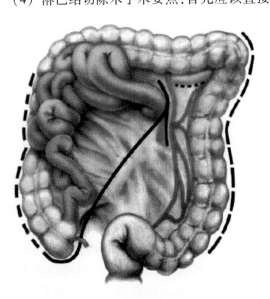

图 57-4　后腹膜的切开

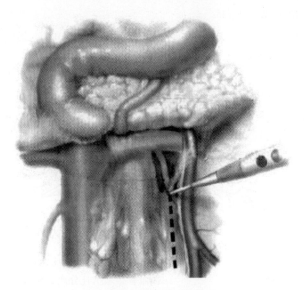

图 57-5　在肠系膜下静脉及左侧生殖血管之间的无血管区进行后腹膜左侧部分的切开

结肠系膜位于前部;主动脉周围腔隙及 Gerota 筋膜位于后面

到左肾静脉,随后应该分离出肾血管周围淋巴组织,随后主动脉前面被暴露。肾上腺血管、生殖血管及腰血管应用 3-0 号丝线结扎并切断。切除范围应该包括左肾静脉前面向右直至下腔静脉的前缘。这样,第一步的"分离"便完成了。右侧的生殖静脉需要在腔静脉水平结扎并切断,这样淋巴组织便能够从腔静脉的侧面及中间的切缘卷出(图 57-6)。腰静脉用 3-0 号丝线双重结扎并切断,这时如果临床情况允许,便可实施保留神经的淋巴结清扫术。

当用柔软的血管环保护好交感神经节后交感纤维后,应该把这些纤维向侧方拉开,然后剖开髂总动脉及主动脉的表面,这样,肠系膜下动脉的起始段便被暴露出来。如果需要,在确保结肠动脉未受损伤的前提下,肠系膜下动脉可以被结扎。生殖血管应该尽早结扎,以防止出现该血管的撕脱而发生动脉外膜内血肿。随后在主动脉前方剖开,淋巴组织便向中间及两侧退缩,腰动脉应用 3-0 号丝线结扎并切断。这时主动脉和下腔静脉已经被从腹膜后淋巴结组织中分离开,而后者紧贴后腹壁及肾动脉。左右肾动脉是骨骼化血管,淋巴组织从腰大肌及棘状韧带前方被剥离,此时,已经到达切除范围的最后端。需要注意的是应该在控制出血的时候尽量准确地控制腰血管,以防止损伤其进入腹前壁处密切毗邻的交感神经干。

在整个手术过程中,结扎和修剪淋巴管的断端

9

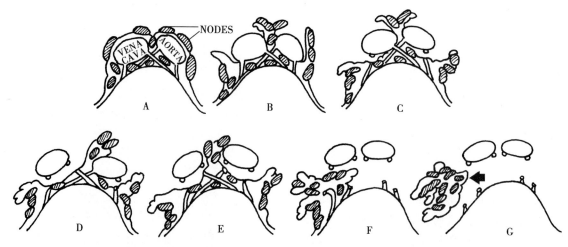

图 57-6　整块切除腹膜后淋巴结时应用"剖开~滚动"技术的详细过程
腰血管必须结扎分离 2 次,第 1 次为大血管壁,第 2 次为进入椎孔处

是非常重要的,尤其是右肾动脉处。因为该处有大量的淋巴管分支汇入乳糜池。在第 1 次行 RPLND 的转移癌患者中,完整的双侧淋巴清扫仍是最标准的术式。在完成双侧的淋巴切除后,主动脉、下腔静脉及肾血管连同左侧生殖血管及肠系膜下动脉的断端都应被全骨骼化。切除的范围应该用温盐水冲洗,以确保没有发生淋巴淤滞及血肿发生,肾、输尿管、肠管及肠系膜应确保没有损伤。靛胭脂红可以用来确定是否输尿管的连续性受到破坏。许多术后患者通常在手术结束后便能够拔除气管插管,肠减压管需要留置到肠梗阻解除后。术后心动过速是比较常见的并发症,这是由于交感神经过度放电导致的。进食需要在肠道功能恢复后开始,术后平均住院时间一般为 6~7 天。

（5）保留神经的 RPLND:适于做保留神经手术的患者包括首次做 RPLND 的 1 期及体积较小的 2 期非精原细胞瘤型生殖细胞瘤患者,在经过仔细挑选后,一部分要行淋巴结清扫术患者在化疗后同样适合保留神经的手术。

保留神经手术最重要的就是需要仔细地辨认和保留相关的交感神经纤维,尤其是两侧的交感神经干、从交感神经干发出的节后神经纤维及在下腔静脉前呈网状分布的腹下丛(图 57-7)。

交感神经干与大血管在脊柱的两侧平行走行。在左侧,交感神经干位于主动脉的后外侧,节后神经在进入腹下丛前以斜角穿过主动脉后外侧的淋巴组织。在右侧,交感神经干位于下腔静脉的后面,节后神经纤维丛腔静脉的后缘中线发出,以斜角在主动脉的前缘汇入腹下丛。因此,在静脉前行劈开术不会损伤这些神经纤维,而在分离和保留这些神经之

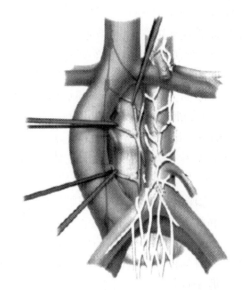

图 57-7　应用柔软的血管带牵拉交感神经干的右侧节后分支
它们通常是斜形的并入腹下丛。上图显示大血管、腰静脉、肠系膜下动脉与上述神经的关系

前就对主动脉前组织进行切割会导致这部分神经损伤。

需要重点保护的神经丛是 L₃、L₄ 神经节发出的掌管顺行射精的纤维。通常需要保护 3~4 根独立的神经干。这些神经通常紧贴腰静脉,所以在结扎上述血管的术后需要避免损伤这部分娇弱的神经。这些神经需要从周围环绕的纤维脂肪及淋巴组织中解剖出来,并应用柔软的血管环轻轻地牵拉神经从而离开容易使之损伤的部位,此时便可以实施淋巴切除术。需要再次提醒的是只能在分离和保留这些神经之后才能对主动脉前淋巴组织进行切割。适当的神经保留手术能够使术后顺行射精的比例高

达 95%以上。术中使用电流刺激某一交感神经节后纤维可以确定对顺行射精最重要的神经位置。而膀胱颈部关闭功能及遗精可以通过内镜检查得到证实。

（6）经腹腔镜淋巴结清扫术：腹腔镜 RPLND 术对于 1 期的睾丸癌患者在技术上是可行的。大多数 2 期睾丸癌患者在行腹腔镜 RPLND 术后同样需要接受辅助化疗，所以对于此类患者腹腔镜 RPLND 术与常规 RPLND 术对患者的治疗效果很难进行评估。此外，由于随访时间较短，尤其是最近的手术方案被改良而使切除范围仅限于腰静脉前的组织，从而导致腹膜后肿瘤晚期复发无法被有效地观察到。因此腹腔镜 RPLND 术在 1 期非精原细胞瘤型生殖细胞瘤中只能作为一种检查和诊断的方法而不应该作为一种治疗手段。因为手术后化疗后高级别的非精原细胞瘤型生殖细胞瘤腹膜后肿瘤复发率相当高，并且此类患者有较高的死亡率，所以腹腔镜 RPLND 术还不能作为一项安全的、标准的手术方法应用于临床。

（三）睾丸肿瘤总体治疗原则

1. Ⅰ期精原细胞瘤　需要在主动脉旁部位进行预防性放射治疗，临床上推荐总剂量为 20Gy（10 天，每日 2Gy），同时需要密切的随访；推荐对 Ⅰa 及 Ⅰb 期精原细胞瘤进行单或双周期 AUC×7 卡铂辅助化疗（Ⅰ类证据）。计算方法：单剂量卡铂剂量 ＝ 7×（肾小球滤过率［GFR，ml/min］＋25）mg；RPLND 不建议应用于本期患者。

2. Ⅰ期 NSGCT

（1）临床ⅠA 期（T_1，无血管浸润）：在睾丸根治性切除术的基础上，需要进行至少 5 年的密切随访，进行随访与进行保留神经的 RPLND 同样重要；如果 RPLND 发现有局部淋巴结转移，需要采取两个疗程 PEB 方案的辅助化疗。双侧同时或先后发生的睾丸肿瘤和孤立睾丸的肿瘤，如睾酮分泌水平正常且肿瘤体积小于睾丸体积的 30%，可考虑行睾丸部分切除术。

（2）临床ⅠB 期（$T_1 \sim T_4$，血管浸润）：建议进行积极的治疗：如果局部淋巴结有转移，必须进行双侧 RPLND，而未发现转移淋巴结则可以行保留神经的 RPLND；两个疗程 PEB 方案的辅助化疗可以预防腹膜后肿瘤的复发。

3. 转移性生殖细胞肿瘤

（1）Ⅱ期 NSGCT 可以经过 RPLND 或化疗而治愈，治愈率可达 98%。

（2）3 个疗程的 PEB 治疗方案是预后较好的转移性 NSGCT 的主要治疗方法。

（3）4 个疗程的 PEB 治疗方案是预后不良或较差的转移性 NSGCT 的主要治疗方法。

（4）如果肿瘤标志物正常，NSGCT 在经过化疗后，局部的肿块可以通过手术进行切除。

（5）N_3M_1 以下的转移性精原细胞瘤可以首先采取放射治疗，化疗可以作为挽救性措施，化疗方案与 NSGCT 的治疗方案一致。

（6）N_3M_1 转移性精原细胞瘤应采取化疗，化疗方案与 NSGCT 的治疗方案一致。如果出现局部持续肿块不消退，则应用放疗而不是手术治疗。

睾丸癌在治疗上通常采取联合治疗，其中化学治疗与放射治疗的效果根据肿瘤的性质及肿瘤的分期不同而差异显著。化疗在非精原细胞瘤中有一定地位，其临床常用治疗方案详见表 57-15，其主要适应证包括：①预后不良的Ⅰ期非精原细胞瘤，已侵及精索或睾丸，切除后瘤标仍持续升高者。②ⅡA～Ⅳ的非精原细胞瘤。③晚期难治的肿瘤复发或用药无效，采用挽救性化疗方案。

紫杉醇、多西他赛、吉西他滨、伊立替康、奥沙利铂等药物已被证实对晚期睾丸癌治疗有一定效果。口服依托泊苷缓释胶囊可以在少部分服用常规剂量的依托泊苷无效的患者中产生持久的肿瘤抑制效果。有一部分应用顺铂治疗无效的患者应用紫杉醇治疗是有效的，同时临床 2 期试验已经证实了单独应用紫杉醇的有效性，目前较多的研究集中在紫杉醇与其他药物联合应用的效果。多西他赛和吉西他滨在耐药性精原细胞瘤的治疗中是有效的，这两种药物都对顺铂有协同作用。奥沙利铂在耐顺铂的患者的治疗中也有一定效果。

一般精原细胞瘤以手术治疗配合放射治疗为主，非精原细胞瘤以手术配合化疗为主。后者常要求在根治性睾丸切除术后，立即改行腹膜后淋巴结清扫术，这样能够取得更为准确的分期。对高分期的非精原细胞瘤在行 RPLND 术后，再给予化疗或先化疗再切除残余肿瘤并行 RPLND 术。放射疗法是局部疗法，它只影响受治疗区域的癌细胞。精原细胞对射线非常敏感。非精原细胞对射线不敏感，因此，非精原细胞癌患者一般不使用放射疗法。

通过手术的方法对睾丸癌进行准确的分期对疾病的治疗至关重要，以下为美国睾丸癌协作组于 2005 年发布的睾丸肿瘤分期标准（表 57-16 和表 57-17）。

9

表 57-15　常用睾丸肿瘤的化疗方案

	顺铂		依托泊苷		异磷酰胺		博来霉素		长春碱	
	mg/m^2	天数	mg/m^2	天数	mg/m^2	天数	mg/m^2	天数	mg/kg	天数
BEP 方案	20	d1~5	120	d1,3,5	30	d2,9,16	—	—	—	—
PEB 方案	50	d1~5	165	d1~5	30	d1,8,15	—	—	—	—
PE 方案	20	d1~5	100	d1~5	—	—	—	—	—	—
PEI/VIP 方案	20	d1~5	75	d1~5	—	—	1200	d1~5	—	
VeIP 方案	20	d1~5					1200	d1~5	0.11	d1,2

表 57-16　睾丸癌 TNMS 分期(美国睾丸癌协作组,2005 年)

T_X	肿瘤组织无法被评价
T_0	未见肿瘤组织
T_{is}	小管内精原细胞肿瘤(原位癌)
T_1	肿瘤局限于睾丸及附睾内,无血管及淋巴侵犯或肿瘤侵犯白膜而未侵犯鞘膜
T_2	肿瘤局限于睾丸及附睾内,有血管及淋巴侵犯或肿瘤侵犯白膜及鞘膜
T_3	睾丸侵犯精索组织,有或无血管及淋巴侵犯
T_4	睾丸侵犯阴囊组织,有或无血管及淋巴侵犯
N_X	局部淋巴结无法评估
N_0	无局部淋巴结转移
N_1	转移淋巴结单发或多发淋巴结中任意 1 个淋巴结直径<2cm
N_2	转移淋巴结单发或多发淋巴结中任意 1 个淋巴结直径>2cm,<5cm
N_3	转移淋巴结直径>5cm
M_X	远处转移无法进行评估
M_0	无远处转移
M_1	有远处转移
M_{1a}	非局部淋巴结转移或有肺转移
M_{1b}	远处转移已超过非局部淋巴结转移或肺转移
S_X	未测血清肿瘤标志物
S_0	血清肿瘤标记物正常
S_1	LDH 低于正常值 1.5 倍或 hCG<5000mU/ml 或 AFP<1000ng/ml
S_2	LDH 位于正常值 1.5~10 倍或 hCG 5000~50 000mU/ml 或 AFP1000~10 000ng/ml
S_3	LDH 高于正常值 10 倍或 hCG>50 000mU/ml 或 AFP>10 000ng/ml

T. 原发肿瘤;N. 局部淋巴结;M. 远处转移;S. 血清肿瘤标志物

表 57-17　睾丸癌临床分期（美国睾丸癌协作组,2005 年）

0	T_{is}	N_0	M_0	S_0
I	$T_{1\sim4}$	N_0	M_0	S_X
I A	T_1	N_0	M_0	S_0
I B	T_2	N_0	M_0	S_0
	T_3	N_0	M_0	S_0
	T_4	N_0	M_0	S_0
I S	任何 T	N_0	M_0	$S_{1\sim3}$
II	任何 T	$N_{1\sim3}$	M_0	S_X
II A	任何 T	N_1	M_0	S_0
	任何 T	N_1	M_0	S_1
II B	任何 T	N_2	M_0	S_0
	任何 T	N_2	M_0	S_1
II C	任何 T	N_3	M_0	S_0
	任何 T	N_3	M_0	S_1
III	任何 T	任何 N	M_1	S_X
III A	任何 T	任何 N	M_{1a}	S_0
	任何 T	任何 N	M_{1a}	S_1
III B	任何 T	$N_{1\sim3}$	M_0	S_2
	任何 T	任何 N	M_{1a}	S_2
III C	任何 T	$N_{1\sim3}$	M_0	S_3
	任何 T	任何 N	M_{1a}	S_3

（四）精原细胞瘤的治疗

大约75%的精原细胞瘤在有临床表现的时候尚局限于睾丸本身,15%~20%的肿瘤在局部的腹膜后淋巴结中存在潜在转移,5%的患者有远处转移。这个比例低于在非精原细胞瘤型生殖细胞瘤的转移情况,而后者腹膜后隐匿性转移性疾病的发病率显著高于精原细胞瘤。

腹股沟睾丸切除术加上治疗性或辅助性的放疗是对低分级的精原细胞瘤的确切治疗方案。这种方案对低分期肿瘤效果良好,可以最大可能地降低死亡率。随着多种药物联合化疗方法用于治疗已经存在远处扩散疾病的患者,对该病各阶段的总体治愈率已超过90%。

对于已有远处转移表现或大块状腹膜后疾病的治疗,最佳的方案是首先给予化学药物治疗。

对死于精原细胞瘤的患者的尸检研究发现,大约75%的死者肝和肺受到累及,骨转移和脑转移的比例分别是50%和25%。而更重要的是,在经组织学证实为纯粹精原细胞瘤并最终死于该病的患者中,有大致1/3被发现其转移灶中存在非精原细胞瘤的元素。由于精原细胞瘤发生于年轻人群,并且外科切除、放射治疗及多种药物的联合化疗具有显著的益处,所以治疗的目的不单要考虑如何治愈,还要考虑努力维持生育力及如何避免潜在的远期后遗症。

1. I期精原细胞瘤　对于局限性疾病的患者,睾丸切除术后的治疗包括针对腹膜后淋巴结的辅助性放射疗法、单一药物治疗以及化学治疗的监测。目前,辅助性放射疗法依然是可选择的治疗方式,然而,监测记录对于低分期非精原细胞瘤型生殖细胞瘤的成功鼓舞了监测记录在 I 期精原细胞瘤（$T_1\sim T_3$,N_0,M_0,S_0）上的应用。尽管低剂量辅助放疗的

9

急性死亡率很低,但对于Ⅰ期精原细胞瘤患者的辅助放疗的远期不良反应诸如不育症、胃肠道并发症及可能诱导发生二次恶性肿瘤的报道,促使了标准疗法的形成。当论及局限于睾丸的精原细胞瘤的治疗时,必须要考虑分期错误出现的概率在15%~25%;因此,任何辅助治疗(或需要它的)会在75%或更多的患者中得到应用。

(1)初始放射治疗:对绝大多数的腹股沟睾丸切除术后的患者来说,精原细胞瘤进行适当剂量的强电压照射成为一个可以选择的治疗方法。在过去,对伴有大动脉旁和同侧髂部淋巴结转移的患者,给予35Gy的照射剂量。在很多医院及医学研究中心,对纵隔的预防性照射也采用同样的剂量。尽管如此,由于对纵隔的照射可能会对其他有效治疗造成潜在的不良影响,所以一般对于低分期精原细胞瘤并不适用。目前,主流的做法是仅给予伴有大动脉淋巴结转移的患者投放25Gy的照射剂量,可以减少对血液、胃肠道及生殖腺的毒副作用。

放疗对Ⅰ期精原细胞瘤(T_1~T_3)的总体有效率已经被大量的研究证实,报道显示其5年生存率已经提高至95%之上,而美国医学研究会睾丸肿瘤工作组的报告则称其3年生存率已接近100%。由于伴随死亡的晚期肿瘤复发在随访时间以外已经十分罕见,患者的5年无瘤生存率已与治愈率基本相等。对临床分期为Ⅰ期的精原细胞瘤患者其一般生存率应在95%以上。

(2)初始化学治疗:对低分级肿瘤来说,化疗的有效率与辅助放疗效果相当。对患者生活质量的回顾性比较分析显示,辅助性放疗与辅助性化疗之间只有微小差异。

要使初期化疗广泛应用于临床仍需更进一步的研究。这方面,美国医学研究会目前正在进行一项关于比较卡铂和标准腹膜后放疗在Ⅰ期精原细胞瘤中作用的Ⅲ期临床试验。

(3)随访:睾丸切除术后无论选择何种方法,97%~100%的Ⅰ期精原细胞瘤都得到了治愈。先前已经有报道放射疗法的长期迟发临床效应达到了最低限度。在美国,一般认为放疗的死亡率较低;所以很少对临床Ⅰ期的精原细胞瘤患者进行随访监督。然而,最近更新的可靠长期研究资料表明,放疗是精原细胞瘤患者发生二次恶性肿瘤的危险因素,而这正是现在推荐对Ⅰ期精原细胞瘤患者进行随访监督的主要原因。

随访记录应尽可能详细,随访时间应足够长,困难的是精原细胞瘤患者并没有可靠的肿瘤血清学标志物。另外,最佳的随访制度尚未形成,其经济影响也就难以评估。

对于低分级精原细胞瘤患者,只有相对较少的临床试验对随访的作用和地位进行了评价。现有发表的资料报道,没有进行放射治疗的患者,有17%的患者肿瘤复发的中位时间为15个月(2~108个月)。

单变量分析显示肿瘤的大小、组织学亚型、坏死程度及对睾丸网的侵袭可以作为是否复发的预测因素,但是多元分析显示,只有肿瘤的大小可以作为具有显著统计学意义的预测指标。对于小于3cm的肿瘤,其复发率为6%,而3~6cm的肿瘤为18%,大于6cm的肿瘤则为36%。因此,尽管精原细胞瘤可靠的预后因素尚未确定,但对于肿瘤直径小于6cm、脉管系统未受到侵袭且HCG水平正常的患者,适时随访是必要的。

2.Ⅱa期、Ⅱb期精原细胞瘤　伴有大块腹膜后肿瘤的精原细胞瘤患者常规接受辅助放疗。最近,辅助化疗在对直径大于5cm的腹膜后肿瘤治疗上较辅助放疗更受青睐。在Brigham Women's医院及Dana Faber癌症研究中心,对伴有N_1和N_2分期的患者分别给予30Gy和36Gy的照射剂量。

适合放射治疗的Ⅱ期精原细胞瘤的腹膜后淋巴结群包括同侧髂外、双侧髂总淋巴结、腔静脉旁淋巴结及大动脉旁淋巴结有转移者,甚至包括乳糜池周围区域。CT扫描检查有助于设计和模拟照射野的范围。精确的照射野要根据患者本身的个体差异和肿瘤的特征及所用仪器的型号来定。大动脉旁的照射野要与胸导管的起始区域分开,包括腹股沟内环前的第10和第11胸椎前面和腹股沟切口旁包括偏向左侧肾门的区域。而对侧的大动脉旁淋巴结根据个体的基本情况处理。肾实质的低放射敏感性使得肾对放疗并不适用。因此,对于腹膜后肿瘤与肾的关系密切者,化学治疗就代替了放疗。对于保留精索残迹或有污染的阴囊患者,照射区域可能需要适当地扩大。对于有疝修补术或睾丸固定术病史并伴潜在淋巴管漏的患者,照射野的下方也应包括对侧腹股沟区域,同时保护对侧睾丸。

对于临床Ⅱ期的精原细胞瘤患者,睾丸切除术后行过放射治疗,其5年生存率接近80%。在过去,对是否可以单纯应用放疗来治疗伴有大块状腹膜后转移肿瘤的Ⅱ期精原细胞瘤患者(N_3),曾引发争议。此外,在分析Ⅱ期精原细胞瘤的治疗效果时,必须强调这些治疗效果应建立在习惯的分级体系的基础之上。例如，一些研究中心规定直径小于 10cm 的肿瘤为ⅡA 期，而直径大于 10cm 的则为ⅡB 期。在这方面，分级的标准化将有利于避免混乱。一项来自 Royal Marsden 医院的研究表明，Ⅱ期精原细胞瘤（N1）患者的复发率为 10%，而Ⅱ期（N_2）肿瘤的复发率则为 18%，伴有淋巴结增大超过 5cm 的 N_3 期患者复发率则为 38%。可以说，对于伴腹膜后小于 5cm 转移肿瘤的精原细胞瘤患者（N_2），单纯应用放疗可以获得一个相对满意的 5 年生存率。事实上，Ⅱ期（N_1）肿瘤患者的生存率已经在 90% 以上，且在统计学上与Ⅰ期肿瘤患者并无显著差异。对于单纯行放射治疗Ⅱ期肿瘤（N_3）患者，有将近 50% 的患者发生照射野以外的转移性表现。Warde 等的一项非随机临床试验表明，对于接受辅助放射治疗的患者，肿瘤临床分期为 $N_1 \sim N_2$ 与 N_3 的复发率分别为 11% 和 56%。

总之，单纯放疗对Ⅱ期（$N_1 \sim N_2$）患者具有良好的效应，而对于Ⅲ期（N_3）的患者，以顺铂为基础的化学治疗可以作为辅助治疗的一个选择。

3. ⅡC、Ⅲ期精原细胞瘤　在以铂类药物为基础的联合化疗方案的应用之前，放射治疗是进展型精原细胞瘤患者的治疗方法之一。无论是对纵隔还是锁骨上区域行预防性放疗照射，患者的腹部复发率和远处复发率都基本相平。复发的患者可能要行补救性的放疗，尽管有效率并不高。

无论对于已经播散的睾丸精原细胞瘤还是非精原细胞瘤，以顺铂为基础的化疗都是效果明显的。超过 90% 的Ⅲ期（$T_1 \sim T_4$，$N_0 \sim N_3$，$S_0 \sim S_3$）肿瘤在单纯化疗的治疗下获得了完全的缓解，有效应答者的 4 年无瘤生存率将近达到了 90%。Horwich 等将进展期精原细胞瘤的患者随机分为两组，分别给予卡铂、依托泊苷和顺铂，结果显示联合化疗组的 2 年无进展率得到明显改善。与之相似，Bosl 等也进行了一项随机临床试验，将依托泊苷+顺铂和长春碱+博来霉素+顺铂+环磷酰胺+放线菌素 D 之间做了比较，结果发现前者的联合方案更为可取。当以顺铂为基础的化疗作为初始治疗应用于没有接受过放疗的患者时，化疗的缓解率在一定程度上会显得更为改善。但是在初始放疗后再次复发的患者身上会得到更为合理的结果。全面的先前放疗会对患者接受化疗的剂量和缓解率产生影响。因此，化疗的缓解率要比单纯初始放疗显得高一些。

4. 睾丸切除术后残存肿物的处理　在以顺铂为基础的联合化疗方案治疗进展期精原细胞瘤患者时会遇到一个难题，即肿块在 CT 扫描放射学上并不完全消退。化疗后去除块状残存病变对精原细胞瘤患者来说是充满困难的，因为精原细胞瘤累及腹膜后腔产生纤维样变化，类似于腹膜后纤维化，彻底完全的腹膜后清扫术就很难做到。在对大多数化疗后患者的探查后发现只有残存组织的坏死和纤维化。不过，化疗后的腹膜后残存肿物继续保持生长的可能性很低。

单纯精原细胞瘤化疗后残存肿物的发生十分少见。化疗后的精原细胞瘤患者发生残存肿物的临床表现一般有两个方面。首先，残存病变可能会在大血管周围形成一片组织而在 X 线片上不能显示出来。这种形式的残存病变常随着大血管、腰大肌以及其他腹膜后结构而渐渐消失，通常表现为纤维化，往往难以切除。其次，残存病变可能与周围组织结构较清楚，这样就便于手术切除。在这种情况下，手术切除是无可非议的手段，因为这些肿物往往表现为残存的精原细胞瘤。目前推荐的适应证是影像学可以清楚显示的、睾丸切除术后、腹膜后有肿块（CT 扫描显示）的精原细胞瘤，并且直径应超过 3cm。另一方面，对这类患者进行随访时应该在第 1 年里每 3 个月做一次腹部 CT 扫描，第 2 年每 4 个月进行一次，随后的 3 年里每年 1~2 次 CT 扫描。

总之，放疗和化疗对于治疗精原细胞瘤都是非常有效的。虽然有报道说放射治疗可能诱发恶性肿瘤发生，但放疗还是在许多治疗中心被应用。

对于进展期的精原细胞瘤患者，应首先应用以顺铂为基础的化学治疗，在治疗失败时再考虑用手术治疗或放疗。进展期的肿瘤患者一般对于化疗是敏感的，应用化疗对疾病具有潜在治愈的可能，这一点与非精原细胞瘤型生殖细胞瘤相似。超过 85% 的患者在以顺铂为基础的联合化疗方案下达到了持续无瘤生存状态。因此，多药联合应用，以顺铂为基础的化学治疗应该用于对进展期精原细胞瘤的初期治疗上，对化疗有影像学上完全缓解证据的患者不应进一步给予其他治疗。至于残存肿物，密切、仔细地观察是必要的，除非肿块界限清楚，直径大于 3cm，有明确外科切除指征，否则不应给予放射疗法或手术切除。

（五）非精原细胞型生殖细胞瘤的治疗

一般而言，NSGCT 患者可以分为两类：早期和晚期患者。早期患者可以作为定期随访、化疗及 RPLND 对象，这取决于临床分期、血清肿瘤标志物

9

及组织学检查结果的许多指标。另一方面,晚期肿瘤患者可以更进一步的分为低危及高危两组,接受化学治疗。

1. 接期和Ⅱ期非精原细胞瘤型生殖细胞瘤

(1) RPLND:由 Lewis 在 1948 年确定为非精原细胞瘤型生殖细胞瘤的原始治疗法。1953 年 Kimbrogh 和 Cook 开展腹股沟的睾丸切除术加腹膜后淋巴结清扫作为睾丸肿瘤患者的首选局部区域治疗。与之相反的是,在欧洲放疗是清除阳性淋巴结的主要手段。Lewis 报道了 28 例睾丸切除术后加淋巴结切除术、放射治疗及两种治疗都采用的患者其 5 年生存率为 46%。

RPLND 对于治疗睾丸癌的潜在优势在于腹膜后肿物通常是睾丸癌性腺外扩散最先出现及最常出现的独立证据。对于大多数 $N_1 \sim N_2$ 期的患者,这种治疗能够达到根治疾病的效果。因此,彻底清除腹膜后淋巴结,仍然是肿瘤分期的“金标准”。尽管无创伤分期技术是大体精确的,但有 20% ~ 25% 的临床分期为 $T_1 \sim T_3$, N_0, M_0 的患者其分期是低于手术分期。病理确认为Ⅰ期疾病单纯用外科治疗的治愈率约为 95%,5% ~ 10% 低分期的患者行 RPLND 有可能复发,如采用化疗会有比较高的治愈率。

RPLND 经由腹腔途径,患者一般能比较好的耐受,手术进程为 2 ~ 3 小时,死亡率低于 1%,并发症的发生也达到最低,为 5% ~ 25%,通常和肺膨胀不全、肺炎、肠梗阻、囊性淋巴管瘤及胰腺炎有关。改良 RPLND 有着显著的优势,应用这项技术,腹膜后结节疾病所相关的区域可达到完整的切除,但影响射精功能。

(2) 初始放射治疗:在美国 RPLND 已经被确立为睾丸肿瘤的治疗方法。而在北美以外的地区的许多治疗中心,腹膜后腔的放疗对于临床分期为Ⅰ期的 NSGCT 患者($T_1 \sim T_3$, N_0, M_0, S_1)仍然是被公认为是常规的治疗方法。

放疗对于低级的非经精原细胞瘤是一种有效的治疗方法。

应用腹膜后淋巴结放疗最主要的缺陷是腹膜后淋巴结的临床分期的不准确性。值得关注的是,对于放疗后复发的病例,预防性放疗可能会妨碍后续的化疗或外科治疗。

NSGCT 患者放射治疗剂量为 4000 ~ 5000cGy,而治疗精原细胞瘤所需剂量要大得多。对于临床分期Ⅰ期的非精原细胞瘤,推荐的照射标准是 4 ~ 5 周内,主动脉旁及同侧骨盆淋巴结照射剂量为 4000 ~ 4500cGy。主动脉旁放射的长期并发症包括放射性小肠炎、肠梗阻及骨髓抑制,发生率为 5% ~ 10%。

随着时间延长,发生继发恶性肿瘤的风险也在增加,总体复发率为 18%。继发的恶性肿瘤与放疗和化疗的不良反应有关。临床分期为 $T_1 \sim T_3$, N_0, M_0 的 NSGCT 采用放疗,复发者采用化疗者 5 年生存率可以达到 80% ~ 95%。

(3) 随访:如果临床分期十分准确,能够确实肿瘤局限于睾丸内,那么单纯行睾丸切除术的生存率将等同于 RPLND。但是由于分期的不准确性,RPLND 仍然是精确区分睾丸癌病理分期Ⅰ和病理分期Ⅱ的唯一方法。临床分期不足在最理想的治疗组中也高于 25%。但是,大约 705 行 RPLND 的患者分期为 $T_1 \sim T_3$, N_0, M_0,因此,这些患者并没有从此手术中得到治疗的益处。另外,有 5% ~ 10% 的患者在 RPLND 的术区之外复发。因此,术后需要密切随访。术后 2 年内每 3 个月需查胸部正位片及肿瘤标志物 1 次,第 3 ~ 4 年每 6 个月复查上述指标一次。5 年后每年复查一次。患者一般为肺部复发,提示其在淋巴管播散之前便出现了血源性扩散。RPLND 手术证实为阴性的患者腹膜后的复发是极少见的。

许多研究对 $T_1 \sim T_3$ 的患者预后的影响因素进行了评估,并预测睾丸切除术后阳性淋巴结的存在及睾丸切除术和 RPLND 术后的复发率。这些研究主要采纳了 6 个因素,包括原发肿瘤的临床分期(pT≥2);脉管(包括淋巴管)的侵袭;胚胎细胞癌的存在;卵黄囊成分的缺失;睾丸切除术前增高的肿瘤标志物。Freedman 等发现,睾丸静脉受累、淋巴系统受累、卵黄囊成分的缺失及胚胎细胞癌的存在,这 4 个指标可以作为复发前兆的独立指标。这项研究的 259 名患者中,存在 3 个或 4 个因素 55 名患者,其复发率为 58%;存在 2 个因素的 89 名患者复发率为 24%,存在一个因素的 81 名患者复发率为 10%,不存在上述因素的 8 名患者复发率为 0。

一般而言,在原发肿瘤中胚胎性癌占有显著比例(高于 40%)的患者被认为是复发的高危人群。病变侵及附睾或者白膜(T_2 期或更高)的患者具有更高的复发率。最后,也是最重要的,血管或淋巴管的侵犯与肿瘤的复发关系密切。所以,基于上述风险因子的观测,治疗需要个体化。肿瘤转移风险较低的患者可以实施密切的随访,而具有显著转移风险的患者可以选择化疗或是 RPLND。

(4) 初始化疗:与 RPLND 相比,化疗对于 $T_1 \sim$

T_3 期肿瘤患者的打击较小,其效果显著并且能够同时清除随访期间出现的一些不确定因素。$T_1 \sim T_3$ 期无淋巴及远处转移的 NSGCT 患者在接受两个疗程的博来霉素、依托泊苷及顺铂后生存率为 95% ~ 100%。初始化疗还有一个优点就是能够治疗腹膜后腔外的转移病灶,而 RPLND 对此确无能为力。然而,年轻患者接受化疗后的长期效果目前还不明确。支持者认为辅助化疗尽管对于一部分 $T_1 \sim T_3$ 期无淋巴及远处转移患者有治疗过度的嫌疑,但复发率很低及不用经受密集的随访对患者还是有益的。

2. 远处期非精原细胞瘤型生殖细胞瘤的治疗

(1) 手术治疗:单独进行手术探查对淋巴结转移的准确率为 90% 以上。当行剖腹探查发现可疑淋巴结时,建议实施双侧淋巴结切除术。在早期的肾以下淋巴转移患者中,肾以上淋巴转移并不常见。在没有发现可疑淋巴结转移灶时,常规行肝上区淋巴结切除不能提高局部手术效果。许多研究表明 Ⅱ 期患者行双侧 RPLND 手术对疾病的治疗是确切的。手术的治疗效果与复发、组织病理特征及肿瘤的大小无关,但肿瘤较小的患者术后复发率相对较低。

(2) RPLND 术后辅助化疗:手术治疗被认为是临床分期 ⅡA($T_1 \sim T_3$,$N_0 \sim N_1$,M_0)患者治疗的标准方法。目前,腹膜后淋巴结被完整切除后辅助化疗是否必须还处于争论中。在病理分期 ⅡA 和 ⅡB($T_1 \sim T_3$,N_2,M_0)的患者中,争论的焦点是如何进行辅助化疗。因为这些患者 2 年无瘤存活率为 60% ~ 80%,这表明 20% ~ 40% 的患者肿瘤会复发,通常为肺转移。这些患者可以通过 3 ~ 4 个疗程的联合化疗进行补救性治疗。

如果该期患者只有很小的腹膜后肿块,仅仅切除就足够了,而腹膜后较大的肿块必须在行 RPLND 后接受 2 个疗程的术后辅助化疗。辅助化疗的缺点是对于有阳性淋巴结的患者,近 50% 的患者将治疗过度,并出现相应的并发症;另一个缺点就是术后辅助化疗需要对患者进行更为严格的随诊。

(3) 初始化疗:在 20 世纪 70 年代,由于 N_3 期患者复发率及肿瘤无法切除的比例较高,同时多种药物联合应用在治疗弥漫性肿瘤中的效果明显,对于那些晚期及肺转移的患者首选化疗。这些晚期肿瘤患者确实也从这种治疗方案中受益。因为化疗在治疗扩散性肿瘤中效果显著。

在美国,手术治疗仍然是 ⅡA 及 ⅡB 患者治疗的标准方式,然而许多癌症中心都支持在这部分患者中进行初始化疗。Horwich 的研究表明仅有 17% 的 ⅡA 患者及 39% 的 ⅡB 患者在化疗后需要再次行 RPLND。尽管对于大多数患者来说,化疗避免了经受双侧 RPLND 及其所导致的射精功能异常,但化疗确实存在一定的并发症,如无精症。

(4) 放射治疗:对于 $T_1 \sim T_3$,$N_1 \sim N_2$,M_0 的 NSGCT 患者,放疗也是一种合适的治疗方案。然而,随着化疗的有效性逐步提高,放疗很大程度上已经被废用了。与 RPLND 相似,预防性放射治疗目的是根除腹膜后肿瘤。但是,许多 $T_1 \sim T_3$,N_5,M_0 患者肿瘤同时存在于腹膜后腔外。目前,对处于此期的患者,化疗还是最为有效的治疗方案,附加放疗可以被应用于有巨大淋巴结残留及手术切除术后残留肿块的患者中。

3. 放射期与 Ⅲ 期非精原细胞瘤型生殖细胞瘤的治疗

(1) 预后良好与预后不良的比较:随着化疗的进行,预后的多样性表现得非常明显,因此有必要将患者分为低风险(优良预后)和高风险(不良预后)两类。国际生殖细胞统一分类系统采用治疗前血清肿瘤标记物(AFP、bHCG、LDH)水平和不良预后影响因素,即除外肺脏转移的其他转移作为指标。这个分类系统包括 3 个级次分类,即优、中、差预后肿瘤,但临床应用中患者则被分为具有优良预后(优或中等预后)或不良预后(差预后)两类。

依据这个分类,化疗被精简。对于那些预计有较好预后的患者(如优良预后),治疗目标是保持较高治愈率的同时降低治疗相关的毒性。而对于进展期的患者应当采用更强效的化学治疗。

对于病灶播散的患者,3 个周期的博来霉素,依托泊苷(鬼臼乙叉苷),顺铂方案成为标准治疗方案。长春碱、放线菌素 D、博来霉素、环磷酰胺、顺铂化疗方案与 4 个周期的依托泊苷、顺铂方案是等效的。但当卡铂替代顺铂或博来霉素被取消时,获得的效果不佳。更近的一项研究表明 4 周期的依托泊苷、顺铂方案与 3 个周期的博来霉素、依托泊苷、顺铂方案具有相同的疗效和毒性。

另一方面,对于预后不良患者的治疗目的是在患者可以耐受治疗不良反应下的前提下改善其所获得的完全有效率。这些患者常在诊断时即感觉不适,这归因于诸如大块的腹部病灶,腔静脉压迫和营养不良等因素。由于预后不良肿瘤进展快,因此提倡尽可能早地开始化学治疗。预后不良肿瘤的标准治疗方案是常规进行 4 个周期的博来霉素、依托泊苷、顺铂化疗,治愈率不低于 60%~70%。基于在补救治疗中的成功应用,已经进行了两个比较上述方案与异磷酰胺替代依托泊苷方案和长春碱、异磷酰胺和顺铂方案优劣的研究。两组间,2 年内总存活数没有明显差别,但长春碱、异磷酰胺和顺铂方案的毒性更大。

关于比较 4 个周期的博来霉素、依托泊苷、顺铂化疗方案与 2 个周期大剂量化疗后追加 2 周期(均应用博来霉素、依托泊苷、顺铂)方案的研究已经在进行。但 Nichols 等先前的研究表明,将标准剂量博来霉素、依托泊苷、顺铂方案与博来霉素、依托泊苷和大剂量顺铂组成的化疗方案进行比较时,大剂量顺铂有明显毒性。而且在研究中大剂量化疗并没有显示生存益处。其他包括周期变更化疗药物的化疗方案应用于预后不良的肿瘤,此方案旨在通过将肿瘤暴露于不同化疗药物从而预防和避免耐药。

大剂量化疗配合自体骨髓移植可以应用于预后不良的肿瘤,完全有效率达 35%~45%,长期存活率 25%。虽然大多数预后不良的生殖细胞肿瘤患者经一线治疗后可达到持续的完全缓解,但 20%~30% 的肿瘤患者复发或不能达到初次治疗的完全有效率并最终死亡。出于上述原因,大剂量化疗配合自体骨髓移植的对策已经被研究作为预后不良生殖细胞肿瘤的一线治疗。这种应用大剂量化疗配合自体骨髓移植的方法已经产生了可喜的效果。此外,末梢血干细胞移植配合大剂量化疗应用于预后不良的患者也取得了可喜的效果。

总之,对于预后不良的生殖细胞肿瘤患者,只基于传统化疗的方案,并不能取得明显改善存活率的疗效。翘首以待关于 2 周期大剂量化疗的后追加两个周期博来霉素、依托泊苷、顺铂并配合以干细胞或自体骨髓移植复苏的方案的新近试验结果。

(2)进展期生殖细胞肿瘤化疗后残余病灶的处理:尽管化疗后腹膜后腔残留有活力生殖细胞肿瘤的危害已明确,但对于化疗后有残余瘤的患者进行 RPLND 的适应证仍存争议,并且没有明确的标准。化疗后肿瘤标志物升高者禁忌化疗后行辅助手术治疗。

对于肿瘤标志物从观察期到化疗后始终正常的患者,可不考虑影像学检查结果,全部以手术作为处理手段。化疗后,残留肿瘤通常可以被 CT 平扫所发现,发生率约为 10%。病理学技术在改进,但仍不太可能常规地将全部切除组织逐层切片用以评估肿瘤残存,这就意味着有恶性组分可能会因为采样误差而漏诊。

早期回顾性研究显示,依据切除标本的组织病理学分析,RPLND 划分了 3 种亚型的患者:40% 为坏死/纤维化,40% 为成熟畸胎瘤,20% 为残存的非精原细胞瘤型生殖细胞瘤。仅发现有坏死/纤维化组织提示无须后续治疗,但有活力的生殖细胞肿瘤患者需要追加化疗。

RPLND 与肺部、纵隔病灶清除同期进行时,需要特别关注的是避免过度的静脉液体输注,因为低氧血症将诱发博来霉素毒性,特别是肺部纤维化。不过,博来霉素毒性可以通过术中、术后的严密监测,减少用力吸氧,限制术中和术后即刻的输液量等手段降到最低水平。

对于进展期肿瘤,在手术切除联合化疗后残存瘤中出识别畸胎瘤是相对较近的现象。切除残存畸胎瘤的原因是多种的。无痛的畸胎瘤生长,被认为是畸胎瘤生长的症状,可能危害生命器官的功能。已经明确,成熟畸胎瘤向肉瘤和腺癌恶性转化后其对化疗是耐药的。良性或恶性畸胎瘤对放化疗皆相对不敏感,实性或囊性良性畸胎瘤的膨胀性生长会影响生命器官的功能。

化疗后 RPLND 包括切除残存肿瘤和全部双侧淋巴结的清扫。这项处理的相关并发症比例为 18%,其归因于手术的技术困难及诸如博来霉素治疗引起的肺容量的减少。

(3)补救化疗:应用顺铂的联合化疗治疗播散性生殖细胞肿瘤有效率达 70%。3 个周期化疗后血清肿瘤标志物正常的患者,残存肿瘤应当予以手术切除。对于化疗后残存肿瘤被切除的患者或是那些对传统诱导治疗过程没有效果的患者,应用不同药物的补救化疗是有效的。在应用顺铂的联合化疗期间表现出进展的患者,不应当再应用联合顺铂的补救化疗方案。对于顺铂治疗后肿瘤进展的患者,顺铂仍然有效,并应当用于补救方案。

睾丸癌是异磷酰胺敏感肿瘤,单剂应用反应率达 22%。异磷酰胺联合长春碱、顺铂补救化疗方案对于初始化疗失败的患者可达到 30% 无瘤生存。对于应用异磷酰胺的患者,开始时应加用巯乙磺酸钠以预防出血性膀胱炎。对于初始化疗即接受长春碱、依托泊苷的患者,应当应用长春碱、异磷酰胺、顺铂补救化疗方案。接受了依托泊苷的患者应当应用长春碱。

对于一、二线化疗方案没有反应的患者,三线治疗方案包括:大剂量化疗配合以自体骨髓移植或干细胞移植。对于接受自体骨髓移植的患者,可以用卡铂替代顺铂。

(4) 手术在血清肿瘤标志物阳性患者中的应用:对于血清肿瘤标志物阳性患者的标准治疗方案可以是化疗,79%的患者达到显著的无病生存率,60%患者血清肿瘤标志物恢复到正常范围。

七、预　　后

睾丸肿瘤的死亡率较高,不作治疗80%在2年内死亡。20世纪70年代以后,睾丸生殖细胞肿瘤的治疗取得突破性进展,手术加放疗,尤其是加上以顺铂为主的联合化疗,使死亡率从50%降至10%左右,生存率显著提高。目前睾丸生殖细胞肿瘤的5年和10年生存率已达93%~100%,临床Ⅰ期生存率超过95%,Ⅱ期生存率也达到90%左右,广泛播散生殖细胞肿瘤的5年生存率也达到50%左右。

睾丸肿瘤的预后与肿瘤的组织类型、细胞分化程度、病理改变、临床分期、瘤标水平等因素密切相关(表57-18)。组织学细胞类型(除绒癌以外)对肿瘤复发的影响不如临床分期重要。

精原细胞瘤生长缓慢,局部侵犯力较低,故转移较迟,浸润较少。绝大多数可转移至腹膜后淋巴结,

转移到实质器官者为少数,晚期时可出现广泛血行转移。经过有效治疗,肿瘤可在2~10年中复发。在精原细胞瘤中精母细胞型预后最好,典型型预后亦好,间变型的恶性度高,易转移,预后不良。

畸胎瘤的成人型肿瘤体积较大,易与其他肿瘤成分混合存在,30%的患者最终死于远处转移;儿童型肿瘤细胞成分成熟较好,故预后较好。

胚胎癌体积较小,但恶性度高,局部浸润力强,肿瘤局部呈进行性生长和浸润,易早期出现腹膜后淋巴结转移和血行转移,预后不良。

绒癌常与其他肿瘤成分混合存在,恶性度高,易早期经血行转移到肺、肝、脑、骨等,预后差。

非精原细胞瘤采用顺铂为主的联合化疗(PVB方案或BEP方案)的完全缓解率为80%,治疗无效者85%死于2年内,15%死于3年内。

判断肿瘤预后的重要因素包括:①睾丸肿瘤中有无血管、淋巴管侵犯,有则预示着复发、转移的可能性大;有则转移率为86%,无则仅为19%。②睾丸肿瘤中有无滋养层和胚胎性成分,有则预示着复发、转移的可能性大;如为未分化癌或缺乏卵黄囊成分,则预示着高复发率。③肺转移灶的大小与多少。④睾丸肿瘤的分期越高,复发、转移的可能性越大。⑤瘤标越高,预后越差。⑥经阴囊途径手术是复发的重要因素。

表57-18　睾丸生殖细胞肿瘤的分期与预后

肿瘤	TNM 分期	腹膜后复发率	远处转移	5年生存率
精原细胞瘤	$T_{1~4}, N_0, M_0$	3%	1%~	99%
	$T_{1~4}, N_{1~3}, M_0$	<5%	<5%	92%
	$T_{1~4}, N_{1~3}, M_0$	—	—	40%~60%
非精原细胞瘤	$T_{1~4}, N_0, M_0$	<5%	<15%~	98%
	$T_{1~4}, N_{1~3}, M_0$	<5%	<5%	88%
	$T_{1~4}, N_{1~3}, M_0$	—	—	40%~60%

第二节　其他睾丸肿瘤

5%~6%的睾丸肿瘤为非生殖细胞肿瘤,而性索-性腺间质肿瘤占非生殖细胞肿瘤的大部分,其中大多数是睾丸间质或支持细胞源性,其次是间叶源性、造血组织和杂类肿瘤及瘤样病变。转移性肿瘤很少见。

一、睾丸间质细胞瘤

睾丸间质细胞瘤又称 Leydig 细胞瘤,是罕见的睾丸肿瘤,约占睾丸肿瘤的1%~3%,最早于1895年由 Sacchi 报道。其可发生于任何年龄,好发年龄段分别是5~10岁及30~50岁。大多数为良性肿瘤,多见于儿童病例;恶变病例仅占10%~20%,且多为成人型。

9

睾丸间质细胞瘤临床表现主要有睾丸肿大或睾丸肿大及肿瘤细胞分泌激素相关症状，如男性乳房发育，少数病例还伴有假性性早熟。睾丸肿大可发生于单侧或双侧，以单侧为主。约30%的病例出现乳房发育。所有青春期患儿均出现性早熟表现，如外生殖器增大、多毛、声音变低、过早骨骼发育，大约10%还伴有乳房发育。成人仅有20%~40%的出现内分泌症状，其中乳房发育最常见，常伴有性欲丧失、勃起功能障碍与不育。其他女性化表现有体毛与色素晕消失，睾丸与前列腺萎缩。

诊断主要依靠临床表现及辅助检查，如B超、CT，但确诊仍需病理学检查。肿瘤转移与否与肿瘤的病理形态学密切相关。10%~14%间质细胞瘤是恶性的，甚至睾丸切除10年后仍能发生转移。恶性肿瘤直径常大于5cm，伴有局部浸润和瘤体坏死。此外，若发现细胞的异型性、核分裂象（多为非典型核分裂象）、胞质内脂褐素缺如和瘤内淋巴管瘤栓等组织学特征改变则考虑恶性。发现或已存在转移也可以诊断为恶性。DNA含量及倍体的测定可作为判断肿瘤的良恶性依据之一，并可作为睾丸间质细胞瘤预后的形态学依据。恶性间质细胞瘤的主要转移部位为腹膜后及腹股沟淋巴结，其他部位包括肝、肺、骨等。术后转移时间为8~32个月。

睾丸间质细胞瘤治疗上以手术切除为主，切除睾丸或加腹膜后淋巴结清扫术。对放射治疗和化学治疗不敏感。良性间质细胞瘤切除后无须进一步治疗。恶性间质细胞瘤患者存活期为2个月至7年，平均存活期为2年。

二、睾丸支持细胞瘤

1944年Teilum首先报道睾丸支持细胞瘤。支持细胞瘤又称Sertoli细胞瘤，临床极其少见，占睾丸肿瘤的1%左右。

睾丸支持细胞瘤能发生在任何年龄，大约1/3的患者小于10岁，另外1/3的患者为20~45岁，其余为40~60岁。约10%的病变为恶性。

支持细胞瘤的瘤体较小，很少超过3cm。典型的支持细胞瘤呈实性、边界清楚的肿瘤，为黄色或灰白色病变伴有囊性成分。组织学成分为上皮小管或间质，也可伴有精原细胞瘤、绒毛膜上皮癌及畸胎瘤成分，为未分化间质细胞，体积小，呈圆形、多角形或梭形，胞质甚少，核小而深染，可向管状形态或间质细胞分化。分化良好的管状型，可见管腔。少数肿瘤细胞分裂相异常活跃，有恶性征象，偶可发生转移。

睾丸支持细胞瘤好发于隐睾及两性畸形患者的睾丸。主要临床表现为睾丸肿块，呈圆形或卵圆形，质地韧，部分患者有疼痛和触痛缓慢，多单发。10%~38%的患者有男性乳腺增大。青春期前患者偶有性早熟。血清雄激素、雌激素、促性腺激素水平多升高。

睾丸支持细胞瘤应先行根治性睾丸切除。如为良性肿瘤，切除后，男性肿大的乳腺可很快消失。应定期随访。如有转移，则应按睾丸生殖细胞瘤处理，选用放疗化疗或腹膜后淋巴结清除术。

三、睾丸性腺母细胞瘤

睾丸性腺母细胞瘤是一种较罕见的肿瘤，占睾丸肿瘤的0.5%左右，仅在性腺发育不全的患者中偶然发现。大多数患者的发病年龄在30岁以前。

肿瘤发病多位于性腺一侧或双侧性腺，肿瘤直径可达数十厘米，也可小到仅在显微镜下才能发现。肿瘤病变呈黄色或灰白色。肿瘤在显微镜下可见3种细胞：间质细胞、支持细胞和生殖细胞。

患者的临床表现主要与性腺发育不全有关，3/4的患者表现为隐睾和尿道下裂，1/4表现为女性，有停经、下腹部肿块。

该肿瘤的治疗应作根治性睾丸切除术，首先应进行根治性睾丸切除。性腺胚细胞瘤混合有生殖细胞者，预后良好。如混合精原细胞瘤或其他生殖细胞瘤，即应按生殖细胞瘤的类型和临床分期进行治疗。

四、睾丸类癌

类癌起源于胚胎原始肠道黏膜Kulchitsky细胞，可发生于机体的任何部位，多见于胃肠道，偶见于支气管、纵隔、胸腺等处。原发性睾丸类癌是一种非常罕见、低度恶性肿瘤，多发生于中老年人，以40~60岁多见。

睾丸类癌分为原发性类癌和转移性类癌。原发性类癌分为伴有畸胎瘤类癌和单纯性类癌两种。

类癌发病隐匿而缓慢，临床表现主要为睾丸无痛性圆形肿块，生长缓慢，表面光滑，质韧，无压痛，故早期诊断相当困难。极个别的原发性睾丸类癌患者可出现类癌综合征，表现为颜面潮红、腹泻、哮喘、低血压、心脏损害等症状，往往提示类癌可能已有肝转移。类癌的确诊主要依赖于肿瘤细胞的嗜银性或电镜下见到细胞内有膜结合的分泌颗粒或免疫组化染色。

睾丸类癌在治疗上应做根治性睾丸肿瘤切除，同时应密切观察追踪。对伴有畸胎瘤类癌或有淋巴结转移者可行腹膜后淋巴结清扫术和放、化疗。

五、睾丸恶性淋巴瘤

睾丸恶性淋巴瘤占睾丸恶性肿瘤的 2%~5%，以转移灶多见，原发者少见。60 岁以上老年人睾丸恶性肿瘤中淋巴瘤占 40%~50%。睾丸恶性淋巴瘤在左右睾丸的发病率大致相同，双侧睾丸同时累及发生率达 10%~30%。

临床表现为无痛性睾丸弥漫性肿大，少数患者伴有疼痛或不适，睾丸增大可迅速发展或缓慢增长。肿大的睾丸质地硬，表面光滑或有结节，无压痛。病程数周至数月，双侧发病或相继发病，晚期肿瘤可侵犯附睾、精索或浸润血管，并发生血行扩散，也可局部浸润或淋巴转移。由于左右两侧睾丸没有直接的淋巴和静脉相连接，除非肿瘤多中心性，否则不会相互转移。

睾丸恶性淋巴瘤的确诊依赖于病理学诊断，尤其是免疫组化检查结果。从快速冷冻切片到常规病理，睾丸恶性淋巴瘤与精原细胞瘤难以鉴别，常规病理在确定是睾丸恶性淋巴瘤还是精原细胞瘤时，如免疫组化白细胞共同抗原(+)、胎盘 AKP(-)则支持睾丸恶性淋巴瘤的诊断；如白细胞共同抗原(-)、胎盘 AKP(+)则为精原细胞瘤；并且可同时检测组织标本中 CD20、AEP、细胞角蛋白等指标的表达，以进一步辅助诊断。

睾丸恶性淋巴瘤大多为继发性，为全身恶性淋巴瘤的局部表现。原发性恶性淋巴瘤是睾丸肿瘤中恶性度高、预后最差的一种，睾丸恶性淋巴瘤需行根治性睾丸切除术，术后应行放疗或化疗，但治疗效果不十分满意。大部分患者于术后 1~2 年内死亡，5 年生存率仅约为 12%。仅约 10% 可较长期存活。

第三节　附睾肿瘤

附睾肿瘤临床比较少见，绝大多数为原发性，占男性生殖系肿瘤的 2.5%，其中 80% 为良性肿瘤。

附睾肿瘤以腺瘤样瘤、平滑肌瘤最常见，其次为错构瘤、血管瘤、脂肪瘤等。20% 为恶性肿瘤，常为肉瘤，包括平滑肌肉瘤、横纹肌肉瘤、纤维肉瘤，其次

为腺癌、胚胎癌。继发性附睾肿瘤可为精索、睾丸及鞘膜肿瘤的直接浸润，前列腺癌的逆行转移，或全身恶性肿瘤的扩散。

原发性附睾肿瘤多发生于 30 岁左右，多为单侧发病，双侧罕见。常表现为阴囊内无痛性肿块，但也有患者表现为附睾胀痛，易误诊为附睾其他疾病。疼痛的机制分析可能与附睾被膜受牵拉、附睾管受压、精液淤滞有关。体检常为附睾质地韧至硬，表面光滑，无或有轻度压痛，直径多在 2.5cm 以下，同侧输精管可增粗。

对于并发同侧精索增粗伴有附睾疼痛者，应与附睾结核、慢性附睾炎、精液囊肿仔细鉴别，以免误诊。同时还应鉴别附睾肿块继发的可能。彩色多普勒血流显像对鉴别附睾肿瘤和其他非瘤疾病很有帮助，前者多表现为低血流的特点。

附睾恶性肿瘤临床表现主要为阴囊内包块，直径多大于 3cm，部分包块呈进行性生长，疼痛、伴患侧精索增粗，与周围组织界限不清，甚至出现转移灶。一部分患者无任何症状，为偶然发现，诊断主要依靠病理检查。病理诊断时应以免疫组织化学分析方法进行彻底的病理学检查，排除其他常见癌。附睾肿瘤病理类型较复杂，组织来源多样，故病理检查应尽可能明确其组织来源，以指导临床综合治疗主案的确定。

附睾肿瘤鉴别诊断有结核、慢性炎症、精子性肉芽肿、囊肿等。附睾结核也以尾部多见，但该病常为双侧性，肿块不规则，与周围组织粘连，输精管有串珠样改变，有的患者有较明确的结核病史。精子性肉芽肿一般好发于头部，肿物较硬，边界清，病程长。慢性炎症可有较长时间的炎性疼痛过程，但它可有急性发作史和较明显的压痛。精液囊肿表面光滑，可发性在附睾任何部位，针吸可抽出精液。

手术是治疗附睾肿瘤的主要方式。良性肿瘤可行单纯肿瘤或附睾切除。术前一旦确诊为原发性附睾恶性肿瘤，应立即行患侧睾丸附睾及精索根治性切除。原发性附睾腺癌具有与睾丸肿瘤相似的腹膜后淋巴转移途径，所以当考虑腹膜后有癌性淋巴结转移时，需加行腹膜后淋巴结清除术。根据不同的病理类型可于术后辅以化疗或放疗。

附睾良性肿瘤预后较好。附睾恶性肿瘤预后较差，多在 2 年内死亡。腺癌患者多于术后 2 个月至 1 年死于腹腔转移；肉瘤患者平均生存期为 1.5 年。

（孙光　吴长利　杨长海）

参 考 文 献

1. 孙则禹,孙光,孙颖浩.睾丸肿瘤.北京:人民卫生出版社,2006:39-169.

2. 郭应禄,胡礼泉.男科学.上海:第二军医大学出版社,2003:1608-1609.

3. 郭应禄,周利群主译.坎贝尔-沃尔什泌尿外科学.北京:北京大学医学出版社,2009:968-990.

4. 那彦群. 2014中国泌尿外科疾病诊断治疗指南.北京:人民卫生出版社,2014:90-105.

5. Alan J Wein, et al. Campbell-Walsh Urology. 11th ed. Philadelphia, PA, 2016:784-813.

9

第五十八章

睾丸、附睾、输精管炎症

第一节　睾丸、附睾、输精管非特异性炎症

一、睾　丸　炎

睾丸炎(orchitis)临床较少见,多继发于体内化脓性细菌感染。睾丸炎与附睾炎是临床上成人急性阴囊疼痛最常见的两种原因。常见致病菌为金黄色葡萄球菌、链球菌、大肠埃希菌和铜绿假单胞菌等。

(一)病因与分类

1. 急性化脓性睾丸炎　主要继发于体内化脓性细菌性败血症。致病菌多为金黄色葡萄球菌、链球菌、大肠埃希菌和铜绿假单胞菌。感染途径包括血行感染、淋巴感染和直接感染。近年来,由淋病奈瑟双球菌通过直接感染导致的急性淋菌性睾丸附睾炎明显增加。

2. 局灶性睾丸炎　又称灶性睾丸炎,是睾丸的局灶性感染,除与普通的细菌性睾丸炎有相似表现外,主要与睾丸肿瘤相鉴别。约10%的睾丸肿瘤患者可表现出类似急性炎症的征象。

3. 布氏菌性睾丸附睾炎　我国尚未见报道。在沙特阿拉伯等布氏病流行区域有一定数量的发生,通过体检和血清学等检查不难确诊。

4. 急性腮腺炎性睾丸炎　是较常见的睾丸炎,约20%的腮腺炎患者合并睾丸炎,由腮腺病毒感染所致。多数为单侧睾丸受累,曲细精管的生精上皮受到不可修复的损害,最终使睾丸萎缩,甚至丧失生育能力。

5. 梅毒性睾丸炎　病因是梅毒感染。睾丸组织被感染破坏呈团块状纤维组织和坏死样改变。

(二)病理

睾丸明显肿大,阴囊壁红肿,鞘膜脏层亦充血水肿,鞘膜腔内有浆液性渗出。睾丸实质肿胀较重,切面呈局灶性坏死,有多形核白细胞浸润,曲细精管上皮细胞被破坏,有时整个睾丸化脓形成脓肿。

(三)临床表现

1. 急性睾丸炎　发病急骤,患者寒战、高热,患侧睾丸肿大、疼痛、质地硬、触痛明显,并向腹股沟或下腹部放射,阴囊皮肤发红,阴囊肿胀且触之柔软,全身酸痛不适,伴有恶心、呕吐。睾丸炎症严重时可形成脓肿,按之有波动感,破溃后流出脓液。

2. 慢性细菌性睾丸炎　起病缓慢,睾丸逐渐肿大,质硬而表面光滑,睾丸坠胀,有轻度触痛。

(四)诊断

1. 病史　病史中有睾丸突然疼痛,但在附睾不能触及时,通常很难区分急性睾丸炎、睾丸急性扭转、急性附睾炎和附睾睾丸炎。

2. 实验室检查　血液常规检查提示白细胞计数超过正常水平,中性多形核细胞比例升高。尿液检查时,若睾丸感染是血源性或淋巴性,尿液化验多为正常。若自附睾蔓延而来,尿液可呈泌尿系感染改变。尿道拭子检查、尿细菌培养与药敏试验对确定病原微生物及选用抗生素具有重要的指导意义。

3. 影像学检查

(1) B超:睾丸炎的典型超声图像是睾丸体积增大,回声低且杂乱。彩色多普勒能量图能区分睾丸炎和肿瘤,因为炎症时睾丸内血流增加(图58-1)。而睾丸急性扭转的主要特征也是睾丸急性疼痛,在彩色多普勒显示低回声,但是彩色多普勒超声会显示无血流或血流减少。

(2) CT:可见患侧睾丸体积增大,脓肿形成时可见低密度影(图58-2)。可帮助鉴别睾丸肿瘤。

(五)治疗

1. 一般措施　适当营养,卧床休息,局部热敷

9

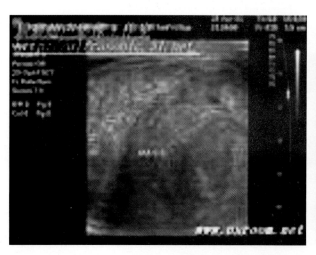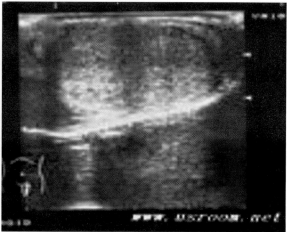

图 58-1 CFDI:睾丸血流信号增强,提示炎症可能

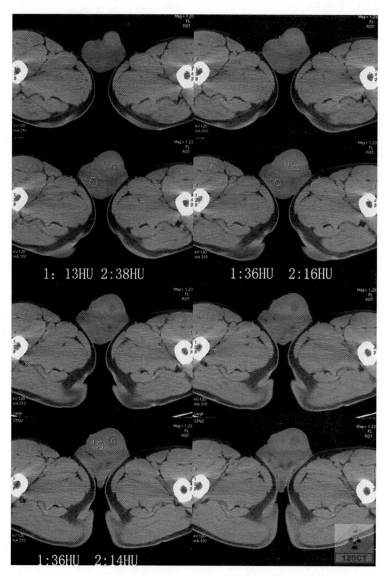

图 58-2 CT 显示睾丸内密度不均,见低密度影,考虑局部脓肿形成

有助于缓解疼痛。抬高阴囊及睾丸可减轻不适。

2. 抗生素治疗　重视病因治疗，并根据病原菌培养结果，选择敏感的抗生素。此外，可以应用1%的普鲁卡因20ml，加入相应的抗生素在患侧进行精索封闭。一般情况下，隔日封闭1次，2周为1个疗程。在早期急性睾丸炎的治疗中，辅以局部二氧化碳激光照射可取得一定效果。

3. 手术治疗　急性睾丸炎早期采用睾丸切开减压治疗，对缓解症状和减少睾丸萎缩的发生率有一定效果。有报道，采用局部灌洗的方法治疗化脓性睾丸炎及局部脓肿，可取得较好疗效。对反复使用抗生素治疗效果差，局部肿胀明显，并有脓肿形成的也可施行病变睾丸切除术。

二、附睾炎

急性附睾炎是男性生殖系统非特异性感染中的常见疾病，多见于中青年，其自然病程约为4周。此病常可累及睾丸或影响其血运，导致睾丸缺血萎缩，甚至造成不育。

（一）病因

附睾炎多继发于下尿路感染，由大肠埃希菌、变形杆菌、葡萄球菌、链球菌和淋病奈瑟双球菌等所致，也可以通过血行和淋巴途径感染。沙眼衣原体感染已逐渐成为急性附睾炎的常见病因，尤其在年龄小于35岁的人群中。

附睾炎症多从附睾尾部开始，蔓延至附睾体部和头部，侵及睾丸时，引起附睾-睾丸炎。继续发展则形成附睾脓肿，纤维化后则导致附睾管腔阻塞。慢性附睾炎可为急性炎症的延续，或感染较轻而逐渐转变而来，往往伴发慢性精囊炎。

感染途径包括：①后尿道炎、前列腺炎、精囊炎时，细菌多经输精管逆行进入附睾引发附睾炎，亦可因尿道留置导管和尿道内器械检查诱发。②前列腺炎、精囊炎、后尿道炎时，细菌逆行经淋巴管进入输精管而感染附睾，发生本病。③前列腺切除术后，由于射精管的开放，因排尿时带有一定数量细菌的尿液逆流进入射精管，从而引起附睾炎。无菌性尿液反流入输精管亦可引起化学性附睾炎。

（二）病理

附睾感染可发生于一侧或双侧。附睾炎症时，附睾尾部的小管上皮水肿及脱屑，管腔充满脓性渗出物。炎症经间质蔓延到附睾体及附睾头部，并发展成微小脓肿，脓腔融合后，波及整个附睾，感染未控制时会自行破溃。炎症治愈后，因瘢痕组织形成

致管腔闭合，如为双侧则造成不育。

慢性附睾炎时附睾尾部有炎性结节，同时输精管上出现不规则的硬结。

（三）临床表现

急性附睾炎发病较急，患侧阴囊坠胀不适，局部疼痛较重，影响行动。疼痛可放射至同侧腹股沟区及下腹部，伴有全身不适及发热。检查可见患侧附睾肿大，有明显触痛，如炎症浸润范围较广蔓延到睾丸时，则睾丸与附睾界限不清，局部显著肿大、变硬，称为附睾睾丸炎。当炎症较重时，阴囊皮肤可发生红肿，同侧精索增粗且触痛明显。

（四）诊断

1. 病史　继发于大肠埃希菌或铜绿假单胞菌感染的患者可有泌尿系感染病史．继发于性传播疾病的患者，不洁性生活史、尿道分泌物对诊断很有帮助。

2. 体格检查　患侧阴囊红肿，大肠埃希菌性和淋病双球菌性附睾炎的肿胀程度较沙眼衣原体性附睾炎明显。附睾肿大且触痛明显，精索肿胀有触痛。检查有无尿道分泌物，肛门指诊检查可发现前列腺炎。

3. 实验室检查　尿液常规检查和尿道拭子涂片染色对尿道炎的诊断有帮助，并能判断附睾炎是淋病奈瑟双球菌性还是非淋病奈瑟双球菌性。非离心中段尿革兰染色可用于继发于大肠埃希菌或铜绿假单胞菌附睾炎患者菌尿的诊断。一些诊断困难者，可通过附睾穿刺抽吸液培养细菌来确定病因。

4. 影像学检查

（1）超声检查：急性附睾炎初期发病，炎症侵犯附睾可引起水肿、充血、变性，此时B超检查可发现附睾肿大，回声变低，内部回声不均匀。由于炎症时附睾内组织充血，血管扩张，动脉阻力下降，血流明显增多，彩色超声检查可见丰富的血流信号，从而提高附睾炎诊断的准确率。

（2）CT检查：可见患侧的血管增加。伴有精索炎时，可发现患侧不对称精索增粗。附睾脓肿者可见无血流信号的液性暗区。精索静脉曲张者睾丸和附睾的血液回流减缓，易继发急性附睾炎，左侧高于右侧。临床在判断急性睾丸炎和急性附睾炎方面有一定困难时，高频超声可根据附睾肿大伴有回声异常，附睾彩色多普勒血流信号增加，以及是否累及睾丸实质等做出准确的鉴别诊断（图58-3）。

（五）治疗

急性附睾炎时，患者宜卧床休息、抬高阴囊、局

9

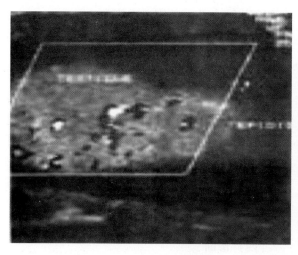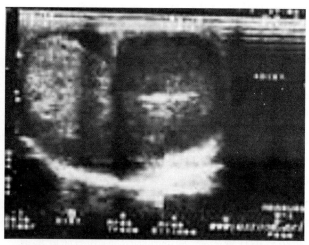

图 58-3　CDFI 可见丰富的血流信号,提示炎症

部冷敷及用镇痛药。根据细菌培养结果选用敏感抗生素,一般采用广谱抗生素。如有脓肿形成,则需切开引流。少数再发性附睾炎病例,可行附睾切除术。对同时存在的前列腺炎、精囊炎及尿道炎亦需进行治疗。

急性衣原体性附睾炎的治疗多采用大环内酯类抗生素联合皮质激素,疗程较长,可以取得良好疗效。

三、输　精　管　炎

输精管炎(deferentitis)是阴囊内炎症中少见的疾病,常与附睾炎同时存在。施行输精管结扎时,因阴囊皮肤消毒不严或手术诱发输精管内存在的细菌生长,易引发输精管炎。

（一）病理

病理变化为水肿、充血、黏膜和肌肉层有圆细胞和白细胞浸润。晚期瘢痕组织形成可使输精管管腔闭塞,故双侧输精管炎常造成不育。

（二）临床表现

患者既往多有泌尿男性生殖系统炎症史或输精管结扎史。发病后患侧阴囊坠痛,可放射至下腹部及同侧大腿根部,以致行动不便。阴囊检查可触及阴囊段输精管增粗、变硬,触痛明显,严重者与周围粘连,提睾肌紧张,阴囊及睾丸上提。如伴有附睾炎时可有附睾增大,触痛明显等症状。施行输精管结扎术后发生的输精管炎,多有痛性结节存在,输精管增粗、变硬或有粘连,痛性结节及输精管均有触痛。

（三）诊断

本病诊断不难,但应与输精管结核相鉴别。后者的病理改变为干酪样变及瘢痕形成,输精管增厚、变硬,有多处硬结节排列呈串珠样,附睾及前列腺常同时存在结核病变。

（四）治疗

急性输精管炎患者应卧床休息,抬高阴囊,依据致病菌属,使用广谱抗生素。坠痛严重者除口服镇痛药外,或做精索封闭。慢性输精管炎可辅以理疗。

第二节　睾丸、附睾、输精管结核

一、睾　丸　结　核

睾丸结核(tuberculosis of testis)常由附睾结核直接蔓延或经淋巴途径感染而来,罕见于血行感染。睾丸结核多为附睾结核晚期并发病。

（一）病理

睾丸结核主要病理改变是干酪样变、空洞形成和纤维化。睾丸结核主要由附睾结核直接蔓延而来,因此睾丸病变多在靠近附睾处。

（二）临床表现

睾丸结核早期均无明显症状,待病灶发展为肿块时才发现,常因睾丸增大或出现结节伴轻微不适而就诊,无盗汗等全身症状,易被误诊为睾丸肿瘤,行睾丸穿刺活检能确诊。阴囊部不适或坠痛,偶有血精、精液减少,阴囊部肿胀,严重者破溃流脓。

（三）诊断

1. **病史**　有泌尿系结核或身体其他部位结核的病史。

2. **体格检查**　阴囊肿胀,附睾和睾丸境界不清,硬结常与阴囊粘连,形成窦道。

3. **实验室检查**

（1）尿常规、尿沉渣抗酸杆菌染色、分泌物涂片染色、结核分枝杆菌培养或动物接种可以发现结核分枝杆菌。

（2）PCR：PCR 技术检测结核分枝杆菌 DNA 的敏感性为 80%～95%，特异性为 85%～98%。

与传统的涂片法及细菌培养法相比，PCR 法具有以下优点：①以精液为标本，简便快速，时间仅需半天；②可尽早发现早期病例和症状非典型病例；③重复性好，适于疗效判断。不足之处有：①易因 DNA 污染而出现假阳性结果；②可因病变处结核分枝杆菌暂未排入精液中而出现假阴性；③操作过程中精液标本处理不当或 pH 改变抑制反应体系中酶活性等因素，也可影响检测结果。因此，检测中应注意标本采集，避免送检和检验过程中的污染，重复试验，尽可能减少假阳性和假阴性的发生。

（3）CT：CT 扫描睾丸时可见密度不均，部分境界不清，增强后出现不均等强化或不强化改变，但当睾丸因纤维化或钙化致睾丸缩小时则可有助于睾丸结核与肿瘤的鉴别诊断（图 58-4）。

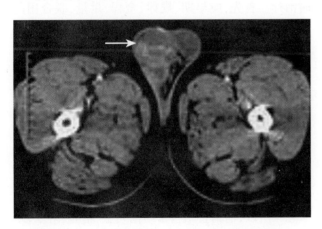

图 58-4 CT 可见患侧睾丸密度不均，形态不规则，境界不清

（四）治疗

1. 药物治疗 许多男性生殖系结核患者由于依从性差、任意更换或增减抗结核药物、疗程不足、耐药结核菌株出现等原因，导致结核病灶控制不佳。为防止结核复发，即使手术治疗，术后也应继续抗结核治疗，以短疗程强化或三、四联药物联合治疗为主。

2. 手术治疗 应严格掌握适应证：年龄较大、附睾睾丸结核性破坏严重、性质不明的肿块、形成脓肿并累及皮肤、抗结核治疗无效者可考虑手术切除。对于年轻患者，睾丸切除手术应慎重。

睾丸应尽量保留。如睾丸已受累，尽可能切除病变部分。若病变累及大部分睾丸已无保留价值，可将睾丸全部切除。

二、附睾结核

附睾结核（tuberculosis of epididymis）是由结核分枝杆菌侵入附睾而产生，是全身结核的一部分。附睾结核在男性生殖系结核中居第 3 位，排在前列腺结核和精囊结核之后，多见于 20～40 岁的青壮年。早期 70% 为单侧附睾病变，病程 1 年以上者 75% 为双侧病变，可继发不育。

（一）病理

附睾结核病理改变为结核肉芽肿、干酪样变、空洞形成和纤维化。附睾病变常从尾部开始，再向体、头部扩展。病变可蔓延至附睾外与阴囊粘连，破溃形成窦道，并可蔓延至睾丸（图 58-5）。

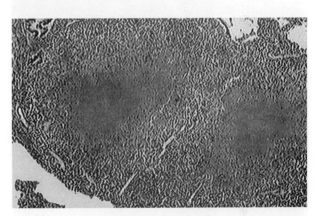

图 58-5 结核肉芽肿

（二）临床表现

附睾结核主要表现为附睾肿大形成坚硬的肿块，多数不痛，或仅有轻微隐痛，常在无意中发现。少数病例急性发病，附睾肿痛明显。附睾结核多数从尾部开始肿大形成坚硬的肿块，逐渐蔓延至整个附睾，甚至睾丸。附睾结核压痛常不明显，病变发展时，附睾肿块可与阴囊粘连，并干酪化形成寒性脓肿。脓肿破溃后成窦道，经久不愈。输精管往往增粗、变硬、呈串珠状。双侧附睾结核常导致不育。

（三）诊断

1. 多次 24 小时尿液沉淀涂片可查到抗酸杆菌，结核菌培养阳性。PCR 检测结核分枝杆菌的敏感性高，特异性好。

2. 血常规检查见白细胞总数正常，淋巴细胞比值增高，血沉加快。结核菌素试验阳性。精液检查可见精液量减少，精子计数减少，精子活动力降低。

9

3. B超　附睾结核的声像图改变不具特异性。超声图像表现为附睾增大,附睾部位见弱增强或低回声结节,边缘不规则,内部回声不均。当附睾结节内见散在小钙化灶,伴声影时,声像图有一定的特征性(图58-6)。

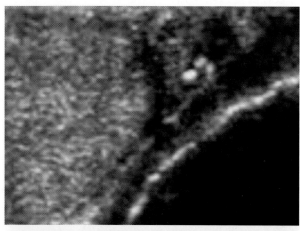

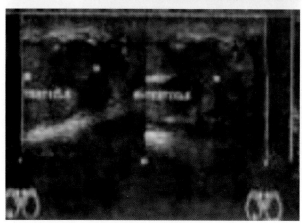

图58-6　附睾增大
附睾部位见弱增强或低回声结节,边缘不规则,内部回声不均

附睾结核常常需与慢性非特异性附睾炎、急性附睾炎、附睾腺瘤等疾病进行鉴别。慢性非特异性附睾炎疼痛较明显,附睾肿块较附睾结核小,硬度也不如附睾结核,很少形成局限性硬结;病灶内多无钙化点及声影回声,抗感染治疗有效。急性附睾炎临床症状出现与消退时间都早于B超所见,结合临床可与附睾结核区别。

单纯附睾结核与泌尿系结核并发附睾结核区别在于:①前者附睾结核多由血行播散所致,结节多位于头部,而后者多位于尾部。②前者结核多属早期,无尿路刺激症状,除尿结核分枝杆菌PCR检查阳性外,无异常发现。后者为晚期,尿路刺激症状明显,行静脉肾盂造影及CT检查多能确诊。

(四)治疗

1. 支持治疗　注意休息,加强营养,摄入丰富的维生素,采用日光疗法等。

2. 抗结核治疗　抗结核药物治疗同睾丸结核。

3. 手术治疗　附睾病变较重或有寒性脓肿和窦道时,可做附睾切除术。术中除了保护睾丸血供外,还应注意:①无论是择期手术还是术中发现附睾结核,输精管残端宜尽可能游离至腹股沟输精管结核结节上2cm,从另一皮肤切口引出并予敞开,以免术后输精管残端结核形成窦道。②如明确附睾结核诊断,术中应彻底止血,尽可能不置引流,必要时可局部使用链霉素1.0g,以减少结核菌污染切口。③如不需要生育者,可结扎对侧输精管,以防止交叉感染。④术前应抗结核治疗至少2周,术后根据病情使用抗结核药物半年至1年,如患者对常用抗结核药物耐药,可加用第三代喹诺酮类药物。

附睾结核多伴有泌尿系结核或其他部位结核,故不能单纯满足于附睾结核的诊断,需要通过X线胸片、静脉肾盂造影等检查来找到原发病因,以便同时治疗。首先,应早期、规律、全程、足量、联合用药进行抗结核治疗。如用药后结节无缩小,则考虑手术治疗。如附睾结节局限可行附睾切除术;结节累及睾丸则行睾丸附睾切除术;如皮肤有破溃则加行阴囊皮肤切除;如有窦道则需加行窦道切除。术后常规抗结核治疗3~6个月。

三、输精管结核

输精管结核(tuberculosis of vas deferens)是由前列腺、精囊结核直接蔓延而致,并继而蔓延至附睾或睾丸。所以,输精管结核常与前列腺、精囊、附睾、睾丸结核同时存在。

(一)病理

输精管结核主要病理改变为结核肉芽肿、干酪样变,空洞形成和纤维化,输精管变粗、变硬,成串珠状。

(二)临床表现

输精管结核起病缓慢,输精管精索部位肿胀疼痛,或疼痛不甚而有阴囊的坠胀不适感、射精疼痛或见血精,日久可见精索与阴囊皮肤粘连,疼痛逐渐加重,皮肤紫暗,渐至形成寒性脓肿,脓肿破溃后流出清稀脓液,或形成窦道,时发时止,迁延不愈。可伴有尿急、尿频、尿痛、血尿等症状,并有低热、盗汗、消瘦、面色潮红等结核病表现。

(三)诊断

1. 体格检查　主要表现为输精管内硬性肿块,表面不光滑,输精管变粗、变硬成串珠状,可有或无压痛。

2. 实验室检查　同睾丸、附睾结核。

3. 造影检查　必要的情况下可实施输精管、精囊造影检查,可见输精管狭窄、梗阻、轮廓不规则等情况。

(四)治疗

同睾丸、附睾结核的治疗。

(秦超　张炜)

参 考 文 献

1. 吴在德. 外科学. 第5版. 北京:人民卫生出版,2002:737.
2. 郭应禄,周利群主译. 坎贝尔-沃尔什泌尿外科学. 北京:北京大学医学出版社,2009:337-340.
3. Alan J Wein,et al. Campbell-Walsh Urology. 11th ed. Philadelphia,PA,2016:373.

第五十九章

睾丸、附睾、输精管损伤

第一节 睾丸损伤

睾丸由于其活动度较大及其坚韧的白膜存在，因而发生损伤的机会较少。睾丸损伤(injury of testis)多发生于青少年，直接暴力损伤是常见原因，往往伴有附睾、精索及鞘膜组织损伤。

睾丸损伤可由于劳动意外、交通事故、外伤等引起，而且损伤程度亦轻重不等。轻度挫伤仅有睾丸内毛细血管小出血灶、曲细精管破裂等；重者有睾丸破裂、睾丸严重挫裂伤，甚至发生睾丸脱位。

一、睾丸挫伤

(一)诊断

患者感到局部剧痛，疼痛可放射到下腹、腰部或上腹部，可发生痛性休克。偶尔疼痛并不严重，而以局部肿胀或阴囊胀痛为主，伴有恶心或剧烈呕吐。

查体多有阴囊肿大，阴囊皮肤有瘀斑。睾丸肿胀明显，触之有剧烈疼痛，疼痛向下腹部和腹部放射。因睾丸白膜的限制，触诊时睾丸质硬。

彩色多普勒超声检查：睾丸外伤后，由于受伤血管痉挛，组织水肿，特别是坚韧白膜的压迫等因素，睾丸血供减少是本病的特征表现。

CT检查：①白膜下血肿，睾丸白膜完整，其下方与睾丸实质间见弧形高密度影。②单纯睾丸实质血肿，表现为睾丸内类圆形高密度影，不伴有鞘膜积血和白膜破裂，睾丸仍保持为正常的卵圆形。③睾丸挫伤，睾丸实质因受到打击或挤压而挫伤，CT上显示睾丸增大，密度增高，睾丸实质内血肿表现为低密度(图59-1)。

(二)治疗

睾丸损伤如为轻度挫伤可卧床休息、阴囊抬高

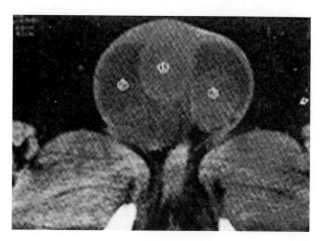

图59-1 睾丸挫伤

及局部冷敷。严重损伤伴有休克者，应先抗休克治疗。开放性损伤应行清创缝合术。当有较大的阴囊血肿或鞘膜积血时，应尽早手术探查。

二、睾丸破裂

(一)诊断

受伤后睾丸疼痛剧烈，疼痛向同侧下腹部放射，可伴有恶心、呕吐。阴囊逐渐肿大，皮下出现瘀血。查体可见阴囊局部肿胀，压痛明显，睾丸界限不清。睾丸破裂应与睾丸扭转、睾丸挫伤和阴囊血肿相鉴别。

1. 彩色超声检查 受损睾丸无固定形态，内部回声不均，睾丸白膜线连续性中断，其裂口深入睾丸实质深部，部分睾丸完全断离。残存睾丸实质内部彩色血流分布稀少，走行紊乱，阻力指数明显高于健侧。

2. 放射性核素睾丸扫描 睾丸破裂时可见睾丸图像有缺损，诊断准确率达100%。

3. CT检查 睾丸失去正常的卵圆形结构，白膜连续性中断，睾丸组织突出或睾丸断片分离，睾丸

9

实质中散在分布不规则的低密度影。如为睾丸广泛裂伤,形成多发断片,则漂浮于大量阴囊血肿中(图59-2)。

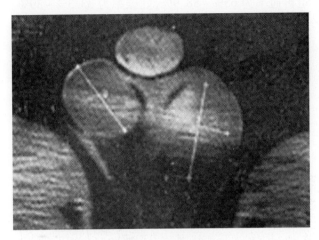

图 59-2　睾丸破裂

(二) 治疗

睾丸破裂诊断明确后应立即手术治疗。手术应尽早进行,时间拖得越长,手术后感染机会就越大,睾丸功能的恢复就越差。在睾丸破裂诊断可疑时,亦应尽早进行手术探查;即使术中未发现睾丸破裂,也可同时进行血肿清除及时引流,预防感染。术后托起阴囊,应用抗生素治疗。

手术时可取阴囊切口,清除血肿,对破裂的睾丸用可吸收缝线间断缝合睾丸白膜。对突出白膜外的睾丸组织应切除后再缝合。在睾丸肿胀严重时,可在睾丸其他部位切开减张后缝合裂口。缝合张力过大时可引起睾丸缺血而致睾丸萎缩。睾丸鞘膜内放置引流皮片。

三、外伤性睾丸脱位

当睾丸受暴力打击,脱离阴囊而至附近皮下时,称为睾丸脱位。睾丸脱位临床上较少见,脱位类型依据暴力方向而定。浅部脱位时,睾丸被推至腹股沟、耻骨前、阴茎、会阴或大腿内侧皮下;深部脱位时,睾丸则被推向腹股沟管、腹部或股管。

(一) 诊断

睾丸脱位多数发生在青年人。症状是会阴部外伤后剧痛、呕吐、检查发现阴囊空虚,脱位睾丸触痛,可扪及睾丸。此时应与隐睾鉴别,后者往往有明确病史。偶尔伤处血肿误认为是睾丸脱位,但阴囊内有睾丸存在。

彩色超声检查:患侧阴囊内空虚,于腹股沟管外环口外上方软组织内探及脱位睾丸回声。其轮廓清晰完整,但内部回声不均匀,血流分布稀少。

(二) 治疗

睾丸脱位应尽早行睾丸复位,恢复睾丸的血液循环。对浅部脱位者可采取闭合手法复位;对深部脱位者,则手术复位,复位时应注意精索的位置,并做睾丸固定。对受伤当时未做出睾丸脱位诊断的晚期就诊者,外环达阴囊的通道已闭合消失,则需游离精索,使精索达到足够长度,重新建立到达阴囊底部的通道,并做睾丸固定。术后应定期随访,了解患者的睾丸情况。

睾丸脱位的同时可发生睾丸扭转或睾丸破裂,伤后常致睾丸萎缩,甚至有恶变的报道,必须引起重视。

临床上创伤性睾丸脱位常漏诊、误诊,主要有以下原因:①本病少见,临床医师对其认识不足,尤其非泌尿外科医师只注意了其他严重复合伤,往往不会仔细检查阴囊、睾丸情况;②伤后阴囊血肿致睾丸触诊不清。因此,对于有会阴部损伤或骨盆骨折者,尤其伴有会阴部剧烈疼痛、恶心、阴囊瘀血肿胀而无尿道损伤时,应考虑创伤性睾丸脱位的可能,仔细检查阴囊。不能明确诊断者,可借助B超检查确诊,必要时CT、放射性核素扫描检查。

第二节　附睾及输精管损伤

附睾及输精管位于腹股沟管和阴囊内,位置隐蔽且位于皮下环至睾丸后缘。附睾损伤常合并睾丸损伤,而输精管活动度大,极少发生闭合性损伤,临床上常见为医源性输精管损伤。究其原因:①疝囊与精索的解剖关系密切,疝修补时易造成输精管的损伤;②腹股沟区手术操作时术者往往只注重防止精索动、静脉损伤以免出血和术后睾丸萎缩而忽视了对输精管的保护;③小儿患者输精管纤细,不易辨认,易与疝囊一并切除;④特别是复发性斜疝再次修补术,解剖结构不清,更易损伤输精管。

输精管损伤占斜疝修补术的 1%~5%,隐睾固定术的 0.8%。同时损伤双侧输精管者,会引起不育。

一、诊　断

单纯附睾损伤临床少见,主要见于合并睾丸损伤者,所以睾丸损伤患者应注意检查附睾的情况。对睾丸发育正常,儿时施行过腹股沟或盆腔手术,成年后无精子症或少精子症者,应考虑有输精管损伤的可能。

9

体格检查时发现,伤侧睾丸正常,附睾增大、肥厚,近睾丸端输精管增粗,部分患者可在外环附近扪及输精管残端或结节。

经皮的输精管造影可清楚地显示造影剂中断,远端输精管不显影。彩色多普勒近年来应用于医源原性输精管损伤的诊断,发现伤侧附睾增大,近端输精管增粗,管腔充盈,睾丸输出小管扩张,提示为精道梗阻声像。

二、治　疗

医源性输精管损伤一旦确诊,应行再通术。若输精管丢失段不长,可将睾丸上提精索缩短,行同侧或交叉的输精管或输精管附睾管吻合术。由于输精管损伤多发生在幼年,远端输精管发育滞后并有回缩倾向,因而断端通常在内环处。从外环到内环输精管走向固定、无伸缩性,采用常规吻合法较困难,可通过改变输精管行程予以修复,使输精管不经内环直接从外环引出,截弯取直,节省了长段输精管,

从而达到吻合目的。有学者通过尸体测量计算采用该通路可缩短输精管 5~9cm。

关于医源性输精管损伤再通术的预后,文献报道再通率为 65%~88.9%,妊娠率为 33.3%~39%。对于不能手术复通的患者可采用人工辅助生育技术。

（马　耿）

参 考 文 献

1. 张胜林,陈英银,陈声亮,等. 彩色多普勒超声在青少年阴囊急症中的应用价值. CA Cancer J Clin,2014,64:30-51.
2. 张洋,陈争光,郑权. 高频彩色多普勒超声检查诊断阴囊急症的临床价值. 山东医药,2016,56(12):86-87.
3. Huang DY,Sidhu PS. Focal testicular lesions:colour Doppler ultrasound,contrast-enhanced ultrasound and tissue elastography as adjuvants to the diagnosis. The British journal of radiology,2014.
4. Hannoun D,Best CD. Lower Genitourinary Injuries/Penetrating Trauma. Springer Berlin Heidelberg,2017:397-404.

第 六 十 章

阴 囊 疾 病

第一节　阴囊鳞状细胞癌

阴囊鳞状细胞癌是阴囊中最常见的恶性肿瘤，是第一个被证实由环境因素所诱发的癌。

一、病　　因

1. 环境因素　1775 年 Sir Percivall Poot 发现在扫烟囱的工人中本病发病率很高，故阴囊鳞癌又称"扫烟囱者癌"，后又发现与工业用油密切接触职业者的发病率也高。

2. 其他因素　人类乳头瘤病者可能是另一病因。

二、病　　理

在病理上，阴囊鳞形细胞癌与身体其他部位的鳞形细胞癌相同。镜下可见增生的上皮突破基膜向深层浸润，形成不规则条索形癌巢。分化好的癌巢中有相当于基底层的细胞排列在癌巢的外层，其内为相当于棘细胞层的细胞，细胞间可见细胞间桥，癌巢中央可出现角化珠或癌珠。

Ray 将阴囊癌分为 4 期：①A_1 期，病变局限在阴囊；A_2 期，病变累及邻近组织、器官（睾丸、精索、阴茎），但无转移；②B 期，出现可切除的腹股沟或髂腹股沟淋巴结转移；③C 期，髂腹股沟转移淋巴结已无法切除。④D 期，有超出髂腹股沟的远处转移。

三、临 床 表 现

本病发病年限很长，潜伏期可长达 10~20 年，因此患者年龄多在 50~70 岁。病变通常位于阴囊前外侧面。初期，阴囊皮肤出现无痛性疣状或丘疹状隆起，逐渐增大，变硬，突出于阴囊表面，中央可凹陷形成溃疡体出血、坏死及脓性分泌物，有臭味，局部疼痛。50% 病例伴有腹股沟淋巴结肿大，其中 25% 为癌转移灶。

四、诊　　断

阴囊鳞癌的表现典型，诊断不难，需与阴囊良性病变（湿疹、痣、皮脂腺囊肿）及恶性病变（基底细胞癌、阴囊 Paget 病）鉴别。局部组织活检能明确诊断。应常规拍摄 X 线胸片和静脉尿路造影。必要时行淋巴造影或 CT 检查了解淋巴结转移情况。对腹股沟淋巴结肿大者，应行组织活检，以指导疾病分期和治疗方案。

五、治　　疗

阴囊鳞癌的治疗分为原发肿瘤的治疗和腹股沟淋巴结转移灶的治疗。

1. 原发灶的处理　手术采取整块切除距肿瘤基底 2cm 范围的阴囊皮肤及肉膜。缺损小者可采用皮缘原位缝合，缺损大者可采用转移皮瓣修复皮肤缺损。

2. 腹股沟淋巴结转移灶　可在阴囊病灶手术同时或术后 2~6 周行腹股沟淋巴结清扫术。

晚期患者可采用博来霉素、环磷酰胺等化疗或放疗，但放、化疗对本病疗效差，只可作为辅助治疗手段。

本病的预后较差，A 期患者 5 年存活率为 50%~70%，B 期以上患者仅为 18.5%~30%。

第二节　阴囊炎性癌

阴囊 Paget 病（Paget's disease），又称阴囊炎性癌或阴囊皮肤湿疹样癌，发病率较低，是乳房外

Paget 病的表现形式之一。1894 年由 James Paget 首先报道了乳房炎性癌或湿疹样癌中的恶性细胞的特征,后来将这种恶性细胞称为 Paget 细胞。1888 年 Crocker 首次对阴囊和阴茎 Paget 病进行报道。

一、病　因

Paget 病的病因与其他部位的恶性肿瘤一样尚不十分清楚。目前主要有以下 3 种学说:①根据 Paget 病多发于汗腺区域,且 Paget 细胞和汗腺细胞在组织和超微结构方面类似,推断本病为汗腺腺癌表皮内转移;②某种癌基因突变所致的多中心上皮组织致癌效应作用于表皮可致 Paget 病,作用于其他部位可致汗腺癌或内脏器官肿瘤;③由表皮细胞直接恶变而来,是一种特殊类型的表皮原位癌。

二、病　理

阴囊炎性癌的病理特点是增生的表皮内有 Paget 细胞,呈条索状、巢状或岛屿状弥漫分布。在表皮的基底层或棘层下部找到 Paget 细胞,该细胞圆而大,胞质丰富、淡染,胞核大而圆或不整,染色淡,可见丝状分裂。细胞可单个散在,增多时可聚集成巢状,无细胞间桥,真皮内可见到明显的炎性细胞浸润。

三、临床表现

本病属老年性恶性肿瘤,一般在 50~60 岁以后发病,且病程进展缓慢,有的甚至经历几年,甚至十几年的病程。病变初期为小水疱状皮疹,多因搔抓破溃而渗液。数月或数年后,病变逐渐扩大,可累及阴茎部及会阴部等处皮肤,且经久不愈。病变局部的另一特征是乳头状增殖与溃烂常交替出现,有的呈红斑与糜烂交错,表面附有恶臭的分泌物。阴囊皮肤呈局限性红斑状皮损并有表面渗出、糜烂、脱屑及结痂等改变。肿块周边和正常皮肤一般有分界。有时可出现单侧或双侧腹股沟区淋巴结肿大,主要为慢性炎症和癌本身刺激所致,很少为肿瘤转移。

四、诊　断

根据阴囊皮肤局限性红斑状皮损伴有表面渗出、脱屑、结痂及病损经久不愈的特征,临床诊断并不难。本病极易误诊为阴囊慢性湿疹,对于反复发作的阴囊湿疹且经久不愈者,应早做组织活检,病理结果可确诊本病。

临床上阴囊炎性癌应与 Bowen 病、无黑色素颗粒的恶性黑色素瘤相鉴别,鉴别诊断主要依据病理学检查。Bowen 病又称原位鳞癌,病理特征有高度不典型鳞状细胞和有丝分裂,表皮明显增厚,无 Paget 细胞。无黑色素颗粒的恶性黑色素瘤可根据好发于中年人,病灶范围较小(<2.5cm),转移较快及病理上无腺样结构,印戒细胞和黏多糖阳性可做出诊断。阴囊炎性癌的临床分期同阴囊鳞状细胞癌。

五、治　疗

对于已确诊的病例,应以早期手术切除作为首选治疗。切除范围应包括肉眼所见正常皮肤边缘外 2cm 以上,深度需达到睾丸鞘膜层。如病变范围大可转移下腹部皮瓣或大腿前内侧皮瓣修复皮损。术中,有条件单位应行皮肤切缘快速冰冻病理检查,以决定是否切除到位。腹股沟淋巴结肿大者应活检,如为肿瘤转移,需行淋巴结清扫术,包括同侧睾丸、精索及腹股沟淋巴结在内的广泛切除。该病进程虽缓慢,但 C、D 期患者预后极差,本病对放疗、化疗均不敏感。对无法进行病灶彻底切除者有学者曾联合应用放疗及丝裂霉素、5-FU 化疗而使患者获得短期存活。

第三节　阴囊良性肿瘤

阴囊良性肿瘤包括皮脂腺瘤、纤维瘤、脂肪瘤、血管瘤、表皮囊肿、淋巴管瘤等。

一、阴囊表皮囊肿

(一)临床表现

本病常无明显症状,阴囊检查时,可触及阴囊皮肤上 1 个或多个坚硬的皮内结节,为 0.5~5cm,呈圆形黄色隆起,表面无小孔,可推动,无明显触痛,亦不破溃。

(二)诊断

发生于阴囊皮肤上的囊性结节应疑及本病,可通过组织病理确诊。应与皮脂腺囊肿鉴别,皮脂腺囊肿一般可发现皮脂腺小孔,挤压时有皮脂溢出。

(三)治疗

一般采取随访观察,必要时可行手术切除。

二、阴囊皮脂腺囊肿

本病又称脂瘤或粉瘤。是皮脂腺排泄受阻而形成的潴留性囊肿。

（一）临床表现

皮脂腺囊肿通常呈圆形或椭圆形,位于皮肤或皮下组织,多为单个,略硬或稍有弹性,可推动,多如豌豆或蚕豆大小,呈淡白色或略带黄色。顶端有时可见皮脂腺口,用力挤压时可挤出黄色或白色分泌物。若合并感染,局部可发红、疼痛,并有化脓及破溃。

（二）诊断

一般可根据临床表现确诊,必要时可做组织病理检查。主要通过组织病理学检查与脂肪瘤、纤维瘤等鉴别。

（三）治疗

单个、较小的阴囊皮脂腺囊肿无须治疗。有感染者可局部和全身应用抗生素。较大的囊肿应行手术切除。如继发感染形成脓肿,需切开引流,待感染控制后再切除囊肿。切除时囊壁需全部摘除,否则会引起复发。

三、阴囊脂肪瘤

阴囊脂肪瘤是由阴囊部成熟脂肪细胞构成的良性肿瘤,多发病于40~50岁。

（一）临床表现

脂肪瘤位于阴囊皮下,呈圆形或分叶状,质地柔软,边界清楚,瘤体可大可小,大者常隆起于皮面,但表面皮色正常。一般无自觉症状,巨大者可引起阴部不适或下坠感,甚至影响行走、性生活等。

（二）诊断

根据发生于阴囊皮下的结节或肿块,可移动,质地柔软,生长缓慢等特点,即可诊断。组织病理可确诊本病。

（三）治疗

瘤体较小时,可不作特殊处理,如瘤体较大,症状明显或影响行走、性生活时,可行手术切除。

四、阴囊纤维瘤

阴囊纤维瘤是由成纤维细胞和胶原组成的一种良性肿瘤,临床上较少见。

（一）临床表现

本病主要表现为阴囊皮下硬结或突出皮面带蒂的肿瘤,多如黄豆大小,生长缓慢,多无自觉症状,巨大的纤维瘤可达拳头大小或更大,能引起局部不适,甚至影响行走、排尿、性交等。

（二）诊断

根据发生于阴囊皮下的硬结或突出皮面带蒂的肿块,并结合组织病理学检查,一般容易诊断。本病极少数发生肉瘤样恶变,恶变时生成快,表面发生溃疡或裂隙,应立即切除,做活组织检查,以资鉴别。

（三）治疗

阴囊纤维瘤既经诊断应早期手术切除,局部切除即可治愈。术中应将与肿瘤关系密切的周围组织做适当切除。

五、阴囊血管瘤

（一）临床表现

阴囊可扪及较小的柔软肿物,色泽由鲜红至暗紫色不等,压之可褪色。常有明显症状。若有血栓形成或继发感染,可出现局部疼痛。

（二）诊断

根据典型的临床表现,诊断本病不难。在诊断中应明确瘤体的大小、范围、肿物穿刺抽出血液是可靠的诊断方法,最后确诊尚需肿瘤病理。

（三）治疗

阴囊血管瘤的治疗应根据肿瘤自发性退化和扩张发展的倾向来决定。5岁前可先观察,不必急于处理,有些肿瘤会自行退化。对未自行退化之血管瘤,瘤体较小者,可手术切除。另外可用硬化剂治疗,如用5%鱼肝油酸钠,每次0.3~3ml,每周1~2次进行注射,也有较好效果。对病变广泛者,目前多采取对症处理,缺乏理想办法。

六、阴囊淋巴管瘤

（一）临床表现

阴囊可扪及柔软且有韧性的团块,有时呈条索状。阴囊皮肤水肿、硬化、常致溃烂且有淋巴液渗出。临床症状不太明显。

（二）诊断

本病诊断主要依靠临床体检,并通过组织病理确诊。淋巴瘤与阴囊海绵状血管瘤很难区别,手术时可见皮下有结缔组织及管状的索条。

（三）治疗

瘤体小,没有症状者可不必治疗。如症状明显或瘤体较大者,则以手术切除。手术应尽量切除干净,否则会复发。放射治疗也有较好的效果。

第四节　阴囊坏疽

阴囊坏疽是一种较罕见的、严重的阴囊皮下组织急性坏死性筋膜炎。可分为原发性(特发性)和继发性两类。特发性阴囊坏疽又称 Fournier 坏疽或突发性阴囊坏疽。在 1885 年 Fournier 首先描述本病。本病起病急骤,常因感染致休克而死亡,文献报道其死亡率高达 13%~45%。

一、病因及发病机制

本病是由球菌(金黄色葡萄球菌、溶血性链球菌等),杆菌(大肠埃希菌、变形杆菌等),厌氧菌(各种拟杆菌)等多种细菌混合感染所引起的一种阴囊皮下组织急性感染。各类细菌迅速在阴囊浅筋膜层增殖,感染沿筋膜迅速传播并产生皮下组织的闭塞性动脉内膜炎而导致组织坏死。

病菌主要经以下 3 个途径侵入:①阴囊皮肤直接侵入,常继发于阴囊皮肤的损伤或感染;②尿道(主要是尿道周围腺体)感染向四周发展,穿破 Buck 筋膜后沿阴茎阴囊的 Darto 筋膜或会阴的 Colles 筋膜及腹壁的 Scarpa 筋膜播散;③肛周脓肿向周围蔓延或腹膜后感染沿阴茎、阴囊的筋膜蔓延。

二、病　理

阴囊坏疽是阴囊感染性坏死性筋膜炎,炎症可扩散至阴茎部、肛周、腹股沟管、腹部。多病菌感染及炎症致血管内血栓和闭塞性动脉内膜炎形成,组织缺血缺氧、坏死。坏死组织细菌及细菌毒素可引起毒血症、败血症、感染性休克、急性肾衰竭、全身多脏器功能衰竭。

三、临　床　表　现

本病可发于任何年龄,以中老年人多见。患者多于夜间睡眠时因阴囊剧痛而惊醒。阴囊坏疽起病急骤,数小时内出现阴囊水肿、紧张,皮色发红及发亮。继而阴囊皮肤潮湿,并变为紫黑色及坏死,有浆液性渗出物或有一层脓苔形成。病变组织中有气体积聚,触之有捻发音。皮下坏死后疼痛常可稍缓解,这与末梢神经被破坏有关。体检早期可见局部红肿及强烈触痛。病变多局限于阴囊、阴茎的皮肤及皮下组织,严重者可蔓延到会阴、双侧腹股沟及下腹部,深度可达阴囊全层。全身症状主要表现为高热、寒战、恶心、呕吐等感染性中毒症状,体温高达 40℃以上。严重者发生感染性休克,如抢救不及时可导致死亡。

四、诊　　断

本病根据病史及临床表现、体检可明确诊断,无须借助特殊检查手段。B 超、KUB、CT 及 MRI 有助于诊断及确定清创范围。坏死面渗出物细菌培养及药敏试验有助于明确诊断及指导治疗。

阴囊坏疽应与以下阴囊疾病相鉴别,如阴囊急性蜂窝织炎、阴囊丹毒和阴囊炭疽。阴囊炭疽常由炭疽杆菌感染所致,与病畜接触的人易患此病,多见于牧民及制革工人。典型表现为阴囊溃疡基底中心呈黑色坏死,涂片检查见芽孢或革兰阳性长链杆菌即可明确诊断。

五、治　　疗

治疗原则为以早期局部治疗为主,全身支持疗法为辅,并合理应用抗生素。

(一)　全身治疗

1. 抗感染　由于感染性休克是本症的主要死因,应诊断本病后立即给予大剂量、广谱抗生素静脉滴注。待创面细菌培养结果出来后再根据药物敏感试验选择有效抗生素。

2. 支持疗法及纠正休克　及时纠正和保持水、电解质及酸碱平衡。高热时采取适当降温措施,有谵妄等精神症状者可给予适量镇静药。

3. 高压氧治疗。

4. 其他　可少量应用皮质激素,降低炎症反应及组织自溶。

(二)　局部处理

1. 立即及早做阴囊皮肤多处切开引流,缓解疼痛和减少毒素吸收,局部以 3% 过氧化氢溶液湿敷,增加氧含量,降低局部代谢。

2. 当坏死组织分界清楚时,充分切除坏死组织,并以 1:5000 高锰酸钾溶液湿敷或坐浴促进创面愈合。

3. 阴囊皮肤修复能力强,一般无须植皮,常可自行修复。若皮肤缺损较大,待感染控制,创面清洁后可行二期缝合或植皮。如阴囊切除面过大,常使睾丸裸露而坏死,此时可以两大腿内侧的转移皮瓣包裹睾丸及精索,重建阴囊。

（孙磊　孙则禹）

参 考 文 献

1. 吴阶平. 吴阶平泌尿外科学. 济南:山东科学技术出版社, 2006:1949-1951.
2. 徐耀庭,刘东汉. 实用阴囊外科. 兰州:兰州大学出版社, 1996:68-105.
3. E. D 克罗福特,S. 戴思主编. 黄国华,孔宪国主译. 现代泌尿生殖肿瘤外科学. 武汉:同济大学出版社,2004: 671-676.
4. 郭应禄,周利群主译. 坎贝尔-沃尔什泌尿外科学. 北京:北京大学医学出版社,2009:3983-3986.

9

第六十一章

阴囊内其他疾病

第一节　精索静脉曲张

精索静脉曲张（varicocele，VC）是男科临床常见疾病之一，因其相关的阴囊疼痛不适、不育与睾丸萎缩等，尤其是对生育的影响，受到广泛关注。精索静脉曲张是一种血管病变，指精索内蔓状静脉丛的异常扩张、伸长和迂曲，阴囊内形成血管性团块，可导致疼痛不适及进行性睾丸功能减退，是男性不育的常见原因之一。

精索静脉曲张通常见于左侧，占77%～92%，双侧为10%（7%～22%），单纯发生于右侧的少见（1%）。精索静脉曲张按年龄可分为成年型（年龄>18岁）和青少年型（10～18岁）。按病因可分为原发性和继发性。

一、病　　因

睾丸及附睾静脉汇集成蔓状静脉丛，经3条径路回流：①在腹股沟管内汇成精索内静脉，沿腹膜后上行，左侧精索内静脉呈直角汇入左肾静脉，右侧精索内静脉在右肾静脉下方约5cm处呈锐角汇入下腔静脉，直接汇入右肾静脉者为5%～10%；②经输精管静脉汇入髂内静脉；③经提睾肌静脉至腹壁下静脉，汇入髂外静脉。

蔓状静脉丛的功能是压力缓冲，保护睾丸以免受由于腹腔压力突然增高形成的高压静脉血回流的损害。精索内静脉瓣膜不健全、周围结缔组织薄弱、静脉壁平滑肌或弹力纤维缺乏、提睾肌发育不良等易致静脉内压增加，血液回流受阻而发生精索静脉曲张，通常称之为原发性精索静脉曲张。左侧精索静脉曲张发生率高的原因有：①左精索内静脉比右侧行程长；②左精索内静脉呈直角汇入同侧肾静脉，造成其血流阻力增加，静脉压增高；③左精索内静脉下段可受到前方乙状结肠的压迫；④左肾静脉通过腹主动脉和肠系膜上动脉之间，两动脉的搏动使肾静脉压增高而致左精索内静脉回流受阻，形成近端钳夹现象；⑤左髂总动脉压迫左髂总静脉，使左精索静脉部分回流受阻，形成远端钳夹形象。

继发性精索静脉曲张可见于左肾静脉或腔静脉瘤栓阻塞、肾肿瘤、腹膜后肿瘤、盆腔肿瘤、巨大肾积水或肾囊肿、异位血管压迫等。

二、病　　理

目前认为，精索静脉曲张导致男性不育的机制与精子质量异常、睾丸体积缩小、睾丸灌注减少及睾丸功能障碍等方面有关。但引起不育的确切机制迄今尚未完全清楚，一般认为可能与下列因素有关：①睾丸内温度增高；②缺氧；③肾和肾上腺代谢物逆流；④活性氧损伤；⑤睾丸微循环障碍；⑥一氧化氮（NO）机制；⑦其他，包括生殖毒素增加、抗氧化物水平增高、DNA聚合酶活性降低、存在精子结合免疫球蛋白、抗精子抗体等综合病理生理学变化，可能最终导致睾丸生精障碍及睾丸功能逐渐减退，从而导致不育症。此外，精索静脉曲张还可能损害附睾功能，影响精液质量。

综上所述，精索静脉曲张所不育是一个复杂的病理过程，很可能是多种因素共同作用的结果。

三、临床表现

1. 症状　精索静脉曲张患者可出现患侧阴囊部持续性或间歇性的坠胀感、隐痛和钝痛，站立及行走时明显，平卧休息后减轻。多数患者在体格检查时发现阴囊内无痛性蚯蚓状团块，或因为不育就诊时被发现。

2. 体征　除全身检查外，应重点对阴囊及其内容物等进行检查，包括站立位和平卧位检查，并行Valsalva 试验以了解患者是否存在迂曲、扩张的静脉团。检查内容包括睾丸大小与质地、附睾、输精管、精索及其血管等。睾丸变小、变软是睾丸功能不全的征象。瘦长体形患者可能存在的胡桃夹综合征。

3. 辅助检查　彩色多普勒超声检查（color doppler ultrasonography）对精索静脉曲张的诊断及分型具有重要价值，其诊断的敏感性及特异性均较高，还可以在不育患者中发现更多的亚临床型精索静脉曲张患者。彩色多普勒超声检查既能了解组织器官的解剖结构，包括精索、睾丸及附睾等；又能了解相应部位的血流状况，清楚地显示静脉内有无血液反流，反流部位、程度及与呼吸、Valsalva 动作的关系等。其他辅助检查如 CT、MRI 及精索内静脉造影等极少使用。

四、诊　　断

对于症状、体征明显者，较易诊断。但轻度患者需用 Valsalva 试验来检查：即让患者站立、屏气使腹压增加，以便触及曲张的静脉团。亚临床型精索静脉曲张是指体检和 Valsalva 试验未能发现，经超声、彩色多普勒、核素扫描发现的轻微精索静脉曲张。

精索静脉曲张分为 3 度：① I 度，站立平静呼吸时看不到曲张的静脉，Valsalva 试验时可触及曲张的静脉；② II 度，站立时外观无明显异常，但可触及蚓状团块，平卧后团块迅速消失；③ III 度，在阴囊表面就可见曲张的静脉团，触及蚓状团块，平卧后消失较慢。

精索静脉曲张的超声诊断标准：①平静呼吸时精索静脉最大的内径（DR）≥1.8mm，Valsalva 试验时 DR>2.0mm；②Valsalva 试验阳性，即 Valsalva 试验时彩色及频谱多普勒测及反流信号且反流持续时间 TR≥1 秒，同时满足上述标准者诊断为精索静脉曲张。

超声分级标准：按照临床及超声诊断将精索静脉曲张分为亚临床型精索静脉曲张、临床型精索静脉曲张 I 级、II 级和 III 级共 4 级。亚临床型精索静脉曲张：临床触诊阴性而超声检查精索静脉内有反流，DR 1.8~2.1mm，TR 0.8~2 秒；临床型精索静脉曲张 I 级：临床触诊阳性且超声检查 DR 2.2~2.7mm，TR 2~4 秒；临床型精索静脉曲张 II 级：临床触诊阳性且超声检查 DR 2.8~3.1mm，TR 4~6 秒；

临床型精索静脉曲张 III 级：临床触诊阳性且超声检查 DR≥3.1mm，TR≥6 秒。

五、治　　疗

原发性精索静脉曲张的治疗应根据患者是否伴有不育或精液质量异常、有无临床症状、静脉曲张程度及有无其他并发症等情况区别对待。治疗方法包括非手术治疗和手术治疗。继发性精索静脉曲张应积极寻找和治疗原发病。

（一）非手术治疗

包括生活方式和饮食的调节、物理疗法等。生活方式和饮食的调节包括控制烟酒、饮食清淡、回避增加腹压的运动，能一定程度上改善精液质量。物理疗法包括降温疗法和阴囊托法等。药物治疗包括针对精索静脉曲张的药物，如七叶皂苷类和黄酮类可改善临床型精索静脉曲张症状，并且能延缓亚临床型精索静脉曲张向临床型发展。针对局部疼痛不适患者，可以使用非甾体类抗炎药，如吲哚美辛、布洛芬、辛诺昔康等。

（二）手术治疗

手术治疗是目前最有效的方法。手术后可改善局部坠胀症状，大多数认为对男性不育有治疗作用。症状严重或经非手术治疗症状不缓解者应行手术治疗，曲张明显者或合并不育者，亦应行手术治疗。精索静脉曲张的发病率在青春后期已和成人接近，年龄越大，病程越长，睾丸功能损害就愈重，恢复生育的可能性就越小，因此宜尽早在青少年期就行手术治疗。儿童期 III 度精索静脉曲张主张手术治疗，以免影响生育功能。

精索静脉曲张的外科治疗仍是目前最可靠、有效的方法。精索静脉曲张的手术治疗包括传统经腹股沟途径、经腹膜后途径、经腹股沟下途径精索静脉结扎术，显微技术腹股沟途径或腹股沟下途径精索静脉结扎术，腹腔镜精索静脉结扎术等。虽然近年来显微手术越来越受到关注，但在选择治疗方式时应该充分考虑疾病的具体情况、医院的条件、术者的擅长和经验等因素，需要与患者做充分的沟通并尊重患者的意愿。

第二节　睾　丸　扭　转

睾丸扭转（torsion of testis）又称精索扭转，是由于精索顺其纵轴旋转导致睾丸的血液供应突然受阻而造成的睾丸急性缺血、坏死的病变。以 20 岁以内

9

者多发,12～18 岁者占 65%。在所有阴囊肿痛中,睾丸扭转约占 40%,青年及小儿急性阴囊疼痛的患者应首先考虑到睾丸扭转的可能。

一、病因与分类

(一) 病因

睾丸扭转的病因尚不完全清楚。以下为睾丸扭转的常见原因:①睾丸发育不良及睾丸系膜过长,远端精索完全包绕在鞘膜之内,睾丸悬挂在其中,活动度过大。②正常情况下,睾丸呈垂直状位于阴囊内,当睾丸呈水平状时则容易发生扭转。睾丸下降不全或腹腔内睾丸也较易发生扭转。③睾丸和其附属物的先天性畸形,包括睾丸活动度过大、睾丸和其附属物之间的联系过松或异常是睾丸扭转的原因。阴囊腔过大也是睾丸扭转的原因。④鞘膜异常是睾丸扭转的常见原因,包括鞘膜过度包绕睾丸的铃舌状睾丸,鞘膜囊过大等。⑤睾丸扭转多发生在睡眠中或者睡眠后刚起床时,约占睾丸扭转的 40%。这是由于在睡眠中迷走神经兴奋,提睾肌随阴茎勃起而收缩增加使其发生扭转。另外可能由于睡眠中姿势不断的变更,两腿经常挤压睾丸,使睾丸位置被迫改变,这是扭转的诱发原因之一。⑥运动、外伤使体位突然改变等外力影响时,引起睾丸过度活动也易发生睾丸扭转。

(二) 分类

睾丸扭转根据扭转的部位分为鞘膜内和鞘膜外两型:①鞘膜内型,也称睾丸扭转,好发于青春期。与睾丸引带过长或缺如、隐睾等有关。在正常情况下睾丸引带应与睾丸鞘膜相连,即睾丸及附睾后面有一部分与睾丸鞘膜壁层相连,使睾丸固定。而在异常时,睾丸鞘膜包绕了整个睾丸,使睾丸无固定而游离,在这种情况下睾丸极易发生扭转。且这种异常多为双侧性。②鞘膜外型,扭转发生在睾丸鞘膜之上,有学者称之精索扭转。此型均发生在胎儿期和新生儿期,不易早期诊断。

二、病　　理

由于提睾肌肌纤维呈螺旋状由近端到达睾丸,扭转多由外侧向中线扭转,即右侧顺时针方向,左侧逆时针方向扭转。扭转程度大多为 180°～360°,程度大者为 720°。扭转程度与睾丸的血循环呈正相关,扭转 90°,7 天发生睾丸坏死;扭转 360°,12～24 小时发生睾丸坏死;而扭转 720°,2 小时就可发生睾丸坏死。

睾丸扭转后首先发生静脉回流障碍,如扭转未能及时解除,静脉和组织肿胀不断加剧,并引起动脉供血障碍,最终导致睾丸坏死。

睾丸扭转的病理改变及预后除了与扭转的程度有关外,与扭转后引起睾丸的缺血的时间有着重要关系。当睾丸扭转时间超过 4 小时,睾丸已发生小部分萎缩;扭转超过 10 小时,大部分睾丸发生明显萎缩,除非扭转度数小于 360°;扭转超过 24 小时,睾丸将发生严重萎缩。临床资料表明:睾丸扭转后 4～6 小时手术复位者,睾丸挽救率为 90%;10 小时以内挽救率降至 70%;超过 10 小时者则只有 20% 的睾丸挽救率;超过 24 小时,睾丸基本上缺血、坏死。

三、临　床　表　现

睾丸疼痛是本病的主要症状,为突然发作,可在睡眠中突然痛醒。起初为隐痛,继之加剧并变为持续性剧烈疼痛。疼痛有时向同侧腹股沟及下腹部放射,可伴有恶心、呕吐。腹内隐睾扭转,疼痛发生在下腹部。

四、诊　　断

检查患侧睾丸明显肿胀,并提高呈横位,有时甚至睾丸可提到腹股沟外环口处。发病早期阴囊可无红肿,扭转时间超过 12 小时可见阴囊皮肤红肿。睾丸与附睾的界限触不清楚。阴囊抬高试验(Prehn征)阳性,即抬高阴囊时,睾丸疼痛加剧。隐睾扭转时,下腹部可有压痛。如扭转发生在精索部,可发现精索增粗,有明显压痛。多普勒超声检查为临床上最为主要辅助检查手段,可灵敏检测出血管内血流,音量大小与血流量大小呈正比。在睾丸扭转时,血流量减少或消失,对睾丸扭转的诊断率可达 80%。但在扭转早期,静脉淤滞而动脉搏动仍存在时,可造成假阴性,和健侧睾丸作对比可提高诊断的准确率。

鉴别诊断如下。

1. 急性附睾、睾丸炎　睾丸扭转多发于青少年,而急性附睾、睾丸炎多发生在成人。睾丸扭转大多起病急,局部症状较重,全身症状较轻。而急性附睾、睾丸炎起病较缓,常伴有发热,外周血白细胞较高。附睾炎时能比较清楚地触及肿大的附睾轮廓。而睾丸扭转时,附睾的轮廓往往触及不清楚。睾丸扭转时睾丸往往上缩,而附睾、睾丸炎时睾丸常下垂。阴囊抬高试验(Prehn征),附睾、睾丸炎者抬高患侧阴囊时疼痛缓解。

2. 绞窄性腹内疝　注意与腹腔内睾丸扭转鉴

别。腹内疝具有典型的肠梗阻症状和体征。而腹腔内型睾丸扭转，非但不具有肠梗阻的体征，而且疼痛点比较固定，甚至在轻柔手法下可触及腹腔内肿大的睾丸。

3. 睾丸附件扭转　睾丸附件一般是指苗勒管残余。睾丸附件包括旁睾、迷管、哈勒器官，这些都是副中肾管和中肾管的残余。睾丸附件扭转起病急，好发于青少年。但其睾丸本身无变化，仅于睾丸的上方或侧方扪及豌豆大的痛性肿块。

4. 其他　需与睾丸脓肿、腹股沟斜疝、外伤和肿瘤相鉴别。

五、治　　疗

睾丸扭转治疗目的是挽救睾丸保护生育功能。早期诊断、及时治疗是救活睾丸的关键，扭转睾丸抢救存活率与发病时间和扭转程度成反比。更重要的是，医生在对于睾丸疼痛者就诊时要想到睾丸扭转这一疾病，才能提高睾丸的挽救率。

做出诊断后要争取时间尽早手术探查，力争在出现症状6小时内完成手术。在手术探查中，一旦明确睾丸扭转，应立即将睾丸复位，并用温热盐水纱布湿敷睾丸。根据Arda等的3级评分法判断睾丸血供情况，即在睾丸上切一深达髓质的小口，观察动脉血渗出的时间：①1级，立即出现；②2级，10分钟内出现；③3级，10分钟没有出现渗血。通常1级和2级睾丸应予以保留，并将睾丸、精索与阴囊内层鞘膜间断缝合固定，以防术后再次扭转，3级则最好选择切除睾丸。

若对睾丸扭转在诊断上有怀疑时，应及时进行手术探查，这是一个重要的治疗原则。即使是急性附睾炎、睾丸炎，行附睾白膜或睾丸白膜切开降压，亦可缓解症状，缩短治疗周期。睾丸解剖异常可能为对侧性，因此对侧睾丸亦可能具有扭转的可能，对于患侧睾丸已切除者和认知度差的患者（儿）建议行对侧睾丸固定。

有学者报道在发病初期（6小时以内）囊内无渗液、皮肤无水肿，可试行手法复位。若睾丸于旋转复位后，位置下降，疼痛减轻，且不转回到原来的位置，则说明复位成功。但要注意，手法复位盲目性大，如复位方向不对会加重睾丸缺血坏死，不能防止以后再次发生扭转。可靠的治疗方法仍是手术探查，行睾丸精索固定。

睾丸固定术后应该长期随访：①观察睾丸大小，一般术后随访3~6个月。有随访资料表明，术后有

17%~23%发生睾丸萎缩。有报告获救睾丸68%发生继发性萎缩，精子生成不正常；②性功能和生精功能，儿童要随访到青春期，单侧睾丸扭转一般不会有性功能下降，约有50%手术后患者可出现精液异常。成人患者术后3个月应常规行精液分析了解睾丸的生精功能。

第三节　鞘膜积液

正常情况下睾丸鞘膜腔内有少量浆液，使睾丸有一定的滑动范围。鞘膜腔集聚的液体过多而形成了囊肿就称为鞘膜积液。精索部的鞘状突如没有闭合，有液体聚集，就形成精索鞘膜积液。

一、病因与分类

（一）病因

在胚胎发育早期，腹膜向腹股沟突出，并沿腹股沟一直延伸到阴囊底部，此为鞘状突。在鞘状突形成中，睾丸也紧贴鞘状突的背侧经腹股沟管下降到阴囊，鞘状突的背部覆盖了睾丸的大部分。精索部的鞘状突一般在出生前开始闭塞，最后成为一条纤维束，保留的睾丸部的鞘状突覆盖了睾丸、附睾，称为睾丸鞘膜，有脏层和壁层。当鞘膜本身或睾丸、附睾的病变使鞘膜腔集聚的液体过多时即形成了鞘膜积液。

鞘膜积液的病因有原发和继发两种。原发性无明显诱因，病程缓慢，病理检查鞘膜常见为慢性炎症改变，可能与创伤和炎症有关。继发性是由原发疾病引起，如睾丸炎、附睾炎、精索炎、创伤、疝修补、阴囊手术后及继发于高热、心力衰竭、腹水等全身症状，表现为急性鞘膜积液。

慢性鞘膜积液继发于睾丸附睾炎、梅毒、结核、睾丸肿瘤等。在热带和我国南方地区可见丝虫病、血吸虫病引起的鞘膜积液。婴儿型鞘膜积液与鞘状突未闭和其淋巴系统发育较迟有关，当鞘状突逐渐闭合及淋巴系统发育完善后，鞘膜积液可自行吸收。

（二）分类

根据鞘膜积液所在的部位及鞘状突是否闭锁，将鞘膜积液分为以下类型。

1. 睾丸鞘膜积液　最常见，睾丸鞘膜腔内有较多浆液集聚，呈梨形或卵圆形，睾丸位于积液中央，不易被触及。

2. 精索鞘膜积液　精索段的鞘状突未闭合而形成的囊性积液，肿块位于睾丸以上至腹股沟部，呈

9

卵圆形或梭形、多囊时可呈哑铃形,随着精索移动。

3. 混合型　睾丸、精索积液均存在,可并发腹股沟斜疝或睾丸未降。

4. 交通性鞘膜积液　未闭的精索鞘状突较粗,与腹腔相通,使腹腔液流入睾丸鞘膜内。鞘膜积液肿块的大小可随体位的变动而变化,变化的速度与鞘状突通道的粗细程度有关。大的鞘状突通道可有肠管、大网膜进入而合并腹股沟斜疝。

5. 婴儿型鞘膜积液　少部分新生儿出生时有鞘膜积液,近腹腔段很细或已闭,精索段和睾丸段相通,呈一体性梨形鞘膜积液,多数随鞘状突的逐渐闭合而消退。

二、病　理

原发性鞘膜积液的浆液呈清亮的淡黄色渗出液,蛋白含量 3%～6%,比重 1.010～1.025,继发性急性鞘膜积液呈浑浊状,如有出血则呈棕褐色,含有大量红、白细胞,炎症重时呈脓性。鞘膜壁常有纤维斑块或钙化、增厚改变,可见扁平或乳突状隆起。寄生虫性的积液内可见虫卵沉着、丝虫蚴及炎性细胞,慢性鞘膜积液张力大时可影响睾丸血供和温度调节,引起睾丸萎缩,双侧积液可影响生育能力。

三、临床表现

本病一般无自觉症状,以发现阴囊或腹股沟包块就诊。当积液多、囊肿增大、张力高时,可有下坠感或轻度牵扯痛。巨大的鞘膜积液引起阴茎内陷使排尿及性生活困难,亦可影响行动。包块一般没有明显的大小变化,如有较粗通道的未闭鞘状突存在时,平卧久后肿块会缩小。继发性鞘膜积液还有原发病的症状。

四、诊　断

阴囊或腹股沟可见肿块,呈卵圆形或梨形,表面光滑、有囊性感,透光试验呈阳性。睾丸鞘膜积液的肿块悬垂于阴囊底部,体积大的积液睾丸和附睾触摸不清,巨大鞘膜积液因阴囊极度增大可使阴茎回缩。精索鞘膜积液肿块位于睾丸上方或腹股沟部,体积一般较小,其下方可及睾丸,牵拉睾丸,肿块可随精索上下活动,可为多囊性。如果积液为脓性、乳糜性浑浊、有出血及囊壁厚时,透光试验为阴性。交通性鞘膜积液肿块的大小和张力与体位有关,卧位或挤压后肿块有缩小。

鞘膜积液应与腹股沟疝、睾丸肿瘤、精液囊肿、睾丸鞘膜积血等鉴别。腹股沟疝为可复性包块。睾丸肿瘤为实质性包块,质硬而沉重,肿块表面可不规则,肿块呈持续性增大。精液囊肿位于睾丸上方,附睾头部,多呈圆形,体积不大,穿刺可见乳白色液体,内含精子。睾丸鞘膜积血有局部外伤或穿刺史,可有压痛。

B 超检查鞘膜积液肿块呈液性暗区,有利于与其他疾病的鉴别。

五、治　疗

睾丸鞘膜积液的治疗主要是手术治疗。婴儿鞘膜积液有自然消退的可能,可暂不治疗。成人无症状的小鞘膜积液也可不必治疗。

(一) 非手术治疗

急性炎症引起的反应性积液,外伤性积液可以自行消退者。急性期需卧床休息,使用阴囊托带抬高阴囊,如胀痛剧烈可穿刺抽液减压,解除疼痛,并便于摸清阴囊内容情况,以确定诊断。因全身疾病引起的积液,当全身疾病痊愈后,积液可逐渐被吸收。

穿刺抽液用于婴幼儿积液较明显,张力大不能自行吸收者。抽液可以减少鞘膜囊内积液量,防止张力过大影响睾丸的发育。因为穿刺并没有解决病因,所以复发可能性大,仍需手术治疗。

(二) 手术治疗

手术治疗适用于各种类型的鞘膜积液,睾丸鞘膜积液手术方式如下。

1. 鞘膜开窗术　鞘膜不做过多的游离,切除鞘膜前壁的大部,手术简单、创伤小。但如切除少,窗口可再度被增生的纤维组织堵塞,导致鞘膜积液复发。

2. 鞘膜翻转术　临床常用手术方式,手术简便,效果好。但对较大的积液切除大部分壁层鞘膜,将其边缘翻转缝合,可减少鞘膜分泌,吸收加快。此方式不适用于鞘膜明显增厚者。切除鞘膜较少可在翻转缝合后睾丸后方的残腔中积液再发。

3. 鞘膜切除术　也是常用手术方式,因切除几乎全部鞘膜,手术复发机会少。鞘膜创缘必须充分缝扎止血以免形成血肿。

4. 鞘膜折叠术(Lord 手术)　适用鞘膜比较薄者,将鞘膜打开后折叠缝合到睾丸、附睾的周围。

5. 交通性鞘膜积液　需要做鞘状突高位切断及结扎手术,同时行鞘膜翻转术或鞘膜切除术。

6. 精索鞘膜积液　可做鞘状突高位切断及结

扎术,鞘膜开窗或切除创缘宜敞开固定于两旁组织上,避免复发。

7. 做疝修补或其他阴囊手术者 应考虑同时行鞘膜手术。防止术后继发积液。疝修补手术时疝囊下端最好敞开,固定于两旁组织上,切不可封闭,可避免术后继发鞘膜积液。

8. 小儿的鞘膜积液 多因鞘状突未闭引起,手术行鞘状突高位切断及结扎术。囊肿内积液可穿刺排除或打开放液,亦可不作处理。不必行鞘膜翻转或鞘膜切除术。

(马 耿)

参 考 文 献

1. Sabanegh E AA. Male infertility. In:Wein AJ KL,Novick AC,editor. 10th ed. Campbell-Walsh urology. Philadelphia:Saunders,2012:636-637.

2. 邓春华,商学军. 精索静脉曲张诊断与治疗中国专家共识. 中华男科学杂志,2015,21(11):1035-1042.

3. Choi WS,Kim SW. Current issues in varicocele management:A review. World J Men's Health,2013,31(1):12-20.

4. 黄澄如. 实用小儿泌尿外科学. 北京:人民卫生出版社,2006:394-397.

5. 吴阶平. 吴阶平泌尿外科学. 济南:山东科学技术出版社,2004:1951-1953.

6. Sheehan MM,Ramasamy R,Lamb DJ. Molecular mechanisms involved in varicocele-associated infertility. J Assisted Reprod Genet,2014,31(5):521-526.

7. Wang H,Sun Y,Wang L,et al. Hypoxia-induced apoptosis in the bilateral testes of rats with left-sided varicocele:A new way to think about the varicocele. J Androl,2010,31(3):299-305.

8. 陆群,纪长威,张古田,等.睾丸扭转49例临床分析. 中华外科杂志,2015,53(8):599-602.

9

第六十二章

男 性 不 育

21世纪是生殖健康世纪,世界上几乎所有的国家和地区都认识到了男性生殖健康的重要性。不育症是影响男女双方及家庭和睦的重要因素。随着人类社会迅速发展,疾病谱不断变化,我国男性不育的发病率呈不断增加的趋势。

第一节 男性不育病因

WHO对男性不育的定义是指经过12个月以上未采取避孕措施的性生活而没有使配偶自然受孕。但对不育症的检查并非一定要在12个月以后,尤其是当夫妻双方中任何一方存在可影响生育的家庭史时,更应该提前进行相关的检查。一般认为,每个月经周期平均有1/4的机会妊娠,80%~90%的夫妇在12个月内可自然受孕。不育人群20%~30%完全由男性引起,30%~40%由夫妇双方的原因引起。

男性生育的影响因素纷繁复杂,对男性不育症的分类也相对混乱。通常的混合型分类方法将男性不育可分为原发性和继发性不育两大类。原发性男性不育是指男性从未使女性受孕;继发性男性不育是指曾使女性伴侣妊娠,但现在存在不育情形。一般继发性男性不育较少出现先天性异常、严重少精子症或无精子症。继发性男性不育可因某些影响生育的疾病史或有毒物质接触史,如男性附属性腺感染、精索静脉曲张和接触放射线、苯、杀虫剂等。按下丘脑-垂体-性腺轴可将男性不育分为以下4类。

1. 下丘脑和(或)垂体疾病(继发性性腺功能低下) 该类疾病占1%~2%。

2. 睾丸疾病(原发性性腺功能低下) 占30%~40%。

3. 睾丸后疾病(精子运送障碍) 占10%~20%。

4. 其他疾病 占40%~50%。

按特异病因可将男性不育分为性交和(或)射精功能障碍、内分泌因素、免疫因素、男性附属性腺感染、全身性疾病因素、精索静脉曲张、染色体异常、睾丸下降不全、获得性睾丸损伤、先天性精囊和(或)输精管缺如或发育不良等不育。其大致的发病情况见表62-1。

表62-1 男性不育的常见病因分类

病 因 分 类	所占百分比 (%)
原发性睾丸病症	10~13
Klinefelter's综合征及其变型	
隐睾症	
睾丸下降不全	
睾丸炎	
辐射损伤	
细胞毒治疗	
雄激素抵抗	
下丘脑-垂体疾病等内分泌因素	1
原发疾病、肿瘤、高催乳素血症	
生殖道梗阻	8~10
先天性或获得性输精管或附睾梗阻	
输精管切除术	
免疫性因素(抗精子抗体)	4~6
药物、毒物、应激	?
性交问题	1
特发性:无精子症、少精子症、弱精子症、畸形精子症、隐匿精子症、正常精子症	70~75
单纯精浆异常	
男性附属性腺和(或)生殖道感染	
精索静脉曲张	
全身性疾病	
其他	

9

第二节　男性不育诊断

一、病史采集

对男性不育的病史采集务必认真询问,并根据不同的检查对象做相应的调整,必要时应寻求其配偶进行补充,一定要做到详尽真实。

1. 主诉。

2. 现病史　主要包括发病情况(发病时间、发病情形、发病环境、病情缓急、有无诱因、精神状况、情绪波动、夫妻感情、工作和生活压力等),症状描述(症状的部位、性质、持续时间和程度等,症状出现、减轻或加重的变化过程与时间,各种伴随症状出现的时间、特征、演变及其与主要症状间的关系)和诊治过程(发病前后何时进行何种治疗,药物的剂量、疗效如何,各种检查结果)。

3. 既往史　包括各种既往的全身系统性疾病、感染性疾病、生殖系统的创伤性疾病、手术史、与男性生殖系统相伴随的一些特殊疾病及有损男性生殖系统的药物、理化因素、环境因素、职业和生活习惯等。

(1) 先天性遗传性疾病:卡塔格纳综合征(Kartagener's syndrome)会导致精子活力丧失。囊性纤维化(cystic fibrosis)可导致输精管发育不良及附睾分泌功能障碍。雄激素受体异常会引起男性生殖器不发育。干梅腹综合征(Prune belly syndrome)与睾丸下降不全有关,从而导致睾丸损伤。von-Hippel-Lindau 综合征则与附睾囊腺瘤有关。

(2) 影响男性生殖系统的全身系统性疾病。

1) 神经系统:神经系统疾病可能导致勃起功能障碍(ED)和射精功能紊乱,还影响精子发生功能和附属性腺功能。

2) 心血管系统:影响正常血液循环的心血管系统疾病均会影响阴茎的勃起功能,如 39% 的心脏病患者和 15% 的高血压患者发生完全性勃起功能障碍。

3) 消化系统:消化吸收不良可导致一系列营养物质缺乏和生殖功能障碍。代谢障碍性疾病也与男科疾病密切相关,如糖尿病、代谢综合征等。

4) 呼吸系统:某些呼吸系统疾病与男科疾病有一定关系。慢性鼻窦炎、慢性支气管炎和支气管扩张等慢性呼吸系统疾病有时与精子鞭毛异常(如精子鞭毛不动综合征)或梗阻性无精子症的附睾分泌障碍有关。如 Young 综合征合并双侧附睾渐进性梗阻所致的无精子症,引起男性不育。

5) 内分泌系统:先天性下丘脑-垂体疾病和后天性下丘脑-垂体损害都可影响男性的生殖能力。垂体病变,垂体功能亢进患者,早期可能出现性欲增加、体型改变等表现,继而发生性欲减退、精液异常及勃起功能障碍。垂体功能低下患者,通常出现性欲减退、睾丸萎缩,导致睾丸内分泌功能不足,精子生成和成熟障碍。其他内分泌腺功能紊乱也影响精子发生和性功能。甲状腺疾病会导致激素紊乱,甲状腺功能减退症和甲状腺功能亢进症均可导致生精功能障碍,患者可有性欲低下、勃起功能障碍等表现。肾上腺疾病主要有先天性肾上腺皮质增生、库欣综合征和肾上腺皮质肿瘤等。患者多有性欲减退、勃起功能障碍、血浆睾酮水平低下和精子生成障碍。高催乳素血症患者临床典型症状为性欲低下、勃起功能障碍、乳房增生、溢乳、少精子或无精子症。

6) 泌尿生殖系统:慢性肾功能不全和肾衰竭患者通常伴有性功能障碍和精子生成障碍,睾丸变小,精液量少,精子浓度降低,精子活力低下及精子畸形率增高。

7) 造血系统:维生素 B_{12} 缺乏可引起严重贫血,同时也会影响精子发生,造成精子成熟障碍,畸形精子数量增加。白血病患者往往伴有精子发生障碍和类固醇激素合成障碍。镰刀状细胞贫血患者精子生成受阻。

(3) 感染性疾病:询问有无睾丸炎病史,尤其是腮腺炎病史和发病期间是否伴有睾丸肿大。腮腺炎病毒感染睾丸常常会引起睾丸功能下降,严重时可造成睾丸永久性损伤。青春期腮腺炎患者中约有 30% 会累及睾丸,影响生育,有些患者的精子发生需 2 年以上才能恢复。柯萨奇病毒和疱疹病毒等也会引起睾丸炎。

询问有无附睾炎,并区分是睾丸附睾炎还是慢性附睾炎。询问有无前列腺炎病史及其分型。询问是否有性传播疾病及非特异性尿道感染。血吸虫病、丝虫病、淋病、支原体及衣原体感染等疾病可引起睾丸及附属性腺的炎症和输精管道的梗阻。

(4) 生殖功能的创伤性疾病和手术史:睾丸外伤对男性生殖能力有一定的影响,轻微的阴囊外伤一般不影响生育能力。外伤后睾丸萎缩为引起不育

9

的明显指征。睾丸扭转影响男性生殖功能,如在症状出现的 6 小时内及时治疗,则一般不出现生育问题。阴囊受外伤会直接引起睾丸和附睾的损伤,损伤不仅破坏正常的睾丸组织结构和功能,而且还可破坏血-睾屏障诱发抗精子抗体。输精管结扎术是造成抗精子抗体产生的最常见原因,抗体可以在输精管复通后继续存在,导致输精管再通后不育。腹股沟疝手术、阴囊鞘膜积液手术及其他的生殖腺和腹股沟手术可伤及输精管,导致输精管完全或不完全梗阻,产生抗精子抗体。任何手术尤其是施行全身麻醉手术都可能会暂时抑制生育能力,时间可长达 3~6 个月。

（5）有损男性生殖系统的药物、理化因素、环境因素:许多药物可对男性的生殖功能产生不良影响,常见有以下几类。

1）抗高血压药:利尿药、β 受体阻滞剂和某些作用于中枢神经系统的药物。

2）激素类药物:雌激素、雄激素、孕激素、LHRH 激动剂、雄激素拮抗剂、类固醇激素。

3）H_2 受体阻滞剂:西咪替丁。

4）抗精神病药:三环抗抑郁药及传统抗精神病药物。

5）抗胆碱药:阿托品、丙胺太林。

6）抗菌药:柳氮磺胺吡啶、呋喃妥因。

7）其他:螺内酯、秋水仙素、可卡因、阿片类和某些免疫抑制剂。

8）肿瘤治疗:肿瘤化疗中的烷化剂常造成精子发生的不可逆损伤。生殖器区域的放疗会导致不可逆的生精功能障碍。

9）高温及发热:超过 38.5℃的发热可能抑制精子发生功能长达 6 个月,并可以引起精子 DNA 的损伤。

（6）精神心理:精神状态不佳,长期的精神压抑、沮丧、悲观、忧愁,会造成下丘脑-垂体-睾丸轴的调控紊乱,进而影响睾丸生精功能和男性性功能。

（7）职业和生活习惯:注意吸烟与饮酒的量和持续时间,有无吸毒史及持续时间。吸烟会导致精子质量下降、精子 DNA 氧化损伤增加、血清激素水平改变、精液中白细胞升高及尿道炎发生增加,并可能损伤男性附属性腺的分泌功能。酗酒可导致诸如肝等的多器官损害,还可能间接损伤睾丸。吸毒可以降低男性生育力,但很难确定毒品对生育力的影响是毒品本身还是全身机体功能下降

所致。

4. 家族史　询问家族中有无遗传病、两性畸形、不育症、结核病等患者。父母身体健康状况,是否近亲结婚。母亲妊娠期间的用药情况,有无早产、流产、死胎和堕胎史,兄弟姐妹的身体健康和生育情况等。

5. 个人史　询问生长发育史,询问患者双侧睾丸是否在阴囊内。

6. 婚育史和性生活史　患者的婚姻状况、夫妻关系、受教育程度、对性知识的认识与理解。是否近亲结婚,夫妇双方有无先天性遗传疾病,是否结过婚及生育情况,婚后有无采取避孕措施,避孕方法、持续时间。询问性欲、阴茎勃起功能、射精和性生活频率等。

二、体 格 检 查

体格检查应在安静、整洁、光线充足、温度适宜且私密的房间内进行,并建议受检者在检查过程中不要穿任何衣服。

1. 全身检查　一般情况的检查旨在发现与生育相关的各种异常体征。身体质量指数大于 $30kg/m^2$ 时常伴有睾丸容积减少,损伤睾丸精子发生功能。男性性征检查包括体毛分布和疏密程度、有无喉结、音调的高低、有无男性乳房发育及皮肤、骨骼肌肉发育情况、肌肉力量。第二性征发育通常参照 Tanner 青春期发育阶段标准分级（表 62-2,表 62-3）。此外,还应注意患者的体形、营养状况、脂肪分布,是否特别肥胖或过于消瘦,有无内分泌异常的临床表现。这对提示有无皮质醇症、甲状腺疾病、高泌乳素症、睾丸和肾上腺肿瘤等有关。

表 62-2　Tanner 青春期发育阶段男孩
生殖器成熟分级标准

分级	发 育 状 况
Ⅰ	青春前期,睾丸、阴囊和阴茎大小和形状如同儿童早期
Ⅱ	阴囊和睾丸轻度增大,阴囊皮肤变红,皮肤纹理发生改变,该阶段阴茎增大不明显
Ⅲ	阴茎稍微增大,首先主要是长度增加,睾丸和阴囊比阶段Ⅱ进一步增大
Ⅳ	阴茎进一步增长和变粗,龟头发育,睾丸和阴囊比阶段Ⅲ进一步增大,阴囊皮肤颜色也进一步加深
Ⅴ	此阶段生殖器大小和形状如同成人

表 62-3　Tanner 青春期发育阶段男孩阴毛分级标准

分级	发 育 状 况
Ⅰ	青春前期,阴阜上的毳毛如同腹壁上的毳毛,即非阴毛
Ⅱ	生长出稀疏并稍微着色柔软的阴毛,主要分布于阴茎底部,呈直状或轻微卷曲状
Ⅲ	此阶段阴毛颜色加深、变粗,同时进一步卷曲,并逐渐延伸至耻骨联合处
Ⅳ	阴毛形状接近成人水平,但是覆盖面仍然比成人小,未延伸至大腿中间表面
Ⅴ	阴毛在数量和类型上如同成人,水平分布,阴毛扩展到大腿中部表面,但未及腹壁白线或反三角形底部以上

许多疾病会引起男性体征明显改变,如先天性染色体异常和内分泌疾病。先天性染色体异常,如克氏综合征(Klinefelter syndrome),表现为臂长与身高比例失调。在儿童期可以没有体征改变,在青春发育期主要表现为身高而肥,肢体长,两手侧举超过身高 10cm 以上,肩窄,臀部宽大,智力迟钝,男性第二性征不发育,阴茎小,阴毛女性分布,也可有男性乳房发育。实验室检查时血清睾酮低,卵泡刺激素水平升高。此类患者睾丸直径常常不超过 2cm,睾丸曲细精管不发育,精液中没有精子或少精症。男性内分泌功能紊乱也会出现相应的体征改变。皮质醇增多症的常见体征有多毛、向心性肥胖、肌肉消耗、骨质疏松、高血压、糖耐量低下、性功能及生育能力低下,严重的水钠潴留时可引起面部及下肢水肿和腹部紫纹等。雄激素缺乏症表现为男性第二性征发育不良,可表现为体毛稀少,剃须频率较低等。

2. 生殖器检查　一般取站立位进行,检查包括生殖器的发育情况,评估通常参照 Tanner 青春期发育阶段男孩生殖器成熟分级标准(表 62-2)。

(1) 阴茎检查:检查阴茎的大小、形态、位置及有无畸形,有无包茎或包皮过长,注意有无手术或创伤瘢痕,注意检查阴茎海绵体内有无瘀斑、硬结、肿块,阴茎头及包皮皮肤表面有无分泌物和溃疡等。尿道口检查时要注意有无狭窄或异位,有无分泌物等。

正常阴茎呈下垂状,其长度具有明显的个体差异。小阴茎是指青春期后的阴茎仍呈儿童型,往往是性腺功能低下或促性腺激素低下性性腺功能低下,可能是由于妊娠期雄性激素缺乏或促性腺激素低下所致,常见于先天性睾丸发育不全、双侧隐睾和

垂体功能减退等。阴茎增大多见于先天性肾上腺皮质增生、青春期早熟及睾丸间质细胞癌等。尿道上裂和尿道下裂等先天畸形,通常与遗传性疾病有关,如雄激素不敏感综合征。

(2) 阴囊检查:取站立位,观察阴囊发育情况,有无阴囊纵裂或阴囊分叉。有无阴囊湿疹、阴囊象皮肿,有无手术瘢痕。阴囊皮肤有无红肿、增厚、阴囊是否胀大。阴囊内有无鞘膜积液和精索静脉曲张。对所有阴囊内肿块均应做透光试验,睾丸鞘膜积液时透光试验阳性。

精索静脉检查时嘱患者站立位,脱去衣服站立 5 分钟,从阴囊外表观察解剖投射部位有无曲张的静脉,用拇指、示指和中指触摸精索周围和附睾附近有无呈线团状曲张的静脉。结合 Valsalva 试验临床上将精索静脉曲张的程度分为 3 度。检查方法:患者取站立位,深吸气后紧闭声门,再用力做呼气动作,必要时可以辅以用手压患者腹部,以增加腹压,达到更好的效果。以了解患者是否存在迂曲、扩张的静脉团。检查内容包括睾丸大小与质地、附睾、输精管、精索及其血管等。睾丸变小、变软是睾丸功能不全的征象。应注意鉴别瘦长体形患者可能存在的胡桃夹综合征。

(3) 睾丸检查:取站立位,检查睾丸位置和轴线,注意有无肿块。用卡尺测量钳或用睾丸模具来测量睾丸大小,还可用睾丸体积测量孔、测径器和超声测量等方法进行测量。

睾丸大小与人种及身高等因素有关,不同种族之间的差异很大。双侧睾丸总体积与射精精液中的精子总数呈明显的正相关。睾丸体积小时提示睾丸生精上皮不足。我国正常成人的睾丸容积为 15~25ml。小于 12ml 通常提示睾丸功能不良,睾丸体积小于 3ml 多见于克氏综合征患者,低促性腺激素型性腺功能减退症患者的睾丸体积一般在 5~12ml。巨睾症是指双侧睾丸对称性增大,体积均大于 35ml。巨睾症是脆性 X 染色体综合征的典型表现,正常人很少见。当睾丸异常不对称性增大时,应考虑睾丸肿瘤的可能。

(4) 附睾和输精管检查:注意输精管粗细,有无结节。用双手检查附睾及精索,注意大小、质地、形状、有无肿块及与睾丸的解剖位置是否正常。当梗阻发生在附睾尾或以下时,附睾常膨大。附睾痛性结节常提示附睾炎或精子肉芽肿存在。沙眼衣原体感染后常在附睾头部出现痛性结节。输精管结扎术后形成的精子肉芽肿则通常发生在附睾尾部。淋

病奈瑟双球菌及一些尿道细菌(如大肠埃希菌、变形杆菌、克雷伯菌等)感染导致炎症时,通常会有附睾尾部疼痛肿胀和(或)有结节。附睾结核时多出现在附睾的尾部,常常伴有输精管结核。慢性附睾炎的患者通常没有全身症状,体格检查时可扪及附睾增粗,并有轻度触痛。

对无精子症患者要注意检查附睾和输精管是否连接或有无缺如、有无结节或压痛。输精管先天性缺如、发育不良及梗阻和附睾的先天性发育不良、炎症及结核等会引起输精管道的梗阻,导致临床表现为少精子症或无精子症。

先天性输精管发育不良通常与囊性纤维化跨膜转导调节基因的纯合子或杂合子缺陷有关,同时可伴有轻度或中度囊性纤维化的临床特征。单侧的输精管缺如非常罕见,可伴有同侧肾缺如。

(5) 直肠指诊:直肠指诊可发现前列腺和精囊腺的病变。检查时注意前列腺形态、大小、质地、表面是否光滑、有无结节、肿块及压痛;中央沟是否居中、是否变浅或消失;腺体是否固定、有无触痛等;同时了解肛门括约肌、直肠及精囊情况。

三、精液分析

男性不育与精液质量密切相关,精液分析是生殖评价的重要手段。精液分析一般应进行 3 次以上。但精液分析的各参数并不能准确确定到达受精位置的少数精子的受精能力,因此要正确评价男性生育能力还需要结合临床进行综合评估。精液分析项目有精液常规、精子形态、抗精子抗体、精浆生化、精子低渗肿胀试验、人精子仓鼠卵母细胞穿透试验等。

1. 精液采集

(1) 准备:受检者采集精液前,工作人员应给受检者提供准确指导,需要询问禁欲时间和受检目的,提供留样容器,并嘱咐留样时的注意事项。

(2) 禁欲时间:精液采集者通常禁欲 48 小时以上,但不超过 7 天。如需复查,每次禁欲的天数应尽可能相对稳定。如果仅仅是为了观察受检者精液中有无精子,禁欲时间没有严格的限制。

(3) 完整性:应该强调标本采集必须完整,告之受检者要报告精液标本任何部分的丢失情况。精子浓度受精囊腺和前列腺分泌液量的影响,如果标本不完整,尤其是富含精子的初始部分丢失时,要在检测报告上注明,并在禁欲 2~7 天后重新采集标本检测。

(4) 采集方法:为避免精液暴露于温度波动的环境和控制从采集到检测的时间,安排靠近实验室的私密房间内采集标本。推荐用手淫的方法采集精液,取精前洗净双手和阴茎。充分勃起阴茎并尽量兴奋,将精液全部射入指定容器中,如确有困难可选择家中样本采集或避孕套采集,后者只能用经特殊设计对精子没有毒性的避孕套来采样。以上受检者应记录采集的时间,并在 1 小时内送至实验室。在送至实验室途中样本应保持在 20~37℃的环境中。

对要进行微生物检测精液样本的采集:必须避免来自精液以外的污染(外周皮肤等),受检者需按下列步骤进行:排尿;用肥皂清洗手和阴茎;冲去残留肥皂;用一次性无菌毛巾擦手和阴茎;精液射入无菌容器中。精液样本的收集和实验室微生物操作开始的时间间隔不超过 3 小时。淋球菌对温度和氧气敏感,精液标本要求在 20 分钟之内检查。

(5) 生物安全:精液是潜在的传染源,精液标本应视为生物危险品,其可能含有有害的感染物质,如 HIV、HBV、HSV 等,操作者应注意自身安全防护。

2. 常规分析　精液的常规检查包括精液量、外观、体积、液化时间、酸碱度、黏稠度、精子浓度、精子活力和精子活率等。

(1) 外观:正常精液外观呈灰白色、均质、半流体状。禁欲时间长者射出精液可呈淡黄色;黄疸患者的精液和服用某些药物者的精液可呈黄色;精液清亮、透明常见于无精子或少精子症男性;精液呈红褐色或带血,称为血精,常见于精囊炎、前列腺炎等生殖系统疾病,也可见于苗勒管囊肿、结石、肿瘤如前列腺癌、输精管的微小损害等。

(2) 精液体积:WHO 推荐精液体积测定方法有两种,即称重法和直接测量法。首选称重法测量精液体积,精液密度的变化范围通常在 1.043~1.102g/ml。

(3) 液化:精液射出后经历先凝固后液化的过程。精液射出最初呈现半固体凝胶状,几分钟后便开始液化,常在 15 分钟内完全液化,很少超过 60 分钟。对于液化不全精液标本,可采用机械混匀或酶消化等方法处理。精液液化不全常见于前列腺疾病,其中以前列腺炎症最多见。

(4) 酸碱度:正常精液的 pH 在 7.2~8.0。当附属性腺或附睾存在急性感染时,精液的 pH 可大于 8.0。当射精管阻塞或先天性精囊腺缺如时,精液 pH 降低。精液 pH 应在精液液化后立即测定,放置时间长会影响 pH 测定。

(5) 黏稠度:正常精液拉丝长度小于 2cm。

(6) 精子凝集:精子凝集特指活动精子以不同

方式,如头对头、头对尾、尾对尾或混合型,彼此黏在一起的现象。凝集分为以下4级。

1级:零散的,每个凝集<10个精子,有很多自由活动精子。

2级:中等的,每个凝集<10~50个精子,存在自由活动精子。

3级:大量的,每个凝集>50个精子,仍有一些自由活动精子。

4级:全部的,所有的精子凝集,数个凝集又粘连在一起。

活动精子黏附细胞或细胞碎片,或不活动精子之间相互黏附(聚集),不应该记为凝集。存在凝集不足以推断免疫因素导致不育,但暗示存在抗精子抗体,需进一步实验证明严重的凝集影响精子活力。

(7)精子活力与活动率:妊娠与前向运动精子活力程度相关。WHO第4版将精子活力分为a、b、c、d 4级:a级为快速前向运动(即37℃时速度≥25μm/s,或20℃时速度≥20μm/s);b级为慢速或呆滞的前向运动;c级为非前向运动(<5μm/s);d级为不活动。精子活动率为a+b+c级精子百分率总和。

鉴于检测者很难无偏差地精确区分a级与b级前向运动精子,因此使用手工分析时,WHO第5版推荐使用简单的3级分类系统进行活力分级:①前向运动(PR),精子呈直线或沿一大圆周运动,不管其速度如何;②非前向运动(NP),所有非前向运动的形式,如以小圆周运动,尾部动力几乎不能驱使头部移动,或仅有尾部摆动;③不动(IM),没有运动。

3. 精子形态学分析 精子形态学分析是评价精子受精能力的重要指标之一,正常形态精子百分率与工授精或卵细胞质内单精子注射的成功率密切相关。精子涂片染色方法有巴氏染色法、Diff-Quik染色法、苏木精-伊红(HE)染色法、瑞氏染色法、瑞-吉氏染色法和Shorr染色法等。WHO第5版推荐采用巴氏、Shorr或Diff-Quik染色法。巴氏、Diff-Quik和Shorr染色法可以很清楚地区分精子顶体和核,但各种染色方法的染色效果、对精子头大小的影响及所采用的形态学评估标准略有不同。巴氏染色是一种较好的染色方法,能够使精子头部的顶体区与顶体后区、过量残留胞质、尾部的中段与主段染上颜色,有利于精子的形态学分析,精液中未成熟生精细胞和非精子细胞的检查。巴氏染色的另一个优点是制备的精液涂片可长期保存。

临床可使用新鲜的液化精液或生理盐水洗涤过的精子悬液制备涂片,每份标本作双份涂片,涂片之间可能存在形态学上的显著性差异,应对两张涂片都进行形态学评估。WHO-5使用的涂片方法有拉薄技术和滴管法。拉薄技术即将1滴精液沿成角度的载玻片后缘展开,载玻片向前拖拉,制成涂片;滴管法即对于已洗涤的精液持移液管水平向前推动,将1滴精子悬液沿载玻片的表面展开。精液的黏稠度越低,拉薄效果越好,拉薄技术常常不适用于高黏稠度的精液,低浓度、黏稠的或充满杂质的标本,或使用计算机辅助精子形态学评估的标本,建议先离心去除精浆,沉淀的精子团重新悬浮以获得合适浓度,通常不应超过50×10⁶/ml。离心洗涤等技术操作可能影响精子形态,如果使用这些方法必须记录下来。

WHO-4和WHO-5均推荐使用严格标准进行精子形态学评估。第5版的正常形态精子标准为:精子头轮廓规则、外形光滑,大体呈椭圆形。顶体区清晰可辨,占头部的40%~70%。顶体区空泡不超过2个,空泡大小不超过头部的20%。顶体后区不含任何空泡。精子中段细长、规则,与头部长度相仿。中段主轴与头部长轴成一条直线。残留胞质只有在超过精子头大小的1/3时才被认为过量残留胞质。精子主段比中段细,且均一,其长度约为头部长度的10倍。精子尾部没有鞭毛折断的锐利折角。此标准要求将所有形态学处于临界状态的精子均列为异常。

精子缺陷的类型大体分为下几类。

(1)头部缺陷:大头、小头、锥形头、梨形头、圆头、无定形头、有空泡的头(超过2个空泡,或者未染色的空泡区域占头部的20%以上)、顶体后区有空泡、顶体过小或过大的头(小于头部的40%或大于头部的70%)、双头。

(2)颈部和中段缺陷:颈部弯曲是指颈和尾形成的角度大于头部长轴的90%、中段非对称地接在头部、粗的或不规则的中段、锐角弯曲、异常细的中段。

(3)主段缺陷:短尾、多尾、发卡形平滑弯曲、锐角弯曲、尾部断裂、尾部弯曲(>90°)、尾部宽度不规则、卷曲。

(4)过量残留胞质(excess residual cytoplasm,ERC):ERC通常是精子异常发生过程产生的异常精子所伴有的。这类异常精子的特征是含有大量不规则已染色的细胞质,胞质的大小超过精子头部的1/3,常同时伴有中段缺陷。

WHO手册第4版与第5版的评估标准略有不同,尽管WHO-5将正常形态精子的参考值下限从第

9

4 版的 15% 改为 4%，但也提到有生育力男性（TTP≤12 个月，使其性伴侣在停用避孕措施后 12 个月内妊娠的男性）精子正常形态中位数为 15%。

4. 精浆生化分析　精浆中附属性腺标志性分泌物的含量，可以大体反映对应腺体的功能。

反映附睾功能的指标有游离左旋肉碱、甘油磷酸胆碱（GPC）和中性 α-葡糖苷酶等。中性 α-葡糖苷酶在反映附睾病变方面，具有很好的特异性和敏感性；并可用于鉴别诊断梗阻与非梗阻性无精子症。精浆中存在两种 α-葡糖苷酶的异构体，其中中性 α-葡糖苷酶仅来源于附睾；酸性 α-葡糖苷酶主要来源于前列腺，后者可以被十二烷基硫酸钠（SDS）选择性抑制，从而可以测定反映附睾功能的中性 α-葡糖苷酶。用澳洲栗精胺（castanospermine）抑制剂阻断非葡糖苷酶的相关底物，可使测试更敏感。

反映精囊腺功能的有果糖和前列腺素。精浆中果糖主要来源于精囊腺，其浓度可用于评估精囊腺分泌功能。此外，精浆果糖浓度降低也见于射精管阻塞、双侧输精管先天性缺如、不完全逆行射精和雄激素缺乏等。

反映前列腺功能的有柠檬酸、锌、γ-谷氨酰转移酶和酸性磷酸酶等。精液中的锌主要来自前列腺，是前列腺的功能指标之一，其含量比血清中高 100 倍以上，临床上常用于前列腺炎和男性不育的辅助诊断。

2010 年 WHO 对精液分析的参考值进行了调整，见表 62-4。

表 62-4　精液分析参考值（WHO）

项目	第 4 版（1999 年）	第 5 版（2010 年）
精液体积	≥2.0ml	≥1.5ml
pH	≥7.2	≥7.2
精子浓度	≥20×10⁶/ml	≥15×10⁶/ml
精子总数/一次射精	≥40×10⁶/ml	≥39×10⁶/ml
精子活动率	≥60%	≥40%
前向运动精子率	（a＋b）级精子≥50% 或 a 级精子≥25%	（a＋b）级精子≥32%
精子存活率	存活精子≥75%	存活精子≥58%
精液白细胞	<1×10⁶/ml	<1×10⁶/ml
正常形态率	≥15%	≥4%

以下为精液分析结果的解释。

（1）无精液症（aspermia）：精液容积为 0，没有精液射出或逆行射精。

（2）精液液化异常：WHO 规定，新采集的精液标本在室温 25℃，60 分钟内发生液化。若超过 60 分钟仍未液化，则称为精液迟缓液化症或精液液化异常。

（3）无精子症（azoospermia）：是指所射精液中没有精子。要排除不射精和完全逆行射精，并经过 3 次离心镜检精液仍未见精子后才可确诊。

（4）隐匿精子症（cryptozoospermia）：精液常规检查时未发现精子，但在精液离心后沉淀中可以发现少量精子。

（5）多精子症（polyzoospermia）：多精子症的诊断标准有争议。Jocl 提出精子浓度阈值为 120×10⁶/ml，多精子症 I 级为（120～200）×10⁶/ml，多精子症 II 级为（200～250）×10⁶/ml，多精子症 III 级为 >250×10⁶/ml。

（6）少精子症（oligozoospermia）：少精子症是指精液中的精子数目低于正常具有生育能力男性的疾病。一般认为，当精子浓度低于 15×10⁶/ml 或精子总数低于 39×10⁶/一次射精时为少精子症。

（7）畸形精子症（teratozoospermia）：生育年龄男性连续 2 次以上精液分析精子浓度不低于 15×10⁶/ml，前向运动（PR）精子不少于 32%，正常形态的精子低于 4%，可诊断为畸形精子症。

（8）弱精子症（asthenozoospermia）：是指精液参数中前向运动精子百分率低于 32%。精子运动能力的强弱直接关系到人类生殖，只有正常作前向运动的精子才能确保精子抵达输卵管壶腹部，并与卵子结合形成受精卵。因精子活力低下而导致的男性不育约占 30%。

临床上少精子症常常与精子活率低下、前向运动能力差或精子畸形率高同时存在，此时称为少弱精子症（oligoasthenozoospermia）、少畸形精子症（oligoteratozoospermia）、少弱畸形精子症（oligoasthenoteratozoospermia）、弱畸形精子症（asthenoteratozoospermia）等。

（9）坏死精子症（necrozoospermia）：精液中活精子百分率低于 58%，不活动精子百分比增高。

（10）包裹抗体的精子：混合抗球蛋白反应试验（MAR）或免疫珠试验：≥50% 的活动精子被抗体包裹。

（11）白细胞精液症（leukospermia）：精液中的白细胞数超出临界值。

四、诊断处理流程

在男性精液分析、病史、体检和结合其他诊断检查的基础上，按图62-1流程对患者进行诊断分类。弱精子症患者可按图62-2流程进行。无精子症患者参照图62-3流程处理。

男性不育约有10%存在内分泌异常，常规的精液检测只能显示精子的一般情况，不能进行定位诊断。通过准确测定生殖激素，有助于评价下

丘脑-垂体-睾丸轴的功能（表62-5），同时密切结合病史分析和体格检查，对其功能障碍进行定位和诊断（图62-4）。

五、辅 助 诊 断

1. 睾丸活检 具有诊断和治疗双重功能，对男性不育的诊断、分型、治疗和预后判断均有重要意义。睾丸活检依据睾丸组织结构和生殖细胞发育情况来评估睾丸的生精功能。但睾丸活检是一种创伤性手术，有产生抗精子抗体的可能，因此应严格掌握睾丸活检的适应证。

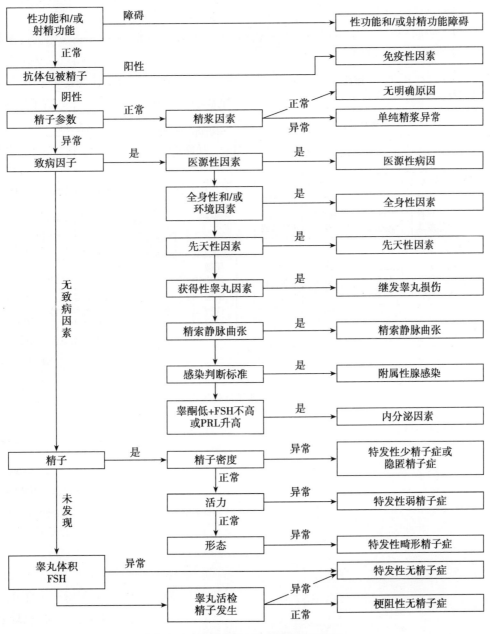

图 62-1 男性不育诊断流程图（WHO）

FSH：卵泡刺激素

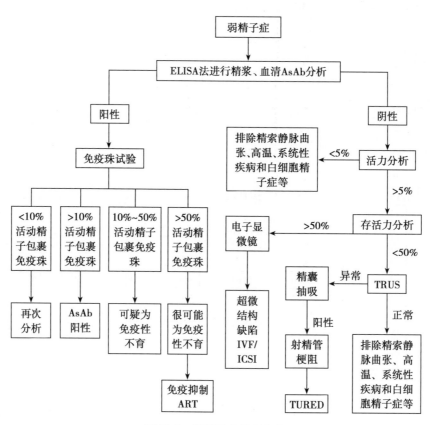

图 62-2 弱精子症处理指南

ART:辅助生殖技术；AsAb:抗精子抗体；ELISA:酶联免疫吸附试验；ICSI:卵浆内单精子注射；IVF:体外受精；TRUS:经直肠超声检查；TURED:经尿道射精管口切开

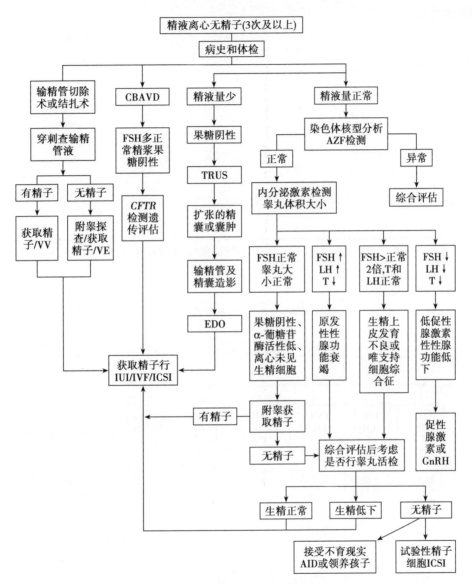

图 62-3 无精子症处理指南

AID:供精人工授精；AZF:无精子症因子；CBAVD:先天性双侧输精管缺如；CFTR:囊性纤维
化跨膜调节因子；EDO:射精管梗阻；FSH:卵泡刺激素；GnRH:促性腺激素释放激素；
ICSI:卵泡浆内单精子注射；IUI:宫腔内人工授精；IVF:体外受精；LH:黄体生成素；T:睾酮；
TRUS:经直肠超声；VE:输精管附睾吻合术；VV:输精管吻合术

表 62-5　男性生殖内分泌疾病的激素变化

疾病名称	FSH	LH	T	E₂	FT	PRL
克兰费尔特综合征	↑	↑	↓	→	→	
46,XX 男性综合征	↑	↑	↓			
唯支持细胞综合征	↑	→	→			
雄激素抵抗综合征	→↑	↑→	↑→			
5α-还原酶缺乏症	→↑	↑→	↑→	T/DHT>35		
隐睾症、无睾症	↑	↑	↓			
睾丸炎及损伤等	↑	↑	↓			
真性性早熟	↑	↑	↑	↑	↑→	
卡尔曼综合征	↓	↓	↓			
垂体疾病和影响垂体功能的其他疾病	↓	↓	↓			
高泌乳素血症	↓→	↓→	↓→			↑↑
选择性 FSH 缺陷症	↓	→	→			
选择性 LH 缺陷症	→	↓	↓			

　　↑. 增高；↓. 降低；→. 正常；DHT. 双氢睾酮；E2. 雌二醇；FSH. 卵泡刺激素；FT. 游离睾酮；LH. 黄体生成素；PRL. 泌乳素；
T. 睾酮

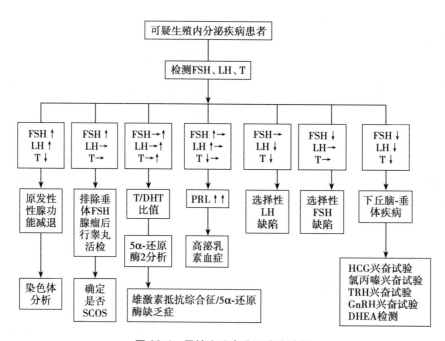

图 62-4　男性生殖内分泌疾病诊断
DHEA:脱氢表雄酮；DHT:双氢睾酮；FSH:卵泡刺激素；GnRH:促性腺激素释放激素；
HCG:人绒毛膜促性腺激素；LH:黄体生成素；PRL:泌乳素；SCOS:唯支持细胞综合征；
T:睾酮；TRH:促甲状腺激素释放激素

　　如下情况应该考虑做睾丸活检:鉴别梗阻性无精子症与唯支持细胞综合征;对睾丸体积和内分泌激素正常的精液异常患者,明确是否存在输精管道梗阻;当睾丸体积萎缩,精子数量经 6 个月以上治疗无明显改善时;欲行附睾、睾丸取精的卵泡浆内单精子注射(ICSI)手术前的准备;怀疑睾丸肿瘤时。

　　(1) 开放手术活检术:于阴囊前壁预切开部位注射 1% 利多卡因 1~2ml 进行局部麻醉。同时将

3~5ml 注射在输精管周围,封闭精索神经。如要加强,可在显露白膜后直接滴利多卡因于切口处。术者用左手抓住睾丸并固定附睾,使之远离切口以避免损伤,拉紧覆盖睾丸的皮肤,纵行逐层切开皮肤、内膜、精索外筋膜、提睾肌、精索内筋膜及鞘膜。切开鞘膜后,固定切口,切开白膜,轻轻挤压睾丸,挤出少量睾丸实质,剪断挤出来的组织进行分析。将睾丸妥善放回原处,然后缝合切口各层。活检标本处理中固定剂通常选择 Bouin 液(苦味酸)或 Steive 溶液进行。福尔马林可破坏睾丸管道结构,且不利于详细检查胚细胞核,故不宜使用。

(2)睾丸细针穿刺抽吸活检:局部麻醉后,用固定在 Menshini 注射器支架中的 20ml 注射器连接的 21~23 号针进行抽吸。

(3)睾丸活检组织钳穿刺活检:局部麻醉,不切开阴囊皮肤,用专用的睾丸穿刺针获取睾丸组织。

术后并发症有阴囊皮肤出血、皮下血肿、感染和精子肉芽肿等。

2. 阴囊探查术 阴囊探查对诊断输精管道梗阻,尤其是梗阻部位在附睾、附睾-输精管袢、输精管近端,具有重要价值。对于体检及精液生理生化检查均无异常,而临床怀疑输精管道梗阻的患者,也应行阴囊探查。因某些病变在体检甚至输精道造影时难以发现,如附睾纤维膜压迫、附睾隐蔽的先天性梗阻、附睾局部硬化和附睾-输精管袢未发育等,也可以行阴囊探查术。

手术采用阴囊中线切口或分别在两侧阴囊做切口,打开鞘膜腔。探查的顺序依次是睾丸、附睾和输精管。首先探查睾丸,同时行睾丸活检,快速切片观察睾丸生精状况,若生精不正常则不必探查附睾等;若生精正常,则扩大阴囊切口,探查附睾。探查附睾时,从头部开始逐渐向下,要注意一些隐蔽的先天性梗阻或感染后的硬化区等。探查附睾-输精管袢时,要注意其是否发育,并可以向阴囊根部方向的输精管探查。若以上探查未发现问题,可于输精管近附睾处向精囊方向注入生理盐水,若注射时无阻力且无反流现象,表明输精管通畅;若不能注入,则可以用稀释的水溶性造影剂做输精管造影。

3. 输精管和精囊造影 是诊断梗阻性无精子症的方法之一,有利于明确梗阻的部位,进行输精管吻合。从射精管或输精管注入造影剂,通过影像显示来判断输精管道是否通畅。常用的方法有两种:一种是经阴囊皮肤直接穿刺输精管造影;另一种是切开输精管或切开皮肤后穿刺输精管造影。后者输精管损伤较大,术后易狭窄。

经皮穿刺输精管造影术:穿刺前先拍骨盆区平片作为对照。局部麻醉阴囊皮肤和精索神经丛,用皮外输精管固定钳将输精管固定于阴囊前壁皮下表浅位置。用 8 号锐针头刺破阴囊皮肤和输精管前壁,拔出后立即用 6 号针头沿穿刺孔道插入输精管内并固定。穿刺成功后注入泛影葡胺,造影剂注入后即可进行 X 线摄片,必要时可延迟摄片。

第三节 男性不育的治疗

男性不育的治疗分为外科治疗和非外科治疗,非外科治疗包括药物和心理治疗。

一、外科治疗

男性不育的外科治疗主要用于诊断过程、提高精子生成和改善精子运输。诊断过程包括睾丸活检、附睾抽吸和输精管造影。提高精子生成有精索静脉曲张手术和隐睾固定术。精子输送障碍的外科治疗主要有精管吻合术、输精管附睾吻合术和射精管口梗阻经尿道切开术等。

1. 附睾或睾丸精子抽吸术 当睾丸的生精功能正常,血清 FSH 正常或生殖道梗阻的男性患者手术难以重建或不可恢复时,可行附睾或睾丸精子抽吸术手术。附睾抽吸技术主要有显微外科附睾精子抽吸技术(MESA)和经皮附睾精子抽吸技术(PESA)。

显微外科附睾精子抽吸技术可以在先天性输精管缺如或者无法重建的输精管梗阻患者中进行,或在输精管附睾吻合手术中进行。可以确保吸取到大量的附睾精子,易于低温保存。其手术方法有切开和穿刺两种。切开附睾管取精技术取阴囊中嵴切口,切开睾丸鞘膜和附睾膜取精。最大流出率在附睾管切开后立即出现,随着液体的流出,其精子质量逐步好转。将收集到的附睾液用体外受精介质冲到消毒的容器中,得到的精子立即使用或低温保存。附睾管切开取精的采集过程中的血液、组织液的污染会对精子的活动力和生育能力产生不利影响。显微穿刺取精技术可以较好地避免这一缺陷。操作时使用 1 个抽吸装置:微量毛细玻璃管连接一段医用硅胶管,再连接到抽吸装置,1 个 1ml 注射器和 1 个 10ml 注射器。在手术显微镜下,助手固定附睾,轻轻挤压睾丸和附睾,在无血管区穿刺附睾管,附睾液沿毛细吸管流出,将吸管尖在附睾管腔内轻轻推进

9

0.5~1.0mm,并调节为最大流出速度,用介质冲洗收集的精液以备检查、做 ICSI 或保存。

经皮附睾细针穿刺:局部麻醉,固定睾丸,用拇指和示指夹住附睾,将连接 20ml 注射器上的 21 号蝶形针头插入附睾头,轻轻回吸,直到有液体进入蝶形针管。经皮附睾细针穿刺可以成功获得精子和受孕。但获得的精子质量不如直视下取精好,且数量不够低温保存。

2. 输精管吻合术　随着显微外科的发展,传统的输精管吻合术已逐渐被显微外科输精管吻合术所代替,手术成功率也大大提高。适应证:输精管结扎术后,要求再生育者;输精管意外损伤者。

传统的输精管吻合术将输精管结节与精索分开,固定于阴囊皮下,在输精管结扎的瘢痕部位切开阴囊皮肤,将结节提出切口,分离结节周围组织,仔细游离结节上下端输精管,切除瘢痕结节。输精管断端剪齐。将支架线引入输精管一端,并经阴囊皮肤穿出,向输精管另一端管腔插入支架线。在输精管两断端无扭曲,无张力,自然对合的状态下吻合输精管。用丝线于输精管周围组织作减张缝合,并覆盖输精管。缝合皮肤切口,支撑物于阴囊皮肤穿出。显微外科输精管吻合术的输精管固定、切开、提起和结节的处理同传统的输精管吻合术基本相同。用血管吻合支架固定游离好的输精管两断端,在手术显微镜下,将断端修剪整齐,然后使两断端靠拢,间断缝合吻合输精管。吻合方法有 Jacobson 全层缝合法、Silber 两层缝合法和 Owen 三层缝合法。最后进行输精管复位,缝合阴囊皮肤。术后用丁字带将阴囊托起。适当应用抗生素预防感染。术后 5 天内,每晚服用己烯雌酚 3mg 以控制性冲动。术后 7~9 天拔去输精管内支架,定期检查精液。

3. 经尿道射精管口切开术(TUR)　射精管口闭塞是造成梗阻性无精子症的原因之一,通常临床表现为精液量少,精液果糖无或很低,血清 FSH 正常,睾丸活检生精细胞发育正常。可因先天性发育异常或其他疾病导致,如淋病或非特异性尿道炎等引起的炎性粘连、前列腺囊肿、巨大前列腺小囊压迫射精管口等。

经尿道射精管切开术采用尿道镜下后尿道纵行切开或精阜切除,术中看到经输精管注入的靛胭脂在手术野中出现,证明手术已较彻底。术后保留尿管,使用抗生素 7 天预防感染。术后常见并发症有尿液反流、附睾炎、逆行射精等。如果术后精子质量差,建议使用体外受精(IVF)及 ICSI。在以下情况

下,输精管-附睾吻合术可以与经尿道射精管切开术同时进行:经尿道射精管切开术完成后多次检查射精管内液体找不到精子者;射精管流出的液体量和附睾的外观明显提示附睾梗阻者;手术者熟练掌握输精管附睾吻合术。

4. 睾丸显微取精术(microdissection testicular sperm extraction,mTESE)　1999 年 Schlegel 首次报道了 mTESE,此后的 10 余年,睾丸显微取精术在国内外发展非常迅速。手术者通常沿着睾丸赤道面打开白膜后,在 20~25 倍手术显微镜下寻找饱满、不透明的生精小管,这些生精小管有精子的可能性较大。传统开放性睾丸活检术的精子获得率为 15%~45%,而 mTESE 的精子获得率为 40%~63%。

二、非外科治疗

1. 特异性治疗　特异性治疗方法是在明确病因的情况下进行治疗,并以此改善生育能力。如内分泌激素紊乱引起的男性不育,可以采用针对病因的特异性治疗。

(1)促性腺激素低下的性腺功能低下症:促性腺激素低下的性腺功能低下症可以是先天性的,也可以是后天获得性的。可分为全垂体功能减退、单纯促性腺激素功能不全、慢性疾病和生理性青春期发育延迟四大类。

促性腺素释放激素(GnRH)或人绒毛膜促性腺激素(hCG)单独治疗或联合应用治疗促性腺激素低下的性腺功能低下症男性不育者均可以取得良好疗效。目前多用 hCG 和 HMG 联合治疗,常见的用法如下。①方案一:前 8 周 hCG 5000U 肌内注射,每周 1 次。随后 hCG 和 HMG 联合治疗:hCG 5000U 肌内注射,每周 1 次,HMG 75U 肌内注射,每周 3 次,用 13 周。1 个疗程为 21 周。②方案二:hCG 4000U 肌内注射,每周 2 次,HMG 75U 肌内注射,每周 3 次。③方案三:HCG 2000U 肌内注射,每周 3 次,3 个月后加用 HMG 75U 肌内注射,每周 3 次,不与 HCG 同日使用。之后每 2 个月检查 1 次精液,共 6~12 个月。

模拟人体生理节律的 GnRH 脉冲治疗泵来治疗 Kallmann 综合征和先天性促性腺激素低下的性腺功能低下症,一般治疗时间需要 1 年左右。hCG 和 HMG 治疗无法模拟 GnRH 脉冲式分泌后出现的 LH/FSH 生理性脉冲峰-谷现象,大剂量长时间的应用可能导致垂体和睾丸上受体数目减少,变得对外源性促性腺激素不敏感。大剂量应用可出现暂时性

乳头触痛和男性乳房发育。

（2）高泌乳素血症：血清泌乳素水平升高可对中枢神经系统产生直接抑制作用，减弱下丘脑释放GnRH脉冲信号，使LH分泌减少。多巴胺作用于下丘脑，并与其受体结合，使泌乳素释放抑制因子（PIF）释放增加，从而抑制泌乳素分泌。临床可用多巴胺受体激动剂如溴隐亭来治疗这些患者，使用通常从小剂量开始1.25mg，每日2~3次，逐渐增加剂量至每日5~10mg，分2~4次给药。

（3）甲状腺功能减退症：通常推荐每天早晨口服甲状腺素片20mg，连续应用3~6个月。

（4）滥用类固醇激素引起的不育症：通常使用类固醇类引起的生精抑制是可逆的，如果没有按预期恢复生精功能，则应进行正规的性腺刺激激素替代治疗：hCG 2000U肌内注射，每周3次，连续4周；随后hCG 3000U每周3次，连续使用3个月。

（5）白细胞精子症：精液中过多的白细胞通常提示男性生殖道内存在感染或炎症。治疗的目的是消灭病原体，细菌感染应该依据药物敏感试验来选择抗生素的使用。如果无法明确病原体，可选用广谱抗生素如四环素族抗生素（常用多西环素）或磺胺类药物。在使用抗生素的同时，可嘱患者频繁排精。此外，还可加用一些抗氧化药物，如维生素（A、C、E）和谷胱甘肽等，以清除精液中过多的活性氧对精子造成的不利影响。

（6）免疫性不育：可能引起抗精子抗体（AsAb）的疾病有输精管结扎或梗阻、生殖道炎症。对抗精子抗体的治疗，各家报道不尽相同，如激素抑制、精子洗涤、宫腔内人工授精（IUI）、体外受精胚胎移植（IVF-ET）及卵细胞浆内单精子注射（ICSI）。糖皮质激素抑制治疗法：连续治疗法：甲泼尼松龙0.75mg/kg或50mg/d每天早饭时服用，直至怀孕，最长4~6个月。不连续治疗：20mg/d或25mg/d在女性月经周期的第1~10天或第4~14天服用。如果3个月内精液质量或宫颈黏液穿透没有改善，剂量应加倍。治疗总时间通常不超过9个月。大约50%的男性用糖皮质激素治疗后抗精子抗体水平下降，而精子浓度、活力和宫颈黏液穿透能力提高。约25%的夫妇在每天连续治疗4~6个月或更长时间不连续治疗后妊娠。不良反应：早期出现失眠、消化不良，2~3个月后有类库欣综合征、肌无力、关节痛等。免疫调节的方法已有报道，如左旋咪唑和环孢素。国内黄宇烽等研制的中成药抑抗灵治疗抗精子抗体效果明显。若上述治疗无效，则应采用IUI、

IVF或ICSI进行治疗。有研究认为，如果糖皮质激素治疗失败，IUI和IVF的成功率也较低。

2. 非特异性治疗

（1）雄激素治疗：原发性间质细胞功能低下应该用雄激素治疗。雄激素替代治疗能改善性腺功能减退的临床症状，如性功能、剃须频率和第二性征等。在治疗期间应监测睾酮的最低和最高值。雄激素治疗不能逆转不育。继发性间质细胞功能低下可被正常水平的黄体生成素（LH）纠正，但由于睾酮服用方便且费用低也经常被使用。若低促性腺激素性性腺功能低下患者有生育要求，则应该用LH和促卵泡激素（FSH）类似激素刺激睾丸。通常使用人工合成的hCG、重组的LH、人绝经期促性腺激素（HMG）或纯化的FSH。促性腺激素释放激素（GnRH）脉冲式治疗可作为一种替代方法。有研究发现，低剂量睾酮可以提高精子活力。另有研究报道，小剂量雄激素联合枸橼酸他莫昔芬可以同时改善精子活力和浓度。

（2）促性腺激素释放激素：外源性应用促性腺激素释放激素以增加性腺激素的产生和加强精子生成。通常使用鼻腔喷雾剂或者皮下注射，鼻腔喷雾剂用量：0.1~0.5mg/d。皮下注射使用长效GnRH，每2周1~10μg，皮下脉搏泵式注入可以每1.5~2小时使用4~50μg，可持续6个月。

（3）促性腺激素：常用的外源性促性腺激素治疗药物包括hCG和HMG。hCG的剂量1500~2500U，每周3次，或2000~4000U，每周2次，肌内注射，2~5个月。HMG 75~150U，每周2~3次，肌内注射，3~6个月。

（4）抗雌激素治疗：雄激素可在外周循环或在靶器官（下丘脑或垂体）经过芳香化转变成雌激素，形成对雄激素的主要抑制作用。临床常用的非甾体抗雌激素药有枸橼酸氯米芬（clomiphene citrate）和他莫西芬（tamoxifen）。Adamopoulos等研究表明，枸橼酸他莫昔芬和十一酸睾酮联合用药能提高特发性少弱精子症患者的精子数量、活力、形态和妊娠率33.9%。Hussein等报道用枸橼酸他莫昔芬治疗非梗阻性无精症可促进精子发生并提高ICSI的成功率。但各家报道不尽相同。氯米芬通常剂量为15~50mg/d，口服。他莫昔芬的剂量为10~15mg，每日2次，口服。通常治疗时间为3~6个月。服药期间每月定期检查血清激素水平，首次服药后3个月检查精液，以后每月检查。

（5）芳香酶抑制剂（aromatase inhibitors）治疗：

9

睾酮及其他雄激素在芳香酶作用下转化为雌激素及其衍生物,芳香酶抑制剂可阻断这种转化,利于精子生成。临床主要有睾酮内酯(testolactone)和阿那曲唑(anastrozole)。Raman 等报道,芳香酶抑制剂治疗血清睾酮与雌激素比例低下的不育患者,可显著提高睾酮与雌激素的比例并改善其精液质量,睾酮内酯与阿那曲唑疗效无差异。但也有报道,特发性少弱精子症患者使用睾酮内酯后睾酮和雌激素水平无变化,精液质量和受孕率没有改善。睾酮内酯的常用剂量为每次 0.1~2g,每日 2 次。

(6) 生长激素(growth hormone,GH)治疗:GH 主要通过局部胰岛素样生长因子-1(IGF-1)的产生而对生殖功能起一定作用,但目前没有证据表明在 GnRH 功能正常或被替代时 GH 有重要作用。Carani 等认为,单纯 GH 缺乏并不伴随不育或无精子症,在这些患者中给予 GH 并不能改变精子参数。有少数报道认为 GH 治疗精子活力和总体妊娠率增高。

(7) 抗氧化剂(antioxidants)治疗:ROS 在精子的运动功能上起着重要的作用,适量的 ROS 可以防止精子运动功能的丧失,过高的 ROS 则对人类精子运动有直接的抑制作用,并与精子内 ATP 的耗竭有关。精液中的抗氧化物质能捕获 ROS,阻止其直接对精子产生损伤作用,同时可以防止早期获能。临床常用的抗氧化剂有抗氧化性维生素(维生素 A、C、E)、谷胱甘肽(Glutathione)、番茄红素(Lycopene)和辅酶 Q_{10}(coenzyme Q_{10},CoQ_{10})等。

(8) 左卡尼汀(L-Carnitine)(左旋卡尼汀):左卡尼汀在正常人附睾尾部的浓度最高,是血浆浓度的 2000 倍,通过被动扩散进入精子,主要以游离和乙酰化形式存在。两者一起从细胞质运输中长链脂肪酸进入线粒体为 β 氧化使用,把结合辅酶 A 转化成自由辅酶 A,并为三羧酸循环提供容易利用的乙酰根。左卡尼汀在精子附睾运送精子过程中增加精子能量并提高精子活力,并有抗氧化作用以保护精子。精液内左卡尼汀水平下降,精子活力明显下降,左卡尼汀已广泛应用于临床治疗特发性男性不育。Balercia 等众多的研究发现,左卡尼汀和乙酰化左卡尼汀治疗组能增强精子动力和精浆对氧自由基的清除能力。Lenzi 等发现,左卡尼汀和乙酰化左卡尼汀联合治疗后精子浓度、活力和前向运动精子总数较对照组有明显提高,妊娠率为 13%,但治疗后精液左卡尼汀水平没有改变。Sigman 等则认为,左卡尼汀治疗特发性不育较安慰剂组在提高精子活力和活动精子数方面无显著差异。

(9) 血管舒缓素(kallidinogenase/kallikrein):是一种激肽释放酶,其影响精子发生的机制仍不清楚。精浆中的活性激肽影响精子活力和代谢作用。体外试验表明血管舒缓素能改善精子活力、精子的宫颈黏液穿透力、仓鼠卵的穿透力和冷冻精子溶解后精子的活力及存活率。其常用剂量为每次 200U,每日 3 次,疗程通常为 3 个月。血管舒缓素能促进炎症反应,若伴有炎症存在,一般不应使用。

(10) 己酮可可碱(pentoxifylline,PF):PF 是甲基黄嘌呤衍生物,是一种非选择性磷酸二酯酶抑制剂,能阻断环磷腺苷(cAMP)转变为单磷酸腺苷(AMP),使 cAMP 浓度升高,促进精子代谢并增强受精力。另一方面可舒张血管平滑肌,改善睾丸微循环。体外试验已经证明 PF 可改善精子存活率、活力及生存时间,增加精子受精能力,从而提高人工辅助生殖技术的成功率。Kovacic 等研究表明,在精子活力低下的男性行 ICSI 之前,应用己酮可可碱可以改善精子活力,提高受孕成功率。

(11) 七叶皂苷(escin):七叶皂苷为马粟种子提取物,临床研究发现七叶皂苷能改善精索静脉的血流,使曲张的静脉内径缩小,协助改善精液质量,提高临床妊娠率。

(12) α 受体阻滞剂(αblocking agents)治疗:研究发现 α 受体阻滞剂可以使曲细精管松弛,管腔扩大,腔内流动液体量增加,从而增加精子产生,改善精子活力。哌唑嗪是一种竞争性可逆的 $α_1$ 受体阻滞剂,常用剂量为每晚 2mg,口服。

(13) 其他治疗:如男性不育的心理治疗,性交方法,避免高温(如热水浴、紧身裤等),过度的体力消耗等。

第四节　体外人工辅助生殖技术

近几十年来,辅助生殖技术(ART)在全球范围内发展迅猛,水平也不断提高,该技术已经成为人类生殖健康服务的重要组成部分。ART 是指对配子、胚胎或基因物质进行体内外系统操作获得新生命的技术,包括人工授精(AI)和体外受精-胚胎移植(IVF-ET)技术。

一、人工授精

人工授精是将精子以非性交方法送入女性生殖道,以达到受孕目的的技术。根据精液来源不同可分为丈夫精液人工授精(AIH)和供精者精液人工授精（AID）。AIH 简称夫精人工授精,是将丈夫精液经精子优化处理后注入妻子生殖道内。AID 简称供精人工授精,是将供精者的精液处理后注入女性生殖道内。人工授精的方法按授精位置不同可分为宫腔内人工授精、阴道内人工授精和宫颈内人工授精,根据女方排卵不同又可分为自然周期人工授精和促排卵人工授精。

1. 夫精人工授精的适应证

（1）精子异常:精子浓度或数量减少、精子活力低下、精子畸形增加等。

（2）精浆异常:精液液化异常。

（3）性功能障碍:主要是勃起功能障碍和射精功能障碍。

（4）生殖道畸形致无法完成正常的性生活。

（5）免疫性不育。

（6）女性宫颈黏液异常使得精子无法穿过宫颈。

（7）女性排卵障碍、子宫内膜异位症经药物治疗后仍无法受孕。

（8）不明原因不育。

2. 夫精人工授精的禁忌证

（1）任何一方患有生殖泌尿系统的急性感染性疾病或性传播疾病。

（2）任何一方近期接触致畸量的放射线、有毒物质、服用有致畸作用的药品、毒品等。

（3）女方患有不宜妊娠的遗传疾病、精神疾病或其他疾病。

3. 供精人工授精的适应证

（1）不可逆的无精子症。

（2）梗阻性无精子症。

（3）严重的畸形精子症、少精子症、弱精子症。

（4）男方有不宜生育的遗传疾病。

（5）严重的母儿血型不合,经治疗无效。

（6）无法进行夫精人工授精的其他情形。

4. 供精人工授精的禁忌证

（1）女方患有生殖泌尿系统的急性感染性疾病或性传播疾病。

（2）女方近期接触致畸量的放射线、有毒物质、服用有致畸作用的药品、毒品等。

（3）女方患有不宜妊娠的遗传疾病、精神疾病或其他疾病。

在接受人工授精前,夫妻双方或供精者应进行体格检查和实验室检查,以确定是否适合进行人工授精,男方的检查主要有:体格检查、男科检查、精液

常规分析、精子形态学分析、肝炎系列检查、艾滋病病毒（HIV）血清学检测、梅毒血清学检测等。夫精人工授精前,男方应适度禁欲,于人工授精当天采集精液。如精液采集有困难者或精子数量难以满足夫精人工授精者,可以提前采集精液保存。

二、常规体外受精与胚胎移植

体外受精（in vitro fertilization,IVF）,即通常所说的第一代"试管婴儿",是指在体外将取出的卵子与其丈夫的精子进行受精,培养成胚胎后再移植入女方子宫继续孕育的技术。体外受精与胚胎移植（in vitro fertilization-embryo transfer,IVF-ET）技术是将精子与卵子在体外培养系统中受精并发育成胚胎,再将胚胎植入子宫腔内实现妊娠。

1. 体外受精的适应证

（1）男方患严重的少、弱、畸形精子症或复合因素,经 IUI 治疗仍未获得妊娠,或程度严重不宜实施 IUI 治疗。

（2）男方因素不宜行夫精人工授精者。

（3）免疫性不育或不明原因不育者经反复 IUI 或其他常规治疗仍未获得妊娠者。

（4）女方因素所致的卵子运送障碍,如输卵管阻塞、输卵管缺如、严重的盆腔粘连或输卵管手术后输卵管功能低下者。

（5）女方排卵障碍者,经反复常规治疗并结合 IUI 治疗后仍未获得妊娠。

（6）患子宫内膜异位症而致的不孕者,经常规药物或手术治疗后仍未获得妊娠。

2. 体外受精的禁忌证

（1）任何一方患有生殖泌尿系统的急性感染性疾病或性传播疾病。

（2）任何一方近期接触致畸量的放射线、有毒物质、服用有致畸作用的药品等并处于作用期。

（3）任何一方具有吸毒等严重不良嗜好。

（4）任何一方患有不宜生育且目前无法进行产前诊断或胚胎植入前遗传学诊断的遗传性疾病。

（5）女方子宫不具备妊娠功能。

（6）女方患有不宜妊娠的遗传疾病、精神疾病或其他疾病。

3. 体外受精前男方准备

（1）体检检查。

（2）精液分析:因精液指标会有一定的波动性,故精液分析应该进行多次,精液常规分析正常者也应至少进行 2 次检测;精子形态学分析;如有必要

9

还应进行生殖激素检测；染色体核型分析；Y 染色体微缺失检测，以及其他与精子发生相关的遗传性疾病的基因检测。

（3）精子功能分析：如精子顶体反应、精子顶体酶、精子透明带穿透试验等。

（4）健康检查及病原学检查：血常规、血型、尿常规、梅毒、艾滋病、病毒性肝炎等。

4. IVF-ET 治疗程序

（1）女方控制性卵巢刺激。

（2）取卵。

（3）体外受精。

（4）胚胎移植。

（5）黄体功能支持。

（6）术后监测和妊娠确立。

三、卵细胞浆内单精子注射

卵细胞浆内单精子注射（intracytoplasmic sperm injection，ICSI）技术，即通常所说的第二代试管婴儿，是将单个精子通过显微注射的方法注入卵母细胞胞质内，使卵母细胞与精子被动结合，此时卵细胞浆内 Ca^{2+} 浓度瞬间升高，从而激活卵母细胞继续进行其细胞周期，排出第二极体，随后精子细胞核内遗传物质开始解压缩，进而与卵细胞核形成双原核，最后发育成胚胎后进行胚胎移植，实现妊娠。ICSI 是治疗男性不育的重要技术，但对于胚胎而言是一种侵入性治疗，故应该严格掌握适应证。

1. ICSI 的适应证

（1）严重的少、弱、畸形精子症。

（2）不可逆的梗阻性无精子症。

（3）非遗传缺陷疾病所致的生精功能障碍。

（4）精子顶体异常。

（5）体外受精失败。

（6）需行植入前胚胎遗传学检查者。

2. ICSI 的禁忌证与 IVF 相同。

3. ICSI 操作程序

（1）卵子准备。

（2）精子处理。

4. 不同来源的精子处理

（1）新鲜射出的精液：少、弱精子症患者采用密度梯度离心法来分离获得精子，严重者可将液化后精液与等体积的培养液混匀后离心留取沉淀待用。

（2）冷冻保存的精液：待精液解冻后用密度梯度离心法处理精子。

（3）附睾精子处理：附睾穿刺术适用于梗阻性无精子，通常可以获得足够数量的精子。附睾穿刺液中包含着少量红细胞和非精子细胞，分离和优选精子的过程比较简单。如果附睾穿刺液中包含较多的精子，使用微量密度梯度离心法能够有效地分离精子。若混有的血细胞和非精子细胞少，且精子活力好，可采用上游法来分选精子。如果穿刺液精子数目较少则进行简单的精子洗涤。

（4）睾丸精子处理：切开活检和经皮穿刺活检获取的睾丸精子样本中混有非精子细胞和大量的红细胞，因此要对标本进行一些处理，一般使用酶消化法或者机械法从生精小管中分离出精子来，收集含有精子的洗涤液，用密度梯度离心法处理或直接离心取沉淀来获取精子，寻找活动的成熟精子。睾丸穿刺获得精子数目少且活动力差，通常只能用于 ICSI。多余的附睾、睾丸精子及组织应冷冻保存。

（5）酶消化法：把胶原酶（每毫升培养液中加入 1A 型溶组织梭菌 0.8mg）和睾丸组织一起于 37℃ 孵化 1.5～2 小时，每隔 30 分钟振荡 1 次。100g 离心 10 分钟，检查沉淀中的精子。

（6）机械法：将睾丸组织浸泡于培养液中，直到形成游离组织悬液。使用针头对睾丸组织曲细精管进行分离，去除黏附的血块和杂质，随后划破并挤压曲细精管，使精子被分离出来。

5. 附睾、睾丸精子用于 ICSI 准备过程

（1）加入 1.5ml 培养液洗涤精子。

（2）300g 离心 8～10 分钟，弃上层液，将沉淀物重悬于 0.5ml 的新鲜培养液中。

（3）检测精子数目和活力。若精子数量很少，将精子沉淀物重悬于较少培养液中。

（4）加 5～10μl 培养液于培养基上，再覆盖经 CO_2 平衡的矿物油。

（5）加 5～10μl 的精子悬液于培养液中。

（6）用 ICSI 吸液管小心吸取在培养液和矿物油之间的活动精子。

（7）转移精子于黏性液滴中。

6. 逆行射精样本的精子处理　一些患者在射精过程中精子会逆行到膀胱里，从而导致了无精子症或者没有明显射精现象。射精后尿液检查中发现精子就可以确诊逆行射精。当药物治疗不能达到目的时，有必要从尿液中提取精子。在回收精子之前口服碳酸氢钠碱化尿液能够让倒流到尿液中的精子保持活力。

患者取精需要注意以下几点。

第六十二章 男性不育

（1）排尿但不完全排空膀胱。

（2）用手淫的方法往精液杯子内射精。

（3）然后在放置有培养液的容器中排尿（进一步碱化尿液）。

射精，尿液样本都需要进行分析，标本 500g 离心 8 分钟，离心后的逆行射精样本和正常射精样本均可通过密度梯度法来分选优质精子。

7. 对辅助射精样本的处理　对于不能射精或者射精障碍的患者，可以通过对阴茎进行振动刺激或者经直肠电刺激附属组织来收集精液。脊髓损伤的患者射出的精液往往精子浓度很大、活力很差，并且常被红细胞和白细胞污染。密度梯度离心法能够有效地收集到电刺激射精的精液中的精子。不管哪种方法，这些非正常射精得到的精子往往活力比较差。

四、精 子 制 备

辅助生殖技术中精子优选方法通常采用密度梯度离心法或上游法进行。精子制备方法的选择依据精液分析的参数而定。接近正常的精液标本通常可采用直接上游法；而对于严重少、弱、畸形精子症的精液标本，通常优先使用密度梯度离心法，尽量收集到足够多的可用精子。密度梯度法参数可以根据不同标本的特征来修改使方法达到最优化，减少梯度液体积可减少精子需要移动的距离从而获得更多可用精子数量，对于黏稠度较高的标本，则可以适当增加离心时间。

1. 直接上游法　上游法是根据精子的游动能力来选择那些能游出精浆游进培养基的精子的技术，上游法是分离活动精子的最佳方法。直接上游法是将液化的精液上加培养基或把液化的精液放在培养基的下层，活动精子会游进培养液中。在上游前精液不进行离心和稀释，因为离心和稀释可能会损害精子细胞膜。上游法获得的精子数量比直接洗涤法少，但在需要活动精子量较少的 IVF 或 ICSI 技术中，这种根据精子活力进行选择精子的方法是非常有用。

（1）试剂

1）BWW、Earle's、Ham's F-10 或者人输卵管液（HTF），添加人血清白蛋白或血清。

2）高纯度人血清白蛋白：高度提纯且未被细菌、病毒、朊病毒颗粒和内毒素等污染。

3）人血清白蛋白添加：在 50ml 的培养液中加入 300mg 人血清白蛋白、1.5mg 丙酮酸钠、0.18ml

乳酸钠、100mg 碳酸氢钠。

4）血清添加：46ml 培养液中加入灭活（56℃20分钟）的患者血清 4ml、1.5mg 丙酮酸钠、0.18ml 乳酸钠、100mg 碳酸氢钠。

（2）步骤

1）等精液标本液化后充分混匀。

2）于 15ml 的无菌锥底离心试管中加入约 1ml 精液，在精液上方轻轻加入 1.2ml 的培养液。或者先加入培养基，然后用吸管小心把精液放到培养液下方。

3）将试管倾斜 45° 以增加精液和培养液的接触面，于 37℃孵育 1 小时。

4）将试管轻轻竖直，取出最上层约 1ml 液体，该液体中包含有活力最好的那些精子。

5）用 1.5～2.0ml 的培养液稀释这层液体，300～500g 离心 5 分钟，弃上清。

6）加入 0.5ml 培养液轻轻混匀，分析精子浓度和活力。制备好的精子可直接用于治疗。

2. 非连续密度梯度　非连续密度梯度离心法是将精液放置于密度梯度介质上，然后通过离心依据细胞密度不同而分离获得精子，另一方面，活动精子还能穿过密度梯度介质下游至试管底。密度梯度离心法能分离出较高活力的精子，并将其他细胞成分和碎片去除。此法较直接上游法更易标准化，结果也较稳定。经典的密度梯度法采用两种不同的密度介质形成非连续梯度，通常上层采用 40% 密度介质，底层为 80% 密度介质。密度梯度试剂通常是由相对分子质量较高的物质构成，其渗透压较低，在配制成精子处理培养基时需调节其渗透压，使其渗透压与女性生殖道分泌液相同。

（1）试剂

1）BWW、Earle's、Ham's F-10 或者人管液（HTF）加人血清白蛋白或血清。

2）人血清白蛋白：高度提纯的人血清白蛋白且未被病毒、细菌、朊病毒和内毒素污染。

3）人血清白蛋白添加：50ml 培养液中加入 300mg 人血清白蛋白、1.5mg 丙酮酸钠、0.18ml 乳酸钠、100mg 碳酸氢钠。

4）血清添加：46ml 的培养液中加入灭活（56℃ 20 分钟）的患者血清 4ml、1.5mg 丙酮酸钠、0.18ml 乳酸钠、100mg 碳酸氢钠。

5）等渗密度梯度培养液：10ml 10 倍浓缩的培养液加入 90ml 密度梯度液、300mg 人血清白蛋白、3mg 丙酮酸钠、0.37ml 乳酸钠、200mg 碳酸氢钠。

9

623

6）80%密度梯度材料：40ml 等渗液体加入 10ml 培养液。

7）40%密度梯度材料：20ml 等渗液体加入 30ml 培养液。

（2）步骤

1）在试管底部放入 1ml 80%的密度梯度液，然后在其上层轻轻加入 1ml 40%的密度梯度液。

2）充分混匀已完全液化的精液。

3）在梯度密度液上轻轻加 1ml 精液，300~400g 离心 15~30 分钟。弃上层液。

4）重悬精子悬液于 5ml 培养液中，200g 离心 4~10 分钟。重复洗涤 2 次。

5）把精子悬液加入适量的培养液中，轻轻吹打混匀，检测精子浓度和活力。

（史轶超 黄宇烽）

参 考 文 献

1. 李宏军，黄宇烽. 实用男科学. 第 2 版. 北京：科学出版社，2015.

2. 谷翊群，陈振文，卢文红，等. 世界卫生组织人类精液检查与处理实验室手册. 北京：人民卫生出版社，2011.

3. 《非淋菌性尿道炎病原学诊断专家共识》编写组. 非淋菌性尿道炎病原学诊断专家共识. 中华男科学杂志，2016，22（11）：1038-1043.

4. 唐金鑫，宋乐彬，秦超. 睾丸显微取精术在非梗阻性无精子症中的应用. 中华男科学杂志，2016，22（08）：730-734.

5. Skakkebaek NE，Rajpert-De ME，Buck LGM，et al. Male Reproductive Disorders and Fertility Trends：Influences of Environment and Genetic Susceptibility. Physiol Rev，2016，96（1）：55-97.

6. Macleod J，Gold RZ. The Male Factor in Fertility and Infertility. II. Spermatozoön Counts in 1000 Men of Known Fertility and in 1000 Cases of Infertile Marriage. J Urol，2017，197（2S）：S78-S91.

7. Mayor S. Young men conceived by ICSI have lower sperm quality，finds study. BMJ，2016. 355；i5415.

8. Zini A，Bach PV，Al-Malki AH，et al. Use of testicular sperm for ICSI in oligozoospermic couples：how far should we go. Hum Reprod，2017，32（1）：7-13.

9. Belva F，Bonduelle M，Roelants M，et al. Semen quality of young adult ICSI offspring：the first results. Hum Reprod，2016，31（12）：2811-2820.

9

第六十三章

盆腔脂肪增多症

　　盆腔脂肪增多症是一种少见的良性疾病,以盆腔内直肠、膀胱周围间隙中成熟的脂肪组织大量增生为特征。1959 年 Engels 第 1 次描述了该病。盆腔脂肪增多症患者的平均年龄为 48 岁,男女比例为 18:1。

一、病　　因

　　盆腔脂肪增多症的病因不明。在盆腔脂肪增多症患者中,有超过 50% 的患者属肥胖患者。所以肥胖可能在盆腔脂肪增多症中起一定作用。盆腔脂肪增多症可能有潜在的遗传学倾向。

二、临　床　表　现

　　盆腔脂肪增多症病变部位和范围不同,表现出的临床症状也不同。约 50% 的盆腔脂肪增多症患者有下尿路症状,这可能与病变所致膀胱出口梗阻和其他膀胱动力学改变等因素有关。25% 的患者有以便秘为主的肠道症状。耻骨上区、肾区及侧腹部不适(可能是上尿路积水所致)亦可以是最初的症状。合并腺性膀胱炎时可出现下尿路症状和血尿。这些非特异性症状往往导致诊断的延误。查体可能发现耻骨上区包块、前列腺位置抬高及边界不清的盆腔包块。1/3 的患者同时合并高血压。

　　临床上可将盆腔脂肪增多症分为两类。第一类为体型矮胖的年轻男性,有下尿路刺激症状和盆腔不适、高血压或增殖性膀胱炎。这一类患者更易出现进行性加重的输尿管梗阻。第二类患者为偶然发现盆腔脂肪增多症的老年男性,这类患者病情进展缓慢。然而,由于输尿管梗阻可能进展,所以需要长期随访。39% 的患者最终需要处理尿路梗阻。

三、诊　　断

　　盆腔脂肪增多症诊断主要依靠体检和影像学检

查,其中 X 线、CT 及 MRI 为主要的诊断方法。

　　影像学检查可因病变范围和部位不同有各种表现。腹平片可能见到盆腔透亮度增高。IVP 见到膀胱呈特征性"倒梨形""泪滴形"或"葫芦形"外压性拉长改变,膀胱底部抬高(图 63-1);同时可表现为上尿路积水。CT 可以很清晰地显示盆腔脂肪增多的范围和部位,亦可观察脂肪压迫膀胱、直肠、输尿管的程度,故能很好地诊断该病(图 63-2)。但如果病变区域的密度不均、CT 值出现正值、增强或边界不清,应怀疑是否有盆腔肉瘤的可能。MRI 也可用于该病诊断,特别适合于因上尿路积水所致肾功能不全而无法使用造影剂的患者(图 63-3)。

　　由于盆腔脂肪增多症患者上尿路积水可以由脂肪压迫直接导致,亦可合并或继发于下尿路梗阻,而对于这两种上尿路积水的治疗原则不同,所以对于合并上尿路积水,特别是同时或先后发生的双侧上尿路积水的患者,应行尿动力学检查,了解膀胱出口梗阻情况、膀胱感觉和顺应性,并进行加利尿药的肾

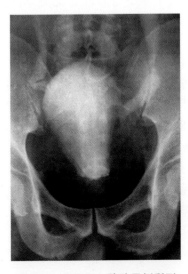

图 63-1　IVP 显示膀胱呈倒梨形

9

625

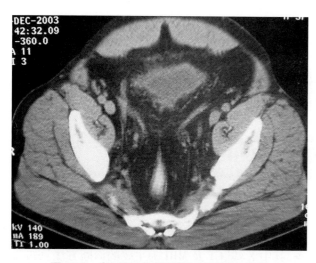

图 63-2　CT 显示盆腔脂肪压迫膀胱和直肠

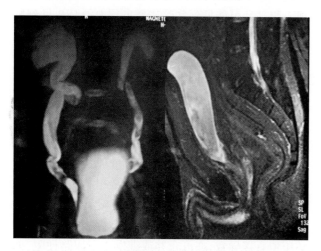

图 63-3　MRU 显示膀胱受压变形和双侧上尿路积水

放射性核素动态扫描，了解上尿路梗阻为动力性或机械性、梗阻程度及分肾功能。

因 75% 的盆腔脂肪增多症患者可以发现增殖性膀胱炎，其中 40% 为腺性膀胱炎，所以对盆腔脂肪增多症的评价还应包括膀胱镜检查。如果伴有腺性膀胱炎，应坚持定期膀胱镜检查。由于患者可能有前列腺部尿道延长、膀胱颈抬高及盆腔固定，操作时可能造成膀胱镜插入困难。据统计，盆腔脂肪增多症患者行膀胱镜检查时，有 24% 的患者膀胱镜插入困难，18% 的患者检查时膀胱镜无法进入膀胱。因此，如条件允许，可试用软膀胱镜检查。

本症主要与腹膜后纤维化、腹膜后脂肪瘤及脂肪肉瘤等鉴别。腹膜后纤维化为腹膜后广泛病变，为非脂肪密度或信号；腹膜后脂肪瘤多较局限，边界

较清楚；腹膜后脂肪肉瘤则好发于肾周围。MRI 及 CT 鉴别不甚困难。

四、治　疗

应用保守治疗（如减肥治疗、药物治疗等）的患者应密切随访，如发现病情进展，应尽早外科治疗。

针对上尿路梗阻的外科治疗应综合考虑梗阻原因、程度、预后及患者的要求。对于上尿路梗阻同时合并下尿路梗阻或继发于下尿路梗阻的情况，首先应排除前列腺增生、尿道狭窄、膀胱颈挛缩及腺性膀胱炎等原因所致梗阻，明确为盆腔脂肪增多症所致下尿路梗阻后，原则上应尽早进行尿流改道（如回肠膀胱术），尽可能避免肾功能恶化。

对于未发现下尿路梗阻证据的患者，可根据上尿路梗阻程度选择留置输尿管支架管、肾造瘘等相对的非手术治疗，但需密切随诊，一旦发现上尿路积水加重或出现膀胱出口梗阻，应重新评价并制订相应的治疗方案。

盆腔脂肪清除、输尿管膀胱再植术是治疗本病的有效方法。对于输尿管膀胱再植手术的选择应特别慎重，原因是盆腔脂肪增多症患者的盆腔被大量异常脂肪占据，脂肪致密质硬、脂肪与膀胱及输尿管粘连紧密、界限不清、分离困难，而且脂肪组织中富含血管，如手术中试图做不必要的切除、分离和探查，会大大增加损伤、出血的机会，延长手术时间，患者恢复延迟；更重要的是，再植术后的输尿管极易发生再次梗阻，如这时行尿流改道手术，难度极大，往往已失去了保护肾功能的最佳时机。

（张争　那彦群）

参 考 文 献

1. Wein AJ. Campbell-Walsh Urology. 9th ed. Philadelphia：Sauners，2007：1218-1219.
2. Fedele M，Battista S，Manfioletti G，et al. Role of the high mobility group A proteins in human lipomas. Carcinogenesis，2001，22（10）：1583-1591.
3. 王晓庆，王慕文. 盆腔脂肪增多症. 泌尿外科杂志：电子版，2015，27（3）：55-57.
4. Prabakaran R，Abraham G，Kurien A，et al. Pelvic lipomatosis. Kidney International，2016，90（2）：453.

9

第六十四章

乳 糜 尿

我国是丝虫性乳糜尿发病最高的地区,其次是印度、日本和东南亚国家。在我国,山东、重庆等地为高发地区。由于丝虫性乳糜尿多发病于中青年,且作为丝虫病的后遗症可长期存在,所以严重危害健康,甚至使劳动能力丧失。对于该病的治疗一直是医学上公认的难题。

一、病因与分类

乳糜液或淋巴液出现在尿液,尿液呈现乳白色,称之为乳糜尿。乳糜尿内含有脂肪、蛋白质、红细胞、白细胞等。乳糜尿混有血液,尿呈现红褐色谓之乳糜血尿。

食物中的脂肪在小肠内被水解后,与磷脂、胆固醇和载脂蛋白结合形成乳糜微粒,乳糜微粒经过淋巴系统和乳糜管最后由胸导管进入血液循环。正常情况下每小时生成 120ml 淋巴液,其中的蛋白质约占血浆蛋白质总量的 1/2。因此,维持淋巴系统的正常循环非常重要。

传统观点认为乳糜尿的主要原因是胸导管或大淋巴管阻塞,而新的观点则认为乳糜尿的发病机制是整个淋巴系统动力学的改变。当各种原因破坏了乳糜池、腰、肠总干附近中心部位的淋巴管壁及瓣膜,较粗的淋巴管弹性及淋巴液流速受到影响,使淋巴引流迟缓、潴留,管内压力增加,反流聚积,最终导致淋巴管曲张、破裂。如淋巴管破裂部位与泌尿系统相通,即产生肾盂淋巴瘘,乳糜即进入尿液形成乳糜尿。常见的淋巴管破裂部位在肾盂穹隆,因该处最薄弱,如伴有毛细血管破裂则出现血尿。

根据病因乳糜尿分为寄生虫性及非寄生虫性两大类,以前者为主。寄生虫性乳糜尿又以丝虫病引起的乳糜尿最常见。班氏丝虫成虫寄生在腹膜后淋巴系统,对淋巴组织长期的机械性和炎性刺激、损伤,以及淋巴管中心病灶坏死或成虫死亡阻塞淋巴管,使淋巴回流受阻,淋巴液逆流形成淋巴泌尿道通路而引起乳糜尿的发生。其他寄生虫如滴虫、钩虫、疟原虫、包虫等也会导致淋巴管病变,造成乳糜尿。肿瘤压迫、结核、创伤、先天性淋巴管淋巴管瓣膜功能异常等非寄生虫因素较少见。

二、临床表现

乳糜尿外观可以呈典型的乳白色,亦可以呈白色浑浊、黄色浑浊、红色浑浊或洗肉水样,其中可混有乳糜尿凝块。凝块可以导致肾绞痛、下尿路刺激症状和梗阻症状,甚至尿潴留。乳糜尿浑浊度可分为轻度、中度、重度 3 度。在患者进食高脂、高蛋白饮食后或过度疲劳后,乳糜尿程度会明显加重。部分丝虫病性乳糜尿可伴有象皮肿。

淋巴液的漏出可以造成体内蛋白不同程度的流失,造成患者贫血和低蛋白血症,严重时可造成重度营养不良,甚至危及生命。

三、诊　　断

（一）定性诊断

乳糜尿在体外容器静置后分 3 层:顶层为白色脂质、中层为乳糜块、底层为红细胞和白细胞。如将乳糜层混入乙醚,乳糜溶于乙醚,再加入苏丹Ⅲ染色为红色,应用此法可以诊断乳糜尿,也可与脓尿、结晶尿相鉴别。

另外,尿蛋白测定、血浆蛋白测定等有助于疾病程度的判断。

（二）定位诊断

淋巴管造影可清楚显示淋巴管形态变化和肾逆流影像,有研究表明经足淋巴管造影可以发现膀胱镜检查无法确定的乳糜尿。但其操作相对复杂,技

9

术要求高。此外,造影剂需加压注入淋巴管,为非生理状态,有可能引起淋巴感染、肺栓塞等并发症。

泛影葡胺逆行肾盂造影可见肾盂、肾盏淋巴瘘管和肾周淋巴管显影,扩张的淋巴管增粗、纡曲、交错而呈网状,瘘管多、粗者可使肾门及腰丛淋巴管及淋巴结显影,呈簇条状。该方法在定位诊断乳糜尿的同时,对部分病例可起到治疗作用。

膀胱镜检查以见到输尿管口喷射乳白色尿为阳性标准,诊断为一侧或双侧乳糜尿。但在乳糜尿较轻时,镜下难以判明,尚需其他检查明确。

近十多年来,开始采用放射性核素淋巴显像技术研究淋巴系统病变。该检查是利用淋巴系统对标记化合物大分子颗粒的渗透吸收,随淋巴液转运回流,从而显示出淋巴通路的结构形态与引流功能。核素淋巴显像技术是一种生理性无创性检查,可作为定位诊断乳糜尿的新的选择方法,也可用于监测疗效或预后。检查前2~4小时进食高脂肪餐,诱发乳糜尿,提高诊断阳性率。

四、治　疗

(一) 非手术治疗

早期轻度乳糜尿可以采用非手术治疗。通过限制脂肪、蛋白的摄取量,加以适当减轻体力劳动,一般可使症状缓解。

临床实践证明,中链三酰甘油作为乳糜尿患者的营养物质替代普通油类,可用于乳糜尿的辅助治疗。

中医学对乳糜尿早有论述,隶属淋证范畴。中药治疗乳糜尿可能是通过促进肾血流量,使尿量增加,有助于淋巴侧支循环的建立,从而代偿受阻的淋巴管功能,使乳糜尿得以缓解。

(二) 肾盂内灌注治疗

肾盂灌注的原理是通过灌注刺激性药物引起肾乳头化学性反应,促使乳糜瘘闭合从而达到治疗的目的。灌注用药物包括1%硝酸银、红霉素、四环素、35%复方泛影葡胺、20%碘化钠等。肾盂灌注疗法具有可重复治疗、创伤较小等优点。其缺点是易

复发,远期疗效不确切;其次,部分患者局部反应剧烈,甚至出现休克。有文献报道,硝酸银灌注可导致乳头坏死和急性肾衰竭。

(三) 手术治疗

非手术治疗无效且肾盂灌注治疗无效时,必须进行外科手术干预。手术方法包括断流术和分流术两大类。

1. 断流术　以肾蒂淋巴管结扎术或剥离术近远期疗效确切。肾的淋巴回流可分为三组:肾周脂肪、肾包膜和肾实质。三组淋巴在肾门处会合成数支主干后经腰干回流。手术方法就是在肾门处结扎淋巴管,阻断上述三组通道。手术要点是仔细小心剥离肾门处及输尿管上段的淋巴管,尽量将该处脂肪组织及淋巴管剥离干净,使肾动、静脉"骨骼化",并使输尿管上段完全裸露。

传统的开放肾蒂淋巴管结扎术需要经腰部长切口,并广泛分离腹膜后间隙,手术视野小,不易清楚观察细小淋巴管,容易遗漏。双侧乳糜尿患者还需双侧腰部切口,甚至分期手术,损伤更为明显,因此开放手术将被腹腔镜肾蒂淋巴管结扎术所取代,后者创伤小、出血少、恢复快,近期效果好。

2. 分流术　采用显微外科技术将浅表淋巴管或淋巴结与静脉吻合治疗乳糜尿,可分流淋巴液,降低淋巴管内压,从而促进瘘口的闭合。手术方式包括腰淋巴干与精索内静脉或者卵巢静脉吻合术,腹股沟淋巴管与大隐静脉吻合术等。

(张争　那彦群)

参 考 文 献

1. Liu DY, He HC, Zhou WL, et al. The Advantages of Unilateral Pedal Lymphography in the Diagnosis of Chyluria. Urologia Internationalis, 2015, 94 (2) : 215-219.

2. 夏宇, 傅斌, 刘伟鹏, 等. 腹腔镜与开放性肾蒂淋巴管结扎术疗效比较的 Meta 分析. 现代泌尿外科杂志, 2016, 21 (9) : 681-686.

3. 叶雄俊, 钟文龙, 熊六林, 等. 后腹腔镜肾脂肪囊外肾蒂淋巴管结扎术治疗乳糜尿的疗效分析. 北京大学学报(医学版)医学版, 2016, 48 (4) : 618-621.

9

第六十五章

遗 尿 症

遗尿症俗称尿床,是指 5 岁以上小儿入睡后仍有不自主排尿,遗尿频率≥每月 1~3 次。本病多见于男孩,男孩与女孩的比例约为 2∶1,6~7 岁的孩子发病率最高。

大部分遗尿症患者长大后可以自愈。据统计,遗尿者在 5 岁时发病率为 15.0%~20.0%,7 岁时发病率为 10.0%,虽然每年以 15.0% 的比例自然消失,但仍有 1.0%~2.0% 的患儿其症状持续到成人。

遗尿症可分为原发性和继发性,或单纯性和复杂性。自幼遗尿并持续存在者,且没有明显尿路或神经系统器质性病变,称为原发性遗尿,占 70%~80%。继发于下尿路梗阻、膀胱炎、神经源性膀胱等疾病者称为继发性遗尿,表现为除了遗尿,白天常有尿频、尿急、排尿困难、尿流细等症状。单纯性是指仅有夜间尿床,白天无症状,不伴有泌尿系统和神经系统解剖或功能异常;复杂性是指除夜间尿床外,白天伴有下泌尿系统症状,常为继发于泌尿系统或神经系统病症。儿童最常见的仍为原发性单纯性遗尿症。

一、病　因

原发性遗尿的主要病因有以下几种:①大脑皮质发育延迟,不能抑制脊髓排尿中枢,睡眠后逼尿肌出现无抑制性收缩将尿液排出;②睡眠过深,这类患儿夜间睡眠很深,不易唤醒,唤醒之后,往往还是半醒不醒,不能接受来自膀胱的尿意而觉醒发生反射性排尿;③心理因素,本病儿童精神疾病患病率高于正常儿童,且遗尿常在精神刺激后开始或恶化,如亲人的突然死伤、父母吵闹离异、黑夜恐惧受惊等,而且患儿脾气常较古怪、怕羞、孤独、胆小、不合群;④遗传因素,74% 的男孩和 58% 的女孩,其父母双方或单方有遗尿症的历史,而且单卵双胎同时发生遗尿者较双卵双胎者为多;⑤教育训练因素,因父母排尿习惯训练不良,教育不当,未能养成正常排尿习惯,或儿童生活不规律,白天体能活动过度或功课负担过重,均可造成夜间不能适时排尿而出现遗尿。

继发性遗尿多见于器质性疾病,如泌尿系感染、尿崩症、癫痫发作、智力发育障碍、神经系统病变等。有些是由于泌尿生殖器官的局部刺激,如包茎、包皮过长、外阴炎、先天性尿道畸形、尿路感染等引起,其次与脊柱裂、癫痫、糖尿病等全身疾病有关。多见于成人。

不过,绝大多数儿童遗尿的出现与疾病无关,是出于心理因素或其他各种因素造成的。

二、临床表现

遗尿症发生在各年龄阶段。大约 2/3 的夜间遗尿患者是在夜间最初 1/3~1/2 时间段内发生,次数不一,可每晚 1 次,或数晚 1 次,一晚数次者少见。部分遗尿患儿,如未经治疗,症状会持续到成年以后。多数患者为单症状性夜间遗尿,少数患者伴有白天尿频、尿急,严重者有急迫性尿失禁。

成人中的遗尿症一般都来自器质性因素,如疾病、伤残、药物不良反应、衰老等。

三、诊　断

原发性遗尿症的诊断原则主要是排除继发性遗尿的各种病因。原发性遗尿症诊断标准为:①年龄在 5 岁或 5 岁以上;②5 岁儿童每月至少 2 次遗尿,6 岁以上儿童每月至少 1 次遗尿;③排除有明显原因引起的遗尿。

询问病史时,注意遗尿是否从婴儿时期开始,如果是后来才出现者及日间有排尿症状者则可能继发性遗尿,同时有便秘或神经系统疾患者可能继发于神经源性膀胱。应进行全身详细体检,特别注意肛门括约肌张力是否正常,有无脊柱裂,会阴部感觉有无减退及下肢活动是否正常。

实验室检查包括尿常规和尿细菌培养,主要目的是排除泌尿系统感染和糖尿病等。血抗利尿激素水平的检查可以了解有无分泌不足疾病。

X线检查:脊柱 X 线片了解有无各种畸形,如脊柱裂;膀胱尿道造影观察有无膀胱出口梗阻。

尿流动力学检查:尿流率检查观察有无下尿路梗阻,膀胱内压测定观察有无抑制性收缩。

在诊断功能性遗尿时,必须排除各种躯体疾病,如泌尿系统感染和畸形(尿道口狭窄,尿道下裂)、隐性脊柱裂、神经系统疾病、精神发育迟滞等。

鉴别诊断:①尿失禁,其尿液自遗而不分寐寤,不论昼夜,出而不禁,在小儿多为先天发育不全或脑病后遗症的患儿。②神经性尿频,其特点是患儿在白昼尿频尿急,入睡后尿频消失,与遗尿迥然有别。

四、治　疗

治疗夜尿症首先应查明病因,如果是由器质性疾病造成的,只要治好原发疾病,夜尿也会相应纠正。若是精神因素造成的,则父母不要责难或打骂患儿,给予高度关心和爱护,多鼓励,使患儿有治好遗尿的决心。安慰及鼓励是治疗成败的先决条件。

(一) 一般治疗

安排好孩子白天的活动,使孩子的生活、饮食起居有规律,避免过度疲劳及精神紧张。晚餐以干食为主,下午 4 点以后少饮水,睡前 3~5 小时适当控制饮水量;睡前排尿,夜间唤醒患儿起床排尿 1~2 次。

1. 设置日程表　从治疗第 1 天起,要求家长为患儿设置日程表,以便每天进行记录(可使用日历)。当尿床时,努力寻找可能导致尿床的因素,并记录在日程表上,如未按时睡眠,睡前过于兴奋,白天过于激动,傍晚液体摄入量太多等。当患儿无尿床时,予以口头表扬或物质奖励。

2. 膀胱功能训练　儿童在日间尽量延长排尿间隔时间,逐渐由每 0.5~1 小时 1 次延长至 3~4 小时 1 次,以扩大膀胱容量;另外,患儿在白天排尿时,排尿过程尽量做到排尿中断-再排尿-再中断,最后将尿排尽,以提高膀胱括约肌的控制能力,达到夜间控制遗尿的目的。

3. 条件反射训练/唤醒治疗　同时使用尿湿报警器或闹钟,训练患儿在遗尿前惊醒。在患儿身下放一电子垫和一电铃相连接,一旦电子垫被尿湿时,接通电路而使电铃发现声响,惊醒患儿起床排尿;如效果不佳,可加用丙咪嗪以减轻睡眠深度。或使用闹钟,家长每天在患儿夜晚经常发生尿床的时间前 0.5~1 小时用闹钟将患儿唤醒排尿,使唤醒患儿的铃声与膀胱充盈的刺激同时呈现,达到自行控制排尿的目的。

此方法一般经 1~2 个月的训练可使 70%~80% 原发性遗尿获得治愈。遗尿警报是药物治疗有部分效应与无效应之间的遗尿患儿的最佳第二线治疗选择。

4. 盆底生物反馈治疗　治疗目的是指导患儿进行盆底肌训练,改善盆底肌的舒缩,强化盆底肌群,可以明显改善患儿的最大尿流率和膀胱容量,调整逼尿肌-括约肌收缩的协调性,适用于存在膀胱尿道功能紊乱的遗尿症儿童。该治疗需要患儿依从性较高且有一定的理解力,因此仅适合于年龄较大的患儿。

(二) 药物治疗

药物治疗有助于控制遗尿症状,但复发率高,通常不能治愈,因此推荐行为治疗联合药物治疗以提高其有效率,减少复发。

1. 人工合成抗利尿激素　多数遗尿儿童抗利尿激素夜间分泌高峰缺乏,导致夜尿产生相对增多,超过膀胱容量,从而引起遗尿。人工合成抗利尿激素弥凝片(醋酸去氨加压素,desmopressin,DDAVP)除有抗利尿作用外,还有改善睡眠障碍、促进觉醒的作用。抗利尿激素能够浓缩尿液,从而减少尿液量和血管内压力,使膀胱颈下降,逼尿肌收缩减少,遗尿症得到改善。首量为 200μg,睡前服用,若疗效不显著可增至 400μg。连续服用 3 个月后停用至少 1 周,以便评估是否需要继续治疗。有效率为 70%~90%。该治疗方法短期内疗效明显,但停药后复发率较高,用药时须限水以防水中毒、高血压等不良反应。

人工合成 DDAVP(1-脱氨-8-右旋-精氨酸血管加压素)增加了抗利尿作用,适用于夜间抗利尿激素不足、夜尿多遗尿症患者。用法:1~4μg 皮下注射或鼻内给药 10~20μg,大多数患者具有 12~24 小时的抗利尿作用。最常见的不良反应是鼻部刺激、鼻出血,偶有低钠血症及水中毒等症状。

2. 抗胆碱能药物　部分遗尿患儿有功能性膀胱小容量和膀胱逼尿肌过度活跃。抗胆碱能药物,如奥昔布宁、托特罗定,解除膀胱平滑肌痉挛,松弛逼尿肌,减少其收缩频率,从而起到治疗作用,是合并有不稳定膀胱的遗尿症的首选药物。奥昔布宁,15mg/d,连续用药1个月,其有效率为88.2%。托特罗定(tolterodine)每次25mg,每日2次,药效与奥昔布宁相同,但口干等不良反应发生率及严重程度要低。托特罗定治疗80%完全有效、17%部分有效,特别是对奥昔布宁依从性差的患儿。

3. 三环类抗抑郁药 丙咪嗪为中枢兴奋剂,作用机制是对膀胱具有抗胆碱能作用,使膀胱容量扩大,并可刺激大脑皮质,使患儿容易惊醒而起床排尿。

丙咪嗪用法:4~7岁患儿每日12.5mg,8~11岁25mg,11岁以上37.5mg,晚饭后服用,产生效果后再持续服药2~3个月;然后逐渐减量,用同样的剂量每2天睡前服药一次,持续1.5个月。再以每3天服药1次,持续1.5个月,若无复发停药。总疗程6个月。丙咪嗪的远期成功率约为25%,与遗尿的每年自我缓解率接近。

丙咪嗪在使用过程中发现个别患儿在治疗开始时,可出现睡眠不安、食欲缺乏、容易兴奋的现象,一般未经处理1~2周可自行消失。

4. 其他药物

(1)甲氯芬酯:为中枢兴奋剂,可兴奋,有利于唤醒。近年的研究认为,其有促进脑代谢、改善记忆的作用。用法:每次10mg,每日2~3次。

(2)麻黄碱:可增加膀胱颈部和后尿道的收缩力。用法:12.5~25mg,每日睡觉前一次口服。

目前主张联合用药治疗遗尿症。Lee等联用DDAVP与奥昔布宁治疗遗尿症患儿结果显示,联合治疗组比单用DDAVP组及单用丙咪嗪组起效快,疗效最好,而且优于单独用药。

(三)中药针灸治疗

根据中医理论,遗尿症可分为肾气不足、脾肺肾气虚等类型,根据不同分型给予温肾固涩、培元益气等治疗,报道的成方有缩泉止遗方、宣肺温肾止遗方、温肾健脾方等。

针灸对遗尿有较好疗效,临床上是替代药物治疗的方法之一。①补肾培元法:主穴关元、中极、肾腧、三阴交,配膀胱腧、足三里、气海、列缺。②单穴法:箕门穴或长强穴单穴刺激治疗,直刺1寸(2.54cm),留针20~30分钟,7天为1个疗程。

(四)手术治疗

对于严重尿频、尿急或急迫性尿失禁、药物治疗无效的年长儿童及成人遗尿症患者,可选择手术治疗,方法包括膀胱横断术或膀胱膨胀疗法,目的是使膀胱敏感性和收缩性下降,有一定作用。手术治疗为遗尿症治疗的最后选择。

总之,遗尿症的治疗已不再仅仅缓解遗尿症状的程度,还应该重视遗尿儿童心理、行为能力、社会活动能力等多方面的改善。医生、家长、患儿不仅共同参与遗尿症治疗方案的制订和实施,而且医师的鼓励、患儿的参与和家长坚持对于治疗成功至关重要。

(陈卫国 侯建全)

参 考 文 献

1. 董军君,魏光辉. 原发性夜间遗尿症治疗进展. 儿科药学杂志,2015,21(9):61-64.
2. 邓会英,高岩,林莉菁,等. 儿童原发性夜间遗尿症的中西医结合治疗探讨. 中国中西医结合肾病杂志,2013,14(10):878-880.
3. Sinha R, Raut S. Management of nocturnal enuresis-myths and facts. World J Nephrol,2016,5(4):328-338.
4. Nevéus T. Pathogenesis of enuresis:Towards a new understanding. Int J Urol,2017,24(3):174-182.